Terapia Medicamentosa em

Odontologia

FUNDAMENTOS E APLICABILIDADE

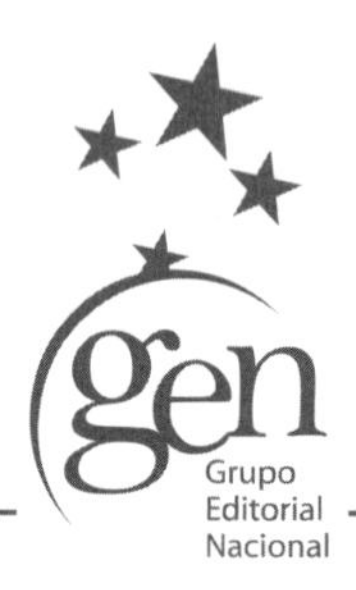
gen
Grupo
Editorial
Nacional

Terapia Medicamentosa em

Odontologia

FUNDAMENTOS E APLICABILIDADE

Lenita Wannmacher

Graduada em Medicina pela Universidade Federal do Rio Grande do Sul (UFRGS). Especialista em Metodologia do Ensino Superior pela Faculdade de Educação da UFRGS. Mestre em Medicina/ Nefrologia pela UFRGS. Doutora Honoris Causa pela Universidade de Passo Fundo. Professora jubilada de Farmacologia da UFRGS e da Universidade de Passo Fundo, RS.

Cassiano Kuchenbecker Rösing

Graduado em Odontologia pela Universidade Federal do Rio Grande do Sul (UFRGS). Mestre e Doutor pela Universidade Estadual Paulista (Unesp). Pós-doutorado pelo Departamento de Periodontia da Universidade de Oslo, Noruega. Professor Titular de Periodontia da Faculdade de Odontologia da UFRGS.

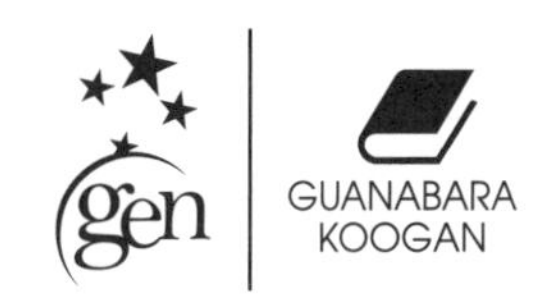

- Os autores deste livro e a editora empenharam seus melhores esforços para assegurar que as informações e os procedimentos apresentados no texto estejam em acordo com os padrões aceitos à época da publicação, *e todos os dados foram atualizados pelos autores até a data do fechamento do livro*. Entretanto, tendo em conta a evolução das ciências, as atualizações legislativas, as mudanças regulamentares governamentais e o constante fluxo de novas informações sobre os temas que constam do livro, recomendamos enfaticamente que os leitores consultem sempre outras fontes fidedignas, de modo a se certificarem de que as informações contidas no texto estão corretas e de que não houve alterações nas recomendações ou na legislação regulamentadora.
- Data do fechamento do livro: 16/12/2022.
- Os autores e a editora se empenharam para citar adequadamente e dar o devido crédito a todos os detentores de direitos autorais de qualquer material utilizado neste livro, dispondo-se a possíveis acertos posteriores caso, inadvertida e involuntariamente, a identificação de algum deles tenha sido omitida.
- **Atendimento ao cliente: (11) 5080-0751 | faleconosco@grupogen.com.br**

- Capa: Bruno Gomes
- Imagem da capa: ©iStock (Ca-ssis – ID: 1025827702)
- Editoração eletrônica: LE1 Studio Design
- Ficha catalográfica

CIP-BRASIL. CATALOGAÇÃO NA PUBLICAÇÃO
SINDICATO NACIONAL DOS EDITORES DE LIVROS, RJ

W218t

Wannmacher, Lenita
Terapia medicamentosa em odontologia : fundamentos e aplicabilidade / Lenita Wannmacher, Cassiano Kuchenbecker Rösing - 1. ed. - Rio de Janeiro : Guanabara Koogan, 2023.
: il. ; 28 cm.

Apêndice
Inclui bibliografia e índice
ISBN 978-85-277-3925-2

1. Odontologia. 2. Farmacologia. I. Rösing, Cassiano Kuchenbecker. II. Título.

22-81292 CDD: 617.6061
CDU: 615.32:616.314

Gabriela Faray Ferreira Lopes - Bibliotecária - CRB-7/6643

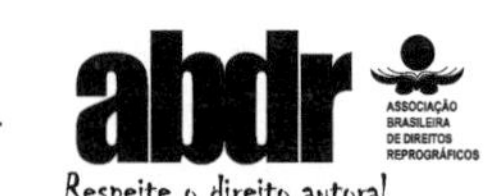

Colaboradores

Aline Rigon Zimmer

Professora de Química Farmacêutica da Faculdade de Farmácia da Universidade Federal do Rio Grande do Sul (UFRGS). Professora de cursos de especialização em Odontologia.

Antonio César Manentti Fogaça

Graduado em Odontologia pela Universidade Federal de Pelotas (UFPel). Especialista e Mestre em Cirurgia e Traumatologia Bucomaxilofacial pela UFPel. Doutor em Cirurgia e Traumatologia Bucomaxilofacial pela Pontifícia Universidade Católica do Rio Grande do Sul (PUC-RS). Professor Associado do Departamento de Cirurgia e Traumatologia Bucomaxilofacial da UFPel. Preceptor da Residência em Cirurgia e Traumatologia Bucomaxilofacial da UFPel.

Bruno Arbo

Professor da disciplina de Farmacologia Clínica da Odontologia no Departamento de Farmacologia do Instituto de Ciências Básicas da Saúde da Universidade Federal do Rio Grande do Sul (ICBS/UFRGS).

Carlos Frederico Wannmacher

Graduado pela Faculdade de Odontologia da Universidade Federal do Rio Grande do Sul (UFRGS). Especialista em Prótese Dentária pela Pontifícia Universidade Católica do Rio Grande do Sul (PUC-RS). Cirurgião-dentista e Coordenador da Residência e de Estágios do Serviço de Urgência Odontológica do Pronto-atendimento Cruzeiro do Sul. Diretor Geral do Pronto-atendimento Cruzeiro do Sul. Coordenador da Rede de Atenção em Saúde Bucal em Porto Alegre. Autor de *Protocolos de Urgências em Odontologia.*

Carlos Heitor Cunha Moreira

Especialista em Periodontia pela Universidade Federal do Rio Grande do Sul (UFRGS). Mestre em Odontologia (Periodontia) pela Universidade Luterana do Brasil (ULBRA). Doutor em Clínica Odontológica (Periodontia) pela UFRGS. Professor Associado da Universidade Federal de Santa Maria.

Cláudio Mendes Pannuti

Graduado em Odontologia pela Universidade de São Paulo (USP). Mestre e Doutor em Periodontia pela Faculdade de Odontologia da Universidade de São Paulo (FOUSP). Professor Associado de Periodontia da USP.

Cristina Cunha Villar

Graduada em Odontologia pela Universidade Estadual de Campinas. Especialista em Periodontia pela University of Connecticut, USA. Mestre em Estomatopatologia e Clínica Odontológica pela Universidade Estadual de Campinas (Unicamp). Doutora em Microbiologia Craniofacial pela University of Connecticut, USA. Professora da Divisão de Periodontia da Faculdade de Odontologia da Universidade de São Paulo (FOUSP). Coordenadora do Curso de Especialização em Periodontia da FOUSP.

Deise Ponzoni

Graduada em Odontologia pela Universidade Federal de Pelotas (UFPel), RS. Mestre em Clínica Odontológica/Cirurgia e Traumatologia Bucomaxilofaciais pela Universidade Federal do Rio Grande do Sul (UFRGS). Doutora em Odontologia/Cirurgia e Traumatologia Bucomaxilofaciais pela Pontifícia Universidade Católica do Rio Grande do Sul (PUC-RS). Professora Titular da Faculdade de Odontologia da UFRGS. Vice-Diretora da Faculdade de Odontologia da UFRGS.

Edela Puricelli

Cirurgiã-dentista com graduação em Odontologia pela Universidade Federal do Rio Grande do Sul (UFRGS). Doutora em Medicina Dentária pela Faculdade de Medicina da Heinrich-Heine-Universität Düsseldorf, Alemanha. Especialista em Disfunção Temporomandibular e Dor Orofacial e Habilitação em Odontologia Hospitalar pelo Conselho Federal de Odontologia (CFO). Professora Titular do Departamento de Cirurgia e Ortopedia da Faculdade de Odontologia da UFRGS/Hospital de Clínicas de Porto Alegre (HCPA). Professora do Programa de Pós-graduação em Pediatria e do curso de Fonoaudiologia na Universidade Federal de Ciências da Saúde de Porto Alegre/Santa Casa de Misericórdia de Porto Alegre (UFCSPA/SCMPA). Membro do Corpo Clínico do HCPA, da SCMPA e do Hospital Moinhos de Vento (HMV). Presidente da Asociación Latinoamericana de Cirugía y Traumatología Bucomaxilofacial (ALACIBU), 2006 a 2009. Membro Honorário da Força Aérea Brasileira (FAB), V COMAR, Hospital de Aeronáutica de Canoas (HACO), Canoas, RS. Mérito "W Harry Archer", conferido pelo American College of Oral and Maxillofacial Surgeons (ACOMS), USA. Life Fellow, International Association of Oral and Maxillofacial Surgeons (IAOMS), Chicago, USA. Membro da Sociedade Brasileira de Cirurgia e Trauma Bucomaxilofaciais (SOBRACIBU) e do Colégio Brasileiro de Cirurgia e Traumatologia Bucomaxilofacial (CBCTBMF).

Eduardo Zimmer

Graduado em Farmácia pela Universidade Federal do Rio Grande do Sul (UFRGS). Mestre em Bioquímica pela UFRGS. Doutor em Ciências Biológicas: Bioquímica e Farmacologia e Terapêutica pela UFRGS. Pesquisador Associado do Instituto de Cérebro do Rio Grande do Sul (InsCer), Membro Afiliado da McGill University/Canadá e da Academia Brasileira de Ciências.

Fabricio Batistin Zanatta

Graduado em Odontologia pela Universidade Federal de Santa Maria, RS.

Fabrício Finamor de Oliveira

Graduado pela Faculdade de Odontologia da Universidade Federal do Rio Grande do Sul (UFRGS). Especialista em Disfunção Temporomandibular e Dor Orofacial. Mestre em Farmacologia e Terapêutica pela UFRGS. Professor da Associação Brasileira de Odontologia (ABO), Porto Alegre, RS.

Fernanda Cardoso Franco

Graduada em Odontologia pela Universidade Federal do Rio Grande do Sul (UFRGS). Mestre em Ciências Biológicas: Bioquímica. Doutora em Odontologia: Estomatologia. Especialista em Odontologia para Pacientes com Necessidades Especiais e em Saúde Bucal Coletiva. Capacitação em Odontologia Hospitalar. Cirurgiã-dentista da Secretaria de Saúde do Estado do Rio Grande do Sul no Hospital Psiquiátrico São Pedro.

Fernando Valentim Bitencourt

Graduado pela Faculdade de Odontologia da Universidade Federal do Rio Grande do Sul (UFRGS). Especialista e Mestre em Periodontia pela UFRGS. Doutor em Periodontia pela Universidade de Aarhus, Dinamarca.

Flávio Danni Fuchs

Graduado e Doutor em Medicina pela Universidade Federal do Rio Grande do Sul (UFRGS). Professor Titular de Cardiologia da Faculdade de Medicina da UFRGS. Pesquisador IA do CNPq.

Francisco Montagner

Graduado em Odontologia pela Universidade Federal de Santa Maria. Especialista em Endodontia pela Faculdade de Odontologia de Piracicaba, Universidade Estadual de Campinas (Unicamp). Mestre e Doutor em Endodontia pela Unicamp. Professor Associado de Endodontia do Departamento de Odontologia Conservadora da Faculdade de Odontologia da Universidade Federal do Rio Grande do Sul (UFRGS).

Francisco Wilker Mustafa Gomes Muniz

Graduado em Odontologia pela Universidade Federal do Ceará (UFC). Especialista em Periodontia pela Universidade Federal do Rio Grande do Sul (UFRGS). Mestre e Doutor em Clínica Odontológica/Periodontia pela UFRGS. Professor Adjunto, área de Periodontia, da Faculdade de Odontologia da Universidade Federal de Pelotas (UFPel).

Gabriela Barbieri Ortigara

Mestre e Doutoranda em Ciências Odontológicas pela Universidade Federal de Santa Maria (UFSM). Professora de Periodontia da Universidade Regional Integrada (URI), Erechim, RS.

Helen Rose Neutzling Valente

Cirurgiã-dentista pela Universidade Federal de Pelotas (UFPel). Especialista em Disfunção Temporomandibular e Dor Orofacial pela Associação Brasileira de Odontologia, RS. Doutora em Odontologia pela Universidade de Granada, Espanha.

Juliano Cavagni

Graduado em Odontologia pela Universidade Luterana do Brasil (ULBRA). Especialista em Periodontia e em Implantodontia pela Universidade Federal do Rio Grande do Sul (UFRGS). Mestre e Doutor em Clínica Odontológica/Periodontia pela UFRGS. Professor de Periodontia na UFRGS.

Karen Loureiro Weigert

Graduada pela Faculdade de Odontologia da Universidade Federal de Santa Maria. Especialista em Estomatologia pelo Conselho Federal de Odontologia (CFO) e em Odontologia em Saúde Coletiva pela Associação Brasileira de Odontologia – Seção Rio Grande do Sul (ABORGS). Habilitação em Odontologia Hospitalar pelo CFO. Doutora em Estomatologia Clínica pela Pontifícia Universidade Católica do Rio Grande do Sul (PUC-RS). Professora Adjunta do Departamento de Odontologia Preventiva da PUC-RS.

Letícia Fernanda Moreira-Santos

Graduada em Odontologia pela Universidade Federal de Alfenas (UNIFAL). Especialista em Odontopediatria pelo Centro Universitário Uningá. Mestre em Odontopediatria pela Universidade Federal de Minas Gerais (UFMG). Doutoranda em Odontopediatria pela UFMG.

Manoela Domingues Martins

Graduada pela Faculdade de Odontologia da Universidade Federal do Rio Grande do Sul (UFRGS). Doutora em Patologia Bucal pela Faculdade de Odontologia da Universidade de São Paulo (FOUSP). Pós-doutorado pela University of Michigan, EUA. Professora Associada da Faculdade de Odontologia da UFRGS.

Marcio Ajudarte Lopes

Graduado pela Faculdade de Odontologia de Piracicaba (Unicamp). Doutor em Biologia e Patologia Bucodental pela Faculdade de Odontologia de Piracicaba (Unicamp). Pós-Doutorado pelo Baltimore College of Dental School da

University of Maryland, EUA. Professor Titular de Semiologia da Faculdade de Odontologia de Piracicaba (Unicamp).

Marina Helena Cury Gallottini

Graduada em Odontologia pela Universidade de São Paulo (USP). Mestre em Diagnóstico Bucal pela Faculdade de Odontologia da USP (FOUSP). Doutora em Patologia Bucal pela FOUSP. Pós-doutorado pela University of Medicine and Dentistry of New Jersey, EUA. Professora Titular da disciplina de Patologia Oral e Maxilofacial da FOUSP. Coordenadora do Centro de Atendimento a Pacientes Especiais (CAPE) da FOUSP.

Mirna Bainy Leal

Professora do Departamento de Farmacologia, disciplina de Farmacologia Geral da Odontologia, do Instituto de Ciências Básicas da Saúde da Universidade Federal do Rio Grande do Sul da Universidade Federal do Rio Grande do Sul (ICBS/UFRGS).

Raquel Gonçalves Vieira Andrade

Graduada em Odontologia pela Universidade Federal dos Vales do Jequitinhonha e Mucuri (UFVJM). Mestre em Odontologia (com área de concentração em Odontopediatria) pela UFVJM. Doutora em Odontologia (área de concentração em Odontopediatria) pela Universidade Federal de Minas Gerais (UFMG). Professora Adjunta do Departamento de Saúde Bucal da Criança e do Adolescente da UFMG. Professora do Programa de Pós-graduação em Odontologia da UFMG.

Sandra Costa Fuchs

Graduada e Doutora em Medicina pela Universidade Federal do Rio Grande do Sul (UFRGS). Professora Titular da UFRGS. Coordenadora do Programa de Pós-graduação em Cardiologia da UFRGS. Investigadora do Trial Optimal Diabetes CPC - INCT PREVER.

Saul Martins Paiva

Graduado em Odontologia pela Pontifícia Universidade Católica de Minas Gerais (PUC-MG). Mestre em Odontopediatria pela Universidade Federal de Santa Catarina (UFSC). Doutor em Odontologia pela Faculdade de Odontologia da Universidade de São Paulo (FOUSP). Pós-doutorado em Saúde Pública pela McGill University, Montreal, Canadá. Professor Titular do Departamento de Saúde Bucal da Criança e do Adolescente da Universidade Federal de Minas Gerais (UFMG).

Tailur Alberto Grando

Graduado em Medicina pela Faculdade Federal de Ciências Médicas de Porto Alegre (UFCSPA). Especialista em Anestesiologia. Corresponsável pelo Centro de Ensino e Treinamento de Anestesia/Sociedade de Anestesiologia Ltda./ Sociedade Brasileira de Anestesiologia (CET/SANE/SBA) de Porto Alegre. Administrador e Anestesiologista da SANE.

Teresa Márcia Nascimento de Morais

Graduada em Odontologia pela Fundação Educacional de Barretos, SP. Especialista em Periodontia e Implantodontia pela Fundação Educacional de Barretos. Mestre em Clínica Integrada pela Universidade de São Paulo (USP). Presidente do Departamento de Odontologia da Associação de Medicina Intensiva Brasileira/Associação Brasileira de Odontologia (ABO).

Tiago Fiorini

Graduado em Odontologia pela Universidade Federal de Santa Maria, RS. Especialista, Mestre e Doutor em Periodontia pela Faculdade de Odontologia da Universidade Federal do Rio Grande do Sul (UFRGS). Especialista em Implantodontia pela Pontifícia Universidade Católica do Rio Grande do Sul (PUC-RS). Professor de Periodontia da Faculdade de Odontologia da UFRGS.

Vivian Petersen Wagner

Graduada pela Faculdade de Odontologia da Universidade Federal do Rio Grande do Sul (UFRGS). Doutora em Patologia Bucal pela Faculdade de Odontologia da UFRGS. Pós-doutorado pela Faculdade de Odontologia de Piracicaba (Unicamp). Research fellow na University of Sheffield, Reino Unido. Pesquisadora Responsável pelo Wound Healing and Oral Cancer Research Group.

Agradecimentos

Aos colegas e alunos dos Cursos de Odontologia, que nos motivam a mais uma abordagem da Farmacologia para Dentistas.
Aos Colaboradores, um agradecimento especial.

Prefácio

Após a publicação de livros de farmacologia clínica direcionados a fundamentar o uso de medicamentos em Odontologia, *Terapia Medicamentosa em Odontologia | Fundamentos e Aplicabilidade* volta ao tema, atualizando as medidas terapêuticas medicamentosas utilizadas no controle de manifestações prevalentes na área – dor, inflamação e infecção –, bem como em condições clínicas que podem ocorrer no atendimento odontológico de pacientes em situações especiais, como traumatismo, ansiedade, gestação, lactação, imunodepressão e uso de outros medicamentos. Esta primeira edição aborda especificamente o elenco farmacológico comumente empregado em diferentes especialidades odontológicas.

O livro tem caráter mais terapêutico, e sua finalidade é fundamentar os tratamentos usuais para situações odontológicas prevalentes, dentro de princípios que sigam as melhores evidências terapêuticas atuais.

Assim, a Parte 1 aborda métodos e princípios que conduzem à prescrição correta de medicamentos, baseando-se em evidências oriundas de métodos de investigação adequados e de fundamentação bioestatística que valide os resultados.

A Parte 2 discute aspectos farmacológicos cujo conhecimento possibilita a correta prescrição medicamentosa, favorecendo bons resultados terapêuticos e evitando, dentro do possível, as reações adversas advindas desses tratamentos.

A Parte 3 apresenta fatores relacionados aos diferentes fármacos utilizados no manejo da dor odontológica, comparando vantagens e desvantagens de cada grupo farmacológico.

Na Parte 4, a mesma abordagem segue o controle da inflamação consequente ao procedimento odontológico.

A Parte 5 direciona-se à abordagem de antimicrobianos no manejo das infecções odontológicas, com enfoque em seu uso preventivo ou no tratamento com antibióticos, antifúngicos, antivirais, antissépticos e desinfetantes.

A Parte 6 concentra-se no atendimento a pacientes odontológicos em situações especiais (gestantes, lactantes, em uso crônico de medicamentos com potencial de interação), bem àqueles submetidos a urgências e emergências odontológicas.

Na Parte 7, são abordados os fármacos mais utilizados em diferentes especialidades odontológicas.

Sumário

Parte 1

Fundamentos para a Prescrição de Medicamentos

1

Farmacologia Clínica Baseada em Evidências para Obtenção de Desfechos Medicamentosos Satisfatórios no Paciente Odontológico

Lenita Wannmacher

INTRODUÇÃO

Na prática clínica, o cirurgião-dentista precisa decidir sobre condutas eficazes, efetivas e seguras, visando ao bom atendimento ao paciente. Isso significa fazer escolhas entre uma multiplicidade de alternativas, considerando o desenvolvimento tecnológico e a avassaladora velocidade na produção de novos conhecimentos.

Tradicionalmente, as tomadas de decisão sobre condutas baseiam-se em princípios fisiopatogênicos e raciocínio lógico, observação pessoal e intuição, que, em conjunto, constituem a *experiência* do clínico. Se um tratamento parecer funcionar, será repetido; se os seus resultados forem desapontadores, essa terapia será abandonada. A experiência, no entanto, não exclui a imprevisibilidade, que pode ser fruto de variações individuais e circunstanciais; portanto, um mesmo procedimento pode resultar em sucesso ou falha terapêutica.[1]

Dentre as variações individuais (estado de saúde física e mental, hábitos alimentares e higiênicos, comorbidades) que afetam a função mastigatória (bruxismo, hiperalgesia cutânea, dor facial e musculoesquelética, oclusão, depressão, somatização), escolaridade e outras condições produzem variados resultados ante um mesmo procedimento. Também é preciso atentar a fatores circunstanciais, como acessibilidade a serviços de saúde dental, condições econômicas do paciente e tradições de manejo da saúde oral em um dado contexto populacional.

Atualmente, condutas e procedimentos odontológicos devem fundamentar-se na melhor informação científica, com base em *evidências* epidemiológicas e farmacológicas.[2] A busca da melhor evidência disponível não substitui o julgamento clínico ou usurpa a autonomia do profissional, mas proporciona uma análise sustentada, em conformidade com preceitos metodológicos e científicos internacionalmente aceitos, o que constitui o paradigma das *condutas embasadas em evidências*.[3] Estas se fundamentam em ensaios clínicos randomizados, metanálises e revisões clínicas sistemáticas, com consolidação estatística e relevância clínica. Nesse paradigma, pesquisa e prática clínica não mais estão dissociadas, imbricando-se no processo sistemático e contínuo de autoaprendizado e autoavaliação, sem as quais as condutas rapidamente se tornam desatualizadas e não racionais.

A busca de evidências orientadoras de condutas constituiu movimento encabeçado inicialmente por David L. Sackett que, a partir de 1992, difundiu a forma de atuar e ensinar a prática clínica, segundo "o uso consciente, explícito e judicioso da melhor evidência disponível para a tomada de decisão sobre o cuidado de pacientes individuais".[4]

Desse modo, as decisões terapêuticas passam a considerar benefícios *versus* riscos e custos, a partir das mais sólidas pesquisas disponíveis, tornando-se consenso que a atenção à saúde deva embasar-se e ser julgada por desfechos alcançados a um custo que a sociedade consiga pagar.[5]

Essa nova interpretação dos fatos – quase intuitivamente ajuizada como correta e pertinente – tem sido amplamente aceita, mas nem sempre praticada. Ainda é frequente que as tomadas de decisão terapêutica advenham da opinião de especialistas, orientações consensuais, experiência pessoal, quando não da informação proveniente dos fabricantes. Tais ações não contemplam a construção de uma interpretação própria, mas sim a aceitação de outras perspectivas. Conservadorismo e comodismo perpetuam práticas estabelecidas, mesmo que comprovadamente ineficazes ou prejudiciais.

A experiência pessoal não é desconsiderada na Odontologia Baseada em Evidências. Observações clínicas criteriosas (relatos de casos, séries de casos) constituem a primeira fonte de hipóteses sobre a eficácia dos tratamentos, mas é essencial que sejam reconhecidas suas limitações. Como não são situações controladas, é impossível saber se o sucesso terapêutico proveio de efeito placebo, regressão à média, remissão espontânea ou variabilidade individual de sinais e sintomas. Já a falha da terapia pode dever-se a erro de diagnóstico, falta de adesão do paciente, variações individuais ou fatores outros determinantes da manutenção da doença.[6]

Na Odontologia Baseada em Evidências, desde sua formação acadêmica, o profissional acostuma-se a trabalhar com evidências, mesmo que exercite sua prática longe das bibliotecas universitárias e das melhores fontes bibliográficas. Atualmente, em um mundo em que a realidade digital se impõe, há *sites* que promovem a difusão e o rápido acesso a essas evidências, como Pubmed (*pubmed.ncbi.nlm.nih.gov*), MedlinePlus (*medlineplus.gov*) e Medical Subject Headings (*MeSH*), que, mediante a inserção de palavras, indexa artigos em periódicos e livros sobre as ciências biológicas. A mesma plataforma, cujo acesso gratuito *online* se faz pelo PubMed, é usada também para o registro de *ClinicalTrials.gov*, possibilitando acesso a ensaios clínicos. Ainda estão disponíveis outras plataformas (p. ex., o Google Acadêmico – *Google Scholar*), que, a cada dia, acrescentam maiores quantidades de informações qualificadas. Obviamente, em todas elas, o juízo criterioso do profissional é fundamental para que a evidência apresentada seja considerada como tal.

Atualmente, há variadas razões ou pressões para que o profissional se guie por evidências: grande diversidade de tratamentos adotados; crescente, difundida e, por vezes, errônea propaganda sobre o que funciona ou não; interpretações equivocadas da evidência pela propagação das chamadas *fake news*; elevados custos de medicamentos e procedimentos; exigência dos pacientes em relação ao cuidado que recebem.

Para David Sackett,[6] a maneira de pôr em prática a conduta embasada em evidência é *integrar a experiência clínica individual e a evidência clínica externa*, pois essas duas perspectivas desvinculadas não são eficientes.

A experiência engloba a proficiência e o julgamento provenientes da *prática clínica*, em que, a partir de eficiente diagnóstico, identificam-se situações, direitos e preferências dos pacientes, influenciando tomadas de decisão sobre condutas que lhes serão oferecidas. Nesse sentido, a observação dos "desfechos centrados no paciente" – como satisfação, percepção sobre a terapia e alterações em aspectos vinculados à qualidade de vida – deve, sempre que possível, ser considerada.

A *evidência externa* provém de *pesquisa clínica sistemática e relevante* que define acurácia de testes diagnósticos, poder de marcadores prognósticos e eficácia e segurança de medidas preventivas, terapêuticas e reabilitadoras. Para Mjör,[7] é necessário que os dados das pesquisas não estejam dissociados da prática clínica e do "mundo real", sob pena de não poderem ser extrapolados para a realidade odontológica vigente. Para ele, os ensaios clínicos devem ser delineados para resolver problemas encontrados na prática clínica, propiciando sua otimização e resolutividade. Com isso, devem abranger a investigação de procedimentos e tratamentos que envolvam medicamentos e materiais dentários.

A evidência externa, apesar de seu peso, apresenta limitações. Estudos clínicos são realizados em populações homogêneas e frequentemente excluem idosos, mulheres, crianças e aqueles que apresentam comorbidades. Seus resultados não podem generalizar-se indiscriminadamente a todos os segmentos de uma sociedade. Como exemplo, estudo brasileiro[8] avaliou manifestações bucais em idosos institucionalizados que faziam uso de polifarmácia. As principais lesões observadas foram hiperplasia gengival, gengivite, ulcerações, áreas eritematosas ou ulceradas, língua saburrosa, o que pode ocorrer em pessoas na mesma condição etária e social da amostra estudada. Esses resultados poderão ser extrapolados para uma população de características similares à do estudo, mas não para todas as pessoas de mesma faixa etária e em condição social diversa.

Em geral, a pesquisa clínica exige requisitos diferentes da realidade dos pacientes; nela prefere-se intervenção medicamentosa única, administrada regularmente durante o período estipulado para a avaliação, com fatores intervenientes controlados para manter a homogeneidade da amostra. Na prática clínica, os pacientes usam medicamentos múltiplos, tomados por tempo variável, sem controle sobre a uniformidade.

Mesmo reconhecendo a importância dos estudos bem conduzidos, não se pode ignorar a necessária adaptabilidade à realidade clínica. Valorizam-se os estudos orientadores de condutas quando apresentam *validade* (aproximação da verdade) e *utilidade* (aplicabilidade clínica). Então, podem ser incorporados à prática clínica em cada realidade individual ou populacional. Passo importante consiste em avaliar criteriosamente o resultado da decisão tomada.

Para *selecionar* a informação que sirva de orientação ao manejo de uma situação clínica, é preciso que a mesma tenha *aplicabilidade* (seja factível na realidade vigente) e *relevância clínica* (seja capaz de melhorar efetivamente a condição clínica). Com esses requisitos, a adesão ao tratamento será mais provável, assim como a obtenção do resultado dele esperado.

Para orientar a pertinente busca de informação, é essencial distinguir *fontes fidedignas, éticas* e *isentas*, o que exclui qualquer informação proveniente do produtor de medicamentos, que tem interesses comerciais no produto, os quais muitas vezes suplantam o objetivo de informar cientificamente. Artigos publicados em revistas especializadas, consensos e diretrizes nacionais e internacionais também podem estar permeados por interesses comerciais.[9] Periódicos de bom padrão exigem que os autores indiquem se têm conflitos de interesses. Isso possibilita ao leitor informado um ajuizamento crítico sobre o que se dispõe a ler. Também é útil procurar fontes que apliquem o paradigma das evidências.

Ao se desejar avaliar a eficácia medicamentosa, é preciso fazer *comparações* entre diferentes estratégias: tratar *versus* não tratar, medicamento *versus* placebo, medicamento novo *versus* medicamento usual.

A investigação farmacológico-clínica objetiva avaliar a ocorrência de determinados eventos em populações específicas, evidenciando associação entre fator em estudo (efeito do fármaco) e desfecho clinicamente relevante (redução de incidência ou gravidade de agravos). Ao mesmo tempo, pode mensurar o risco da medida sobre a população avaliada, abrangendo estudos experimentais e observacionais controlados, exemplificados no Quadro 1.1.[10]

Classificam-se em *experimentais* aqueles em que há manipulação artificial do fator em estudo pelo pesquisador, que administra um medicamento (intervenção) e observa seu efeito sobre o desfecho de interesse.[10]

Na ausência de evidências experimentais, utilizam-se estudos *observacionais*, nos quais o pesquisador determina a associação entre o fato em estudo e o desfecho clínico a partir de sua observação sistematizada. Podem ser *descritivos* ou *analíticos*. Nesse delineamento, é essencial a descrição das características da população em estudo, por meio da quantificação dos dados coletados. Depois dessa coleta, determina-se se há associação entre exposição e desfecho em estudo, a qual pode ser real ou decorrente de fatores de confusão. Esses estudos são mais suscetíveis a vieses.[10]

As melhores respostas provêm de *ensaios clínicos randomizados, duplos-cegos, controlados e bem delineados*, bem como de *revisões sistemáticas e metanálises* desses estudos, em que vieses sistemáticos e erros aleatórios são adequadamente controlados.

No estudo experimental, a *randomização* (acaso completo) possibilita que qualquer indivíduo da amostra seja aleatoriamente alocado em cada um dos grupos estudados. Os desfechos são igualmente medidos em ambos os grupos, podendo haver melhora ou não. O tratamento novo será considerado eficaz se seus resultados suplantarem os do placebo (que mede a evolução natural do processo que se quer tratar) ou se igualarem aos de tratamentos já existentes. Embora esse delineamento vise avaliar eficácia, também aquilata a segurança dos tratamentos, medindo se a ocorrência de efeitos adversos no grupo intervenção difere da apresentada pelo grupo placebo.[10]

O melhor delineamento dos estudos exige quantidade adequada de indivíduos investigados (cálculo do tamanho da amostra), suficiente tempo de seguimento, controle de erros sistemáticos (vieses) e aleatórios (corrigidos com tratamento estatístico) e avaliação de desfechos clinicamente relevantes.

As evidências científicas têm diferentes graus de certeza, condicionados por fontes de onde provêm. Sua hierarquia é representada pelos *níveis de evidência* conferidos pelos diferentes delineamentos dos estudos clínicos que avaliam medicamentos. A categorização da confiabilidade tem em seus extremos ensaios clínicos randomizados e séries, além de relatos de casos. Estes últimos contribuem muito pouco para a evidência porque, por definição, são sujeitos a viés de seleção e consistem na observação assistemática da evolução dos pacientes submetidos a tratamento, constituindo apenas proposição de hipóteses. A interpretação de séries de casos depende de seu tamanho e sua documentação. Pequenas séries de casos não possibilitam reais julgamentos (Quadro 1.2).

Os graus de recomendação provenientes da evidência externa também são hierarquizados (Quadro 1.3).[2] Aqueles de grau A devem ter seguimento obrigatório, na ausência de contraindicação do paciente. Os de grau B podem ser úteis, mas têm menor magnitude de benefício. Os de graus C e D fundamentam minimamente as condutas. Na ausência de, pelo menos, recomendação de especialistas reconhecidos, a indicação de tratamento deve ser rotulada como incorreta.

Em geral, há paralelismo entre níveis de evidência e graus de recomendação, mas também ocorrem situações para as quais inexistem estudos de qualidade que as configurem. Nesses casos, embora raros, o profissional deve valer-se da repetitividade da adoção de soluções que corriqueiramente

Quadro 1.1 Delineamentos de pesquisas.[10]

Nível de estudo	Caracterização
Estudos experimentais	
ECR	Com desfecho e magnitude de efeito clinicamente relevantes e adequado poder, e mínima possibilidade de erro alfa; compara grupo intervenção (fator intervenção) *versus* grupo-controle (placebo)
Metanálise de ensaios clínicos	ECRs comparáveis, com validade interna, adequados para estabelecer relação de causa e efeito com mínima possibilidade de erro alfa
ECR	Comunidades ou grupos menores randomizados para receber a intervenção ou participar do grupo-controle
Estudo quase experimental	Similar ao ECR, mas sem randomização
ECR não randomizado	Controles contemporâneos ou históricos
Estudos observacionais	
Estudo de coorte, longitudinal	Investiga indivíduos expostos e não expostos a determinada intervenção
Estudo de seguimento	Condição para identificar desfecho clínico; quando apenas o grupo de expostos ao medicamento é investigado, denomina-se coorte
Estudo de casos e controles	Seleciona indivíduos com e sem o desfecho clínico de interesse e investiga exposições pregressas ou atuais
Estudo de séries de casos	Descrição clínica de pacientes com condição particular quanto a exposição prévia, diagnóstico, terapia e efeitos adversos; com *n* pequeno denomina-se relato de casos
Estudo ecológico ou agregado	Avalia associação entre exposição e desfecho clínico em grupos de pessoas ou populações em áreas delimitadas
Estudo transversal	Investiga exposição e prevalência de desfecho clínico em único momento

ECR: ensaio clínico randomizado.

Quadro 1.2 Níveis de evidência dos estudos farmacológico-clínicos.[2,11]

Nível da evidência	Caracterização
I	ECR com desfecho e magnitude de efeito clinicamente relevantes, correspondentes à hipótese principal em teste, com adequado poder e mínima possibilidade de erro alfa (falso-positivo) ou vários ECRs convergentes Revisões sistemáticas e metanálises de ECRs comparáveis, com validade interna, adequado poder final e mínima possibilidade de erro alfa
II	ECR de menor qualidade em comunidades ou *clusters*, que não preenche os critérios do nível I; análise de hipóteses secundárias de estudos de nível I
III	Estudo quase experimental com controles contemporâneos selecionados por método sistemático independente de julgamento clínico Análise de subgrupos de ECR
IV	Estudo quase experimental com controles de históricos Estudo de coorte
V	Estudo de casos e controles
VI	Série de casos

ECR: ensaio clínico randomizado.

Quadro 1.3 Graus de recomendação de condutas terapêuticas.[10]

Recomendação	Relação
A	Pelo menos um estudo de nível I ou vários ECRs convergentes
B	Pelo menos alguns ECRs de menor qualidade
C	Estudos não randomizados ou recomendação de especialistas

ECR: ensaio clínico randomizado.

demonstram bons resultados. Depreende-se que o acompanhamento pós-procedimento nesses pacientes seja imprescindível.

Além de serem metodologicamente adequados e objetivarem desfechos clinicamente significativos, os estudos devem apresentar impacto, correspondente ao atendimento de parâmetros de significância clínica.

No estudo da Farmacologia Clínica, com vista à necessária orientação para as tomadas de decisão terapêutica, a avaliação crítica da literatura disponível é imprescindível. Isso se justifica pela incerteza que permeia os melhores estudos científicos, mesmo incorporando-se todos os cuidados às pesquisas que fundamentam o uso racional de medicamentos. O método investigacional não imputa total acurácia na predição clínica, uma vez que os procedimentos incidem em sistemas biológicos complexos e mutáveis. Isso leva a conceitos e condutas errôneos, produzindo controvérsias e motivando retomada de condutas periodicamente.

Essa discordância permeia inclusive as revisões sistemáticas direcionadas a uma mesma questão terapêutica, apesar da expectativa de que resolveriam as controvérsias dos estudos primários. Tal fato se deve à mutabilidade do saber e da ciência.[2] Assim todo o empenho deve ser voltado para selecionar a melhor medida disponível naquele momento, capaz de beneficiar a saúde de pacientes e populações.

A leitura crítica da informação científica consome tempo e esforço pessoal, mas é habilidade a ser conquistada por estudantes e profissionais desejosos de fundamentar adequadamente o cuidado ao paciente.[2]

As discrepâncias encontradas na literatura e a mutabilidade das conclusões fazem com que o profissional que adere ao paradigma de conduta baseada em evidência as aceite e conviva com incertezas.[2]

APLICAÇÃO DA EVIDÊNCIA EXTERNA

É importante que em todos os seguimentos se fale a mesma linguagem e se exerçam atividades com o mesmo paradigma, o das condutas embasadas por evidências. Para aplicar esse paradigma, é necessário atentar para os seguintes preceitos:[12]

- Familiarizar-se com as condições existentes
- Decidir adotar o modelo, mesmo que isso impacte nas condutas tradicionais
- Incorporar à prática diária a busca de informação confiável e interpretá-la criticamente.

Frente a determinada situação odontológica na qual o paciente necessite de medicamentos, além dos procedimentos usuais não farmacológicos, a tomada de decisão quanto a tratamentos medicamentosos deve orientar-se pelo seguinte questionamento:[2]

- Há necessidade de tratar? Qual é o objetivo terapêutico?
- Que intervenção altera o curso natural da doença – medidas medicamentosas *versus* não medicamentosas?
- Estabelecida a necessidade de tratamento farmacológico, qual agente selecionar?
- Como prescrever o medicamento escolhido?
- Como avaliar os efeitos terapêuticos e os indesejados?

A opção por medicamentos deve atender aos seguintes critérios:

- Eficácia
- Margem de segurança
- Conveniência ao paciente
- Qualidade do medicamento
- Custo comparativo.

AVALIAÇÃO DA CONDUTA MEDICAMENTOSA

Avaliar resultados de uma decisão terapêutica constitui a última etapa exigida no paradigma de condutas embasadas em evidências. Mesmo no atendimento individualizado de pacientes, o profissional deve, com isenção, avaliar os resultados da terapia por meio de instrumentos de medida inter-relacionados aos objetivos que motivaram a introdução de tratamentos.

Considerando todas as etapas do paradigma comentado, é possível fazer uso mais racional de medicamentos, vencendo dificuldades, como:

- A propaganda da indústria farmacêutica, que pode diferir da evidência científica avaliada criticamente
- A existência de tradicional valorização de preferências e crenças pessoais
- A leitura acrítica da informação científica[13]
- A indefinição de uma política de medicamentos que condicione legislação pertinente e obrigue ao seu cumprimento

Algumas estratégias podem ser pensadas para melhorar a implementação comentada

- Formação de recursos humanos (ensino graduado, pós-graduado e em serviço) mediante aprendizado fundamentado em solução de problemas[14]
- Divulgação em todos os níveis (livros, jornais científicos, boletins institucionais etc.) do paradigma de conduta baseada em evidência
- Sensibilização dos legisladores para as evidências que orientem corretas diretrizes para atenção à saúde.

REFERÊNCIAS BIBLIOGRÁFICAS

1. Niederman R, Badovinac R. Tradition-base dental care and evidence-based dental care. J Dent Res. 1999;78:1288-91.
2. Wannmacher L. Odontologia baseada em evidências. In: Wannmacher L, Ferreira MBC, editors. Farmacologia clínica para dentistas. 3. ed. Rio de Janeiro: Guanabara Koogan; 2007. p. 3-7.
3. Matthews DC, Sutherland SE. Clinical practice guidelines in Dentistry: a Canadian perspective. Brazilian J Oral Sciences. 2015;2(5):209-14.
4. Straus SE, Glasziou P, Haynes RB. Evidence-based medicine. How to practice and teach EBM. 5th ed. Amsterdam: Elsevier; 2018. 336 p.
5. Fletcher GS. Clinical epidemiology. The essentials. 6th ed. Philadelphia: Wolters Kluwer Health/Lippincott Williams Wilkins; 2020. 288 p.
6. Sackett DL, Haynes RB, Guyatt GH et al. Clinical epidemiology: a basic science for clinical medicine. 2nd ed. Little Brown & Co; 1991.
7. Mjör IA. Practice-based dental research. J Oral Rehabil. 2007;34(12):913-20.
8. Paula BG, Braga de Almeida MR, Alves JFCS. Alterações bucais de idosos institucionalizados – revisão de literatura. Rev Odontol Univ Cid São Paulo. 2014;26(3):188-96.
9. Taylor R, Giles J. Cash interests taint drug advice. Nature. 2005;437:1070-1.
10. Fuchs SC, Fuchs FD. Métodos de investigação farmacológico-clínica. In: Fuchs FD, Wannmacher L, editores. Farmacologia clínica e terapêutica. 5. ed. Rio de Janeiro: Guanabara Koogan; 2017. p. 8-21.
11. Hoefler R, Salgues EJM. Condutas fundamentadas em evidências e a atuação do farmacêutico. Boletim Farmacoterapêutica. 2010;15(2):1-5.
12. Jenicek M. Towards evidence-based critical thinking medicine? Uses of best evidence in flawless argumentations. Med Sci Monit. 2006;12(8):149-53.
13. Greenhalgh T. How to read a paper: the basics of evidence-base medicine and healthcare. 6th ed. Hoboken, New Jersey: Wiley-Blackwell; 2019.
14. Fuchs FD, Wannmacher L. Exercícios de farmacologia aplicada. 3. ed. Passo Fundo: Editora UPF; 2006. 175 p.

2

Métodos de Investigação Clínica Aplicada

Sandra Costa Fuchs

INTRODUÇÃO

A incorporação de novas metodologias aplicadas ao raciocínio quantitativo é feita em modo contínuo, empregada em qualquer área da saúde, progressivamente adicionada à prática clínica, mas dependente do treinamento de profissionais e de demandas do ramo específico.

A prática odontológica evoluiu da observação padronizada para a experimentação sistematizada; porém, apenas mais recentemente expandiu-se para treinamento de novos profissionais e atualização daqueles já formados em metodologia da investigação clínica.

Na prática clínica, há décadas o raciocínio epidemiológico-clínico tornou-se mandatório para condução de pesquisa e análise crítica da literatura.

A farmacologia clínica assumiu a liderança na avaliação da eficácia de tratamentos e sua incorporação na prática assistencial.

A epidemiologia clínica introduziu na prática clínica métodos de quantificação de prognóstico, risco e diagnóstico, utilizando modelos de pesquisa predominantemente observacionais. A interação com a farmacologia clínica expandiu para terapêutica a necessidade de embasar o emprego de medicamentos e procedimentos para cura ou redução de incidência, gravidade ou complicações de doenças por meio de estudos experimentais realizados em seres humanos.

A Odontologia enfrenta o desafio de consolidar a progressão da avaliação crítica de novos procedimentos e materiais usados na assistência.

A prática clínica odontológica tradicional – sem demonstração da eficácia de novos procedimentos e com práticas terapêuticas que não superam aquelas potencialmente adversas – está fadada à obsolescência em horizonte temporal muito restrito.

Busca sumária no *Medline* via *PubMed*, utilizando termos *MeSH* (*dentistry and dental*) acrescidos dos nomes específicos dos delineamentos de pesquisa, identificou que relatos de casos representavam o tipo dominante de publicação, passando a 25,5% entre 2015 e 2021. Nesse período de quase 6 anos, houve aumento de publicações de delineamentos observacionais, marcadamente de corte transversal (59,7%) e de estudos de coorte (51,2%), assim como de estudos experimentais realizados em seres humanos (40,7%); contudo, a maior evolução foi observada em publicações de metanálises (74,9%). Essa evolução, direcionada à maior complexidade dos métodos utilizados em publicações atuais, está alinhada às etapas sequenciais requeridas na investigação científica, incluindo familiarização com modelos epidemiológico-clínicos e aplicação da farmacologia clínica na quantificação de eficácia e estimativa de potenciais benefícios e riscos, alinhados a custos, para fornecer graus de evidência e níveis de recomendação, que constituem o objeto deste capítulo.

DELINEAMENTOS DE PESQUISA

Estudos observacionais

Baseiam-se na observação sistematizada das características dos indivíduos (fatores em estudo) e das resultantes dessas exposições (desfechos clínicos). Considerando-se o papel do pesquisador, este não modifica qualquer fator em estudo, apenas quantifica sua ocorrência de maneira sistematizada e identifica a ocorrência de desfechos clínicos. Entre os delineamentos básicos de pesquisas realizadas em seres humanos, destacam-se os apresentados no Quadro 2.1.

Além da caracterização do delineamento para planejar um projeto de pesquisa, o conhecimento do modelo experimental possibilita identificar aspectos fortes e fracos de cada desenho, entender suas limitações e potenciais aplicações práticas em Odontologia.

Estudo transversal (cross-sectional study)

Exemplifica-se, a partir da descrição do método, extraída do resumo do artigo de Donders et al.[1]

> *Healthy periodontitis or non-periodontitis patients 45-70 years of age were included in a prospective cross-section study. Full-mouth examinations were performed by a periodontist to determine their Periodontal Inflamed Surface Area (PISA) score and other dental parameters. To assess the cardiovascular conditions, Coronary Artery Calcium (CAC) scores, endothelial function assessments by the EndoPAT™, and several physical and biochemical examinations were performed.*

Nesse estudo, foram selecionados pacientes saudáveis, com 45 a 70 anos, com pelo menos 10 dentes, que haviam

Quadro 2.1 Características dos delineamentos básicos de pesquisa.

Delineamentos observacionais	Aferição	Direção das aferições no estudo	Aferição de exposição e desfecho no estudo
Relato ou séries de casos	–	Não há	Um momento
Transversal	Prevalência	Não há	Um momento
Estudo de casos e controles	Frequência de exposição	Desfecho clínico ® fator em estudo	Um momento
Estudo de coorte	Incidência	Fator em estudo ® desfecho clínico	Dois momentos

procurado uma clínica odontológica de periodontia em Amsterdam, na Holanda, sendo submetidos à avaliação de periodontite (fator em estudo), escore de cálcio coronariano (CAC) e função endotelial (desfechos clínicos). O estudo transversal qualificado como prospectivo refere-se ao estudo ter sido planejado antes de serem coletadas as informações sobre exposição e desfechos clínicos.

Como descrito nos métodos, os participantes foram avaliados extensivamente, mas fator em estudo e desfechos clínicos foram aferidos em apenas um momento (Figura 2.1), o que permite caracterizar o delineamento transversal como não tendo direcionalidade. Desse modo, não é possível estabelecer se a exposição precede o desfecho clínico ou vice-versa; então, cabe ao pesquisador utilizar conhecimento originário de outras fontes para estabelecer quem precede o que em relação à periodontite e ao risco cardiovascular. Por outro lado, é possível caracterizar a frequência de pacientes com periodontite nessa população, acometendo 26 de 71 pacientes (37%). Assim, também é possível quantificar se os indivíduos com periodontite apresentam risco cardiovascular (CAC $\geq$ 1) maior do que aqueles sem periodontite.

No Quadro 2.2, descrevem-se os resultados para os 71 pacientes avaliados, montando-se uma tabela 2 × 2 com o fator em estudo disposto nas linhas e o desfecho clínico nas colunas.

Como mostrado a seguir, é possível calcular quantas vezes é mais provável que paciente com periodontite tenha CAC aumentado, comparativamente a pacientes sem periodontite. Essa avaliação denomina-se *razão de prevalência* e sumariza a associação entre periodontite e CAC aumentado. É a medida de associação calculada em estudos transversais, por meio da divisão da prevalência de desfechos no grupo de indivíduos expostos sobre a prevalência de desfechos naqueles sem o fator em estudo. Se essa associação fosse estatisticamente significativa, a razão de prevalência de 1,17 indicaria que pacientes com periodontite apresentam "risco" 1,17 vez maior (17%) de ter CAC aumentado do que os pacientes sem periodontite. Como o valor *P* (0,6) não foi significativo, essa interpretação não procede, não havendo associação entre a periodontite e o CAC aumentado.

Estudo de coorte (cohort study)

No exemplo a seguir, transcreveram-se objetivos e métodos extraídos do resumo do artigo de van Doorne et al.:[2]

> *Longitudinal evaluation of Oral Health-Related Quality of Life (OHRQoL) during treatment of flaplessly placed, one-piece mini-dental-implants (MDIs) for maxillary overdentures is rarely investigated, nor is the impact of MDI failures. This multicenter prospective cohort study evaluated the 3-year outcome of 5-6 MDIs in the edentulous maxilla in patients above 50 years with dentate mandible. Provisional dentures were provided before final prosthetic connection was established at 6 months. Postoperative discomfort was assessed using a visual analogue scale (VAS). OHRQoL was investigated using the Oral Health Impact Profile (OHIP)-14 at baseline (preoperatively), postoperatively, post-prosthetic connection and after 3 years in function.*

No resumo, os autores descrevem um estudo longitudinal, caracterização frequentemente adotada para estudo

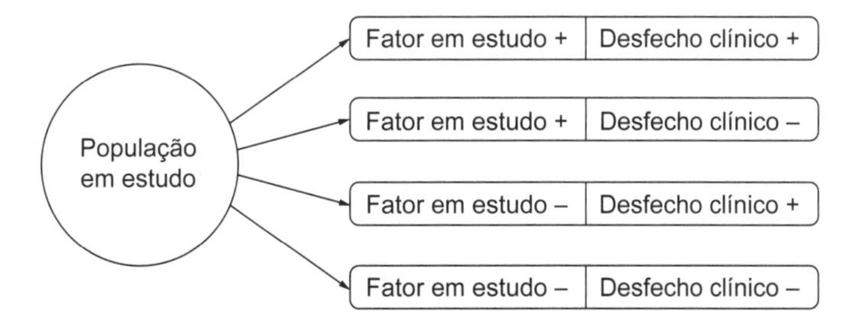

Figura 2.1 Delineamento transversal. +: positivo; –: negativo.

Quadro 2.2 Associação entre periodontite e escore de cálcio (CAC) aumentado e razão de prevalência.

Periodontite (estágios III/IV)	CAC ≥ 1	CAC < 1	Total	Razão	Razão de prevalência
Sim	16	25	41	16/41	1,17
Não	10	20	30	10/30	1
Total	26	45	71		

de coorte, assim como *follow-up study*, visando destacar o acompanhamento dos participantes (Figura 2.2). Outro aspecto a salientar é que os estudos de coorte partem da exposição para, subsequentemente, detectarem o desfecho clínico.

Nesse estudo, os participantes foram acompanhados no tempo (3 anos seguintes à inclusão no estudo) para avaliar desconforto pós-operatório, falhas nos implantes e qualidade de vida relacionada com a saúde bucal (OHRQoL, do inglês *oral health-related quality of life*).

A denominação de estudo de coorte prospectiva visou caracterizar que o planejamento desse estudo ocorreu antes de iniciar a coleta dos dados. Tipicamente, os estudos de coorte delimitam uma população em risco a ser estudada, assim designada por não apresentar o desfecho clínico na linha de base, excluindo aqueles que já o apresentavam no início do estudo.

Nesse estudo, foram elegíveis pacientes com mais de 50 anos, insatisfeitos com sua prótese dentária maxilar convencional e com mandíbula intacta e prótese maxilar capaz de receber cinco a seis mini-implantes dentários (MDI) de uma peça (fator em estudo), com prótese fixa ou implante apoiado na mandíbula, além de outras características.

Ao adotar como elegibilidade a insatisfação com a prótese dentária maxilar convencional, potencialmente foram incluídos indivíduos com menor OHRQoL. Foram excluídos da pesquisa pacientes com perda de todos os dentes ou com arcada superior com dentição completa.

Nos estudos de coorte há pelo menos duas coortes em acompanhamento: a dos expostos e a dos não expostos a determinada condição, nesse caso os implantes. O acompanhamento de todos os indivíduos detecta a ocorrência de novos desfechos (incidentes) em cada uma das coortes.

Estudos, geralmente aqueles com o fator em estudo, em que apenas um grupo é acompanhado, denominam-se *estudos de incidência* ou apenas *de coorte*. Em relação à temporalidade, estudos de coorte podem ser *contemporâneos*, quando a coleta de dados se inicia após o planejamento do estudo; ou *históricos*, nos quais o fator em estudo e o desfecho clínico já ocorreram antes do início da investigação.

Todos os estudos de coorte, contemporâneos ou históricos, apresentam direcionalidade anterógrada, uma vez que partem da caracterização da exposição e subsequentemente acompanham os participantes para determinar aqueles que desenvolverão o desfecho clínico.

A direcionalidade anterógrada contribui para o estabelecimento de relação de causa e efeito, uma vez que a exposição aferida inequivocamente precede o efeito. Essa característica exige que a exposição ocorra por determinado período de tempo, suficiente para causar o efeito. No exemplo, a OHRQoL foi avaliada após 3 anos de uso pleno dos implantes, o que demanda tempo e custo maior. Nesse estudo, não foi planejado avaliar a OHRQoL em uma coorte de pacientes sem implantes. Se isso fosse feito, possibilitaria testar a hipótese, por exemplo, de que implantes aumentam a OHRQoL. Sem esse grupo de comparação, a hipótese a ser testada é a de que maior quantidade de implantes bem-sucedidos associa-se a melhor qualidade de vida, utilizando como grupo controle os pacientes submetidos a apenas um implante.

A seguir, exemplificam-se os *cálculos de incidência* e *risco relativo* a partir de dados do artigo escrito por Akinkugbe et al.:[3]

> *This study evaluated the association between prenatal smoking and offspring caries experience and used a negative control exposure analysis to assess if the association is causal. Data from 1429 mother-offspring participants of the 1991/92 Avon Longitudinal Study of Parents and Children conducted in Bristol, England were analyzed. Prenatal smoking (yes v. no) and quantity smoked were self-reported while offspring caries experience was determined by clinical oral examinations at 3 time points.*

O Quadro 2.3 mostra dados de 1.429 participantes (mães e filhos) do Estudo Longitudinal Avon de 1991/92 de Pais e Filhos realizado em Bristol, Inglaterra. O tabagismo no período pré-natal (sim *vs.* não) e a quantidade fumada (nenhum, < meio maço, ≥ meio maço por dia) foram autorrelatados, enquanto a experiência de cárie na prole foi determinada por exames clínicos orais em 3 pontos temporais. A regressão de riscos em tempo discreto estimou as probabilidades de risco de primeira ocorrência de cárie na prole.

Como pode ser observado no Quadro 2.3, 16,2% das crianças apresentaram um primeiro episódio de cárie em 43 meses, sendo mais frequente entre crianças nascidas de mães tabagistas (21%) do que de não tabagistas (15%). Utilizando a medida de associação dos estudos de coorte, calculou-se o risco relativo para sumarizar essa associação: aos 43 meses, crianças nascidas de mães tabagistas apresentaram incidência de cárie 1,4 vez maior do que a de filhos de mães não tabagistas. Como o intervalo de confiança não inclui a unidade, pode-se estabelecer que a associação é estatisticamente significativa.

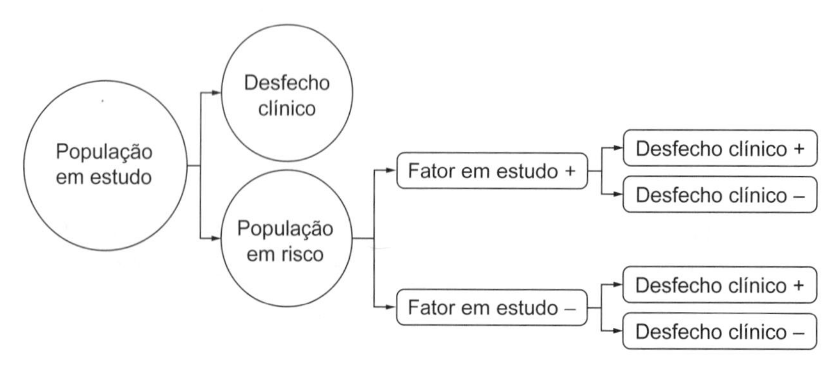

Figura 2.2 Delineamento de um estudo de coorte. +: positivo; –: negativo.

Quadro 2.3 Associação entre tabagismo na gestação e incidência de cáries aos 43 meses.

Tabagismo na gestação	Total	Cáries	Incidência (%)	Risco relativo (IC95%)
Não	315	66	66/315 = 0,149	1
Sim	1.114	166	166/1.114 = 0,209	1,4 (1,03 a 1,91)
Total	1.429	232	232/1.429 = 0,162	

IC95%: intervalo de confiança de 95%.

Estudos de coorte também podem avaliar prognóstico de pacientes submetidos a determinado procedimento ou tratamento. Por exemplo, no estudo dos implantes dentários, se for considerada a falha do implante (sim ou não) a curto prazo (em até 1 ano) como fator em estudo e a OHRQoL como desfecho clínico, avaliado após 3 anos, far-se-ia a avaliação de prognóstico o objeto do estudo.

Estudo de casos e controles (case-control study)

Estudos de casos e controles iniciam-se pela seleção de indivíduos com o desfecho clínico e investigam se exposições prévias estão potencialmente associadas a ele. O grupo de controles é definido pelo pesquisador, que seleciona uma população sem o desfecho clínico de interesse e, da mesma maneira, investigam-se exposições prévias a fatores em estudo. A associação entre fator em estudo e desfecho clínico baseia-se na comparação da frequência de exposição entre casos e controles (Figura 2.3).

Exemplifica-se o delineamento em estudo realizado em crianças nascidas na República Tcheca:[4]

> *All infants were enrolled in the case-control study at birth. Personal information and medical histories were obtained through interviews with parents and from medical hospital records. The presence of DDE in primary incisors was evaluated in 82 one-year old preterm infants delivered with VLBW, in 50 ELBW and in 58 fullterm NBW infants.*

As crianças foram arroladas ao nascimento quando se coletaram informações sobre peso ao nascer, idade gestacional, uso de antibióticos no período pós-natal, condições de saúde e nível socioeconômico familiar. Foram excluídas aquelas com síndromes genéticas e malformações diagnosticadas no período neonatal.

Aos 12 meses, crianças com todos os incisivos primários na cavidade oral e cujas famílias eram de classe média foram avaliadas quanto aos defeitos de desenvolvimento do esmalte (DDE) em incisivos decíduos; portanto, a definição do desfecho clínico baseou-se nesse fator para caracterizar os casos e ausência de DDE para definir os controles. A presença desse fator em estudo baseou-se no peso ao nascimento e na idade gestacional, sendo as exposições de interesse constituídas por crianças nascidas com peso muito baixo (< 1.500 g) e idade gestacional < 37 semanas, as nascidas com peso extremamente baixo (< 1.000 g) e idade gestacional < 37 semanas, comparativamente às crianças nascidas a termo (idade gestacional > 37 semanas) e com peso ao nascimento > 2.500 g. Esse exemplo tipifica um estudo de casos e controles aninhado a uma coorte de nascimento, no qual é possível caracterizar que casos e controles provêm de uma mesma população. Muitas vezes, casos pertencem a população A e controles a população B, podendo-se apenas presumir que provenham da mesma população; por esse motivo, representa-se pela linha pontilhada. Exatamente por não haver uma população claramente definida quanto à representação, esse estudo não possibilita o cálculo de prevalência ou incidência. Pelo fato de ser aninhado ao estudo de coorte, a informação sobre peso ao nascimento e idade gestacional (exposições de interesse) já havia sido coletada no parto, assegurando a qualidade da informação obtida.

Na maioria dos estudos com esse delineamento, a caracterização da exposição prévia é um desafio, seja por não haver registros, pelas informações não serem suficientemente detalhadas ou por não haver documentação disponível para todos os participantes. Os pesquisadores deveriam partir da avaliação de um grande grupo de crianças, aos 12 meses, para detectar DDE e, a seguir, investigar idade gestacional e peso ao nascimento. Pela baixa frequência de exposições e desfecho, a abordagem mais factível seria partir de um registro assistencial amplo, no qual houvesse informações sobre exame dentário de crianças aos 12 meses e história do nascimento, selecionando casos e controles por documentação prévia de DDE e, então, investigando peso ao nascimento e idade gestacional obtidos em registros, como cartão de nascimento ou prontuários médicos.

A associação entre DDE e peso ao nascimento está descrita no Quadro 2.4, na qual se calculou a razão de chances (*odds ratios*), medida usada em estudos de casos e controles. Como se pode observar, quando a exposição não é

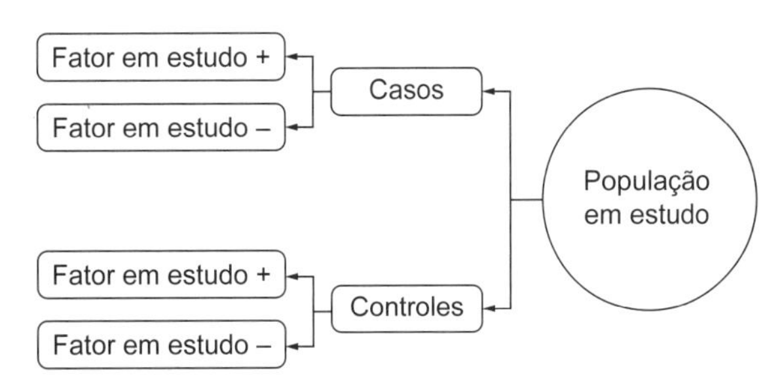

Figura 2.3 Delineamento de estudo de casos e controles. +: positivo; –: negativo.

Quadro 2.4 Associação entre peso ao nascimento e defeitos de desenvolvimento do esmalte em crianças com 12 meses.

Peso ao nascimento	Casos	Controles	Cálculo	*Odds ratio*
Muito baixo	19	63	19 × 58/63 × 4	4,4
Extremamente baixo	27	23	27 × 58/23 × 4	17
Normal	4	58	–	1*

*Categoria de referência.

dicotômica, fixa-se a categoria de referência (peso normal), e os cálculos são feitos em relação a ela. Os dados do artigo foram reapresentados para melhor exemplificar o cálculo.

Em geral, a quantidade de casos é limitada e a de controles é abundante, o que determina a necessidade de se selecionarem dois a cinco controles por caso, a fim de assegurar o poder do estudo para o teste de hipóteses. Os controles descritos nesse exemplo são hospitalares, mas poderiam ser selecionados na vizinhança dos indivíduos estudados, entre amigos ou parentes. O estudo de casos e controles é suscetível a vieses, particularmente devido à escolha do grupo controle e à aferição da exposição; contudo, é delineamento amplamente utilizado, e os vieses podem ser minimizados com planejamento rigoroso dos aspectos metodológicos e, principalmente, com sua inserção (estudo aninhado) em estudo de coorte.

Estudos experimentais

Os estudos experimentais de maior hierarquia, realizados em seres humanos, são aqueles capazes de estabelecer relação de causa e efeito de maneira inequívoca. O delineamento protótipo é o ensaio clínico randomizado (ECR, do inglês *randomized controlled trial* ou *randomized clinical trial [RCT]*), no qual o pesquisador manipula a *intervenção*, criando aleatoriamente pelo menos dois grupos, ou seja, ele emprega um procedimento no qual o acaso possibilita que a distribuição de participantes seja similar em relação a características conhecidas e também àquelas que não foram avaliadas.

Dessa maneira, participantes do grupo intervenção serão expostos a um tratamento (fator em estudo) e participantes do grupo controle não serão expostos a essa intervenção (sem fator em estudo), podendo então receber placebo, outro tratamento ativo ou procedimento padrão.

Se a randomização for bem feita e realizada em grupo suficientemente grande de participantes, os grupos intervenção e controle serão homogêneos na linha de base e o efeito observado (desfecho clínico), ao fim do seguimento, poderá ser atribuído à intervenção.

O estudo de Singh et al. exemplifica esse delineamento:[5]

This research aimed to compare the effects of systemically prescribed Lycopene as a monotherapy and as an alternative to scaling and root planing in patients with chronic gingivitis. The participants were randomly assigned to one of two treatment groups: the experimental group (n = 50), which received 10 mg of Lycopene a day for two weeks, or the control group (n = 50) received a placebo for two weeks. For each category, quadrant distribution was randomized, with two quadrants receiving oral prophylaxis (OP) and two quadrants receiving no care (non-OP). At baseline, 1st, and 2nd weeks, the sulcus bleeding index, plaque index, gingival index, and salivary uric acid level were measured.

O delineamento já está descrito no título *A randomized, double-blind, split-mouth controlled clinical trial*, destacando a intervenção (administração de licopeno) e o desfecho clínico (saúde periodontal). No resumo, há maior detalhamento do tratamento (dose, intervalo e duração) realizado em monoterapia com licopeno, como alternativa para raspagem e alisamento radicular; contudo, o grupo controle recebeu *placebo*, substância inerte, apresentando as mesmas características físicas (visuais, táticas, olfatórias, degustativas) do licopeno. A comparação entre os grupos torna possível avaliar se o licopeno é superior ao tratamento placebo, mas não responderá à questão sobre ser alternativa a raspagem e alisamento radicular.

A escolha de placebo no grupo controle ocorre com frequência em etapas iniciais da investigação, quando há desconhecimento sobre haver algum efeito que justifique a comparação com o tratamento usual; entretanto, para metade dos participantes, os pesquisadores também realizaram profilaxia oral em dois de quatro quadrantes, o que caracteriza quatro grupos com duas intervenções. A escolha da população em estudo – pacientes com gengivite crônica – justifica-se por essa população ser alvo terapêutico de raspagem e alisamento radicular, podendo ser beneficiária do tratamento com licopeno. Na Figura 2.4 representa-se o delineamento de ECR, no qual a randomização é destacada no modelo experimental.

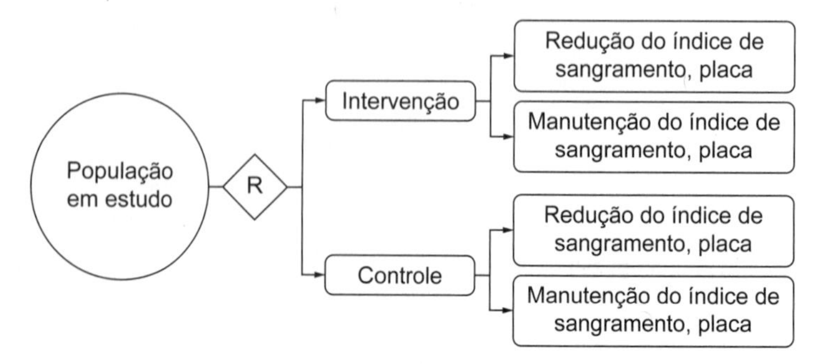

Figura 2.4 Esquema de um ensaio clínico randomizado.

Ensaios clínicos randomizados (ECRs) caracterizam-se por apresentar variantes no tipo de randomização e na constituição dos grupos, sendo em geral classificados como em paralelo, cruzado (*cross-over*), fatorial ou agregado (*cluster*). O mais frequentemente adotado é o *ECR em paralelo*, no qual os dois grupos são acompanhados em paralelo, no tempo.

No *ECR cruzado* os indivíduos são randomizados para o grupo intervenção ou controle, acompanhados no seguimento e o desfecho clínico é aferido. Após essa etapa, os grupos cruzam, passando a receber a intervenção ou o controle que o outro grupo havia recebido, invertendo-se a sequência.

Nesse caso, a aleatorização é feita para a sequência de randomização, uma vez que todos os participantes receberão tanto a intervenção quanto o controle. A vantagem aparente é de que, uma vez que todos os participantes estarão nos dois grupos, haverá controle intrínseco na distribuição das características conhecidas e desconhecidas, possibilitando que haja maior poder estatístico para demonstrar diferenças atribuíveis a tratamento. A desvantagem consiste em o potencial efeito residual da primeira intervenção persistir mesmo quando o participante já estiver recebendo o tratamento controle (efeito *carry-over*). Se assim for, os pesquisadores preveem um intervalo entre a primeira fase e a segunda, sem realizar qualquer intervenção, de maneira que haja tempo para cessar o efeito residual do procedimento inicial. Esse efeito é conhecido como *wash-out*.

O *ECR fatorial* está exemplificado no resumo do artigo apresentado anteriormente. Embora os pesquisadores não tenham utilizado o termo técnico fatorial, a descrição de quatro grupos constituídos aleatoriamente indica ter sido esse o tipo de ensaio clínico randomizado implementado. O Quadro 2.5 exibe a representação dos grupos intervenção e controle.

O teste estatístico propicia avaliar se há interação das duas intervenções, caracterizando se o efeito de ambas é superior ao efeito de cada uma isoladamente. Na ausência de interação, os grupos podem ser tratados como sendo apenas uma intervenção, comparando o grupo licopeno com placebo.

Quadro 2.5 Representação dos grupos no ensaio clínico randomizado fatorial.

	Profilaxia oral	Sem profilaxia oral
Licopeno	Licopeno + profilaxia oral	Licopeno sem profilaxia oral
Placebo de licopeno	Placebo de licopeno + profilaxia oral	Placebo de licopeno sem profilaxia oral

Todos os ECRs mencionados até então caracterizaram-se por implementar intervenção ou controle em cada um dos indivíduos.

No *ECR na comunidade* (*cluster randomized controlled trial*), a randomização para grupos intervenção ou controle é implementada para aglomerados ou grupos, como países, cidades, hospitais, escolas etc. O desfecho clínico é aferido para cada participante ou para os aglomerados como um todo. No estudo descrito a seguir, exemplifica-se esse tipo de ensaio clínico randomizado.[6]

Esse ensaio foi conduzido entre adolescentes de Hong Kong, e as escolas constituíram a unidade de randomização. Os 1.184 alunos provenientes de 12 escolas receberam intervenção ou controle, de acordo com a randomização de sua escola. Os participantes tinham cerca de 13 anos e eram alunos da 2ª série de escolas secundárias, sendo excluídos aqueles que realizavam algum tipo de programa de educação em saúde bucal ou tratamento ortodôntico.

Após a avaliação inicial, o grupo intervenção recebeu atendimento de saúde bucal com base na teoria conduzida por pares, e o grupo controle recebeu livretos para promoção da saúde bucal.

A intervenção foi constituída por orientações: emprego de folhetos, pôsteres, palestras sobre saúde bucal, *workshops* práticos, demonstração de como escovar e passar fio dental, e compartilhamento de experiências para superar barreiras, para manter bons hábitos de saúde bucal. Essa intervenção foi ministrada por 8 a 12 alunos em cada escola, selecionados como líderes de pares pelo professor responsável e treinados em curso de 2 dias.

Pela característica da intervenção, o desfecho clínico baseou-se no relato de cada estudante sobre a mudança na frequência de escovação e uso do fio dental. Para que mudanças em hábitos e comportamentos pudessem ser quantificados, foram avaliados no início do estudo e ao fim de 12 meses, assim como as aferições clínicas. A partir dos dados individuais dos alunos de cada escola, foi possível calcular a incidência de mudança em hábitos e comportamentos para cada escola e testar se o efeito no conjunto de escolas randomizadas para o grupo intervenção foi superior àquele das escolas do grupo controle. Esse tipo de ensaio clínico randomizado é útil para orientar a implementação de programas e políticas de promoção da saúde em grupos de indivíduos ou em populações. A Figura 2.5 apresenta o delineamento desse ensaio clínico.

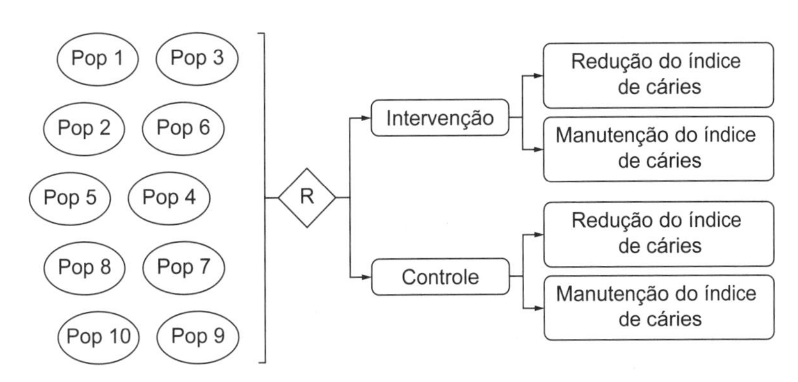

Figura 2.5 Esquema de um ensaio clínico randomizado na comunidade. Pop: população.

ECRs apresentam características singulares. Uma vez planejados, conduzidos e analisados adequadamente, e também compostos por grupos relativamente grandes de participantes, asseguram que o efeito obtido ao fim do estudo possa ser atribuído à intervenção.

A medida de efeito calculado para avaliar a magnitude da associação nos ECRs é o *risco relativo* (RR), o que está contextualizado no ensaio clínico de Al-Moraissi et al.[7]

O objetivo desse estudo foi avaliar a associação entre o comprimento e o calibre da agulha para anestesia e a taxa de sucesso do bloqueio do nervo alveolar inferior (IANB). Para tanto, compararam-se taxa de sucesso de IANB e dor percebida, usando agulhas de calibre 27 ou 30 previamente à extração de molares inferiores em adultos. A Figura 2.6 apresenta as taxas de sucesso para as duas agulhas. Com base nos dados apresentados na figura, é possível calcular o RR.

Como a Figura 2.6 mostra, a incidência de sucesso com a agulha mais longa e grossa foi de 95,28%, e com a agulha mais curta e fina foi de 41,51%. Nesse caso, o RR é calculado pela taxa de sucesso com agulha longa sobre a da agulha curta, resultando em:

RR = incidência no grupo intervenção/incidência no grupo controle = 95,28/41,51 = 2,295 ≈ 2,3

A interpretação do ECR é: em indivíduos adultos, o IANB obteve taxa de sucesso 2,3 vezes maior com emprego da agulha de calibre 27 do que a obtida com agulha de calibre 30.

O benefício do efeito de tratamentos pode ser expresso pela quantificação de benefício ou de malefício. É possível calcular a redução de risco absoluta (RRA) ou benefício absoluto a partir da diferença entre as taxas de fracasso no grupo controle e no grupo intervenção. A RRA possibilita avaliar a redução de risco atribuível ao tratamento ou procedimento, como na fórmula apresentada a seguir:

RRA = taxa de fracasso no grupo controle – taxa de fracasso no grupo intervenção

RRA = 0,5849 – 0,047 = 0,5379

RRA = em cada 100 pacientes submetidos ao IANB com emprego da agulha calibre 27, será possível reduzir 53,8% da taxa de fracasso

A redução relativa de risco ou redução de risco relativo (RRR) expressa o quanto um tratamento é superior ao outro em termos relativos. Calcula-se a RRA dividida pela taxa de fracasso no grupo controle. Alternativa a essa fórmula é o cálculo da RRR a partir do próprio RR:

RRR = (taxa de fracasso no grupo controle – taxa de fracasso no grupo intervenção) taxa de fracasso no grupo controle

RRR = RRA/taxa de fracasso no grupo controle

RRR = 0,5849 – 0,047/0,5849 = 0,9196 => 91,96%

RRR = o IANB com emprego da agulha de calibre 27 reduz a taxa de fracasso em 91,96%

O número de pacientes que é necessário tratar (NNT, do inglês *number needed to treat*) nesse caso é o número de pacientes que devem se submeter ao bloqueio com agulha 27 para prevenir um fracasso e pode ser calculado pelo inverso da RRA, ou seja NNT = 1/RRA.

NNT = 1/(taxa de fracasso no grupo controle – taxa de fracasso no grupo intervenção)

NNT = 1/0,5379

NNT = 1,85 ≈ 2

NNT = é necessário realizar o IANB com emprego da agulha calibre 27 em 2 pacientes para prevenir um fracasso

A força da evidência a partir dos delineamentos de pesquisa pode ser apresentada sob a forma de uma pirâmide, de acordo com sua hierarquia. Como pode ser observado, estudos na base da pirâmide são desenvolvidos na fase pré-clínica, constituídos por pesquisa conduzida em animais de laboratório, seguindo-se de estudos observacionais e, no topo, estudos experimentais de maior hierarquia para produção de evidências e, finalmente, metanálises.

ECRs são subdivididos em duas categorias: no nível mais elevado estão aqueles com grande tamanho amostral, randomização adequada, sigilo de alocação e cegamento de participantes e equipe de pesquisa. Portanto, atribui-se maior hierarquia àqueles ECRs com menor potencial para vieses. Metanálises de ECRs representam os delineamentos de maior hierarquia (Figura 2.7).

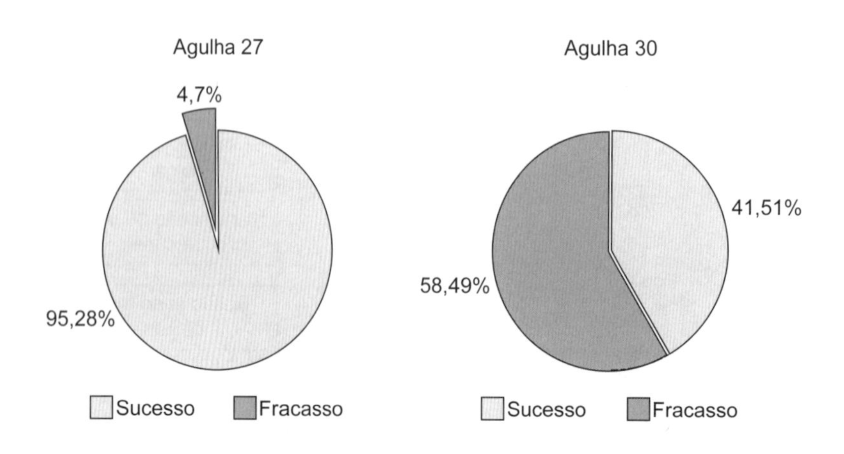

Figura 2.6 Taxas de sucesso e fracasso da técnica de bloqueio do nervo alveolar inferior, usando agulhas longas e curtas.

M
ECR
Estudos de coorte
Estudos de casos-controle
Série de casos
Relatos de casos
Ideias, editoriais, opiniões
Pesquisa em animais
Pesquisa *in vitro* (tubo de ensaio)

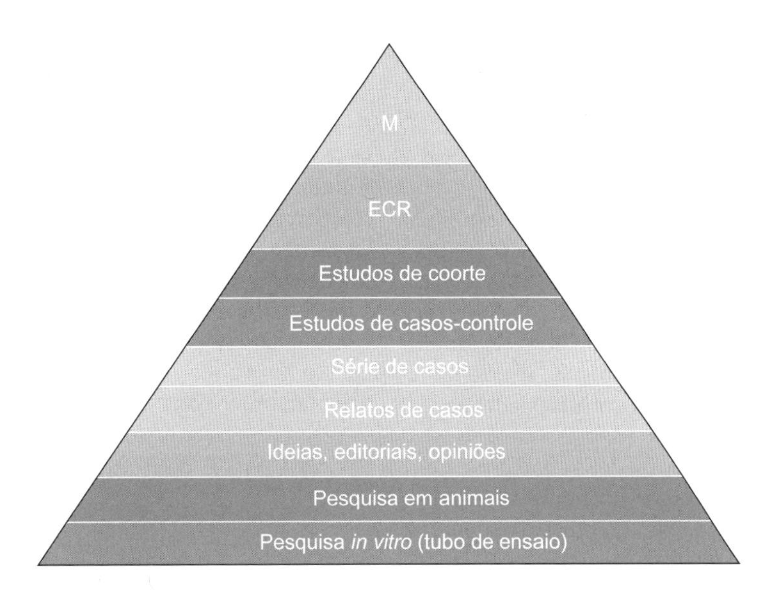

Figura 2.7 Categorização hierárquica dos diferentes delineamentos experimentais. ECR: ensaio clínico randomizado; M: metanálise.

A seguir discutem-se os aspectos metodológicos a serem avaliados para determinar a qualidade da evidência produzida nos ECRs.

Randomização. A randomização é o procedimento mais efetivo para criar grupos equivalentes, de tal maneira que ao fim do ECR as diferenças entre esses grupos possam ser atribuídas à intervenção. Sua adequação baseia-se em planejamento e execução da randomização, que devem empregar procedimento realmente aleatório para alocar participantes para os grupos intervenção e controle. Salienta-se que emprego de data de nascimento e dia da semana não é realmente aleatório. Há vários *softwares* disponíveis na *web* para uso *online*, de modo que emprego da tabela de número aleatórios foi praticamente abandonado. Há variados tipos de randomização para assegurar a homogeneidade dos grupos no desenho do estudo, mas sua escolha depende da hipótese a ser testada e do tamanho da amostra.

A verificação do sucesso da randomização baseia-se na distribuição homogênea das características avaliadas, geralmente apresentadas nas tabelas dos artigos científicos. Se a randomização for bem feita e a amostra for suficientemente numerosa, haverá distribuição homogênea de características aferidas e mesmo das não aferidas entre participantes dos grupos intervenção e controle.

Caso os grupos produzidos pela randomização apresentem características diferentes, haverá um *viés de seleção*. Se os grupos não forem homogêneos na linha de base, torna-se difícil atribuir à intervenção o efeito quantificado ao fim do estudo. As randomizações de tratamentos medicamentosos podem ser feitas utilizando-se códigos alfanuméricos que não contenham qualquer indicação de seu conteúdo.

Sigilo de alocação. O sigilo da alocação dos participantes baseia-se em manter em segredo a lista de randomização; portanto, a lista deve permanecer fora do alcance da equipe de pesquisa, de tal maneira que seja impossível prever para que grupo irá o próximo participante. Dessa maneira, após o preparo da lista de randomização, deve-se armazená-la fora do alcance de qualquer membro da equipe envolvido no arrolamento e na randomização. Em geral, utilizam-se *softwares* que "escondem" a lista, apenas liberando a randomização do participante quando esse for receber a intervenção. O emprego de envelopes pardos e lacrados é suscetível à violação e, atualmente, não constitui o melhor meio de manter o sigilo da alocação.

Cegamento. Ensaios simples, duplos e triplos-cegos não possibilitam saber quem realmente foi cegado, tendo sido substituídos pela descrição de quem desconhecerá os grupos de alocação até o fim do estudo.

Embora nem todos os procedimentos terapêuticos possam ser administrados empregando cegamento, sigilo da alocação sempre pode ser realizado. Se houver dúvidas sobre as etapas em que ambos são implementados, pode-se distinguir o sigilo, que ocorre antes da randomização, do cegamento, feito a partir da randomização.

Caso a intervenção não possibilite o cegamento da equipe de pesquisa, deve-se privilegiar o emprego de um método objetivo para avaliar o efeito da intervenção, devendo a avaliação ser realizada por membro externo à equipe assistencial. Se possível, esse avaliador do desfecho clínico deve desconhecer as hipóteses e os grupos de alocação para os quais os participantes foram randomizados.

Da mesma maneira, participantes devem desconhecer quais medicamentos estão recebendo no ECR, ou os procedimentos para os quais foram randomizados, o que os caracteriza como "cegados" para a intervenção.

O cegamento previne que o investigador trate de modo diferente os participantes dos grupos intervenção e controle ou que dê atenção especial àqueles que recebem a intervenção, além de prevenir que os que recebem a intervenção superestimem seu efeito.

Cegamento

Revisão sistemática caracteriza-se pelo emprego de metodologia padronizada para busca, identificação, seleção, avaliação, extração de dados, sumarização e apresentação dos resultados de artigos sobre um tópico específico, o que viabiliza a interpretação crítica do conjunto de artigos e a verificação de reprodutibilidade. Revisões sistemáticas têm substituído as revisões extensivas, pois as primeiras sumarizam evidências e possibilitam análise crítica padronizada para a tomada de decisões clínicas.

Revisão extensiva é aquela em que um perito no tema revisa a literatura e descreve sua interpretação da mesma, não seguindo procedimentos padronizados para selecionar, interpretar e avaliar a qualidade dos artigos arrolados. Desse modo, as etapas não podem ser reproduzidas. Frequentemente fornecem a perspectiva do autor ao selecionar e interpretar artigos, e não produzem evidências adequadas para embasar condutas clínicas.

Metanálise avança na geração de evidências ao prover estimativa sumarizada de efeito, obtida em análise estatística própria dessa estratégia metodológica. Assim, uma hipótese testada em múltiplos ECRs com número reduzido de participantes, potencialmente com baixo poder estatístico, pode ser mais bem avaliada por meio de metanálise que, ao agregar esses ECRs, obterá maior poder estatístico. Os procedimentos envolvidos na metanálise requerem conhecimento e emprego dos métodos apropriados; além disso, possibilitam explorar a heterogeneidade entre os estudos.[8]

A aplicação desses métodos e procedimentos para testar uma hipótese, utilizando metanálise de ECR, tende a produzir evidências de maior nível hierárquico.[1]

Em geral, a metanálise é feita a partir de dados extraídos de artigos publicados, mas também pode basear-se em dados individuais de cada um dos artigos identificados. Nesse caso, é necessário que cada pesquisador disponibilize seus dados individualmente para que sejam padronizados e mesclados em grande base de dados, para então serem analisados.

Metanálise em rede constitui uma etapa adicional na qual se sintetizam comparações diretas e indiretas de intervenções,[9,10] e os pesquisadores podem avaliar simultaneamente os efeitos de mais do que duas intervenções para a mesma condição.[11]

Evidência indireta refere-se a estimativas de diferentes intervenções *versus* um comparador comum, as quais não foram comparadas diretamente em ensaio clínico. Em tese, a metanálise em rede amplia o escopo do teste de hipóteses, pois excede as estimativas diretas e produz estimativas com base também em evidências indiretas.[12]

Ainda com respeito à metanálise em rede, dois estudos[13,14] exemplificam o potencial alcance na construção de evidências.

Este capítulo não busca detalhar como fazer uma revisão sistemática, mas indica fontes para treinamento e consulta sobre seu detalhamento. A criação da *Enhancing the QUAlity and Transparency Of health Research* (EQUATOR network) ampliou e centralizou a disponibilidade de diretrizes para redação de relatórios de pesquisa e artigos com diferentes tipos de estudos, possibilitando descrição mais homogênea e detalhada (https://www.equator-network.org/). Além da diretriz para relatar ECR (CONSORT),[15] há outras, incluindo revisões sistemáticas e metanálises, como a *Preferred reporting items for journal and conference abstracts of systematic reviews and meta-analyses* (PRISMA), atualizada e ampliada em 2020.[16]

Além disso, há várias instituições que estabelecem descrições passo a passo sobre como realizar uma revisão sistemática, o que é feito, por exemplo, pela University of Edinburgh (https://www.ccace.ed.ac.uk/research/software-resources/systematic-reviews-and-meta-analyses) e o Center for Evidence Synthesis in Health (https://youtu.be/-FQSsnaAtOU), além de vídeos de treinamento disponibilizados pela Cochrane training (https://training.cochrane.org/network-meta-analysis-learning-live-webinar-series).

No Boxe a seguir, apresenta-se uma ficha de leitura para orientar a revisão crítica de artigos.[17]

Ficha de leitura

1. Qual é a base teórica do assunto investigado? Identifique a hipótese conceitual.
2. Qual é o delineamento geral do modelo de investigação?
3. Descreva os critérios para seleção de participantes.
4. Caracterize as intervenções ou exposições estudadas.
5. Identifique os desfechos clínicos e métodos empregados em sua avaliação.
6. Qual é a hipótese operacional? Há hipóteses secundárias definidas *a priori*?
7. Houve controle adequado de erros sistemáticos? Como foi feito?
8. Como se procedeu para controle de erros aleatórios? Analise se houve estimativa de P alfa e cálculo do tamanho da amostra no planejamento; se houve controle para múltiplas comparações quando da análise dos resultados; se foram estimados os intervalos de confiança.
9. Identifique tabelas ou figuras produzidas em função da hipótese operacional e do método empregado.
10. Os resultados possibilitam inferir sobre a hipótese operacional? Se afirmativo, qual é a inferência adequada?
11. O trabalho tem validade interna?
12. O trabalho tem validade externa? Qual é a inferência sobre a hipótese conceitual?
13. Os resultados têm significância farmacológico-clínica? Qual é sua aplicabilidade?

REFERÊNCIAS BIBLIOGRÁFICAS

1. Donders HCM, Veth EO, van 't Hof AWJ, de Lange J, Loos BG. The association between periodontitis and cardiovascular risks in asymptomatic healthy patients. Int J Cardiol Cardiovasc Risk Prev. 2021;11:200110.
2. van Doorne L, Fonteyne E, Matthys C, Bronkhorst E, Meijer G, De Bruyn H. Longitudinal Oral Health-Related Quality of Life in maxillary mini dental implant overdentures after 3 years in function. Clin Oral Implants Res. 2021;32(1):23-36.
3. Akinkugbe AA, Brickhouse TH, Nascimento MM, Slade GD. Prenatal smoking and the risk of early childhood caries: a prospective cohort study. Prev Med Rep. 2020;20:101201.
4. Merglova V, Dort J. Developmental enamel defects of primary incisors in preterm infants with very low and extremely low birthweight. A case-control study. Eur J Paediatr Dent. 2020;21(4):318-22.
5. Singh S, Gogoi A, Kumar A, Eesha, Jagnade R, Jain G et al. A randomized, double-blind, split-mouth controlled clinical trial of systemically administered Lycopen on periodontal health. J Oral Biol Craniofac Res. 2022;12(1):22-6.
6. Xiang B, McGrath CPJ, Wong HM. The efficacy of a multi-theory-based peer-led intervention on oral health among Hong Kong adolescents: a cluster-randomized controlled trial. J Adolesc Health. 2022;70(2):267-74.

7. Al-Moraissi EA, Al-Selwi AM, Al-Zendani EA. Do length and gauge of dental needle affect success in performing an inferior alveolar nerve block during extraction of adult mandibular molars? A prospective, randomized observer-blind, clinical trial. Clin Oral Investig. 2021;25(8):4887-893.
8. Higgins J, Thomas J. Cochrane handbook for systematic reviews of interventions. Version 6.2, 2021.
9. Faltinsen EG, Storebø OJ, Jakobsen JC, Boesen K, Lange T, Gluud C. Network meta-analysis: the highest level of medical evidence? BMJ Evid Based Med. 2018;23(2):56-9.
10. Kanters S, Ford N, Druyts E, Thorlund K, Mills EJ, Bansback N. Use of network meta-analysis in clinical guidelines. Bull World Health Organ. 2016;94:782-4.
11. Cipriani A, Higgins JPT, Geddes JR, Salanti G. Conceptual and technical challenges in network meta-analysis. Ann Intern Med. 2013;159(2):130-7.
12. Leucht S, Chaimani A, Cipriani AS et al. Network meta-analyses should be the highest level of evidence in treatment guidelines. Eur Arch Psychiatry Clin Neurosci. 2016;266:477-80.
13. John MT, Michalowicz BS, Kotsakis GA, Chu H. Network meta-analysis of studies included in the Clinical Practice Guideline on the nonsurgical treatment of chronic periodontitis. J Clin Periodontol. 2017;44(6):603-11.
14. Manchanda S, Sardana D, Liu P, Lee GH, Li KY, Lo EC et al. Topical fluoride to prevent early childhood caries: systematic review with network meta-analysis. J Dent. 2022;116:103885.
15. Altman DG, Schulz KF, Moher D, Egger M, Davidoff F, Elbourne D et al. for the CONSORT Group. The revised CONSORT statement for reporting randomized trials: explanation and elaboration. Ann Intern Med. 2001;134(8):663-94.
16. Page MJ, McKenzie JE, Bossuyt PM, Boutron I, Hoffmann TC, Mulrow CD et al. The PRISMA 2020 statement: an updated guideline for reporting systematic reviews. BMJ. 2021;372 (71).
17. Fuchs SC, Fuchs FD. Métodos de investigação farmacológico-clínica. In: Fuchs FD, Wannmacher L. Farmacologia clínica e terapêutica. 5. ed. Rio de Janeiro: Guanabara Koogan; 2017. p. 9-21.

3

Bioestatística: Princípios para Leitura Crítica da Informação Científica

Flávio Danni Fuchs

INTRODUÇÃO

A estatística é um ramo da matemática que, junto ao desenvolvimento da linguagem, constituiu-se expressão primária do pensamento abstrato. Provavelmente nossos ancestrais coletadores/caçadores passaram a estimar matematicamente a magnitude de fenômenos de seu interesse como, por exemplo, o risco representado por predadores. Algum *Homo sapiens* deve ter contado o número daqueles e transmitido o resultado a seus pares. Decisões com base nessas contagens, como a de enfrentar ou fugir de bandos, passaram a ser tomadas, o que se constitui, enfim, em expressão da razão. A razão possibilitou ao homem modular suas ações instintivas, diferenciando-o de outros animais. Com a razão se ocupa a filosofia, que tem na matemática a forma mais precisa da interpretação da realidade.

Essa contextualização histórica explica em muito a resposta à pandemia de covid-19. Nesse caso, o predador era invisível e, como tal, aterrorizador. As respostas a ele, tanto em nível individual como coletivo, foram primordialmente guiadas pelo instinto, na tentativa de fugir da infecção pelo vírus. Mas, como no exemplo de defesa a predadores por parte dos ancestrais, emergiu a razão, em busca das melhores estratégias para a sobrevivência, não somente de indivíduos, mas da espécie. As respostas foram fornecidas pela estatística descritiva, na aferição do número de acometidos, de tendências de espraiamento do surto, dos riscos de ser internado ou falecer, entre outros. Em paralelo, a estatística inferencial se ocupou, a partir de amostras, da estimativa de riscos e benefícios de intervenções. A estatística inferencial é conhecida como analítica, porém é mais bem denominada como inferencial, pois a estatística descritiva também tem perspectiva analítica.

A estatística aplicada a fenômenos biológicos – *bioestatística* – é, portanto, um ramo da matemática aplicada, sendo um instrumento de leitura objetiva da realidade, propiciando sua descrição sistematizada e avaliando as associações entre causas e fenômenos. É ferramenta associada aos modelos de pesquisa abordados neste capítulo. A estatística se constitui em instrumento do método científico, sendo empregada em múltiplos desenhos de pesquisa, desde os experimentos de laboratório até a investigação de riscos e agravos em populações. No conjunto, a visão da realidade pela perspectiva de modelos de investigação científica, acompanhada da avaliação da precisão dos resultados pela estatística, provê as bases para formulação e teste de teorias científicas.

Neste capítulo serão descritos: formulação de teorias e hipóteses, conceito bioestatístico descritivo e inferencial, seu glossário e os principais testes de hipóteses empregados na bioestatística inferencial, com exemplificação da aplicação da estatística descritiva e inferencial nos diferentes modelos de pesquisa. Ao fim, enquadra-se a estatística no avanço do conhecimento, destacando também distorções em seu emprego. Detalhamento dos métodos estatísticos podem ser encontrados em ampla literatura sobre o tema (ver Referências recomendadas).

TEORIAS E HIPÓTESES

A estatística é ferramenta matemática para descrição da realidade, fornecendo informações para formulação de teorias, hipóteses e métodos para estimar a precisão de aferições científicas.

O comportamento de animais é ditado predominantemente pelo instinto, que promove a preservação do indivíduo e da espécie, assim como o do ser humano em algumas situações. O desenvolvimento do pensamento abstrato, no entanto, permitiu a ideação sobre os fatos, sobrepondo-se às respostas instintivas. Essa ideação visa à busca da razão – o melhor entendimento da realidade – objeto de atuação da filosofia. Um exemplo de anteposição aos instintos pela razão é o comportamento de animais e do ser humano frente ao fogo. Somente o homem corre em direção ao fogo.

Pela educação, construiu-se uma estrutura de entendimento de fenômenos causais – o conhecimento – que orienta os comportamentos. Na inexistência de explicações conhecidas para ocorrência de fenômenos, formulam-se explicações com base em interpretação. A essa pressuposição de como se originam os fenômenos se aplica a denominação de teoria, que é de livre formulação por indivíduos. No decorrer da história, muitas teorias serviram para a construção do conhecimento humano, especialmente quando apoiadas em fatos demonstráveis (factuais), depois vindo a constituir-se em *teorias científicas*. A natureza aferível das teorias científicas as diferencia de teorias metafísicas. Explicações da realidade sem vínculo com fatos, e até os contradizendo, acompanharam o homem nesse decurso cronológico e atualmente estão amplificadas pelas facilidades da comunicação. O que antes era uma ideia que convencia somente alguns vizinhos, hoje ecoa em extenso ambiente de comunicação instantânea. Certamente não é a modernidade da comunicação a responsável por isso, pois somente possibilita que néscios comunguem de crenças estapafúrdias.

As teorias científicas desdobram-se em *hipóteses conceituais* que delimitam o entendimento de componentes de uma teoria, orientando as estratégias para sua confirmação ou refutação. Nesse processo, devem ser escolhidos os *modelos de pesquisa* que melhor se adéquem à pergunta científica. Sumariamente, esses modelos podem ser divididos em *experimentais* e *observacionais*. No primeiro caso, tem-se controle das intervenções que serão testadas em grupos de comparação. Os experimentos podem ser feitos em ampla gama de efetores, desde elementos de biologia molecular até pacientes com diferentes condições clínicas. Experimentos em biologia molecular e animais de experimentação são, em geral, reconhecidos como pesquisa básica ou de bancada. Nos modelos de pesquisa observacionais, não há intervenção ou exposição alocada voluntariamente aos grupos de comparação. A estatística se insere nesse cenário, como método de aferição sistematizada dos fenômenos, cujos resultados podem originar a formulação de teorias (estatística descritiva) e a estimativa de diferenças em testes de hipóteses (estatística inferencial).

ESTATÍSTICA DESCRITIVA

A *estatística descritiva* corresponde à contagem e à avaliação da distribuição de qualquer elemento individualizado por característica comum, seja de natureza inorgânica ou orgânica. Inclui todas as gamas do conhecimento humano. Na área da saúde os exemplos são infinitos, como a contagem de doentes em populações, de presumíveis riscos para ocorrência de doença e da avaliação de confiabilidade do efeito de medidas preventivas e terapêuticas de doenças.

A estatística descritiva vincula-se ao entendimento da realidade e pode, por si só, estabelecer a natureza dos fenômenos. A simples contagem de elementos de interesse pode produzir fatos insofismáveis.

A contagem encerrada em uma unidade, portanto, já é uma estatística descritiva. Partindo dessa simplicidade, chegou-se a complexas maneiras de descrever a realidade, constituindo um extenso glossário estatístico. Seus principais termos são:

- Variáveis estatísticas: denominação aplicada aos elementos contados pela estatística
- Variáveis qualitativas: atributos das variáveis, como sexo, estado civil etc.
- Variáveis quantitativas contínuas: qualquer valor de uma escala numérica contínua, como peso e altura
- Variáveis quantitativas discretas: expressam somente valores inteiros, como habitantes de uma cidade, número de filhos, número de dentes, quantidade de falecidos em um acidente
- Variáveis categóricas: correspondem a características das variáveis avaliadas. As qualitativas são intrinsicamente categóricas, e as quantitativas podem ser categorizadas. Como exemplo, inclui-se a avaliação do hematócrito, que pode caracterizar um paciente como normal ou anêmico. Certas condições clínicas de distribuição contínua podem ser categorizadas, como a intensidade da dor, que pode ser apontada pelo paciente em uma escala analógica (p. ex., de 1 a 10).

Além de contar a ocorrência de variáveis, a estatística ocupa-se em descrever sua distribuição. Por exemplo, contam-se indivíduos de uma população e, com base nos achados, verifica-se sua frequência por faixa etária (quantos por ano ou por década, por exemplo). A distribuição de variáveis pode ser expressa em forma gráfica ou matemática. Há uma infinidade de potenciais distribuições de variáveis, como as representadas por somente uma curva de distribuição (unimodal), por duas curvas (bimodal) ou múltiplas curvas (multimodal). As distribuições que podem ser matematicamente descritas por parâmetros são denominadas paramétricas e tratadas pela estatística paramétrica. Distribuições que não podem ser definidas por parâmetros são tratadas pela estatística não paramétrica.

A *distribuição paramétrica*, corriqueiramente presente em variáveis biológicas, é a curva de distribuição normal, também denominada curva de Gauss. Além das distribuições modais, há curvas deformadas (desvios para um lado) e inúmeras outras formas de distribuição que, ocasionalmente, aparecem em estudos científicos. A matemática descritiva dessas distribuições é naturalmente mais complexa.

As principais medidas de distribuição de dados são as seguintes:

- Média: corresponde à média aritmética dos dados aferidos
- Mediana: é o valor que ocupa a posição central de uma série de dados ordenados de forma crescente
- Moda: é o valor mais frequente em uma série de dados
- Amplitude: corresponde à diferença entre o maior e o menor valor de uma série de dados
- Variância: descreve as diferenças de valores aferidos em relação à média de um conjunto de dados
- Desvio-padrão: é a medida de variância comumente empregada para análise de distribuição de dados. Dois terços dos dados (0,683) estão entre a distância de um desvio-padrão a partir da média para cada lado. Dois desvios-padrões para cada lado da média englobam 95% dos dados. Amplos desvios-padrões denotam grande dispersão de dados, o que pode ser devido ao fato de terem essa característica ou por ter sido aferido número pequeno de casos. As probabilidades de determinado valor, geralmente 5%, não pertencer à população que dá origem à curva de distribuição norteiam os testes de hipóteses da estatística inferencial.

Definições de dados que interessam:

- Intervalos de confiança: descrevem as probabilidades de valores de uma variável pertencerem a uma população, em geral delimitados em 95%
- Quantis ou percentis: correspondem aos valores que dividem uma ordenação simétrica (com o mesmo número de casos em cada quantil ou percentil)
- Proporção: corresponde à magnitude de uma parte em relação ao total; o numerador está contido no denominador
- Razão: é a magnitude de um número em relação a outro; o numerador não está contido no denominador
- Taxa: corresponde ao número de eventos por unidade da população em período de tempo especificado. O emprego mais rigoroso do termo aplica-se a eventos incidentes, mas também é utilizado com referência a proporções como, por exemplo, prevalência
- Prevalência: é a proporção da população que apresenta a doença ou a condição em um ponto no tempo (prevalência no ponto ou prevalência-ponto) ou em qualquer momento durante um período (prevalência no período)
- Incidência: é medida de frequência de doença, correspondendo ao número de novos casos ou eventos que ocorrem durante período específico em população sob risco de desenvolvimento de doença ou eventos no mesmo período
- Incidência cumulativa: é calculada em estudos de coorte por meio da divisão do número de casos novos no tempo "t" pelo número de pessoas suscetíveis no tempo "t"
- Incidência de densidade: é também calculada em estudos de coorte e corresponde à divisão do número de casos novos pelo número de pessoas-ano em risco de desenvolver doença ou evento
- Taxa de mortalidade: envolve a quantidade total de óbitos durante o período de 1 ano em população em risco, dividida pela população em risco, em geral a população na metade do ano calendário
- Curvas de sobrevida: podem ser cumulativas (quando se somam as incidências de mortes), ou curvas atuariais, quando esta incidência é recalculada a partir da atualização para 100% dos sobreviventes. Foram originalmente desenvolvidas por empresas de seguros, tendo mortalidade como desfecho, mas pode ser substituída por outros desfechos, como infarto agudo do miocárdio. As curvas atuariais começam em 100% (todos vivos), havendo decréscimo desses diante da ocorrência de um evento. A curva de Kaplan-Meier é a mais comumente descrita em trabalhos científicos
- Medidas de associação: são expressões que contemplam a interação de duas variáveis, sendo mais frequentemente aplicadas à estatística inferencial, que aborda o teste de hipóteses. As mais importantes são listadas a seguir:
  - Fator de risco: é atributo do indivíduo ou do ambiente, associado a aumento de incidência de um evento. Tabagismo e hipertensão arterial sistêmica, por exemplo, são fatores de risco para doença cardiovascular. Da mesma maneira, tabagismo e diabetes melito são fatores de risco para doença periodontal
  - Risco relativo (RR): é medida de associação utilizada em estudos de coorte. Corresponde à comparação das incidências do evento observado em indivíduos expostos e não expostos ao fator em estudo
  - Razão de prevalência: é medida de associação utilizada nos estudos transversais. Calcula-se pela divisão da prevalência de eventos no grupo de expostos sobre a prevalência de eventos nos não expostos
  - Razão de chances (*odds ratio*): é medida de associação de estudos de casos e controles. Avalia a chance de exposição entre casos comparativamente à chance de exposição entre controles.

Por fim, no léxico da investigação clínica e estatística, há uma série de medidas que aferem a magnitude de benefícios e efeitos adversos de intervenções, as quais são assim definidas:

- **Risco atribuível**: possibilita identificar quanto do risco total de desenvolver uma doença em pessoas expostas deve-se à exposição, ou seja, o impacto da exposição. Calcula-se por subtração da incidência do evento em indivíduos não expostos daquela presente em expostos
- **Risco atribuível na população**: possibilita identificar risco atribuível à exposição para toda a população
- **Redução absoluta de risco (RRA)**: delimita em quanto um tratamento é superior a outro, propiciando avaliar a redução de risco atribuível a uma exposição ou tratamento
- **Redução relativa de risco (RRR)**: consiste na redução proporcional do risco determinada pelo tratamento
- **Número de pacientes que é necessário tratar (NNT)**: corresponde ao número de pacientes que necessita ser tratado por determinado período para curar ou prevenir um evento
- **Número de pacientes tratados para que ocorra um efeito adverso (dano – NND)**: identifica a magnitude de risco de tratamentos.

ESTATÍSTICA INFERENCIAL

A estatística inferencial divide-se em dois campos: o primeiro objetiva inferir parâmetros de populações a partir de dados coletados em amostras; o segundo compara duas ou mais amostras para afirmar ou negar a existência de relação de causalidade entre uma exposição (intervenção) e um evento (desfecho). Nesse caso, caracteriza-se a estatística aplicada ao teste de hipóteses; já a estatística inferencial vale-se de aferições da estatística descritiva.

Estimativas de distribuição de parâmetros em populações

A contagem de parâmetros para toda a população é logisticamente difícil, o que pode ser contornado pela aferição dos critérios em amostras representativas da população. Há dois componentes que influenciam a precisão das informações: a *representatividade* da amostra e seu *tamanho*. A representatividade é buscada pela investigação em amostra estruturada conforme a população de origem; por exemplo, para aferir dados antropométricos da população, como a prevalência de indivíduos obesos, é necessário constituir amostra que respeite a estrutura sociodemográfica da população de origem. Há variadas técnicas para a coleta de dados representativos. Entre elas, inclui-se a procura de indivíduos definidos previamente pelas características da estrutura da sociedade. Outra técnica consiste na seleção de amostra aleatória da população.

As amostras representativas diferenciam-se de *amostras de conveniência*, pois estas últimas objetivam aferir parâmetros em grupo predeterminado de indivíduos, como alistados em serviço militar ou pacientes de uma clínica ou hospital. Essas amostras não podem ser tomadas como representativas das comunidades de origem, pois incorrem em erro amostral. As condições que definem a seleção das amostras apontadas nos exemplos determinam que as estimativas de distribuição de variáveis de interesse como, por exemplo, o peso corporal, difiram dos valores reais da população de origem. As amostras do exemplo configuram-se como amostras de conveniência e, nesse caso, justificam-se pelo objetivo da coleta de dados. Se a amostra incluir toda a população de interesse, a representatividade estará garantida. Em muitos casos, no entanto, não é possível estudar todos os indivíduos, cabendo estratégias de coleta de amostras representativas do grupo de interesse.

A estrutura representativa da amostra é mais importante do que seu tamanho. Maiores amostras, por outro lado, mantendo-se adequada estrutura de seleção de investigados, aumentam a precisão das informações. As estimativas de prevalência de determinada condição como, por exemplo, a preferência eleitoral, são apontadas pelo intervalo de confiança que cerca a estimativa central. Essa considera o tamanho da população de origem e da amostra investigada. Convencionalmente, utiliza-se o *intervalo de confiança* (ou de credibilidade) de 95%, que significa que há 95% de chances de a real prevalência ou preferência da população investigada estar entre os valores menores e maiores do intervalo de confiança.

Testes de hipóteses

Os métodos estatísticos aplicados a testes de hipóteses visam quantificar a probabilidade de que diferenças de distribuição de parâmetros em amostras se devam a erro amostral.

As teorias científicas desdobram-se em hipóteses conceituais, focadas em aspectos testáveis da teoria. Para investigação de hipóteses conceituais, escolhem-se modelos de pesquisa. Nesses se constituem grupos (amostras) para comparação do efeito de fator em estudo sobre o desfecho de interesse (efeito), formulando-se a hipótese operacional de nulidade, ou seja, de que a exposição ou intervenção investigada não produzirá efeito. Dificilmente a nulidade será aritmeticamente perfeita, identificando-se diferenças entre as amostras. A estatística inferencial tem como objetivo estimar a probabilidade de que as diferenças observadas se devam somente a erro amostral, ou seja, ao acaso. A probabilidade pode ser expressa por percentuais (0 a 100%), ou mais comumente pelo valor de "P", que pode variar de 0 a 1. Quando essas probabilidades forem muito baixas, assume-se que a distribuição do parâmetro entre as amostras foi influenciada pela intervenção ou exposição. Em outras palavras, assume-se que a intervenção produziu outra população quanto ao parâmetro investigado, refutando-se a hipótese operacional. Nesse caso, aceita-se a hipótese alternativa, de que haveria efeito, mas que de fato é uma conclusão redundante com a de refutação da nulidade.

Os valores de "P" convencionalmente aceitos para refutar a hipótese de nulidade são os inferiores a 5% ($P < 0,05$). Modernamente, no entanto, há tendência de substituir a interpretação dicotômica do valor de "P" pelo intervalo de confiança, calculado a partir da comparação entre os grupos pelas medidas de associação empregadas no delineamento de pesquisa. Por exemplo, conclui-se que as amostras diferem quando o RR – calculado pela razão da incidência do evento de interesse entre amostras expostas e não expostas ao fator em estudo – tem valores diferentes de 1 (a nulidade, se a incidência for igual nas duas amostras), com intervalos de confiança que não incluem o RR igual a 1. Em comparações de médias de efeitos de intervenções sobre variáveis contínuas, pode-se substituir a refutação de diferença segundo o valor de "P" pela estimativa de confiança, expressa pelo fato de o valor zero entre as diferenças de efeito não estar incluído no intervalo de confiança.

Erros alfa e beta

O descrito corresponde ao controle do *erro alfa*, ou seja, a estimativa de que as diferenças entre as amostras tenham muito baixa probabilidade de ocorrer devido a erro amostral. Em ciências exatas, como a física, consideram-se como efeitos aqueles com baixíssimas probabilidades de se deverem ao acaso, como valores menores do que 0,000001. Em ciências biológicas, alguns experimentos estão se aproximando dos valores da física. Como regra, no entanto, como nas ciências da saúde, aceitam-se erros alfa relativamente altos, de modo que possa haver erro ao tomá-los como demonstrativo de diferenças entre as amostras. Se houver diferença significativa no estudo, mas não houver na população de origem, afirma-se ter ocorrido erro alfa.

Erro beta é imagem em espelho do erro alfa, ou seja, não haverá diferença no estudo, mas existe na população de origem.

Poder estatístico e cálculo de tamanhos de amostra

Comparações entre dados já coletados, seja por desenhos observacionais ou experimentais, devem ser avaliadas quanto ao poder estatístico, que estima a segurança de não ocorrer erro alfa ou beta. Para tal, as pesquisas devem ser planejadas *a priori* quanto ao tamanho amostral a ser investigado, para não ocorrerem aqueles erros. As fórmulas de cálculo do *tamanho de amostras* são simples, sendo compostas do erro alfa e do erro beta aceitáveis; e o tamanho da diferença de efeitos entre as amostras será aceito como clinicamente relevante. O erro alfa incluído no cálculo é, como regra, inferior a 5% ($P < 0,05$), mas pode ser menor. O erro beta varia entre 80 e 90%. Para variáveis contínuas, é necessário colocar na fórmula a estimativa de distribuição do parâmetro de interesse (p. ex., desvio-padrão), geralmente estimado a partir de resultados de pesquisas prévias.

O cálculo de tamanho amostral é indispensável em ensaios clínicos randomizados (ECR), primordialmente em virtude de princípios éticos. A pacientes e indivíduos que aceitam participar desses estudos deve ser assegurado resultado científico válido, seja pela demonstração ou refutação segura da hipótese operacional. Na ausência de atendimento desse requisito, o paciente ter-se-á submetido aos riscos do experimento inutilmente.

Em estudos observacionais em que houver limitação de tamanho de amostra, pode-se calcular o poder do estudo *a posteriori*, como maneira de aumentar a confiança no resultado observado.

TESTES ESTATÍSTICOS

Os testes estatísticos são empregados para quantificar o erro amostral, estimando a segurança para aceitação ou rejeição de hipóteses de nulidade. São variados, moldando-se ao delineamento de pesquisa empregado e à natureza da distribuição de variáveis.

A base para avaliação de causalidade e de aplicação dos testes estatísticos é a tabela de contingência (Figura 3.1). Nela se associam exposições (linhas 1 e 2) e desfechos (colunas 1 e 2). No caso de variáveis qualitativas, testa-se se a distribuição de eventos entre expostos e não expostos à condição ou à intervenção de interesse. Quando da análise de variáveis quantitativas contínuas ou discretas, testa-se a média dos parâmetros entre indivíduos expostos e não expostos ao fator em estudo.

Os testes estatísticos mais comumente empregados são apresentados a seguir.

Teste exato de Fisher. É o único teste estatístico que aponta a exata probabilidade de distribuição entre as quatro caselas da tabela de contingência. A distribuição que demonstra não haver influência da exposição sobre os desfechos é expressa pela ocorrência do mesmo número de casos (ou de médias de variáveis contínuas) nas quatro caselas (nulidade). Poucas vezes, no entanto, a distribuição é exatamente igual entre as caselas. O teste de Fisher calcula a probabilidade de que ocorram distribuições diversas de 25% em cada casela. É indicado para teste de números pequenos de ocorrências.

Teste do qui-quadrado (chi-quadrado, χ^2). Utilizado para testar distribuições de números maiores de eventos entre as caselas da tabela de contingência. As probabilidades são estimadas pelo cruzamento da soma de ocorrências entre linhas e colunas. Mesmo não sendo exato, o teste é bastante eficiente para estimar o erro aleatório em amostras maiores.

Teste de Kruskal-Wallis. Expansão do qui-quadrado para maior número de exposições ou desfechos.

Teste T de Student. Teste padrão para estimar o erro amostral (diferença estatisticamente significativa) de médias de parâmetros. Pode ser aplicado a comparações de médias entre os mesmos indivíduos antes e após uma intervenção, o teste T para amostras pareadas. Na comparação de médias entre dois grupos, aplica-se o teste T para amostras independentes.

Análise de variância (ANOVA, teste F). Usado para teste de mais duas médias, podendo ser de medidas repetidas em um mesmo grupo ou em diferentes grupos de indivíduos.

Testes de contrastes (Student-Newman-Keuls ou SNK), Duncan, Dunnett, Scheffé, Tukey e Bonferroni). Empregados para identificar quais, entre as múltiplas comparações da ANOVA, contribuem para a significância estatística.

Testes de correlação entre variáveis. Incluem as correlações de Pearson (*r*) para dados contínuos e de Spearman para dados ordinais. A correlação perfeita é expressa por 1, e a ausência completa dela é expressa por 0. Os testes de significância estimam a probabilidade de que valores entre 0 e 1 se devam ao acaso.

Teste de regressão. Situação especial da correlação, por incluir termo de equação que avalia a contribuição da alteração de uma variável explanatória (independente) sobre a alteração de outra (dependente). Na regressão perfeita, a mudança de uma unidade da variável independente propicia (assumindo-se causalidade) alteração de uma unidade na variável dependente. Essa situação é incomum na realidade, de modo que somente parte dessa alteração da variável dependente é explicada pela variável independente. Essa cota de explanação é expressa pelo coeficiente beta, que varia entre –1 e +1. Valores negativos mostram existir associação inversa entre a exposição e o desfecho, e valores superiores a 0 demonstram haver associação positiva. A nulidade estatística testa a significância do coeficiente beta, ou seja, qual a probabilidade de o valor de beta diferir de 0 – a nulidade.

Testes de associação entre múltiplas variáveis (análise multivariada). Empregados para avaliar a associação entre diferentes variáveis e um desfecho de interesse. Identificam aquelas que têm associação estatisticamente significativa com o desfecho, quantificam a intensidade da associação e ajustam a intensidade de associação entre as diferentes variáveis explanatórias incluídas no modelo com o desfecho de interesse. As variáveis que persistem estatisticamente associadas ao desfecho são denominadas variáveis independentes.

Há modelos para variáveis contínuas, como os de regressão linear e a análise de covariância, e modelos para variáveis discretas, como regressão logística, modelo de Cox e regressão de Poisson.

BIOESTATÍSTICA: APLICAÇÕES E DISTORÇÕES

A descrição dos métodos estatísticos apresentados neste capítulo demonstra a sua extensa área de aplicação. Entretanto, alguns aspectos devem ser destacados sobre a inserção da estatística na pesquisa e, consequentemente, no avanço do conhecimento.

	Desfecho clínico +	Desfecho clínico –	
Fator em estudo presente	A	B	A + B
Fator em estudo ausente	C	D	C + D
	A + C	B + D	Total

Figura 3.1 Tabela de contingência utilizada para cálculo de associação entre exposições (fator em estudo) e desfechos clínicos. +: positivo; –: negativo.

O cerne do avanço do conhecimento baseia-se na formulação de teorias e hipóteses explanatórias para os fatos (hipóteses conceituais). Nesse contexto, a explicação dos fenômenos pela estatística descritiva pode estar na origem da formulação de teorias, ao tratar da ocorrência de fenômenos que geram necessidades de explicação. A pandemia de covid-19 é um exemplo disso. O relato de casos provindos de Wuhan foi feito na forma de série de casos, uma medida estatística. Avolumaram-se os casos, na China e em outros países, que foram caracterizados como surtos epidêmicos com base em padrões estatísticos, apresentando-se a incidência absoluta e a incidência relativa de casos (taxas) em populações. A partir do momento em que foram registradas altas taxas de infecção pelo mundo, caracterizou-se uma pandemia, outra definição baseada em medições estatísticas.

Seguindo-se no exemplo, formularam-se muitas teorias sobre a origem do surto e sobre as formas de contágio, prevenção e tratamento. A rápida identificação do vírus decorreu do espetacular avanço da virologia, que se aproxima da precisão das ciências exatas. Valores de "P" são irrelevantes nesse contexto.

A estatística descritiva e a estatística inferencial foram instrumentos auxiliares para formulação e teste de teorias e suas hipóteses, agregando-se aos diferentes modelos (delineamentos) de pesquisa utilizados para investigar hipóteses conceituais.

A estatística descritiva foi a forma empregada para testar a hipótese de que havia forte influência da faixa etária na taxa de letalidade pela doença. Outro exemplo foi a comparação de taxas de incidências entre diferentes países, o que possibilitou elaborar hipóteses sobre características de sociedade associadas a maiores taxas de infecção. A estatística descritiva também propiciou a comparação observacional da eficácia de medidas de prevenção, como o distanciamento social. Nesse caso, o delineamento de pesquisa empregado – estudo ecológico – impediu que se chegasse a uma evidência conclusiva sobre a efetividade das medidas propostas.

No campo experimental, a estatística inferencial quantificou erros aleatórios em experimentos animais, avaliando a eficácia de medicamentos e vacinas. O mesmo ocorreu nos múltiplos ECRs que testaram a eficácia de variadas intervenções medicamentosas preventivas e terapêuticas. Nas fontes de informação recomendadas ao fim do capítulo, é apresentado um *link* para um curso sobre princípios de ciência com base na pandemia de covid-19.

Estatística não pode ser encarada como sinônimo de ciência, mas sim como ferramenta útil para produzir perguntas científicas e auxiliar na testagem de hipóteses. Não cabe o entendimento de muitos de que altas significâncias estatísticas (baixos valores de "P"), correspondam à demonstração de hipóteses. É necessário o emprego de delineamentos de pesquisa adequados e a inserção de achados no conhecimento prévio para que o alto valor de "P" represente um fato real ou aplicável.

Exemplos de distorções podem ser encontrados em pesquisas de diferentes modelos. Pesquisas de bancada, que produziram grande parte do conhecimento biológico, atualmente estão sob questionamento, em vista das baixas taxas de reprodutibilidade de achados. O escrutínio das razões desse problema levou à identificação de muitas distorções de aplicação do método científico e da estatística. Não há, muitas vezes, a formulação de hipóteses conceituais, seguidas de elaboração de hipóteses operacionais testáveis.

Experimentos são realizados em paralelo, avaliando efeitos de múltiplas intervenções. Costumam envolver corretamente um grupo controle, mas não se formulam hipóteses operacionais e, portanto, não se calcula o tamanho de amostras, investigando número arbitrário de animais. Muitas vezes desprezam-se resultados negativos e repetem-se os experimentos até que haja resultado que se coadune com a visão do pesquisador. O resultado positivo é enfim publicado, pois é bem mais fácil do que publicar um resultado negativo. Muitos que tentam reproduzir o experimento não o conseguem e sequer submetem seus resultados. Assim, o conhecimento imaginado como verdadeiro provém de partes enviesadas de experimentos.

Há abundantes evidências dessas distorções. Por exemplo, diferentes experimentos – que sugeriram algum efeito de fármacos para esclerose lateral amiotrófica em modelos animais – foram reavaliados em condições ideais, e nenhum se confirmou. Há mais de 30.000 trabalhos demonstrando eficácia de intervenções para reduzir tamanho de infarto em modelos experimentais, nenhum deles em uso clínico. O mau uso da estatística nesses experimentos corresponde ao aparente aval de qualidade demonstrado por "Ps" significativos. Há hoje recomendações para realizar experimentos com normas que se aproximem das empregadas em pesquisa humana, as quais são explicitadas nas recomendações da ARRIVE *guidelines* 2.0 (Animal Research Reporting of In Vivo Experiments). Todavia, ainda são pouco seguidas em estudos da área.

A despeito dessas limitações, há muita investigação básica de alta qualidade, como a que produziu a vacina com RNA.

Desvios da boa prática de pesquisa, como a adequada formulação de hipóteses, o emprego de modelos de pesquisa corretos e a apropriada aplicação de métodos estatísticos, são também frequentes em estudos epidemiológicos e clínicos. A falta de definição da hipótese operacional, com o resultante cálculo de tamanho amostral, também ocorre nesse cenário. Há, no entanto, progressivo cuidado com relação a esses aspectos, pois a submissão de voluntários a pesquisas sem poder estatístico para refutar ou aceitar com segurança as hipóteses de nulidade atenta contra princípios éticos de pesquisa. Sociedades organizadas, como o Brasil, têm hoje sólida legislação para aprovar pesquisas com seres humanos, especialmente aquelas de natureza experimental.

Mesmo com o seguimento do regramento ético, pode haver distorções em pesquisa clínica. Um exemplo importante é o não reconhecimento da limitação de estudos observacionais para identificação de risco e efetividade de intervenções. Muitos riscos para doenças foram confirmados com estudos de combate ao risco, seja por ECR, como na hipertensão arterial sistêmica, ou pela mudança de comportamento da sociedade, como no tabagismo.

Em algumas ocasiões, no entanto, o risco identificado em estudos observacionais era somente um marcador prognóstico, e não um real risco para a doença. Um exemplo é a lipoproteína de alta densidade que se associa ao colesterol (HDL-C), capaz de, em estudos observacionais, reduzir risco cardiovascular. Fármacos que a aumentaram importantemente foram ineficazes em promover proteção cardiovascular.

Estudos observacionais falham mais na identificação de hábitos ou intervenções protetores de doenças. Mulheres têm risco cardiovascular aumentado após a menopausa, o que determinou, em alguns casos, a prescrição de estrógenos para pacientes nessa fase da vida. Grande quantidade de estudos observacionais convergiu na identificação de benefícios dessa terapêutica, que se tornou amplamente difundida na humanidade. A vantagem constatada nos estudos observacionais parecia ser independente de outras características das usuárias de hormônios, demonstrada em sofisticados modelos estatísticos de análise multivariada.

ECRs de boa qualidade, entretanto, falharam em demonstrar qualquer utilidade dessa intervenção para prevenir doenças cardiovasculares. Somente em ensaios clínicos randomizados bem delineados e com adequado tamanho amostral, os grupos de comparação são absolutamente idênticos em relação à distribuição de potenciais fatores de confusão (vieses). Entende-se, hoje, que os modelos estatísticos aplicados a estudos observacionais controlam para muitos potenciais vieses, mas há sempre o risco de haver viés (confundidor) residual.

Outra distorção comum na interpretação de resultados pode ocorrer com estudos que atendam a pressupostos metodológicos para realização, ou seja, com cálculo de tamanho amostral e utilização correta de modelos de pesquisa e de análise estatística. Trata-se da valorização da significância estatística em detrimento da significância clínica. Estudos, inclusive ECR, podem detectar diferenças reais na ocorrência de desfechos, com alta significância estatística. A magnitude do benefício, no entanto, pode ser desprezível, como a de demonstrar-se um NNT de 100 pacientes tratados para prevenir um desfecho clínico de menor relevância.

Outro aspecto que deve ser comentado é o do fomento à pesquisa. Por décadas, esse incentivo conferido por agências governamentais foi o de maior importância. Atualmente passou a haver consistente participação de agentes privados, especialmente por parte de grandes corporações norte-americanas e europeias. A pesquisa com perspectiva de alta aplicabilidade, como a de novos medicamentos e dispositivos, é atualmente feita intramuros e só se torna pública em fases de validação por ECR e de divulgação comercial. Há evidências consistentes de que interesses corporativos influenciam fortemente a realização de pesquisas clínicas. Formulou-se o conceito de *viés corporativo*, que se dá por influência da indústria em planejamento, apresentação e interpretação de estudos (ver Referências recomendadas). Estudos são, como regra, realizados por pesquisadores ligados à academia, os quais, por vezes, se prestam a realizar ensaios que não se coadunam com os preceitos de pesquisa. Marcia Angell, ex-editora da prestigiosa revista médica *New England Journal of Medicine*, e Peter C. Gøtzsche, ex-executivo da indústria farmacêutica, descreveram profundas distorções nas práticas de indústrias farmacêuticas.

Atualmente, a difusão de resultados de pesquisa tem importante influência sobre o objeto de estudo, assim como a utilização de métodos de investigação e estatística adequados. No passado, a produção científica era de menor monta, e o mérito de descobertas se evidenciava pela aceitação da academia e eventual aplicabilidade. Com o progressivo aumento da produção científica, os periódicos científicos multiplicaram-se geometricamente e criaram regras de avaliação de artigos por pares. Em anos mais recentes, passou-se a dar importância à qualidade dos trabalhos a partir de seu impacto, basicamente fundamentado pelo número de vezes que uma publicação científica é citada. Periódicos passaram a ser categorizados pelas taxas de citação de seus artigos, criando-se estratos de qualidade de publicações. Esse arcabouço geral funciona razoavelmente, mas enfrenta distorções.

A publicação de artigos científicos tornou-se critério de avaliação de qualidade acadêmica. Institutos e universidades constituíram corpos docentes não só capacitados para o ensino, mas também para a pesquisa. Nesse sentido, a produção científica tornou-se critério de contratações e salários. Apesar do mérito dessa abordagem, verificou-se a necessidade de se aferirem volume e qualidade das publicações, fornecidas por periódicos de especialidades. Uma distorção nesse processo deu-se exatamente pela avaliação de pares, que passaram a estimular o desenvolvimento de certas áreas, especialmente ligadas à pesquisa básica. O infindável número de periódicos e cientistas dedicados a essa área determinou que o maior impacto pelos índices de citação ali se concentrasse. Por exemplo, experimentos de bancada, por vezes eivados pelas distorções comentadas anteriormente, passaram a ser muito citados. Pesquisas de maior relevância humana, muitas vezes de natureza aplicada, apresentaram menor impacto, pela existência de menos pesquisadores e periódicos dedicados ao tema.

Não só carreiras passaram a ser norteadas pela necessidade de publicação de impacto, como também os periódicos passaram a se expandir de forma comercial para atender essa demanda reprimida. Periódicos tradicionais se sustentavam, no passado, da propaganda incluída nas revistas em papel. Hoje subsistem com eventual vínculo associativo, como o de sociedades de especialidades, e com o pagamento do acesso a seus artigos. Em complemento a esse modelo, criou-se a possibilidade de que autores pagassem por publicações, para que elas ficassem disponibilizadas gratuitamente aos leitores. Esse formato está progressivamente dominando o mercado editorial científico. Muitos periódicos de livre acesso mantêm estrito controle de qualidade, como a iniciativa Public Library of Science (PLOS). Editoras poderosas compraram títulos tradicionais e passaram a aferir ganhos pelo acesso a artigos, paralelamente à criação de novos títulos de livre acesso. A par dessas iniciativas sérias, há muitas editoras predadoras no mercado.

Por fim, a grande demanda por informações – associada à limitação de presteza de avaliação de artigos em periódicos convencionais – que ocorreu fortemente na pandemia de covid-19 – fomentou a iniciativa, já existente, de publicação de artigos sem avaliações por pares. Há algumas iniciativas sérias, mas ainda se entende que esta é uma fase de divulgação insuficiente para validar o conteúdo dos trabalhos, distinguindo o que pode ou não ser verdade.

O PROFISSIONAL NECESSÁRIO

Este capítulo apresentou a bioestatística pela perspectiva da pesquisa, descrevendo, sem fórmulas, os principais métodos da estatística descritiva e inferencial. Ao fim, apresentou exemplos de aplicabilidade e descreveu o cenário contemporâneo de fomento e divulgação da pesquisa em saúde. Espera-se, com isso, que o profissional tenha noção dos fundamentos de estatística aplicada à geração do conhecimento e curiosidade para aprofundá-lo. Com isso, torna-se habilitado e independente para selecionar, dentre a volumosa produção científica e tecnológica, as informações que sejam realmente benéficas aos pacientes.

REFERÊNCIAS RECOMENDADAS

Angell M. The truth about the drug companies: how they deceive us and what to do about it. New York: Random House Trade Paperbacks; 2005. 319 p.

Ferreira MBC. Fundamentos de bioestatística aplicada à farmacologia clínica. In: Fuchs FD, Wannmacher L, editores. Farmacologia clínica e terapêutica. 5. ed. Rio de Janeiro: Guanabara Koogan; 2017: p. 22-33.

Fuchs FD. Corporate influence over planning and presentation of clinical trials: beauty and the beast. Expert Rev Cardiovasc Ther. 2010; 8(1):7-9.

Fuchs FD. Farmacologia clínica: princípios e aplicações. In: Fuchs FD, Wannmacher L, editores. Farmacologia clínica e terapêutica. 5. ed. Rio de Janeiro: Guanabara Koogan; 2017: p. 3-8.

Fuchs FD. Cientifique-se by Fuchs. Disponível em : http://www.youtube.com. Acesso em: 13 de novembro de 2021. Acesso em: 13 de novembro de 2021.

Fuchs SC, Fuchs FD. Métodos de investigação farmacológico-clínica. In: Fuchs FD, Wannmacher L, editores. Farmacologia clínica e terapêutica. 5. ed. Rio de Janeiro: Guanabara Koogan; 2017. p. 9-21.

Gøtzsche PC. Deadly medicines and organized crime: how big pharma has corrupted healthcare. CRC Press; 2013. 310 p.

Percie du Sert N, Hurst V, Ahluwalia A, Alam S, Avey MT, Baker M et al. The ARRIVE guidelines 2.0: Updated guidelines for reporting animal research. Plos Biology. 2020; 18(7):e3000410.

4

Uso Racional de Medicamentos: Princípios Gerais

Lenita Wannmacher

INTRODUÇÃO

A Organização Mundial da Saúde (OMS) considera o uso inadequado de medicamentos como problema mundial, cuja estimativa aponta para mais da metade de todos os medicamentos prescritos, dispensados ou vendidos. Muitas vezes, essa inadequação deve-se ao emprego incorreto desses fármacos pelos pacientes. Isso resulta em desperdício das escassas fontes de suprimento e em disseminados efeitos nocivos para a saúde.[1]

No entanto, o conceito de uso racional de medicamentos (URM) foi oficializado em 1985, na Conferência Mundial sobre Uso Racional de Medicamentos realizada em Nairóbi:

> *"Existe uso racional quando os pacientes recebem medicamentos apropriados a suas necessidades clínicas, em doses adequadas às particularidades individuais, por período de tempo adequado e com baixo custo para eles e sua comunidade".*[2]

Alguns dos agravantes do problema inicialmente apontado consistem em insuficiente formação dos profissionais da saúde (prescritores, dispensadores, administradores e gestores de medicamentos) e em distorcida informação dos usuários. Quanto aos prescritores, há mais falta de hábito de busca da informação do que real inacessibilidade a ela. Muitos preferem render-se ao poder da publicidade sobre medicamentos, proveniente da indústria farmacêutica, que induz o uso do que é mais novo e mais caro. O fabricante, corroborado pelos meios de comunicação, argumenta que fármacos de última geração superam os efeitos dos análogos já existentes.[3]

Inapropriadas e injustificadas prescrições (por erros e distorções) contribuem para a piora da patologia estabelecida, provocam outras doenças/complicações (iatrogenia), prolongam o tempo de tratamento e aumentam proporcionalmente seu custo. Por outro lado, a falta de adequada explicação ao paciente sobre o medicamento prescrito pode ocasionar abandono ou falha do tratamento ou aumento de efeitos adversos.

Os usuários, por sua vez, podem ter conceitos errôneos sobre os medicamentos, seja por omissão ou transmissão equivocada de informações. Isso ocorre em meios de comunicação leigos ou mesmo em especializados que não se baseiam em adequada metodologia ou têm interesses diferentes do científico. Na atualidade, isso se reforça pelas informações veiculadas por internet, meios de comunicação amadores ou outros veículos não comprometidos com preceitos metodologicamente corretos.

Desse modo, como se contrapor a crenças populares para fundamentar o uso mais racional de medicamentos? Inicialmente deve-se atentar que o ato de prescrever é um processo dedutivo e lógico, com base em informações cientificamente embasadas, amplas, metodologicamente confiáveis, objetivas e reprodutíveis.

Percebendo a necessidade de aprimorar a prescrição de medicamentos, De Vries et al. – sob os auspícios da OMS – lançaram, respectivamente, o *Guide to Good Prescribing*[4] e o *Teacher's Guide to Good Prescribing*,[5] com os seis passos para uma prescrição medicamentosa racional. Este último livro tem tradução e adaptação para a língua portuguesa.[6]

Analisando essas publicações e as subsequentes em 25 anos, Tichelaar et al.[7] atestaram sua pertinência para a prescrição racional, mas também a não completa adesão por falta de suporte e cooperação, e sugeriram um plano de revisão para ambas.

Ainda nesse contexto, tem sido salientada a aprendizagem digital como facilitadora da educação em saúde[8] e do conhecimento da prescrição medicamentosa.[9]

Gradativamente, os medicamentos tornam-se produtos complexos, com poderosos efeitos, tanto terapêuticos quanto indesejáveis. Novos mecanismos de produção e ação surgem, e o profissional precisa estar atualizado e usar critérios que possibilitem discriminar o real valor terapêutico das "novidades", ou seja, avaliar critérios de qualidade, eficácia e segurança. Medicamentos de baixa qualidade acarretam riscos graves, às vezes fatais, aos pacientes, com custos adicionais, exatamente por serem "novidades".[10]

No Brasil, a ação precursora sobre o URM partiu da Organização Pan-Americana da Saúde (OPAS/OMS) que, entre 1999 e 2001, subsidiou a participação de quatro profissionais brasileiros da área da saúde nos *Cursos Latinoamericanos de Enseñanza de Farmacoterapéutica Racional*, organizados pela Faculdade de Medicina da Universidade Nacional de La Plata, na Argentina. A partir daí, nacionalmente divulgaram-se os conceitos e a metodologia por meio de cursos, seminários, congressos e publicações, que envolveram profissionais de muitas áreas da saúde.

Em âmbito nacional, Patrício et al.[11] enfatizaram a importância de ensinar a receitar medicamentos sob a óptica do URM, mostrando que egressos de uma disciplina – que orientava para eficácia, segurança, conveniência e custo como critérios prescritivos – adotavam regularmente tais conceitos, embora não fossem estimulados por residentes sêniores ou professores.

Na prática odontológica, a solução dos problemas se vale mais de procedimentos de natureza variada do que da prescrição medicamentosa; entretanto, o profissional utiliza e recomenda um arsenal farmacológico, para cuja propriedade precisa aplicar os preceitos do URM. Empregá-los corretamente é uma necessidade, dado o perfil dessas substâncias: estranhas ao organismo humano; com ações benéficas, mas também com potenciais efeitos indesejáveis, alguns imprevisíveis (idiossincrásicos ou de hipersensibilidade). Prescrever inadequadamente reduz a qualidade do atendimento à saúde e promove o desperdício de recursos.[12]

CRITÉRIOS PARA ESCOLHA DE MEDICAMENTOS

Além das questões intrínsecas à formulação medicamentosa, mencionada no parágrafo anterior, outro critério a considerar é a faixa etária dos pacientes. Em idosos, pela maior prevalência de comorbidades, é frequente a polifarmácia; então, é preciso atentar para as interações farmacológicas.[13]

Ainda há outras condições orgânicas dos pacientes a considerar, sejam estados fisiológicos ou patológicos. Um exemplo é o período gestacional, tanto para a gestante – já que o organismo materno passa por transformações fisiológicas – quanto para o desenvolvimento fetal, devido a potenciais efeitos teratogênicos.[14]

Na mesma linha de raciocínio, é preciso considerar comorbidades, tanto pelas manifestações clínicas quanto pelos medicamentos já utilizados, podendo ocorrer interações farmacológicas indesejáveis entre esses e aqueles utilizados no tratamento dentário.

Outro exemplo corriqueiro é o emprego de antibióticos sistêmicos para diferentes infecções, muitas vezes de maneira inapropriada. No atendimento odontológico, antibióticos são prescritos arbitrariamente, muitas vezes sem necessidade e em esquemas inapropriados.[15]

Ainda na linha prescritiva odontológica, salienta-se a escolha de analgésicos opioides para pacientes adultos, em altas doses ou por excessivo período.[16]

Na configuração das vertentes para uso irracional de medicamentos está o poder da indústria farmacêutica, apregoando somente as vantagens dos produtos que, por vezes, são tão novos que ainda não foram submetidos a análise significativa, a qual advém de resultados do uso populacional mais consistente. Em geral, o objetivo da propaganda é aumentar a venda, pelo incentivo da prescrição e da automedicação, o que resulta no aumento da aquisição dos produtos de interesse.[17]

Contudo, o URM não se resume à correta escolha, seja por prescrição ou automedicação; é necessário que o esquema terapêutico (dose, via de administração, horário adequado de administração, intervalo entre doses, interação com alimento ou outro medicamento e duração do tratamento) seja bem explicado ao paciente.

A prescrição irracional contribui para a piora da patologia, desencadeando complicações/efeitos adversos/doenças (iatrogenia), prolongando o tempo de tratamento e aumentando proporcionalmente os custos. Para que isso não ocorra, o profissional deve preocupar-se em explicar adequadamente ao paciente o objetivo da prescrição, a importância de ser cumprido o esquema terapêutico, os eventuais efeitos adversos e as interações a serem evitadas com alimentos e outros fármacos. Desse modo, o profissional envolve-se efetivamente com a atenção que dele se exige e espera. É importante lembrar que o paciente é parte essencial e membro ativo dessa relação. Esse binômio implica parceria de ações, sobretudo quando os tratamentos são contestáveis ou seus resultados são ainda inconclusivos.

Exerce com propriedade a prescrição racional o profissional que prescreve a partir do raciocínio lógico, com base em informações abrangentes e fidedignas que obedecem a seis etapas sequenciais: definição do problema, especificação do objetivo terapêutico, seleção do medicamento, prescrição da medida (medicamentosa ou não medicamentosa), esclarecimento ao paciente sobre o que foi prescrito e, por fim, monitoramento do tratamento proposto.[18]

Para tanto, o prescritor deve buscar conhecimento em bibliografia atualizada que enfatize a solução de problemas, em formulários terapêuticos nacionais, quando existentes, em periódicos que publiquem estudos e ensaios que demonstrem evidências para a tomada de decisão terapêutica e no acesso à internet para obtenção de informações atualizadas, sempre com senso crítico, para avaliar o que realmente tem procedência e consistência. Para buscas de informações específicas e atualizadas, pode valer-se de Cochrane Library (www.cochranelibrary.com), UpToDate (www.uptodate.com) e outras fontes eletrônicas que tratam com frequência do URM.

Diante de progressivo e rápido surgimento de novos fármacos, é imperativo que o profissional prescreva regularmente em determinado armamentário terapêutico, familiarizando-se com suas propriedades, formas de emprego e respostas terapêuticas usuais. É facilitador utilizar medicamentos essenciais, ou seja, aqueles agentes imprescindíveis ao atendimento das necessidades prevalentes de saúde das populações. A OMS dispõe de lista com esses critérios, cujas últimas atualizações ocorreram em setembro de 2021: *22nd Essential Medicines List* (EML)[19] e *8th Essential Medicines List for Children* (EMLc).[20]

O Brasil também utiliza uma lista de medicamentos essenciais, com inclusão fundamentada de representantes de diferentes grupos farmacológicos (Relação Nacional de Medicamentos Essenciais [Rename] 2020).[21]

Institucionalmente, a existência de Comitês de Farmácia e Terapêutica e de estudos de utilização de medicamentos pode auxiliar na sensibilização para o URM. Protocolos terapêuticos também servem como orientação para a correta utilização de medicamentos.

REQUISITOS NAS DIFERENTES ETAPAS DA PRESCRIÇÃO MEDICAMENTOSA

As etapas de uma prescrição medicamentosa incluem:

- **Indicação**: determinar a necessidade real de intervir medicamentosamente, já que muitas manifestações se beneficiam favoravelmente com outros tipos de terapia ou, até mesmo, sem nenhum tratamento. Quando houver indicação, é preciso especificar precisamente o objetivo da intervenção
- **Seleção**: o medicamento mais adequado é escolhido com base em análise de eficácia, segurança, conveniência operacional, disponibilidade e custo. É importante avaliar benefícios, riscos e gastos. A conveniência e a segurança de cada paciente devem ser asseguradas
- **Prescrição**: pressupõe real conhecimento de farmacologia, considerando ações, além de esquemas de administração factíveis e cômodos para o paciente, a fim de facilitar sua adesão ao tratamento. Há fundamentos farmacodinâmicos e farmacocinéticos que determinam dose, via de administração, intervalos entre doses, horário, duração de tratamento e cuidados de administração. É importante que o esquema de administração seja acessível e cômodo
- **Informação**: mesmo com o correto cumprimento das etapas anteriores pelo prescritor, não há garantia de sucesso terapêutico, pois para sua ocorrência é fundamental a efetiva adesão do paciente, real executor da prescrição. É preciso fornecer informação sobre o esquema de tratamento ao paciente, em linguagem clara, concisa e apropriada. Isso favorece sua adesão, pelo reforço da relação entre ele e o profissional
- **Seguimento**: após prescrição adequadamente embasada, a atenção do prescritor deve voltar-se ao acompanhamento do paciente, no sentido de mensurar benefícios terapêuticos e monitorar eventuais riscos.

Ainda se deve considerar o aspecto ético, fundamentado no respeito ao direito de escolha do paciente, integrante da decisão conjunta. Isso é facilitado com apresentação equilibrada de benefícios e riscos do tratamento e esclarecimento das formas de emprego.

A melhor prática de prescrição é facilitada pela adesão a nomes genéricos em vez de nomes comerciais. É preferível selecionar medicamentos constantes de formulário nacional, com definida eficácia e favorável relação custo-benefício. O profissional deve também certificar-se de eficácia e segurança terapêuticas, bem como avaliar o custo-benefício de distintas alternativas de tratamento.

Adotar condutas direcionadas ao URM determina que o profissional se contraponha à desinformação que abrange efeitos esperados, bem como veiculação de ideias e interpretações errôneas sobre uso de medicamentos. Isso se dá tanto por meio da mídia leiga como da especializada, quando essa não se fundamenta em adequada metodologia ou não é isenta de outros interesses que não o científico. Na execução de condutas científicas e racionais, é importante a permanente atualização em fontes de informação criteriosas.

Quanto à influência da mídia leiga ou pretensamente científica na promoção de medicamentos, cabe ao profissional da saúde contrarrestá-la pelo sólido e fundamentado conhecimento e pela relação de confiança estabelecida com os pacientes.

É importante que o profissional esteja atento a todos os aspectos associados a uma prática que, em muitos países – e, em especial, no Brasil – tem influenciado o uso inadequado de medicamentos. Salienta-se a automedicação, com base em aspectos culturais transmitidos por gerações, a qual, de alguma maneira, também pode influenciar o uso não racional de medicamentos.

Ainda ocorre a propaganda de medicamentos realizada pelos fabricantes, por meio de visitas aos locais de trabalho e anúncios em revistas médicas. Por vezes as informações mostraram-se inverídicas ou desvirtuadas, com consequências sobre prescrição, abastecimento, compra e uso de medicamentos. Atualmente, a propaganda também é direcionada ao consumidor, aumentando dramaticamente o uso de medicamentos por conta própria e ameaçando a relação profissional–paciente. Essa propaganda enfatiza apenas os benefícios, não os problemas advindos do uso de fármacos. Não objetiva educar o paciente, mas sim estimular a automedicação e a pressão feita sobre o prescritor, tendo como meta primordial o lucro. Aos profissionais da saúde – cuja maior responsabilidade é com o legítimo interesse dos pacientes – cabe o filtro da informação, a partir de ajuizamento crítico próprio.

Por fim, é importante lembrar que medicamentos tratam doenças e aliviam sintomas somente quando pacientes recebem e tomam aqueles adequados para tratar os agravos, em dose e duração corretas. Quando não se cumprem essas premissas, medicamentos causam problemas, inclusive por seu mau uso, com ônus desnecessário em termos pessoais ou coletivos.

A partir de emprego correto e bem selecionado, medicamentos essenciais devem ser providos prioritariamente pelos países, sustentando adequadamente seus sistemas de saúde.

Para orientar o URM, o prescritor deve ler a última edição de livros-textos de Farmacologia Clínica, de preferência os que têm enfoque na solução de problemas. Formulários terapêuticos nacionais, quando existentes, são boas fontes de informação, principalmente se utilizam a linguagem de graus de evidências orientadoras de condutas. É fundamental o acesso sistemático à internet, valorizando publicações idôneas, isentas (não comerciais), com corpo editorial, que explicitem os graus de evidência para cada recomendação feita. Nessas, selecionam-se, prioritariamente, ensaios clínicos randomizados, metanálises e revisões sistemáticas que fundamentem a escolha de medicamentos. É necessário realizar a leitura crítica do artigo científico, atentando para o rigor metodológico do trabalho e a relevância clínica de seus resultados.

REFERÊNCIAS BIBLIOGRÁFICAS

1. World Health Organization (WHO). The pursuit of responsible use of medicines: sharing and learning from country experiences. Geneva: World Health Organization; 2012. 78 p.
2. World Health Organization (WHO). The rational use of drugs. Report of a conference of experts. Nairobi, 25-29 November 1985. Geneva: World Health Organization; 1987. 78 p.

3. Wannmacher L. The magic of pills. Ciência e Cultura. J Brazil Assoc Advanc Sci. 1999;51:78-80.
4. De Vries TP, Henning RH, Hogerzeil HV et al. Guide of good prescribing. Geneva: World Health Organization; 1994. 142 p.
5. Hogerzeil HV (editor), Barnes KI, Henning RH et al. Teacher's guide to good prescribing. Geneva: World Health Organization; 2001. 106 p.
6. Luiza VL, Osorio-de-Castro CGS. Guia para o instrutor sobre boa prescrição. Departamento de Medicamentos Essenciais e Políticas de Medicamentos; 2001. 103 p. [Tradução e adaptação para o português.]
7. Tichelaar J, Ritchir MC, de Vries PGM. WHO guide to good prescribing is 25 years old: quo vadis? Eur J Clin Pharmacol 2020;76:507-13.
8. Car LT, Soong A, Kyaw BM, Chua KL, Low-Beer N, Majeed A. Health professions digital education on clinical practice guidelines: a systematic review by Digital Health Education collaboration. BMC Med. 2019;17(1):139.
9. Bakkum MJ, Tichelaar J, Wellink A, Ritchir MC, van Agtmael MA. Digital learning to improve safe and effective prescribing: a systematic review. Clin Pharmacol Therapeutics. 2019;106(6):1236-45.
10. Wirtz VJ, Hogerzeil HV, Gray AL, Bigdeli M, de Joncheere CP et al. Essential medicines for universal health coverage. Lancet. 2017;389(10067):403-76.
11. Patrício KP, Alves NA, Arenales NG, Queluz TT. Teaching the rational use of medicines to medical students: a qualitative research. BMC Med Educ. 2012;12(56):1-7.
12. Laing R, Hogerzeil H, Ross-Degnan D. Ten recommendations to improve use of medicines in developing countries. Health Policy Plan. 2001;16(1):13-20.
13. Ettinger RL. Treatment planning concepts for the ageing patient. Aust Dent J. 2015;60(Suppl 1):71-85.
14. Lodi KB, Carvalho LFCS, Koga-Ito C, Carvalho VAP, da Rocha RF. Rational use of antimicrobials in dentistry during pregnancy. Med Oral Patol Oral Cir Bucal. 2009;14(1):E15-9.
15. Koyuncuoglu CZ, Aydin M, Kirmizi NI et al. Rational use of medicine in dentistry: do dentists prescribe antibiotics in appropriate indications? Eur J Clin Pharmacol. 2017;73(8):1027-32.
16. Suda KJ, Zhou J, Rowan SA, McGregor JC, Evans CT et al. Overprescribing of opioids to adults by dentists in the US, 2011-2015. Am J Prev Med. 2020;58(4):473-86.
17. Vale BN, Gimenes LS, Garcia SCS. A influência da propaganda de medicamentos na automedicação. Rev Amazônia: Science & Health. 2019;7(2):14-9.
18. Pepe VLE, Osorio-de-Castro CGS. Prescrição de medicamentos. Brasil. Ministério da Saúde. Secretaria de Ciência, Tecnologia e Insumos Estratégicos. Departamento de Assistência Farmacêutica e Insumos Estratégicos. Formulário Terapêutico Nacional 2010. Rename. 2010. 2. ed. Brasília: Ministério da Saúde; 2010. p. 22-9.
19. WHO Model List of Essential Medicines 22nd list, 2021. Disponível em: https://www.who.int/publications/i/item/WHO-MHP-HPS-EML-2021.02.
20. WHO Essential Medicines List for Children (EMLc), 8th list, 2021. Disponível em: https://www.who.int/publications/i/item/WHO-MHP-HPS-EML-2021.03.
21. Brasil. Ministério da Saúde. Secretaria de Ciência, Tecnologia, Inovação e Insumos Estratégicos em Saúde. Departamento de Assistência Farmacêutica e Insumos Estratégicos. Relação Nacional de Medicamentos Essenciais: Rename. 2020 [recurso eletrônico]. 217 p. Disponível em: http://portalms.saude.gov.br/assistencia-farmaceutica/medicamentos-rename.

5

Aspectos Formais e Legais da Prescrição de Medicamentos

Lenita Wannmacher

INTRODUÇÃO

A prescrição de medicamentos pressupõe conhecimentos farmacológicos, como ações, usos e esquemas de administração de medicamentos. O prescritor também deve adequar a escolha do fármaco às características pessoais do paciente (sexo, idade, grau de escolaridade, condições ambientais, poder aquisitivo).

No Brasil, o cirurgião-dentista está legalmente habilitado a prescrever e aplicar especialidades farmacêuticas, de uso interno e externo, indicadas em Odontologia.

Adicionalmente, alguns fármacos – comumente pelo potencial de risco ou pelos efeitos psicotrópicos adicionais – necessitam de regramento especial quando forem prescritos.

PARTES DA PRESCRIÇÃO

A ordem escrita encaminhada ao farmacêutico define como o fármaco deve ser dispensado ao paciente.

A prescrição deve ser escrita a tinta, em vernáculo, em letra de forma, clara e legível, por extenso, sem rasuras, observando a nomenclatura e o sistema de pesos e medidas oficiais. Datilografia e impressão por computador são aceitáveis, o que minimiza dificuldades de compreensão.

No *cabeçalho* impresso, devem constar nome e endereço do profissional ou da instituição onde trabalha, seu registro profissional e número de cadastro de pessoa física ou jurídica. Ainda pode constar sua especialidade.

Na *superinscrição*, logo a seguir, devem constar nome e endereço residencial do paciente e sua idade, quando pertinente.

A *inscrição* compreende o nome do fármaco, a forma farmacêutica e sua concentração comercializada. A utilização do nome farmacológico segundo a Denominação Comum Brasileira (DCB) e, na falta dessa, a Denominação Comum Internacional (DCI) é obrigatória no sistema público de saúde. Aquele é preferível ao nome comercial ou fantasia, pois favorece ao paciente o encontro mais fácil do medicamento e por menor preço, bem como sua compreensão do que foi prescrito. Não se recomenda o uso de abreviaturas, como: comp. ou cáps., para comprimidos ou cápsulas; VO ou IV, em vez de via oral ou via intravenosa; SN significando "se necessário"; 2/2 h, em vez de "a cada 2 horas" para intervalo entre doses, e por fim, cuidado com zeros e vírgulas, pela confusão entre 2,5 com 25 mg ou 1.000.000 UI para expressar 1 milhão de Unidades Internacionais.

Segue-se a *subinscrição*, onde se designa a quantidade total a ser fornecida, em função de dose e duração do tratamento.

A *adscrição* é composta pelas orientações do profissional ao paciente: dose a ser administrada, intervalo entre doses, horários de administração (em jejum, com as refeições ou entre elas) e duração do tratamento. Também dela podem constar método de administração (infusão contínua, injeção em bolo ou lenta, fricção, deglutição com muito líquido etc.). Se vários fármacos forem prescritos simultaneamente, é preciso atentar para interações potencialmente indesejadas.

Por fim, são inseridas a data e a assinatura do cirurgião-dentista.

Exemplifica-se uma prescrição na Figura 5.1.

Quando necessário, especificam-se cuidados de conservação (manutenção do frasco em geladeira) e atenção à validade do produto. Deve ser recomendado não conservar soluções após o fim do tratamento para eventual uso em nova situação de doença.

É conveniente tornar o esquema de administração acessível e cômodo para o paciente, espaçando os intervalos entre doses, usando preferencialmente um só fármaco (monoterapia), nas menores doses eficazes possíveis para minimizar custos e efeitos adversos. Esses cuidados favorecem a adesão ao tratamento.

A prescrição escrita deve ser clara e detalhadamente explicada ao paciente, em linguagem simples, para facilitar a perfeita compreensão. É preciso conferir o real entendimento da mesma pelo paciente, o que é confirmado pela repetição oral do que foi explicado.

Por fim, cabe ainda a quem prescreve enfatizar finalidades e importância do tratamento, a fim de aumentar a adesão do paciente.

Não basta fazer uma prescrição adequada, também é essencial a realização de seguimento, que objetiva aferir resultados benéficos, bem como potenciais riscos inerentes ao uso do fármaco.

Em procedimentos cirúrgicos bucomaxilofaciais ou em outras situações que exijam hospitalização, a prescrição prescinde da receita habitual, pois é registrada diariamente

Dr. Moacir das Neves - Cirurgião-dentista

Avenida Redentor, 400, conjunto 1.000

Porto Alegre, Rio Grande do Sul

Telefone: (051) 38749011

CRO 00001 - CPF 055.230.908-10

Sr. Roberto da Silva

Avenida Farroupilha, 200

Porto Alegre, Rio Grande do Sul

Uso interno:

Sulfato de codeína 30 mg + paracetamol 500 mg - 12 comprimidos

Dispensar 12 (doze) comprimidos.

Tomar 1 (um) comprimido, por via oral, a cada 4 horas, para alívio da dor, por 2 dias.

Porto Alegre, 20 de setembro de 2022.

Assinatura do profissional

Figura 5.1 Exemplo de prescrição.

no prontuário hospitalar. Também é encaminhada ao farmacêutico, para que avie (forneça) ao paciente os fármacos prescritos. Diferentemente da receita ambulatorial, no serviço hospitalar participa a enfermagem, responsável pela administração ao paciente dos medicamentos prescritos pelo profissional e aviados pelo farmacêutico. Para cada medicamento, é necessária a indicação de dosagem, intervalo entre doses, via de administração e cuidados de administração. Em algumas situações, como nas infusões intravenosas, o detalhamento é essencial, para evitar os riscos inerentes. Farmacêutico e enfermeiro compartilham com o cirurgião-dentista a responsabilidade de verificar a correção da prescrição e de sua execução.

Na maioria dos grandes hospitais do Brasil, estão sendo progressivamente implementadas prescrições eletrônicas. Há sistemas em que todo o processo é eletrônico, inclusive com o uso de computadores de mão e comunicação por infravermelho. Mesmo assim, a assinatura do profissional é obrigatória na versão impressa da prescrição, já que esta é o instrumento legal.

CLASSIFICAÇÃO DE MEDICAMENTOS

Em 2003, a Organização Mundial da Saúde/World Health Organization (OMS/WHO) conceituou como *medicamentos essenciais* os que satisfazem as necessidades prioritárias de atenção à saúde da população. Tal conceito se mantém até os dias atuais. Devem ser selecionados segundo critérios de relevância em saúde pública, evidência de eficácia e segurança e custo-efetividade favoráveis.[1]

Adicionalmente, devem ter fabricação confiável, estabilidade assegurada, facilidade de armazenamento e menor custo comparativo, sendo plenamente investigados em ensaios clínicos comparativos com metodologia adequada e custo-efetividade comprovada.

Devem estar disponíveis no contexto operacional dos sistemas de saúde, em todos os momentos, em quantidades apropriadas, formas farmacêuticas com concentrações corretas e assegurada qualidade, acompanhados de informação detalhada, a preços que o indivíduo e a comunidade possam pagar.

Como prioridade global, a OMS/WHO publicou um documento para facilitar aos países-membros o acesso a medicamentos, vacinas, dispositivos médicos e outros insumos à saúde, com finalidade de disponibilizar produtos de qualidade, a preços equitativos e com aceitabilidade para prevenção, diagnóstico, tratamento, uso paliativo e reabilitação. A melhoria de acesso a produtos para a saúde requer políticas e estratégias nacionais.[2]

Internacional e nacionalmente categorizam-se medicamentos essenciais, respectivamente, por meio de Lista de Medicamentos Essenciais (*WHO Essential Model List* [EML]) e Relação Nacional de Medicamentos Essenciais (Rename), periodicamente revisadas pela OMS/WHO e pelo Ministério da Saúde do Brasil. As últimas revisões datam, respectivamente, de 2021 (*22nd WHO Model List of Essential Medicines*)[3] e de 2020 (Rename).[4] Nesta houve a inclusão de 37 medicamentos e dois insumos. A OMS/WHO também publica sua lista de medicamentos essenciais para crianças (*7th WHO Essential Medicines List for Children [EMLc]*), cuja última revisão ocorreu em setembro de 2021.[5]

O profissional deve preferencialmente prescrever medicamentos essenciais em função dos critérios norteadores de sua seleção.

Também é importante conhecer *medicamentos genéricos*, que contêm o mesmo fármaco (princípio ativo), em concentração, forma farmacêutica, posologia, via de administração e indicação terapêutica iguais às do medicamento de referência, podendo ser com este intercambiável. São designados pela DCB ou, na sua ausência, pela DCI. A política de medicamentos genéricos foi implantada no Brasil em 1999, *com o objetivo de garantir qualidade e menor preço dos produtos, favorecendo o acesso da população aos medicamentos.*[6]

Geralmente os medicamentos genéricos são produzidos após expiração ou renúncia da patente e de direitos de exclusividade. Para sua comercialização, o fabricante deve prover testes de bioequivalência e equivalência farmacêutica em centros habilitados junto à Agência Nacional de Vigilância Sanitária (Anvisa).

Os *medicamentos de referência (também denominados originais ou inovadores)* estão identificados em listas publicadas pela Anvisa no *Diário Oficial da União*. O medicamento inovador é o primeiro produto registrado e detentor da patente. Se não for comercializado no país, a Anvisa indica como referência outro produto com garantia confirmada.[6]

Os *medicamentos similares* apresentam o(s) mesmo(s) princípio(s) ativo(s) e concentração, forma farmacêutica, via de administração, posologia e indicação terapêutica idênticas às do medicamento de referência, podendo diferir somente em características relacionadas com tamanho e forma do produto, prazo de validade, embalagem, rotulagem, excipientes e veículos. São considerados equivalentes ao medicamento registrado no órgão federal responsável. Devem ser sempre identificados por nome comercial ou marca, de propriedade de um laboratório farmacêutico específico.[7]

Medicamentos bioequivalentes são correspondentes farmacêuticos que, ao serem administrados na mesma dose molar e em idênticas condições experimentais, não apresentam diferenças estatisticamente significativas em relação à biodisponibilidade.

Fármacos controlados para uso odontológico só poderão ser aviados quando prescritos por cirurgião-dentista devidamente habilitado. Por determinarem dependência física ou psíquica, têm uso padronizado no Brasil desde 1998. Alguns podem ser teratogênicos, como os retinoicos sistêmicos, alguns imunossupressores e os anabolizantes. São classificados em substâncias entorpecentes (listas A1 e A2), psicotrópicas (listas A1, B1 e B2), imunossupressoras (lista C3), retinoicas e anabolizantes (C1, C2, C5) – requerendo formulários de receita específicos: Notificações de Receitas A e B. A Notificação de Receita é o único documento que autoriza dispensação ou aviamento de substâncias ou produtos controlados, devendo ser impressa em formulário próprio.[8]

Deve-se usar receituário específico para prescrição de fármacos controlados. Como esse formulário fica retido na farmácia, as instruções de uso devem ser reescritas para o paciente em receituário comum. A prescrição deve conter data e assinatura do profissional, endereço do consultório ou da residência e número de inscrição no respectivo conselho profissional. Deve ser assinada claramente e acompanhada de carimbo, possibilitando identificar o profissional em caso de necessidade. Caso sejam prescritos simultaneamente outros fármacos, é importante que as instruções de uso para cada um deles sejam devidamente especificadas, evitando que o paciente as confunda. A lista de medicamentos controlados foi atualizada em 2021.[8]

Os medicamentos sujeitos a controle especial estão divididos por grupos que diferem quanto às exigências para a prescrição ambulatorial (Quadros 5.1 a 5.3).

No Quadro 5.1 encontram-se entorpecentes opioides com ação analgésica forte (como morfina, petidina, tramadol, codeína e outros). O Quadro 5.2 relaciona psicotrópicos pertencentes aos grupos de benzodiazepinas, barbitúricos, hipnossedativos não benzodiazepínicos e outros. O Quadro 5.3 inclui outras substâncias sujeitas a controle especial, como ansiolíticos, anticonvulsivantes, antidepressivos, antipsicóticos e outras. A prescrição dos fármacos contidos nessas listas é feita em Receita de Controle Especial.

Ansiolíticos em pré-medicação ou em sedação consciente são indicados para crianças que não cooperam com o tratamento odontológico ou em adultos que apresentem a mesma dificuldade, seja por problemas mentais ou ansie-

Quadro 5.1 Lista parcial (de prescrição odontológica) e atualizada até 2021 de substâncias sujeitas à Notificação de Receita A1 e A2 (amarela).

Buprenorfina**	Nalbufina**
Butorfanol**	Nalorfina**
Codeína*	Oxicodona*
Dextropropoxifeno*	Oximorfona*
Difenoxilato*	Pentazocina**
Fentanila e congêneres*	Petidina e meperidina e congêneres*
Hidromorfona*	Tapentadol*
Metadona e congêneres*	Tramadol***
Morfina*	

Substâncias entorpecentes que devem ser prescritas em formulário de Receita de Controle Especial, em 2 (duas) vias. *Agonistas de receptores opioides *mu*. **Agonistas parciais. ***Medicamento em unidade posológica < 100 mg.

Quadro 5.2 Lista parcial de substâncias psicotrópicas tranquilizantes (benzodiazepínicos) e hipnossedativas (barbitúricos) sujeitas à Notificação de Receita B (azul).

Alprazolam	Lorazepam
Amobarbital	Midazolam
Clonazepam	Nitrazepam
Clordiazepóxido	Oxazepam
Diazepam	Pentobarbital
Fenobarbital	Tiopental
Flunitrazepam	Triazolam
Flurazepam	

Quadro 5.3 Lista parcial de outras substâncias sujeitas a controle especial (Receita de controle especial em duas vias).

Acepromazina	Clorpromazina	Fluoxetina	Sevoflurano
Ácido valproico	Clozapina	Fluvoxamina	Sertralina
Amantadina	Desflurano	Haloperidol	Trazodona
Amitriptilina	Desipramina	Halotano	Valproato
Amoxapina	Dissulfiram	Hidrato de cloral	sódico
Aripiprazol	Donezepila	Levodopa	Venlafaxina
Biperideno	Droperidol	Lítio	Vigabatrina
Buspirona	Etossuximida	Loperamida	Ziprazidona
Carbamazepina	Fenitoína	Misoprostol	
Cetamina	Flumazenil	Risperidona	

dade excessiva. Esta, muitas vezes, determina fuga dos tratamentos odontológicos. A ansiedade pode ser controlada com benzodiazepínicos orais, apresentando ampla margem de segurança clínica, rápido início de ação, pequena incidência de reações adversas, facilidade de administração e baixo custo. Lorazepam é o mais indicado para idosos, por ter menor incidência de efeitos paradoxais. Diazepam serve para a sedação em procedimentos mais prolongados. Midazolam é recomendado nas urgências por ter início de ação mais rápido e curta duração.[9] A sedação consciente é obtida com óxido nitroso/oxigênio, administrados por via atraumática, propiciando nível mínimo de depressão da consciência, sem modificação de sinais vitais e com rápida recuperação.[10]

As Notificações de Receitas A e B são impressas, respectivamente, em papéis de cores amarela e azul. O Bloco de Notificação de Receita A é fornecido pela Autoridade Sanitária competente do Estado aos profissionais legalmente habilitados, pessoalmente ou mediante solicitação escrita. A Notificação de Receita B é produzida a expensas do profissional, hospital ou ambulatório. Ambas ficam retidas na farmácia; portanto, as instruções para o paciente devem ser escritas em receituário anexo.

Algumas das normas constantes da prescrição de medicamentos controlados são:

- A Notificação de Receita somente poderá conter um produto farmacêutico
- Cada Notificação de Receita A somente poderá conter até 5 ampolas de medicamento para uso injetável e quantidade correspondente a 30 dias de tratamento, no máximo, para outras formas de apresentação comercial
- Para cada Notificação de Receita B, as quantidades máximas permitidas serão 5 ampolas e quantidade para o tratamento correspondente a, no máximo, 60 dias para as demais formas farmacêuticas
- A Notificação de Receita B terá validade por período de 30 dias, contados a partir de sua emissão, e somente dentro da Unidade Federativa que concedeu a numeração.

A Anvisa atualiza periodicamente as listas dos medicamentos sujeitos a controle especial, disponibilizadas em sua página eletrônica.

Ao contrário dos já descritos, há os *medicamentos de venda livre*.

No Brasil, a Rename estabelece quais são considerados isentos de prescrição, por meio da lista de Grupos e Indicações Terapêuticas Especificadas (GITE).

Alguns medicamentos, ativos em situações corriqueiras e isentos de riscos graves, têm comercialização livre. Outros só são dispensados ou vendidos mediante receita assinada pelo prescritor. Não são passíveis de venda sem prescrição aqueles administrados por via parenteral e as associações medicamentosas em que pelo menos um de seus princípios ativos não se encontre especificado no GITE.

Para todos os medicamentos, vendidos com ou sem receita, há registro e autorização para venda, emitidos por autoridade federal que, no Brasil, corresponde à Anvisa (http://www.anvisa.gov.br).

O registro de medicamentos no país não é um processo de avaliação entre várias alternativas comparáveis, por isso não se constituindo em orientação para uso racional de medicamentos. A partir dos agentes registrados, selecionam-se medicamentos considerados essenciais e alguns deles são também genéricos.

DESIGNAÇÃO DOS FÁRMACOS

Um fármaco pode ser designado pelo nome:

- Químico, em geral não empregado
- De código, quando em investigação pela indústria farmacêutica
- Oficial pela DCB, aprovada pelo órgão federal responsável pela vigilância sanitária,[11] ou DCI,[12] recomendada pela OMS/WHO
- Oficial, descrito em publicações oficiais, como farmacopeia, em geral equivalente ao nome farmacológico
- Comercial, de propriedade de um laboratório farmacêutico específico (geralmente seguido do símbolo® que indica marca registrada).

Há forte tradição de uso do nome comercial; no entanto, dever-se-ia dar preferência ao nome farmacológico, já que há grande quantidade de preparações comerciais para cada princípio ativo, prestando-se a confusões. A nomenclatura oficial também facilita a obtenção de informações a respeito de fármacos em literatura internacional, já que os nomes comerciais variam de um país para outro. Na prática clínica, viabiliza a compra de medicamento de menor custo pelo paciente, pois este pode optar entre diferentes preparações comerciais de um mesmo fármaco ou a substituição de uma por outra, caso não encontre aquela especificamente prescrita pelo profissional. Por fim, nomes comerciais estão sujeitos a mudanças, atendendo a interesses de mercado, e o princípio ativo, designado pelo nome farmacológico, é sempre o mesmo.

UNIDADES DE MEDIDAS

A maioria dos medicamentos é atualmente dosificada em unidades métricas, como grama (g), miligrama (mg), micrograma (μg) e mililitro (mℓ).

Algumas vezes a quantidade de fármaco não é expressa em peso ou volume, mas em unidades, o que se explica pelo fato de certos fármacos serem medidos por bioensaios e sua atividade se compara com a de uma unidade padrão. As doses de alguns antibióticos, como penicilina, são expressas em unidades. Na prescrição feita ao paciente, receita-se a dose a ser recebida a cada vez, sob forma de comprimidos, ampolas, gotas etc.

Medidas caseiras podem ser usadas para calcular aproximadamente a quantidade de fármacos sob forma de solução (elixir, tintura ou xarope), de uso comum em pediatria. Assim, 1 colher das de sopa equivale a 15 mℓ, 1 colher das de sobremesa, a 10 mℓ, 1 colher das de chá, a 5 mℓ, 1 colher das de café, a 2,5 mℓ e 1 copo, a 240 mℓ. Ocorre que utensílios domésticos podem fornecer volumes diferentes dos pretendidos. Assim, aconselha-se o uso de recipientes calibrados (colheres-medida, seringas orais ou similares) que acompanham vários produtos comerciais.

DIREITO DOS PACIENTES À INFORMAÇÃO SOBRE MEDICAMENTOS

Cabe ao profissional não só adquirir conhecimento, mas transmiti-lo. Na área de saúde pública, tem-se enfatizado a importância de educar a população sobre prevenção de doenças e cuidados básicos de saúde; no entanto, pouco tem sido feito para informá-la sobre o uso de fármacos. É comum o profissional apenas receitar o medicamento, sem qualquer explicação adicional. Paralelamente, o paciente não consegue transmitir a outros profissionais o que lhe foi previamente prescrito. Muitas vezes não sabe o nome do medicamento, sua finalidade, peculiaridades do esquema de administração e raramente conhece seus potenciais efeitos adversos.

O paciente não deve ser considerado apenas como aquele que procura alívio de suas dores e sofrimento, buscando resgatar a saúde, ele é parte essencial e membro ativo da relação profissional-paciente. De sua atitude frente à doença, também depende o sucesso da terapêutica. Se não seguir as recomendações prescritas ou não utilizar adequadamente os medicamentos prescritos, qualquer plano terapêutico será inútil. Para que isso não ocorra, é necessário haver comunicação. Como integrante dessa parceria, o paciente tem direito a informações sobre situação clínica, procedimentos efetuados e, se medicamentos forem prescritos, seu objetivo e eventuais riscos da terapêutica.

Há dificuldades, no entanto, na troca de informações sobre o uso de medicamentos entre pacientes e profissionais. Os primeiros, por vezes, sentem-se constrangidos de expressar dúvidas, temem ser inconvenientes ou demonstrar ignorância. Já os dentistas podem não considerar necessário explicar ou, pela estrutura do sistema de atendimento e o tempo limitado de consulta, podem omitir esclarecimentos que fariam diferença na resolução do problema apresentado.

Para aumentar a desinformação, tem-se a veiculação de informações inapropriadas pelos meios de comunicação, atualmente muito intensificada, pelo fácil acesso à internet ou via telefones celulares ou intercâmbio de informações leigas pelas redes sociais. Isso cria o que se convencionou chamar de *fake news*, notícias sem embasamento científico, com falsas informações, ora alarmantes, ora oferecendo tratamentos e soluções milagrosos.

Ao perceber a possibilidade de seus pacientes serem influenciados por essas *fake news*, o profissional deve fornecer-lhes informações pertinentes ao atendimento e orientá-los a dirimir dúvidas adicionais em Centros de Informação sobre Medicamentos, como o do Conselho Federal de Farmácia (http://www.cff.org.br/cebrim) que fornece explicação ágil, de boa qualidade técnica e isenta de interesses comerciais. Basta encaminhar a pergunta por meio de formulário de solicitação de informação, com um clique no endereço mencionado anteriormente.

A desinformação acarreta consequências à saúde, seja pela negligência em procurar atendimento, seja pela tomada de decisões errôneas ou incabíveis. As consequências mais frequentes são:

- Não adesão a tratamento; insucesso terapêutico
- Retardo na administração do medicamento; agravamento do quadro clínico
- Aumento da incidência de efeitos adversos por inadequado esquema de administração e/ou duração de tratamento
- Dificuldade na diferenciação entre manifestações de doença e efeitos adversos da terapêutica; necessidade de consultas extras
- Desconhecimento da evolução do quadro, com preocupação excessiva quando não há resolução imediata da sintomatologia
- Aumento do custo da terapêutica
- Incentivo à automedicação pelo raciocínio inadequado de que similaridade de manifestações condiciona igual terapia.

Objetivando o uso efetivo de medicamentos em procedimentos odontológicos, deve-se priorizar a melhoria das informações fornecidas aos pacientes.

Por fim, os aspectos éticos da questão não devem ser esquecidos. Favorecimento à tomada de uma decisão informada significa respeito ao direito de escolha do paciente que deve ter acesso a toda informação relacionada à sua saúde física e mental, com apresentação balanceada de benefícios e riscos do tratamento e esclarecimento de formas de emprego. A linguagem deve ser clara, concisa e apropriada à cultura local e ao grau de compreensão do paciente, sem, no entanto, perder embasamento científico e julgamento da relevância clínica no contexto individual.

REFERÊNCIAS BIBLIOGRÁFICAS

1. World Health Organization (WHO). WHO essential medicines definition. Disponível em: www.who.int/topics/essential medicines/en.
2. World Health Organization (WHO). Road map for access 2019-2023; comprehensive support for access to medicines, vaccines and other health products. WHO, 2019. Disponível em: https://apps.who.int/iris/handle.
3. World Health Organization (WHO). WHO Model List of Essential Medicines (EML) – 22nd list, updated in 2021. Disponível em: http://www.who.int/medicines/services/essmedicines_def/en/index.html.
4. Brasil. Ministério da Saúde. Secretaria de Ciência, Tecnologia, Inovação e Insumos Estratégicos em Saúde. Departamento de Assistência Farmacêutica e Insumos Estratégicos. Relação Nacional de Medicamentos Essenciais 2020. Brasília, DF, 2019. 219 p.
5. World Health Organization (WHO). 7th WHO Essential Medicines List for Children (EMLc), updated in June 2019.
6. Araújo LU, Albuquerque KT, Kato KC et al. Medicamentos genéricos no Brasil: panorama histórico e legislação. Disponível em: www.scielosp.org.

7. Vries TPGM, Henning, RH, Hogerzeil HV, Fresle DA. Guide to good prescribing. A practical manual; with contributions from F.M. Haaijer-Huskamp and R.M. van Gilst. Geneva: World Health Organization (WHO); 1998. 142 p.
8. Brasil. Ministério da Saúde. Secretaria de Vigilância em Saúde. Portaria nº 344, de 31 de dezembro de 1998. Disponível em: videbula.far.br/medicamentos-controlados.
9. Cogo K, Bergamaschi CC, Yatsuda Y et al. Sedação consciente com benzodiazepínicos em Odontologia. Rev Odontol Univ Cidade de São Paulo. 2006;18(2):181-8.
10. Cavalcante LB, Sababe ME, Marega T et al. Sedação consciente: um recurso coadjuvante no atendimento odontológico de crianças não cooperativas. Arq Odontol. 2011;47(1):45-50.
11. Agência Nacional de Vigilância Sanitária (ANVISA). Denominações Comuns Brasileiras (DCB). Atualizada em 11/11/2020. Disponível em: www.cff.org.br.
12. World Health Organization (WHO). International nonproprietary names for pharmaceutical substances (DCI). WHO Drug Information 2020; 34(3), updated in June 2019.

Parte 2

Princípios Farmacológicos para a Correta Terapêutica Medicamentosa

6

Formas Farmacêuticas, Vias e Métodos de Administração de Medicamentos

Lenita Wannmacher

INTRODUÇÃO

A prescrição medicamentosa em Odontologia se justifica em momentos precedentes ou posteriores ao atendimento propriamente dito, seja em nível ambulatorial ou hospitalar. Durante os atendimentos, também são utilizados medicamentos.

O *medicamento* é conceituado como produto farmacêutico, tecnicamente obtido ou elaborado, que contém um (monoterapia) ou mais fármacos (associações), com finalidades profilática, curativa, paliativa ou para fins de diagnóstico.

Há medicamentos que são *profármacos*, ou seja, substâncias que, ao serem administradas, são inativas, mas que adquirem propriedades farmacológicas de interesse ao penetrarem e serem de alguma forma metabolizadas pelo organismo.

Apesar de procedimentos especializados serem a principal estratégia no atendimento dos pacientes odontológicos, o emprego de fármacos se faz necessário, enfocando, sobretudo, o controle de dor, inflamação e infecção.

O cirurgião-dentista costuma prescrever analgésicos, anti-inflamatórios, antipiréticos e antibióticos. Menos frequentemente trata pacientes ansiosos com ansiolíticos.

É, porém, vedada ao profissional a prescrição de medicamentos para agravos que não sejam da competência da Odontologia.

É importante que a *prescrição* seja clara, legível e em linguagem compreensível. Deve ser escrita sem rasura, em letra de forma, por extenso, utilizando tinta e de acordo com nomenclatura e sistema de pesos e medidas oficiais.

No exercício da Odontologia, a Lei nº 5.081/66 estabelece que compete ao cirurgião-dentista prescrever e aplicar especialidades farmacêuticas de uso interno e externo, indicadas em Odontologia, além de serem permitidas a prescrição e a aplicação de medicamentos de urgência no caso de acidentes graves que comprometam a vida e a saúde do paciente (artigo 6, inciso VIII).

Já a Portaria nº 344/98 define que o cirurgião-dentista somente pode prescrever substâncias e medicamentos sujeitos ao controle especial para uso odontológico (artigos 38 e 55, § 1). Desse modo, a portaria permite aos dentistas a prescrição tanto na Notificação de Receita A (amarela) e B (azul), como na Receita de Controle Especial.

Os principais grupos farmacológicos que se inserem nessa portaria são:[1]

- Analgésicos opioides: morfina, codeína, propoxifeno
- Agonistas opioides fracos: tramadol, tapentazol (agonistas do receptor opioide μ e inibidores da recaptação da norepinefrina)
- Benzodiazepínicos: diazepam, bromazepam, alprazolam (ansiolíticos)
- Antidepressivos: fluoxetina, mianserina, amitriptilina, paroxetina
- Anticonvulsivantes: ácido valproico, gabapentina, topiramato (em dores neuropáticas: neuralgia do trigêmeo, neuropatia pós-traumática, dor pós-herpética, disfunção da articulação temporomandibular [ATM], dor oncológica).

Em documento elucidativo[2] sobre a prescrição medicamentosa em Odontologia, são citadas as diferentes etapas que conduzem a uma prescrição cuidadosa e racional feita após atendimento e diagnóstico:

- *Coletar informações do paciente* sobre fatores que possam interferir com a prescrição medicamentosa atual, como idiossincrasias, alergias, reações adversas anteriores, uso rotineiro de outros medicamentos que possam configurar interações
- Sempre especificar o objetivo terapêutico
- *Selecionar o medicamento* julgado como mais eficaz e adequado para o paciente
- *Prescrever* com clareza o medicamento
- *Informar* ao paciente sobre o medicamento prescrito, em linguagem clara e compreensível, assegurando-se de seu entendimento
- Combinar reconsulta ou favorecer meio de contato para *monitorar o resultado* do tratamento proposto.

Para tanto, é necessário o conhecimento de como prescrever.

É a *forma farmacêutica* que contém o fármaco, isolado (*monoterapia*) ou em associação com adjuvantes ou outros fármacos (*associações medicamentosas*) em uma apresentação farmacêutica específica. São exemplos dessas formulações o paracetamol na forma de solução oral e a associação de paracetamol à codeína na forma de comprimido.

Fármacos podem ser designados pela:

- Denominação química: indica o nome do composto responsável pela ação farmacológica, de acordo com regras de nomenclatura química. Em geral, não é a empregada
- Denominação genérica: é designação curta, utilizada para identificar os componentes ativos dos medicamentos.[3] Com o objetivo de padronizar a nomenclatura de substâncias ativas, no Brasil adota-se a Denominação Comum Brasileira (DCB)[4] atualizada em 2020. Na falta de designação nacional, adota-se a Denominação Comum Internacional (DCI),[5] recomendada pela Organização Mundial da Saúde
- Denominação comercial: também conhecida como nome de marca ou de fantasia, é de propriedade de um laboratório farmacêutico específico. Geralmente é seguida pelo símbolo®, a fim de indicar marca registrada.

O exemplo a seguir identifica as diferentes nomenclaturas:

- Nome químico: ácido 2-acetoxibenzoico
- Nome genérico: ácido acetilsalicílico
- Nome comercial: Aspirina®.

Em uma prescrição, inicia-se por selecionar o fármaco mais ajustável à situação do paciente. A seguir, deve-se escolher a dose a administrar, a forma farmacêutica, a via e o método de administração. Por fim, determina-se a duração do tratamento.

FORMAS FARMACÊUTICAS

Forma farmacêutica é o produto resultante do processo tecnológico que confere ao medicamento características adequadas a sua dosificação e administração. Existem formas sólidas (comprimidos, drágeas, cápsulas etc.), semissólidas (géis, loções, unguentos, linimentos, ceratos, pastas, cremes e pomadas) e líquidas (soluções e suspensões orais e injetáveis, emulsões, xaropes, elixires, colutórios e vernizes).[6]

Formas farmacêuticas sólidas

As *formulações sólidas* para administração oral de uso mais comum são comprimidos e cápsulas, mas ainda abrangem drágeas, grânulos, supositórios e pós. Entre as vantagens que apresentam, podem-se destacar grandes estabilidades física, química e biológica, exatidão da dosificação, modo prático de aplicação, boas possibilidades de controle da liberação do fármaco e baixo custo.[7]

Cápsulas são formas compostas por envoltório comestível, normalmente à base de gelatina hidratada, apresentando forma e capacidade variáveis. Contêm em seu interior o fármaco e excipientes. Podem ser rígidas, moles, gastrorresistentes e de liberação prolongada. As cápsulas rígidas apresentam dois elementos independentes, em geral de forma cilíndrica, nos quais, em geral, estão contidos pós, embora também possam incluir *pellets*, granulados, microcápsulas, pequenos comprimidos etc. As cápsulas moles são formadas por uma só peça, de forma esférica ou ovoide, em cujo interior se encontra o princípio ativo, habitualmente em forma de dispersão líquida de natureza oleosa. Todavia, também podem conter produtos sólidos.[8]

Comprimidos são formas farmacêuticas sólidas, obtidas principalmente por compressão mecânica de granulados ou misturas de pós de uma ou várias substâncias ativas, com adição, geralmente, de excipientes ou aditivos.[8] Os comprimidos podem variar em relação a forma, tamanho e peso. Podem ser classificados em função de sua apresentação e da forma de administração recomendada. Assim, há comprimidos de liberação controlada, efervescentes, sublinguais, mastigáveis, revestidos e outros.

Existem comprimidos divisíveis, que permitem ajuste preciso de posologia. Em cada um dos fragmentos, a precisão da dose dependerá de maior ou menor facilidade de fragmentação. No entanto, deve-se ter cuidado com a prescrição de ½ comprimido. É importante adotar este tipo de prescrição somente para apresentações fracionáveis, isto é, que apresentem ranhuras ou sulcos, permitindo o fracionamento. De modo geral, cápsulas, comprimidos de liberação controlada e comprimidos revestidos não podem ser partidos ou mastigados.

Cápsulas e comprimidos devem ser colocados sobre a língua e ingeridos com água. A ingestão sem água pode ser perigosa, pois é possível que o comprimido ou a cápsula se alojem no esôfago. O veículo adequado para administração de medicamentos é a água, em volume de, pelo menos, 200 mℓ. Outros líquidos, especialmente quentes, devem ser evitados.

Comprimidos orais para ingestão

Comprimidos convencionais devem ser deglutidos, a fim de liberarem a substância ativa no trato gastrintestinal, para que exerça ação local, como ocorre com antiácidos, ou ação sistêmica, como ocorre com antagonistas H_2.[8]

Comprimidos mastigáveis devem ser fragmentados com os dentes e posteriormente deglutidos. Caracterizam-se por não conterem desagregantes em sua formulação e estarem adequadamente aromatizados. Foram desenvolvidos para pacientes que apresentam dificuldades de deglutição. Entre os fármacos apresentados nessa forma estão os preparados vitamínicos e os antiácidos.[8]

Comprimidos revestidos apresentam sua superfície recoberta com uma ou mais camadas de substâncias.[8] Esse revestimento pode ser de açúcar ou uma película feita de material hidrossolúvel. Foram desenvolvidos com diferentes objetivos: mascarar odor ou sabor desagradáveis; proteger a substância ativa da ação de ar, luz e umidade; facilitar a deglutição. Comprimidos revestidos com camadas de açúcar são denominados drágeas. No caso de seu uso em Odontologia e na dependência da frequência, deve ser considerado o potencial incremento do risco de cárie.

Comprimidos de liberação controlada caracterizam-se por liberar gradualmente o medicamento, mantendo-se sua concentração plasmática em níveis terapêuticos durante um longo período de tempo. Existem diversos tipos. Podem-se citar os *comprimidos de liberação prolongada*, em que a substância ativa não é liberada até determinado período de tempo após a administração ou que existam certas condições fisiológicas para que esta liberação ocorra. Comprimidos de revestimento entérico são de liberação prolongada. *Comprimidos de ação repetida* são aqueles que liberam periodicamente uma dose completa do fármaco nos líquidos gastrintestinais. *Comprimidos de ação sustentada* são aqueles que liberam de forma contínua uma quantidade de fármaco. Podem ser citados como exemplos de comprimidos de liberação controlada algumas especialidades farmacêuticas de diclofenaco e de bromazepam, entre outros.

Comprimidos mantidos na cavidade oral

Comprimidos bucais devem ser mantidos na cavidade oral, onde se dissolvem lentamente, liberando a substância ativa para que produza efeito local. São exemplos alguns antissépticos e antifúngicos.[8]

Comprimidos sublinguais devem ser colocados embaixo da língua para serem dissolvidos e absorvidos pela mucosa oral, de modo que exerçam efeito sistêmico. Com frequência essa forma farmacêutica é utilizada para tratamento de situações de urgência, como angina de peito, em que nitroglicerina e dinitrato de isossorbida são administrados sublingualmente.[8]

Formas farmacêuticas destinadas a serem dispersas antes da administração

São formuladas para serem dissolvidas ou dispersas em água antes da administração. Seu uso é bastante restrito. Fazem parte deste grupo os comprimidos solúveis, os dispersíveis e os efervescentes. Estes últimos são os mais populares dentre eles.[8]

Comprimidos efervescentes foram desenvolvidos para serem dispersos em água antes da administração. Além das substâncias medicamentosas, contêm bicarbonato de sódio e um ácido orgânico, que reagem na presença de água, liberando dióxido de carbono. Esta reação é bastante rápida, completando-se em um minuto ou menos. A efervescência, além de contribuir para a rápida desagregação, produz sensação agradável, que mascara o sabor amargo de alguns fármacos. Devem ser dissolvidos completamente, em um copo de água, antes de serem ingeridos.

Pastilhas são preparações sólidas, confeccionadas ou não por compressão, destinadas a serem dissolvidas lentamente na boca. São discoides ou flavorizadas. Na maioria das vezes, apresentam proporção elevada de sacarose.

Pós ou granulados para uso oral, para serem ingeridos, devem ser preparados de forma extemporânea no momento de sua administração (adicionando-se determinada quantidade de água e agitando-se). São habitualmente dissolvidos ou colocados em suspensão em água. Podem ser apresentados em envelopes que contêm dose unitária, como ocorre com muitos antiácidos. Também podem ser disponibilizados em frascos para doses múltiplas. Nesse caso, água deve ser adicionada até o volume indicado no frasco. Sob essa forma são apresentados muitos antibióticos, como a amoxicilina.

Pós para uso parenteral são substâncias sólidas e estéreis, acondicionadas em seus recipientes definitivos. Após adição de volume adequado de líquido apropriado e estéril e agitação, dão origem a solução límpida e praticamente isenta de partículas ou suspensão uniforme. Os pós obtidos por liofilização (liofilizados) incluem-se nessa categoria.

Para produtos na forma de pó ou granulado, faz-se a preparação extemporânea (por adição de água no momento da utilização). Recomenda-se utilizar água filtrada ou fervida, resfriada a temperatura ambiente, para manutenção da qualidade. Deve-se verificar na bula do produto o tempo de estabilidade da preparação, anotando na embalagem o dia em que foi preparado e até quando poderá ser utilizado. Muitos dos medicamentos apresentados dessa forma devem ser armazenados sob refrigeração, depois da adição da água. É importante verificar a recomendação do fabricante quanto ao potencial incremento no risco de cárie.

Formas farmacêuticas semissólidas

Pastas dentifrícias são compostas por pós e outros componentes finamente dispersos em uma proporção que varia de 20 a 60%. Destinam-se a limpar e/ou polir os dentes e podem conter certos detergentes, corantes, flavorizantes e agentes terapêuticos. No Brasil, dentifrícios devem conter fluoretos como medida universal de proteção à cárie. Dentifrícios sem fluoreto não podem ser vendidos livremente.

Géis são preparações semissólidas formadas por líquidos gelificados com a ajuda de agentes apropriados. Géis dentifrícios são constituídos pela combinação de um dentifrício e um gel. São aplicados com escova de dente, com o propósito de limpar e polir os dentes. Géis de uso profissional odontológico podem ser aplicados por meio de moldeiras (2,5 mℓ), cotonetes (5 mℓ) e escova dental (uma gota). A aplicação de fluoreto na forma de gel é bastante usual.

Formas farmacêuticas líquidas

Constituem soluções, classificadas em *xaropes* e *elixires*. Os primeiros são preparações aquosas com alto teor de açúcar ou adoçante substitutivo. Os elixires são preparações hidroalcoólicas, edulcoradas e flavorizadas. Mais comumente são receitados para crianças, pela facilidade de deglutição. Têm pouco uso na prática prescritiva odontológica.

Outras *soluções orais* contêm fármacos dissolvidos em água, glicerina, propilenoglicol e outros solventes. Apresentam-se como soluções límpidas e transparentes, de sabor e odor agradáveis. Antes de sua utilização, deve-se verificar se o conteúdo está homogêneo e sem grumos. Podem ser usadas para gargarejos, enxágues, aplicação tópica ou em gotas, quando, então, há concentração mais elevada do fármaco, exigindo maior precisão de dosagem, sobretudo em crianças. Por esse motivo, recomenda-se a utilização de conta-gotas padronizado. A medida da dose deve ser feita com o conta-gotas na posição vertical. Para medicamentos que não requeiram administração em dose precisa, posologia expressa em número de colheres das de sopa ou sobremesa pode ser suficiente. Quando for necessária maior precisão, recomenda-se o uso de instrumento de medida adequado, calibrado corretamente.

Suspensões orais devem ser agitadas vigorosamente antes da administração ao paciente, para que o medicamento seja utilizado na dose correta, pois, quando a suspensão está em repouso, partículas sólidas podem depositar-se no fundo do frasco. Por isso, é importante verificar se foi feita a redispersão completa das partículas sólidas no líquido, antes de retirar a dose desejada.

Há também suspensões, em que o fármaco, com mínima solubilidade, em partículas finas e uniformemente distribuídas no veículo, pode ser administrado por vias oral, parenteral ou tópica.

Emulsões são preparações farmacêuticas obtidas pela dispersão de duas fases líquidas de uma mistura, formando um sistema homogêneo à custa de um agente emulsionante (tensoativo). Por se tratar de sistemas dispersos, as emulsões devem ser agitadas, antes de serem administradas.

Para medicamentos que não requeiram administração em dose precisa, posologia expressa em número de colheres das de sopa ou sobremesa pode ser suficiente. Quando for necessária maior precisão, recomenda-se o uso de instrumento de medida adequado, calibrado corretamente. Existem no mercado dosadores orais de várias capacidades volumétricas; recomendados para administração precisa de formas farmacêuticas líquidas.

Colutórios são soluções aquosas de certa viscosidade que contêm substâncias destinadas a tratar alguma afecção em cavidade bucal. São destinados à aplicação tópica, por meio de bochecho e gargarejo. Os edulcorantes não devem ser cariógenos, e o pH final deve estar próximo da neutralidade, uma vez que a acidez deteriora o esmalte dental e a alcalinidade causa dano ao tecido gengival. São em geral utilizados para reduzir a concentração bacteriana, então contendo antibióticos e antissépticos. Também podem aliviar dor ou inflamação, quando contêm anestésicos, analgésicos ou anti-inflamatórios.

Vernizes são formas em que o fármaco é misturado a veículo, endurecendo quando em contato com saliva ou água. Sua aplicação é feita sobre dentes limpos e secos. São amplamente utilizados para aplicação profissional de flúor na prevenção de cáries. Aderem à superfície do dente, o que prolonga o tempo de contato entre o flúor e o esmalte. Antes da aplicação do verniz, deve ser removido o excesso de umidade dos dentes. O verniz deve ser aplicado em fina camada, com auxílio de escova descartável. Sua aplicação em tecidos gengivais deve ser evitada, devido ao risco de alergia de contato. A secagem não é necessária após a aplicação, pois os vernizes endurecem em poucos segundos. Pacientes devem ser instruídos a consumir líquidos ou alimentos macios apenas depois de 4 horas da aplicação. Alimentos duros devem ser evitados. Não deve haver escovação dental pelo resto do dia. Os vernizes são contraindicados para pessoas com história de alergia ou asma brônquica.

Soluções injetáveis devem ser manuseadas e administradas aos pacientes por profissionais habilitados. Requerem cuidados de higiene e assepsia rigorosos, a fim de serem evitados problemas de contaminação do produto e infecções graves. Ampolas, após serem abertas, não podem ser fechadas novamente, e qualquer porção não utilizada deverá ser descartada, não devendo ser conservada para utilização posterior.

FORMAS FARMACÊUTICAS ESPECIAIS

Novas formas farmacêuticas têm sido investigadas e desenvolvidas com a finalidade de facilitar a administração de medicamentos e reduzir efeitos adversos. Ênfase tem sido dada na pesquisa atual em sistemas vetorizados, em que a liberação do princípio ativo é direcionada para órgão ou células específicas. Desse modo, é possível acentuar o efeito farmacológico e reduzir os efeitos indesejáveis. Para ser obtida essa liberação seletiva, são usados transportadores de medicamentos, como lipossomas e nanopartículas.

Dispositivos intraorais de liberação lenta têm sido desenvolvidos como alternativas às formas farmacêuticas orais convencionais. Esses dispositivos podem ser aderidos facilmente à cavidade bucal, retidos por longos períodos de tempo e removidos em qualquer momento. Possibilitam liberação constante de baixas concentrações de fármaco na cavidade bucal. São utilizados tanto para obtenção de efeitos locais como sistêmicos. Apresentam-se na forma de micropartículas, comprimidos bioaderentes, pastilhas, filmes flexíveis e géis, entre outros.

Adesivos têm sido amplamente utilizados como excipientes para fármacos utilizados no tratamento tópico de afecções da cavidade oral, como em bolsas periodontais, líquen plano oral, estomatite aftosa recorrente e lesões orais comuns (tais como aftas e úlceras). Fundamentalmente, corticosteroides, anestésicos locais, antifúngicos e imunossupressores têm sido incorporados nesses adesivos.[9]

Um dos adesivos mais utilizados é a *orabase* – polímero à base de carboximetilcelulose sódica (16,58%), pectina (16,58%), gelatina (16,58%) e plastibase (em quantidade suficiente). Trata-se de massa untuosa, incolor, inodora, quase insípida e insolúvel na saliva, e que, por isso, permanece aderida à mucosa. O tempo efetivo de adesão é variável em diferentes estudos. Assim, não é possível ao clínico predizer precisamente o tempo no qual o fármaco ficará em contato com a lesão. Para formulações em orabase, é descrito tempo de adesão entre 15 minutos a 5 horas. Além disso, perdas de 85 a 90% da dose total aplicada têm sido relatadas.[10]

Como a orabase não adere a superfícies úmidas, os pacientes devem ser instruídos a secar delicadamente a área lesionada e a mucosa com uma gaze, antes de fazer a aplicação de pequena quantidade do medicamento sobre a lesão. Isto deve ser feito após as refeições, e os pacientes não devem comer ou beber por, pelo menos, 30 minutos.

Vários polímeros sintéticos ou naturais são utilizados com a finalidade de obter a mucoadesão, isto é, a união desses polímeros a um substrato biológico (no caso, a mucosa oral). Os polímeros mais utilizados são hidroxipropilcelulose, combinações de hidroxipropilcelulose e ácido poliacrílico, carboximetilcelulose e polímeros de policarbofila. Esses adesivos têm sido amplamente utilizados como excipientes para fármacos utilizados no tratamento tópico de afecções da cavidade oral, como em bolsas periodontais e lesões orais comuns (tais como aftas e úlceras). Fundamentalmente, corticosteroides, anestésicos locais, antifúngicos e imunossupressores têm sido incorporados esses adesivos.[11]

CONSERVAÇÃO DE FORMAS FARMACÊUTICAS

Os produtos farmacêuticos apresentam tempo de uso limitado. É sempre importante verificar data de fabricação e prazo de validade. Medicamentos fora do prazo não devem ser utilizados. Ressalta-se que a validade do produto, após o início da sua utilização, não é a mesma do medicamento fechado. A violação da embalagem expõe o medicamento a agentes externos, o que pode levar a alterações de suas características e redução do tempo em que pode ser empregado.

Também devem ser respeitadas as temperaturas de armazenamento descritas em embalagem e/ou bula dos medicamentos.

Quando não houver recomendações específicas na embalagem para estocagem dos produtos, eles devem ser armazenados em temperatura ambiente controlada, protegidos da umidade e, quando necessário, protegidos da luz. A incidência de luz solar direta deve ser evitada, e circulação interna de ar deve ser mantida para conservação satisfatória dos produtos, bem como o equilíbrio da temperatura em todos os pontos do ambiente. Os pacientes devem ser alertados para não guardarem seus medicamentos em casa expostos a luz, umidade e calor excessivo. O armazenamento em banheiros e cozinhas não é recomendado. Também é importante ressaltar aos pacientes a importância da guarda de medicamentos longe do alcance de crianças.

VIAS DE ADMINISTRAÇÃO[12]

A menos que um fármaco seja administrado para produzir efeito local ou seja diretamente injetado na corrente circulatória, é necessário que faça um primeiro movimento de aproximação ao sítio de ação, indo do local de aplicação até a corrente circulatória.

Vias de administração são estruturas orgânicas pelas quais um medicamento pode alcançar o sítio de ação de interesse para exercer seu efeito. Esse primeiro contato, salvo para fármacos de ação local, se processa longe do efetor, órgão ou tecido que sedia o sítio de ação. As propriedades relacionadas a absorção, distribuição e eliminação do medicamento são bastante influenciadas pela via de administração.

A escolha da via de administração do medicamento deve considerar sua natureza e a rapidez de efeito, o tipo de ação desejada e a natureza do medicamento.

As vias de administração podem ser usadas tanto para propósitos locais quanto sistêmicos. A mesma via pode levar a efeitos diferenciados, de acordo com os fármacos administrados. Por exemplo, a inalação de medicamentos para asma brônquica visa agir sobre as vias respiratórias (efeito tópico), enquanto a de anestésicos voláteis visa agir sobre o cérebro (efeito sistêmico).

Aqui serão apresentadas as vias de administração de medicamentos de uso mais frequente em procedimentos odontológicos.

As vias de administração classificam-se em:

- Enterais: quando a substância penetra no organismo por meio de qualquer segmento do trato digestivo. Subdividem-se em vias bucal, sublingual, oral e retal. São geralmente as mais convenientes para o paciente, por facilidade de administração – sem necessidade de punções ou procedimentos de esterilização, menos riscos e custo menor. Por isso, medicamentos por ela administrados são os preferidos para uso em Odontologia. A via bucal é utilizada primordialmente para administração de medicamentos de efeitos locais
- Parenterais: em que substância não penetra no organismo pelo trato digestivo. As vias parenterais subdividem-se em *diretas* (acessadas por injeção), tais como intravenosa, intramuscular, intradérmica, subcutânea e outras; e *indiretas*, que prescindem de injeção, compreendendo vias cutânea, respiratória, intracanal e outras.

Vias enterais

Via bucal

É utilizada primordialmente para administração de medicamentos de efeitos locais (soluções de enxágue, suspensões e soluções antissépticas, emulsões, colutórios, comprimidos bucais bioaderentes, sistemas adesivos bucais, géis, pastas, pomadas, pastilhas). O medicamento é administrado sobre a mucosa bucal, sem efração de tegumento e sem ingestão, para obtenção de efeitos locais. A ação diluidora da saliva pode afetar a absorção de fármacos por essa via. Além disso, é necessário avaliar a possibilidade de irritação da mucosa no uso dessas formulações. Uma vantagem consiste na inexistência de uma primeira passagem hepática e intestinal. Entre os métodos de administração, incluem-se aplicação sobre as estruturas de interesse, irrigação e bochecho.

Esses fármacos são utilizados para obtenção de efeitos locais, pois outras formas farmacêuticas teriam dificuldade em se conservar devido à ação diluidora da saliva. Neles, a adição de resinas acrílicas selantes permitiu a retenção em superfícies oclusais, bucais e palatais.

Seus inconvenientes incluem dor local, risco de infecção, abscessos estéreis e fibrose.

Via sublingual

A mucosa na zona sublingual, por ser mais delgada e altamente irrigada, provê rápida absorção, inclusive de formas sublinguais sólidas (comprimidos, comprimidos bioaderentes) e líquidas (por gotejamento e enxágue). No entanto, o uso dessa via para formulações de liberação prolongada só se justifica quando o tempo de meia-vida de eliminação do fármaco for curto. O medicamento ingressa diretamente na circulação geral, por isso não sofre metabolismo de primeira passagem hepática. A ação diluidora da saliva pode afetar a absorção de fármacos por essa via. Também pode ocorrer irritação da mucosa no uso dessas formulações. Essa via apresenta dificuldades em pacientes pediátricos, muitas vezes incapazes de não deglutir o medicamento.

Via dental

Caracteriza-se pela aplicação tópica do medicamento sobre os dentes. Usam-se soluções para enxágue ou bochechos, dentifrícios em pasta ou gel, vernizes, clareadores, antissépticos tópicos. Por essa via também se faz aplicação de fluoretos, mediante escovação ou com uso de moldeira ou com enxaguante bucal muito concentrado.

A aplicação combinada de fluoretos e *laser* tem sido usada em prevenção de cáries.[13] Esse método aumenta a penetração e a absorção de fluoreto pelo esmalte, devido ao calor gerado pelo *laser* e à retenção de flúor nas porosidades da camada de esmalte.

A pesquisa *in vitro* da radiação ionizante sobre esmalte e dentina de dentes permanentes mostrou que aquela não afetou sua microporosidade como um todo, mas ocorreu microporosidade no esmalte superficial e em dentina, com a repetição da aplicação.[14] Também ocorreram modificações salivares e da microbiota ante ingestão de alimentos ricos em carboidratos. Pacientes submetidos à terapia com radiação ionizante para câncer de cabeça e pescoço podem apresentar tal alteração.

Via oral

Por via oral, o medicamento é administrado pela boca e, após ser deglutido, chega ao trato gastrintestinal. A mucosa oral é menos permeável e não provê uma absorção tão rápida como a zona sublingual. A absorção de fármacos por essa via também pode ser afetada pela ação diluidora da saliva. Também há possibilidade de irritação da mucosa no uso de algumas formulações. Por essa via são empregados comprimidos, cápsulas, pílulas, xaropes, elixires, óleos, líquidos, suspensões, pós e grânulos, com obtenção de efeitos sistêmicos. Os métodos de administração incluem deglutição e sondagem gástrica ou entérica.

Após ser deglutido, o fármaco atinge a circulação geral primeiramente ao atravessar a parede intestinal e, em seguida, chegar ao fígado. Se o fármaco sofrer metabolização hepática, maiores doses orais serão necessárias em comparação com as administradas por outras vias. A latência para o início de efeito é maior.

A administração oral permite a interação com alimentos, exigindo horários especiais de administração. Tendo efeito sistêmico, podem interagir com outros medicamentos, bem como apresentar efeitos adversos.

O uso da via oral é contraindicado em pacientes inconscientes ou com sensação de náuseas e vômitos, bem como naqueles incapazes de engolir.

Em crianças pequenas, preferem-se formas líquidas ou pastosas, pela dificuldade de deglutir formas sólidas. A aceitabilidade é favorecida quando o fármaco é administrado com alimento ou bebida. A forma de minicomprimido também favorece a aceitabilidade nessas crianças.[15]

Vias parenterais

Estas vias são menos utilizadas no atendimento odontológico ambulatorial. Constituem exceção pacientes inconscientes e os com distúrbios gastrintestinais ou impossibilidade de deglutir. Alguns medicamentos não podem ser administrados por vias enterais, porque sua absorção no trato digestivo é baixa ou imprevisível.

O termo parenteral, às vezes, é empregado erroneamente como sinônimo de injetável. No entanto, nem todas as vias parenterais empregam a injeção como método de administração, assim ocorrendo com fármacos aplicados por via inalatória.

As vias parenterais são classificadas em:[16]

- Diretas: em que o acesso se faz por injeção
- Indiretas: em que o acesso prescinde de injeção.

Os preparados injetáveis recebem a denominação de injeção se o volume administrado for relativamente pequeno (até 20 mℓ). Quando se empregam grandes volumes (p. ex., um ou vários litros), denominam-se infusões ou preparações injetáveis para infusão. Medicamentos destinados à administração por injeção ou infusão devem ser estéreis, apirogênicos, isotônicos e isentos de materiais particulados.

Vias parenterais diretas

Aqui se incluem as de aplicabilidade odontológica.

Via intravenosa

Configura a administração de um medicamento diretamente na veia, propiciando efeito imediato e níveis plasmáticos previsíveis, pois prescinde da absorção. Sua biodisponibilidade é de 100%.

É indicada em emergências médicas e doenças graves, em que há necessidade de doses acuradas e rápido início de efeito. Também é utilizada em presença de baixo fluxo sanguíneo periférico (choque), o que impede adequadas perfusão e distribuição teciduais do fármaco, bem como para infusão de substâncias irritantes por outras vias ou em grandes volumes.

Para injeções intravenosas utilizam-se em geral as veias do antebraço (fossa antecubital). Para infusões intravenosas, usam-se, preferencialmente, as veias da zona distal do antebraço, principalmente a cefálica acessória e a antebraquial mediana, permitindo, assim, certa mobilidade do paciente. Poderão, ainda, ser empregadas veias profundas, por meio de cateteres intravenosos introduzidos por punção ou flebotomia.

Essa utilização também apresenta inconvenientes como necessidade de assepsia, incomodidade para o paciente, dificuldade de execução, menor segurança – já que efeitos agudos e intensos podem ser também adversos – maior custo das preparações injetáveis e efeitos indesejáveis locais (flebite, infecção, trombose).

Soluções aquosas puras podem ser injetadas de modo intermitente ou por infusão contínua, usadas quando níveis plasmáticos mais atenuados e constantes se fizerem necessários.

Suspensões injetáveis são preparações líquidas constituídas por partículas sólidas dispersas em fase líquida aquosa ou oleosa, na qual não são solúveis. *Não* podem ser administradas por via intravenosa, em função do risco de partículas insolúveis bloquearem os capilares. Devem atender às exigências de esterilidade e ausência de pirogênios preconizadas em farmacopeias.

A injeção intermitente deve ser executada lentamente, em geral com monitoramento dos efeitos apresentados pelo paciente. Se a administração for muito rápida (injeção em bolo), há o perigo de imediata chegada da solução em alguns tecidos, produzindo reações como respiração irregular, queda da pressão sanguínea e arritmias cardíacas.

A infusão contínua, usada quando níveis plasmáticos mais atenuados e constantes se fizerem necessários, apresenta a vantagem da fácil suspensão na ocorrência de reações indesejadas. No entanto, há limitações do emprego dessa via, tais como as dificuldades na técnica de aplicação, a necessidade de esterilização do material a ser utilizado e o emprego de técnica asséptica por pessoal qualificado.

Outro perigo da injeção intravenosa é a introdução acidental de material particulado ou de ar na veia, acarretando embolização a montante, eventualmente fatal. Há ainda risco potencial de irritação no local da aplicação e de reações adversas agudas intensas, como acidente tromboembólico, extravasamento e infecções. Acresce-se a isso a desvantagem de, em geral, maior custo das preparações injetáveis.

Por tudo isso, a via intravenosa é considerada a menos segura, devendo ser reservada para situações em que esteja especificamente indicada.

Via intramuscular

A via intramuscular é considerada mais segura do que a intravenosa.

A absorção entre as fibras de músculos esqueléticos (músculos deltoide e glúteo) que apresentam poucos nervos sensoriais, é menos dolorosa, geralmente rápida, e admite medicamentos irritantes. A velocidade de absorção propicia pronto início dos efeitos terapêuticos.

Por essa via, podem ser administradas soluções aquosas, oleosas, suspensões e formulações de absorção sustentada, constituídas de suspensões ou compostos tipo éster ou associações viscosas. As preparações devem ser administradas mediante injeção profunda, para que sejam ultrapassados pele e tecido subcutâneo e com posicionamento perpendicular da agulha em relação ao músculo.

O volume máximo recomendado para uso por essa via é de 5 mℓ, se for aplicado na região glútea, e de 2 mℓ, se for aplicado no braço. A absorção depende de fluxo sanguíneo local e do grupo muscular utilizado (é maior no deltoide), acelerando-se com calor local, massagem e exercício. É também mais rápida se o diluente escolhido for miscível com água ou com líquidos teciduais. Dessa forma, as soluções aquosas se distribuem rapidamente, e as oleosas são absorvidas de maneira mais lenta. Podem ocorrer efeitos adversos locais como dor, desconforto, dano celular, hematoma, abscessos estéreis ou sépticos e reações alérgicas. Preparações de depósito são gradualmente solubilizadas, oferecendo pequenas frações de dose para serem absorvidas ao longo do tempo. Essas formas farmacêuticas eliminam a necessidade e o desconforto de injeções frequentes, mas podem ter absorção errática. Questiona-se a necessidade de aspiração prévia à injeção, que objetiva assegurar que o fármaco não seja injetado no interior de um vaso sanguíneo. A maioria dos profissionais de enfermagem não aspira pelos recomendados 5 a 10 segundos, talvez pelo fato de que aspirar e injetar lentamente determine mais dor do que não aspirar.

Essa via não deve ser utilizada em locais inflamados, edemaciados, irritados ou com cicatrizes e lesões.

Via subcutânea e submucosa

O medicamento é *injetado*, respectivamente, abaixo de pele (no tecido celular subcutâneo) ou mucosa (dentro do tecido celular subcutâneo, com efração do tegumento). Também se emprega a via subperióstica. Assim, a absorção é rápida, pois o fármaco só necessita ultrapassar células endoteliais para chegar à corrente circulatória. Uso de vasoconstritores prolonga os efeitos locais.

Absorvidos principalmente através dos capilares, os medicamentos recomendados para injeção subcutânea incluem soluções aquosas e suspensões não irritantes, contidas em 0,5 a 2 mℓ de líquido. A injeção é realizada por meio de agulha relativamente curta.

Em via submucosa, mais comumente utilizada em procedimentos dentais, os fármacos são administrados também por meio de injeção.

Seu uso é contraindicado em pacientes com alterações de mecanismos da coagulação, doença vascular periférica oclusiva, edema e choque, porque estas condições prejudicam a absorção periférica do medicamento. Injeção subcutânea não deve ser utilizada em locais inflamados, edemaciados ou irritados ou em cicatrizes e lesões.

Seus efeitos indesejáveis incluem dor local, risco de infecção e fibrose.

Vias parenterais indiretas

São citadas as vias de interesse no atendimento odontológico.

Via mucosa

Fármacos podem ser colocados sobre a mucosa bucal diretamente, sem efração do tegumento. A absorção é adequada, devido à rica vascularização tecidual. Terão efeito local ou sistêmico, nesse caso quando captados pelos vasos sanguíneos. As formas farmacêuticas incluem soluções, suspensões, géis, tinturas, cremes e pomadas. A administração pode se processar por aplicação, irrigação ou instilação.

Via intracanal

É via de uso exclusivamente odontológico, empregada para obtenção de efeito local de fármacos junto a canal radicular e zona pulpar. Apesar de os dentes estarem incluídos na cavidade oral, considera-se a via intracanal como parenteral pelo fato de o fármaco estar sendo administrado em área pulpar, não mais considerada como pertencente ao trato digestivo. A cavidade pulpar recebe irrigação de vasos sanguíneos e linfáticos, tendo também terminações nervosas. Dependendo de estado da doença dentária e tamanho molecular do fármaco, este pode alcançar a corrente sanguínea.

Medicamentos intracanal objetivam remover ou reduzir microrganismos e seus subprodutos, bem como remanescentes pulpares de canais radiculares infectados, com posterior selamento dos canais desinfetados. Tornando o conteúdo do canal inerte, previne-se dor pós-tratamento endodôntico e aumenta-se o efeito anestésico. Para tanto, o medicamento intracanal deve ter biocompatibilidade e estabilidade. Hidróxido de cálcio é usado para tal e mostra-se estável por longos períodos.

As vias enterais e parenterais mais comumente utilizadas em pacientes odontológicos são apresentadas no Quadro 6.1.

MÉTODOS DE ADMINISTRAÇÃO E FORMAS FARMACÊUTICAS

Geralmente, cada via pode ser abordada por diversos *métodos de administração* (injeção, infusão, instilação, deglutição, inalação, bochecho, fricção, aplicação, administração intracanal etc.).

Quadro 6.1 Principais vias de administração de fármacos em Odontologia, com exemplos de formas farmacêuticas e fármacos utilizados por essas vias.

	Vias de administração	Formas farmacêuticas (exemplos)	Grupos farmacológicos (exemplos)
Enterais	Oral	Cápsulas, comprimidos, pastilhas, soluções orais, suspensões orais, elixires, xaropes	Analgésicos opioides e não opioides, antimicrobianos
	Bucal	Pastilhas, comprimidos bucais	Antissépticos, antifúngicos
	Sublingual	Comprimidos sublinguais	Antissépticos
	Dental	Vernizes, pós dentifrícios, géis, pastas dentifrícias, soluções para enxágue	Fluoretos, antissépticos
Parenterais diretas	Intravenosa	Soluções, pós para solução e emulsões para uso injetável	Analgésicos opioides, antimicrobianos
	Intramuscular	Soluções, suspensões e pós para soluções ou suspensões de uso injetável	Anti-inflamatórios não esteroides (AINEs), vacinas
	Subcutânea/ submucosa	Solução Comprimido sublingual	Epinefrina 1:1.000 Dinitrato de isossorbida
Parenterais indiretas	Cutânea	Pomadas, cremes, géis	Anestésicos locais, AINEs
	Mucosa	Gases	Anestésicos gerais
	Via intracanal	Soluções injetáveis	Anti-inflamatórios esteroides

Neles se usam variadas *formas farmacêuticas*, algumas de uso odontológico:

- Sólidas (comprimido, pastilha, drágea, pílula, pó, goma de mascar, implante, filme); existem comprimidos mastigáveis, revestidos, sulcados, sublinguais, efervescentes, de liberação prolongada
- Semissólidas (pasta, gel)
- Líquidas, como soluções (oral, para bochechos e gargarejos, aerossol, tópica) e suspensões (colutório, emulsão, injetável).

Outras formas farmacêuticas abrangem adesivo transdérmico, implante, dispositivo intraoral de liberação prolongada, filme, goma de mascar, aerossol etc.)

Os fármacos administrados pelas vias consideradas produzem efeitos *locais* e *sistêmicos*, com finalidades *tópica* ou *sistêmica*, respectivamente.

As vias cutânea e mucosa são preferencialmente usadas para obtenção de efeitos locais. Porém, isto não impede que, eventualmente, haja absorção do medicamento, com aparecimento de efeitos sistêmicos.

REFERÊNCIAS BIBLIOGRÁFICAS

1. Morais e Silva G. Prescrição de medicamentos pelo cirurgião-dentista. Disponível em: www.cropa.org.br. Acesso em: 22 jun 2022.
2. São Paulo. Secretaria de Saúde. Prescrição de medicamentos pelo cirurgião-dentista. Secretaria de Saúde. Coordenação de Atenção Básica. Área Técnica de Saúde Bucal. 2. ed. Atual. São Paulo: SMS; 2012.
3. Osswald W. Medicamentos genéricos e designações comuns internacionais. 2016. Disponível em: https://www.infarmed.pt. Acesso em: 22 jun 2022.
4. Brasil. Agência Nacional de Vigilância Sanitária (Anvisa). Denominações Comuns Brasileiras (DCB). Resolução da Diretoria Colegiada da ANVISA (RDC) 435/2020.
5. Denominação Comum Internacional (DCI). Organização Mundial da Saúde. RDC nº 84/2002.
6. Jato JLV. Tecnologia farmacêutica – formas farmacêuticas. v. 2. Madrid: Editorial Sintesis; 2001.
7. Cunha Junior AS, Ranaldes GA, Ferreira LA et al. Vias de administração de formas farmacêuticas. In: Gomes MJVM, Reis AMM, editores. Ciências farmacêuticas – uma abordagem em farmácia hospitalar. São Paulo: Atheneu; 2000. p. 43-65.
8. Pezzini BR, Silva MAS, Ferraz HG. Formas farmacêuticas sólidas orais de liberação prolongada: sistemas monolíticos e multiparticulados. Rev Bras Ciências Farmacêuticas. 2007;43(4):491-502.
9. Sudhakar Y, Kuotsu K, Bandyopadhyay AK. Buccal bioadhesive drug delivery – a promising option for orally less efficient drugs. J Contr Release. 2006;14(1):15-40.
10. Edmans JG, Clitherow KH, Murdoch C et al. Mucoadhesive electrospun fibre-based technologies for oral medicine. Pharmaceutics. 2020;12(6):504-25.
11. Fuentes RB, Garcia MCV, Garcia JV et al. Papel de los bioadhesivos en el tratamento tópico de las enfermidades orales. Rev SEMG. 2003;50:486-90.
12. Pacca FOT, Ribeiro da Silva CEXS, Cerri A. Vias de administração de medicamentos e técnicas ao alcance do cirurgião-dentista. Disponível em: http://diagnosticobucal.com.br.
13. Azevedo DT, Faraoni-Romano JJ, Dercelli JR et al. Effect of Nd: YAG laser combined with fluoride on the prevention of primary tooth enamel demineralization. Braz Dent J. 2012; 23(2):104-9.
14. van Riet-Nales DA, Ferreira JA, Schobben AF et al. Methods of administering oral formulations and child acceptability. Int J Pharm. 2015;491(1-2):261-7.
15. Wannmacher L. Processos farmacocinéticos. In: Fuchs FD, Wannmacher L. Farmacologia clínica e terapêutica. 5. ed. Rio de Janeiro: Guanabara Koogan; 2017.
16. Kumar A, Tamanna S, Iftekhar H. Intracanal medicaments – their use in modern endodontics: a narrative review. J Oral Res Rev. 2019; 11: 94-9.

7

Fatores Capazes de Modificar Ações e Efeitos de Medicamentos

Lenita Wannmacher

INTRODUÇÃO

Ações e efeitos de medicamentos podem ser modificados por circunstâncias ambientais (luz, temperatura, umidade etc.), individuais (características étnicas, genéticas, etárias, de sexo, metabólicas, fisiológicas – como gravidez e lactação, patológicas, emocionais e adesão a tratamento) e do próprio medicamento (estocagem, temperatura, lote de fabricação etc.).

A generalização de definições sobre o efeito de um medicamento no ser humano só é alcançada quando a metodologia de investigação farmacológico-clínica abrange número significativo de indivíduos em circunstâncias controladas, tornando possível algum nível de previsibilidade que justifique seu emprego terapêutico.

Mesmo quando se avaliam respostas individuais a determinado medicamento, ocorrem variações, em virtude de fatores como idade, estado emocional, atividade laboral e outras modificações fisiológicas ou patológicas. Ainda que se reconheça essa variabilidade de responsividade individual, podem-se estudar variáveis pessoais e coletivas que justifiquem o emprego de fármacos individualmente ou em grupos sociais específicos.

FATORES AMBIENTAIS

Luz. Pode desencadear reações fototóxicas ou fotoalérgicas, geralmente manifestas na pele exposta ao sol, mas podendo ocorrer em áreas cobertas. A *fototoxicidade* é desencadeada por agente químico fotossensibilizante que, em quantidade apropriada, absorve radiação suficiente no tecido reativo. Sua incidência é diretamente proporcional à concentração do sensibilizante e à quantidade de luz. Reações fototóxicas induzidas por fármacos podem ocorrer na primeira exposição e expressam-se como queimaduras solares. Costumam desaparecer com a remoção da radiação ultravioleta ou do medicamento. A *fotoalergia* não tem mecanismo bem definido. Expressa-se como processo alérgico cutâneo que surge após alguns dias da exposição solar, em indivíduos sob uso anterior de certo fármaco. A resposta imune tardia à radiação ultravioleta transforma-o em um composto imunopatológico ativo, responsável por induzir a resposta imunitária. A fotoalergia pode determinar eczemas e prurido. Algumas dessas reações podem persistir após a suspensão do medicamento. Como as radiações ultravioletas e a luz visível que desencadeia essas reações não são facilmente absorvidas por cremes solares não opacos, é difícil bloqueá-las. Fotoalergia pode ocorrer em indivíduos em uso de tiazidas, sulfonamidas, anti-inflamatórios não esteroides e fenotiazinas. A suspensão do fármaco e da exposição solar constitui a medida fundamental de tratamento, coadjuvada por compressas de água fria, cremes com propriedades calmantes e agentes antipruriginosos.

Ruído ambiental. Compromete o efeito de fármacos hipnóticos, além de produzir, quando repetitivo, diminuição da acuidade auditiva. Por outro lado, há fármacos ototóxicos, como certos antibióticos e antidepressivos, os quais comprometem a acuidade auditiva e produzem zumbidos.

Temperatura, pressão atmosférica e altitude. Também condicionam mudanças devido a alterações fisiológicas, como oxigenação tecidual e modificação do número de receptores celulares, por exemplo. No caso de anestésicos gerais, a concentração dos gases em mistura modifica-se devido à diferença de pressão atmosférica.

Produtos alimentares. Podem modificar respostas de fármacos, por interações com conservantes, estabilizantes e outras substâncias químicas ingeridas, por isso há medicamentos que só podem ser administrados nos intervalos das refeições. Inibidores da monoaminoxidase não devem ser administrados concomitantemente com alimentos que contenham tiramina (certos queijos, arenque, vinhos etc.); metronidazol não pode ser usado simultaneamente com álcool; alimentos ricos em cálcio e antiácidos prejudicam o efeito da tetraciclina.

FATORES FARMACOLÓGICOS

Os efeitos farmacológicos são dependentes do esquema de administração, ou seja, do emprego de doses, formas farmacêuticas, vias de administração, intervalos entre doses, horários de administração e duração de tratamento. Fármacos produzem efeitos quantitativos (intensidade) e qualitativos diversos.

Doses. As que estão abaixo do limiar de eficácia são terapeuticamente ineficazes; já as supramáximas ocasionam efeitos tóxicos, podendo resultar em grave toxicidade e dependência física (no caso de psicotrópicos).

Vias de administração. Na dependência da velocidade absortiva, determinam início e duração de efeito diferentes.

Intervalos entre doses. Se muito curtos, acarretam toxicidade. Os muitos longos podem ocasionar perda de um efeito farmacológico que deveria ser contínuo.

Formas farmacêuticas. Com origem em indústrias diferentes, podem afetar a biodisponibilidade pelos variados graus de desintegração e dissolução das formas sólidas. Isso pode também acontecer entre lotes de um mesmo fabricante. Explica-se tal ocorrência por ingredientes farmacotécnicos empregados, métodos de manufatura, procedimentos de embalagem e estocagem.

Duração de tratamento. Costuma ser escolhida em função da manifestação clínica a ser corrigida, mas também é definida pelo tipo de fármaco empregado. Há aqueles (opioides, por exemplo), cujo uso prolongado favorece *dependência*, que pode ser física ou psíquica.

Formulações de um mesmo fármaco. Com veículos ou formas farmacêuticas diferentes, podem acarretar diferentes velocidades do início de efeito farmacológico ou variação na duração do efeito (forma de depósito).

Prazo de validade do fármaco vencido. Acarreta reações adversas significativas pela alteração química das preparações comerciais, além da perda de eficácia.

Tolerância. A exposição repetida ou contínua de alguns fármacos leva à diminuição da responsividade, conhecida como *tolerância*, sendo necessário aumento gradativo das doses para o restabelecimento da atividade.

Interações farmacológicas. São importantes fatores de modificação do efeito de medicamentos. Há as que são terapeuticamente benéficas (efeitos somatórios ou corretivos) ou nocivas (anulação de efeitos terapêuticos ou intensificação de efeitos adversos).

FATORES PESSOAIS

A variabilidade pessoal admite que haja a eventualidade de respostas individuais diferentes. Essas podem relacionar-se a diferenças raciais, de sexo, idade, peso, situações fisiológicas especiais (gravidez e lactação) ou patológicas, características genéticas, condições emocionais e adesão a tratamento.

Variação racial. Pode induzir diferença de resposta a fármacos, a exemplo da suscetibilidade ao álcool na raça amarela.

Diferenças de sexo biológico. Características hormonais e de massa corporal entre homens e mulheres tendem a promover alterações nos resultados terapêuticos de alguns agentes.

Idade. Também é condicionante de respostas terapêuticas diferentes aos mesmos agentes. Nos *idosos*, vários são os fatores que influenciam a resposta a certos medicamentos. A degenerescência orgânica e funcional tem marcada influência na farmacocinética e na farmacodinâmica, e na suscetibilidade a determinados medicamentos, por exemplo, aumento de resposta ou reações paradoxais a psicofármacos. Nesses indivíduos também é frequente a polifarmácia, ocasionando interações farmacológicas indutoras de diferentes efeitos. Nessa faixa etária, devem-se usar preferencialmente monoterapia, menores doses e intervalos maiores entre administrações. Já *crianças*, em razão de tamanho e composição corporal, devem receber frações das doses do adulto. Ainda assim, não é possível prever todas as reações adversas possíveis, pois recém-nascidos apresentam hiper-reatividade incomum aos fármacos devido à imaturidade dos sistemas de eliminação.

Peso corporal. Principalmente relacionado com o teor de gordura do organismo, influencia volume de distribuição de fármacos e depósito temporário de substâncias altamente lipofílicas. Como o tecido adiposo contribui muito pouco para a água corporal, em um obeso essa distribuição medicamentosa ocorrerá essencialmente nos compartimentos líquidos do organismo. A resposta a um fármaco altamente lipofílico, como o tiopental, pode ser retardada pela distribuição preferencial no tecido adiposo.

Gestação. Condição peculiar que exige também cuidados, não só em virtude de condições metabólicas diferentes nessa fase em relação a uma mulher não grávida, mas porque fármacos administrados à mãe podem influenciar significativamente o desenvolvimento fetal. Como há poucos fármacos comprovadamente inócuos para o feto, é melhor evitar qualquer medicamento durante a gestação.

Período de aleitamento materno. Como alguns fármacos passam para o leite, podem acarretar efeitos indesejáveis no lactente.

Condições fisiológicas. Exercício, sono, temperatura corporal e ritmos circadianos modificam respostas clínicas a fármacos.

Doenças. Algumas enfermidades influenciam a farmacocinética: alteram a *absorção*, como a diarreia e outros distúrbios gastrintestinais; modificam a *distribuição*, como perturbações de fluxo sanguíneo (choque), distúrbios na concentração de proteínas plasmáticas e alterações nas barreiras orgânicas (inflamação das meninges); afetam a *biotransformação*, como na disfunção hepática; prejudicam a *excreção* renal como na insuficiência renal.

Alguns *processos patológicos* fragilizam o organismo, deixando-o suscetível a alguns efeitos adversos de fármacos. Assim, asma brônquica predispõe à hipersensibilidade ao ácido acetilsalicílico, hipertireoidismo não controlado agrava os efeitos sistêmicos da epinefrina, miastenia *gravis* reduz a reatividade de receptores à acetilcolina.

FATORES GENÉTICOS

Alguns deles afetam a resposta farmacológica. Geralmente surgem reações idiossincrásicas, reconhecidas na infância e persistentes durante a vida adulta. São exemplos a hemólise produzida por sulfas em pacientes com deficiência da desidrogenase da glicose-6-fosfato, a prolongada apneia à succinilcolina em indivíduos com pseudocolinesterase atípica e a hipertermia maligna na deficiência de fosfoquinase.

EFEITO PLACEBO E EFEITO NOCEBO

As expectativas do paciente em relação ao tratamento proposto podem influenciar a resposta final observada, tanto no sentido de reduzi-la quanto de intensificá-la.

O *efeito placebo* corresponde ao efeito terapêutico não explicado pela atividade intrínseca da intervenção. Decorre, em parte, de história natural da doença, relação empática com o terapeuta e regressão à média, mas acrescenta outros mecanismos de produção. Às vezes, há expectativa quanto aos efeitos de determinado medicamento, cirurgia, fisioterapia ou outro procedimento, decorrente da aura de eficiência e do senso comum que os cercam, mesmo na ausência de resultado intrínseco da medida empregada. A responsabilidade do profissional pelo sofrimento do paciente já lhe confere segurança, exercendo efeito terapêutico. O alívio inicia-se quando as queixas são verbalizadas a quem, na visão do paciente, conhece a origem do sofrimento e é capaz de extingui-lo. Assim, diminuem medos e fantasias inerentes ao desconhecido, e nasce a expectativa positiva da cura.

Na mensuração do efeito farmacológico, é importante descartar o que se deve ao efeito placebo, tanto na prática clínica quanto na área de pesquisa. Nos ensaios clínico-farmacológicos, o grupo placebo evidencia o curso natural da doença, ou seja, sua evolução, independentemente de qualquer intervenção. Um recurso para minorar o efeito placebo consiste em tornar investigador e paciente desconhecedores da substância que está sendo administrada, ativa ou não (estudo "duplo-cego").

Inversamente, também ocorrem reações indesejáveis de tratamentos não explicadas por seu efeito intrínseco, mas sim decorrentes da atitude negativa do paciente. A esse fenômeno, denominou-se *efeito nocebo*, ou seja, aquele determinado por substância que, não sendo nociva ao organismo, incita sintomas de doenças por efeito psicológico nos pacientes que a usam.

ADESÃO AO TRATAMENTO

Conceitua-se esse fator como o grau em que o comportamento de um paciente coincide com a prescrição feita pelo profissional. A falta de adesão pode resultar em ineficácia de terapia ou toxicidade medicamentosa, o que é indesejável tanto do ponto de vista individual (não alívio das manifestações de doença) quanto social, por constituir-se em recursos de saúde desperdiçados. A falta de adesão pode ser minorada por confiança que se estabelece na relação do dentista com seu paciente, adequação do tratamento proposto ao nível socioeconômico-cultural deste, instruções claras e simplificadas da prescrição e seguimento dos efeitos esperados.

Em países em desenvolvimento, provavelmente, a magnitude e o impacto de não adesão são mais elevados, devido a exiguidade de recursos e dificuldade de acesso a cuidados de saúde.

REFERÊNCIAS RECOMENDADAS

Fuchs FD. Farmacologia clínica: princípios e aplicações. In: Fuchs FD, Wannmacher L, editores. Farmacologia clínica e terapêutica. 5. ed. Rio de Janeiro: Guanabara Koogan; 2017. p. 3-8.

Silveira de Castro M, Simoni CR. Adesão a medicamentos. In: Fuchs FD, Wannmacher L, editores. Farmacologia clínica e terapêutica. 5. ed. Rio de Janeiro: Guanabara Koogan; 2017. p. 53-60.

Wannmacher L. Fatores capazes de modificar a ação e os efeitos de fármacos. In: Wannmacher L, Ferreira MBC, editores. Farmacologia clínica para dentistas. 3. ed. Rio de Janeiro: Guanabara Koogan; 2007. p. 85-8.

8

Interações Medicamentosas

Lenita Wannmacher

INTRODUÇÃO

Durante o atendimento odontológico ou depois dele, o cirurgião-dentista pode atestar a necessidade do uso de mais de um medicamento e, para isso, deve avaliar se o paciente faz uso continuado de medicamentos sistêmicos, com finalidades terapêuticas variadas.

Na prescrição odontológica, geralmente incluem-se analgésicos, antibióticos e anti-inflamatórios não esteroides (AINEs). Esses medicamentos costumam ser usados por curto período de tempo, o que não impede que ocorram interações medicamentosas com os outros fármacos já utilizados pelo paciente, com possível surgimento de reações adversas.[1]

A prescrição de dois ou mais fármacos, simultânea ou sequencialmente administrados, pode acarretar duas situações no organismo:

- **Indiferentismo farmacológico**: quando cada um dos fármacos associados age independentemente dos demais. Isso foi demonstrado com o emprego de bochechos de clorexidina em combinação ao dentifrício contendo lauril sulfato de sódio, que causou efeito inibitório reduzido no biofilme dentário, sob diferente sequenciamento de uso[2]
- **Interação farmacológica**: traduz-se por alteração detectável ou mensurável, de cunho quantitativo ou qualitativo, com potencial de alteração do efeito terapêutico, quando a administração concomitante de dois fármacos ou mais produz aumento (sinergia) ou redução (antagonismo) de resultados de ao menos um deles (interação quantitativa). Isso pode acarretar efeitos terapêuticos aumentados, consequências adversas tóxicas ou perda de eficácia. Também pode influenciar a duração de efeito do medicamento, como acontece com a associação de vasoconstritores e anestésicos locais.[3]

As interações farmacológicas são responsáveis por 4,4% das hospitalizações atribuídas a medicamentos e representam 4,6% de todas as reações adversas por medicamentos em pacientes hospitalizados, podendo ser produzidas por mecanismos em farmacocinética e/ou farmacodinâmica.[4]

Tanto sinergias como antagonismos podem ser benéficos (nesse caso, aproveitados terapeuticamente) ou inúteis e prejudiciais, constituindo-se em frequente causa de aumento de riscos para o paciente.

Interações benéficas justificam sua utilização terapêutica quando aumentam a eficácia ou a duração dos medicamentos associados (sinergias) ou corrigem algum efeito indesejável (antagonismos – efeito corretivo e antidotismo).

Interações nocivas produzem resultados adversos (decorrentes de sinergias ou antagonismos) ou diminuem a eficácia de um ou ambos os agentes envolvidos (por antagonismo).

As interações podem comprometer os processos farmacocinéticos (absorção, distribuição, biotransformação e excreção de um ou ambos os fármacos associados). Igualmente podem afetar a ação dos fármacos associados envolvidos no mesmo receptor ou enzima (interações farmacodinâmicas) ou modificar seus efeitos, quando são semelhantes ou opostos, o que pode ocorrer por vias farmacológicas distintas ou em diferentes sítios (interações de efeito).

Por todas as possibilidades descritas, deve o cirurgião-dentista questionar o paciente sobre medicamentos de uso contínuo, a fim de verificar a não existência de interação com os fármacos de emprego odontológico. Isso se torna importante para pacientes em terapias de longa duração, como idosos ou portadores de doenças crônicas.

As interações, especialmente as que resultam em efeitos adversos, têm sido descritas em estudos com modelos animais, *in vitro* e em relatos de casos, o que tende a superestimar sua prevalência, não definindo a relevância clínica.

As consequências clínicas de uma interação farmacológica são variáveis a cada indivíduo. Assim, o monitoramento de potenciais interações constitui um dos modos de controle dos riscos potenciais.

Diante da grande quantidade de relatos de novas interações, publicados a cada ano, reconhece-se ser impossível para os cirurgiões-dentistas manterem-se inteiramente atualizados sobre o assunto.

Atualmente estão disponíveis sistemas informatizados para verificação dos riscos de potenciais interações de fármacos que constam na prescrição médica. Halkin et al.[5] relataram que o emprego desses sistemas causou redução da dispensação de 62,8% de prescrições que apresentavam interações importantes, e, em caso de utilização para verificação de interações anteriores ao ato prescritivo, redução de até 20% da exposição de pacientes a esse tipo de prescrição.

CLASSIFICAÇÃO

Interações farmacológicas classificam-se naquelas *in vitro* e *in vivo*.

Interações *in vitro* ocorrem antes da administração dos fármacos no organismo, quando se misturam dois ou mais deles em uma mesma seringa, equipo de soro ou outro recipiente. São denominadas *interações farmacêuticas* e acarretam *incompatibilidade medicamentosa*. Podem ser imediatas ou retardadas. Devem-se a reações físico-químicas que se exteriorizam por precipitação, turvação, floculação, formação de cristais, opalescência, mudança na consistência e alteração na cor da mistura, resultando em diminuição de atividade, inativação, formação de novo composto ou aumento da toxicidade de um ou mais fármacos em mistura. A ausência de alterações visíveis não garante a inexistência de interação, quando somente o conhecimento dessa possibilidade impede seu uso indevido.

Dois fármacos podem ser incompatíveis *in vitro* e sinérgicos dentro do organismo, desde que tenham sido administrados separadamente. Associações de doses fixas (mesma preparação farmacêutica) são muitas vezes irracionais.

In vivo, interações classificam-se em farmacocinéticas e farmacodinâmicas.

Interações farmacocinéticas envolvem as etapas do trânsito dos medicamentos no organismo – absorção, distribuição, biotransformação e excreção.

A *absorção* é a transferência de um fármaco de seu local de administração para a corrente sanguínea. A velocidade e a eficiência absortivas dependem das características químicas do fármaco e de sua via de administração.

Na *absorção oral* de fármacos sistêmicos interferem, por exemplo, a interação com alimentos ou outras substâncias que formem complexos insolúveis e não absorvíveis no estômago e a competição pelos mecanismos de transporte intestinal. Já a absorção em *cavidade bucal*, revestida por fino epitélio ricamente vascularizado, apresenta condições absortivas adequadas. Também o pH levemente ácido da saliva (em torno de 6) favorece a absorção de muitos ácidos e bases orgânicos fracos, que se mantêm em forma não ionizada. Assim, a modificação do pH salivar interfere na velocidade de absorção de fármacos pela mucosa bucal. A rica vascularização *sublingual* propicia rápida absorção de pequenas doses administradas por essa via. Sua maior vantagem é promover a chegada do fármaco à circulação sem sofrer inativação pelos sucos digestivos e metabolização de primeira passagem. Na cavidade bucal, também podem ser usados dispositivos de liberação controlada (membranas de copolímeros biodegradáveis e não biodegradáveis, ampolas de vidro, pastilhas, fibras, filmes, micropartículas, comprimidos bioaderentes etc.) embebidos em fármacos para disponibilização lenta e que serão absorvidos pela mucosa bucal. Formulações dentro de bolsas periodontais garantem a alta concentração do antimicrobiano no fluido crevicular gengival.

A *distribuição* de um fármaco, após sua absorção oral, pode ser afetada por outro que altere o fluxo sanguíneo ou a capacidade de ligação a proteínas plasmáticas e teciduais. Por exemplo, vasoconstritores modificam a distribuição de anestésicos locais associados, resultando em maior duração de efeito anestésico local e menor risco de efeitos sistêmicos.

A *biotransformação* de um fármaco pode induzir ou inibir enzimas hepáticas metabolizadoras de outro medicamento, acarretando modificações na quantidade disponível da forma ativa e alterando sua intensidade e duração de ação/efeito. Interações clinicamente relevantes podem surgir com os fármacos usados na prática odontológica.[6]

Antibióticos, como eritromicina, claritromicina e ciprofloxacino são inibidores enzimáticos de AINEs (celecoxibe, ibuprofeno, naproxeno).

Anti-inflamatórios esteroides (metilprednisolona) inibem a biotransformação de paracetamol.

Analgésicos opioides (codeína e tramadol) são profármacos, por isso a inibição de sua metabolização diminui sua eficácia.

A *excreção* também pode ser afetada por interações, mediante alterações de pH urinário, fluxo plasmático renal e capacidade funcional do rim. É comum a competição entre fármacos pelos mecanismos de transporte tubular renal, exemplificada pela administração prévia de probenecida, que determina excreção mais lenta de penicilina.

Interações farmacodinâmicas dividem-se em de *ação* e de *efeito*.

Interações de ação ocorrem quando os fármacos envolvidos ocupam mesmo receptor ou enzima. Um fármaco pode *aumentar* o efeito do agonista por estimular seu receptor celular ou inibir enzimas que o inativem. Também pode *diminuir* o efeito do agonista, porque o antagonista puro tem maior afinidade pelo receptor e nenhuma atividade intrínseca. O efeito final decorre da modificação da ação. Um exemplo é a associação sinérgica de sulfametoxazol + trimetoprima, em que ambos atuam em diferentes etapas da mesma rota metabólica.

Interações de efeito acontecem em sítios diferentes, resultando em efeitos similares ou opostos, ou influenciam mecanismos de toxicidade dos fármacos envolvidos. Ocorrem mediante mecanismos diversos sobre a mesma função do organismo, sem interagir diretamente um no outro. Um exemplo é a associação de anestésicos locais + epinefrina, em que a vasoconstrição desta preserva a ação anestésica.

As interações farmacodinâmicas são mais previsíveis que as farmacocinéticas, porque são menos influenciadas por variações genéticas e biológicas.

As interações também podem ser classificadas como sistêmicas (administradas sistemicamente) ou localizadas, quando dois fármacos ou substâncias são aplicados no mesmo local (p. ex., para desinfecção do canal radicular).

As interações farmacológicas apresentam vantagens (sinergias) e desvantagens (antagonismos), conforme listado no Quadro 8.1.[7]

Fármacos não devem ser associados para encobrir ou contrabalançar a falta de diagnóstico acurado, o que é indispensável à escolha de medicamento específico. Poucas são as situações em que se justificam associações.

MANEJO RACIONAL DAS INTERAÇÕES MEDICAMENTOSAS

O manejo da interação começa pela decisão quanto à relevância clínica de seu emprego, motivo para que seja prescrita. Acresce a preocupação de que não seja potencialmente danosa ao paciente.

Quadro 8.1 Vantagens e desvantagens das interações farmacológicas.

Vantagens		Desvantagens
Sinérgicas	Aumento de eficácia terapêutica	Associações em doses fixas (dificuldade de ajuste de doses individuais) Dificuldade de identificação do agente responsável por reação adversa Somação de efeitos adversos com fármacos de perfil toxicológico similar Antagonismo entre os agentes envolvidos Maior custo
	Redução de efeitos tóxicos pelo uso de menores doses dos fármacos associados	
	Combinação de latência curta com duração prolongada do efeito	
	Impedimento ou retardo do surgimento de resistência bacteriana	
	Aumento de adesão a tratamento por facilitação de esquema	
Antagônicas	Efeito corretivo	
	Antidotismo químico (inativação de composto causador de intoxicação)	

Em pacientes idosos que já usam continuamente múltiplos fármacos, é importante avaliar as potenciais interações danosas com os agentes que se pretende prescrever.

Com esse intuito, é importante contemplar as seguintes etapas:

- Avaliar a real vantagem desse emprego
- Realizar cuidadosa anamnese do paciente, incluindo medicamentos, fitoterápicos e complementos alimentares em uso atual ou recentemente suspensos, bem como uso crônico de álcool ou entorpecentes
- Analisar fatores de risco, como idade, comorbidades e uso simultâneo de polifarmácia
- Determinar a probabilidade de ocorrência de interações danosas, contrapesando as vantagens da prescrição
- Sugerir caminho terapêutico alternativo quando houver possibilidade de interação prejudicial.

Algumas associações medicamentosas são utilizadas em Odontologia, sendo razoavelmente seguras para indicações corretas e em doses convencionais, conforme é assinalado no Quadro 8.2.

Quadro 8.2 Alguns exemplos sinérgicos ou corretivos de associações em doses fixas com interações aceitáveis no uso odontológico.

Dor	Codeína e paracetamol (analgésico opioide e não opioide)[8]
Inflamação	Paracetamol e ibuprofeno (analgésico e anti-inflamatório)[8]
Infecção	Amoxicilina e ácido clavulânico (antimicrobiano e inibidor de betalactamase)
Desinfecção de canal (em endodontia)	Solução irrigadora de clorexidina a 2% + ozônio (antisséptico e gás)[9]
Anestesia local	Lidocaína e epinefrina (agente anestésico e vasoconstritor)

No emprego de antimicrobianos em Odontologia, deve-se atentar a algumas interações com medicamentos já em uso pelos pacientes. Exemplos das mesmas são arrolados no Quadro 8.3.

Quadro 8.3 Exemplos de interações medicamentosas significativas em Odontologia.

Agente modificador	Fármaco afetado	Efeito
Antibióticos de amplo espectro	Contraceptivos orais	Potencial redução da contracepção (usar medidas anticonceptivas adicionais)
Ampicilina	Antigotoso (alopurinol) betabloqueador (atenolol)	Alergias Menor eficácia
Álcool	Metronidazol Lítio	Efeito tipo dissulfiram Aumenta a toxicidade do lítio
Macrolídios	Bloqueadores dos canais de cálcio	Hipotensão arterial
Tetraciclinas (doxiciclina)	Flurbiprofeno Insulina Metotrexato	Redução de proteinases gengivais Aumento da hipoglicemia Aumento de toxicidade
Probenecida	Cefalosporinas e penicilinas	Retardo na excreção
Antifúngicos	Benzodiazepinas	Aumento de sedação e comportamento irracional
Bicarbonato de sódio	Ácido acetilsalicílico	Aumento da excreção urinária
Epinefrina	Anestésicos locais	Preservação anestésica
Sais de alumínio, cálcio, magnésio e ferro	Tetraciclina	Diminuição da ação antimicrobiana
Trimetoprima	Sulfametoxazol	Ação sinérgica
Naloxona	Analgésicos opioides	Antagonismo competitivo
Flumazenil	Benzodiazepínicos	Antagonismo competitivo

REFERÊNCIAS BIBLIOGRÁFICAS

1. Carvalho AA, Almeida Junior LA, Cerdeira CD et al. Visão farmacoterapêutica em odontologia: frequência e classes de medicamentos prescritos em uma clínica odontológica de um município do sul de Minas-Gerais – MG. Rev Odontol Bras Central. 2017;26:48-51.
2. Elkerbout TA, Slot DE, Bakker EWP et al. Chlorhexidine mouthwash and sodium lauryl sulphate dentifrice: do they mix effectively or interfere? Int J Dent Hyg. 2016;14(1):42-52.
3. Yamashita K, Kibe T, Shidou R et al. Difference in the effects of lidocaine with epinephrine and prilocaine with felypressin on

the autonomic nervous system during extraction of the impacted mandibular third molar: a randomized controlled trial. J Oral Maxillofac Surg. 2020;78(2):215.
4. Bertollo AL, Demartini C, Piato AL. Interações medicamentosas na clínica odontológica. Rev Bras Odontol. 2013;70:120-4.
5. Halkin H, Katzir I, Kurman I et al. Preventing drug interactions by online prescription screening in community pharmacies and medical practices. Clin Pharmacol Ther. 2001;69(4):260-5.
6. Hersh EV, Moore PA. Drug interactions in dentistry: the importance of knowing your CYPs. J Am Dent Assoc. 2004;135(3):298-311.
7. Ioris LMD, Bacchi AD. Interações medicamentosas de interesse em odontologia. RFO UPF, Passo Fundo. 2019;24(1):148-54.
8. Moore PA, Ziegler KM, Lipman RD et al. Benefits and harms associated with analgesic medications used in the management of acute dental pain: An overview of systematic reviews. J Am Dent Assoc. 2018;149(4):256-65.
9. Noites R, Pina-Vaz C, Rocha R et al. Synergistic antimicrobial action of chlorhexidine and ozone in endodontic treatment. Biomed Res Int. 2014;2014:592423.

REFERÊNCIAS RECOMENDADAS

Osorio-de-Castro CGS. Interações medicamentosas. In: Fuchs FD, Wannmacher L, Ferreira MBC, editores. Farmacologia Clínica e Terapêutica. 5. ed. Rio de Janeiro: Guanabara Koogan; 2017. p. 91-7.

Padoin K, Comarella L, Solda C. Medicamentos comumente prescritos na odontologia e suas principais interações medicamentosas: revisão de literatura. J Oral Investigations. 2018;7(1):62-76.

9

Efeitos e Reações Adversas a Medicamentos

Lenita Wannmacher

INTRODUÇÃO

Durante o atendimento odontológico habitual (p. ex., uma restauração), sem agravos concomitantes, o cirurgião-dentista geralmente realiza anestesia superficial, utilizando *anestésicos locais* tópicos, como a xilocaína na mucosa, antes de infiltrar a submucosa com esse medicamento por via intradérmica. Também podem ser usadas *soluções antissépticas tópicas, soluções irrigadoras* e *enxaguatórios bucais*, com a finalidade de antissepsia de mucosas e superfícies dentárias, bem como de canais radiculares. Nas formas farmacêuticas apontadas, empregam-se clorexidina, cloreto de cetilapiridínio (CPC), ácido etilenodiamino tetra-acético (EDTA), hipoclorito de sódio, dentre outros.

Outros agentes tópicos são também empregados, constituindo *materiais dentários*, como cimento obturador, guta-percha, condicionadores ácidos, pasta de hidróxido de cálcio, resinas compostas, sistemas adesivos etc.

Durante o atendimento, o paciente pode apresentar manifestações sistêmicas, como crise de ansiedade,[1,2] dor do tipo anginoso, taquicardia, taquipneia, lipotimia, alteração aguda de pressão arterial, reação alérgica (edema de rosto, lábios ou língua; prurido e erupção cutânea) a materiais ou medicamentos dentários, dentre outras alterações.

Em estudo brasileiro,[1] quantificou-se a ansiedade de pacientes submetidos a atendimento odontológico, cuja prevalência foi de 87,3%, predominando o nível moderado (39,6%). A ansiedade que surge ante os procedimentos odontológicos muitas vezes supera a necessidade de execução dos mesmos, impedindo a prevenção de maiores danos à saúde bucal do paciente.[3]

Além de dispositivos simples de recuperação cardiorrespiratória, dificilmente encontrados em consultórios odontológicos, o cirurgião-dentista deve manter um arsenal medicamentoso para atender àquelas manifestações sistêmicas, contendo, por exemplo: ansiolítico (diazepam para uso intramuscular), vasodilatador para dor do tipo anginoso (dinitrato de isossorbida sublingual), solução injetável de epinefrina 1:1.000 para uso intramuscular (aplicável no músculo vasto lateral da coxa, em caso de reação anafilática).

Adicionalmente, o paciente pode estar em uso continuado de medicamentos sistêmicos com finalidades terapêuticas variadas, os quais devem ser minimamente conhecidos pelo cirurgião-dentista quanto a seus objetivos, efeitos adversos e interações.

Da prescrição odontológica, geralmente incluem-se analgésicos, antibióticos e anti-inflamatórios não esteroides (AINEs). Esses medicamentos normalmente são utilizados por curto período de tempo, o que não impede que ocorram interações medicamentosas com os outros fármacos utilizados pelo paciente, com potencial surgimento de reações adversas. Também são utilizadas soluções enxaguatórias para reduzir microrganismos em aerossol antes dos procedimentos. Metanálise de 12 estudos[4] que utilizaram clorexidina, CPC e óleos essenciais com essa finalidade no pré-procedimento mostrou redução de 64,8% na quantidade de microrganismos comparativamente ao controle.

CONCEITUAÇÃO E CLASSIFICAÇÃO

A Organização Mundial da Saúde/World Health Organization (OMS/WHO) define reação adversa como "qualquer resposta prejudicial ou indesejável e não intencional a um medicamento, a qual se manifesta após a administração de doses normalmente utilizadas no ser humano para profilaxia, diagnóstico ou tratamento de doença ou para modificação de função fisiológica".[5]

Esse conceito não considera como reações adversas a medicamentos (RAM) os efeitos que ocorrem após uso acidental ou intencional de doses maiores que as habituais (toxicidade absoluta). Também não inclui reações indesejáveis determinadas por falha terapêutica, abuso, erros de administração e não adesão a tratamento (uso maior ou menor do que o prescrito). Embora essa definição seja amplamente usada, outros conceitos têm sido propostos por inúmeros autores e instituições, indicando a falta de homogeneidade dos termos empregados no contexto da segurança do paciente relacionada com a utilização de medicamentos. Isso dificulta a interpretação e a comparação de resultados da literatura científica e, consequentemente, a compreensão da real magnitude do problema.[6]

Os termos "reação adversa" e "efeito adverso" a medicamentos têm sido utilizados como sinônimos, com referência ao mesmo fenômeno. No entanto, *efeito adverso* é causado por medicamento, e *reação adversa* é a manifestação desse efeito adverso no usuário. Desse modo, medicamento determina um efeito, e seu usuário apresenta uma reação adversa.

Já *evento adverso* corresponde a qualquer ocorrência desfavorável passível de ocorrer enquanto o paciente está usando o medicamento, que pode ou não ser atribuída ao fármaco, por incorreções de dose, via ou intervalo de administração ou omissão de doses.

O cuidado no reconhecimento de reações adversas evita a "cascata de prescrição", que ocorre quando um novo medicamento é prescrito para tratar reação adversa associada a outro fármaco. Essa prática promove risco adicional ao usuário, em virtude de tratamento potencialmente desnecessário. A cascata de prescrição pode ser prevenida pela prescrição correta do medicamento, quanto a indicação e esquema de utilização.

Adotar medidas não farmacológicas ou esquemas terapêuticos corretos, bem como orientar adequadamente os pacientes quanto à prescrição medicamentosa recebida concorrem para os benefícios terapêuticos e impede a cascata da prescrição.[7]

A redução da polifarmácia é importante, especialmente em idosos, muitas vezes já em uso de múltiplos fármacos. Uma maneira de avaliar o risco de reações adversas por conta das interações é conhecer as terapias medicamentosas usadas pelo paciente. Adicionalmente, não prescrever fármaco desnecessariamente, bem como monitorar reações adversas, evita interações indesejáveis.[8]

As seguintes classificações têm sido propostas para RAM:

- Tipo A: ocorrem com doses terapêuticas; são dose-dependentes e suas manifestações são previsíveis
- Tipo B: são independentes de dose, imprevisíveis e incomuns
- Tipo C: englobam reações crônicas, são dose e tempo-dependentes
- Tipo D: reações retardadas
- Tipo E: reações de retirada do fármaco
- Tipo F: correspondem a insucesso terapêutico.

As comparações farmacológicas dos medicamentos que apresentam reações de tipos A e B podem ser observadas no Quadro 9.1.[9,10]

De acordo com a *gravidade*, RAM podem ser categorizadas como leves, moderadas, graves ou letais, conforme apresentado no Quadro 9.2.[11,12] Quanto à *frequência*, podem ser classificadas como muito frequentes, frequentes, pouco frequentes, raras e muito raras.

Além dos efeitos nos pacientes, as reações adversas também influenciam significativamente os custos despendidos com sua correção ou contraposição.

Quadro 9.1 Comparação entre reações adversas de tipos A e B.

	Tipo A	Tipo B
Resposta ao medicamento	Efeito exagerado	Efeito incomum
Reação previsível	Sim	Não
Reação dose-dependente	Sim (em geral)	Não (em geral)
Incidência	Alta	Baixa
Morbidade	Alta	Baixa
Mortalidade	Baixa	Alta
Manejo	Ajuste de dose	Suspensão do fármaco
Exemplos	Xerostomia (diuréticos, anti-hipertensivos, antidepressivos),[9] estomatite[10] (antineoplásicos), aumento de volume gengival[10] (ácido valproico)	Choque anafilático por penicilina, hipertermia maligna por anestésicos gerais

Quadro 9.2 Classificação das reações adversas de acordo com a gravidade.

Categoria	Características das reações adversas
Leves	Não requerem suspensão do medicamento, tratamentos específicos ou antídotos
Moderadas	Exigem modificação da terapêutica, embora não necessariamente levem à suspensão do fármaco, e podem prolongar o atendimento e exigir tratamento específico
Graves	Potencialmente fatais, requerem interrupção da administração do medicamento, tratamento específico e eventual hospitalização
Letais	Contribuem direta ou indiretamente para a morte do paciente

FATORES PREDISPONENTES

Há reações adversas *inerentes ao medicamento*, com chance de ocorrer em praticamente todos os usuários. Em outras circunstâncias, são as *características pessoais* que determinam os efeitos indesejáveis, como as descritas a seguir:

- Idade: em geral, idosos têm mais probabilidade de apresentar RAM. Vários fatores contribuem para essa ocorrência, como: alterações farmacocinéticas e farmacodinâmicas decorrentes da idade; comorbidades; polifarmácia, muitas vezes com o uso de medicamentos desnecessários; erros, trocas ou esquecimentos nos esquemas de administração; regime de dose inadequado ou duplicidade terapêutica; deficiência física ou cognitiva. No atendimento odontológico, isso é menos crucial, mas, de qualquer modo, é importante que o cirurgião-dentista se inteire dos esquemas medicamentosos do paciente, a fim de evitar interações indesejáveis e consequentes reações adversas. Outro aspecto é o aparecimento de efeitos adversos bucais em idosos: a dificuldade mastigatória, quer por xerostomia ou remoção de próteses dentárias, pode ocasionar lesões de mucosa da cavidade oral. A xerostomia, que também pode ser causada por rádio/quimioterapia ou síndrome de Sjögren, pode acarretar problemas gengivais e periodontais, dificuldades para engolir, alterações de sabor e gosto, excessiva sensibilidade em boca e língua

- Características étnicas e genéticas: polimorfismo genético determina fenótipos de "metabolizadores lentos" ou "rápidos" para numerosos medicamentos, motivando, respectivamente, maior duração de efeito ou eliminação mais rápida dos fármacos, com repercussão em seus efeitos adversos. Já o caráter de acetilação lenta associa-se a maior risco de reações adversas
- Doenças ou condições clínicas associadas: pacientes com alterações de função renal ou hepática apresentam maior risco de efeitos adversos a medicamentos que são eliminados por esses órgãos, já que, respectivamente, são encarregados de excretá-los ou metabolizá-los. Também há situações clínicas específicas que predispõem a reações adversas, como a síndrome da imunodeficiência adquirida (AIDS) que aumenta a incidência de efeitos adversos de sulfametoxazol + trimetoprima, tais como neutropenia e reações dermatológicas graves incomuns; a síndrome de Stevens-Johnson e a necrólise epidérmica tóxica. Cautela no uso de medicamentos deve ser adotada por gestantes e lactantes. Na gestação, o uso de medicamentos deve levar em consideração alterações fisiológicas e farmacocinéticas próprias da gravidez e suas repercussões no desenvolvimento fetal. Durante o período de amamentação, fármacos podem passar para o leite materno, provocando reações adversas no lactente
- Consumo de álcool: a interação de álcool com anti-inflamatórios pode potencializar irritação, ulceração e hemorragias gastrintestinais; associado ao paracetamol, pode causar hepatopatia, pelo fato de o álcool interferir diretamente na metabolização desse fármaco. Etanol também está contido em preparações de alguns fármacos, por vezes em concentrações próximas às de uma bebida alcoólica. Tais interações, muitas vezes despercebidas ou negligenciadas, têm maior importância em idosos e gestantes, por peculiaridades farmacocinéticas e sensibilidades diferenciadas nessas populações, bem como pela polifarmácia[13]
- Associação com medicamentos: algumas manifestações indesejáveis nos tecidos bucais são provocadas pelo uso de medicamentos (Quadro 9.3). Em revisão de 19 artigos,[14] observou-se que manifestações orais, como ulceração da mucosa, aumento de volume gengival, xerostomia e diminuição do fluxo salivar, predominaram pelo uso de medicamentos oncológicos e daqueles com ação no sistema nervoso central.

A relação positiva entre a quantidade de fármacos consumidos e a incidência de efeitos adversos é bem documentada.[15] Administração concomitante de mais de um fármaco aumenta em 2 vezes o risco de efeitos adversos nos idosos. Em estudo transversal, envolvendo população entre 75 e 85 anos, a ocorrência de efeitos adversos foi maior entre usuários de três ou mais medicamentos, em comparação com aqueles que consumiam apenas um ou dois fármacos.[16]

É importante também considerar o uso de medicamentos de venda sem prescrição médica. Muitos consumidores consideram fitoterápicos e suplementos (como vitaminas, minerais, aminoácidos etc.) como tratamentos "naturais" e, portanto, isentos de efeitos adversos.

O Quadro 9.3 exemplifica fatores predisponentes ao surgimento de efeitos adversos e manifestações clínicas associadas.

Revisão sobre a associação de *bisfosfonatos*, *denosumabe* (anticorpo monoclonal humano com efeito antirresorptivo) e *bevacizumabe* (antiangiogênico que age como inibidor de osteoclastos) – utilizados, respectivamente, no tratamento de osteoporose e tumores malignos – com *osteonecrose de maxilares* mostrou a necessidade de se identificarem riscos e tratar adequadamente a condição suscitada.[17] Dentre os bisfosfonatos, aqueles que acarretam maior risco são: pamidronato, ácido zolendrônico, alendronato, risedronato e ibandronato, por sua difícil metabolização e consequente prolongada ação, com maior acúmulo nos ossos. Pacientes com câncer que recebem bisfosfonatos intravenosos têm 2,7 a 4,2 vezes mais risco de desenvolver osteonecrose. A duração desse tratamento também influencia a alteração óssea. Denosumabe e bevacizumabe igualmente apresentaram o risco de provocar osteonecrose dos maxilares.

O manejo conservador (boa higiene oral, uso de enxaguatórios bucais antimicrobianos e emprego de antibiótico sistêmico se necessário) pode proporcionar alívio sintomático a longo prazo. Se esse não lograr resultados satisfatórios, será indicado manejo invasivo, com intervenções locais (osso alveolar) ou radicais (abordagem cirúrgica sobre maior segmento ósseo afetado).

Reações de hipersensibilidade (angioedema, urticária e broncospasmo) são mais comuns com o uso de AINE (em especial o ácido acetilsalicílico [AAS]).

Aumento de volume gengival ocorre com mais frequência pelo uso de imunossupressores (ciclosporina),[18] bloqueadores dos canais de cálcio (nifedipino, verapamil) e antiepilépticos (fenitoína).[19] A suspensão do uso desses medicamentos determina a regressão do aumento da gengiva. Essa manifestação desenvolve-se nos primeiros meses de administração dos medicamentos. A afecção torna difícil o controle do biofilme supragengival, resultando em processo inflamatório e complicando a lesão.

Aumento de volume gengival por medicamento pode associar-se a parâmetros clínicos periodontais, como índice de placa e índice gengival. Há relatos desse aumento em crianças que usam anticonvulsivantes e antipsicóticos.

Quadro 9.3 Fatores predisponentes ao surgimento de efeitos adversos a medicamentos nas estruturas bucais.

Indutores	Manifestação clínica
Idade	Alterações orgânicas fisiológicas, comorbidades, polifarmácia, deficiência física ou cognitiva, xerostomia
Polifarmácia	*Oncológicos:* ulceração da mucosa, aumento de volume gengival, xerostomia e diminuição do fluxo salivar *Bisfosfonatos, denosumabe, bevacizumabe:* osteonecrose dos maxilares
Hipersensibilidade	*AINEs (AAS):* angioedema, urticária, broncospasmo
Idiossincrasias	Dependentes da sensibilidade individual e peculiar (geralmente de caráter genético) como resposta a certas substâncias (p. ex., hipertermia maligna por anestésicos gerais, inalatórios)

AAS: ácido acetilsalicílico; AINEs: anti-inflamatórios não esteroides.

Um relato de caso[20] mostrou a associação do uso de risperidona (antipsicótico) e de insatisfatórias condições de higiene bucal com quadro de hiperplasia em criança de 11 anos.

Xerostomia, problema comum em idosos, tem como principal causa a ingestão de medicamentos com potencial xerostômico, reduzindo a produção de volume salivar. Além da sensação de secura bucal, pode causar dificuldade de deglutição. Também dificulta adaptação de prótese e produz ardência na boca, halitose e cárie. Em pequeno estudo,[21] a prevalência de xerostomia nos idosos avaliados foi de 57,14%, sendo atribuída ao uso de anti-hipertensivos, antidepressivos, ansiolíticos e hiploglicemiantes. Oito (57,14%) idosos relataram sintomas de secura bucal, cinco (35,72%) tiveram sensação de ardência, outros oito descreveram sede constante (57,14%) e dois (14,28%) referiram dificuldade de deglutição.

Ulceração da mucosa bucal pode ser causada por aftas, queimaduras, mordida em língua ou bochechas ou ingestão de alimentos ácidos ou líquidos muito quentes. Também pode ser ocasionada por ação mecânica de próteses dentárias mal-adaptadas, aparelhos ortodônticos e dentes com coroas ou restaurações fraturadas. Agentes químicos, como AAS, naproxeno, piroxicam e diclofenaco de sódio (AINE), fluoxetina (antidepressivo), alendronato de sódio (antiosteoporose) e captopril (anti-hipertensivo), podem ocasioná-la. Azitromicina e amoxicilina associaram-se a ulcerações irregulares e hemorrágicas na mucosa oral.[13,22]

DETECÇÃO E MONITORAMENTO DE REAÇÃO ADVERSA A MEDICAMENTO

O estabelecimento de relação causal entre um fármaco e um evento clínico é fundamental na avaliação de reações adversas. Serve não apenas para auxiliar profissionais da saúde na tomada de decisões prescritivas ou formular recomendações para aquele paciente, como também para evitar, se possível, que essa mesma reação se manifeste em outros pacientes.

Deve-se obter descrição detalhada dos medicamentos consumidos, incluindo os de venda livre e fitoterápicos, natureza e tempo do aparecimento de sinais e sintomas e sua ocorrência no passado. A introdução constante de novos medicamentos no comércio e a tradição prescritiva de usar nomes de fantasia dificultam o reconhecimento, pelo cirurgião-dentista, dos medicamentos em uso pelos pacientes, com eventuais repetições e interações medicamentosas.

A relação temporal entre a administração do medicamento e a reação adversa é importante, especialmente para aquela de aparecimento tardio. É fundamental questionar se há regressão do quadro mediante suspensão de tratamento. Nova ocorrência após readministração é, em geral, considerada como prova de relação causal, mas nem sempre ocorre, particularmente quando a reação tem natureza subjetiva.

É necessário avaliar a probabilidade de as reações serem decorrentes de uso farmacológico ou de situação clínica subjacente. Doenças induzidas por fármacos são raramente específicas e quase sempre mimetizam as que ocorrem naturalmente. A maioria dos efeitos adversos caracteriza-se por sintomas subjetivos não atribuíveis a efeito farmacológico do medicamento. Isso configura o *efeito nocebo*, em que a carga emocional do paciente permeia suas respostas quanto à caracterização do que está sentindo ou apresentando com o tratamento.

A forma como o paciente é questionado também influencia a detecção de um efeito indesejável: quanto mais específicas forem as perguntas, maior probabilidade de que o paciente identifique as manifestações e sua correlação causal. Finalmente, o reconhecimento da reação adversa pode ser dificultado por esta não apresentar padrão claramente definido ou por mimetizar uma manifestação não farmacológica.

Para ajudar na detecção de eventual RAM, o cirurgião-dentista deve atentar para os seguintes pontos:

- Relação temporal: a exposição foi anterior à reação? Qual o tempo entre o início da terapia e a RAM?
- Reexposição: a reação reaparece quando o medicamento é readministrado?
- Exclusão: existem outros fatores, além do medicamento suspeito, que possam ter causado o efeito adverso?
- Experiência prévia: a reação foi relatada anteriormente?
- Retirada/suspensão: há melhora após retirada do medicamento ou redução de sua dose?

Por vezes, o próprio paciente é capaz de distinguir prováveis reações a medicamentos de outras formas de eventos clínicos adversos. Para tanto, podem contribuir não só a especificação do esquema de administração e cuidados relacionados com o fármaco prescrito, como também seu grau de segurança e do que deve ser prontamente feito para minimizar eventuais efeitos indesejáveis.

É razoável pensar que a adequada educação dos pacientes sobre sua terapia medicamentosa possa auxiliar em prevenção ou minimização de reações adversas.

Uma estratégia para reduzir desconfianças e elucubrações do paciente em relação a tratamentos é dar-lhe claras e justificadas explicações sobre as abordagens propostas para seu tratamento.

PREVENÇÃO E TRATAMENTO DE REAÇÃO ADVERSA A MEDICAMENTO

Embora haja reações imprevisíveis, a maioria das RAM é evitável, incluindo as que acarretam internações hospitalares. Podem ser prevenidas pelo uso das menores doses possíveis, em intervalos de administração preconizados, respeitando-se o quadro fisiopatológico do paciente e as situações clínicas associadas.

Individualização de doses é considerada a melhor maneira de prevenção contra reações dose-dependentes. É processo simples quando se aplicam parâmetros clínicos específicos ou testes laboratoriais de fácil execução, o que possibilita avaliar efeito do medicamento e indicar ajustes de dosagem. Pacientes odontológicos podem fazer uso crônico de medicamentos, de diferentes categorias, desde os mais conhecidos e inócuos, até os que exigem monitoramento da concentração plasmática e de parâmetros clínicos; no entanto, nem sempre a concentração plasmática correlaciona-se com a concentração no local de ação, podendo não predizer efeitos farmacológicos. Assim, só se justifica a determinação de concentrações plasmáticas de medicamentos quando está estabelecida a correlação entre elas e o efeito terapêutico.

Para reações não dependentes da dose, cuidadosa anamnese sobre história de hipersensibilidade ou manifestações indesejáveis prévias pode auxiliar na redução de tais eventos. Deve-se, sempre que possível, evitar medicamentos com alto potencial imunogênico em pacientes com asma brônquica ou história prévia de alergias. Para algumas reações alérgicas, terapia de dessensibilização, com aumento gradual da dose, tem sido proposta. Formulações parenterais não devem ser escolhidas em detrimento das orais que apresentam menor risco de hipersensibilidade.

Na avaliação de eventuais RAM, é preciso avaliar efeitos indesejáveis advindos de fatores ambientais ou de interações de medicamentos ou destes com alimentos. Automedicação responsável e cuidados básicos de saúde são temas a serem enfatizados com os pacientes.

Reconciliação medicamentosa faz parte do processo da anamnese farmacológica e objetiva evitar adição, omissão ou mudança inadvertida da terapia durante os momentos de transição do cuidado. Essa atividade pode auxiliar na prevenção de RAM decorrentes de interação medicamentosa e erros de medicação.

Dependendo do mecanismo envolvido e da gravidade da reação, seu tratamento envolve as seguintes condições:

- Manejo das manifestações provocadas pelo medicamento
- Redução de dose
- Aumento de intervalo de administração
- Suspensão da administração do fármaco, temporária ou definitiva
- Administração de outros medicamentos ou medidas terapêuticas corretivas (antagonistas específicos ou antídotos, hemodiálise ou diálise peritoneal etc.)
- Estabelecimento de medidas gerais de suporte (manutenção de vias respiratórias, correção de distúrbios eletrolíticos ou acidobásicos etc.).

Certas RAM passíveis de prevenção ocorrem mesmo em doses baixas. Nesses casos, a redução da dose não é possível ou razoável. Certos medicamentos causam RAM graves, porém evitáveis, e podem resultar em admissões hospitalares. Nesses casos, cabe a modificação da terapia inicialmente prescrita.

REFERÊNCIAS BIBLIOGRÁFICAS

1. Lima AAS, Araújo MR. Prescrição medicamentosa: manejo de pacientes ansiosos durante o atendimento odontológico. In: Terapêutica aplicada à odontologia. Disponível em: https://acervodigital.ufrp.br. Acesso em: 21 nov 2021.
2. Figueiredo CHM, Coura TLAS, Oliveira O et al. Nível de ansiedade dos pacientes submetidos ao atendimento odontológico. Arch Health Invest. 2020;9(4):346-9.
3. Maniglia-Ferreira C, Gurgel Filho ED, Böneckervalverde G et al. Ansiedade odontológica: nível, prevalência e comportamento. RBPS. 2004;17(2):51-5.
4. Marui VC, Souto MLS, Rovai ES et al. Efficacy of preprocedural mouthrinses in the reduction of microorganisms in aerosol: a systematic review. JADA. 2019;150 (12):1015-26.
5. Uppsala Monitoring Centre. Glossary of pharmacovigilance terms. Disponível em: http://www.who-umc.org/glossario. Acesso em: 21 nov 2021.
6. Pintor-Mármol A, Baena MI, Fajardo PC et al. Terms used in patient safety related to medication: a literature review. Pharmacoepidemiol Drug Saf. 2012; 21(8):799-809.
7. Rochon PA, Gurwitz JH. The prescribing cascade revisited. The Lancet. 2017; 389(10081):1778-80.
8. Scott IA, Hilmer SN, Reeve E et al. Reducing inappropriate polypharmacy: the process of deprescribing. JAMA Intern Med. 2015; 175(5):827-34.
9. Vidal ACC, Lima GA, Grinfeld S. Pacientes idosos: relação entre xerostomia e uso de diuréticos, antidepressivos e anti-hipertensivos. Intern J Dentistry. 2004; 3(1):330-5.
10. Loureiro CCS, Adde CA, Perez FEG et al. Efeitos adversos de medicamentos tópicos e sistêmicos na mucosa bucal. Rev Bras Otorrinolaringol. 2004; 70(1):106-11.
11. Heineck I, Camargo AL, Ferreira MBC. Reações adversas a medicamentos. In: Wannmacher L, Ferreira MBC, editores. Farmacologia clínica para dentistas. 3. ed. Rio de Janeiro: Guanabara Koogan; 2007. p. 94-105.
12. Camargo AL, Dos Santos L, Heineck I. Farmacovigilância: reações adversas e queixas técnicas de medicamentos. In: Santos L, Torriani MS, Barros E, organizadores. Medicamentos na prática da farmácia clínica. Porto Alegre: Artmed; 2013. p. 197-206.
13. Wannmacher L. Interações de medicamentos com álcool: verdades e mitos. Uso racional de medicamentos: temas selecionados. vol. 4, nº 12. Brasília, novembro de 2007.
14. Pires AB, Madeira AC, D'Araújo KM et al. Reações adversas na cavidade oral em decorrência do uso de medicamentos. Rev Salusvita. 2017;36(1):157-85.
15. Sousa LAO, Fonteles MMF, Monteiro MP et al. Prevalência e características dos eventos adversos a medicamentos no Brasil. Cad Saúde Pública. 2018;34(4):e00040017.
16. Yu YM, Shin WG, Lee JY et al. Patterns of adverse drug reactions in different age groups: analysis of spontaneous reports by community pharmacists. PLoS One. 2015; 10(7):e0132916.
17. Vilela-Carvalho LN, Tuany-Duarte N, Andrade-Figueiredo M et al. Osteonecrose dos maxilares relacionada ao uso de medicações: diagnóstico, tratamento e prevenção. Rev CES Odont. 2018;31(2):48-63.
18. Wentz LA, Oliveira SC, Moreira CH et al. Low prevalence of gingival overgrowth associated to new imunossupressive protocols with cyclosporine. Braz Oral Res. 2012; 26(1):64-70.
19. Fernandes ADS, Oliveira DC, Castro GG. Hiperplasia gengival medicamentosa: uma revisão da literatura. Disponível em: www.inicepg.univap.br.
20. Pereira KDP, Gondim MM, Gondim RCA et al. Hiperplasia gengival medicamentosa associada ao uso de risperidona na infância: relato de caso clínico. Braz J Develop. 2021;7(6):56845-62.
21. Rech CA, Medeiros AW. Xerostomia associada ao uso de medicamentos em idosos. J Oral Invest. 2016;5(1):13-8.
22. Loureiro CCS, Adde CA, Perez FEG et al. Efeitos adversos de medicamentos tópicos e sistêmicos na mucosa bucal. Rev Bras Otorrinolaringol. 2004;70(1):106-11.

Parte 3

Farmacologia Aplicada ao Controle da Dor Odontológica

10

Princípios Gerais do Correto Tratamento da Dor

Lenita Wannmacher

INTRODUÇÃO

Dor é problema comum a todas as áreas da saúde, incluindo a odontológica e suas subáreas, podendo ocorrer por diferentes motivos relacionados com afecções e processos dentários, geralmente em virtude de cáries e doenças periodontais (sobretudo como resultado de inflamações e infecções).

A dor orofacial associa-se a tecidos duros e moles de cabeça (neurônios nociceptivos e núcleo trigêmino-caudal, com funções reguladoras de nocicepção orofacial e que podem alterar a percepção dolorosa nessa área cortical), face (mandíbula e articulação temporomandibular [ATM]) e cavidade oral (dentes, gengiva e mucosa oral), envolvendo múltiplos mecanismos causais.

Essa dor pode ser categorizada em nociceptiva, inflamatória e neuropática. Por sua duração, pode ser classificada em aguda e crônica.

Na infância, traumatismos orais e alteração na mineralização dos dentes podem causar sensibilidade aumentada. Além disso, a colocação de aparelhos ortodônticos e próteses também pode acarretar dor. Adicionalmente, tratamento odontológico de outra natureza pode determinar algum grau de desconforto ou sensação dolorosa.[1]

As variadas apresentações da dor e as consequências a ela associadas conduzem ao seguinte conceito: "Dor é experiência sensitiva e emocional desagradável, associada, ou semelhante àquela associada, a uma lesão tecidual real ou potencial".[2]

Dor orofacial é definida como a que ocorre em regiões de face e boca. A causa mais frequente são as inflamações que acometem a arcada dentária, mas há dores crônicas que comprometem a região temporomandibular, como as neuropáticas e idiopáticas. Por vezes, a complexidade anatômica da região dificulta o diagnóstico causal e o correspondente tratamento, resultando em tratamentos clínicos com antibióticos e abordagens cirúrgicas inapropriados.[3]

Dor orofacial crônica desafia os clínicos no que se refere a seu tratamento, devido às complexidades anatômicas e regionais, constituindo verdadeiro desafio diagnóstico. Para seu manejo, há necessidade de equipe multiprofissional.[4]

CAUSAS DE DOR OROFACIAL E ESTRUTURAS COMPROMETIDAS

As variadas causas dessa dor e as estruturas comprometidas podem ser observadas no Quadro 10.1.

Em revisão da literatura,[5] discutem-se os diferentes mecanismos da dor neuropática orofacial em Odontologia, enfatizando-se vias e mecanismos dessa dor. Os elementos envolvidos são cavidade oral (dentes, gengiva e mucosa oral), face, osso mandibular e ATM. As vias envolvidas no processo incluem neurônios aferentes nociceptivos e alterações de: gânglio trigêmeo, funções de neurônios nociceptivos cerebrais e função cerebral superior que regula a nocicepção orofacial e a ATM. Importante papel exerce o gânglio trigêmeo. Em função dessa complexa anatomia e dos vários mecanismos fisiopatológicos da dor orofacial, torna-se importante e desafiador seu controle terapêutico.

A dor orofacial pode ser aguda ou crônica, de origem inflamatória (causada por danos teciduais, com liberação de mediadores inflamatórios), neuropática (originada por defeitos de sistema nervoso central ou periférico) ou nociceptiva (desencadeada por calor, frio, força mecânica intensa e irritantes químicos).

Quadro 10.1 Causas de dor orofacial e estruturas comprometidas.

Locais	Lesões em dentes e tecidos de sustentação, em ossos e seios maxilares e em glândulas salivares
Neurológicas	Neuralgia do trigêmeo, neoplasia maligna envolvendo o trigêmeo, neuralgia pós-herpética, neuralgia glossofaríngea, esclerose múltipla
Vasculares	Hemicrania (enxaqueca), arterite de células gigantes
Psicogênicas	Dor facial atípica, disestesia oral, odontalgia atípica, disfunção temporomandibular
Provenientes de distúrbios em estruturas vizinhas (dor referida)	Nasofaringe, olhos, pescoço, tórax

As expressões de dor, aguda e crônica, diferem em muitos aspectos. Impedir que a primeira perdure sem adequado manejo ocasiona consequências diretas na dor crônica, que constitui uma das maiores causas de sofrimento. Ela é conceituada como a dor que persiste ou volta a ocorrer e tem duração maior do que 3 meses. Requer especial tratamento pelos distúrbios e pelo desgaste emocional que acarreta.[6]

A prevalência e o controle da dor têm sido analisados em vários artigos. Por vezes, seu diagnóstico é feito pela simples inspeção, mesmo por profissionais não especializados, como pode acontecer quando o paciente procura serviços de atendimento de urgência devido a traumatismo dentomaxilofacial, por exemplo. Ao contrário, há situações que necessitam de maior escrutínio e experiência de especialistas para fazer adequados diagnóstico e tratamento de dor e suas complicações.[7]

Quando a origem do problema não é tão evidente, há perguntas que podem, inicialmente, conduzir a uma hipótese diagnóstica: (1) Onde dói?; (2) Quando se iniciou a dor?; (3) Como a dor pode ser descrita?; (4) A dor se irradia?; (5) Qual a duração da dor?; (6) Que fatores pioram ou aliviam a dor?; (7) Qual a intensidade da dor?

A *dor odontogênica* é em geral intrabucal, aguda, localizada no dente, unilateral, às vezes acompanhada de edema e proveniente de dentina exposta ou inflamação. Pode ser exacerbada por estímulos osmóticos (ácidos ou doces) e de temperatura (frio e calor), bem como pela mordedura. Costuma ser intensa, aguda ou excruciante e breve, estando associada à inflamação aguda da polpa dentária (pulpite reversível). As mesmas características ocorrem na hipersensibilidade dentinária, relacionada com a dentina exposta, ocasionada por perda de esmalte, cemento ou recessão gengival. Postula-se que haja movimento de fluido nos túbulos dentinários, o qual estimula fibras nociceptivas localizadas no lado pulpar dos microtúbulos. Quando a inflamação progride, sem que a polpa se recupere, pode provocar pulpite irreversível, em que a dor é parcamente localizada e de longa duração. Se o estímulo for a mordedura, a dor aguda e de breve duração pode estar localizada em dente vital fraturado ou com restauração comprometida. Comumente se associa a cárie ou traumatismo dental ou decorre de doença periodontal.

Dor dental aguda com edema, proveniente de processo inflamatório, costuma associar-se a abscesso apical agudo, quando é identificada ao toque ou com pressão no dente afetado. Pode haver edema e flutuação dos tecidos moles. Tais sintomas também se apresentam em abscesso periodontal, sendo este em geral localizado. A dor de processo inflamatório tem curso mais prolongado devido a estímulos mais sustentados em nociceptores periféricos.

Odontalgia atípica[8] é forma crônica de dor dental, que ocorre na ausência de qualquer lesão orgânica identificável e para a qual a origem neuropática aparece como a melhor hipótese.

Se as dores forem especialmente difusas e recorrentes, podem ser indicativas de muitas outras doenças. Neoplasias de cabeça e pescoço, leucemia e neuralgia do trigêmeo estão entre as enfermidades que têm a dor como queixa inicial do paciente.

O diagnóstico requer cuidado e experiência profissional. Nem sempre é fácil distinguir a dor de dente das neuralgias, mas é possível. Talvez seja esse um bom caminho para evitar extrações e padecimento desnecessários.

Dor na arcada dentária de origem *não odontogênica* pode ser causada por sinusite maxilar, comprometimentos musculoesquelético, neuropático, psicogênico, vascular e cefaleia primária. Nesses casos, é importante o diagnóstico diferencial.

Dor intermitente costuma ter origem não odontogênica, estando associada a bruxismo, cefaleia, dor neuropática, entre outras causas.[9]

Dor orofacial crônica relacionada com a arcada dentária constitui-se em desafio ao cirurgião-dentista, devido às complexidades anatômicas e regionais. Isso ocorre com a dor disfuncional crônica que, pela falta de reconhecimento, pode resultar em atendimento dentário inapropriado e dano adicional ao paciente. Pode ser ocorrência que exija abordagem multidisciplinar. Atualmente já existe uma subespecialidade da Odontologia, responsável pelo diagnóstico das dores orofaciais, cujo tratamento, algumas vezes, deve ser realizado por equipe multiprofissional (dentistas, médicos, fisioterapeutas e psicólogos), pois essa condição deve ser abordada com visão global do paciente, não sendo a dor tratada apenas no momento em ocorre.

Dores orofaciais de outra origem estão relacionadas a seguir:

- Faringoamigdalite
- Sinusite
- Úlcera aftosa
- Enxaqueca
- Disfunção da ATM
- Neuralgia do trigêmeo.

Disfunções da ATM provocam dor em 97% dos casos. Outras situações que vêm sendo cada vez mais observadas são as neuralgias e neuropatias (dores de origem neurológica).

Estresse e ansiedade causam descarga neuronal de neurotransmissores capazes de estimular tensão muscular.

ABORDAGEM TERAPÊUTICA DA DOR

Deve considerar as características (causação, localização, intensidade, duração) e suas consequências (reação emocional do paciente, repercussões na qualidade de vida, interferência na atividade laboral, dentre outras).

As medidas terapêuticas analgésicas podem ser *específicas* (tratamento primário ou etiológico, como uso de antimicrobianos ou antineoplásicos, ressecção cirúrgica de tumor ou drenagem de abscesso) ou *sintomáticas* (anestésicos, analgésicos, anti-inflamatórios e neurolíticos).

As medidas sintomáticas dividem-se em medicamentosas (anestésicas e analgésicas) e não medicamentosas (técnicas psicológicas, fisioterápicas, neurocirúrgicas, acupuntura, hipnoterapia, estimulação elétrica percutânea).

Para realizar adequada abordagem terapêutica da dor, é preciso atentar para os seguintes *princípios gerais*:

- Identificar a origem da dor, bem como sua intensidade
- Eliminar a dor com o tratamento específico da causa

- Iniciar com analgésicos menos potentes e com menores efeitos adversos
- Prescrever analgésicos potentes em quadros dolorosos sabidamente intensos
- Utilizar esquemas de administração apropriados por tempo adequado
- Usar a sequência de analgésicos não opioides, associações de opioides e não opioides e, finalmente, opioides
- Não empregar analgésicos na base de "se necessário" em situações comprovadamente dolorosas
- Monitorar efeitos adversos.

A dor pode ser prevenida ou tratada. No primeiro caso, emprega-se a *analgesia preemptiva*, que se inicia antes do início do estímulo doloroso, para prevenir ou reduzir a dor pós-operatória. Em ensaio clínico randomizado e controlado que testou ibuprofeno *versus* placebo na prevenção de dor de pacientes a serem submetidos a cirurgias de implante, o grupo que recebeu ibuprofeno apresentou maior redução da dor em comparação ao grupo placebo.[10]

Sendo iniciada antes de o estímulo doloroso ser causado, previne ou minimiza a dor subsequente. Revisão de 54 estudos indicou que a analgesia preemptiva é uma das maneiras mais adequadas de tratamento de dor pós-operatória, também propiciando melhor conforto de abertura bucal, trismo e edema.[11]

Ensaio clínico randomizado dividiu 120 pacientes submetidos à cirurgia de terceiro molar em três grupos, os quais receberam, respectivamente: 1.000 mg de paracetamol, por via intravenosa (IV), 20 minutos antes do procedimento (pré-tratamento); 1.000 mg de paracetamol, IV, após a cirurgia (pós-tratamento) e nenhum analgésico (grupo controle). Como analgesia posterior, foi oferecido loxoprofeno (60 mg) para autoadministração, caso necessário. A dor foi avaliada por meio de escala analógica visual em 1, 2, 3, 4, 5 e 15 horas após a cirurgia. Não houve diferenças significativas de dor entre os três grupos em nenhum intervalo de tempo após a cirurgia, porém o pré-grupo consumiu significativamente menos analgésico posterior ao procedimento, pelo que se concluiu ser a administração prévia de paracetamol mais eficaz do que a administração posterior ou nenhum tratamento.[12]

Para realizar o procedimento cirúrgico, são usados fármacos como ibuprofeno, por exemplo, que, com sua propriedade anti-inflamatória, previne a dor e o edema de caráter inflamatório após intervenção.

INDICAÇÃO E SELEÇÃO DE ANALGÉSICOS

Para *tratamento de dor*, utilizam-se analgésicos não opioides ou opioides, dependendo da intensidade dessa dor. *Analgesia* é considerada o estado em que o indivíduo não sente mais dor. Difere da *anestesia* porque nesta há perda de sensação dolorosa, dentre outras características. A anestesia pode acompanhar-se (geral) ou não (local) de perda de consciência.

Analgésicos e anestésicos atuam em diferentes locais, desde o nociceptor periférico até o córtex cerebral, passando por estruturas de condução nervosa de dor.

Fármacos utilizados no tratamento da dor produzem alívio na maioria dos pacientes, desde que bem indicados e administrados convenientemente.

Em pacientes ambulatoriais, para o manejo da dor aguda intensa prioriza-se a administração oral de analgésicos, em esquemas adequados.

A avaliação dos resultados é importante, sobretudo diante de falha terapêutica. Nesse caso, é importante avaliar as causas, antes da mudança de esquemas terapêuticos. Aquelas podem decorrer de: transtornos de personalidade do paciente (poliqueixoso ou que se "beneficia" pelo fato de receber tratamento, considerado como forma de atenção), agravamento da doença básica, modificação na intensidade da dor, emprego de analgésicos na base de "se necessário", propiciando que o adequado uso do medicamento seja protelado.

Isso é deletério, por ser mais fácil prevenir a dor ou tratá-la bem precocemente do que tentar revertê-la quando já instalada, sendo particularmente importante com analgésicos não opioides que inibem a hiperalgesia, justificando a melhor resposta clínica obtida com tratamento precoce.

Os *medicamentos analgésicos sintomáticos* compreendem os grupos de fármacos não opioides e opioides, selecionados de acordo com a intensidade da dor. São empregados isoladamente ou em associação. Também se usam anti-inflamatórios não esteroides em situações em que ocorrem inflamações.

O manejo sintomático está condicionado ao diagnóstico estabelecido, bem como ao comportamento do paciente frente à dor, o que origina diferenças na seleção de medidas medicamentosas ou não medicamentosas (psicológicas, fisioterápicas e outras).

Quanto ao diagnóstico, há fatores que o subsidiam e, mesmo não diretamente, orientam e otimizam a terapia da dor orofacial, como: o curso natural da doença; a regressão dos sintomas; e a resposta ao placebo.[13]

Quanto à escolha do tipo de medicamento, o uso analgésico de opioides é justificado pela ativação de receptores opioides periféricos e pela expressão de peptídios opioides endógenos na região orofacial.[14]

REFERÊNCIAS BIBLIOGRÁFICAS

1. Scully C, Felix DH. Orofacial medicine – update for the dental practitioner Orofacial pain. Br Dent J. 2006; 200(2):75-83.
2. Raja SN, Carr DB, Cohen M et al. The revised International Association for the study of pain definition of pain: concepts, challenges, and compromises. Pain. 2020; 161(9):1976-82.
3. Renton T. Chronic pain and overview or differential diagnoses of non-odontogenic orofacial pain. Prim Dent J. 2019; 7(4):71-86.
4. Renton T, Egbuniwe O. Pain Part 5b: non-odontogenic dysfunctional pain. Dent Update. 2015; 42(9):856-8, 860-2, 864-5.
5. Rotpenpian N, Yakkaphan P. Review of literatures: physiology of orofacial pain in dentistry. eNeuro. 2021; 8(2):ENEURO.0535-20.2021.
6. Treede RF, Rief W, Barke A et al. Chronic pain as a symptom or a disease: the IASP Classification of Chronic Pain for the International Classification of Diseases (ICD-11). Pain. 2019; 160(1):19-27.
7. Timmerman A, Parashos P. Management of dental pain in primary care. Aust Prescr. 2020;43(2):39-44.
8. Baad-Hansen L. Atypical odontalgia – pathophysiology and clinical management. J Oral Rehabilitation. 2008; 35(1):1-11.
9. Koh SWC, Li CF, Loh JSP et al. Managing tooth pain in general practice. Singapore Med J. 2019; 60(5):224-8.

10. Mattos Pereira G, Miranda Cota LO, Esteves Lima RP et al. Effect of preemptive analgesia with ibuprofen in the control of postoperative pain in dental implant surgeries: a randomized, triple-blind controlled clinical trial. J Clin Exp Dent. 2020;12(1):e71-8.
11. Mayres FS, Oliveira VKP, Oliveira CRJ et al. Analgesia preemptiva para cirurgia oral menor. Rev ACBO. 2017; 26(2):77-82.
12. Kano K, Kawamura K, Miyake T. Effects of preemptive analgesia with intravenous acetaminophen on postoperative pain relief in patients undergoing third molar surgery: a prospective, single blind, randomized controlled trial. Med Oral Patol Oral Cir Bucal. 2021;26(1):e64-70.
13. Melis M, Di Giosia M, Colloca L. Ancillary factors in the treatment of orofacial pain: A topical narrative review. J Oral Rehabil. 2019; 46(2):200-7.
14. Liu Q, He H, Mai L et al. Peripherally acting opioids in orofacial pain. Front Neurosci. 2021;15:665445.

11

Anestésicos Gerais Usados em Cirurgia e Traumatologia Bucomaxilofaciais

Tailur Alberto Grando

INTRODUÇÃO

A *anestesia geral* corresponde à depressão – de modo previsível e reversível – do sistema nervoso central (SNC), possibilitando a realização de cirurgias e outros procedimentos dolorosos ou desprazerosos.[1] O indivíduo não reage a estímulos ambientais, e há perda de reflexos de proteção.

Modernamente, agregou-se ao conceito de anestesia geral a criação de condição reversível de conforto, quietude e estabilidade fisiológica não apenas durante, mas também antes e depois da realização de procedimento.[2]

As finalidades da anestesia geral odontológica abarcam a natureza do procedimento a ser realizado pelo cirurgião-dentista e as necessidades especiais dos pacientes (condições sistêmicas, bucais e comportamentais).[1]

Aqui se abordarão os aspectos próprios e técnicas da anestesia geral em Odontologia, abrangendo desde exodontias até cirurgias bucomaxilofaciais de grande porte.[3]

Dependendo da extensão e da gravidade da lesão, o paciente é encaminhado a procedimentos restauradores imediatos, mediatos ou tardios que exigem anestesia geral. Os resultados podem ser curativos ou paliativos.

Para tanto, técnicas de intubação e manejo de pacientes sob anestesia geral passam a exigir qualificação e treinamento na execução do acesso oro ou nasotraqueal, especialmente em procedimentos de traumatismo bucomaxilofacial, reconstruções osteoalveolares e dos maxilares, reconstruções das estruturas das articulações temporomandibulares, com enxertos ósseos ou de biomateriais, artroscopias, além das cirurgias dentárias e procedimentos clínicos odontológicos, caso o procedimento clínico exija anestesia geral e estrutura hospitalar.[4]

É crescente a indicação de técnicas de sedação e anestesia geral para manejo e abordagens complexas nas intervenções terapêuticas odontológicas, em pacientes pediátricos e adultos, com ou sem alterações sistêmicas ou deficiências.

A anestesia geral compreende as seguintes etapas: pré-operatória (avaliação e administração pré-anestésica de medicamentos), trans ou intraoperatória (medicamentos para indução e manutenção) e pós-operatória (recuperação da anestesia).

No Quadro 11.1, listam-se os fármacos mais utilizados nessas três fases, com propriedades farmacológicas que justificam sua prescrição.[5]

Quadro 11.1 Fármacos mais usados durante o ato anestésico odontológico.[5]

Fases/agentes	Propriedades farmacológicas
Pré-medicação anestésica	
Benzodiazepínicos	Sedação, hipnose, amnésia, efeitos ansiolítico e anticonvulsivante
Analgésicos opioides	Analgesia, sedação, amnésia
Anticolinérgicos	Redução de secreções em vias respiratórias
Hidrato de cloral	Sedação
Droperidol	Efeito antiemético, sedação, amnésia
Indução e manutenção anestésicas	
Anestésicos inalatórios	Hipnose, analgesia, amnésia, relaxamento muscular
Barbitúricos	Sedação, hipnose, amnésia, efeito anticonvulsivante
Benzodiazepínicos	Sedação, hipnose, amnésia, efeito anticonvulsivante
Etomidato	Hipnose
Propofol	Hipnose, efeito antiemético
Cetamina	Sedação, hipnose, analgesia
Analgésicos opioides	Sedação, hipnose, analgesia, amnésia
Droperidol	Efeito antiemético, sedação, amnésia
Bloqueadores neuromusculares	Relaxamento muscular
Recuperação pós-anestésica	
Anticolinesterásicos	Reversão do relaxamento muscular
Flumazenil	Reversão de efeitos de benzodiazepínicos e de analgésicos opioides

Nesse elenco, incluem-se representantes de diferentes grupos farmacológicos, cujo conjunto prevê reforço de efeito anestésico ou ação oponente, com o objetivo de minorar reações adversas.

Anestésicos gerais classificam-se em *intravenosos* e *inalatórios*, de acordo com suas vias de administração.

Esses fármacos atuam em diferentes sítios do SNC, mediante mecanismos celulares e moleculares até hoje não bem esclarecidos. Aventa-se que anestésicos intravenosos atuem predominantemente em receptores A do ácido gama-aminobutírico ($GABA_A$), embora interajam com outros ligantes em canais iônicos. Já os inalatórios, teriam variáveis alvos moleculares.[6]

Dentre as especialidades odontológicas, o Conselho Federal de Odontologia, na Resolução CFO - 161/2015 inclui a especialidade de Cirurgia e Traumatologia Bucomaxilofaciais (CTBMF) que objetiva o diagnóstico e o tratamento cirúrgico de doenças, traumatismos, lesões e anomalias congênitas e adquiridas do sistema mastigatório e seus anexos, bem como das estruturas craniofaciais associadas.[7]

Para a execução bem-sucedida desses procedimentos, avanços tecnológicos (introdução de biomateriais, técnicas cirúrgicas mais elaboradas) e profissionais mais preparados muito têm colaborado.[1,4,7]

Com finalidade didática, classificam-se os procedimentos da CTBMF – realizados com sedação ou anestesia geral – em pequeno, médio e grande portes. Duração da cirurgia, abordagem da área, potencial perda volêmica e alterações hemodinâmicas implicam a magnitude desse procedimento.[1]

Em *cirurgias de pequeno e médio portes*, realizadas em caráter ambulatorial ou em hospital-dia, os pacientes são avaliados previamente em consultório pré-anestésico, por videoconferência ou em hospital. Dentre as cirurgias, citam-se biopsias de tecidos moles e ósseos, drenagem de abscessos bucais, cirurgias de retenções dentárias (radical e conservadora), lesões paraendodônticas, cistos, tumores benignos, luxações e fraturas dentoalveolares, cirurgias pré-protéticas (extrações múltiplas com alveoloplastia, enxertos ósseos alveolares, reabilitação com implantes osteointegrados.[1]

Procedimentos de grande porte incluem tratamento de infecções maxilofaciais, fraturas dentomaxilofaciais, assoalho de órbita e zigomático e fendas alveolopalatinas, ressecções ou reconstrução de maxilares e anexos, reconstruções da articulação temporomandibular (ATM), cirurgias de deformidades dentomusculoesqueléticas, entre outros.

Independentemente do porte, as intervenções bucomaxilofaciais podem adquirir caráter de urgência ou emergência, como é o caso de infecções odontogênicas em espaços fasciais, bem como de traumatismos de face.[1]

Nessas condições, a *consulta pré-anestésica* possibilita a avaliação de fatores de risco, como estado físico, idade, obesidade, história de doenças intercorrentes, grau de ansiedade, entre outros intervenientes que possam acarretar maior risco cirúrgico. Nessa última circunstância, sugere-se a internação hospitalar.[1]

A anestesia geral compreende a combinação de quatro *elementos*: hipnose, analgesia, relaxamento muscular e bloqueio de respostas neuro-humorais ao estresse anestésico-cirúrgico.[3,5,6] Porém, nem sempre a associação de todos esses elementos é necessária, nem com a mesma intensidade. Para procedimentos odontológicos, *hipnose* e *analgesia* são os componentes essenciais.

O *grau de analgesia* desejado varia conforme o porte da cirurgia odontológica – menor para restaurações múltiplas em pacientes pediátricos e maior em procedimentos bucomaxilofaciais de grande porte. Habitualmente, *relaxamento muscular* só é requerido para realização da intubação orotraqueal (IOT).

Não há qualquer fármaco que, isoladamente, atinja com segurança os quatro objetivos ao mesmo tempo. Habitualmente, é preciso associar variados medicamentos.

FASES DA ANESTESIA GERAL

O processo da anestesia geral envolve várias *fases sequenciais*, com procedimentos e fármacos específicos para cada uma delas.

Avaliação pré-anestésica

Essa avaliação difere segundo o *tipo de cirurgia* a ser realizada e as *condições do paciente*.

Ainda nessa fase, solicitam-se *exames laboratoriais*, utilizando critérios de: *relevância*, para a escolha da técnica anestésica e para a boa evolução do paciente; *prevalência* de algumas patologias que possam interferir na morbidade do processo; *sensibilidade* e *especificidade* dos exames, para evitar resultados falso-positivos ou negativos. Tais medidas evitam a realização de novos exames e o aumento de morbidade e custos.[8]

Para a solicitação de exames complementares, a tendência atual pauta-se pelos seguintes critérios:

- Dados sugestivos encontrados na anamnese e/ou no exame físico de possíveis alterações a serem confirmadas
- Necessidade de cirurgiões ou clínicos que acompanham o paciente
- Monitoramento de exames que possam sofrer modificações durante a cirurgia ou em procedimentos associados.

Essa avaliação difere segundo o tipo de cirurgia a ser realizada e as condições do paciente.

Nesta fase, é necessária a *avaliação clínica* para reconhecimento de fatores que possam interferir no procedimento anestésico: condições e hábitos pessoais (idade, obesidade, tabagismo, uso de drogas ilícitas), deformidades de face; estado psíquico (ansiedade), doenças crônicas e medicamentos em uso crônico e contínuo.

Na *anamnese*, devem-se avaliar, principalmente, dados dos sistemas nervoso central, cardiovascular e respiratório,[1] mas outros comprometimentos também devem ser pesquisados. Isso confere a necessária segurança ao processo anestesiológico.

O *exame físico* torna possível a avaliação de condições da cavidade bucal e seus anexos, infecções dentárias, periodontais e amigdalianas, condições de assepsia bucal e outros elementos que possam afetar a abordagem e os resultados do procedimento anestésico-cirúrgico.

A identificação de processos inflamatórios/infecciosos é importante; por esse motivo, deve-se obter a história de cáries, processos periodontais, próteses e implantes dentários, prótese obturadora de palato, aparelhos ortodônticos e procedimentos cirúrgicos anteriores.

Como exemplo, tem-se a *angina de Ludwig*, em que a celulite cervicofacial invade espaços submentoniano, submandibular e sublingual, impondo cuidados na intubação, devido ao risco de disseminar a infecção.

O médico anestesiologista também deve avaliar a possibilidade de estruturas dificultarem intubação e laringoscopia e a perviedade da via respiratória.

Grande importância assume o exame clínico frente aos traumatismos bucomaxilofaciais, com comprometimento ósseo, muscular e ligamentar.

Ainda nessa fase, solicitam-se *exames laboratoriais*, pela utilização de critérios relevantes, para a escolha da técnica anestésica e para a boa evolução do paciente. Essa solicitação ainda se pauta pela prevalência de determinadas patologias em pacientes assintomáticos e pela sensibilidade e especificidade dos exames.

A identificação da *prevalência* de determinadas patologias que possam interferir na morbidade do processo e a *sensibilidade* ou *especificidade* dos exames para evitar resultados falso-positivos ou negativos são elementos que contribuem para o sucesso do tratamento. Tal medida evita a realização de novos exames e o aumento de morbidade e custos.[8]

Objetivos da avaliação pré-anestésica

Com os dados do paciente, comentados anteriormente, o anestesiologista pode dar continuidade ao procedimento, estabelecendo os seguintes objetivos:

- Conhecer o paciente, sua patologia cirúrgica, eventuais doenças concomitantes, seus limites fisiológicos e emocionais e sua expectativa em relação à terapia proposta
- Avaliar a condição clínica do paciente e verificar o uso de medicamentos previamente utilizados, para evitar potenciais interações farmacológicas e minimizar complicações peroperatórias
- Estabelecer os fatores de risco, isolados ou associados, que possam acarretar complicações peroperatórias
- Planejar condutas e intervenções peroperatórias de acordo com os dados obtidos
- Indicar medicamento pré-anestésico, se necessário
- Informar o paciente ou familiar/responsável sobre riscos inerentes à realização do procedimento e obter o Termo de Consentimento Livre e Esclarecido (TCLE).

Fatores de risco pré-operatório

Identificação por anamnese

Na anamnese são indagadas manifestações preexistentes em sistemas nervoso, cardiovascular, respiratório, digestório, hepático, urinário, endócrino e osteoarticular, bem como condições orgânicas do paciente no momento da cirurgia.

Nos diversos sistemas, devem ser priorizados os aspectos relacionados com a doença de base e os fatores de risco coexistentes.

Tais questionamentos, adicionados a outros dados obtidos, possibilitam o diagnóstico preliminar, que orienta ação terapêutica e impede erro de relação causa e efeito.

Idade acima de 60 anos é importante fator de risco para tais complicações. Em idade avançada, a ingestão inadequada de nutrientes pode ocasionar *sarcopenia*, com perdas de massa e força musculares, constituindo a *síndrome de fragilidade do idoso*, caracterizada por fadiga, redução de força, perda de peso, baixo nível de atividade física, diminuição da velocidade de marcha e, ocasionalmente, delírio cognitivo. Três ou mais desses componentes diagnosticam o idoso como frágil. Ainda nesses pacientes, é usual a *polifarmácia*, com eventual risco de interações medicamentosas com os anestésicos gerais. Além disso, *comorbidades* nessa fase, especialmente diabetes melito (DM), hipertensão arterial sistêmica (HAS), insuficiência cardíaca congestiva (ICC) e insuficiência renal constituem preocupações em pacientes submetidos à anestesia geral, exigindo especial escrutínio do anestesista na fase pré-operatória.[9]

Também é importante avaliar nos pacientes idosos a diminuição das *habilidades visuoperspectivas* (reconhecimento de objetos, faces e expressões, discriminação de cor, formato, tamanho, volume e texturas, percepção de movimento, localização e orientação no espaço), que alterem sua capacidade motora, favorecendo quedas, o que pode acarretar traumatismos dentomaxilofaciais.

Obesidade, principalmente aquela categorizada como mórbida, aparentemente não suscita maior risco operatório, porém pode associar-se a distúrbios respiratórios e à síndrome metabólica, com potencial impacto no desfecho operatório.[10]

Em relação ao *sistema cardiovascular*, pesquisa-se a história de infarto agudo do miocárdio (IAM), HAS, desmaios, arritmias, implante de marca-passo cardíaco, ressincronização ou implante de desfibrilador e restrição da atividade física. Frente a qualquer dessas alterações, solicita-se avaliação cardiológica e/ou nova programação para o aparelho implantado.

Dados sobre capacidade de realizar exercício físico e dor anginosa são indicativos de isquemia cardíaca. Tolerância ao exercício é o maior determinante do risco cardíaco.

Ante história de implante ou lesão valvares ou cardiopatias congênitas, indica-se profilaxia com antibióticos. Dispneia aos esforços sugere o comprometimento da condição cardiológica do paciente.

Em pacientes com HAS, DM ou obesidade, é importante determinar se há doença em coração, pulmão, rim e cérebro.

A avaliação do *sistema venoso periférico* visa identificar dificuldades de cateterização venosa. Palpação e comparação dos pulsos arteriais possibilitam detectar alterações de fluxo.

A avaliação do *sistema respiratório* justifica-se, porque as complicações pulmonares são as maiores causas de morbi/mortalidade em pacientes submetidos a anestesia e cirurgia. Essas manifestações são parte significativa do risco anestésico-cirúrgico. A complicação pulmonar mais frequente se inicia com atelectasias, evoluindo para pneumonia, que pode causar insuficiência respiratória. Idade acima de 60 anos é importante fator de risco para complicações pulmonares.

Nos variados sistemas, devem ser priorizados os aspectos relacionados com a doença de base e os fatores de risco coexistentes.

Como fatores de risco a serem considerados e avaliados na visita pré-anestésica geral, incluem-se o tabagismo e o uso de drogas ilícitas.

Tabagismo, por si só, provoca diversificadas alterações fisiopatológicas que aumentam o risco operatório, as quais são causadas pela inalação dos produtos da queima do tabaco. Esse risco incluiu maior incidência de complicações pulmonares, cardiovasculares e infecção da ferida operatória, além de retardo na cicatrização, maior tempo de hospitalização, aumento da taxa de mortalidade e maiores custos.[11]

Dois aspectos do tabagismo são importantes em relação à anestesia e à ocorrência de dor no pós-operatório dessa população: o primeiro deve-se à ação da nicotina nos receptores nicotínicos excitatórios de acetilcolina, a qual pode influenciar as concentrações necessárias de halogenados e propofol; o segundo consiste na percepção da dor, aumentando-a e exigindo maior necessidade de analgésicos.[11]

O tabagismo também induz o aumento de células inflamatórias (macrófagos e neutrófilos), lesão epitelial, hiperplasia e aumento de células caliciformes e de glândulas mucosas, com alteração na composição e depuração do muco. Também eleva a atividade cardíaca, o tônus simpático e o nível de catecolaminas circulantes, efeitos causados por ação da nicotina.[11]

Deve-se suspender o tabagismo pelo menos 4 semanas antes do procedimento eletivo. Não fumar nas 48 horas prévias ao ato anestésico diminui os níveis de carboxi-hemoglobina, abolindo os efeitos da nicotina no sistema cardiovascular; ainda aumenta a expectoração e diminui a reatividade da árvore pulmonar, cujos paraefeitos são: vasoconstrição, aumento do tônus simpático e desvio da curva de dissociação da hemoglobina para a esquerda. Tosse seca ou produtiva, mucoide ou purulenta, deve ser mais bem investigada e, na vigência de outros sinais clínicos, motiva a suspensão de cirurgia eletiva.

Warner et al.[12] demonstraram que os pacientes que fumaram até o dia da cirurgia tiveram maior incidência de complicações respiratórias (48%) do que aqueles com abstinência de ao menos 8 semanas.

Outra precaução consiste em determinar se o paciente é usuário de *drogas psicoativas* como álcool, benzodiazepínicos, canabinoides, cocaína e anfetamina, o que foi verificado em 35 a 80% dos pacientes com traumatismo facial. Não há consenso na literatura sobre sua suspensão ante a realização de cirurgias eletivas. Embora se aconselhe a suspensão do emprego de cocaína nos 7 dias precedentes à cirurgia, há pacientes clinicamente assintomáticos e sem sinais de hiperatividade adrenérgica; portanto, sem aumento de riscos cardiovascular e pulmonar.

Mesmo assim, essa análise é necessária, uma vez que a ingestão de álcool ou anfetaminas potencializa o uso dos anestésicos. Uso continuado de cocaína requer maior concentração de anestésicos, podendo ocasionar arritmias.

Um estudo[13] atestou a influência de maconha e *crack*/cocaína no estado de saúde bucal de usuários. Alterações de mucosa e lesões orais tiveram prevalência significativamente maior nesses usuários em comparação aos de grupo controle.

Não existe uma técnica ótima para anestesiar paciente usuário de *crack* ou cocaína, havendo riscos importantes, independentemente da técnica empregada. A indução em sequência rápida é recomendável, mesmo com tempos de jejum adequados. A anestesia regional também cursa com complicações frequentes. Os pacientes apresentam-se com hipovolemia relativa e não reagem adequadamente a vasopressores de ação indireta. Também é descrita trombocitopenia com uso de *crack*/cocaína.

O uso de *fármacos*, eventual ou crônico, abrange a maioria dos pacientes que necessitam de anestesia geral para determinado procedimento. Aqueles podem interagir, somar, potencializar ou apresentar riscos durante a intervenção anestésico-cirúrgica, pelo que sua investigação é importante.

O critério atual prevê a manutenção dos medicamentos de uso habitual, com exceção de inibidores da monoamina oxidase (IMAO), hipoglicemiantes orais, inibidores do apetite, anticoagulantes, fibrinolíticos e alguns fitoterápicos com ação na coagulação (ginseng, ginkgo biloba, compostos de alho). Cada fármaco deve ser reavaliado a cada caso.

O paciente deve ser questionado sobre uso crônico de medicamentos contendo bisfosfonatos, pois osteonecrose dos maxilares é associada a eles. Sua evolução progressiva, e até o momento incurável, relaciona-se com lesões em gengiva ou mucosa oral, implicando a contaminação do osso alveolar necrosado. Por induzirem dor e oportunizarem disseminação de infecções, fraturas patológicas, sequestros ósseos e degeneração infecciosa da ATM, sua indicação e manutenção de uso deve ser orientada pelo médico assistente.

Identificação por exame físico

O *exame físico* possibilita avaliar condições da cavidade bucal e seus anexos, infecções dentárias, periodontais e amigdalianas, condições de assepsia bucal e outros elementos que possam afetar a abordagem e os resultados do procedimento anestésico-cirúrgico.

Alguns problemas são dificultadores ou impeditivos do posicionamento usual do paciente para realização dos procedimentos odontológicos necessários e de decisões anestesiológicas posteriores.[1]

A fim de prever dificuldade de intubação oro ou nasotraqueal, há interesse em examinar a *cavidade bucal* e seus anexos, a fim de identificar assimetrias laterolaterais e/ou sagitais, hematoma, edema e má oclusão dentária.

Restrições na cavidade bucal, como hipodesenvolvimento maxilo/mandibular, disfunções da ATM, postura labial deficiente, má oclusão, aparelhos ortodônticos, macroglossia, alterações de conformação do palato e tumores da orofaringe sinalizam maior dificuldade de laringoscopia e intubação.

Obstrução nasal e deslocamento/deslizamento de fragmentos ósseos também constituem condições dificultadoras. Para acesso (nasal ou oral) e progressão da intubação, devem-se pesquisar fraturas que interfiram em posição, estabilidade e obstrução do trato ororrespiratório. Em pacientes pediátricos, a patência da via respiratória é mais dificultada, facilitando complicações.

Permeabilidade das fossas nasais é condição importante na intubação nasotraqueal. História de obstrução nasal, roncos, apneia do sono, uso de pressão positiva contínua nas vias respiratórias (CPAP) ou de dispositivos protéticos intrabucais fazem prever dificuldades para aquela abordagem. Mesmo que raros, acidentes em grau de emergência podem estar relacionados à morfologia da fossa nasal. Exames radiográficos associados ao exame físico podem prever a fossa nasal mais indicada no momento da intubação.

Assimetrias e disfunções faciais, como retrognatismo, devem ser identificadas a fim de serem corrigidas, devolvendo equilíbrio e funcionalidade ao sistema estomatogmático.

Alterações dos movimentos mandibulares (abertura bucal > 40 mm), somadas a queixas de ruído e hipermobilidade, podem implicar luxação aguda ou recidivante, eventualmente ocorrendo na manobra de intubação.

Dismorfologia de face média e mandíbula acarreta limitações mecânico-funcionais do sistema estomatognático e pescoço. Dentre essas se incluem: *luxação aguda*[14] ou recidivante da ATM, com alterações dos movimentos mandibulares e *anquilose* da *ATM*,[15] com progressiva ossificação, limitação de abertura bucal e perda de função. Também podem ocorrer outras malformações bucomaxilofaciais com comprometimento respiratório e limitações mecânico-funcionais do sistema estomatognático e pescoço.

Malformações bucomaxilofaciais que comprometem vias respiratórias superiores, em parte devidas à dismorfologia já apontada, compreendem mais de um terço de todos os defeitos congênitos, caracterizando diferentes síndromes, em que ocorrem importantes limitações mecânicas e funcionais do sistema estomatogmático e pescoço, como na *síndrome de Godenhar* (displasia óculo-auriculovertebral).

O médico anestesiologista ainda pode avaliar estruturas, bem como a patência (cujo significado é permeabilidade), que possam dificultar *intubação e laringoscopia*.

Grande importância assume o *exame clínico* frente a traumatismos bucomaxilofaciais, com comprometimentos ósseo, muscular e ligamentar, sobretudo no que se refere a restrições na cavidade bucal, alterações dos movimentos mandibulares e reabilitações dentoesqueléticas.

Atualmente, intubação difícil está minimizada com uso de máscara laríngea, videolaringoscópio, uso de fibroscópio, permitindo acesso à via respiratória difícil.

Ainda nessa fase, podem ser solicitados exames laboratoriais, com sensibilidade e especificidade para detectar determinadas patologias em pacientes assintomáticos.

Identificação de outros intervenientes

Outra recomendação, baseada em evidências, refere-se a *cuidados nutricionais* em cirurgias eletivas em geral, recomendados pela Diretriz ACERTO:[16] abreviação de jejum pré-operatório, suporte nutricional peroperatório, realimentação precoce no pós-operatório, redução de fluidos intravenosos no pós-operatório, prevenção de náuseas e vômitos pós-operatórios e restrição do uso de opioides no pós-operatório.

São várias as doenças que interferem na anestesia geral odontológica.

Doenças osteoarticulares – osteoporose, osteogênese imperfeita, doença de Paget, mieloma múltiplo, entre outras – são tratadas cronicamente com *bisfosfonatos*, o que pode diminuir reabsorção óssea, alterar remodelamento ósseo e causar osteonecrose dos maxilares, além induzir dor e oportunizar disseminação de infecções, fraturas patológicas, sequestros ósseos e degeneração infecciosa da ATM. Sua evolução progressiva, e até o momento incurável, relaciona-se com lesões em gengiva ou mucosa oral, implicando contaminação do osso alveolar necrosado. Apesar das controvérsias quanto ao risco/benefício desses fármacos, sua indicação e manutenção de uso deve ser orientada pelo médico assistente.[17]

As *complicações pulmonares* são as maiores causas de morbi/mortalidade em pacientes submetidos a cirurgia e anestesia. A medida do risco das mesmas é importante passo da avaliação pré-operatória. Suas manifestações clínicas são parte significativa do risco anestésico-cirúrgico, podendo aumentar morbimortalidade no pós-operatório.

A complicação pulmonar mais frequente expressa-se como *atelectasias*, evoluindo para pneumonia, que pode causar insuficiência respiratória.

Estudos sugerem que a *asma* não seja fator de risco para complicações pulmonares peroperatórias, o que não foi confirmado por outros autores.

As *cirurgias de cabeça e pescoço* também implicam maior risco respiratório. O tempo cirúrgico prolongado, acima de 3 horas, é fator independente de risco para complicações pulmonares peroperatórias. Em estudo de coorte retrospectivo,[18] a incidência de complicações respiratórias foi de 11,3% em cirurgias eletivas e 12,3% em urgências/emergências. *Pneumonia* foi a complicação mais frequente.

A estratificação do risco pulmonar depende de sintomas clínicos e estado físico do paciente. Idade, doenças respiratórias preexistentes, estado nutricional e tratamento médico continuado são, geralmente, mais importantes do que exames complementares.[19]

A *apneia obstrutiva do sono* aumenta o risco de dificuldade no manejo da via respiratória no período pós-operatório, mas sua influência em complicações pulmonares não está bem estabelecida. Pode ocorrer em pacientes retrognatas, com desproporcionalidade anatomofuncional de várias estruturas bucais.[20] A *apneia obstrutiva do sono* caracteriza-se por episódios recorrentes de obstrução parcial ou completa das vias respiratórias superiores durante o sono. A análise da polissonografia viabiliza o diagnóstico e a definição quanto a tratamento conservador ou indicação cirúrgica. A apneia pode dever-se a hipertrofia das amígdalas, presença de adenoides, retrognatismo, macroglossia e até mesmo obesidade.[21] Em crianças, a maior prevalência ocorre entre 3 e 5 anos, o que prejudica a função pulmonar e a oxigenação.[22]

Outra manifestação correlacionada é a *hipoxia silenciosa*, que pode acometer pacientes com a doença do coronavírus (covid-19), os quais apresentam níveis de saturação menores de 75%, mas permanecem conscientes e cognitivamente funcionais.[23]

As disfunções cognitivas ocorrem em algum grau no pós-covid e podem permanecer como sequelas por longo tempo.

Wong et al.[24] publicaram a experiência da anestesiologia em grande hospital de Singapura durante a epidemia de covid-19, recomendando diminuir cirurgias eletivas, implementar medidas para redução de circulação de pessoal não necessário no hospital e triar adequadamente funcionários e pacientes com sinais e sintomas dessa doença. Adicionalmente, identificaram a necessidade de preparar o ambiente cirúrgico, com isolamento, alterações de fluxo de pessoas e processos, introdução de materiais de proteção de equipamentos e profissionais e formulação de normas de manejo anestésico. Essas medidas de contenção mostraram-se efetivas para otimizar a qualidade do atendimento dos pacientes acometidos e reduzir o risco de transmissão viral a outros pacientes e aos profissionais da saúde.

No momento atual, o anestesiologista deve atentar para o relato de *sequelas de covid-19* – que permanecem por muito tempo – na visita pré-anestésica, pois podem interferir na condução anestésica a ser adotada. Em pacientes recuperados, nem sempre ocorre recuperação cognitiva, o que vem sendo atribuído à baixa oxigenação, que afeta o SNC e, consequentemente, as funções cognitivas. Essas disfunções cognitivas ocorrem em algum grau no pós-covid.

Níveis de oximetria inferiores a 85% em pacientes normais podem ocasionar perda da consciência, coma e morte. Pacientes com covid-19 apresentam níveis de saturação menores de 75%, mas permanecem conscientes e cognitivamente funcionais.[25]

Para atendimento desses pacientes, é necessário estabelecer fluxos e processos para a proteção dos profissionais envolvidos. Embora, em época de pandemia, todos os pacientes possam apresentar risco de serem portadores do vírus, recomenda-se alteração na rotina do centro cirúrgico, caso haja pacientes com suspeita ou infectados. Além de treinamento profissional adequado, checagem sistemática e *checklist* acessível, áreas dedicadas para paramentação e desparamentação deverão ser implantadas.[26,27] Os anestesistas devem estar preparados para reconhecer e manejar as apresentações clínicas dessa doença, que podem ser classificadas em leves, moderadas e graves, com período de incubação de 4 a 7 dias, e quadro clínico que cursa desde infecção assintomática a grave falência respiratória. Os principais sintomas são febre, mialgia, fadiga, tosse seca e dispneia. Sintomas incomuns compreendem expectoração purulenta, cefaleia, hemoptise e diarreia.[28]

Recomendam-se as mesmas medidas de proteção pulmonar prescritas a pacientes com síndrome do desconforto respiratório agudo (SDRA), caracterizada por significativa resposta inflamatória a insulto pulmonar ou sistêmico. Não existe recomendação para um modo ventilatório específico, mas a posição prona é indicada nesses casos.[29]

Disfunções cognitivas ocorrem em algum grau no pós-covid. Os pacientes acometidos pela infecção permanecem com sequelas por longo tempo. Os anestesistas devem estar preparados para reconhecer e manejar os paraefeitos da covid-19.

Adicionalmente aos dados provenientes da anamnese, o *exame físico* possibilita a detecção de anomalias das estruturas maxilar, mandibular, de cavidade bucal e dentomaxilofaciais, além de alterações de oclusão dentária, postura labial deficiente e disfunções da ATM.[1] A análise das mesmas permite planejar adequadamente as decisões anestésicas.

Dentre os achados que podem ocasionar a necessidade de anestesia geral odontológica está o *traumatismo dentoalveolar* que compromete estruturas faciais e dentais.

Dependendo da extensão e da gravidade da lesão, o paciente é encaminhado a procedimentos restauradores imediatos, mediatos ou tardios que exigem anestesia geral. Os resultados podem ser curativos ou paliativos.

A avaliação pré-anestésica do paciente vitimado exige localização e extensão da lesão, estabelecimento dos fatores de risco e decisão sobre a mais adequada abordagem cirúrgica. O objetivo é regenerar o tecido e sua função.[30] Antes de iniciar procedimento restaurador, é preciso avaliar a possibilidade de condições dificultadoras para laringoscopia clássica e intubação, delinear estratégias adaptativas e pesar os riscos de cada decisão.[31,32]

Nessas e em outras condições, o *tempo cirúrgico* acima de 3 horas mostra-se como fator independente de risco para *complicações respiratórias* peroperatórias.

Na área bucomaxilofacial, traumatismos por contusão, abrasão e laceração, envolvendo pele e músculos, podem estar associados a fraturas ósseas, expostas ou não.

Na *fratura da mandíbula* é importante considerar a ação muscular no espaço hioide, onde se inserem os músculos de mandíbula, língua, faringe e laringe que, direta ou indiretamente, passam a atuar na estabilidade e na continuidade funcional da via respiratória superior. Dificuldades anatômicas nessa área poderão indicar necessidade de traqueostomia.

No *traumatismo bucomaxilofacial* agudo, o protocolo de atendimento ao paciente prevê medidas de emergência: assegurar perviedade da via respiratória, tratamento imediato de lesões oftalmológicas, tratamento precoce de lesões de tecidos moles, planejamento e tratamento de fraturas ósseas.

Dentre os achados que podem ocasionar a necessidade de anestesia geral odontológica está o *traumatismo dentoalveolar* que compromete estruturas faciais e dentais. Dependendo da extensão e da gravidade da lesão, o paciente é encaminhado a procedimentos restauradores imediatos, mediatos ou tardios que exigem anestesia geral. Os resultados podem ser curativos ou paliativos.

Resultados da avaliação pré-operatória

O resultado da avaliação pré-anestésica conscienciosa tem-se mostrado positivo para a realização segura do futuro procedimento.

Nas *cirurgias bucomaxilofaciais eletivas*, os pacientes podem ser avaliados em caráter hospitalar, por videoconferência ou em consultório. A consulta não presencial tem maior risco de avaliação incompleta, pela impossibilidade de exame físico e de melhor conhecimento do paciente.

As *intervenções de pequeno e médio portes* são geralmente realizadas em caráter ambulatorial ou hospital-dia. Nessa avaliação, pressupondo menor risco cirúrgico, também são incluídos pacientes que necessitam de controle da ansiedade, realização de exames complementares (se ainda necessários), consultas interprofissionais e estabelecimento da terapêutica medicamentosa.

Em *cirurgias bucomaxilofaciais de grande porte*, indica-se internação hospitalar prévia do paciente, visando ao monitoramento de preditores de risco de morbimortalidade (estado físico, idade, obesidade, história de doença cardíaca, magnitude e gravidade da intervenção cirúrgica, entre outros associados a cirurgias complexas). Por vezes, realizam-se exames complementares, se ainda necessários, consultas interprofissionais ou se estabelece rotina terapêutica e medicamentosa, planejando menor risco cirúrgico.[33]

Pacientes de *cirurgias complexas e não eletivas*, atendidos em regime de urgência/emergência ou internados em unidades de terapia intensiva (UTI) por traumatismos e infecções, poderão ser avaliados previamente com ênfase na indicação da intervenção, decidindo-se o melhor momento e/ou a abordagem técnica, para reduzir riscos de óbito ou graves sequelas.

Na avaliação dos variados sistemas orgânicos, devem ser priorizados os aspectos relacionados com a doença de base e/ou as doenças coexistentes e os fatores de risco, com especial atenção aos sistemas nervoso central, cardiovascular e respiratório.[34]

A *prevalência* de determinadas patologias que eventualmente interfiram na morbidade do processo e a *sensibilidade* e a *especificidade* dos exames para evitar falsos resultados positivos ou negativos são elementos que contribuem para o sucesso do tratamento. Tais medidas evitam a realização de novos exames e o aumento de morbidade e custos.

Em pacientes vulneráveis ou sob risco (demências, incapacidades, fobias, aqueles que usam drogas ilícitas, transtornos psicossociais), submetidos a procedimentos sob anestesia geral para execução de tratamentos dentários, o índice de falha do tratamento foi de 4%, e apenas duas emergências ocorreram após essas intervenções, quando esses pacientes retornaram em 12 meses para avaliação.

No pré-operatório, indaga-se quanto a situações atuais que possam representar risco ante a anestesia geral.

Medicamentos no pré-operatório

Ainda nessa fase, o *uso de medicamentos* deve proporcionar ao paciente diminuição de ansiedade e dor, bem como potencialização de seus efeitos no transoperatório. Alguns deles também proporcionam amnésia retrógrada, o que diminui o conhecimento de fatores desagradáveis inerentes ao procedimento. Em pacientes ambulatoriais, a decisão de seu uso depende da visita pré-anestésica e da necessidade de sedação, avaliada pelo grau de ansiedade do paciente.

Pacientes com necessidades especiais (PNE), autismo e aqueles não colaborativos ou agressivos podem necessitar de medicação pré-anestésica mais intensa.

Benzodiazepínicos, ansiolíticos com ampla margem de segurança e poucas contraindicações, são os fármacos mais usados como pré-medicação, tanto na véspera quanto no dia da cirurgia. Na véspera, o paciente hospitalizado recebe *lorazepam* que induz sedação mais prolongada. Lorazepam é mais indicado para idosos, pela menor incidência de efeitos paradoxais. Se administrado no dia da cirurgia, o comprimido do *benzodiazepínico* é ingerido com 10 mℓ de água; depois disso, o paciente permanece no leito até seu ingresso na sala cirúrgica.[35]

Clonidina potencializa os fármacos no transoperatório, promove estabilidade hemodinâmica e tem efeito sedativo sem depressão respiratória. No dia da cirurgia, usa-se *clonidina* em doses de 3 a 5 μg/kg (máximo de 300 μg), de maneira isolada ou combinada com *midazolam*, na dose de 7,5 mg, 1 hora antes do procedimento.[1] Essa dose deve ser diminuída e monitorada em pacientes idosos, pois podem ocorrer dessaturação, despersonalização e distúrbios cognitivos.

Revisão Cochrane[36] de 11 ensaios clínicos (n = 742) evidenciou que *clonidina*, administrada na dose de 4 μg/kg como pré-medicação em crianças, exerceu alívio de dor, sedação e redução de ansiedade em comparação a placebo. A evidência foi menos clara quando esse medicamento foi comparado com midazolam, provavelmente devido a diferenças no desenho dos ensaios clínicos. Nessa revisão, os efeitos adversos de clonidina não constituíram problema significativo nas doses utilizadas. Entretanto, mais pesquisas são necessárias para consolidar sua real eficácia como pré-medicação para alívio de dor e no pós-operatório em crianças.

Para pacientes com dor, *opioides* são os medicamentos de escolha.

Procedimentos clínicos odontológicos (endodônticos, periodônticos, restaurações dentárias, exodontia, profilaxia dentária, dentre outros), realizados sob anestesia geral, devem prever sequência terapêutica, preferentemente em *único tempo anestésico*. Porém, muitas vezes, devido à impossibilidade de oroscopia prévia completa e da obtenção de exames de imagem, tempos anestésicos podem estender-se. Isso ocorre quando o cirurgião-dentista conclui o exame somente após o paciente estar anestesiado, então determinando todas as intervenções para aquele momento. Dentes, antes não acessados por dificuldades de abertura bucal, passam a exigir restaurações de coroas, tratamentos endodônticos, raspagens gengivais. Ao contrário, outros serão removidos, ao se constatarem graves destruições das coroas ou fratura de raiz.

Para pacientes com necessidades especiais (PNES), a indicação da anestesia geral baseia-se nas condições sistêmicas, bucais e comportamentais. Para esses pacientes, existem muitos métodos de controle comportamental, sejam farmacológicos ou não. Para sedação, são usados fármacos com o objetivo de controlar ou dissipar o medo e a ansiedade. Em procedimentos mais agressivos e/ou invasivos, é necessário atendimento em nível hospitalar.

Medidas pré-operatórias

Jejum pré-operatório, sem ingestão de sólidos e líquidos previamente à anestesia geral, é essencial à segurança do paciente, evitando risco de regurgitação do conteúdo gástrico e possível broncoaspiração, pela diminuição dos reflexos de deglutição e tosse. Em pacientes adultos que se submeterão a cirurgias eletivas, jejum de 6 horas para alimentos sólidos em quantidades moderadas é suficiente. Jejum de líquidos é variável e depende de seu teor de carboidratos.

Em 2009, publicou-se um protocolo[37] em que o jejum pré-operatório convencional foi abreviado, com oferta de solução enriquecida de carboidratos (chá, café, refrigerante e suco de frutas sem polpa) até 2 horas antes da indução anestésica, a qual não aumentou o volume nem a acidez do conteúdo gástrico. Já bebida rica em carboidratos, quando administrada 2 horas antes da cirurgia, foi capaz de diminuir a resistência à insulina em 50%, bem como a resposta metabólica ao traumatismo, controlar os níveis glicêmicos no pós-operatório e reduzir a morbimortalidade. Reservou-se o jejum convencional apenas para pacientes com importante doença do refluxo gastresofágico (RGE), obstrução intestinal, obesidade mórbida e inadequado esvaziamento gástrico de qualquer etiologia. Segundo os autores, essa prática diminuiu resposta orgânica, resistência insulínica, estresse cirúrgico e melhorou o bem-estar do paciente.

A reanálise[16] dos resultados dessa medida no projeto ACERTO mostrou benefícios como reduções de tempo de internação, complicações pós-operatórias e custos hospitalares.

Segundo Smith et al.,38 a European Society of Anaesthesiology (ESA) preconiza o jejum para adultos e crianças e estipula a qualidade dos alimentos na pré-anestesia, bem como o tempo prévio de ingestão deles. Estipulou a qualidade dos alimentos na pré-anestesia, bem como o tempo prévio de ingestão dos mesmos (Quadro 11.2).

Essas recomendações não são aplicáveis para pacientes grávidas em trabalho de parto, obesos, diabéticos e portadores de RGE, pois nesses pacientes o esvaziamento gástrico é mais lento.

O tempo longo de jejum está sendo questionado, com tendência a diminuí-lo (2 horas) com o uso de líquidos isotônicos.

Indução anestésica

Preparo para a indução anestésica

Na mesa cirúrgica, o *posicionamento* do paciente em decúbito dorsal, com a cabeça alinhada em continuidade ao eixo do corpo, proporcionando estabilização da ATM, previne danos a estruturas dentárias e tecidos bucais. O tronco também deve estar disposto de modo a evitar alterações da coluna vertebral; para tanto, utilizam-se apoios anatômicos específicos. O anestesiologista posiciona-se à esquerda, junto à cabeceira do paciente, permitindo a movimentação da equipe cirúrgica.

Segue-se a *cateterização* de veias e/ou artérias, cuja escolha depende da magnitude do procedimento cirúrgico.

O *monitoramento de sinais vitais* inclui: medida de pressão arterial, eletrocardiograma (ECG), oximetria, capnografia e termometria (uso de manta térmica).

Introduz-se *sonda nasogástrica*. Em cirurgias de grande porte, em pacientes com muitas comorbidades, acrescentam-se cateterização vesical, pressão arterial contínua, pressão venosa central, bomba de retorno venoso e à avaliação das perdas transoperatórias. O índice biespectral é um monitor útil, porém, devido à não disponibilidade em todos os hospitais, não é de uso rotineiro.[1]

Quadro 11.2 Jejum pré-anestésico.[38]

Refeição	Tempo de jejum
Líquidos claros (sem resíduos)	2 h
Leite materno	4 h
Leite não humano e refeição leve	6 h
Refeição (com gorduras, frituras e carnes)	8 h

Outra preocupação dessa fase é *proteger os olhos* do paciente, o que é feito com gaze umedecida, pomada oftálmica ou fechamento das pálpebras com adesivo.[1]

De acordo com recomendações do ATLS (*Advanced Trauma Life Support*)[39] para manejo de lesões que atentem contra a vida, é prioritária a *obtenção da via respiratória*, cujas lesões são a maior causa precoce de morte no traumatismo. No planejamento dessa obtenção, vale considerar: (1) natureza do traumatismo e seus efeitos na via respiratória; (2) dificuldade potencial da ventilação sob máscara ou IOT; (3) possível traumatismo na coluna cervical; (4) risco de regurgitação e aspiração do conteúdo gástrico; (5) sangramento que dificulta a visualização da via respiratória e pode determinar alterações circulatórias; (6) tipo de intervenção a ser realizada.

Etapas da indução anestésica

A *IOT* com trajeto submandibular pode ser uma opção frente à indicação de traqueostomia eletiva.[32] Realizada com laringoscópio tradicional, ainda é a técnica de escolha, porém, na quase totalidade dos casos de CTBMF, a *intubação nasotraqueal* tem sido utilizada por oferecer melhor campo cirúrgico, possibilitar procedimentos intrabucais e fixação intermaxilar com normoclusão.[1] Nesses casos, empregam-se tubos aramados descartáveis, porque se torna mais fácil aspirar as secreções.

Durante a IOT, anestesiologistas devem atentar para lesões de gengiva por manipulação traumática local, luxações dentárias acidentais e exodontias. Na progressão do quadro clínico, além da dor, a disseminação de infecções com drenagens purulentas e sequestros ósseos poderá oportunizar fraturas patológicas e degeneração infecciosa da ATM. Também a possibilidade de fraturas indesejadas, principalmente na mandíbula, não deve ser desprezada. A *traqueostomia* pode ser indicada em polifraturas de face.

O tubo nasotraqueal é fixado à pirâmide nasal e à região frontal, apoiado por um coxim, com adesivo, e conectado ao aparelho de anestesia por meio de uma extensão, intercalada por um filtro bacteriano.

Traqueostomia pode ser indicada em polifraturas de face.

Trombose venosa profunda (TVP) também deve ser prevenida em grandes e prolongadas cirurgias, pois pode causar embolia pulmonar como primeira manifestação, com mortalidade de 5 a 10% em pacientes clínicos ou cirúrgicos. A prevenção pode ser feita por meio de enfaixamento ou meias de compressão elástica em membros inferiores, bomba de retorno venoso, colchão piramidal e coxim sob os joelhos e tornozelos para evitar mau posicionamento.[1]

Em grandes cirurgias, é preconizado uso de bomba de retorno venoso ou de *heparina não fracionada* subcutânea (5.000 UI a cada 12 horas) ou de antiagregantes plaquetários e anticoagulantes orais.[40] A *deambulação precoce* pós-cirúrgica também é fator de proteção.

Em pacientes com história de eventos tromboembólicos, os quais serão submetidos a procedimento odontológico cirúrgico sob anestesia geral, deve-se considerar prevenção primária ou secundária dos mesmos com anticoagulantes orais (*varfarina sódica*), inibidores do fator Xa (*rivaroxabana, apixabana, edoxabana*) e antiagregantes plaquetários (*ácido acetilsalicílico [AAS], clopidogrel* e *ticlopidina*).

Os fármacos intravenosos usados na indução anestésica são apresentados no Quadro 11.3.[41]

Exodontias, apesar de serem procedimentos cirúrgicos de pequeno porte, quando realizadas em pacientes em uso de terapia anticoagulante/antiagregante plaquetária, o risco de sangramento operatório pode aumentar. No planejamento cirúrgico, devem ser considerados menor tempo operatório, técnica pouco invasiva e organização da ferida cirúrgica, com suturas a pontos isolados e sem tensão. Outra estratégia consiste em hemostasia localmente controlada, com compressão óssea alveolar e aplicação de tampões de gaze, o que orienta e estabiliza o coágulo.

Manutenção anestésica

Procedimentos e medicamentos

Ventilação e reposição volêmica transoperatórias

No transoperatório, usa-se *ventilação mecânica* com mistura de ar/O_2 com volume corrente de 6 a 10 mℓ/kg e afere-se a adequação por meio de gasometria ou capnografia.

Perda sanguínea expressiva não ocorre em cirurgias de pequeno e médio portes, nas quais a instituição de técnicas menos invasivas e mais conservadoras tem contribuído para o controle volêmico.[1]

Nas grandes cirurgias, *ácido tranexâmico* é usado no início da cirurgia (20 mg/kg), diminuindo a perda sanguínea e a necessidade de transfusão.

Transfusões de sangue peroperatórias são desaconselhadas, pois se associam a aumento de morbimortalidade, relacionada com transmissão de infecções e consequente aumento da permanência hospitalar. Entretanto, em pacientes sob terapia com anticoagulantes (varfarina sódica), inibidores do fator Xa (rivaroxabana, apixabana, edoxabana) ou antiagregantes plaquetários (AAS, clopidogrel e ticlopidina), o risco de sangramento trans e pós-operatório pode aumentar, associando-se a efeitos adversos.

Nessas cirurgias, para *reposição volêmica transoperatória* têm sido usados soro fisiológico, lactato de Ringer ou solução balanceada de cristaloides, que compensam perdas insensíveis e determinadas por jejum, além de urinárias e sanguíneas, embora haja controvérsias sobre tal indicação, devido a problemas de sobrecarga de volume, edema, aumento de peso e da pressão intracraniana. Solução de cristaloides pode causar edema, quando usada em quantidades elevadas.

Quadro 11.3 Fármacos intravenosos utilizados em indução anestésica.

Fármacos	Doses	Propriedades farmacológicas
Midazolam	0,15 mg/kg	Sedação, hipnose, amnésia, com duração de 17 min
Proprofol	1 a 1,5 µg/kg/min	Efeitos ansiolítico e sedativo
Atracúrio	0,3 a 0,6 mg/kg	Efeito relaxante muscular
Rocurônio	0,9 a 1,2 mg/kg	Efeito relaxante muscular
Fentanila	0,3 a 0,5 mg/kg	Analgésico opioide
Remifentanila	0,3 a 0,6 mg/kg	Analgésico opioide

A administração de coloides pode induzir reações alérgicas, distúrbios de coagulação e insuficiência renal.[42]

Quando a reposição volêmica transoperatória é realizada, administra-se *soro fisiológico, lactato de Ringer ou Plasma Lyte* 1 mℓ/kg, mais 1 mℓ/kg que exceder 20 kg para um total de 6 horas, a fim de repor perdas ocasionadas por jejum, e 4 mℓ/kg para repor perdas insensíveis e translocação nas pequenas e médias cirurgias. Essas soluções apresentam os mesmos problemas de outros cristaloides.

Em cirurgia ortognática, com a finalidade de diminuir o sangramento e proporcionar melhor visualização das estruturas no campo cirúrgico, também se pode usar a *hipotensão arterial induzida* (HAI), condicionada pelo estado físico do paciente. Com hipotensão mantida em 40 a 50 mmHg, cérebro, coração, fígado e rins asseguram a autorregulação do fluxo sanguíneo pela capacidade intrínseca de musculatura lisa vascular e de substâncias vasoativas produzidas nos tecidos. Assim, o risco sistêmico é pequeno, com mortalidade de HAI em torno de 0,02 a 0,06%. HAI é obtida com halogenados ou fármacos intravenosos (*propofol*), associados a administração contínua de *remifentanila*, posicionamento do paciente e regimes de ventilação.[43]

Para evitar aumento de pressão arterial em pacientes hipertensos e com aterosclerose, pode-se usar betabloqueador beta-1-adrenérgico cardiosseletivo (metoprolol), dentre as manobras de HAI.

Uso de medicamentos no transoperatório

No transoperatório de cirurgias ambulatoriais e em pacientes hospitalizados que não permaneçam com imobilização maxilomandibular, usam-se *propofol, atracúrio ou rocurônio* e *remifentanila*, fazendo manutenção com *sevoflurano* e realizando extubação no fim da cirurgia.

Inicialmente, em cirurgias de grande porte, empregam-se propofol associado a midazolam, atracúrio ou rocurônio, remifentanila contínua e isoflurano ou sevoflurano na manutenção cirúrgica. No decorrer da cirurgia, podem-se utilizar cetamina e lidocaína intravenosas, visando diminuir ou não uso de opioides. A técnica de anestesia venosa total com o uso de propofol contínuo acompanhada de remifentanila e com relaxamento muscular por atracúrio ou rocurônio é muito usada.

No fim da cirurgia, usa-se injeção em *bolus* de fentanila ou morfina, dexmedetomidina (ansiolítico, sedativo e analgésico, isento de risco de depressão respiratória) e ondansetrona para prevenção de náuseas e vômitos pós-operatórios.[44,45]

A *reposição de sangue* é raramente realizada no transoperatório, mas em certas cirurgias, como as ortognáticas (que envolvem mandíbula, maxila e língua), pode ser necessária. Manobras hemostáticas e uso de fármacos e técnicas que diminuam as perdas sanguíneas são geralmente suficientes. Dentre esses, pode-se usar ácido tranexâmico (20 mg/kg) no início do procedimento, fármaco destinado a controle e profilaxia de hemorragias provocadas. Também se pode fazer hemostasia local, mediante compressão óssea alveolar e aplicação de tampões de gaze, favorecida pela oclusão dos dentes.[3] O controle local da hemorragia pós-operatória é feito com aplicação tópica de curativos intra-alveolares, com celulose oxidada regenerada, esponja de colágeno hidrolisado ou esponja de gelatina.

Esses fármacos, usados na fase de manutenção da cirurgia, com seus esquemas, estão listados no Quadro 11.4.

Em *crianças*, amplas restaurações são realizadas em tempo único, evitando longos tratamentos em consultório, o que evidencia melhores resultados e menores traumas.

Tratamentos odontológicos em *pacientes deficientes* são cada vez mais realizados com imobilização destes, o que propicia melhores campo cirúrgico e resultados.

Para tanto, é realizada *sedação*, leve, moderada ou profunda, mediante *utilização de fármacos*, objetivando proporcionar conforto ao paciente a fim de realizar procedimentos médicos ou odontológicos. Os diferentes graus de sedação auxiliam na realização de diversificados procedimentos odontológicos.

Na *sedação leve*, o paciente obedece a comandos verbais. A função cognitiva e a coordenação podem estar comprometidas. Na *sedação moderada*/analgesia (sedação consciente), o paciente responde a estímulo verbal isolado ou acompanhado de estímulo tátil. Na *sedação profunda*, haverá depressão da consciência, na qual o paciente dificilmente é despertado por comandos verbais, mas reage a estímulos dolorosos. Pode ocorrer depressão cardiovascular e respiratória.

Polifarmácia é uma realidade entre idosos: estima-se que 40% desses pacientes usem, pelo menos, cinco fármacos por dia, e 12 a 19% utilizem no mínimo 10 fármacos.

Recuperação da anestesia

Pacientes de *cirurgias de pequeno e médio portes* são extubados ao fim do procedimento na sala de cirurgia. A sonda nasogástrica é retirada com prévia aspiração e a cavidade bucal é lavada com soro fisiológico sob visão direta, com a finalidade de remover coágulos, partículas ou detectar sangramento ativo.

A *extubação* é realizada com paciente acordado, tendo sinais vitais estáveis, respirando espontaneamente e com ausência de sangramento. Pode ser monitorado, por exemplo, por meio de fibroscopia no momento da extubação, a fim de detectar secreção e coágulos e fazer lavagem da árvore traqueal.

Quadro 11.4 Fármacos utilizados em indução e manutenção anestésica.

Fármacos	Doses	Propriedades farmacológicas
Propofol	DI: 1 a 1,5 mg/kg DM: 100 a 200 μg/kg	Efeitos ansiolítico e sedativo
Etomidato	0,1 a 0,2 mg/kg	Efeitos ansiolítico e sedativo
Atracúrio	0,5 mg/kg	Relaxante muscular
Rocurônio	0,5 mg/kg	Relaxante muscular
Fentanila	2 μg/kg	Analgésico
Sufentanila	0,3 μg/kg	Analgésico
Alfentanila	1,5 a 7 μg/kg	Analgésico
Remifentanila	0,3 a 0,6 μg/kg contínuo	Analgésico
Midazolam	1 a 1,5 mg/kg	Benzodiazepínico
Isoflurano	Contínuo em vaporizador	Anestésico inalatório
Sevoflurano	Contínuo em vaporizador	Anestésico inalatório

DI: dose inicial; DM: dose de manutenção.

Após a extubacão, o paciente permanece na sala de recuperação (SR)/UTI por período maior do que 5 horas, quando então, serão retirados sonda vesical, cateter periférico e cateter arterial, mantendo-se cateter central. Posteriormente, terá alta deste setor.

Em cirurgias ortognáticas com menor tempo de duração, a extubação em sala tem sido realizada com maior frequência e grande segurança.

Concluídos esses procedimentos, os pacientes são acompanhados pelo anestesiologista até a sala de recuperação, onde são transferidos ao médico plantonista, sendo discutido o posterior acompanhamento. Aí permanecerão até obterem condições de alta médica.

A dor no período pós-operatório é de pequena ou média intensidade, sendo tratada com *paracetamol* na dose fixa de 20 a 30 mg/kg, a cada 4 horas. Se necessário, será prescrito resgate com morfina.

Em pacientes de *cirurgias de longa duração*, com risco de edema e hematoma importantes, decorrentes do ato cirúrgico, o tubo permanece por tempo não inferior a 6 a 8 horas. Para eles, recomenda-se ventilação mecânica controlada, com sedação e analgesia.

Em *cirurgias de grande porte*, combinando diferentes osteotomias com dimensionamento de movimentos esqueléticos, com ou sem glossotomia ou imobilização intermaxilar elástica, poderá haver comprometimento da via respiratória superior, devido a alterações de configuração e comprimento, volume do edema e hematoma.

Nessa circunstância, a analgesia pós-operatória se faz com *cloridrato de dexmedetomidina*, agonista alfa-2-adrenérgico, relativamente seletivo e indicado para sedação em sala de recuperação, com possibilidade de o paciente responder a comandos verbais. Esse fármaco pode diminuir a ocorrência de agitação, prolongando significativamente a duração do bloqueio sensorial. A solução para infusão é preparada com 4 mℓ do fármaco, adicionados a 96 mℓ de cloreto de sódio a 0,9% para totalizar 100 mℓ. Sua administração se dá por sistema de infusão controlada.

A analgesia é realizada com *morfina*, *fentanila*, *midazolam*, *dexmedetomidina* (por injeção em *bolus* ou infusão contínua), de acordo com as necessidades de cada paciente, podendo acoplar mais de um fármaco. A ação antinociceptiva ocorre predominantemente em medula espinal e *locus ceruleus*, sendo dose-dependente.

O paciente permanece em SR/UTI, intubado, em ventilação mecânica controlada, sedado e com adequada analgesia.

COMPLICAÇÕES E INTERCORRÊNCIAS

Considera-se que todos os pacientes cirúrgicos devam ser sistematicamente avaliados durante o período pré-operatório para detectar fatores de risco e implementar medidas preventivas. Similar e cuidadosa avaliação de riscos e ocorrências deve ser feita após o procedimento.

Na anestesia geral, a *laceração do balonete* durante osteotomia/fratura da maxila é intercorrência possível e tecnicamente complicada, obrigando a realização de tamponamento ou troca do tubo no intraoperatório.

Na sequência, o cirurgião deve manter *aspiração* adequada no campo cirúrgico, possibilitar aspiração no tubo traqueal, reoxigenar o paciente e trocar o tubo com auxílio do estilete Bougie.

Edema e *hematoma* de menor volume ocorrem em quase todos os pacientes e são considerados decorrências da técnica cirúrgica, não complicações.

Episódios de vômito são tratados com *ondansetrona*, que reduz essa incidência, assim como a de náuseas.

Em pequenas e médias cirurgias, a *dor* pode ser controlada com uso de paracetamol, desaparecendo depois de 8 horas de pós-operatório. Atualmente, uso rotineiro de *anti-inflamatórios não esteroides* no início da cirurgia tem contribuído para aumentar a analgesia peroperatória, juntamente com *morfina* administrada ao fim da cirurgia.

Nas grandes cirurgias, há melhor controle com uso de *morfina ou fentanila, dexmedetomidina e midazolam* em pacientes hospitalizados.[1]

A IOT traumática e prolongada pode ser responsável pela formação de *pólipos em cordas vocais*; entretanto, os sintomas fonatórios são predominantemente autolimitados, com resolução em 24 a 48 horas após a retirada do tubo. A intubação mais segura atenta a quadro clínico, condições técnicas disponíveis e necessidade premente de preservação da vida do paciente.

Para diminuir *índices transfusionais* em pacientes jovens e hígidos, usam-se gatilhos de transfusão em torno de 6 a 7 g de hemoglobina, de acordo com os sinais clínicos do paciente.

Em crianças, observou-se elevada incidência de agitação após anestesia com sevoflurano. Ensaio clínico randomizado e duplo-cego,[46] realizado em 70 recém-nascidos submetidos à palatoplastia, comparou os resultados da administração de dexmedetomidina (dose de 6 g/kg/h, administrada cerca de 10 minutos antes do fim da cirurgia, durante 10 minutos, seguida de 0,4 g/kg/h até 5 minutos após a extubação) *versus* a de solução fisiológica. O fármaco reduziu o surgimento de agitação e de expressão de dor, desde a extubação até 120 minutos após o término do procedimento, com escores significativamente menores em relação à administração de solução fisiológica e sem quaisquer efeitos adversos.

A *úlcera por pressão* (UP), instalada durante o período intraoperatório, pode ser observada imediatamente após a cirurgia ou até o 5º dia pós-operatório. A anestesia geral predispõe à sua ocorrência, em virtude de imobilização, ausência de sensibilidade, alterações de pressão sanguínea e perfusão tissular, resposta do paciente à pressão e à dor, troca de oxigênio e gás carbônico. Na posição de decúbito dorsal, sua maior frequência ocorre em regiões sacral e coccígea. Apoio em lençóis dobrados ou em coxins duros, impedindo o contato com a superfície do colchão, favorecem maior pressão tissular. Umidade na região glútea, decorrente da assepsia para sondagem vesical, e a manutenção da temperatura corpórea com uso da manta/colchão térmico podem contribuir para o aparecimento dessas lesões.

Quanto maiores a intensidade desses fatores, a duração do procedimento e o dano tissular, maiores serão o desenvolvimento da úlcera e o custo de seu tratamento.[47]

As *infecções dos espaços fasciais* superficiais e profundos de cabeça e pescoço podem evoluir a partir de faringe, amígdalas, glândulas salivares maiores, cirurgias ablativas e reconstrutivas e traumatismos. Ainda hoje *angina de Ludwig* é considerada o exemplo clássico de celulite infecciosa aeróbica grave, com considerável índice de morbimortalidade, a qual pode comprometer espaços contíguos, incluindo os pararretrofaríngeos. Sua rápida progressão pode provocar asfixia e morte em 8 a 10% dos pacientes.[48]

Sendo processo inflamatório agudo e de alto risco, exige atendimento de emergência (antibioticoterapia empírica inicial e drenagem cirúrgica), além do estabelecimento de via respiratória pérvia. Na realização da intubação, deve-se estar alerta à distorção e à obstrução das vias respiratórias e às rupturas mecânicas acidentais dos tecidos moles de cavidade bucal e região pararretrolingual.

Embora menos frequente em pacientes pediátricos, a angina de Ludwig apresenta alto risco de obstrução das vias respiratórias, devido ao posicionamento mais cefálico da laringe.[49,50]

No paciente imunocomprometido, há moderado a grave risco de difusão infecciosa, podendo recrudescer com evolução letal.

A tomografia computadorizada é útil na avaliação da extensão retrofaríngea de abscesso, auxiliando na escolha da via cirúrgica.

Em pacientes com traumatismos de face, cirurgias ortognáticas e osteossínteses metálicas, envolvendo especialmente a maxila, são importantes o planejamento de abordagem de intubação/extubação e o posicionamento do laringoscópio. A imagem radiológica panorâmica proporciona a visualização de posicionamento e formato dos meios de osteossíntese empregados.

As manobras durante a intubação, com apoio e impacção da maxila ou abertura bucal forçada (excessiva), poderão não só implicar flexões, deslocamentos e/ou fraturas de placas/parafusos, mas comprometer a estabilidade das estruturas ósseas em seus processos de neoformação e remodelamento e o próprio resultado cirúrgico bucomaxilofacial, mesmo em período tardio.

O *traumatismo dentoalveolar*, decorrente do manejo da via respiratória, pode ocorrer sem detecção precoce. Nos arcos dentários, as lesões comprometem, principalmente, a relação dos dentes com seus tecidos de suporte. Os fatores causais mais comuns são má dentição, laringoscopia agressiva, anestesia e curarização ineficientes, intervenções de emergência e falta de treinamento do anestesista.

A *luxação* é a lesão dentária de maior frequência durante a anestesia, caracterizando-se pelo deslocamento do dente em seu próprio alvéolo. Em pacientes portadores de doença periodontal ativa ou controlada, as lesões iatrogênicas dificilmente permitirão reimplante e conservação do dente extraído. Nas crianças com dentição temporária, a luxação intrusiva poderá alterar o dente permanente em formação. Recomenda-se não manipular a área nesse momento, abandonando o dente ao seu curso.

Em *avulsões* (exarticulações) dentárias, o dente permanente deve ser higienizado com solução fisiológica e rapidamente reimplantado em seu alvéolo. Em reimplantes, prognóstico piora a partir de 30 minutos do dente fora do alvéolo. A fixação deve ser feita pelo cirurgião-dentista, preferencialmente especialista em CTBMF, durante o mesmo ato anestésico ou o mais brevemente possível. O paciente ou seus responsáveis devem ser comunicados e encaminhados ao tratamento odontológico, tendo em vista as necessárias medidas imediatas e mediatas a serem adotadas para tratamento desse tipo de lesão.[1]

Na *hipermobilidade mandibular*, o paciente apresenta abertura de boca maior que 45 mm, podendo ocasionar luxação crônica do côndilo mandibular. Durante as manobras de intubação, pode ocorrer luxação da ATM, cujo manejo deve ser imediato, por meio de redução manual. Bandagem craniofacial elástica (mesmo que paliativa) e dieta líquida por 48 horas devem ser prescritas. Nessa intercorrência, o paciente deve ser avisado e referenciado para cirurgião bucomaxilofacial ou cirurgião-dentista especialista em disfunção temporomandibular.[1]

TRAUMATISMO BUCOMAXILOFACIAL

Traumatismo é doença multissistêmica, de caráter endêmico, motivada por múltiplas causas e passível de ser prevenida e evitada. Nos países ocidentais, é a terceira causa de morte, após doenças cardiovasculares e neoplasias malignas.

No traumatismo bucomaxilofacial agudo, o protocolo de atendimento prevê medidas de emergência para assegurar patência da via respiratória, tratamento imediato de lesões oftalmológicas, tratamento precoce de lesões de tecidos moles e planejamento e tratamento das fraturas ósseas.

Dos traumatismos com resultados fatais, 24% correspondem a fraturas de face. No traumatismo bucomaxilofacial múltiplo e não letal, 11% dos pacientes apresentam fraturas de face, associadas a lesões cranianas (34%). Nas fraturas isoladas dos ossos da face, estão envolvidos, em ordem decrescente, mandíbula (61%), maxila (46%,) zigoma (27%) e ossos nasais (19,5%).[51]

Lesões traumáticas de laringe e árvore traqueobrônquica são potencialmente mortais (26 a 30%) e ocorrem em 1 a 2,8% dos pacientes. Dispneia, enfisema subcutâneo, tosse e hemoptise alertam para seu diagnóstico.

Traumatismos faciais comprometem terços superior (osso frontal), médio e inferior (mandíbula). Também ocorrem em lesões cervicais e de laringe.

A obtenção da via respiratória assume extrema importância. Inicialmente, devem-se realizar exames de face, boca e orofaringe para identificar corpos estranhos, lacerações e fraturas que possam alterar a permeabilidade da via respiratória. Obstruções podem ocorrer de maneira aguda ou lenta, causadas por edemas, secreções, corpos estranhos e/ou sangramentos. Durante a inconsciência existe a perda do tônus dos músculos, os quais sustentam a língua na parede do faringe, obstruindo a entrada da laringe.

No traumatismo bucomaxilofacial agudo, o protocolo de atendimento ao paciente prevê este sequenciamento: medidas de emergência para assegurar a patência da via respiratória; tratamento imediato de lesões oftalmológicas; tratamento precoce.

A *obtenção da via respiratória* é prioritária (lesões dessa via são a maior causa precoce de morte no traumatismo).[52]

No planejamento dessa etapa, devem-se considerar vários aspectos:

- Natureza do traumatismo e seus efeitos sobre a via respiratória
- Dificuldade potencial da ventilação sob máscara ou IOT
- Possível traumatismo na coluna cervical
- Risco de regurgitação e aspiração do conteúdo gástrico
- Sangramento que dificulte a visualização da via respiratória e as alterações circulatórias decorrentes
- Tipo de intervenção a ser realizada.[53]

A obtenção cirúrgica da perviedade da via respiratória deve ser utilizada quando outras opções não forem possíveis.

A IOT pode ser realizada com laringoscópio tradicional - ainda a técnica de escolha. Embora possa ocorrer algum movimento cervical, a estabilidade da coluna pode ser mantida com colar cervical.

O traumatismo bucomaxilofacial pode ocasionar problemas que também afetam a via respiratória, como hematoma, edema, corpos estranhos (dentes, prótese), vômito, lesões da língua, deslocamentos e deslizamentos ósseos, além de lesões da língua.

O manejo da via respiratória no traumatismo bucomaxilofacial engloba as seguintes etapas:

- Antecipar e reconhecer a obstrução da via respiratória
- Posicionar o paciente para melhorar sua respiração
- Confirmar a permeabilidade oral e nasal para uso de assistência ventilatória
- Realizar a ventilação do paciente sob máscara com um ou dois profissionais
- Realizar intubação
- Caso a intubação não obtenha sucesso, deve-se realizar procedimento cirúrgico de emergência.

O *comprometimento da via respiratória* pode ocorrer a partir de fraturas simples, sendo agravado com a perda da consciência e a intoxicação por drogas psicoativas e fármacos e acarretando alteração dos reflexos faríngeos e laríngeos e risco de aspiração.

O *manejo da via respiratória* engloba *oxigenação do paciente*, sob máscara ou cateter, e *monitoramento* com oximetria de pulso. Na ausência de reflexos protetores, a IOT é a regra. Em pacientes com via respiratória permeável, mas sem respiração espontânea, recomenda-se ventilação sob máscara.

Náuseas e vômito aumentam a pressão intracraniana, com maiores sangramento e salivação, podendo ocluir a via respiratória.

O deslocamento ósseo posterior, em *fratura de maxila e mandíbula*, pode também aumentar o risco de obstrução da via respiratória.

Lesões de laringe e traqueia são menos frequentes, porém, quando ocorrem, comprometem a respiração.

No traumatismo bucomaxilofacial, devem-se examinar as *vértebras cervicais*, principalmente em pacientes inconscientes, a fim de descartar a possibilidade de fraturas.

Após garantir a perviedade da via respiratória, faz-se o controle de hemorragias que ocorrem entre 1,4 e 11% dos casos, envolvendo artérias carótida, maxilar, mandibular, oftálmica e etmoidal.

O estado clínico e o tipo de traumatismo determinam o planejamento da abordagem da via respiratória e a sequência de passos.

A indicação de tratamentos cirúrgicos – imediato, mediato ou tardio (reconstruções) – segue os protocolos do atendimento multidisciplinar ao paciente vítima de traumatismo.

REFERÊNCIAS BIBLIOGRÁFICAS

1. Grando TA, Puricelli E. Anestesia em cirurgia e traumatologia bucomaxilofaciais. In: Manica J, organizador. Anestesiologia. 4. ed. Artmed; 2018. p. 1104-20.
2. Patel PM, Patel HH, Roth DM. General anesthetics and therapeutic gases. In: Brunton LL, Chabner BA, Knollmann BC, editors. Goodman & Gilman's The pharmacological basis of therapeutics. 12th ed. New York: McGraw-Hill; 2011. p. 501-39.
3. Puricelli E. Técnica anestésica, exodontia e cirurgia dentoalveolar. Krieger L, Moysés SJ, Moysés ST, Morita MC, organizadores. Série ABENO – Odontologia essencial. Parte clínica. São Paulo: Artes Médicas; 2014.
4. Grando TA, Puricelli E. anestesia para cirurgia e traumatologia bucomaxilofaciais. In: Tratado de Anestesiologia: SAESP. 9. ed. São Paulo: Editora dos Editores Eireli; 2021. p. 3511-33.
5. Ferreira MBC. Anestesia geral. In: Fuchs FD, Wannmacher L, editores. Farmacologia clínica e terapêutica. 5. ed. Rio de Janeiro: Guanabara Koogan; 2017. p.179-205.
6. Grando TA, Puricelli E. Anestesia para cirurgia bucomaxilofacial e odontologia. In: Bagatini A, Cangiani LM, Carneiro AF et al., editores. Bases do ensino da anestesiologia. Rio de Janeiro: Sociedade Brasileira de Anestesiologia/SBA; 2016. p. 861-76.
7. Conselho Federal de Odontologia. Resolução CFO 161/2015. Disponível em: https://website.cfo.org.br/wp-content/uploads/2015/11/Resolu%c3%a7%c3%a3o-CFO-161-15-nova-especialidade-II.pdf. Acesso em: 24 out 2021.
8. Potério GMB, Pires OC, Calegari DC et al. Atualização e anestesiologia. Monitorização em anestesia. São Paulo: Manole; 2011.
9. Sitta MC, Machado AN, Leme LEG. Avaliação perioperatória do idoso. Geriatria & Gerontologia. 2008; 2(2):86-94.
10. Corrêa APS, Fabris ALS, Pastori CM. Tratamento cirúrgico da luxação recidivante da ATM: eminectomia: relato de caso. Revista de Odontologia da UNESP 2013; 41(n. esp.):86.
11. Furtado RD. Implicações anestésicas do tabagismo. Rev Bras Anestesiol. 2002; 52 (3):354-67.
12. Warner DO, Sarr MG, Offord KP et al. Anesthesiologists, general surgeons, and tobacco interventions in the perioperative period. Anesthesia & Analgesia. 2004; 99 (6): 1766-73.
13. Sordi, MB, Massochin RC, Camargo AR et al. Oral health assessment for users of marijuana and cocaine/crack substances. Braz Oral Res. 2017; 31:e102.
14. Corrêa APS, Fabris ALS, Pastori CM. Tratamento cirúrgico da luxação recidivante da ATM – eminectomia: relato de caso. Rev Odontol UNESP. 2012; 41(Esp).
15. Santos MBP, Araujo MM, Cavalieri I et al. Treatment of temporomandibular joint ankylosis: case report. Rev Port Estomatol Med Dent Cir Maxilofac. 2011; 52(4):205-11.
16. Aguilar-Nascimento JE, Salomão AB, Waitzberg DL et al. Diretriz ACERTO de intervenções nutricionais no perioperatório em cirurgia geral eletiva. Rev Col Bras Cir. 2017; 44(6):633-48.
17. Izquierdo CM, Oliveira MG, Webe JBB. Terapêutica com bisfosfonatos: implicações no paciente odontológico – revisão de literatura. RFO UPF. 2011; 16(3):347-52.
18. Joia Neto L, Thomson JC, Cardoso JR. Complicações respiratórias no pós-operatório de cirurgias eletivas e de urgência e emergência em um hospital universitário. J Bras Pneumol. 2005; 31(1):41-7.
19. Degani-Costa LH, Faresin SM, dos Reis Falcão LF. Avaliação pré-operatória do paciente pneumopata. Rev Bras Anestesiol. 2014; 64(1):22-34.
20. Zancanella E, Haddad FM, Oliveira L et al. Obstructive sleep apnea and primary snoring: diagnosis. Braz J Otorhinolaryngol. 2014; 80(1 Suppl 1):S1-16.
21. Fagondes SC, Moreira GA. Apneia obstrutiva do sono em crianças. J Bras Pneumol. 2010;36:S1-61.
22. Prado BN, Fernandes EG, Moreira TCA et al. Apneia obstrutiva do sono: diagnóstico e tratamento. Rev Odontol Univ Cidade de São Paulo. 2010; 22(3):233-9.
23. Wikerson RG, Adler JD, Shah NG et al. Silent hypoxia: a harbinger of clinical deterioration in patients with COVID-19. Am J Emerg Med cirurgias eletivas e de urgência e emergência em um Hospital Universitário. J Bras Pneumol. 2005; 31(1): 41-7.
24. Wong J, Goh QY, Tan Z et al. Preparing for a COVID-19 pandemic: a review of operating room outbreak response measures in a large tertiary hospital in Singapore. Can J Anaesth. 2020; 67(6):732-45.
25. Preckel B, Schultz MJ, Vlaar AP et al. Update for anaesthetists on clinical features of COVID-19 patients and relevant management. J Clin Med. 2020; 9(5):1495.
26. Cunha AG, Peixoto TL, Gomes LCP et al. Como preparar o centro cirúrgico para pacientes COVID-19. Rev Col Bras Cir. 2020;47:e20202575.
27. Forrester JD, Nassar AK, Maggio PM et al. Precautions for operating room team members during the COVID-19 pandemic. J Am Coll Surg. 2020; 230(6):1098-101.
28. Quintão VC, Simões CM, Navarro e Lima LH et al. O anestesiologista e a COVID-19 (Editorial). Rev Bras Anestesiol. 2020; 70(2):77-81.
29. Saúde – CAO: Portal do Ministério Público do Estado de Goiás. Boletim Epidemiológico 12 – COE COVID-19 – 19 de abril de 2020.
30. Jones LC. Dental trauma. Oral Maxillofac Surg Clin North Am. 2020; 32(4):631-8.
31. Ribeiro de Sousa JMB, Mourão JIB. Lesão dentária na anestesiologia. Rev Bras Anestesiol. 2015;65(6):511-8.
32. Ponzoni D, Szydloski VM, Corsetti A et al. Entubação orotraqueal com trajeto submandibular. SOTIRGS. X Congresso Gaúcho de Terapia Intensiva, Porto Alegre, 2021.
33. Haddad AS, Mareti MBC. Anestesia geral no tratamento odontológico de pacientes com necessidades especiais. In: Haddad AS. Odontologia para pacientes com necessidades especiais. São Paulo: Santos; 2007. p. 501-14.
34. Jockusch J, Hopfenmüller W, Ettinger R et al. Outpatient, dental care of adult vulnerable patients under general anaesthesia – a retrospective evaluation of need for treatment and dental follow-up care. Clin Oral Investig. 2021; 25(4):2407-17.
35. Weissheimer T, Gerzson AS, Schwengber HE et al. Utilização de benzodiazepínicos para obtenção de sedação consciente no ambiente odontológico. Stomatos. 2016; 22(42):42-53.
36. Lambert P, Cyna AM, Knight N et al. Clonidine premedication for postoperative analgesia in children. Cochrane Database of Syst Rev. 2014;1:CD009633.
37. Aguilar-Nascimento JE, Perrone F, Assunção Prado LI. Jejum pré-operatório de 8 horas ou de 2 horas: o que revela a evidência? Rev Col Bras Cir. 2009; 36(4):350-2.
38. Smith I, Kranke P, Murat I et al. Perioperative fasting in adults and children: guidelines from the European Society of Anaesthesiology. Eur J Anaesthesiol. 2011; 28(8):556-69.
39. ATLS Course, Advanced Trauma Life Support Course. 10th Edition Update. Disponível em: http://www.youtube.com/watch? v=R7 ded2ZN9Ds. Acesso em: 20 abr 22.

40. Cohen AT, Tapson VF, Bergman JF et al. Venous thromboembolism risk and prophylaxis in the acute hospital care setting (ENDORSE study): a multinational cross-sectional study. Lancet. 2008;371(9610):387-94.
41. Silva Costa BP, Lorenzzi SCS, Uzeda MJPG et al. Técnicas anestésica em odontologia: o que o profissional precisa saber? Rev Fluminense Odontol. 2021; 27(55):119-26.
42. Lewis SR, Pritchard MW, Evans DJW et al. Colloids versus crystalloids for fluid resuscitation in critically ill people. Cochrane Database of System Rev. 2018; 8: CD000567.
43. Shimelis T. Deliberative hypotension as a mechanism to decrease intraoperative surgery site blood loss in resource limited setting: a systematic review. Inter J of Surg Open. 2021; 29:55-65.
44. Naaz S, Ozair E. Dexmedetomidine in current anaesthesia practice- a review. J Clin Diagn Res. 2014; 8(10):GE01-4.
45. Kaur M, Singh PM. Current role of dexmedetomidine in clinical anesthesia and intensive care. Anesth Essays Res. 2011; 5(2):128-33.
46. Bokua A, Hanamotoa H, Oyamaguchia A et al. Eficácia de dexmedetomidina para o surgimento de agitação em lactentes submetidos à palatoplastia: estudo clínico randomizado. Rev Bras Anestesiol. 2016; 66(1):37-43.
47. Scarlatti KC, Michel JLM, Gamba MA et al. Úlcera de pressão em pacientes submetidos à cirurgia: incidência e fatores associados. Rev Esc Enferm USP. 2011; 45(6):1372-9.
48. Fellini RT, Volquind D, Schnor OH et al. Manejo da via aérea na angina de Ludwig – um desafio: relato de caso. Rev Bras Anestesiol. 2017; 67: 637-40.
49. Pandley M, Kaur M, Sanwal M et al. Ludwig's angina in children anesthesiologist's nightmare: Case series and review of literature. J Anaesthesiol Clin Pharmacol. 2017; 33(3):406-9.
50. Kovacs G, Sowers N. Airway management in trauma. Emerg Med Clin North Am. 2018; 36(1):61-84.
51. Chabra A, Rudingwa P, Selvan SRP. Pathofisiology and management of airway trauma. Trends Anaest Crit Care. 2013;3:216-9.
52. Grando TA, Puricelli E. Anestesia em cirurgia bucomaxilofacial e trauma bucomaxilofacial no manejo da via aérea. In: Manica J. Anestesiologia Princípios e Técnicas. 3. ed. Porto Alegre: Artes Médicas; 2004. p. 941-53.
53. Eom KS; KNTDB Investigators. Epidemiology and outcomes of traumatic brain injury in elderly population: a multicenter analysis using Korean neurotrauma data bank system 2010-2014. J Korean Neurosurg Soc. 2019;62(2):243-55.

12

Anestésicos Locais

Lenita Wannmacher

INTRODUÇÃO

A história da anestesia local acompanha a da Odontologia. Define-se anestesia local como a perda reversível da sensibilidade em área circunscrita do corpo, causada pela depressão da excitação de terminações nervosas ou pela inibição do processo de condução dos nervos, sem promover perda de consciência.[1]

Embora o foco desse uso seja a inibição temporária da dor, também atividades autonômicas, proprioceptivas e motoras podem ser afetadas em algum grau.

Anestésicos locais, atuam reversivelmente, em qualquer tipo de fibra nervosa periférica, por bloqueio dos canais iônicos de sódio, predominantemente no lado interno da membrana neuronal, despolarizando-a e, consequentemente, diminuindo a condução nervosa e impedindo a produção e a propagação de estímulos. No entanto, há diferenças de sensibilidade das fibras neuronais a esses agentes, dependentes de seu diâmetro axonal e grau de mielinização. Também interferem na ação a lipossolubilidade e o grau de ionização do agente anestésico, condicionando sua velocidade de penetração até o sítio efetor. A lipossolubilidade condiciona início e duração de ação desses fármacos.[2]

Anestésicos locais interrompem a condução neural por inibirem o influxo de íons sódio por meio de ionóforos ou canais dentro de membranas neuronais. Normalmente esses canais existem em repouso, não permitindo a entrada de íons sódio. Quando estimulados, os canais abrem-se e os íons difundem-se para o interior da célula, iniciando a despolarização. Depois disso, esses canais reassumem o estado de repouso, e os íons retornam ao exterior. Ao cessar o estímulo, o canal assume o estado de repouso normal. Este estado é mimetizado pelos anestésicos locais.

Anestésicos locais comprometem a condução em fibras periféricas, obedecendo à seguinte ordem: inicialmente as autonômicas, mais finas, são mais suscetíveis, seguidas pelas sensoriais, relacionadas com a pressão e a vibração, e, por último, as somáticas (proprioceptivas e motoras). Há diferença de efeitos, dependendo da suscetibilidade das fibras neurais: as autonômicas, mais finas, são mais responsivas à ação anestésica local, seguidas pelas sensoriais e, por fim, as somáticas. A recuperação das funções nervosas ocorre em ordem inversa.

Na recuperação da anestesia dentária, a função voluntária motora é a primeira a retornar, seguida da sensibilidade. As fibras de dor são mais sensíveis à ação anestésica do que as envolvidas com pressão e propriocepção, por isso o paciente sente a pressão, a despeito da completa anestesia de fibras referente à dor.[3]

Com isso, há interferência em funções autonômicas e sensoriais na área do organismo com a qual estão em contato, determinando perda das sensações sem alteração do nível de consciência.[4]

Comparativamente a procedimentos cirúrgicos em outros sítios orgânicos, abordagens odontológicas habituais são realizadas geralmente em pacientes conscientes, fazendo-se necessário eficiente bloqueio da dor com anestésicos locais para que as intervenções sejam satisfatoriamente executadas.

A anestesia local pode ser apical ou troncular e sua escolha dependerá do resultado pretendido. A do tipo apical é direcionada a uma peça dentária específica, e a anestesia troncular é administrada em área específica da cavidade oral.

Consideram-se como propriedades essenciais desses fármacos baixa toxicidade, efeito com rápido início, pronta reversibilidade de ação, duração efetiva, não produção de irritação tecidual nem de lesão em estruturas nervosas.

Em Odontologia, são utilizados anestésicos dos tipos amida e éster. Os primeiros são menos tóxicos e têm menor potencial alergênico do que os ésteres, por isso sendo mais utilizados. Ambos os grupos estão relacionados no Quadro 12.1.

Anestésicos locais, por sua eficácia e segurança, têm lugar especial na prática odontológica. Seu uso é rotineiro, e os efeitos adversos são infrequentes. Em combinação com vasoconstritores, anestésicos locais constituem um pilar no controle da dor durante o atendimento odontológico. Tais

Quadro 12.1 Classificação de anestésicos locais de acordo com a estrutura química.

Ésteres	Benzocaína Tetracaína Procaína Cloroprocaína Propoxicaína
Amidas	Lidocaína Mepivacaína Etidocaína Bupivacaína Ropivacaína Prilocaína Articaína

fármacos constam da maioria dos procedimentos cirúrgicos ambulatoriais, orais e maxilofaciais, e costumam ser confortavelmente administrados pelo cirurgião-dentista, sem sofrimento para o paciente. Apesar de saberem que seu uso trará benefício, muitos pacientes temem a anestesia local, fundamentalmente quando esta é injetável.[5]

Para pacientes muito ansiosos ou fóbicos ante a anestesia infiltrativa, tem sido preconizada a tranquilização farmacológica, em dosagem que possibilite equilíbrio entre a anestesia local necessária, a sedação/analgesia individualmente ajustada e a realização do procedimento odontológico. Essa harmonia entre as necessidades do paciente e as do cirurgião-dentista garante a segurança da abordagem necessária.[6]

Revisão sistemática[7] de 12 estudos (n = 327 pacientes), em que foram usados benzodiazepínicos e fitoterápicos, detectou bom nível de satisfação com uso de midazolam ou clonidina e reduzida ansiedade com alprazolam. Os fármacos suplantaram as respostas do uso de plantas, embora algumas tenham sido superiores ao placebo.

O perfeito controle da dor, trans e pós-operatória, é essencial para que o paciente coopere e o procedimento lhe proporcione alívio e satisfação.

Agentes de *tipo éster* são mais hidrossolúveis, apresentando relativa instabilidade em solução e rápida hidrólise por esterases – plasmáticas e teciduais. Esta última característica geralmente determina duração de efeito menor, sendo exceção a tetracaína.

Os anestésicos de *tipo amida* são considerados mais estáveis em solução, raramente desencadeiam reações alérgicas e sofrem lenta biotransformação hepática. Por essas características, são preferidos em Odontologia.

Em revisão sistemática[8] de 30 artigos, nenhum dos anestésicos locais de tipo amida proporcionou 100% de anestesia. A maior dificuldade consistiu em anestesiar dentes mandibulares em caso de pulpite irreversível.

A despeito do último entrave, revisão sistemática[9] de 35 estudos sobre pulpite mandibular irreversível mostrou que outros medicamentos administrados 45 minutos antes do procedimento melhoraram parcialmente os efeitos dos anestésicos locais. Dentre eles, salientaram-se analgésicos opioides e não opioides, anti-inflamatórios esteroides e não esteroides, benzodiazepínicos e outros. Os autores não concluíram definitivamente de seu benefício pela diversidade de metodologias empregadas na avaliação.

Para reforçar a ação anestésica, é empregada a *associação com vasoconstritores*, a fim de reduzir a velocidade de absorção do anestésico, diminuindo sua toxicidade e aumentando a duração da anestesia. Outra vantagem consiste em maior hemostasia em procedimentos cirúrgicos. Os vasoconstritores mais empregados são epinefrina (ou adrenalina) 1:50.000, 1:100.000 e 1:200.000; norepinefrina (ou noradrenalina) 1:50.000 e 1:100.000; fenilefrina 1:2.500; levonordefrina (ou corbadrina) 1:20.000 e felipressina 0,03 UI/mℓ. Vasoconstritores em maior concentração não melhoram o início e a duração do bloqueio da dor nem reduzem a necessária concentração sérica anestésica.[10]

Reitera-se que mesmo pequenas doses de epinefrina podem provocar efeitos adversos cardiovasculares (aumentos de frequência cardíaca e pressão arterial; mais raramente palpitações e dor torácica), sendo aconselhável prudência em seu uso.

Norepinefrina aumenta as pressões sistólica e diastólica, mas não altera a frequência cardíaca. Vasoconstritor em adequada concentração também possibilita melhor visualização do campo cirúrgico, pelo menor sangramento determinado.[11]

Vasoconstritores são contraindicados para pacientes com angina de peito instável, infarto agudo do miocárdio, acidente vascular encefálico ou cirurgia de revascularização miocárdica recentes, arritmias cardíacas refratárias, insuficiência cardíaca congestiva intratável, hipertireoidismo ou diabetes melito não controlados, feocromocitoma e hipersensibilidade a sulfitos.

Outra classificação de anestésicos locais diz respeito à *duração de efeito*, ou seja, ao tempo em que o anestésico permanece em contato com o nervo, bloqueando a condução de estímulos. Essa propriedade relaciona-se com a ação de vasoconstritores, o que pode ser observado no Quadro 12.2.

INDICAÇÃO

Considerando os aspectos anteriormente descritos, observa-se que, passado um século da introdução de cocaína, a anestesia local permanece como importante método de controle da dor em Odontologia. A descoberta de novos medicamentos e métodos capazes de aprimorá-la continua, em busca de maior eficácia e melhor segurança local e sistêmica.[12]

A condição primordial para o uso desses fármacos é que demonstrem *eficácia* nos procedimentos para os quais são empregados.

Em revisão[12] de 30 artigos, comprovou-se que nenhum dos anestésicos locais testados do tipo amida alcançou eficácia em 100% dos casos. Os autores concluíram que técnicas de administração mais eficientes são necessárias para que esse objetivo seja alcançado integralmente.

Outra premissa para a indicação desses fármacos é a *segurança* em sua aplicação. A toxicidade sistêmica associa-se a alterações em sistemas nervoso central e cardiovascular, além de reações alérgicas, das quais choque anafilático, potencialmente fatal, é o mais temido.[13]

Quadro 12.2 Duração de anestesia infiltrativa maxilar e bloqueio de nervo alveolar inferior com anestésicos de diferentes durações de efeito, com e sem vasoconstritor.[14]

Duração de anestésicos locais	Anestesia infiltrativa (min)		Bloqueio nervoso (min)	
	Sem epinefrina	Com epinefrina	Sem epinefrina	Com epinefrina
Lidocaína	15 a 30	30	15 a 30	30 a 60
Prilocaína	30 a 90	120	60 a 120	120 a 180
Bupivacaína	120 a 240	180	120 a 360	180 a 480

Várias técnicas são usadas para introduzir o anestésico na proximidade de tecidos moles e duros da região maxilofacial, dependendo da área do procedimento e da anestesia a ser usada.

O profissional deve selecionar o correto equipamento para o bloqueio escolhido, como agulhas de tamanho e calibre apropriados, evitando possíveis complicações e obtendo maior taxa de sucesso na realização dessa técnica.

Em *anestesia tópica* odontológica, alguns agentes não injetáveis – sob a forma farmacêutica de solução, gel, creme, pomada, *spray* pressurizado e adesivo cutâneo – atuam em nervos periféricos para reduzir dor no sítio de aplicação, causada em punção por agulhamento, alisamento de raiz, colocação de bandas ortodônticas e diques de borracha, incisão de abscesso submucoso pequeno e superficial ou mucosite oral. Os anestésicos podem ser únicos ou associados (misturas eutéticas). São absorvidos pela mucosa e têm efeito superficial e de curta duração. Ao mitigar desconforto e dor, auxiliam no tratamento de crianças e indivíduos fóbicos.[15]

Lidocaína a 5%, sob forma de adesivo cutâneo, demonstrou eficácia e tolerabilidade em processos dolorosos agudos e crônicos responsivos a esse mesmo fármaco em apresentação tópica, com menor risco de toxicidade e de interações potenciais. As síndromes mais estudadas foram neuralgia pós-herpética e outras condições de dores aguda e crônica. Com essa formulação, a penetração cutânea de lidocaína produz analgesia sem promover bloqueio sensorial completo.[16]

A *anestesia regional*, como é possível deduzir pela denominação, abrange mais de um dente. Esse tipo de anestesia inibe de maneira reversível a condução nervosa em regiões específicas da cavidade bucal, como a maxilofacial. É utilizada em tratamentos odontológicos envolvendo implantes, facetas estéticas e extrações dentárias. Em procedimentos cirúrgicos/restauradores orais, é rotineiramente administrada em pacientes ambulatoriais, demonstrando eficácia e segurança, quando bem indicada. Nesse tipo de anestesia, usa-se lidocaína ou bupivacaína, as quais produzem bloqueio neural regional.

Uma desvantagem da anestesia regional é sua aumentada duração, abrangendo ampla área. Também devem ser considerados os pacientes pediátricos, nos quais aumentam a dificuldade e o desconforto. Uso de adjuvantes analgésicos e novos fármacos com maiores difusibilidade e duração pode reduzir dosagem e complicações decorrentes.[17]

A *anestesia infiltrativa* submucosa pode manter seu efeito por 30 minutos em polpa e tecidos duros. É técnica escolhida em arcada superior, onde a anestesia pulpar se processa pela fina placa cortical do alvéolo maxilar, o mesmo não ocorrendo na mandíbula, onde a placa cortical age como barreira. Pode ser usada antes da aplicação de técnicas mais profundas, como a anestesia infiltrativa supraperiosteal, quando o anestésico é depositado próximo ao periósteo, dependendo da porosidade óssea. O sucesso da técnica depende da difusão do anestésico pelo periósteo e osso adjacente. Grandes áreas infectadas ou com inflamação aguda comprometem a eficácia dessa técnica, bem como ossos muito densos.

Infiltrações bucais e linguais administradas com bloqueio do nervo alveolar inferior produzem anestesia profunda de molares mandibulares em pacientes sintomáticos ou assintomáticos com pulpite irreversível nesses dentes. Metanálise[18] de 13 estudos – que comparou uma ou mais infiltrações – favoreceu a infiltração suplementar, com heterogeneidade estatística de 77%; já infiltração associada a bloqueio *versus* bloqueio isolado mostrou baixa heterogeneidade (0%). Esses achados sugerem que infiltrações suplementares provêm melhor resultado, aumentando a eficácia anestésica.

Problemas persistentes nessa prática são as seringas e injeções profundas que promovem medo, desconforto e dor antecipatória aos pacientes.

O bloqueio de *nervo infraorbital*, que sai do osso maxilar alguns centímetros abaixo da pupila, anestesia a mucosa vestibular relacionada com os dentes superiores e a metade do lábio superior. O *nervo mentoniano* emerge da mandíbula na região do canino e primeiro pré-molar, e seu bloqueio anestesia canino, incisivos centrais e a metade correspondente da mucosa do lábio inferior e a pele do mento. Ainda em área mandibular, incidindo em *nervo dentário inferior*, anestesiam-se molares e pré-molares, à direita ou à esquerda. Quando em arcada superior, a injeção na tuberosidade atrás do terceiro molar produz anestesia dos três molares. A anestesia de um dos ramos evita múltiplas infiltrações, propicia menor gasto da solução anestésica e quantidade reduzida de injeções.[19]

Outra estratégia indicada para alívio de dor decorrente de procedimentos odontológicos consiste no uso de *medicamentos adjuvantes*. Dentre esses, incluem-se os analgésicos opioides.

Em ensaio clínico cruzado e duplo-cego,[20] 60 pacientes receberam randomicamente injeção na mucosa oral com a associação de lidocaína e o sedativo dexmedetomidina (12,5 μg) ou com epinefrina para bloqueio de nervo alveolar inferior em cirurgia bilateral de extração de terceiro molar impactado. Comparativamente, a primeira promoveu maiores duração da anestesia local, analgesia pós-operatória, intensidade do bloqueio e satisfação do cirurgião-dentista e do paciente.

Em ensaio clínico randomizado e duplo-cego,[21] grupo de pacientes adultos recebeu anestésico local isolado, e outro fez uso do mesmo anestésico associado a buprenorfina, analgésico opioide, em bloqueios de nervos intraorais. O alívio de dor pós-operatória foi de 8,34 ± 0,11 horas e de 28,18 ± 1,02 horas em primeiro e segundo grupos ($p < 0,001$), respectivamente. A vantagem dessa técnica consistiu em prover prolongada analgesia a pacientes ambulatoriais submetidos a procedimentos cirúrgicos menores.

Anestésicos locais também têm indicação em *dores crônicas odontológicas* (neuralgias). No manejo da dor pós-operatória de cirurgia ortognática mandibular, foram comparadas as eficácias de anestesia regional e diclofenaco intramuscular. Em um grupo, ropivacaína a 0,5% foi administrada para bloqueio do nervo alveolar inferior; no outro, foi administrado diclofenaco 75 mg, por via intramuscular (IM), imediatamente antes da extubação. Tramadol foi usado como analgésico de resgate. O grau de analgesia foi similar nos dois grupos, mas a duração de efeito foi menor com diclofenaco.[22]

É importante observar que a *síndrome da dor regional complexa* não é suscetível a anestésicos locais. É condição rara, de causação desconhecida, caracterizada por dor extrema, mesmo com mínimo estímulo irritativo. A dor não se localiza no sítio do tratamento dentário. Nesses pacientes, procedimentos odontológicos devem ser realizados sob anestesia geral, porque essa dor neuropática se manifesta em situações de traumatismo ou cirurgia. A síndrome é conhecida como causalgia, algodistrofia ou distrofia reflexa simpática. Surge sem causa específica e tem caráter de queimação. Cetamina intravenosa em altas doses tem propiciado atendimento dentário sob sedação profunda.[23,24]

SELEÇÃO

Na prática odontológica, anestésicos locais mostram-se eficazes e seguros, por isso seu uso é rotineiro. Os mais utilizados em Odontologia são lidocaína, prilocaína, mepivacaína e bupivacaína. Também são usados articaína, ropivacaína e levobupivacaína.[25]

Os principais critérios de escolha desses fármacos provêm dos fatores de eficácia e segurança, porém, muitas vezes, há outros aspectos intervenientes nessa escolha, como a disponibilidade de uso e a força da propaganda.

Um exemplo dessa última contingência foi o aumento de emprego de articaína na Alemanha, comparativamente ao seu uso no Reino Unido e nos EUA, em análise de 2011 a 2017. No mesmo estudo, foi recomendada a concentração de 1:200.000 de epinefrina.[11]

É inequívoca a eficácia dos anestésicos locais. A infiltração bucal de lidocaína a 2% combinada com pressão local externa por 1 minuto em 247 pacientes submetidos à extração de primeiro ou segundo pré-molares mandibulares foi realizada como alternativa ao bloqueio de nervo alveolar inferior. As extrações dentárias foram realizadas cerca de 5 minutos depois do procedimento, sem queixas de dor em 95% dos pacientes. Sensibilidade apical foi relatada em 11% dos casos. Os autores consideraram ser uma técnica cabível para pacientes com essa condição.[26]

Em revisão sistemática Cochrane,[27] compararam-se diferentes anestésicos locais entre si e em diferentes formulações, com a finalidade de avaliar o sucesso da anestesia, sua rapidez de início e sua duração, bem como efeitos adversos locais de diferentes formulações. Definiu-se como sucesso anestésico a ausência de dor durante o procedimento associada a tempo adequado da intervenção odontológica. Em anestesia de dentes posteriores, articaína a 4% superou lidocaína a 2%, ambas em formulação com 1:100.000 de epinefrina. Em procedimentos cirúrgicos/tratamento periodontal, prilocaína a 3 e a 4% mostrou-se inferior à lidocaína a 2%. A comparação de sucesso entre diferentes agentes (mepivacaína, articaína e lidocaína, todas com a mesma concentração de epinefrina) em anestesia de extração dentária e em dentes com pulpite irreversível foi incerta. Em relação à dor da injeção anestésica, lidocaína foi mais satisfatória do que articaína. Outros efeitos adversos foram raros e de pequena monta.

Os critérios de seleção não se apoiam prioritariamente em *eficácia*, já que os anestésicos locais em uso clínico não mostram irrefutável superioridade entre si. Devem basear-se nas necessidades específicas das condições clínicas em que eles se fazem necessários, além das diferenças pertinentes a cada representante. Essa seleção também é influenciada pela experiência prévia do paciente. O anestésico local bloqueia eficientemente a dor nociceptiva, mas interfere pouco na experiência dolorosa prévia do paciente em situação odontológica.

Ainda importam para a seleção as características farmacocinéticas (via de administração cabível, início e duração de efeito convenientes), bem como diferenças de toxicidade.

Outros determinantes dessa escolha englobam natureza, localização e duração do procedimento, necessidade de hemostasia, bem como condições clínicas do paciente: hipersensibilidade a alguns agentes, doenças que afetam a farmacocinética, gestação, período perinatal e faixa etária. Também dependem da técnica anestésica escolhida, da extensão e duração do procedimento, das experiências prévias relatadas pelo paciente e da experiência do profissional. É preferível que este tenha no consultório mais de um tipo de solução anestésica local, com e sem vasoconstritor, a fim de ter disponibilidade para atender às diferentes peculiaridades das situações que lhe são apresentadas.[28]

É necessário atentar para a *segurança* de uso dos anestésicos locais nas específicas circunstâncias em que serão aplicados.

Qualquer bloqueio associa-se a risco de complicações locais e sistêmicas, muitas vezes exacerbadas por desconforto e medo do paciente, podendo provocar ansiedade e fobia.

A disponibilidade comercial dos mesmos também influencia sua escolha.

Seleção em situações específicas

Atendimento a crianças e adolescentes

Revisão sistemática[29] de 9 estudos, a qual avaliou eficácia e segurança da anestesia odontológica local em crianças e adolescentes, usando diferentes agentes e técnicas, não identificou efeitos adversos de monta. Entretanto, não se estabeleceram diferenças inequívocas entre diferentes fármacos ou técnicas.

Ensaio clínico randomizado[30] (com 105 crianças, entre 5 e 8 anos, divididas em três grupos) comparou três técnicas anestésicas: anestesia convencional, anestesia vibratória e anestesia com liberação controlada por computador. Não houve diferenças significativas entre os grupos relacionadas com dor, ansiedade, comportamento perturbador e pressão arterial, frequências cardíaca e respiratória e saturação de oxigênio.

Em análise de registros[31] do atendimento odontológico de crianças em consultório por um período de 4 anos, não se registraram eventos adversos graves. Ocorreram episódios de laringospasmo e de náuseas, proporcionalmente em pequeno número dos participantes do levantamento.

Atendimento a idosos

A população com mais de 65 anos tende a crescer, globalmente. Muitos desses pacientes apresentam comorbidades sistêmicas (p. ex., doenças cardíacas) que, eventualmente, podem ser complicadas por associação de anestesia local e vasoconstrição. Em pequeno estudo randomizado, duplo-cego e cruzado,[32] idosos (mais de 65 anos) cardiopatas receberam lidocaína a 2% com epinefrina 1:80.000 (L + E) e prilocaína a 3% com felipressina 0,03 UI/mℓ (P + F) para extrações ou outros procedimentos dentários. Houve significativa diferença nos valores das pressões sistólica e diastólica 5 a 10 minutos após a anestesia com P + F. Sob administração de L + E, a frequência cardíaca aumentou, mas a pressão diastólica diminuiu.

Atendimento a gestantes

Em revisão, observou-se que as gestantes podem ser tratadas odontologicamente com lidocaína a 2% associada a epinefrina 1:100.000. Devem-se utilizar no máximo dois tubetes (3,6 mℓ) por sessão, usando sempre seringa anestésica com refluxo, evitando injeções intravasculares. Nessa circunstância, fenilefrina é indicada como vasoconstritor por apresentar atividade quase exclusivamente local.[33]

Prilocaína e articaína não devem ser usadas, pois podem induzir meta-hemoglobinemia, tanto na mãe quanto no feto.[1] Bupivacaína apresenta a maior cardiotoxicidade. Mepivacaína não tem detalhamento sobre seus riscos para o feto, sendo seu uso desaconselhado. Vasoconstritores podem ser utilizados. Felipressina deve ser evitada em pacientes grávidas, pois pode provocar contração uterina.[34]

Há também pacientes com algumas doenças crônicas, nas quais há necessidade de atenção especial em relação à anestesia oral.

Atendimento a hipertensos e coronariopatas

Uma das complicações da anestesia local inclui aumento da pressão arterial, por efeito sobre o sistema nervoso autônomo. Em ensaio clínico randomizado, 40 mulheres receberam lidocaína/epinefrina ou prilocaína/felipressina previamente à extração de terceiro molar impactado. *Em ambos os grupos, houve significativo aumento da pressão arterial durante todo o procedimento em comparação ao estado de repouso.*[35]

O uso odontológico de anestésicos locais com vasoconstritores em pacientes hipertensos ou com coronariopatia pode acarretar risco hemodinâmico. Em revisão de nove ensaios clínicos randomizados (n = 482), verificou-se comprometimento cardíaco em 412 deles. O uso de um a dois carpules de anestésicos locais com 1:80.000, 1:100.000 e 1:200.000 foi seguro em pacientes, com bom controle relacionado àquelas patologias.[36]

Atendimento a diabéticos

Ensaio clínico cruzado e randomizado[37] avaliou os efeitos da anestesia local com prilocaína a 3% e felipressina 0,03 UI/mℓ *versus* lidocaína a 2% com epinefrina 1:100.000 em glicemia, oximetria de pulso e frequência cardíaca de 20 pacientes portadores de diabetes melito tipo II, compensados, sem distinção de sexo e que faziam uso de hipoglicemiantes orais. Sob qualquer dos esquemas anestésicos, não houve diferença nos valores aferidos dos desfechos de interesse, todos permanecendo com níveis nos limites da normalidade.

Atendimento a asmáticos

Dor e ansiedade provocadas pelo atendimento odontológico podem desencadear crise de asma, pela secreção de catecolaminas endógenas. Se isso for combinado com a administração de anestésicos locais aliados ao uso de vasoconstritores, pode intensificar o quadro clínico e causar efeitos adversos nos sistemas respiratório e cardiovascular.[38]

Comparações entre diferentes anestésicos locais

A comparação de eficácia e rapidez de ação entre *lidocaína* a 2% + epinefrina 1:100.000 e *prilocaína* a 3% + felipressina 0,03 UI/mℓ em extrações de dentes maxilares não evidenciou diferença significativa (p = 0,28) no tempo médio para início da anestesia pulpar e possibilidade de realizar a exodontia; porém, os pacientes que receberam prilocaína relataram início mais rápido da ação anestésica e realizaram mais precocemente a extração, mas, como informado anteriormente, as diferenças não foram significativas. Prilocaína e felipressina são boa opção para pacientes com contraindicação ao uso de lidocaína + epinefrina.[39]

Anestésicos locais são utilizados em bloqueios nervosos reversíveis para controle de dor em procedimentos odontológicos. Com essa finalidade, ensaio clínico randomizado[40] comparou lidocaína a 4% com articaína a 4%, ambas associadas a epinefrina 1:100.000, no bloqueio do nervo alveolar inferior para remoção de terceiro molar inferior impactado. No início da anestesia, as percepções objetiva e subjetiva da anestesia foram estatisticamente diferentes ($p < 0,05$), favorecendo a articaína, porém o índice de dor intraoperatória relatada pelos pacientes, medido por escala analógica, favoreceu a lidocaína. Essa diferença não foi estatisticamente significativa, assim como a duração do efeito anestésico e a quantidade de suplementação anestésica.

PRESCRIÇÃO

Para a prescrição de anestésicos locais, algumas características farmacocinéticas devem ser consideradas. As apresentações comerciais estão sob forma de sais hidrossolúveis (cloridratos), com pH em torno de 6 a 7. Quando comercialmente associados a vasoconstritores adrenérgicos, o pH da solução é menor, o que resulta em lento início de efeito. Em contraste, se epinefrina for adicionada ao anestésico local no momento do uso clínico, a latência será menor. Isso se identifica quando da injeção do anestésico local em tecidos infectados. Há quem preconize a alcalinização da solução anestésica com a adição de bicarbonato de sódio (1 mℓ a 8,4% por 10 mℓ de lidocaína), para melhorar a qualidade e prolongar o bloqueio anestésico, ainda diminuindo a dor em sua infiltração subcutânea.[2]

O *início de efeito* necessariamente deve ser rápido, dependendo de dose e concentração empregadas e da lipossolubilidade do agente selecionado. Em geral, fármacos menos lipossolúveis têm início mais rápido. Em meio com pH ácido, como em sítios de infecção, o anestésico local encontra-se predominantemente na sua forma ionizada, o que prejudica sua passagem por membranas e, consequentemente, diminui seu efeito. Nessa circunstância, substitui-se a anestesia infiltrativa por bloqueio nervoso ou se utiliza a estratégia da alcalinização da solução, anteriormente descrita.

Também há que considerar a taquifilaxia (diminuição da eficácia com repetidas administrações), parcialmente explicada pelo consumo da capacidade tamponante tecidual diante de repetidas injeções).[2]

A *duração do efeito* deve englobar o período de realização do procedimento clínico. Por esse critério, interferem a lipossolubilidade e a ligação do fármaco a proteínas plasmáticas e teciduais, a rapidez de sua inativação, a vascularização do tecido anestesiado e a associação com vasoconstritores. Sistemas de liberação tardia, utilizando lipossomas encapsulados ou microesferas, podem prolongar o tempo de efeito e diminuir consequências indesejáveis.[2]

Início e duração de efeito, bem como penetração nos tecidos de alguns anestésicos locais podem ser vistos no Quadro 12.3 e justificam seu usual emprego em procedimentos odontológicos.[12]

A técnica de administração depende do acesso e da finalidade do procedimento. A toxicidade é evitada pelo uso da menor concentração capaz de exercer o efeito anestésico local, calculando o volume máximo de solução que cada paciente deve receber, injetando lentamente e aspirando antes da injeção. Isso é particularmente importante em pacientes pediátricos e geriátricos para evitar superdosagem e as complicações decorrentes.

Há anestésicos locais associados a vasoconstritores (epinefrina ou levonordefrina) e a metabissulfito de sódio e ácido cítrico, como estabilizador. *Lidocaína* a 2% associada a vasoconstritor a 1:100.000 provê anestesia pulpar profunda por aproximadamente 60 minutos, que se prolonga por 3 a 5 horas. *Mepivacaína* a 2% é similar à lidocaína em eficácia, início e duração de efeito e se associa a levonordefrina 1:20.000. Também existe em concentração a 3% sem vasoconstritor. Pode ser assim utilizada, porque tem fraca ação vasodilatadora, o que constitui vantagem em pacientes nos quais o vasoconstritor é contraindicado. *Prilocaína* é menos potente e tem início de efeito em 2 a 4 minutos, sendo comercializada em maior concentração (solução a 4% com epinefrina 1:200.000. Tem similar eficácia à lidocaína e é útil em procedimentos de curta duração. Tem sido implicada na incidência de parestesia associada a bloqueio de nervo e também à meta-hemoglobinemia. *Articaína* a 4% é similar a lidocaína, mepivacaína e prilocaína, em associação com vasoconstritores (1:100.000 ou 1:200.000). Tem menor duração de efeito, o que reduz seu potencial tóxico. A ela tem sido atribuída maior efetividade em infiltração de maxilar e mandíbula. *Bupivacaína* é similar à mepivacaína, mas é mais solúvel e mais potente, porém mais cardiotóxica.

No Quadro 12.4 estão listadas algumas características dos fármacos comumente prescritos em Odontologia.[21]

Para evitar toxicidade, alguns cuidados de administração devem ser adotados, como:

- Utilizar a menor concentração da solução
- Calcular o volume máximo de solução que cada paciente possa receber, antes da administração, injetando-a lentamente
- Aspirar antes da injeção.

Tais precauções são especialmente importantes em pacientes pediátricos, muito comprometidos, e em pacientes geriátricos, nos quais a toxicidade pode tornar-se uma complicação se doses máximas não forem estritamente respeitadas.

Quadro 12.3 Parâmetros de interesse clínico de anestésicos locais.[2]

Agente	Início de efeito	Penetração tecidual[a]	Duração de efeito (h)
Clorprocaína	Rápido	Moderada	0,75
Etidocaína	Rápido	Moderada	8
Prilocaína	Rápido	Marcada	1,5[c]
Lidocaína	Rápido[b]	Marcada	1,5[c]
Mepivacaína	Rápido[b]	Moderada	1,5[c]
Articaína	Rápido	Moderada	2 a 3
Tetracaína	Lento	Ruim	8
Bupivacaína	Lento	Moderada	8[d]
Levobupivacaína	Lento	Moderada	1
Ropivacaína	Moderado	Modesta	2 a 3
Procaína	Moderado a lento	Moderada	1

[a]Corresponde à habilidade de penetração do fármaco em tecidos que se encontram entre o sítio de aplicação e as fibras nervosas, onde se exerce o efeito anestésico. [b]Início de efeito em 2 a 3 minutos. [c]Duração de efeito de 120 minutos se associação com vasoconstritor. [d]Duração de efeito de 180 minutos se associação com vasoconstritor.

Quadro 12.4 Características e doses máximas recomendadas de anestésicos locais.

Agente	Concentração (%)	Início	Duração (min)	Dose (mg/kg)	Com vasoconstritor
Lidocaína	2	Rápido	30 a 45	5	7
Mepivacaína	3	Rápido	120 a 140	5	7
Bupivacaína	0,5	Moderado	240 a 720	2	3
Prilocaína	4	Rápido	60 a 240	6	8
Articaína	4	Rápido	180 a 300	7	7 (adulto); 5 (criança)

Outro aspecto importante da prescrição consiste na forma de administrar o anestésico local. Isso se refere, fundamentalmente, a medo e ansiedade dos pacientes em relação à injeção. Assim, dispositivos sem agulhas foram desenvolvidos para prover a anestesia local sem a clássica infiltração local. Em estudo comparativo entre as duas estratégias, não houve diferença de eficácia, mas sim maior aceitação dos pacientes pela anestesia por pressão *versus* a infiltração, os quais relataram menos dor e medo.[41]

Apesar da boa aceitação das novas alternativas de liberação de anestésico local (anestesia tópica, anestesia eletrônica, injetores anestésicos, iontoforese, anestesia controlada por computador) pelos pacientes, alguns autores[42] questionam a aplicabilidade dessas práticas, principalmente em função de alto custo e tempo despendido para que se estabeleça o nível analgésico desejado.

Em ensaio clínico randomizado do tipo *split-mouth*,[43] comparou-se a influência do aquecimento das soluções anestésicas administradas a 100 crianças de 5 a 8 anos no efeito da dor da injeção nas mesmas. A administração de solução a 37°C *versus* 21°C (temperatura ambiente) reduziu significativamente ($p < 0,05$) sensação de dor, frequência cardíaca e outras medidas aferidas por escalas.

Para que se alcancem os objetivos clínicos do uso dos anestésicos locais em pacientes odontológicos, é importante utilizar adequadas *técnicas de administração*, cuja escolha dependerá de localização, tempo e profundidade da anestesia desejada. Existem várias técnicas, como bloqueios dos nervos: alveolar superior posterior; alveolar superior médio; infraorbitário; alveolar superior anterior; palatino maior; nasopalatino; maxilar (tuberosidade alta); alveolar inferior; bucal; mandibular (técnicas de Gow-Gates e de Vazirani-Akinosi); mentoniano; e incisivo.

Diante da expectativa do paciente, comumente com ansiedade e medo do procedimento, a seleção de técnica anestésica adequada, assim como a atenção à profundidade de penetração da agulha, coadjuva a eficácia da escolha medicamentosa e contribui para o êxito do procedimento.[44]

Papel dos vasoconstritores na prescrição

Agentes adrenérgicos incluem epinefrina, norepinefrina e levonordefrina. Fenilefrina é o único representante não adrenérgico, tem ação exclusiva local e é considerada mais segura. Por ter eficácia vasoconstritora inferior à dos adrenérgicos e ser relativamente ineficaz como hemostática, reserva-se a pacientes com contraindicações aos primeiros.

As soluções anestésicas locais provocam vasodilatação e, com isso, facilitam sua absorção, aumentando toxicidade e diminuindo duração de efeito. Em contraposição, sobretudo no sentido de aumentar a duração, são associadas a vasoconstritores. Essa associação possibilita a redução da quantidade do anestésico local para obtenção do adequado bloqueio da dor, porque diminui a absorção sistêmica. Vasoconstritores também promovem menor sangramento no campo operatório, em virtude de seu efeito hemostático, que é imediato e persiste por 30 a 90 minutos. Vasoconstritores podem ser usados com segurança pela maioria dos pacientes em atendimento odontológico.

Epinefrina é o vasoconstritor mais comumente utilizado, em concentrações de 1:80.000 e 1:200.000, que não afetam a eficácia do anestésico. Em ensaio clínico randomizado, duplo-cego e cruzado,[45] realizado com 65 participantes que necessitaram extração de terceiros molares impactados, compararam-se as duas concentrações de epinefrina, comprovando-se haver diferença estatisticamente significativa com relação a mudanças em pressão arterial sistólica e frequência cardíaca com na proporção 1:80.000.

Apesar de seu incontestável benefício no ato operatório odontológico – aumento do efeito anestésico, além da hemostasia – há preocupação com a vasoconstrição sistêmica, que não encontra respaldo científico, porque a epinefrina é rapidamente inativada no plasma, com meia-vida de 1 a 3 minutos. Nas concentrações usadas em anestesia odontológica, sua ação vasoconstritora sistêmica é de aproximadamente 10 minutos.

Todavia, em razão de sua ação adrenérgica, há receio de usar vasoconstritores em pacientes cardiopatas, com hipertensão arterial, diabetes e hipertireoidismo não controlados. Porém, dadas as baixas concentrações empregadas de epinefrina e levonordefrina, não se encontram repercussões sistêmicas, uma vez que em pacientes cardiopatas o risco maior se deve à liberação maciça de catecolaminas endógenas, associada a ansiedade e reduzido controle de dor.[46]

SEGUIMENTO

Anestésicos locais são fármacos geralmente seguros, desde que respeitadas as doses recomendadas. O efeito a ser pesquisado é a perda da sensibilidade dolorosa, pois a tátil profunda pode permanecer. Os eventos adversos são de pequena monta, ainda minorados com a associação a vasoconstritores.

A toxicidade sistêmica nos sistemas nervoso central e cardiovascular é rara, mas podem ocorrer quadros de hipersensibilidade, dos quais reação anafilática é o mais grave, embora não frequente.

Crianças pequenas têm maior risco para efeitos adversos, porque recebem proporcionalmente doses anestésicas maiores, em comparação aos adultos. Isso se deve ao seu peso corporal (elemento para o cálculo da dose), que não foi adequadamente considerado na redução proporcional da anatomia orofacial. Assim, pode haver a necessidade de maiores doses. A maioria das reações desenvolve-se durante a aplicação da injeção ou após 5 a 10 minutos de sua execução, como, por exemplo, a toxicidade causada por inadvertida injeção intravascular ou por injeções repetidas. As manifestações clínicas também comprometem os sistemas nervoso central e cardiovascular.[47]

Em gestantes ou mulheres em idade fértil, os anestésicos locais podem passar pela placenta ou pela barreira cérebro–sangue.

Anestésicos locais do tipo amida apresentam maior incidência de manifestações de hipersensibilidade, como dermatite de contato. Em anestesia regional, inadvertida injeção intravascular pode causar hipotensão e arritmias. Efeitos adversos mais graves são incomuns com as doses aplicadas no atendimento odontológico a pacientes sem comprometimento cardíaco.[48]

Efeitos adversos de vasoconstritores poderiam ocorrer em pacientes cardiopatas. Nestes, a alternativa seria usar anestésicos sem vasoconstritores, mesmo com as inconveniências dessa opção.

Em população de idosos, em que é comum a polifarmácia, há que se preocupar com a possibilidade de interações com os fármacos em uso corrente.

A toxicidade sistêmica de anestésicos locais afeta os sistemas nervoso central e cardiovascular em decorrência de emprego de superdosagem desses anestésicos, expressando-se sob várias formas. No primeiro, os sintomas vão desde tonturas até inconsciência. No sistema cardiovascular, podem surgir desde arritmias até parada cardíaca. Esses eventos resultam de infiltração local ou de bloqueios.

Em Odontologia, a anestesia local é em geral aplicada. É frequente a ocorrência de efeitos neurotóxicos com concentrações clinicamente relevantes desses anestésicos, cujo mecanismo não está suficientemente esclarecido. Os fatores de risco são idade, doenças renal, hepática e cardíaca, gestação e interação com outros fármacos. Vários fatores concorrem para esse fato, como características do paciente, efeitos neurotóxicos do fármaco e fatores de risco cirúrgico.[49]

Quando a concentração do anestésico local aumenta para 4 a 7 μg/ℓ, sintomas de excitação do sistema nervoso central (taquilalia, ansiedade, zumbidos, alteração do estado mental, perda de direção e percepção) tornam-se evidentes. Seguindo-se à fase excitatória, surgem manifestações de inibição, expressas por letargia, perda de reação e de movimentação dos membros, sonolência e fraqueza. Se as concentrações forem elevadas para 7,5 a 10 μg/mℓ, perda de consciência e convulsão podem ocorrer (68 a 77%).

Somente em um quarto dos casos ocorrem apenas sintomas cardiovasculares, como distúrbios da condução, disfunção miocárdica, alterações vasculares periféricas e parada cardíaca. A primeira manifestação de toxicidade cardiovascular expressa-se por distúrbios do ritmo cardíaco. Efeitos inibitórios cardíacos ocorrem com concentração de ≥ 5 μg/mℓ, sendo proporcionais à dose. Concentração de ≥ 10 μg/mℓ associa-se a sério colapso circulatório e assistolia. Se ocorrer parada cardíaca, a manobra de reanimação é mandatória, porque não há dano permanente do coração.

Para prevenir tais efeitos adversos, é preciso reconhecer os fatores de risco em cada paciente, a segurança do anestésico em uso, o emprego ou não de vasoconstritor, as doses, o local da anestesia e as técnicas de administração.

A American Society of Anesthesiologists (ASA) recomenda monitoramento, que inclui o uso de eletrocardiograma e medidas de pressão arterial e saturação de oxigênio para reconhecimento imediato de possíveis complicações.

Para diminuir a toxicidade sistêmica dos anestésicos locais, tem-se preconizado *emulsão lipídica a 20%*, comumente usada em nutrição parenteral. Mais recentemente, tem sido indicada como antídoto não específico de vários tipos de toxicidade induzida por fármacos, incluindo a de anestésicos locais aqui descrita. O mais frequente acometimento se deve à lidocaína, com aproximadamente 25% de complicações. Após injeção em *bólus* de 1,5 mℓ/kg de emulsão lipídica, esta é administrada de modo contínuo, intravenosamente, na dose de 15 mℓ/kg/hora. Seu limite máximo de infusão é de 1.000 mℓ.

Em estudo[50] realizado em 47 casos de toxicidade sistêmica (com convulsões predominantes), 22 pacientes (47%) receberam precocemente essa emulsão, com dose inicial em *bólus* de 100 mℓ em adultos com mais de 70 kg e 1,5 mℓ/kg em adultos de menor peso e crianças. Seguiu-se infusão contínua. Essa emulsão, comumente usada em nutrição parenteral, começou a ser empregada no tratamento de vários tipos de toxicidade a fármacos, inclusive a anestésicos locais.

REFERÊNCIAS BIBLIOGRÁFICAS

1. Malamed S. Manual de anestesia local. 7. ed. Rio de Janeiro: Guanabara Koogan; 2021. 400 p.
2. Duval Neto GF. Anestésicos locais. In: Cangiani LM, Nakashima ER, Gonçalves TAM et al. Atlas de técnicas de bloqueios regionais SBA. Rio de Janeiro: Sociedade Brasileira de Anestesiologia/SBA; 2013. p. 37-50.
3. Becker DE, Reed KL. Local anaesthetics: review of pharmacological considerations. Anesth Prog. 2012; 59(2):90-102.
4. Silva Costa BP, Lorenzzi SCS, Uzeda MJPG et al. Técnicas anestésicas em odontologia: o que o profissional deve saber? Rev Fluminense Odontol. 2021; 55:119-26.
5. Laskin DM, Carrico CK. What do patients fear most about having oral surgery? Quintessence Int. 2019; 50:204-7.
6. Fiorillo L. Conscious sedation in dentistry. Medicina. 2019; 55(12):778-80.
7. Araújo JO, Bergamaschi CC, Lopes LC et al. Effectiveness and safety of oral sedation in adult patients undergoing dental procedures: a systematic review. BMJ Open. 2021; 1(1):e043363.
8. Badr N, Aps J. Efficacy of dental local anesthetics: a review. J Dent Anesth Pain Med. 2018; 18(6):319-32.
9. Karapinar-Kazandag M, Tanalp J, Ersev H. Effect of premedication on the success of inferior alveolar nerve block in patients with irreversible pulpitis: a systematic review of the literature. Biomed Res Int. 2019; 2019: 6587429.
10. Hersh EV, Giannakopoulos H, Levin LM *et al.* The pharmacokinetics and cardiovascular effects of high-dose articaine with 1:100,000 and 1:200,000 epinephrine. J Am Dent Assoc. 2006;137: 1562-71.
11. Halling F, Neff A, Thomas Ziebart T. Local anesthetic usage among dentists: German and international data. Anesth Prog. 2021;68(1):19-25.
12. Ferreira MBC. Anestésicos locais. In: Wannmacher L, Ferreira MBC, editores. Farmacologia clínica para dentistas. 3. ed. Rio de Janeiro: Guanabara Koogan; 2007. p. 154-78.
13. Yagiela JA. Local anesthetics: a century of progress. Anesth Prog. 2020;67(4):235-44.
14. Cherobin ACFP, Tavares GT. Segurança dos anestésicos locais. An Bras Dermatol. 2020;95(1):82-90.
15. Lee HS. Recent advances in topical anesthesia. J Dent Anesth Pain Med. 2016;16(4):237-44.
16. Gudin J, Nalamachu S. Utility of lidocaine as a topical analgesic and improvements in patch delivery systems. Postgrad Med. 2020;132(1):28-36.
17. Kanakaraj M, Shanmugasundaram N, Chandramohan M et al. Regional anesthesia in faciomaxillary and oral surgery. J Pharm Bioallied Sci. 2012; 4(Suppl 2):S264-9.
18. Gupta A, Sahai A, Aggarwal V et al. Anesthetic efficacy of primary and supplemental buccal/lingual infiltration in patients with irreversible pulpitis in human mandibular molars: a systematic review and meta-analysis. J Dent Anesth Pain Med. 2021; 21(4):283-309.

19. Kim SM, Seo MH, Myoung H et al. Regional anesthesia for maxillofacial surgery in developing countries. J Dent Anesth Pain Med. 2016; 16(4):245-52.
20. Elsawy AG, Abouelnasr AM. Dexmedetomidine is an excellent additive to local anaesthesia for postoperative analgesia in bilateral third molar teeth extraction surgery. AIMJ. 2021; 73(4):616-21.
21. Modi M, Rastogi S, Kumar A. Buprenorphine with bupivacaine for intraoral nerve blocks to provide postoperative analgesia in outpatients after minor oral surgery. J Oral Maxillofac Surg. 2009; 67(12):2571-6.
22. Raj A, Unnam P, Kumari R et al. Evaluation of the efficacy of regional anesthesia and intramuscular diclofenac in the management of postoperative pain: a comparative study. J Pharm Bioallied Sci. 2021;13(Suppl 1):S473-5.
23. Rhee SH, Park SH, Ha SH et al. Treatment of severe pain in a patient with complex regional pain syndrome undergoing dental treatment under general anesthesia: a case report. J Dent Anesth Pain Med. 2019; 19(5):295-300.
24. Mundluru T, Saraghi M. Anesthetic management of a complex regional pain syndrome (CRPS) patient with ketamine. Anesth Prog. 2020; 67(4):219-25.
25. Rabêlo HTLB, Cruz JHA, Guênes GMT et al. Anestésicos locais utilizados na odontologia: uma revisão de literatura. Arch Health Invest. 2019;8(9):540-8.
26. Jamil FA, Asmael HM, Al-Jarsha MY. The success of using 2% lidocaine in pain removal during extraction of mandibular premolars: a prospective clinical study. BMC Oral Health. 2020; 20:239.
27. St George G, Morgan A, Meechan J et al. Injectable local anaesthetic agents for dental anaesthesia. Cochrane Database Syst Rev. 2018;2018(7):CD006487.
28. Soares RG, Soares AA, Irala LED. Como escolher um adequado anestésico local para as diferentes situações na clínica odontológica diária? RSBO. 2006;3(1):36-40.
29. Klingberg G, Ridell K, Brogårdh-Roth S et al. Local analgesia in paediatric dentistry: a systematic review of techniques and pharmacologic agents. Eur Arch Paediatr Dent. 2017; 18(5):323-9.
30. Smolarek PC, Silva LS, Martins PRD et al. Evaluation of pain, disruptive behaviour and anxiety in children aging 5-8 years old undergoing different modalities of local anaesthetic injection for dental treatment: a randomised clinical trial. Acta Odontol Scand. 2020; 78(6):445-53.
31. Spera AS, Saxen MA, Yepes JF et al. Office-based anesthesia: safety and outcomes in pediatric dental patients. Anesth Prog. 2017; 64(3):144-52.
32. Kyosaka Y, Owatari T, Inokoshi M et al. Cardiovascular comparison of 2 types of local anesthesia with vasoconstrictor in older adults: a crossover study. Anesth Prog. 2019; 66(3):133-40.
33. Rodrigues F, Mármora B, Carrion SJ et al. Anestesia local em gestantes na odontologia contemporânea. J Health NPEPS. 2017;2(1):254-71.
34. Castro FC, Meneses MTV, Pordeus IA et al. Tratamento odontológico no período da gravidez: enfoque para o uso de anestésicos locais. JBC. 2002;6(31):62-7.
35. Yamashita K, Kibe T, Shidou R et al. Difference in the effects of lidocaine with epinephrine and prilocaine with felypressin on the autonomic nervous system during extraction of the impacted mandibular third molar: a randomized controlled trial. J Oral Maxillofac Surg. 2020;78(2):215.e1-215.e8.
36. Seminario-Amez M, González-Navarro B, Raul Ayuso-Montero R et al. Use of local anesthetics with a vasoconstrictor agent during dental treatment in hypertensive and coronary disease patients. A systematic review. J Evid Based Dent Pract. 2021; 21(2):101569.
37. Mello RP, Ramacciato JC, Peruzzo DC et al. Avaliação da glicemia de pacientes diabéticos submetidos à anestesia local com diferentes vasoconstritores. Rev Gaúcha Odontol. 2016;64(04):425-31.
38. Ferreira MKM, Ferreira RO, Castro MML et al. Is there an association between asthma and periodontal disease among adults? Systematic review and meta-analysis. Life Sciences. 2019; 223:74-87.
39. Gazal G. Is prilocaine safe and potent enough for use in the oral surgery of medically compromised patients? Saudi Med J. 2019;40(1):97-100.
40. Boonsiriseth K, Chaimanakarn S, Chewpreecha P et al. 4% lidocaine versus 4% articaine for inferior alveolar nerve block in impacted lower third molar surgery. J Dent Anesth Pain Med. 2017;17(1):29-35.
41. Makade CS, Shenoi PR, Gunwal MK. Comparison of acceptance, preference and efficacy between pressure anesthesia and classical needle infiltration anesthesia for dental restorative procedures in adult patients. J Conserv Dent. 2014; 17(2):169-74.
42. Zavattini A, Charalambous P. Alternative practices of achieving anaesthesia for dental procedures: a review. J Dent Anesth Pain Med. 2018; 18(2):79-88.
43. Gümüs H, Aydinbelge M. Evaluation of effect of warm local anesthetics on pain perception during dental injections in children: a split-mouth randomized clinical trial. Clin Oral Investig. 2020;24(7):2315-9.
44. Costa, BPS, Lorenzzi SCS, Uzeda MJPG et al. Técnicas anestésicas em odontologia: o que o profissional precisa saber? Rev Fluminense Odontol. 2021;27(55):119-26.
45. Karm MH, Park FD, Kang M et al. Comparison of the efficacy and safety of 2% lidocaine HCl with different epinephrine concentration for local anesthesia in participants undergoing surgical extraction of impacted mandibular third molars: a multicenter, randomized, double-blind, crossover, phase IV trial. Medicine (Baltimore). 2017; 96(21):e6753.
46. Balakrishnam R, Ebenezer V. Contraindications of vasoconstrictors in dentistry. Biomed Pharmacol J. 2013; 6(2):409-14.
47. American Academy of Pediatric Dentistry. Use of local anesthesia for pediatric dental patients. The Reference Manual of Pediatric Dentistry. Chicago, Ill.: American Academy of Pediatric Dentistry. 2020. p. 318-23.
48. Bahar E, Yoon H. Lidocaine: a local anesthetic, its adverse effects and management. Medicina (Kaunas). 2021; 57(8):782.
49. Kim EJ, Kim HY, Ahn JH. Neurotoxicity of local anesthetics in dentistry. J Dent Anesth Pain Med. 2020; 20(2):55-61.
50. Gitman M, Fettiplace MR, Weinberg GL et al. Local anesthetic systemic toxicity: a narrative literature review and clinical update on prevention, diagnosis, and management. Plast Reconstr Surg. 2019; 144(3):783-95.

13

Analgésicos Não Opioides

Lenita Wannmacher

INTRODUÇÃO

Em Odontologia, a dor a ser tratada geralmente decorre de afecções relacionadas com dentes, periodonto ou cirurgia oral. Apresenta variáveis características, dependentes da origem algógena e do comprometimento inflamatório, acrescidas do componente emocional, em que se salienta a ansiedade. Outro aspecto na gênese da dor é o componente neuropático. Também devem ser mencionadas as dores crônicas, principalmente aquelas associadas a disfunções temporomandibulares ou à hipersensibilidade dentinária.

O controle da dor é uma prioridade na prática odontológica. Pelo caráter geralmente transitório da dor aguda em Odontologia – 1 a 3 dias após correção do problema por procedimento clínico ou cirúrgico – não cabem tratamentos longos. A eficácia de diferentes agentes, isolados ou em associações, deve ser avaliada, bem como o equilíbrio entre potenciais benefícios e riscos de analgésicos não opioides, opioides e anti-inflamatórios não esteroides (AINEs).[1,2]

Esses anti-inflamatórios apresentam propriedades analgésica, antitérmica, anti-inflamatória e antitrombótica, por inibirem o sistema de isoenzimas denominadas ciclo-oxigenases constitutiva (COX-1) e induzível (COX-2), que convertem ácido araquidônico em prostaglandinas, tromboxanos e prostaciclina. A COX-1, presente em sítios gástricos e renais, é responsável pela síntese de prostaglandinas, que exercem proteção tecidual nessas áreas. A COX-2 expressa-se nos locais de inflamação.

De acordo com a especificidade de ação nessas enzimas, os anti-inflamatórios são categorizados em dois grandes grupos: inibidores não seletivos de COX (também conhecidos como AINEs clássicos ou tradicionais) e inibidores seletivos de COX-2. Entre os primeiros, que inibem ambas as isoformas de COX, incluem-se ácido acetilsalicílico (AAS), ibuprofeno e naproxeno; o segundo grupo é abordado mais detalhadamente no Capítulo 17, *Anti-inflamatórios Não Esteroides.*

Prostaglandinas, especialmente PGE2, sensibilizam o nociceptor periférico às ações de substâncias algógenas (histamina, bradicinina, serotonina, íons hidrogênio e potássio e adenosina trifosfato [ATP]), liberadas a partir de estímulos traumáticos e lesivos, promovendo, respectivamente, reação inflamatória local e estímulo de terminações nervosas, provocando a nocicepção.[3]

Em estruturas do sistema nervoso central (SNC), especialmente medula espinal, encontram-se as mesmas enzimas, indutoras da síntese de prostaglandinas; logo, analgésicos não opioides, por inibição das ciclo-oxigenases, evitam a sensibilização (hiperalgesia primária) dos receptores de dor periféricos e também produzem analgesia e antinocicepção na medula espinal.[4]

Em geral esses analgésicos são utilizados no tratamento de dores leves a moderadas e febre, pois modificam mecanismos periféricos e centrais envolvidos no processo nociceptivo. São indicados por tempo curto, particularmente para dores tegumentares, comuns em estruturas dentárias e tecidos de sustentação.

Neste capítulo também são descritos alguns AINEs (embora quimicamente pertençam a outra classe farmacológica), porque coíbem a gênese inflamatória do processo odontológico responsável pela dor.

Os medicamentos de controle da dor mais usados em Odontologia estão relacionados no Quadro 13.1.

Embora esses fármacos tenham em comum as propriedades já citadas, a intensidade de seu efeito é variável, provavelmente relacionada com a diferenciada sensibilidade daquelas enzimas nos diferentes tecidos. Assim, paracetamol apresenta efeitos analgésico e antitérmico, mas é fraco anti-inflamatório nas doses terapêuticas, o que é atribuído ao fato de ter reduzida ação de inibição da ciclo-oxigenase em altas concentrações de peróxidos encontradas em sítios de inflamação. Além disso, não inibe a ativação de neutrófilos, como o fazem outros analgésicos não opioides.[5]

A inibição da indução de hiperalgesia por salicilatos ou AINEs (antialgesia) pode justificar a melhor resposta clínica obtida com tratamento precoce. O tratamento da dor instalada (analgesia) é mais difícil, pois já foram desencadeados mecanismos envolvidos na nocicepção, intensificando essa dor. Sendo assim, devem ser estabelecidos esquemas de doses fixas em vez do regime "se necessário".[6]

Quadro 13.1 Fármacos usados no controle de indutores de dor odontológica.

Derivados do ácido salicílico	Ácido acetilsalicílico "simples" – "revestido" – "tamponado" Diflunisal Derivados não acetilados: trissalicilato de colina e magnésio, salicilato de sódio, salsalato, ácido salicilsalicílico
Derivado do para-aminofenol	Paracetamol
Anti-inflamatórios não esteroides	Ibuprofeno, naproxeno

Em alguns procedimentos odontológicos, realiza-se a *analgesia preemptiva*, isto é, a intervenção pré-operatória que previne ou diminui a dor pós-operatória. Essa estratégia tem sido empregada na supressão de dor pós-operatória decorrente da exodontia de terceiros molares e em cirurgia de implante.

Na exodontia, o uso de paracetamol por via intravenosa (formulação já disponível no Brasil), administrado no pré-operatório, mostrou-se mais eficaz no controle da dor do que sua aplicação pós-operatória ou não tratamento.[7]

Na cirurgia de implante, a comparação entre dose única de 600 mg de ibuprofeno e placebo mostrou diferença significativa do fármaco em relação a este último ($p < 0,001$).[8]

As associações medicamentosas costumam empregar paracetamol, ibuprofeno e naproxeno, por via oral, no manejo de dor aguda pós-operatória. A racionalidade da associação entre paracetamol e ibuprofeno (um AINE) advém dos múltiplos mecanismos de ação do primeiro em SNC e vias serotoninérgicas descendentes inibitórias, bem como interações com sistemas opioides e eicosanoides. Revisão sistemática[9] recomendou essa associação no manejo de dor após extrações de terceiro molar, assinalando maior eficácia analgésica e menos efeitos adversos, comparativamente a formulações contendo opioides. As reações indesejáveis dessa associação foram similares às dos fármacos componentes, quando empregados individualmente.

Para os autores, a combinação provê maior analgesia, sem os efeitos adversos relatados em associações contendo opioides.

INDICAÇÃO

Como o controle da dor é parte importante da prática odontológica, cirurgiões-dentistas frequentemente precisam prescrever analgésicos. Seu uso se destina a prevenir ou aliviar dor relacionada com processo inflamatório ou cirurgia. Em contrapartida, é necessário avaliar o ônus dos efeitos adversos.

Na dor odontológica, é frequente o emprego de *analgésicos não opioides*, por vezes associados a *opioides fracos* (pela sinergia de efeito) ou a alguns *AINEs* (para contraposição ao componente inflamatório dessa dor, mesmo não acompanhada de significativos sinais inflamatórios – edema, calor local, hiperemia).

Em muitas condições odontológicas (pulpite, infecção apical, osteíte localizada, abscessos periodontais ou pericoronarite), analgésicos são medidas coadjuvantes. Seu uso deve ser temporário, e não isoladamente administrado, enquanto manejo mais efetivo (drenagem, tratamento anti-infeccioso, medidas restauradoras ou locais) provê controle do processo causal.

As indicações de analgésicos não opioides para diferentes procedimentos odontológicos são listadas no Quadro 13.2, assim como de analgésicos opioides fracos e AINEs, que por vezes os acompanham.

SELEÇÃO

Na seleção de medicamentos com similar eficácia clínica (hierarquicamente, seu primeiro critério), é preciso considerar

Quadro 13.2 Indicação de analgésicos não opioides isolados ou em associação.

Procedimento	Analgesia
Exodontia	Medidas gerais, ácido acetilsalicílico ou paracetamol*
Cirurgia de implante, cirurgia óssea ou periodontal e abordagens endodônticas	Ibuprofeno** Codeína*** + paracetamol,* ibuprofeno** (doses plenas)
Exodontia do terceiro molar	Codeína*** + paracetamol,* paracetamol intravenoso ou ibuprofeno (doses plenas)**

*Analgésico não opioide fraco. **Anti-inflamatório não esteroide. ***Analgésico opioide fraco.

a segurança comparativa entre eles, a qual se torna elemento decisivo para recomendar um em detrimento de outros. Como nenhum fármaco é inócuo, é considerado risco aceitável aquele que é previsível e, por isso, pode ser evitado ou admite medidas de controle (doses máximas diárias, duração de tratamento, atenção para as contraindicações e interações medicamentosas, medidas de contraposição etc.). A análise comparativa da segurança dos medicamentos ainda assume maior importância quando as condições mórbidas às quais se destinam são de baixa morbidade, como é o caso da dor odontológica.

Assim, a seleção de um analgésico não opioide não é estabelecida somente por eficácia, mas por outros critérios: (1) toxicidade relativa; (2) diferenças farmacocinéticas que influenciam a comodidade de esquemas terapêuticos; (3) experiência acumulada pelo profissional; (4) respostas positivas previamente apresentadas pelo paciente.

Importante critério para a seleção de analgésicos é a mensuração da intensidade da dor em diferentes procedimentos odontológicos, a qual pode ser leve, moderada e intensa.

Dores leves são preferencialmente tratadas com analgésicos não opioides, como AAS, paracetamol (também conhecido como acetaminofeno) e ibuprofeno. Paracetamol tem mínima atividade anti-inflamatória. Todos têm comprovada eficácia analgésica e antitérmica e equivalem-se em doses equipotentes. Assim, para escolha entre eles consideram-se maior segurança, conveniência do esquema de administração, fácil acesso, baixo custo e exitosa experiência de uso prévio. Atendendo a esses critérios, paracetamol aparece como primeira escolha para uso em idosos, adultos, gestantes e crianças. Em crianças, AAS não é habitualmente empregado.[10]

Em idosos, mais suscetíveis à gastropatia analgésica causada por AAS, também se prefere administrar paracetamol. Apesar do baixo custo do AAS, sua menor segurança (decorrente de sonolência e irritação gástrica) acarretou redução de seu consumo em países desenvolvidos.

Uma alternativa ao paracetamol consiste no emprego de ibuprofeno, um AINE, que apresenta similares eficácia e segurança às do paracetamol.

Em *dores moderadas*, também foram comparados analgésicos não opioides. Ensaio clínico prospectivo, randomizado e duplo-cego[11] contrapôs a eficácia analgésica de paracetamol 500 mg e de ibuprofeno 400 mg após extração bilateral de pré-molares maxilares ou mandibulares para posterior tratamento ortodôntico. Para mensuração de dor, utilizou-se escala analógica visual por 3 dias, a qual mostrou melhor resultado no grupo que usou paracetamol, porém sem alcançar diferença estatisticamente significativa no controle de dor em ambos os grupos. Também não houve diferença com relação a efeitos adversos.

Em revisão Cochrane[12] de 51 ensaios clínicos randomizados, duplos-cegos e controlados por placebo (n = 2.048), avaliou-se a eficácia de *dose oral única de paracetamol* para tratamento de dores agudas pós-operatórias. Aproximadamente metade dos pacientes alcançou pelo menos 50% de alívio de dor em 4 a 6 horas em comparação com 20% dos alocados para placebo. Aproximadamente metade dos pacientes necessitou de analgesia adicional em 4 a 6 horas, em comparação aos 70% de pacientes que receberam placebo.

Em outra revisão,[13] paracetamol demonstrou eficácia no controle de dores agudas e crônicas, tanto em uso isolado como na associação com AINEs e opioides, especialmente em idosos e pacientes com opções terapêuticas restritas. Formulações que se dissolvem rapidamente mostraram eficácia e duração similares a paracetamol intravenoso.

No Brasil, efeitos adversos mais brandos comparativamente a AAS e a outros analgésicos, melhor tolerabilidade digestiva em relação aos AINEs e baixo custo recomendam o uso de paracetamol, desde que sejam amplamente difundidas as pró-doses e as doses máximas diárias permitidas. Outra razoável precaução relaciona-se com o não emprego de subdoses, sem o que perdurará a impressão de que o medicamento tem menor eficácia, resultando na administração de outros analgésicos carreadores de maior risco.

Quando essas dores se mostraram não responsivas ao uso isolado de analgésicos não opioides, avaliou-se sua associação.

A associação de *paracetamol* e *codeína*, fármacos com diferentes mecanismos de ação, estabeleceu eficácia e tolerabilidade, proporcionando melhor analgesia com menores doses. Em 50% dos pacientes com dor pós-operatória de moderada a intensa, houve alívio de dor, comparativamente a 20% dos indivíduos sob uso de placebo.[14]

O mesmo grupo de investigadores avaliou a associação de paracetamol e ibuprofeno, mostrando que a mesma induziu maior analgesia que seus componentes (com as mesmas doses) isoladamente. A analgesia durou cerca de 8 horas, sem haver efeitos adversos adicionais.[15]

Em outro estudo,[16] foram comparados os efeitos de paracetamol (1.000 mg), ibuprofeno (400 mg) e a combinação de ambos no alívio da dor após remoção de terceiro molar inferior. Ibuprofeno superou paracetamol no alívio de dor em 6 horas. A combinação dos dois fármacos mostrou resultados promissores.

A avaliação de cinco revisões sistemáticas[17] mostrou que essa associação proporcionou maior benefício no alívio de dor de pacientes adultos. As associações contendo opioides mostraram mais efeitos adversos, tanto em adultos como em crianças.

Ensaio clínico randomizado (n = 394 pacientes)[18] comparou três combinações de doses fixas de ibuprofeno/paracetamol (200 mg/500 mg; 250 mg/500 mg; 300 mg/500 mg) com ibuprofeno 400 mg e placebo no manejo da dor subsequente à extração de terceiro molar. Todos os tratamentos ativos superaram o placebo em início da analgesia (menos 1 hora) e em duração (mais de 9 horas) do alívio de dor ($p < 0,001$), mas não diferiram significativamente de 400 mg de ibuprofeno quanto aos mesmos parâmetros. A tolerabilidade foi similar entre ibuprofeno e placebo.

Se a dor odontológica for de origem inflamatória, a alternativa é o *ibuprofeno*, escolhido dentre diferentes AINEs por ter menos efeitos indesejáveis. Esse grupo farmacológico apresenta propriedades analgésicas, antipiréticas e anti-inflamatórias, associadas à inibição de COX e à produção de prostaglandinas em tecidos e fluidos, interferindo em sua capacidade de estimular dor em terminações nervosas e inibir agregação plaquetária.

O resumo das características farmacológicas dos três analgésicos não opioides pode ser observado no Quadro 13.3.[19]

A seleção entre as diferentes dosagens e formas farmacêuticas corresponde a distintas indicações terapêuticas, idade e tolerabilidade dos pacientes.

Outros AINEs não seletivos ou inibidores seletivos de COX-2 não apresentam diferenças em eficácia analgésica ou anti-inflamatória em relação aos fármacos precedentes.

Em algumas condições dentais indutoras de dor, principalmente com componente inflamatório presente, tem sido investigada a eficácia de outros analgésicos, isolados ou em combinação.

A associação de ibuprofeno e paracetamol tem sido usada no controle de dor odontológica pós-operatória. O resultado de revisão sistemática quantitativa,[8] já referida, mostrou que essa associação era mais eficaz e apresentava menos efeitos indesejáveis do que a maioria das formulações com opioides. Também se evidenciou em estudo que essa associação propiciava maior analgesia do que cada fármaco isoladamente após exodontia de terceiro molar. Os efeitos adversos da mesma não diferiram daqueles observados com os dos fármacos componentes usados individualmente.

Revisão sistemática[20] de 11 ensaios clínicos randomizados (762 pacientes adultos que receberam implantes dentários) avaliou a eficácia de analgésicos em dor pós-operatória em comparação a placebo, demonstrando desfechos como alívio da dor, maior satisfação dos pacientes e menor necessidade de analgésico acessório.

Nessa revisão, fármacos de diferentes classes foram usados com finalidade analgésica, sem que se identificassem quais deles seriam os melhores. Restringindo, aqui, a análise dos resultados de analgésicos não opioides, observou-se que menor intensidade de dor foi relatada com ibuprofeno em comparação a placebo em dois ensaios clínicos. Não se constatou diferença significativa entre ibuprofeno e dexametasona em um ensaio clínico. Verificou-se também menor necessidade de analgesia adicional com ibuprofeno *versus* placebo em dois estudos.

Em *dores intensas*, o melhor tratamento inclui o uso isolado de analgésicos opioides, que também são empregados em dores moderadas não responsivas às associações já consideradas. A descrição desses fármacos será objeto do Capítulo 14, *Analgésicos Opioides*.

Quadro 13.3 Comparação entre efeitos, parâmetros farmacológicos e formas e concentrações farmacêuticas de paracetamol, ácido acetilsalicílico (AAS) e ibuprofeno.

Características	Paracetamol	AAS	Ibuprofeno
Efeito analgésico	+	+	+
Efeito anti-inflamatório	–	+	+
Efeito antipirético	+	+	+
Efeito antiplaquetário	–	++	+
Irritação digestiva	–	++	+
Início de efeito	30 min	30 min	30 min
Via de administração	Oral	Oral	Oral
Intervalo (horas)	4	4	6
Meia-vida (horas)	1 a 3	2,5	2 a 4
Pico de efeito (horas)	1	1	1 a 2
Pró-dose/adultos (mg)	500	500 a 750	300 a 600
Dose diária (g)/adultos	4	4	3,2
Formas e concentrações farmacêuticas			
Cápsula líquida (mg)	400	-	-
Cápsula mastigável (mg)	-	-	100
Comprimidos (mg)	500 e 750	100 e 500	200, 400 e 600
Comprimido revestido (mg)	750	100	85,* 300, 400 e 600
Comprimido tamponado	–	100	500
Comprimido efervescente (mg)	500	500	400 e 600
Comprimido mastigável (mg)	160	500	–
Supositório (mg)	125, 250 e 500**	–	100 e 150
Solução oral (mg/mℓ)	200	–	100
Solução gotas (mg/mℓ)	100 e 200	–	100
Suspensão oral (mg/mℓ)	32 e 100***	120	20, 50 e 100
Xarope (mg/mℓ)	32	–	20

*Finalidade antiplaquetária. **Doses para lactentes, crianças e adultos. ***Contém sacarina.

Pelo amplo uso que existe no Brasil, é importante apresentar algumas considerações sobre dipirona, erroneamente utilizada para controle de dores moderadas a intensas.

Dipirona, um AINE, tem sido usada para tratar dor odontológica pós-operatória de moderada a intensa. Por seus raros, mas potencialmente graves efeitos adversos, atribuíveis a reações alérgicas e idiossincrásicas (como agranulocitose, anafilaxia, necrólise epidérmica tóxica, nefrite intersticial crônica, broncospasmo e distúrbios gastrintestinais), foi banida de vários países, mas mantida em outros. Apesar de o risco de agranulocitose permanecer incerto, pela diferença de suscetibilidade entre populações, essa substância inclui-se entre os 10 medicamentos mais comumente associados a essa reação. O mecanismo de ação da dipirona não está totalmente esclarecido, mas parece inibir enzimas COX e produção de prostaglandinas. Também tem sido associada ao sistema opioide endógeno. Em revisão sistemática Cochrane de oito ensaios clínicos randomizados, duplos-cegos e controlados por placebo (n = 809), analisou-se o efeito de dose única de dipirona (500, 1.000 ou 2.000 mg), administrada pelas vias oral e intramuscular, *versus* placebo, no alívio de dor pós-operatória de moderada a intensa em adultos. Em 70% dos participantes que receberam 500 mg de dipirona oral, houve 50% de alívio de dor entre 4 e 6 horas comparativamente a 30% dos que receberam placebo (cinco estudos; n = 288; NNT de 2,4; intervalo de confiança [IC] 1,8 a 3,1). Não foram relatados efeitos adversos importantes entre os participantes. Os dados foram insuficientes para avaliar outras doses ou vias de administração de dipirona. Os autores da revisão consideraram ser limitada a informação sobre dipirona, por haver dados insuficientes e/ou inadequados, em que o fármaco não foi comparado com outros tratamentos ativos, não houve avaliação de diferentes doses e vias de administração e a quantidade de participantes não foi expressiva.[21]

Em pacientes febris ou com dor leve que possam ter acesso a outras alternativas igualmente eficazes e mais seguras – por apresentarem efeitos previsíveis e, portanto, mais controláveis – dipirona não deve ser escolhida. Agranulocitose é evento raro, podendo não ser detectado em estudos que se proponham a atestar a inocuidade de dipirona; aqueles que foram publicados têm baixa qualidade metodológica. No Brasil, ao contrário de outros países, em que esse fármaco foi banido, seu uso ainda é indiscriminado, pela crença de que seja mais eficaz que outros analgésicos comuns. Atualmente, há autores que ainda preconizam seu uso.

Em outro estudo,[22] analisaram-se os relatos espontâneos de agranulocitose, supostamente associada à dipirona, comparando-se características de tratamento e desfechos fatais e não fatais entre países. Relatos (1.448) de 31 países foram incluídos. Houve diferenças em idade dos pacientes, vias de administração e doses diárias. O tempo médio entre o início da administração de dipirona e o desenvolvimento de agranulocitose foi de 13 dias, com 34,7% dos casos ocorrendo em até 7 dias. Ocorreu morte em 16% dos casos, com predomínio em idosos e naqueles que também recebiam metotrexato. Como a agranulocitose se desenvolve após a administração de um fármaco e é independente de dose e duração de tratamento, prescritores e pacientes devem estar atentos aos sinais e sintomas.

Em estudo transversal de base populacional[23] – que avaliou a prevalência de automedicação no Brasil entre 2013 e 2014 – analgésicos e relaxantes musculares foram os grupos terapêuticos mais utilizados por automedicação, sendo a dipirona o fármaco mais consumido.

A permanência de produtos comerciais com dipirona, isoladamente ou em associação, atende a uma tradição de prescrição e uso, baseada não em evidências, mas na crença de que apresentem eficácia superior à de outros analgésicos e antitérmicos, e efeitos adversos tão raros que não constituem problema de saúde pública.

Diflunisal, analgésico e anti-inflamatório derivado do ácido salicílico, é desaconselhado no tratamento da dor odontológica. No Brasil, foi analisado – como medicamento em desenvolvimento – para tratamento de polineuropatia amiloidótica familiar, mas não tem registro na Agência Nacional de Vigilância Sanitária (Anvisa) para nenhuma indicação. Em revisão sistemática Cochrane[24] de nove estudos (n = 906 adultos), dose única de 1.000 mg de diflunisal determinou analgesia pós-operatória por 4 a 6 horas, igualando-se ao resultado da associação de paracetamol 1.000 mg + codeína 60 mg, em estudos com metodologia similar; porém, seu pico de efeito só ocorre após 3 horas e sua meia-vida é mais longa, propiciando intervalos de 12 horas entre doses.

É frequente a introdução no mercado de novos representantes, acompanhados de articulada promoção comercial que inclui, muitas vezes, artigos de qualidade, escritos por cientistas de renome; no entanto, tais artigos não se direcionam a eficácia e efetividade, mas a mecanismo de ação, efeitos adversos isolados e outros. Consistentes estudos comparativos com as alternativas tradicionais são imprescindíveis para a adequada seleção de medicamentos.

Independentemente da classe química, AINEs apresentam igual eficácia analgésica, embora haja variabilidade individual quanto a resposta terapêutica e tolerabilidade. Aproximadamente 60% dos pacientes respondem positivamente ao AINE utilizado. Dentre os 40% restantes, pode haver reação aceitável mediante substituição por representante de outra classe química.[25]

Uma maneira simples de selecionar medicamentos analgésicos é considerar sua eficácia e segurança em relação à intensidade da dor para a qual estão sendo indicados. Os fármacos mencionados neste capítulo podem ser selecionados em relação a intensidade e origem da dor. Assim, para dores leves, opta-se por AAS, paracetamol ou ibuprofeno. Nas dores moderadas, não responsivas a esses agentes, podem-se utilizar associações entre eles ou deles com um opioide fraco, como paracetamol + codeína, ibuprofeno + codeína ou paracetamol + ibuprofeno. Nas dores intensas, em geral pós-operatórias, a associação de representantes não opioides a opioides, analgésicos não opioides injetáveis ou opioides injetáveis é utilizada.

PRESCRIÇÃO

Doses convencionais de analgésicos não opioides produzem um efeito máximo (teto), de modo que aumento das doses não determina analgesia adicional, concorrendo apenas para elevar a toxicidade do medicamento. Como há variação individual de respostas a diferentes dosagens, um modo de não induzir efeitos tóxicos é adotar valores máximos que não excedam 1,5 a 2 vezes as doses inicialmente recomendadas. A via de administração é a oral. Os intervalos entre doses variam de 4 a 8 horas. A dose máxima diária não deve ultrapassar 3 a 4 comprimidos. A suspensão oral de ibuprofeno é mais palatável e, por isso, mais aceita por crianças. Para elas, a preferência é pelas preparações isentas de açúcar. Há também as cápsulas gelatinosas, que apresentam início de efeito mais rápido em comparação à forma sólida.

Doses diárias superiores às habituais não têm maior eficácia analgésica, porém concorrem para os efeitos adversos. Doses analgésicas de AAS são menores do que as anti-inflamatórias.

A apresentação tamponada (associação com antiácidos) acelera a absorção gástrica e tem pico sérico mais precoce, porém seu efeito tamponante é pequeno, não evitando a ação irritativa gástrica. Só é recomendada em administração única, devido ao alto teor de sódio e à alcalinização urinária que determina, acelerando a excreção do fármaco, com redução da salicilemia.

Sua administração com alimentos diminui a irritação digestiva, mas a latência é menor quando empregado no intervalo de refeições.

A duração de tratamento em dores agudas deve ser tão breve quanto possível, já que os efeitos adversos são proporcionais à dose e ao tempo de uso.

A suspensão oral de ibuprofeno é mais palatável, sendo mais aceita pelas crianças. Nessas, dá-se preferência a preparações isentas de açúcar. Há também a preparação sob forma de cápsulas gelatinosas que apresentam início de efeito mais rápido em comparação com a forma sólida.

Os Quadros 13.4 e 13.5 relacionam os esquemas de AAS, paracetamol e ibuprofeno preconizados para adultos e crianças.[26]

O alívio da dor é mais eficaz quando os analgésicos são fornecidos precocemente, antes que desapareça o efeito anestésico local nas situações em que dor pós-operatória é esperada.

Outra estratégia de administração consiste na *analgesia preemptiva*, em que analgésicos não opioides são administrados pré-operatoriamente para reduzir dor pós-operatória em pacientes submetidos a intervenções cirúrgicas eletivas.

Em ensaio clínico,[7] 120 pacientes, submetidos à extração cirúrgica de terceiro molar impactado, foram subdivididos em três grupos: o primeiro recebeu 1.000 mg de paracetamol por via intravenosa, 20 minutos antes da cirurgia; o segundo realizou o mesmo tratamento após a cirurgia; o terceiro não não fez uso de qualquer analgésico. Para todos os pacientes, foi prescrito o analgésico loxiprofeno, caso fosse necessário o uso, nas 17 horas após a cirurgia. Verificou-se o consumo do analgésico, e a dor foi avaliada por escala analógica em 1, 2, 3, 4, 5 e 15 horas após a cirurgia. Não houve diferença significativa em nível de dor entre os três grupos em nenhum dos intervalos de tempo, mas o primeiro grupo foi o que menos consumiu o analgésico de resgate e o que mais tardiamente necessitou de analgesia.

SEGUIMENTO

Efeitos positivos na dor aguda expressam-se por alívio subjetivo revelado pelo paciente e por dados objetivos, como melhoras em desempenho funcional (mastigação, articulação da palavra, abertura da boca, por exemplo), diminuição de contratura muscular (trismo), desaparecimento de posturas antálgicas e de outras manifestações dependentes de localização e intensidade da dor.

Na dor crônica, a eficácia analgésica expressa-se por percepção subjetiva de melhora da dor e desaparecimento de suas consequências, como ansiedade, irritabilidade, depressão e transtornos do sono. Nas situações dolorosas crônicas, a analgesia pode aparecer somente após algum período de uso.

Clinicamente, após exodontia de terceiro molar impactado, a dor atinge intensidades de moderada a intensa, em torno de 5 horas, e deve diminuir em 3 a 5 dias. Sensação dolorosa persistente, não consistente com a história natural do processo, requer reavaliação do procedimento para determinar sua causa e redefinir a abordagem terapêutica.

Quadro 13.4 Pró-doses orais, intervalos e doses máximas diárias de analgésicos não opioides recomendadas para adultos.

Medicamentos	Pró-doses orais (mg)	Intervalo (h)	Dose máxima/ dia (g)
Ácido acetilsalicílico	500 a 1.000	4	4
Paracetamol	500 a 1.000	4	4
Ibuprofeno	200 a 400	4 a 6	1,2 a 2,4

As falhas de tratamento requerem modificação de esquemas de administração: substituição do analgésico não opioide ou acréscimo de um opioide fraco, por exemplo, codeína ou propoxifeno.

Outro motivo de substituição do fármaco previamente selecionado é o surgimento de efeitos adversos agudos (Quadro 13.6). Alguns são comuns a todos os analgésicos não opioides, mas há diferenças de frequência e intensidade. A administração única de um analgésico comum não se associa a reação adversa importante.

Paracetamol é considerado seguro em doses terapêuticas, induzindo menores ulceração e sangramento digestivos. Outras reações adversas são raras em uso agudo. Mesmo em uso crônico, as informações são contraditórias e provenientes de estudo observacionais e de coorte. Efeitos adversos decorrentes de uso crônico, como sangramento gastrintestinal e pequeno aumento da pressão sistólica, são descritos como efeitos dose-dependentes.[27]

A hepatotoxicidade, relacionada com metabólito ativo e outros fatores, apresenta considerável variação individual e depende de superdosagem absoluta (foi vista com dose única de 10 a 15 g), acidental ou deliberada. A ideia de que doses próximas às terapêuticas possam causar lesões hepáticas em pacientes hepatopatas e etilistas não encontra fundamento em literatura metodologicamente mais confiável. A suscetibilidade à hepatotoxicidade aumenta por consumo de álcool, idade, etnia e interações medicamentosas com outros fármacos lesivos ao fígado, mas, mesmo assim, é rara com doses terapêuticas. Não há risco significativo com a ingestão de doses inferiores a 125 mg/kg.

Ibuprofeno tem boa aceitabilidade, produzindo menos reações adversas gastrintestinais que outros AINEs em uso agudo. Se tomado em combinação com paracetamol, há parca indicação de que os efeitos adversos superem os que ocorrem com cada fármaco isoladamente.[28]

Em revisão de sete estudos (2.241 participantes),[29] ibuprofeno (400 mg) superou paracetamol (1.000 mg) no alívio de dor e na necessidade de analgesia acessória após 6 horas. A combinação de ambos reforçou o efeito analgésico em 6 horas. Os efeitos adversos foram similares. A combinação de ambos sugere resultados favoráveis em comparação com cada fármaco isoladamente.

Em conclusão, o uso de analgésicos não opioides, isoladamente ou em associação, mostra eficácia no alívio da dor odontológica aguda, com comprovação de menos efeitos adversos.

Quadro 13.5 Formas farmacêuticas, pró-doses orais, intervalos e doses máximas diárias de analgésicos não opioides recomendados para crianças.

Medicamento	Forma farmacêutica	Pró-dose (mg/kg)	Intervalo (horas)	Dose máxima (mg/kg/dia)
Paracetamol	Solução oral 100 e 200 mg/mℓ Suspensão oral 100 e 32 mg/mℓ	10 a 15	4 a 6	50 a 75*
Ibuprofeno	Solução oral 20, 40, 50, 100 e 200 mℓ Suspensão oral 20, 30, 50 e 100 mℓ	5 a 10	6 a 8	40

*Máximo de cinco administrações em 24 horas (correspondendo a 50 a 75 mg/kg/dia). Formas e concentrações farmacêuticas: paracetamol (suspensão oral – 120 mg/5 mℓ; solução oral (gotas) – 100, 120 e 200 mg/mℓ; ibuprofeno (suspensão oral) – 100 mg/5 mℓ; solução oral (gotas) – 40 mg/mℓ; xarope 100 – mg/5 mℓ.

Quadro 13.6 Efeitos adversos agudos dos analgésicos não opioides de uso corrente.

Fármaco	Reações
Ácido acetilsalicílico	Sistema digestório – pirose, anorexia, náuseas, dispepsia (frequentes), sangramento gastrintestinal, gastrite e erosões gástricas (raras); reações de hipersensibilidade – urticária, angioedema, broncospasmo, rinite e choque Efeito irritativo para pele e mucosas
Paracetamol	*Rash* cutâneo, febre, lesões bucais (raras); asma em pacientes suscetíveis; hepatotoxicidade; raras alterações hematológicas (neutropenia, pancitopenia, trombocitopenia)
Ibuprofeno	Gastrintestinais (1 a 5%) Trombocitopenia (rara) *Rash* cutâneo, prurido Tontura, cefaleia, visão borrada, zumbidos Retenção de líquido, edema

REFERÊNCIAS BIBLIOGRÁFICAS

1. Pergolizzi JV, Magnusson P, LeQuang JA et al. The pharmacological management of dental pain. Expert Opin Pharmacother. 2020; 21(5): 591-601.
2. Kim SJ, Taeg Seo J. Selection of analgesics for the management of acute and postoperative dental pain: a mini-review. J Periodontal Implant Sci. 2020;50(2): 68-73.
3. Wannmacher L. Medicamentos de uso corrente no manejo de dor e febre. In: Brasil. Ministério da Saúde. Secretaria de Ciência, Tecnologia e Insumos Estratégicos. Brasília: Ministério da Saúde. 2012. p. 73-82.
4. Vanegas H, Schaible HG. Prostaglandins and cycloxygenases in the spinal cord. Progr Neurobiol. 2001; 64: 327-63.
5. Grosser T, Smyth EM, Fitzgerald GA. Anti-inflammatory, antipyretic, and analgesic agents: pharmacotherapy of gout. In: Brunton LL, Chabner BA, Knollmann BC. Goodman & Gilman's the pharmacological basis of therapeutics. 12th ed. New York: McGraw-Hill; 2011. p. 959-1004.
6. Ferreira MBC, Wannmacher L. Analgésicos não opioides. In: Fuchs FD, Wannmacher L, Ferreira MBC (eds.). Farmacologia clínica. Fundamentos da terapêutica racional. 3. ed. Rio de Janeiro: Guanabara Koogan; 2004. p. 228-35.
7. Kano K, Kawamura K, Miyake T. Effects of preemptive analgesia with intravenous acetaminophen on postoperative pain relief in patients undergoing third molar surgery: a prospective, single-blind, randomized controlled trial. Med Oral Patol Oral Cir Bucal. 2021; 26 (1): e64-70.
8. Pereira GM, Cota LO, Lima RP et al. Effect of preemptive analgesia with ibuprofen in the control of postoperative pain in dental implant surgeries: a randomized, triple-blind controlled clinical trial. J Clin Exp Dent. 2020; 12(1):e71-8.
9. Moore PA, Hersh EV. Combining ibuprofen and acetaminophen for acute pain management after third-molar extractions: translating clinical research to dental practice. J Am Dent Assoc. 2013; 144(8):898-908.
10. Arencibia ZB, Choonara I. Balacing the risks and benefits of the use of the over-the-counter pain medications in children. Drug Saf. 2012; 35(12):1119-25.
11. Deshpande A, Bhargava D, Gupta M. Analgesic efficacy of acetaminophen for control in postextraction dental pain. Ann Maxillofac Surg. 2014; 4(2):176-7.
12. Toms L, McQuay HJ, Derry S et al. Single dose oral paracetamol (acetaminophen) for postoperative pain in adults. Cochrane Database of Syst Rev.; 2008 (4): CD004602.
13. Freo U, Ruocco C, Valerio A et al. Paracetamol: a review of guideline recommendations. J Clin Med 202; 10 (15): 3420.
14. Toms L, Derry S, Moore RA, McQuay HJ. Single dose oral paracetamol (acetaminophen) with codeine for postoperative pain in adults. Cochrane Database Syst Rev. 2009(1):CD001547.
15. Derry CJ, Derry S, Moore RA. Single dose oral ibuprofen plus paracetamol (acetaminophen). Cochrane Database Syst Rev. 2013(6): CD010210.
16. Bayley E, Worthington H, Coulthard P. Ibuprofen and/or paracetamol (acetaminophen) for pain relief after surgical removal of lower wisdom teeth. Br Dental J. 2014; 216(8):451-5.
17. Moore PA, Ziegler KM, Lipman RD et al. Benefits and harms associated with analgesic medications used in the management of acute dental pain: an overview of systematic reviews. J Am Dent Assoc. 2018; 149 (4): 256-65.
18. Kellstein D, Leyva R. Evaluation of fixed-dose combinations of ibuprofen and acetaminophen in the treatment of postsurgical dental pain: a pilot, dose-ranging, randomized study. Drugs R D. 2020; 20 (3): 237-47.
19. Wynn RL, Meiller TF, Crossley HL. Drug information handbook for dentistry. Including oral medicine for medically compromised patients & specific oral conditions. 26th ed. Hudson (Ohio): Lexicomp Inc; 2020-2021.
20. Melini M, Forni A, Cavallin F et al. Analgesics for dental implants: a systematic review. Front Pharmacol. 2021; 1:634963.
21. Hearn L, Derry S, Moore RA; Cochrane Pain, Palliative and Supportive Care Group. Single dose dipyrone (metamizole) for acute postoperative pain in adults. Cochrane Database Syst Rev 2016;4(4):CD011421.
22. Hoffmann F, Bantel C, Jobski K. Agranulocytosis attributed to metamizole: An analysis of spontaneous reports in Eudra Vigilance 1985-2017. Basic Clin Pharmacol Toxicol. 2020;126(2):116-25.
23. Arrais PSD, Fernandes MEP, Dal Pizzoll TS et al. Prevalência da automedicação no Brasil e fatores associados. Rev Saúde Pública. 2016;50(supl 2):13s.
24. Wasey JO, Derry S, Moore RA et al.; Cochrane pain, palliative and supportive care group. Cochrane Database Syst Rev. 2010;2010(4):CD007440.
25. Ferreira MC. Analgésicos não opioides. In: Fuchs FD, Wannmacher L (eds.). Farmacologia clínica. Fundamentos da terapêutica racional. 4. ed. Rio de Janeiro: Guanabara Koogan; 2010. p. 342-78.
26. Wannmacher L. Medicamentos de uso corrente no manejo de dor e febre. In: Brasil. Ministério da Saúde. Secretaria de Ciência, Tecnologia e Insumos Estratégicos. In: Uso racional de medicamentos: temas selecionados. Brasília: Ministério da Saúde; 2012. 156 p. [p. 73-82].
27. McCrae JC, Morrison EE, MacIntyre IM et al. Long-term adverse effects of paracetamol – a review. Br J Clin Pharmacol. 2018;84(10):2218-30.
28. American Dental Association. Oral analgesics for acute dental pain. Last Updated: September 15, 2020. Acesso em: 21 ago 2021.
29. Bailey E, Worthington HV, van Wijk A et al. Ibuprofen and/or paracetamol (acetaminophen) for pain relief after surgical removal of lower wisdom teeth. Cochrane Database Syst Rev. 2013; 2013(12): CD004624.

14

Analgésicos Opioides

Lenita Wannmacher

INTRODUÇÃO

Dor é sintoma comum a muitos quadros clínicos. É conceituada como "experiência sensitiva e emocional desagradável, associada, ou semelhante àquela associada, a uma lesão tecidual real ou potencial".[1]

Pode ser classificada segundo critérios topográficos (localizada e generalizada; superficial, somática profunda e visceral), fisiopatológicos (orgânica e psicogênica), de intensidade (leve, moderada e intensa) e temporais (aguda e crônica).

Dor aguda é aquela de início recente, geralmente relacionada com processos inflamatórios (infecciosos ou não), espásticos e/ou isquêmicos. Dor crônica é aquela que persiste além do tempo esperado para a resolução da lesão tecidual; temporalmente, apresenta duração superior a 3 meses, de modo persistente ou intermitente. Quando associada a disfunções de sistema nervoso central (SNC) ou periférico é chamada de dor neuropática.

A dor odontológica pós-cirúrgica pode ser moderada ou intensa, mas geralmente se resolve em 1 a 2 dias após o procedimento. Opioides em monoterapia são raramente utilizados, mas em combinação com não opioides, como paracetamol ou outro anti-inflamatório não esteroide (AINE), têm sido usados. Comumente o efeito analgésico é medido no modelo de dor referente a dente molar impactado, não abrangendo a dor com componente neuropático.[2]

No atendimento odontológico de condições indutoras de dor, como o período pós-cirúrgico, analgésicos não opioides e opioides são prescritos, com base na intensidade das manifestações dolorosas e nas reações adversas por eles protagonizadas.

Analgésicos opioides são derivados dos fenantrenos, alcaloides contidos no ópio, obtido do suco da papoula (*Papaver somniferum*). Incluem produtos naturais, como morfina, e congêneres sintéticos e semissintéticos. São fármacos que mimetizam a ação de substâncias produzidas naturalmente pelo organismo, os peptídios opioides endógenos. Empregam-se no tratamento de dores intensas, agudas e crônicas, geralmente não suscetíveis a analgésicos comuns.

Em Odontologia, o uso pós-cirúrgico de analgésicos opioides constitui sua maior indicação. Pós-operatoriamente, um breve emprego (1 a 2 dias) deve ser recomendado, em virtude dos efeitos adversos desses fármacos (tontura, sonolência, prejuízo psicomotor, náuseas, vômito e constipação intestinal) e de eventual adição e dependência física em pacientes ambulatoriais, além de poderem acarretar riscos para alguns pacientes. Uma estratégia que possibilita rápido uso com maior benefício e segurança é a combinação de opioide com paracetamol.[3]

Estudo[4] que analisou as tendências prescritivas para condições odontológicas dolorosas não traumáticas em serviço de emergência constatou que a prescrição de analgésicos opioides e de associações desses a não opioides aumentou no decorrer de 10 anos, ao mesmo tempo que diminuiu a não prescrição de quaisquer analgésicos. Outro estudo[5] comparou as diferentes estratégias prescritivas em 329 indivíduos (155 submetidos a extrações cirúrgicas e 174 a extrações de rotina) que procuraram atendimento de emergência com dor intensa após extração dentária. Segundo autorrelatos em dois períodos sucessivos, observou-se aumento da prescrição de analgésicos opioides e sua associação a não opioides em 51 pacientes (64,6%), bem como o decréscimo prescritivo de não opioides em 34 pacientes (45,3%) submetidos a extrações cirúrgicas ($p < 0,001$). Naqueles submetidos a extrações de rotina, os respectivos resultados foram de 64,8% *versus* 33,1%. Não houve diferença em níveis de satisfação entre os dois grupos.

Reynolds e Schwartz[6] comentam que a escolha racional entre analgésicos não opioides e opioides deve ser conduzida pelo entendimento fisiológico e bioquímico da gênese da dor. Assim, nos procedimentos agudos que estimulam a resposta inflamatória, com liberação de prostaglandinas nos sítios afetados, os fármacos que as inibem devem ser os prescritos para mediar a dor no tecido afetado. Por outro lado, se a dor sobrevém de uma infecção, são antibióticos apropriados que farão cessar a dor, coadjuvados por analgésicos não opioides. De acordo com essa premissa, o uso de analgésicos opioides deve ser reservado para dores agudas, cuja intensidade não seja aliviada por outros analgésicos.

As restrições ao uso irrestrito de opioides devem-se aos efeitos adversos dessa classe de medicamentos, os quais incluem, dentre outros, náuseas e vômito, obnubilação, diminuição da atividade física, bradicardia, hipotensão postural, retardo na digestão, constipação intestinal.

Os maiores temores – dependência física e morte por superdosagem – não ocorrem em tratamento de curta duração. Mesmo assim, perdura a preocupação quando se encara o problema do ponto de vista populacional.

INDICAÇÃO

Considerando-se que procedimentos especializados têm papel preponderante no tratamento odontológico que se acompanha de dor, medicamentos analgésicos apresentam somente função coadjuvante.

O controle da dor associada a problemas dentários e periodontais é a razão primordial da busca por atendimento especializado. Além disso, muitos procedimentos odontológicos ocasionam dor, sendo o uso judicioso de analgésicos considerado primordial para preveni-la e tratá-la, seja ela decorrente de inflamação ou do próprio procedimento.

Em Odontologia, é restrita a indicação de opioides, ficando seu uso reservado para pós-operatório de condições indutoras de dor que excedam a capacidade analgésica de outros fármacos.

Para tratamento de dores leves, analgésicos opioides não são indicados, devendo-se preferir analgésicos não opioides que, em doses e esquemas adequados, produzem analgesia satisfatória.

Por isso, Dionne e et al.[7] denominam "prescrição epidêmica" a que é feita por cirurgiões-dentistas nos EUA e conclamam esses profissionais a reexaminar seus hábitos prescritivos em dor odontológica aguda. Ao mesmo tempo assinalam que AINEs são eficazes para muitos casos de dor odontológica aguda.

Keith et al.[8] corroboram essa postura, reforçando as opções farmacológicas mais seguras e os procedimentos que diretamente eliminam a fonte de dor odontológica.

Teoh[9] também questiona o uso prescritivo de opioides em Odontologia em comparação com outros analgésicos eficazes e mais seguros. Atribui a superioridade de analgésicos não opioides na dor odontológica à atenuação do processo inflamatório, contrariamente aos opioides que só bloqueiam a percepção de dor. Também assinala a eficácia superior de combinação de analgésico não opioide a AINE (paracetamol e ibuprofeno, por exemplo) comparativamente à associação de paracetamol com codeína nas extrações de terceiros molares. A restrição à prescrição de analgésicos em dor odontológica é motivada pelo potencial uso abusivo e dependência desses fármacos.

Em levantamento retrospectivo[10] que analisou 17.099 prescrições de analgésicos de 2013 a 2018 na Faculdade de Odontologia da University of Kentucky, 74,9% delas continham opioides, administrados comumente a idosos ($p < 0,1$). Extrações cirúrgicas associaram-se a menor taxa prescritiva ($p < 0,1$), mas com maior quantidade de preparações opioides por prescrição comparativamente com extrações não cirúrgicas ($p < 0,1$). Esse padrão prescritivo reduziu-se com a introdução de diretrizes e regulamentos oficiais.

De acordo com essas informações, derivados opioides só deveriam ser indicados no tratamento de dores agudas, de moderadas a intensas, não responsivas a analgésicos menos potentes ou que, por sua natureza, não fossem a eles suscetíveis. Também são eficazes no controle de dores crônicas, sendo tolerância e dependência física fatores limitantes de seu uso prolongado.

Apesar dessas premissas, estudo de 2019 mostrou que 22,3% das prescrições odontológicas nos EUA continham opioides *versus* 0,6% na Inglaterra, onde predominavam paracetamol e AINEs para controle da dor, sendo esses últimos e as associações de ambos tão eficazes quanto os opioides, com a vantagem de menos efeitos adversos. Em vista disso, os autores intitulam seu trabalho com uma irônica pergunta aos confrades.[11]

Outros estudos corroboraram a prática antes descrita. Pesquisando as prescrições de opioides feitas por cirurgiões-dentistas nos EUA entre 2000 e 2017, revisão sistemática[12] encontrou 18 artigos que atendiam aos critérios de inclusão. Nestes, salientaram-se os seguintes aspectos: características demográficas dos pacientes impactaram a prescrição; os prescritores usavam diferentes tipos de opioides, bem como foi diversificada a quantidade consumida dos mesmos; as prescrições eram variáveis para cada procedimento; não houve impacto da integração farmacoterápica com a prática odontológica; não se empregaram estratégias de mitigação de riscos dos medicamentos. Os autores concluíram que a prática de prescrição odontológica nem sempre se alinhava com o que é preconizado pelas diretrizes.

Estudo de coorte retrospectivo[13] avaliou a prescrição de dentistas como fonte potencial de exposição inicial a opioides e subsequente uso abusivo dos mesmos por adolescentes e adultos jovens. Abrangeu indivíduos expostos que usaram opioides prescritos entre 90 e 365 dias *versus* grupo controle de não expostos que receberam uma prescrição "fantasma". A quantidade daqueles expostos que receberam mais de uma prescrição de opioides (n = 1.021) contrastou com a de não expostos (n = 30). Dentre os primeiros, 866 indivíduos (5,8%) vivenciaram um ou mais subsequentes atendimentos de saúde motivados por uso abusivo de opioides, contrastando com 115 não expostos (0,4%). Os resultados apontam que tais prescrições se associam a subsequente aumento em risco de uso e uso abusivo de opioides.

O amplo grupo dos opioides abrange agonistas puros, agonistas parciais ou mistos (agonistas/antagonistas) e antagonistas. No Quadro 14.1, listam-se os representantes de uso mais comum em dores odontológicas intensas e seus antagonistas.

Agonistas opioides fortes constituem importante componente no manejo da dor intensa que se segue a alguns procedimentos cirúrgicos odontológicos. Tendo efeito sedativo e depressor respiratório, em outras circunstâncias dolorosas são geralmente administrados em combinação com analgésicos não opioides (paracetamol, ibuprofeno), aumentando o efeito de supressão da dor pela contraposição ao seu caráter inflamatório e acarretando menos efeitos adversos. Por exemplo, a associação de codeína e paracetamol é utilizada em dores moderadas; para dores mais intensas, usa-se a combinação com AINE.

Quadro 14.1 Agentes com ação opioide de uso corrente.

Agonistas puros[a]	Morfina, codeína, propoxifeno, meperidina (ou petidina), fentanila
Agonistas parciais	Pentazocina, nalorfina, tramadol
Antagonistas	Naloxona, naltrexona

[a]Todos esses agonistas atuam em diferentes receptores, sendo igualmente antagonizados por naloxona e naltrexona.

Agonistas fracos, como codeína e propoxifeno, não reproduzem o efeito dos mais potentes, mesmo com aumento de doses. Antagonistas contrapõem-se aos efeitos de intoxicações por opioides.[14]

SELEÇÃO

A dor odontológica é aguda, de intensidade variável, acarretada por processo inflamatório ou consequente a procedimentos traumáticos. Grande variedade de analgésicos está disponível para seu controle – opioides e não opioides – cuja escolha depende da origem e intensidade da dor.[15]

A seleção de analgésicos opioides baseia-se em suas características farmacológicas, a experiência do profissional com seu uso e a situação clínica a ser tratada.

Há situações de importante dor aguda, em que tal uso é realmente necessário, devendo-se avaliar cada caso e esquematizar adequadas formas de emprego e controle.

A diversificada afinidade desses agentes pelos receptores opioides (*mu, kappa, delta, sigma*) justifica as diferenças de efeitos observadas. Nas doses terapêuticas habituais, *morfina e agonistas opioides* são relativamente seletivos para receptores *mu,* demonstrando analgesia medular e supramedular, miose, euforia, constipação intestinal, depressão respiratória e sedação. *Agonistas parciais*, como pentazocina e nalorfina, foram desenvolvidos com a expectativa de que teriam menores efeito depressor respiratório e potencial de adição em comparação à morfina, o que não se confirmou ante uso de doses indutoras de igual analgesia. *Antagonistas puros* não produzem analgesia, mas revertem os efeitos decorrentes de intoxicação por opioides.

Nas doses terapêuticas habituais, analgésicos opioides são bastante seletivos, não interferindo em tato, visão, audição e capacidade intelectual, mas diminuindo o sofrimento que acompanha a dor, tornando-a mais tolerável. Em uso agudo, como ocorre habitualmente em procedimentos odontológicos, não ocorrem tolerância e dependência física.

Em altas doses, no entanto, esses opioides podem interagir com outros receptores, justificando alterações em seus efeitos farmacológicos, incluindo o desenvolvimento de tolerância antinociceptiva.

Seus efeitos, dependentes de doses e duração de tratamento, abrangem outros órgãos e sistemas orgânicos, como observado no Quadro 14.2.

Outro aspecto a considerar no uso crônico é o desenvolvimento de aumento da sensibilidade à dor (hiperalgesia) e da indução de abstinência na retirada do medicamento, contribuindo para dependência e uso abusivo. Estudo experimental assinala que adenosina pode estar envolvida nos efeitos adversos de morfina.[16]

Em Odontologia, as dores são habitualmente agudas, e os tratamentos têm curta duração; no entanto, é importante reconhecer o potencial de abuso e os efeitos nocivos do uso crônico.

Levantamento brasileiro[17] identificou um total de 141.161 prescrições de analgésicos opioides fornecidas por 36.929 cirurgiões-dentistas em 2012. Entre esses analgésicos, predominou a prescrição de codeína associada a paracetamol (83,2%; n = 117.493), mas houve expressiva diferença de escolha do analgésico entre os estados brasileiros. A prescrição associou-se positiva e significativamente com as visitas ao dentista (rs = 0,630; $p < 0{,}01$) e inversamente ao grau de pobreza (rs = 0,624; $p = 0{,}001$).

Na avaliação de benefício/risco, estudaram-se diferentes grupos etários submetidos ao uso de analgésicos opioides para tratamento odontológico. Em revisão sistemática de 82 publicações,[18] relatou-se que o mau uso de opioides se tornou dominante, acarretando, nos EUA, cerca de 20% de todas as mortes entre o fim da adolescência e o início da vida adulta. Verificou-se que os prescritores tinham pouco conhecimento sobre o malefício epidêmico desse uso.

Estudo retrospectivo[19] analisou a prescrição odontológica de opioides (predominantemente codeína e morfina) em *crianças e adolescentes* com menos de 18 anos. Dentistas corresponderam a 18,3% de todos os prescritores para a população pediátrica e foram responsáveis por 59,9% de todas as prescrições de opioides no período do estudo, predominantes nas cirurgias bucomaxilofaciais. Codeína foi a mais frequentemente indicada, seguida de oxicodona. Menos opioides foram prescritos para pacientes com menos de 12 anos. Nem os pacientes nem seus pais receberam adequada informação sobre os medicamentos prescritos. Como medidas alternativas para o controle da dor pós-operatória, os autores apontam para o benefício de analgesia preemptiva, anestesia profunda e técnicas não farmacológicas no pós-operatório. Havendo necessidade de analgesia subsequente, a preferência recai sobre paracetamol e AINEs. Quando o uso de opioides for mandatório, pacientes e seus pais devem

Quadro 14.2 Efeitos farmacológicos de agentes opioides.

Sítio de ação	Efeitos
Sistema nervoso central	Analgesia, tonturas, alterações de humor, obnubilação, apatia, euforia (em indivíduos com dor), diminuição de atividade física, disforia (na ausência de dor), tolerância e dependências física e psicológica Em doses tóxicas: depressão respiratória e de consciência, rigidez torácica, convulsões
Pupila	Miose acentuada (pupilas puntiformes)
Sistema cardiovascular	Hipotensão postural e síncope, bradicardia
Trato gastrintestinal	Redução de secreção clorídrica e motilidade gástricas, aumento do tempo de esvaziamento intestinal, redução de secreções biliares, pancreáticas e intestinais, retardo na digestão, alteração de peristaltismo, constipação intestinal
Trato biliar	Contração do esfíncter de Oddi, aumento da pressão no ducto biliar comum
Ureteres e bexiga	Aumento de tônus, inibição do reflexo miccional
Útero	Prolongamento do trabalho de parto
Pele	Vasodilatação, prurido

receber informações detalhadas sobre uso adequado, riscos potenciais e estocagem adequada.

Ouanounou e Haas[20] consideram que idosos – população que cresce nos EUA – obviamente têm maior propensão a condições crônicas que afetam qualidade de vida, morbidade e mortalidade. Isso provoca polifarmácia, com autoadministração de medicamentos e suplementos naturais. Nesses indivíduos, também podem ocorrer alterações farmacocinéticas e farmacodinâmicas. Por esses motivos, o dentista deve prescrever anestésicos, analgésicos e antibióticos, atentando sua escolha de acordo com o fármaco que provoque menos reações adversas ou apresente mínimas interações farmacológicas.

Dentre o elenco de fármacos opioides, há representantes com outras finalidades terapêuticas, não tendo uso específico como analgésico, embora retenham essa propriedade em maior ou menor grau. Neste capítulo são considerados os representantes opioides indicados para essa finalidade em Odontologia.

Morfina, protótipo do grupo, é agente de escolha no manejo de dor aguda intensa, porém outros representantes são comparáveis, tendo perfis farmacológicos paralelos aos de morfina, não acrescentando vantagens terapêuticas em relação a ela. As diferenças são farmacocinéticas, referentes, por exemplo, à duração de efeito. Assim, *levorfanol* tem meia-vida mais longa e *meperidina* apresenta meia-vida mais curta. O adequado ajuste de doses (doses equipotentes) permite efeitos terapêuticos comparáveis.

Opioides também têm sido comparados a agentes não opioides no tratamento da dor intensa. Em ensaio clínico randomizado,[21] comparam-se os efeitos analgésicos em 2 horas de doses únicas das associações de ibuprofeno + paracetamol, oxicodona + paracetamol, hidrocodona + paracetamol e codeína + paracetamol em 411 pacientes com dor aguda e intensa, não se evidenciando diferenças estatisticamente significativas entre os grupos.

Meperidina também é comparável à morfina, porém sua meia-vida é mais curta (2 a 4 horas) e apresenta um décimo da potência daquele agente. Em doses equipotentes, produz mais sedação, euforia, náuseas, vômito e depressão respiratória que morfina. Tem ação antimuscarínica adicional, causando xerostomia e borramento visual. Com administrações prolongadas, uso de altas doses ou presença de insuficiência renal, há acúmulo do metabólito normeperidina, que causa excitabilidade de SNC, caracterizada por tremores, abalos musculares e convulsões. Meperidina não representa real vantagem sobre morfina em situações de dor observadas em Odontologia.[22]

Tramadol é agonista de receptores *mu* que também inibe recaptação de norepinefrina e serotonina. Atribuíram-lhe efeitos analgésicos superiores aos de agentes não opioides e efeitos adversos inferiores aos de opioides. Na realidade, tem perfil de efeitos adversos similar ao de opioides (tolerância, dependência e reações anafilactoides), ao qual se acrescentam convulsões.

No Brasil, estão disponíveis *associações medicamentosas*, contendo analgésicos opioides e não opioides para uso oral, com a finalidade de reforçar a analgesia e reduzir os efeitos indesejáveis dos opioides, quer pela redução de sua dose ou pelo menor tempo de uso.

Ensaio clínico randomizado e triplo-cego (n = 52) comparou a associação de cetorolaco + tramadol/paracetamol com cetorolaco + placebo, ministrados 1 hora antes da extração de terceiros molares e repetidos 4 vezes/dia, por 48 horas. Houve significativa diferença em relação à intensidade de dor somente nas primeiras 9 horas ($p < 0,05$) da avaliação, predominando a analgesia no primeiro grupo ($p < 0,0001$), porém os efeitos adversos foram maiores nesse grupo.[23]

Em ensaio clínico randomizado e duplo-cego (n = 131),[24] comparou-se a analgesia proveniente da associação de paracetamol e ibuprofeno (grupo controle) com a de paracetamol, ibuprofeno e codeína (grupo intervenção) na dor pós-operatória subsequente à remoção de terceiros molares impactados, executada sob as mesmas condições. A avaliação foi feita pela escala analógica visual, a cada 3 horas, por 2 dias. Não houve diferença analgésica entre os dois grupos, mostrando que codeína não foi eficaz nesse contexto.

Também tem sido preconizado o *uso preemptivo* de analgésicos opioides em cirurgias odontológicas.

Um estudo[25] comparou a administração intravenosa pré-operatória de tramadol (50 mg) *versus* cetorolaco (30 mg) para controle preventivo de dor em cirurgia de terceiro molar mandibular impactado, a que foram submetidos 200 pacientes sob anestesia local. Nas 6 horas de seguimento, pacientes em uso de cetorolaco referiram menor intensidade de dor, alívio mais duradouro, menor consumo pós-operatório de analgésicos e melhor avaliação global do que os do grupo tramadol.

Em revisão[26] de seis estudos sobre analgesia preemptiva na remoção cirúrgica de terceiro molar impactado em indivíduos sadios, analisaram-se os resultados da administração intramuscular ou intravenosa de cetorolaco comparativamente às de diclofenaco, dexametasona e tramadol. Em cinco estudos, a percepção de dor e a quantidade de analgésicos pós-operatórios foi menor no grupo de cetorolaco em comparação aos demais grupos; porém, todos os estudos analisados mostraram melhores desfechos em dor pós-operatória, tempo médio para administração de analgésicos de resgate, número total desses analgésicos e satisfação dos pacientes com os fármacos.

O tempo médio necessário para a ingestão de analgesia de resgate foi maior no grupo de cetorolaco. Em cinco estudos, o número total de analgésicos administrados foi significativamente menor no grupo de cetorolaco; todavia, não houve diferenças relevantes entre cetorolaco e os outros analgésicos injetados, em relação a intensidade de dor pós-operatória, quantidade total de analgésicos pós-operatórios, tempo médio necessário para analgesia de resgate e satisfação dos pacientes com todos os agentes preemptivos.

Em encontro de especialistas que tratou do manejo seguro e eficaz da dor odontológica, destacou-se a necessidade de utilizar estratégias baseadas em evidências para decidir sobre o uso racional de analgésicos opioides e não opioides nas diferentes condições de atendimento de pacientes, principalmente no contexto da pandemia de coronavírus.

Também foram abordadas novas e futuras modalidades no manejo da dor orofacial.[27]

Outro aspecto a considerar é o manejo terapêutico da *dor orofacial*, decorrente de doenças inflamatórias ou síndromes dolorosas neuropáticas, e que acomete face e estruturas intraorais. Sua gênese e o controle terapêutico não estão completamente elucidados. Já se demonstrou a expressão de receptores opioides periféricos e de peptídios opioides endógenos na região orofacial. Processo inflamatório ou dor neuropática, por meio de mediadores inflamatórios, contribuem para o desenvolvimento de dor e hiperalgesia, que é suscetível à ação de agonistas opioides exógenos injetados próximo a nervos periféricos. Vários medicamentos são usados no controle de dor orofacial, tais como antidepressivos tricíclicos, analgésicos opioides e AINEs, nem sempre com sucesso. Além disso, são fármacos que se associam a depressão respiratória, tontura, cardiotoxicidade e constipação intestinal.[28]

PRESCRIÇÃO

A prescrição de analgésicos opioides em atendimentos de urgência destina-se ao controle de dor de extração de terceiro molar, remoção de terceiro molar impactado, tratamentos endodônticos e outros procedimentos cirúrgicos.[29]

Doses de analgésicos opioides devem ser individualizadas. Doses equianalgésicas servem apenas como orientação, pois as respostas a elas variam individualmente. Se o paciente solicita mais opioide, isso deve ser analisado pelo profissional como sinal de controle inadequado da dor devido a dose insuficiente, longo intervalo de administração ou uso de prescrições inadequadas, e não necessariamente como manifestação de uso abusivo ou dependência. Antes que se substitua um opioide por outro mais potente, doses máximas diárias do primeiro agente devem ser alcançadas.

Agonistas opioides fortes, como a *morfina*, praticamente não apresentam limitação de dosagem. A cada aumento de dose há aumento da resposta analgésica, de modo que o aparecimento de reações adversas não toleradas é o fator limitante da prescrição.

Por outro lado, *codeína* mostra efeito "teto" com administração de 60 a 90 mg, a cada 4 horas. *Oxicodona* atinge esse efeito com uso de 80 a 90 mg nas 24 horas. Outro fator a ser considerado é que o controle inicial da dor requer maiores doses do que as necessárias durante a manutenção. Emprego de fármacos adjuvantes minimiza a necessidade de aumentar a dose. Em idosos, dosagem inicial deve ser menor, com incrementos correspondentes a um terço ou metade da dose inicial, até obtenção do efeito desejado.

Vias de administração são escolhidas segundo as necessidades do paciente. Para dores agudas moderadas, a via oral é preferida. *Codeína* tem boa biodisponibilidade por essa via. *Morfina*, devido à sua metabolização de primeira passagem, precisa de ajuste de doses (4 a 6 vezes maiores) para ser usada oralmente, em administração única; essa é também a situação da *meperidina* e, por esse motivo, a via oral é pouco usada no manejo da dor aguda.

Para dores agudas intensas, como a do pós-operatório, usam-se vias parenterais, especialmente a intravenosa, por meio de injeção ou infusão contínua. Esquema de administração de *morfina* por infusão contínua prevê dose inicial em bolo de 0,5 a 2,5 mg e dose de manutenção equivalente a 30 a 50% da dose inicial. Pela via intravenosa, a morfina tem pico de efeito em torno de 15 a 20 minutos. Em uso intermitente, vias intramuscular e subcutânea são usadas em dores agudas, porque seus efeitos são rapidamente obtidos e os riscos diminuem, comparativamente à via intravenosa; no entanto, não são habitualmente indicadas devido ao desconforto das punções repetidas.

Outra alternativa[30] consiste na administração de *fentanila* sob forma de dispositivo que, colocado sobre pele íntegra, possibilita liberação transcutânea controlada do opioide. Dose de 0,1 mg de fentanila transdérmica tem início de efeito em 12 a 18 horas e duração de 48 a 72 horas. Essa administração não evita efeitos adversos que ocorrem por erros terapêuticos. Pela via intravenosa, fentanila, muito lipossolúvel, penetra com mais facilidade no SNC, mas a morfina tem ação analgésica mais prolongada.

Intervalos entre administrações devem ser estabelecidos de modo a propiciar analgesia que cubra as 24 horas, em situações de dor aguda. Esquemas de demanda ("se necessário") produzem flutuações de concentrações plasmáticas, alternando períodos de dor intensa e analgesia, o que resulta na necessidade de incremento de doses. Para morfina, intervalos entre doses devem ser de até 4 horas; preparações de efeito prolongado podem ser administradas a cada 8 ou 12 horas. Para meperidina e codeína, intervalos máximos são de 3 e 6 horas, respectivamente.

Todos os analgésicos opioides são metabolizados no fígado e devem ser usados com cuidado em pacientes com doença hepática. Doença renal também afeta a farmacocinética de morfina, codeína, di-hidrocodeína, meperidina e propoxifeno, causando acúmulo de seus metabólitos e, consequentemente, reações tóxicas e específicas para cada um deles.

A *duração do tratamento* depende da situação clínica que impõe o uso do fármaco. Em algumas circunstâncias, emprega-se dose única ou doses fixas, por 2 a 3 dias, período em que as dores pós-operatórias são mais intensas. Após esse tempo, excetuando-se a ocorrência de complicações pós-cirúrgicas, a dor tende a ser de leve a moderada intensidade, requerendo apenas o uso de analgésico não opioide.

No Quadro 14.3, listam-se analgésicos opioides de uso mais frequente em Odontologia, com suas doses e vias de administração.

No Brasil, estão disponíveis associações medicamentosas que contêm analgésicos opioides e não opioides, como a seguir:

- Fosfato de codeína + paracetamol (por via oral [VO]; 30 mg + 500 mg a cada 4 horas)
- Fosfato de codeína + paracetamol (VO; 7,5 mg +500 mg a cada 4 horas)
- Fosfato de codeína + diclofenaco sódico (VO; 50 mg + 50 mg a cada 8 horas)
- Napsilato de dextropropoxifeno + ácido acetilsalicílico (VO; 50 mg + 325 mg a cada 4 horas)
- Tramadol + paracetamol (VO; 37,5 mg + 325 mg a cada 4 ou 6 horas).

Quadro 14.3 Parâmetros prescritivos de alguns analgésicos opioides de uso corrente.

Agentes	Doses (mg) em adultos	Doses (mg/kg) em crianças	Vias	Intervalo (h) entre doses	Início efeito (min)	Duração (h) de efeito
Morfina	5 a 10	0,1 a 0,2	IV	3 a 4	5 a 10	4
	10 a 15	0,1 a 0,2	IM, SC	2 a 4	5 a 15	3 a 5
	10 a 30	0,2 a 0,5	VO	3 a 4	60	3 a 5
Meperidina	30	0,75 a 1,5	IV	1	5 a 10	1
	100	0,75 a 1,5	IM, SC	3 a 4	10 a 15	3 a 5
Codeína[a]	30 a 60	0,5 a 1	VO	4 a 6	30 a 60	4 a 6
Propoxifeno	65 a 130	–	VO	3 a 4	30 a 60	4 a 6
Tramadol	50 a 100	–	VO	4 a 6	60	9
	50 a 100	–	IV, IM, SC	6	60	6 a 8
Pentazocina	50	–	VO	3 a 4	15 a 30	4 a 5

[a]Para crianças, empregam-se, no máximo, 60 mg/dose, por via oral, e uso parenteral não é recomendado. VO: via oral; IM: via intramuscular; IV: via intravenosa; SC: via subcutânea.

Precaução deve ser tomada com a associação de paracetamol a 7,5 mg de fosfato de codeína, baseando-se no fato de que a menor concentração do opioide pode ser menos prejudicial. Essa associação costuma ser prescrita para dores de moderada intensidade. No entanto, ela não se justifica devido aos efeitos adversos do opioide, mesmo em menor concentração. Assim, ante tal intensidade de dor, outras opções analgésicas, com menor potencial de risco, são preferíveis.

SEGUIMENTO

Avalia-se a eficácia analgésica de opioides por relato do próprio paciente e observação do desaparecimento de manifestações clínicas associadas à dor. Também se utiliza o consumo adicional de outros analgésicos como medida de eficácia.

Quando doses terapêuticas de morfina são administradas a pacientes com dor, este sintoma torna-se menos intenso, menos desconfortável ou regride completamente. Sonolência comumente ocorre e alguns pacientes experimentam euforia.

Para pacientes impossibilitados de efetiva comunicação, por estarem sedados ou anestesiados, ou para crianças, a avaliação da dor pode ser feita por meio de alterações comportamentais (movimentação, expressão facial, postura) ou de parâmetros fisiológicos, como mudanças nas frequências cardíaca e respiratória, e na pressão arterial.

Tal avaliação deve ser interpretada com cautela, pois pode ser influenciada por condições clínicas subjacentes ou estresse associado.

Efeitos indesejáveis devem ser antecipados e controlados. Há definida variação individual quanto a seu aparecimento. Náuseas e vômito são relativamente incomuns em pacientes acamados com uso de doses terapêuticas de morfina, mas podem ocorrer pela administração subcutânea de 15 mg de morfina. Além da ação sobre receptores localizados no centro do vômito, doses relativamente baixas de morfina podem atuar no trato gastrintestinal, diminuindo motilidade e prolongando tempo de esvaziamento gástrico, com maior probabilidade de refluxo gastresofágico. Administração de morfina determina também redução de secreções biliar, pancreática e intestinal e retardo da digestão de alimentos em intestino delgado. Contrações propulsivas de intestino delgado e cólon são marcadamente reduzidas ou abolidas. Tônus do esfíncter anal aumenta, e reflexo de relaxamento em resposta à distensão retal diminui. Pacientes em uso crônico de opioides permanecem constipados.

Em ensaio clínico,[31] efeitos adversos de morfina e hidromorfona foram comparáveis, constituindo-se em intenso prurido, depressão respiratória e sedação.

Opioides em doses terapêuticas deprimem a respiração, pelo menos em parte, devido a efeito direto sobre centros respiratórios em tronco encefálico, reduzindo responsividade a CO_2. Depressão respiratória constitui o principal problema em caso de superdosagem, e parada respiratória quase sempre é a causa da morte por intoxicação com morfina.

Altas doses de opioides podem produzir rigidez muscular. Doses terapêuticas de morfina podem causar dilatação de vasos sanguíneos cutâneos, ocasionando *flushing* da pele de face, pescoço e tórax superior. Tais alterações se devem, em parte, pela liberação de histamina. Esta também tem potencial para precipitar ou exacerbar crise asmática, o que determina a recomendação de se evitar morfina em asmáticos. Fentanila e seus derivados são preferíveis por não se associarem a esse efeito.

Prurido é comum e potencialmente incapacitante com uso de opioides.

Miose é sinal de uso recente de opioides, exceto com meperidina. Morfina e outros opioides causam constrição da pupila por ação em inervação parassimpática. Pupilas puntiformes são patognomônicas de intoxicação.

Efeitos de opioides no sistema imune são complexos. Atuam diretamente em células desse sistema e, indiretamente, por mecanismos centralmente mediados. Quanto a estes últimos, efeitos agudos parecem envolver ativação de sistema nervoso simpático.

Desenvolvimento de tolerância e de dependência com uso prolongado é característico de todos os opioides. Já o comportamento de busca compulsiva da substância é considerado raro entre indivíduos que recebem opioides para alívio de dor intensa, salvo em pacientes com história prévia de consumo extramédico de fármacos.

Deve-se ter cautela com algumas associações medicamentosas, mas aquelas entre analgésicos opioides e não opioides são racionais e eficazes.

REFERÊNCIAS BIBLIOGRÁFICAS

1. Raja SN, Carr DB, Cohen et al. The revised International Association for the Study of Pain definition of pain: concepts, challenges, and compromises. Pain. 2020;161(9):1976-82.
2. Pergolizzi JV, Magnusson P, Le Quang JA et al. The pharmacological management of dental pain. Expert Opin Pharmacother. 2020;21(5):591-601.
3. Hersh EV, Moore PA, Grosser T et al. Nonsteroidal Anti-Inflammatory Drugs and Opioids in Postsurgical Dental Pain. J Dent Res. 2020;99(7):777-86.
4. Okunseri C, Okunseri E, Xiang Q et al. Prescription of opioid and non-opioid analgesics for dental care in Emergency Departments: findings from the National Hospital Ambulatory Medical Care Survey. J Public Health Dent. 2014;74(4):283-92.
5. Nalliah RP, Sloss KR, Kenney BC et al. Association of opioid use with pain and satisfaction after dental extraction. JAMA Netw Open. 2020;3(3):e200901.
6. Reynolds WR, Schwartz ES. Dentists' current and optimal opioid prescribing practices: a proactive review. Mo Med. 2019;116(5):347-50.
7. Dionne RA, Gordon SM, Moore PA. Prescribing opioid analgesics for acute dental pain: time to change clinical practices in response to evidence and misperceptions. Compend Contin Educ Dent. 2016;37(6):372-8.
8. Keith DA, Kulich RJ, Vasciannie AA et al. Opioid prescribing in dental practice: managing liability risks. Dent Clin North Am. 2020;64(3):597-608.
9. Teoh L. Opioid prescribing in dentistry – is there a problem? Aust Prescr. 2020;43:144-5.
10. Miller CS, Ke C, Witty JT et al. Prescribing patterns of opioid analgesics in a dental setting: 2013-2018. Oral Surg Oral Med Oral Pathol Oral Radiol. 2020;130(4):402-10.
11. Thornill MH, Suda KJ, Durkin MJ et al. Is it time US dentistry ended its opioid dependence? J Am Dent Assoc. 2019;150(10):883-9.
12. Lutfiyya MN, Gross AJ, Schvaneveldt N et al. A scoping review exploring the opioid prescribing practices of US dental professionals. J Am Dent Assoc. 2018;149(12):1011-23.
13. Schroeder AR, Dehghan M, Newman TB et al. Association of Opioid Prescriptions from Dental Clinicians for US Adolescents and Young Adults With Subsequent Opioid Use and Abuse. JAMA Intern Med. 2019;179(2):145-52.
14. Padoin K, Comarella L, Solda C. Medicamentos comumente prescritos na odontologia e suas principais interações medicamentosas: revisão de literatura. J Oral Invest. 2018;7(1):62-76.
15. Kim SJ, Seo JT. Selection of analgesics for the management of acute and postoperative dental pain: a mini-review. J Periodontal Implant Sci. 2020;50(2):68-73.
16. Doyle TM, Largent-Milnes TM, Chen Z et al. Chronic morphine-induced changes in signaling at the A_3 adenosine receptor contribute to morphine-induced hyperalgesia, tolerance, and with drawal. J Pharmacol Exp Ther. 2020;374(2):331-41.
17. Lino PA, Sohn W, Singhal A et al. A national study on the use of opioid analgesics in dentistry. Braz Oral Res. 2019;33:e076.
18. Sabounchi SSS, Cosler LE, Atav AS. Opioid prescribing and misuse among dental patients in the US: a literature-based review. Quintessence Int. 2020;51(1):64-76.
19. Matthews DC, Brillant MGS, Jimoh KO et al. Patterns of opioid prescribing by dentists in a pediatric population: a retrospective observational study. CMAJ Open. 2019;7(3):E497-503.
20. Ouanounou A, Haas DA. Pharmacotherapy for the elderly dental patient. J Can Dent Assoc. 2015;80:f18.
21. Chang AK, Bijur PE, Esses D et al. Effect of a single dose of oral opioid and nonopioid analgesics on acute extremity pain in the emergency department: a randomized clinical trial. JAMA. 2017;318(17):1661-7.
22. Obadan-Udoh E, Lupulescu-Mann N, Charlesworth CJ et al. Opioid prescribing patterns after dental visits among beneficiaries of Medicaid in Washington state in 2014 and 2015. J Am Dent Assoc. 2019;150(4):259-68.e1.
23. Martins LD, Rezende M, Loguercio AD et al. Analgesic efficacy of ketorolac associated with a tramadol/acetaminophen combination after third molar surgery – a randomized, triple-blind clinical trial. Med Oral Patol Oral y Cir Bucal. 2019;24(1):e96-e102.
24. Best AD, De Silva RK, Thomson WM et al. Efficacy of codeine when added to paracetamol (acetaminophen) and ibuprofen for relief of postoperative pain after surgical removal of impacted third molars: a double-blinded randomized control trial. J Oral Maxillofac Surg. 2017;75(10):2063-9.
25. Pathi J, Vidya KC, Sangamesh NC. Tramadol versus ketorolac for pain management after third molar surgery. Natl J Maxillofac Surg. 2020;11(2):236-40.
26. Tirupathi S, Rajasekhar S, Maloth SS et al. Pre-emptive analgesic efficacy of injected ketorolac in comparison to other agents for third molar surgical removal: a systematic review. J Dent Anesth Pain Med. 2021;21(1):1-14.
27. Scrivani SJ, Keith DA, Kulich RJ et al. Pain management for dental medicine in 2021: opioids, coronavirus and beyond. J Pain Res. 2021;14:1371-87.
28. Liu Q, He H, Mai L et al. Peripherally acting opioids in orofacial pain. Front Neurosci. 2021;15:665445.
29. Dana R, Azarpazhooh A, Laghapour N et al. Role of dentists in prescribing opioid analgesics and antibiotics: an overview. Dent Clin North Am. 2018; 62(2):279-94.
30. Nelson L, Schwaner R. Transdermal fentanyl: pharmacology and toxicology. J Med Toxicol. 2009; 5(4):230-41.
31. Shanthanna H, Paul J, Lovrics P et al. Satisfactory analgesia with minimal emesis in day surgeries: a randomized controlled trial of morphine versus hydromorphone. Br J Anesth. 2019; 122(6):e107-13.

15

Manejo da Hipersensibilidade Dentinária

Cassiano Kuchenbecker Rösing

INTRODUÇÃO

Hipersensibilidade dentinária é definida como resposta dolorosa, curta, exagerada e provocada quando a dentina exposta recebe estímulos térmicos, mecânicos ou químicos.[1]

É condição desagradável e constante nos indivíduos que a vivenciam. Por permanecer no cotidiano das pessoas, é considerada dor crônica, de modo semelhante àquela decorrente de disfunção temporomandibular, enxaqueca, artrite, entre outras.

Devido à cronicidade, aspectos vinculados ao estado emocional do paciente podem também influir em sua ocorrência e, principalmente, em sua gravidade. Esses aspectos são importantes e devem ser considerados quando do manejo dessa disfunção. Antes do atendimento odontológico, é importante saber o quanto essa dor impacta o paciente, em relação a medo, ansiedade e outros sentimentos que influenciarão o tratamento.[2]

Para que se possa adequadamente manejar a hipersensibilidade dentinária, é de suma importância que se conheçam a magnitude do problema, os fatores que aumentam o risco de sua ocorrência, os aspectos da fisiopatologia da condição e os agentes terapêuticos existentes que são suportados por evidências científicas.

EPIDEMIOLOGIA DA HIPERSENSIBILIDADE DENTINÁRIA

Estudos com diferentes metodologias revelam resultados bastante díspares ao tentar determinar o padrão de ocorrência de hipersensibilidade dentinária, principalmente quanto à variação da faixa etária dos indivíduos incluídos. Por exemplo, estudos realizados em clínicas que fazem atendimento de pacientes com hipersensibilidade dentinária tendem a demonstrar estimativas maiores de ocorrência, em comparação a estudos realizados em locais em que essa queixa não é o motivo da busca pelo serviço. Também, a depender da faixa etária dos participantes do estudo, taxas maiores ou menores são apresentadas. Por exemplo, idosos tendem a apresentar menos hipersensibilidade dentinária que indivíduos de 30 a 40 anos. Considerando esse fato, a literatura clássica sempre aponta que a ocorrência de hipersensibilidade pode variar desde valores inferiores a 2% até percentuais de mais de 90%.[3]

Poucos estudos – com amostras representativas ou provenientes de censos com análise de toda a população – têm demonstrado taxas de prevalência de hipersensibilidade dentinária. É importante observar que esses dados quantitativos devem provir de estudos fidedignos.

Estudo transversal,[4] representativo da cidade de Porto Alegre, avaliou a prevalência de hipersensibilidade dentinária em adultos e idosos, a partir de estímulo com jato de ar (evaporativo) e com uso de instrumento metálico (sonda). Com a primeira abordagem, foi detectada prevalência de 33,4%; com a segunda estratégia, a prevalência foi de 34,2% da população. Ao analisar os fatores associados a essa ocorrência, observou-se que tabagismo, experiência de tratamento periodontal e recessão gengival foram associados a aumento do risco de hipersensibilidade dentinária.

Em amostra representativa de estudantes matriculados em escolas em cidade no sul do Brasil, observou-se ocorrência de hipersensibilidade dentinária autorrelatada de 24,5%. Esses resultados associaram-se a alguns fatores de maior risco, como ser do sexo feminino, o que aumenta em 91% as chances de hipersensibilidade dentinária em comparação aos indivíduos do sexo masculino. Da mesma maneira, estudantes de escolas públicas apresentaram maiores chances de referir hipersensibilidade dentinária do que os de escola privada. Essa informação provavelmente está relacionada com o nível socioeconômico, que está associado a maior experiência de diferentes agravos em saúde.[5]

Estudo[6] realizado em amostra de moradores de seis zonas geopolíticas da Nigéria na faixa etária de 18 a 35 anos verificou que 32,8% deles referiram dor ao estímulo e 41,2% apresentaram hipersensibilidade autorrelatada. Dados obtidos por anamnese correlacionaram-se aos mensurados clinicamente. Nessa amostra, hipersensibilidade dentinária associou-se a algumas práticas de higiene bucal (frequência de escovação, realização matinal de mesma e tipo de movimento utilizado). O consumo de frutas frescas e sucos de frutas e vegetais também demonstrou associação significativa.

A metodologia dos estudos e a falta de importantes pesquisas populacionais limitam a determinação mais exata da prevalência de hipersensibilidade dentinária no mundo. Entretanto, em tentativas de construir estimativas dessa prevalência, chega-se a números bastante impactantes, o que possibilita inferir que hipersensibilidade dentinária é problema relevante, que não pode ser negligenciado, tanto em prevenção como no manejo terapêutico. Em ensaio clínico randomizado, enfatiza-se a importância da higienização oral diária *versus* o uso de produtos comerciais com essa finalidade sobre a progressão de gengivite e periodontite, com significativa melhora na hipersensibilidade dentinária.[7]

Vale ressaltar que o conjunto de estudos epidemiológicos, mesmo sem unanimidade, tem apontado diferentes fatores de risco predisponentes, compondo um corpo de evidências a ser considerado no manejo da hipersensibilidade dentinária.[8]

O Quadro 15.1 aponta alguns dos fatores associados à ocorrência de hipersensibilidade dentinária a serem considerados em prevenção e terapêutica. Em prevenção, evitá-los tem potencial impacto. Na terapia, seu objetivo é controlar essa manifestação.

FISIOPATOLOGIA DA HIPERSENSIBILIDADE DENTINÁRIA

O conhecimento dos mecanismos que causam a sensação dolorosa é fundamental para que as estratégias de manejo sejam as mais eficazes. No caso específico da hipersensibilidade dentinária, várias teorias foram postuladas. A tese que encontrou maior suporte na experimentação é a denominada "Teoria hidrodinâmica de Brännström" e, portanto, a que será abordada nesse capítulo.

Essa teoria foi proposta por Brännström e Astron e ficou conhecida pelo nome de seu primeiro autor. Com ela, postula-se que os líquidos dentro dos túbulos dentinários são movimentados tanto pela temperatura quanto por alterações físicas ou osmóticas. Dentre as últimas, destacam-se substâncias químicas como, por exemplo, ácidos e açúcares. Esses movimentos do fluido são capazes de mudar a pressão intratubular, o que acaba por estimular as terminações nervosas pulpares, ocasionando a dor. As principais fibras associadas à dor na hipersensibilidade dentinária são as do tipo delta A. Quando se seca uma superfície dentária, ou mesmo o estímulo pelo ar atmosférico em locais frios, produz-se a desidratação associada com o movimento do ar sobre a superfície da dentina exposta. Esse movimento do fluido no sentido do tecido desidratado resulta em dor, uma vez que fibras nervosas são estimuladas. De modo semelhante, mudanças térmicas que resultam em contração e expansão dos túbulos dentinários promovem movimentação do fluido intratubular, o que é responsável por excitação das fibras nervosas, causando sensação de dor. Estímulos osmóticos originados por ácidos, açúcar e sal também podem acarretar alteração do fluxo do fluido dentro dos túbulos, estimulando as terminações nervosas.[9]

Tendo em vista o entendimento de que é a movimentação do fluido que provoca a sensação de dor, as estratégias de manejo clínico tentam, sempre que possível, evitar essa movimentação. Por isso, a obliteração da porção externa dos túbulos dentinários é normalmente a forma mais utilizada para manejo da dor na hipersensibilidade dentinária. Ressalta-se que, com o passar do tempo, o organismo pode produzir dentina, deixando o estímulo mais longe da terminação nervosa e, portanto, também reduzindo sensação de dor.

Quadro 15.1 Alguns fatores associados à hipersensibilidade dentinária.

Recessão gengival
Hábitos traumáticos de higiene bucal, especialmente escovação
Higiene bucal realizada em frequência excessiva
Doença periodontal
Tratamento periodontal
Exposição a ácidos
Tabagismo

INDICAÇÃO E SELEÇÃO DE FÁRMACOS NO MANEJO DA HIPERSENSIBILIDADE DENTINÁRIA

O tratamento da hipersensibilidade é baseado no correto diagnóstico. Nesse sentido, desde o início do contato com quem busca o atendimento, é importante que se atente para as necessidades apresentadas pelo paciente (necessidade sentida) e, da mesma forma, procurar compreender a magnitude da sua percepção do problema. Isso porque, uma vez que se trata de dor crônica, o conhecimento do profissional a respeito de se essa é uma queixa realmente impactante ou secundária também ajudará na abordagem. É importante compreender os níveis de ansiedade e de impacto que o problema está causando no indivíduo na abordagem. Os aspectos comportamentais relativos a fatores predisponentes,[10] especialmente em relação a hábitos de higiene, fumo e dieta, devem ser coletados para a construção do diagnóstico mais ampliado.

Na continuidade, é fundamental que, ao exame físico, se garanta que se trata de hipersensibilidade dentinária. Para tanto, é importante que sejam descartadas outras causas da sensação de dor, que podem confundir o diagnóstico de hipersensibilidade dentinária. Normalmente, hipersensibilidade dentinária é associada a algum grau de recessão gengival e devem ser descartadas outras fontes de sensação dolorosa, apresentadas no Quadro 15.2.

A partir da determinação de que a dor relatada é resultado de hipersensibilidade dentinária, é importante quantificá-la. A quantificação da sensação dolorosa vai auxiliar no seguimento, acompanhando a resposta ao tratamento.

Em hipersensibilidade dentinária, normalmente se utiliza a Escala Visual Analógica, que é uma linha contínua, normalmente de 10 centímetros, sem marcação quantitativa em que, na esquerda está escrito "Nenhuma dor" e, na ex-

Quadro 15.2 Situações de origem de dor que devem ser descartadas prioritariamente ao diagnóstico de hipersensibilidade dentinária.

Presença de cavidades de cárie
Fraturas dentárias
Patologias pulpares
Traumatismo oclusal
Dor associada a clareamento dental

tremidade direita, "A pior dor possível", ou algo equivalente. Nessa escala, após o estímulo, o paciente marca onde compreende estar sua sensação dolorosa. Ela deve ser reapresentada no seguimento, sem demonstração da marcação de consultas anteriores. Também outras formas de quantificação são possíveis, como escalas de classificação verbal (inferindo gravidade) ou quantificações numéricas de 0 a 10, por exemplo. O importante é que haja essa quantificação. Em se tratando de dor crônica, a abordagem profissional deve ser positiva e considerar o impacto psicológico da mesma. Isso porque os estudos demonstram que hipersensibilidade dentinária é fortemente influenciada por efeito placebo.

Levando-se em consideração as peculiaridades da hipersensibilidade dentinária, para uma prática baseada em evidência, é fundamental que as recomendações provenham de ensaios clínicos randomizados ou revisões sistemáticas da literatura, preferentemente com metanálises. Ressalta-se que, no caso específico, o controle para efeito placebo é fundamental e a escolha da população participante do estudo com semelhança de critérios de inclusão – especialmente idade e gravidade do problema ao início do estudo – são fundamentais.

PRESCRIÇÃO DE FÁRMACOS NO MANEJO DA HIPERSENSIBILIDADE DENTINÁRIA

Diferentes estratégias têm sido utilizadas ao longo dos anos no tratamento da hipersensibilidade dentinária. A maioria das abordagens baseia-se em dois mecanismos básicos: (1) obliteração dos túbulos dentinários; (2) dessensibilização da fibra nervosa que se encontra dentro do túbulo dentinário.[11]

A obliteração de túbulos dentinários pode ser obtida com o uso de fármacos ou de abordagens puramente mecânicas. Para essas últimas, pode-se citar desde brunidura com madeira, até o uso de resinas compostas, adesivos dentinários, cimentos de ionômero de vidro, recobrimento radicular e aplicação de raios *laser*. As abordagens não farmacológicas não serão objeto de análise neste capítulo.

No que se refere aos dentifrícios, é importante ressaltar que os mesmos têm tempos de atuação diferentes e que o seu uso contínuo é importante. Nesse sentido, é recomendável que indivíduos utilizem continuamente os dentifrícios prescritos. A suspensão do uso pode gerar diminuição/cessação do efeito.

As evidências que dão suporte aos diferentes tipos de tratamento são bastante variáveis tanto em qualidade quanto em capacidade de dar suporte à prática clínica.[11] Nesse sentido, serão abordadas aqui as estratégias farmacológicas que têm o melhor suporte científico.

Fármacos utilizados pelo paciente

Dentre os fármacos aplicados pelo paciente para o manejo da hipersensibilidade dentinária, os dentifrícios anti-hipersensibilidade são o maior exemplo. Diferentes substâncias têm sido adicionadas aos dentifrícios com o objetivo de reduzir hipersensibilidade dentinária. A estratégia de utilizar o dentifrício tem como vantagem o fato de que a higiene bucal é sempre realizada com o dentifrício, o que facilita a adesão. Da mesma forma, um dos objetivos da higiene bucal é a redução da inflamação gengival, que, quando presente, diminui o limiar de excitabilidade das terminações nervosas, gerando mais hipersensibilidade. Nesse sentido, o uso de dentifrícios anti-hipersensibilidade, além de ser uma forma de aplicação tópica do fármaco, auxilia a redução da inflamação e, consequentemente, da hipersensibilidade. Verifica-se, assim, um ciclo vicioso, pois a higiene bucal pode ser realizada com menor qualidade quando da presença de dor, o que gera mais inflamação e, por consequência, mais dor. Assim, para o rompimento desse ciclo vicioso, torna-se interessante o uso de dentifrícios anti-hipersensibilidade. Como forma de auxiliar nas primeiras utilizações, leve aquecimento do dentifrício e uso de água morna podem auxiliar.[12] Dentre os produtos utilizados pelo paciente em casa, muitas das formulações de dentifrícios são também disponíveis em colutórios. A literatura de suporte é mais reduzida e não existe o benefício do controle mecânico concomitante, o que é o caso dos dentifrícios.

É importante ressaltar que a maioria dos estudos publicados na literatura relativos ao tratamento de hipersensibilidade dentinária com o uso de dentifrícios é patrocinada pela indústria e, ainda que haja boa qualidade dos mesmos, viés de publicação é uma realidade, ou seja, há maior chance de que somente sejam publicados estudos em que o resultado do agente testado é positivo. Da mesma forma, como ainda não se pode demonstrar que haja um dentifrício que seja o padrão-ouro no tratamento da hipersensibilidade, os estudos, em sua maioria, comparam com placebo, o que, por um lado, é interessante, pois controla esse efeito, mas limita comparações entre diferentes substâncias. Também deve-se ressaltar que não se pode basear a prática em demonstrações laboratoriais de mecanismo de ação como, por exemplo, capacidade de obliteração de túbulos, resistência a ácidos etc. Essas informações compõem o corpo de evidências de suporte mecanístico, porém não de indicação clínica.[12]

Revisão sistemática de 31 ensaios clínicos envolvendo 2.436 pacientes suporta o uso de dentifrícios contendo sais de potássio, fluoreto estanoso, fosfossilicato de cálcio e arginina com carbonato de cálcio. Não foram observados efeitos dos sais de estrôncio nessa revisão.[13]

Dentifrícios com sais de potássio

Dentre os agentes constituintes de dentifrícios anti-hipersensibilidade, os sais de potássio são os mais estudados, principalmente, por serem dos mais antigos e que demonstraram um potencial interessante em estudos controlados por placebo. Seu mecanismo de ação relaciona-se à despolarização da fibra nervosa dentro do túbulo dentinário. Vários sais têm sido testados, sempre baseando-se na eficácia do potássio. Por exemplo, estudos clínicos têm demonstrado que o nitrato de potássio a uma concentração de 5% no creme dental com baixa abrasividade é capaz de dessensibilizar a dentina por até 4 semanas quando comparado com o controle. Ressalta-se que os estudos demonstram segurança ao tecido pulpar.

Em revisão sistemática, incluindo 53 ensaios clínicos randomizados com 4.796 pacientes, observou-se que os dentifrícios contendo sais de potássio encontram suporte na literatura para o tratamento de hipersensibilidade dentinária.[14]

Dentifrícios com sais de estrôncio

Os sais de estrôncio são utilizados há bastante tempo e os resultados demonstrados na literatura são pouco encorajadores.[13,14] Os resultados dos estudos iniciais não proviam efeito adicional ao placebo. Entretanto, novas formulações têm surgido e sido aperfeiçoadas, com resultados mais positivos. É importante que se mantenha atualizada a revisão da literatura que vem surgindo e o nível de evidência que suporta ou não sua utilização.

O mecanismo de ação dos sais de estrôncio se dá pela oclusão dos túbulos dentinários. As formulações iniciais apresentavam pouca resistência no ambiente bucal, o que gerava uma ação dependente de contínua utilização e, muitas vezes, menos duradoura. A evolução das formulações químicas tem aumentado o potencial de utilização desses sais, que permanecem entre os com a evidência menos robusta.[15]

Dentifrícios com fluoreto estanoso

Dentifrícios com fluoreto estanoso têm sido pesquisados há anos tanto para fins de redução de placa e inflamação gengival quanto objetivando redução de hipersensibilidade dentinária. Seu custo, baixa estabilidade e manchamento dentário foram motivo de sua pouca utilização ao longo dos anos. Entretanto, novas formulações químicas têm resolvido essas desvantagens e, na atualidade, o fluoreto estanoso tem sido utilizado para o tratamento de hipersensibilidade dentinária. Seu eventual efeito sobre o biofilme dentário torna-o uma opção interessante para auxiliar na diminuição da inflamação associada à redução de hipersensibilidade dentinária.

Fluoreto estanoso em solução aquosa ou na forma de gel (dentifrício) a 0,4% tem-se demonstrado eficaz no controle da hipersensibilidade dentinária. O mecanismo de ação proposto também se vincula à oclusão dos túbulos dentinários por meio da indução de um alto conteúdo de minerais que cria uma barreira calcificada na superfície da dentina. É importante que se tenha claro que o mecanismo de ação está relacionado ao íon estanho e não ao fluoreto. Revisões sistemáticas da literatura têm suportado o uso de dentifrícios com fluoreto estanoso.[13-15]

Dentifrícios com fosfossilicato de cálcio

Os dentifrícios contendo fosfosilicato de cálcio são os que têm recebido atenção mais recente na literatura. O fosfossilicato de cálcio é um material bioativo que tem por objetivo remineralizar a superfície da dentina e ocluir os túbulos dentinários expostos. Estudos têm sido realizados e têm dado suporte para sua indicação em hipersensibilidade dentinária.[16,17]

Análise detalhada da literatura realizada em *workshop* europeu[18] recomenda o uso de dentifrícios com fosfossilicato de sódio como parte de estratégias para o manejo da hipersensibilidade dentinária.

Dentifrícios com arginina e carbonato de cálcio

Os dentifrícios contendo arginina e carbonato de cálcio, dentre os mais recentes, são os que têm o maior suporte na literatura de qualidade. Proveem um efeito mais imediato. A arginina auxilia o carreamento do cálcio para dentro dos túbulos dentinários, formando-se um plugue Estudos *in vitro* demonstram que esse plugue formado tem potencial de ficar por mais tempo, aumentando o tempo de duração do tratamento. Como todo produto anti-hipersensibilidade, a utilização do dentifrício de maneira contínua mantém seu efeito ao longo do tempo. Revisões sistemáticas da literatura[13-15] invariavelmente dão suporte para a utilização de produtos com arginina e carbonato de cálcio.

Modalidade de aplicação interessante de dentifrícios foi proposta, a partir da massagem com a ponta do dedo indicador na área com hipersensibilidade. A ideia é propiciar pressão para que a substância atue, parecendo prover efeito adicional interessante.[19]

Fármacos aplicados pelo profissional no consultório

As abordagens de consultório para o tratamento de hipersensibilidade dentinária que incluem fármacos são a minoria, uma vez que, para oclusão dos túbulos dentinários, agentes resinosos ou outros materiais odontológicos têm sido utilizados. Da mesma maneira, o recobrimento da superfície radicular com procedimentos cirúrgicos e a utilização de *laser*, por não serem estratégias farmacológicas, não se constituem objeto deste capítulo.

Em termos de agentes farmacológicos de uso profissional, as evidências são menos robustas que aquelas envolvendo produtos de uso caseiro pelo paciente.[15] Estudos utilizando corticosteroides, hidróxido de cálcio e outros agentes anti-inflamatórios tópicos falharam em demonstrar efeito significativo e duradouro na hipersensibilidade dentinária. Do mesmo modo, fármacos utilizados sistemicamente não têm atuação sobre hipersensibilidade dentinária. Neste capítulo são abordados aqueles agentes que têm maior suporte de literatura, não necessariamente suporte para indicação. A análise da literatura vai balizar ou não sua eventual indicação. Todas as circunstâncias já destacadas para o uso de agentes pelo paciente se aplicam para as estratégias de aplicação profissional, especialmente atentando para o fato de ser uma dor crônica, extremamente suscetível a efeito placebo. Além do efeito placebo, o passar do tempo pode gerar oclusão dos túbulos dentinários, reduzindo a sensação de dor.

Fluoreto de sódio

O tratamento da superfície radicular com fluoreto de sódio concentrado é eficaz no tratamento da hipersensibilidade dentinária e é uma das estratégias mais antigas de utilização. Estudos mais recentes são menos frequentes. Quanto mais concentrado for o fluoreto, maiores quantidades de fluoreto de cálcio se formam sobre a superfície dentária. O tamanho dos grânulos de fluoreto de cálcio é normalmente maior que o dos túbulos dentinários, ocluindo-os. Também tem sido sugerido que há um aumento na resistência da dentina à descalcificação por ácidos. O fluoreto de sódio pode ser aplicado sob diferentes formas; entretanto, géis e vernizes são as mais usuais. Os géis neutros são menos dolorosos à aplicação. A vantagem do uso de verniz é que sua concentração é normalmente maior e, em adição, o verniz imediatamente oclui os túbulos expostos, reduzindo a sensação de dor imediatamente. Essa observação de redução de dor por parte do paciente é interessante sob o aspecto psicológico, especialmente naqueles em que a ansiedade e o medo oriundos da sensação dolorosa são exacerbados, por acreditarem que não há tratamento efetivo.[20]

Oxalatos

Oxalatos reagem com os íons cálcio da dentina e formam cristais de oxalato de cálcio dentro dos túbulos dentinários, bem como sobre a superfície dentinária. Estudos têm demonstrado que o efeito dos oxalatos diminui ao longo do tempo, com recorrência de hipersensibilidade dentinária. Isto pode ser atribuído à remoção dos cristais de oxalato de cálcio pela escovação ou até mesmo pela ação dos ácidos presentes na dieta, como acontece com diferentes estratégias terapêuticas para hipersensibilidade dentinária. Muitas das recomendações do uso profissional de oxalatos são baseadas em estudos laboratoriais. Revisão sistemática da literatura não recomenda o uso de oxalatos profissionalmente como estratégia anti-hipersensibilidade dentinária.[21]

Arginina com carbonato de cálcio

Pasta de uso profissional, contendo arginina e carbonato de cálcio, foi desenvolvida para fins de dessensibilização, após curetagem da superfície dentária abaixo da linha da gengiva. Por ter fórmula e concentrações idênticas às do dentifrício, os resultados obtidos com ambos são similares quando utilizados de modo profissional. O mecanismo de ação de uma pasta com arginina e carbonato de cálcio aplicada profissionalmente com taça de borracha é o de oclusão do túbulo com sais de cálcio e fosfato, formando um tampão. Após a aplicação inicial, os pacientes escovavam os dentes 2 vezes/dia, por 8 a 24 semanas. A combinação da aplicação profissional com o uso caseiro tem sido recomendada.[22]

SEGUIMENTO DO MANEJO DA HIPERSENSIBILIDADE DENTINÁRIA

O atendimento clínico de uma situação demanda correto diagnóstico, estabelecimento de estratégia terapêutica e seguimento dos resultados obtidos com a abordagem adotada.

No caso específico da hipersensibilidade dentinária, o seguimento tem natureza semelhante ao das outras dores crônicas. Ao início, é feito de maneira mais cuidadosa para estabelecer a resposta terapêutica. Entretanto, necessita de monitoramento por longos períodos de tempo, tendo em vista a natureza da condição.

O seguimento inicial é fundamental para que o resultado a curto prazo seja avaliado. Ao longo do tempo, especialmente com mudanças do padrão de uso de dentifrícios recomendados, por exemplo, ou por mudanças na exposição a fatores predisponentes (ácidos na dieta), recorrências podem acontecer e demandam nova atenção.

Do mesmo modo, é importante considerar as alterações de situações que impactam aspectos psicológicos do indivíduo como, por exemplo, situações de estresse agudo, eventual desenvolvimento/descontrole de depressão, aumento de ansiedade, sensação de medo, dentre outros.

Assim, para o seguimento inicial, são recomendadas avaliações semanais do problema. Ao início, a vinda ao consultório para estimulação da dentina e quantificação da hipersensibilidade dentinária é fundamental. Em seguimentos mais a longo prazo, pode-se lançar mão de questionários a serem respondidos em casa, ou mesmo de abordagens telefônicas ou outras mídias de comunicação.

Assim, após a quantificação, a demonstração da evolução da dor do paciente é sempre fundamental. A materialização dessa quantificação em gráficos que apresentam incrementos e decréscimos é estratégia interessante. Obviamente, o objetivo final é que a hipersensibilidade dentinária seja totalmente solucionada, com índices "zero" de dor. Entretanto, em se tratando de dor crônica, diminuições substanciais são também valorosas e, valendo-se de abordagem profissional positiva, podem significar muito na qualidade de vida do paciente.

Em resumo, quando se aborda hipersensibilidade dentinária, medidas aplicadas pelo paciente e produtos de uso profissional podem ser indicados. A literatura demonstra que o uso de dentifrícios é o que tem o maior suporte de evidências, enquanto os produtos de uso profissional têm menor suporte. Entretanto, por se tratar de dor crônica e com diferentes graus de resposta, a combinação de abordagens em casa e no consultório pode ser uma opção.

Considerando-se que a prática odontológica baseada em evidências deve ser embasada na tríade melhor evidência disponível, crenças e preferências do paciente e experiência do profissional, recomenda-se que todos esses fatores sejam considerados em estratégia que combine essas abordagens e que seja continuamente monitorada.

REFERÊNCIAS BIBLIOGRÁFICAS

1. Cortelli JR, Lotufo RFM, Oppermann RV, Sallum AW. Glossário da Sociedade Brasileira de Periodontologia. v. 15. São Paulo: Sobrape; 2005. 56 p.
2. Hitchcock LA, Ferrell BR, McCaffery M. The experience of chronic nonmalignant pain. J Pain Symptom Management. 1994;9(5):312-8.
3. Favaro Zeola L, Soares PV, Cunha-Cruz J. Prevalence of dentin hypersensitivity: systematic review and meta-analysis. J Dent. 2019;81:1-6.
4. Costa RS, Rios FS, Moura MS, Jardim JJ, Maltz M, Haas AN. Prevalence and risk indicators of dentin hypersensitivity in adult and elderly populations from Porto Alegre, Brazil. J Periodontol. 2014;85(9):1247-58.
5. Wagner TP, Colussi PR, Haas AN, Rösing CK. Self-reported dentin hypersensitivity in south Brazilian adolescents: occurrence and risk indicators. Acta Odontol Latinoam. 2019;32(3):156-63.
6. Savage KO, Oderinu OH, Oginni AO, Uti OG, Adegbulugbe IC, Dosumu OO. Dentine hypersensitivity and associated factors: a nigerian cross-sectional study. Pan Afr Med J. 2019;33:272.
7. Zini A, Mazor S, Timm H et al. Effects of an oral hygiene regimen on progression of gingivitis/early periodontitis: a randomized controlled trial. Can J Dent Hyg. 2021;55(2):85-94.
8. West NX. Dentine hypersensitivity: preventive and therapeutic approaches to treatment. Periodontol. 2000;2008(48):31-41.

9. Brännström M, Astrom A. The hydrodynamics of the dentine; its possible relationship to dentinal pain. Int Dent J. 1972;22(2):219-27.
10. Lier BB, Rösing CK, Aass AM, Gjermo P. Treatment of dentin hypersensitivity by Nd: YAG laser. J Clin Periodontol. 2002;29(6):501-6.
11. de Oliveira RP, Alencar CM, Silva FA, Magno MB, Maia LC, Silva CM. Effect of desensitizing agents on dentin hypersensitivity after non-surgical periodontal therapy: a systematic review and meta-analysis. J Dent. 2020;103:103498.
12. Rösing CK, Fiorini T, Liberman DN, Cavagni J. Dentine hypersensitivity: analysis of self-care products. Braz Oral Res. 2009;23 (Suppl 1):56-63.
13. Levenson D. Beneficial effects seen with most desensitising toothpastes. Evid Based Dent. 2016;17(1):10-1.
14. Le Hu ML, Zheng G, Zhang YD, Yan X, Li XC, Lin H. Effect of desensitizing toothpastes on dentine hypersensitivity: A systematic review and meta-analysis. J Dent. 2018;75:12.
15. West NX, Seong J, Davies M. Management of dentine hypersensitivity: efficacy of professionally and self-administered agents. J Clin Periodontol. 2015;42(Suppl 16):S256-302.
16. Freda NM, Veitz-Keenan A. Calcium sodium phosphosilicate had some benefit on dentine hypersensitivity. Evid Based Dent. 2016;17(1):12-3.
17. Jones SB, Parkinson CR, Jeffery P, Davies M, Macdonald EL, Seong J et al. A randomised clinical trial investigating calcium sodium phosphosilicate as a dentine-mineralising agent in the oral environment. J Dent. 2015;43(6):757-64.
18. Sanz M, Bäumer A, Buduneli N et al. Effect of professional mechanical plaque removal on secondary prevention of periodontitis and the complications of gingival and periodontal preventive measures: consensus report of group 4 of the 11th European Workshop on Periodontology on effective prevention of periodontal and peri-implant diseases. J Clin Periodontol. 2015;42(Suppl 16):S214-20.
19. Schiff T, Delgado E, Zhang YP et al. The clinical effect of a single direct topical application of a dentifrice containing 8.0% arginine, calcium carbonate, and 1450 ppm fluoride on dentin hypersensitivity: the use of a cotton swab applicator versus the use of a fingertip. J Clin Dent. 2009;20(4):131-6.
20. Mazur M, Jedliński M, Ndokaj A et al. Long-term effectiveness of treating dentin hypersensitivity with bifluorid 10 and Futurabond U: a split-mouth randomized double-blind clinical trial. J Clin Med. 2021;10(10):2085.
21. Cunha-Cruz J, Stout JR, Heaton LJ, Wataha JC; Northwest PRECEDENT. Dentin hypersensitivity and oxalates: a systematic review. J Dent Res. 2011;90(3):304-10.
22. Hamlin D, Mateo LR, Dibart S et al. Comparative efficacy of two treatment regimens combining in-office and at-home programs for dentin hypersensitivity relief: a 24-week clinical study. Am J Dent. 2012;25(3):146-52.

Parte 4

Farmacologia Aplicada ao Controle da Inflamação Odontológica

16

Princípios Gerais do Correto Tratamento da Inflamação

Lenita Wannmacher

INTRODUÇÃO

A inflamação se expressa por quantidade significativa de manifestações, que podem ser benéficas ou nocivas ao organismo humano. Dentre as primeiras, o processo inflamatório visa manter a homeostase tissular e compensar a ruptura da mesma pela reposição da normalidade no tecido comprometido; por isso, se a inflamação for localizada e autolimitada, deve seguir tratamento sintomático com analgésicos e outras medidas não medicamentosas. Constitui problema quando se associa a traumatismo, situações operatórias ou outras patologias que apresentam variadas expressões clínicas, como dor, edema e incapacidade funcional.

Em Odontologia, exemplos de complicações enfrentadas em traumatismos são comprometimento de articulação temporomandibular (ATM), cirurgia de terceiro molar e corpos estranhos (amálgama ou íons liberados de implantes metálicos, por exemplo). Reações imunitárias a agentes externos e processos autoimunes acompanham-se, em maior ou menor grau, de reações inflamatórias.

As manifestações clínicas do processo inflamatório são dor, hiperalgesia, eritema, edema e limitação funcional. Em 60 pacientes submetidos à cirurgia periapical, a máxima intensidade de dor ocorreu nos 2 primeiros dias (em 14,6% de todos os pacientes), cessando ou tornando-se de leve intensidade (dois terços dos pacientes) depois desse período. No segundo dia pós-operatório, o edema alcançou seu auge, quando dois terços dos pacientes apresentaram moderada inflamação, associada a maior tempo cirúrgico e à quantidade de dentes tratados.[1]

As respostas inflamatórias ocorrem em três fases: uma *aguda*, caracterizada por vasodilatação arteriolar e venular local, com aumento da permeabilidade vascular e fuga de líquido para o interstício (edema); uma *subaguda*, caracterizada pela migração de leucócitos e fagócitos (quimiotaxia); e, finalmente, uma fase *crônica* proliferativa, instalada 36 a 48 horas após o estímulo, em que ocorrem sinais de regeneração e reconstrução de matriz conjuntiva. Nos processos inflamatórios crônicos, os eventos anteriormente descritos originam degeneração tecidual e fibrose.[2]

Em nível molecular, há desnaturação proteica determinada por enzimas líticas (proteases, esterases, colagenases) liberadas pela ruptura da membrana dos lisossomos, em consequência de ação de fagócitos. A alteração proteica é o ponto de partida para a ativação de uma série de mecanismos que sintetizam e liberam substâncias intermediárias de lesão, como histamina, serotonina, bradicinina, prostaglandinas, leucotrienos e vários fatores quimiotáticos (fator de complemento C5a, fator ativador plaquetário, leucotrieno B4). Várias citocinas (interleucina 1, interleucina 8, fator de necrose tumoral) são mediadoras no processo inflamatório. Fator de necrose tumoral alfa e interleucina 6 são considerados marcadores de doença periodontal.[3]

Em estudo experimental,[4] mediante injeção de *E. coli* em tecido oral, mensurou-se a atividade de histidina descarboxilase (enzima formadora de histamina) em polpa dental e gengiva. Verificou-se aumento dessa atividade com pico em 6 horas, a qual se manteve detectável por 24 horas. Tais resultados sugerem que a histamina se produza em tecidos orais em resposta a agentes bacterianos e poderia estar envolvida no desenvolvimento de pulpites ou gengivites. Em outro estudo,[5] detectou-se maior expressão de peptídio relacionado com calcitonina, substância P, neurocinina A e neuropeptídio Y em polpas humanas inflamadas comparativamente às sadias. Esse último obteve maiores níveis e distribuição em polpa humana durante processo carioso do que em dentes não cariados. O fato de altos níveis ocorrerem em cáries leves e moderadas sugere que a substância em questão tenha papel modulador na inflamação pulpar e na formação de dentina reparadora.[6] Essas substâncias são responsáveis por vasodilatação, aumento de permeabilidade vascular, migração leucocitária e agregação plaquetária, dentre outras manifestações do processo inflamatório agudo.

As prostaglandinas estão mais consistentemente envolvidas nesse processo. Injeções intradérmicas, intravenosas ou intra-arteriais de pequenas quantidades dessas substâncias mimetizam a maioria dos componentes da inflamação.[1] Formam-se a partir de ácido araquidônico, liberado de fosfolipídios de membrana das células lesionadas, por ação catalítica de fosfolipase A_2, fosfolipase C e lipase diglicerídica. Ciclo-oxigenases (constitutiva [COX-1] e induzível [COX-2]) e hidroperoxidase catalisam as etapas sequenciais de síntese dos prostanoides (prostaglandinas clássicas e tromboxanos), e as lipo-oxigenases transformam o ácido araquidônico em leucotrienos e outros compostos, envolvidos em diferentes ações, como quimiotaxia.

Prostaglandinas são vasodilatadoras, exceto tromboxano A_2 que também estimula agregação plaquetária, ao contrário de prostaciclina. Prostaglandina D_2 (PGD_2) é liberada de mastócitos ativados por estímulos alérgicos ou outros. Prostaglandina E_2 (PGE_2) inibe a ação de linfócitos e outras células que participam das respostas alérgicas ou inflamatórias. Além de promoverem vasodilatação, essas prostaglandinas sensibilizam nociceptores (hiperalgesia) e estimulam centros hipotalâmicos de termorregulação. Leucotrienos aumentam a permeabilidade vascular e atraem leucócitos para o sítio de lesão. Histamina e bradicinina aumentam a permeabilidade capilar e ativam receptores nocigênicos.

Em traumatismos e infecções, não parece racional antagonizar a inflamação, componente indispensável à reparação tecidual no primeiro caso e à defesa do organismo no segundo. O tratamento, então, deve ser direcionado especificamente à gênese do problema (p. ex., antimicrobianos na infecção). Frequentemente, no entanto, observa-se boa resposta clínica aos anti-inflamatórios em fraturas, lesões de tecidos moles pós-traumáticas e dor com limitação funcional de face e pescoço. Nesses casos, sua eficácia associa-se à propriedade analgésica e deve ser cotejada com a dos analgésicos comuns e a das medidas sintomáticas não farmacológicas: repouso ou exercício moderado, calor ou frio locais, fisioterapia.[7] Tais medidas, mesmo empregadas isoladamente, muitas vezes produzem excelentes resultados, mostrando ser indiscriminado e desnecessário o uso de anti-inflamatórios nessas circunstâncias.

Os processos inflamatórios crônicos têm evolução de meses ou anos, envolvendo destruição tecidual, proliferação local de tecido conjuntivo, neoformação vascular e ativação de fibroblastos que induzem fibrose. Neles estão indicados anti-inflamatórios, quando a morbidade da reação inflamatória suplanta os benefícios de sua ocorrência. Isso é frequente nos processos em que sintomas e sinais inflamatórios (dor, edema) provocam disfunção e incapacitação das estruturas orais. Apesar da limitação e do desconforto causados, essas manifestações contribuem pouco para a mortalidade, por isso o tratamento não deve produzir grandes riscos, necessitando ser eficaz e seguro.

Nos processos inflamatórios periodontais, detectaram-se exaustivamente prostaglandinas e outros mediadores da inflamação em líquido crevicular e em tecidos gengivais danificados. O fator de necrose tumoral alfa e a citocina quimiotática têm importante papel em ativação e recrutamento de células imunes e inflamatórias nas doenças periodontais. O primeiro induz reabsorção óssea por estimular proliferação e diferenciação de progenitores de osteoclastos. Em função da fisiopatogenia desses processos, anti-inflamatórios não esteroides (AINEs) mostram-se promissores em retardar a progressão da doença periodontal.[8]

A maioria dos processos cirúrgicos orais induz respostas inflamatórias. Sua intensidade e sua duração podem diminuir com o uso de anti-inflamatórios. Dor, edema, trismo e hipertermia local podem ser assim reduzidos, havendo indicação de terapia quando essas manifestações são marcadas.

Os medicamentos anti-inflamatórios pertencem a três grandes grupos: não esteroides, esteroides e os anti-inflamatórios de longa ação, cada um deles com indicações bem definidas.

PRINCÍPIOS DE USO

O uso correto de anti-inflamatórios orienta-se pelos questionamentos respondidos a seguir.

Em que processos há indicação para uso de anti-inflamatórios?

Em traumatismos por instrumentação, cirurgia ou outras causas, só se indicam esses fármacos quando as manifestações clínicas (dor, edema, trismo, limitação funcional) suplantam o benefício da regeneração tecidual determinado pela reação inflamatória. Quando há dor isolada ou preponderante sobre os outros sintomas, o uso de analgésicos não opioides ou opioides pode ser suficiente.

Em infecções, como já foi explicado, a reação inflamatória representa um mecanismo de defesa imunitária. Nessas condições, o uso de agentes anti-inflamatórios não se justifica, devendo ceder lugar à quimioterapia antimicrobiana específica. Durante o período de latência dos antibióticos, analgésicos podem ser usados para alívio temporário de dor e hipertermia.

Que agentes anti-inflamatórios devem ser preferencialmente usados?

Anti-inflamatórios esteroides e não esteroides são agentes sintomáticos, não alterando a história natural da doença. Objetivam controlar as manifestações da inflamação de maneira inespecífica. Quanto à eficácia, os esteroides suplantam os não esteroides, sendo recomendados em processos não responsivos ao uso prévio dos últimos ou com intensidade que requeira inicialmente uma ação mais decisiva. Geralmente, essa escolha é definida pelos potenciais riscos de tratamento com esteroides, enfatizados em muitas publicações. Em Odontologia, seu uso é suficientemente curto (48 a 72 horas) para não acarretar efeitos indesejáveis. Por outro lado, o tratamento com AINEs pode induzir efeitos adversos sistêmicos, predominantemente gastrintestinais. Podem ser critérios de escolha maior experiência de uso com agente específico, menor custo e maior comodidade de seu esquema de administração (p. ex., maior intervalo entre doses, devido à meia-vida mais longa).

Anti-inflamatórios de longa ação (ouro, penicilamina, colchicina, imunodepressores etc.) não só combatem os sintomas, mas também evitam a progressão da doença. Sua desvantagem consiste na alta toxicidade e, por esse motivo, não são de uso corrente em processos agudos.

Em Odontologia têm sido preconizados os dois primeiros grupos.

Em que esquemas os anti-inflamatórios devem ser administrados?

As doses devem ser individualizadas e orientadas por estudos clínicos que comprovem sua eficácia em determinadas patologias. A via é preferencialmente a oral, por sua comodidade e menor custo dessas formulações. Os intervalos entre doses são condicionados pelas meias-vidas dos fármacos. A duração de tratamento é condicionada pela história natural do processo inflamatório a ser debelado, devendo ser tão curta quanto possível.

Como avaliar efeitos benéficos e indesejáveis desses fármacos?

Diminuição de dor, edema, eritema e hipertermia local, bem como recuperação da capacidade funcional, são os efeitos benéficos a serem clinicamente avaliados.

As reações adversas correspondentes a cada fármaco utilizado devem ser monitoradas.

REFERÊNCIAS BIBLIOGRÁFICAS

1. Penarrocha M, Garcia B, Marti E et al. Pain and inflammation after periapical surgery in 60 patients. J Oral Maxillofac Surg. 2006;64(3):429-33.
2. Burke A, Smyth E, Fitzgerald GA. Analgesic-antipyretic agents: pharmacotherapy of gout. In: Brunton LL, Lazo JS, Parker KL (editors.). Goodman & Gilman's The pharmacological basis of therapeutics. 11 st ed. New York: McGraw-Hill; 2006. p. 671-715.
3. Talbert J, Elter J, Jared HL et al. The effect of periodontal therapy on TNF-alpha, IL-6 and metabolic control in type 2 diabetics. J Dent Hyg. 2006;80(2):7.
4. Shoji N, Yoshida A, Yu Z et al. Lipopolysaccharide stimulates histamine-forming enzyme (histidine decarboxylase) activity in murine dental pulp and gingiva. Arch Oral Biol. 2006;856-60.
5. Caviedes-Bucheli J, Lombana N, Azuero-Holguin MM et al. Quantification of neuropeptides (calcitonin gene-related peptide, substance P, neurokinin A, neuropeptide Y and vasoactive intestinal polypeptide) expressed in healthy and inflamed human dental pulp. Int Endod J. 2006; 39(5):394-400.
6. El Karim IA, Lamey PJ, Linden GJ et al. Caries-induced changes in the expression of pulpal neuropeptide Y. Eur J Oral Sci. 2006; 114(2):133-7.
7. Koerner KR, Taylor SE. Pharmacologic considerations in the management of oral surgery patients in general dental practice. Dent Clin North Am. 1994; 38:237-54.
8. Reddy MS, Geurs NC, Gunsolley JC. Periodontal host modulation with antiproteinase, anti-inflammatory, and bone-sparing agents: a systematic review. Ann Periodontol. 2003;8(1):12-37.

17

Anti-inflamatórios Não Esteroides

Lenita Wannmacher

INTRODUÇÃO

O processo inflamatório pode ser *agudo* ou *crônico*, *localizado* ou *sistêmico*, relacionando-se com condições do sistema imunológico do paciente e eventuais comorbidades. Processos com maior repercussão sistêmica e caráter subagudo ou crônico podem exigir medidas específicas para limitar diretamente a inflamação (expressa pelos clássicos sinais: tumor, calor, rubor e dor) e evitar manifestações sintomáticas incapacitantes e danos tissulares cumulativos, como deformidades e perdas funcionais. Manifestações iniciais e focais, em pacientes sem outros comprometimentos, são combatidas com analgésicos e anti-inflamatórios não esteroides (AINEs).

Dependendo da evolução do processo (duração, gravidade e repercussões clínicas), outros agentes são necessários para debelar a fase aguda e evitar ou diminuir as consequências sistêmicas.

O efeito dos AINEs é sintomático, inespecífico, não interferindo na história natural da evolução da inflamação. Dependendo do avanço do quadro (duração, gravidade e repercussões clínicas), outros agentes serão necessários para debelar a fase aguda e evitar ou diminuir as consequências sistêmicas.

AINEs apresentam propriedades analgésica, antitérmica, anti-inflamatória e antitrombótica. Ao contrário de ácido acetilsalicílico (AAS) – que acetila covalentemente as ciclo-oxigenases (COX) envolvidas na inflamação e as inativa de maneira irreversível – a maioria dos AINEs age reversivelmente sobre elas. Também há representantes com maior seletividade pela ciclo-oxigenase 2 (COX-2).

AINEs clássicos inibem a síntese de prostaglandina induzível (COX-2) que surge em locais de inflamação e também inativam a ciclo-oxigenase constitutiva (COX-1), o que concorre para toxicidades renal e gastrintestinal, já que essa enzima é responsável pela proteção fisiológica das prostaglandinas em sítios gástricos e renais.

Na tentativa de preservar as características anti-inflamatórias, reduzindo efeitos adversos, como úlceras e sangramentos digestivos, pesquisas foram direcionadas para a busca de representantes com maior seletividade pela COX-2, como celecoxibe, rofecoxibe, parecoxibe, valdecoxibe, etoricoxibe e lumiracoxibe.[1] Esses fármacos, no entanto, apresentaram potenciais efeitos adversos cardiovasculares, exigindo critérios rígidos para serem empregados.[2] Vários deles já não são comercializados em virtude dos riscos mencionados.

Outras ações podem cooperar para a obtenção do efeito anti-inflamatório. Sugere-se que a inibição direta da ativação da função de neutrófilos concorra para os efeitos antirreumáticos, talvez por inibição de processos associados a membranas, independentemente de sua capacidade de inibir a síntese de prostaglandinas.

Tendo como sítio de ação o sistema enzimático das COX, AAS e outros AINEs não inibem a via das lipo-oxigenases, não suprimindo, portanto, a formação de leucotrienos, que também contribuem para a inflamação. Tampouco interferem na síntese de numerosos outros mediadores do processo inflamatório.[3]

O efeito dos AINEs é sintomático, inespecífico, não modificando a história natural dos processos inflamatórios. Os representantes de uso corrente estão listados no Quadro 17.1.

Quadro 17.1 Anti-inflamatórios não esteroides de uso corrente.

Inibidores não seletivos de ciclo-oxigenases 2	Salicilatos	Ácido acetilsalicílico, diflunisal
	Ácidos indolacéticos	Indometacina, sulindaco, etodolaco
	Ácidos heteroarilacéticos	Tolmetina, diclofenaco
	Ácidos arilpropiônicos	Naproxeno, ibuprofeno, fenoprofeno, cetoprofeno, flurbiprofeno, oxaprozina
	Ácidos antranílicos	Ácido mefenâmico, ácido meclofenâmico
	Alcanonas	Nabumetona
	Sulfonanilida	Nimesulida
	Ácidos enólicos (oxicanos)	Meloxicam, piroxicam, tenoxicam
Inibidores seletivos de ciclo-oxigenases 2	Celecoxibe e demais coxibes	

INDICAÇÃO

AINEs só estão indicados em processos inflamatórios clinicamente relevantes, em que dor, edema e disfunção ocasionam desconforto ao paciente. No entanto, seu uso é muito difundido, sendo marcado por dois *desvirtuamentos* principais, que são:

- Uso em situações em que há dor predominante, sem sinais clínicos de inflamação, na crença de que seu efeito analgésico seja superior ao de simples analgésicos
- Uso em situações em que a reação inflamatória não deve ser inibida – como em pós-operatórios e infecções – por ser componente indispensável à reparação tecidual no primeiro caso e à defesa do organismo no segundo.

Nos processos infecciosos, é um erro administrar anti-inflamatórios em conjunto com antibióticos, pois os AINEs mascaram os sinais clínicos da infecção (dor, flogose, febre). Geralmente, mesmo potentes anti-inflamatórios não inibem o crescimento bacteriano que determina a manutenção da irritação local. Assim, infecções devem ser primária e especificamente tratadas com antimicrobianos.

Estudo espanhol[4] inquiriu 200 implantodontistas sobre a prescrição de antibióticos, analgésicos e anti-inflamatórios feita a pacientes sadios submetidos a implantes dentários. As respostas mostraram que 55,6% (n = 97) receitaram profilaticamente antibióticos por 7 dias após a cirurgia de implante. Todos os profissionais (n = 200) prescreveram analgésicos (8 em cada 11 procedimentos) e anti-inflamatórios (6 em cada 11 procedimentos). Aqueles que mantinham educação continuada (cursos e leitura científica) prescreveram menos antibióticos.

Os AINEs têm impactado nas *doenças periodontais;* entretanto, seu efeito parece mais coadjuvante a outras medidas, como adequado controle do biofilme supragengival, raspagem, alisamento radicular e uso de antissépticos ou antibióticos.

Todos os AINEs têm eficácia anti-inflamatória similar. AAS é o protótipo do grupo, por ser o mais antigo, menos oneroso e mais bem estudado, contra o qual se fazem as comparações nas investigações clínicas. Nos últimos 10 anos proliferaram os AINEs, nenhum deles sobrepujando a eficácia do AAS, seja em estudos experimentais ou em ensaios clínicos randomizados; entretanto, observou-se variação nas respostas individuais, tanto em eficácia quanto em incidência e tipo de efeitos adversos.[5] Em pacientes não responsivos a um anti-inflamatório específico, é preferível substituí-lo por outro de subgrupo diferente, em vez de novo representante da mesma classe química.

No Quadro 17.2 são exemplificadas as condições odontológicas em que se justifica o emprego de AINEs.

Quadro 17.2 Indicações odontológicas para uso de anti-inflamatórios não esteroides (AINEs).

Traumatismo
Comprometimento da articulação temporomandibular (ATM)
Cirurgia de terceiro molar e outros processos cirúrgicos
Outras condições de caráter inflamatório

Traumatismo

Lesões traumáticas, mais frequentemente decorrentes de acidentes, podem ocasionar completa avulsão dental, fratura de coroa ou comprometer a vitalidade dentária. Frente a lesão traumática, também podem ocorrer reabsorção e rejeição dentárias. Em geral, na recuperação podem-se fazer reposição e estabilização dentárias, bem como monitoramento da condição pulpar e, eventualmente, tratamento endodôntico. Alguns casos de reabsorção não são tratáveis. Além dos procedimentos odontológicos cabíveis, prescrevem-se antibióticos sistêmicos quando a peça dentária tocou o solo ou foi mal conservada até a chegada para a consulta odontológica.

Por vezes, o tratamento do traumatismo com avulsão dentária é a reimplantação.

Em revisão sistemática,[6] AINEs, administrados para manejo de dor pós-operatória, não se associaram à perda da osteointegração em implantes dentários.

Comprometimento da articulação temporomandibular

Em revisão[7] de seis estudos sobre a *disfunção temporomandibular,* diclofenaco foi o medicamento mais usado para aliviar a dor localizada em área orofacial. Os autores recomendam usar as menores doses possíveis, pelo mínimo tempo cabível. Em pacientes que apresentaram complicações gastrintestinais, recomendou-se suplementação com gastroprotetores.

Cirurgia de terceiro molar e outros processos cirúrgicos

Nas *cirurgias orais de terceiros molares,* ocorrem manifestações inflamatórias em 90% dos pacientes. Nesses casos, anti-inflamatórios diminuem a intensidade e a duração do processo, aliviando dor, edema, hipertermia local e trismo. Devem ser administrados precocemente, porque a resposta edematosa máxima ocorre em 48 a 72 horas do procedimento.[8]

Na mesma situação, comparou-se a administração oral pré-operatória de naproxeno, etodolaco e diclofenaco, com referência às sequelas pós-operatórias (dor, edema, trismo), em três grupos de jovens (n = 42) com terceiros molares mandibulares impactados e retenção óssea. O efeito analgésico dos três AINEs não mostrou diferença estatisticamente significativa entre os três grupos estudados, mas o edema relatado no segundo dia pós-operatório foi consideravelmente menor com diclofenaco em comparação com os outros dois fármacos ($p = 0,027$), os quais expressaram resposta similar. Não houve diferença em relação ao trismo em nenhum dos grupos.[9]

Em ensaio clínico randomizado do tipo *split-mouth* (n =19), comparou-se o efeito preemptivo de 90 mg de dexametasona, aplicada 1 hora antes do procedimento, com a administração de 4 mg de etoricoxibe, por via intramuscular, ministrado imediatamente após a anestesia para cirurgia de terceiro molar impactado. Medidas de edema facial, abertura de boca e intensidade de dor no pós-operatório imediato, após 72 horas e após 7 dias mostraram que a dexametasona foi mais eficaz no controle do edema e na abertura de comissura labial após 72 horas da cirurgia e em 7 dias. Não houve diferença significativa em relação a dor e trismo.[10]

Outras condições

Também podem ocorrer *pericementites traumáticas ou químicas* por trespasse físico ou químico do periápice, sem agentes biológicos, provocando reação inflamatória no pericemento. A pericementite medicamentosa pode ser causada por extravasamento de agentes químicos utilizados durante o tratamento endodôntico, como substâncias químicas irrigadoras (o hipoclorito de sódio, por exemplo). Essa inflamação também pode ser localizada, causada pelo ato mecânico da instrumentação, com extravasamento de medicamento intracanal ou material obturador.[11]

A *inflamação no periodonto apical* manifesta-se por resposta dolorosa ao morder ou à percussão; também pode ocorrer área radiolúcida apical, associada à periodontite apical assintomática, em que inflamação e destruição do periodonto apical de origem pulpar não produz sintomas clínicos.[12]

SELEÇÃO

Sendo a eficácia similar, a escolha do medicamento deve basear-se em outros critérios: *toxicidade relativa*, *conveniência* para o paciente, *custo* e *experiência* em sua prescrição.

Os mesmos critérios valem para as *interações farmacológicas*, abordadas mais adiante.

Agentes com menor toxicidade relativa são preferíveis.

A conveniência refere-se à quantidade de administrações diárias, o que depende da meia-vida das substâncias, influenciando a adesão do paciente e o custo total de tratamento.

O custo diário com doses médias é bastante variável, devendo ser analisado antes da prescrição. De modo geral, os agentes mais novos são mais caros.

A maior experiência com um dado agente é fator de escolha, já que efeitos raros, mas graves, podem ser detectados somente após amplo uso dos fármacos.

Ainda hoje se preferem os AINEs inibidores de COX-1, apesar das vantagens potenciais da inibição seletiva da COX-2. Com esses observou-se maior risco de eventos adversos cardiovasculares, o que motivou sua suspensão do arsenal terapêutico do Brasil. Ainda é comercializado o celecoxibe, indicado para pacientes que não toleram os efeitos gastrintestinais dos anti-inflamatórios clássicos.[13]

Em gestação, os AINEs não são recomendados. Se forem muito necessários, AAS é provavelmente o mais seguro, pois não se associa a efeitos teratogênicos em humanos; todavia, deve ser suspenso antes do tempo previsto para o parto a fim de evitar complicações, como trabalho de parto prolongado, aumento de hemorragia pós-parto e fechamento intrauterino do ducto arterioso. Ibuprofeno e diclofenaco também são considerados seguros nos primeiros dois trimestres da gestação.

Em crianças, o uso de AAS também é restrito. Ibuprofeno e naproxeno, com baixa incidência de efeitos adversos, são recomendados para crianças. Idosos são predispostos a sangramento gastrintestinal. Em pacientes com doenças renais, hepáticas e cardíacas, seu uso deve ser cauteloso.

PRESCRIÇÃO

A *forma farmacêutica* condiciona os aspectos da farmacocinética. A de liberação intestinal, insolúvel em meio ácido, mas muito solúvel em pH neutro intestinal, tem absorção incompleta. A forma tamponada tem absorção mais acelerada, mas se ocorrer alcalinização da urina, diminui sua meia-vida. As mais comumente utilizadas são as formulações orais. Aquelas de liberação entérica produzem menos dano que formas orais de AAS. Supositórios e formas de liberação entérica podem ser tentados quando o uso de altas doses por tempo prolongado for necessário. Com AAS, todas as preparações acarretam salicilemias similares. Diclofenaco, tenoxicam e piroxicam apresentam formas injetáveis.

A *dose* anti-inflamatória de AAS sobrepuja a analgésica, correspondendo a 1 g, repetida a cada 4 ou 6 horas. A de outros AINEs deve ser particularizada de acordo com sua meia-vida.

A *via de administração* preferencial para anti-inflamatórios é a oral, sendo a velocidade de absorção influenciada por grau de desintegração e dissolução das formas farmacêuticas utilizadas, pH das superfícies mucosas e esvaziamento gástrico. A colocação direta de AAS sobre a mucosa oral ou a superfície dentária é desaconselhada pelo efeito irritativo local. A administração com os alimentos para diminuir a irritação digestiva prejudica minimamente a absorção de ibuprofeno, cetoprofeno e fenoprofeno.

O *intervalo entre doses* depende da meia-vida dos anti-inflamatórios usados; no caso de AAS 1 g, por via oral, delimita-se em torno de 5 a 7 horas. O início de efeito se processa em menos de meia hora e seu pico é atingido em 2 horas.

A *duração de efeito* é determinada pela velocidade de síntese de novas COX, variável em diferentes efetores. O emprego de anti-inflamatórios não costuma exceder 3 a 5 dias, pois, após esse período, o processo inflamatório diminui.

Com os compostos de *meia-vida* curta (menos de 6 horas), as concentrações séricas estabilizam-se em 24 a 48 horas. Os de meia-vida longa (mais de 10 horas) requerem dias a semanas para alcançar concentração plasmática máxima, não sendo utilizados em Odontologia. Assim, a prescrição de coxibes não tem indicação primária em Odontologia, pois o apregoado efeito digestivo protetor só se justificaria em uso prolongado.

Alguns parâmetros farmacocinéticos de anti-inflamatórios não esteroides são expostos no Quadro 17.3.

SEGUIMENTO

A diminuição de dor, eritema e edema, bem como a melhora da capacidade funcional, são medidas de eficácia dos AINEs.

Efeitos adversos

Todos os representantes dessa classe de medicamentos apresentam efeitos adversos comuns, presumivelmente devidos à inibição da COX.

Quadro 17.3 Parâmetros farmacocinéticos de alguns anti-inflamatórios não esteroides.

Fármaco	Pró-dose oral (mg)	Dose máxima diária (mg)	Intervalo entre doses (horas)
Inibidores não seletivos de COX			
AAS	500 a 1.000	3.000	4 a 8
Ibuprofeno	200 a 600	3.200	6 a 8
Naproxeno	250 a 500	500	12 a 24
Ibuprofeno	300 a 600	2.400	6
Diclofenaco	100 a 150	150	8
Piroxicam	20	20	24
Nimesulida	50 a 100	400	12
Inibidor seletivo de COX-2			
Celecoxibe	200	400	12

AAS: ácido acetilsalicílico; COX: ciclo-oxigenase.

Distúrbios gastrintestinais

São os mais frequentes, atribuídos à inibição de COX-1 presente na mucosa intestinal, que tem efeito citoprotetor gástrico. O aumento do fluxo sanguíneo da mucosa gástrica, a estimulação da secreção de muco e bicarbonato e a diminuição de ácido livre determinam eritema, erosões gástricas, úlcera péptica gástrica e duodenal, dispepsia, dor epigástrica, náuseas e vômito, anorexia, flatulência, diarreia e perda de sangue pelo sistema digestório. A capacidade ulcerogênica acarreta risco de sangramento e perfuração, especialmente em idosos, pacientes debilitados ou com lesões prévias. Em relação aos demais representantes do grupo, ibuprofeno apresenta menor incidência desses efeitos.

A pretensa proteção contra esses efeitos, esperada com os inibidores de COX-2, foi contrarrestada pelo aparecimento de outros efeitos deletérios desses compostos no organismo humano.

Assim, para pacientes com baixo risco de efeitos gastrintestinais, AINEs não seletivos podem ser administrados, dando-se preferência a naproxeno, por apresentar menor risco potencial, ou a celecoxibe, na menor dose aceitável (200 mg/dia). Em pacientes com alto risco gastrintestinal, a melhor estratégia é evitar os AINEs.[14]

Nesses pacientes, os efeitos indesejáveis de AINEs são minorados por redução de dosagem, substituição do AINE inicial por outro representante, utilização de formas farmacêuticas de desintegração entérica, como no caso do AAS, uso de salicilatos não acetilados, administração concomitante de alimentos ou de efetivas doses de antissecretórios gástricos (antagonistas H2, misoprostol e inibidores da bomba de prótons).[15]

Inibidores seletivos de COX-2 proveriam os mesmos efeitos anti-inflamatórios e protegeriam o organismo de pacientes que não usassem AAS do dano gastrintestinal. Porém, esse benefício é principalmente perdido quando idosos usam doses cardioprotetoras de AAS e terapia com AINEs para alívio de dores. Por isso é necessário pesar riscos e benefícios, provavelmente selecionando os AINEs não seletivos associados a inibidores de bomba de prótons.[16]

Revisão[17] sobre efeitos adversos de AINEs em diferentes sistemas revela a diversidade e a abrangência dos mesmos, mostrando que isso não compromete seus benefícios clínicos. É preciso avaliar seu perfil de risco-benefício quando administrados em doses seguras e por duração justificada.

Distúrbios cardiovasculares

Nos últimos anos, tem sido questionada a segurança do uso dos AINEs na prática clínica, particularmente dos inibidores seletivos da COX-2. Alguns resultados de estudos clínicos prospectivos e de metanálises indicam que esses fármacos exercem efeitos adversos cardiovasculares significativos, incluindo aumento de risco de infarto agudo do miocárdio, acidente vascular encefálico, insuficiência cardíaca congestiva e hipertensão arterial sistêmica. Esse risco é maior em pacientes com história prévia de doença cardiovascular ou com alto risco para desenvolvê-la. Neles o uso de inibidores da COX-2 deve ser limitado àqueles para os quais não há alternativa apropriada e, mesmo assim, somente em doses baixas e pelo menor tempo necessário.[18] Em função disso, vários representantes dessa classe foram retirados do mercado, sendo preservada a comercialização do celecoxibe.

O já conhecido risco cardíaco induzido por inibidores de COX-2 foi analisado com outros representantes dos AINEs, mediante pesquisa de metanálises de ensaios clínicos randomizados, estudos observacionais controlados, listas de medicamentos essenciais da Organização Mundial da Saúde e prescrições para compras desses anti-inflamatórios.[19] Diclofenaco, rofecoxibe e etoricoxibe associaram-se a maior risco em comparação ao não uso. Naproxeno evidenciou o menor risco. Diclofenaco foi o medicamento mais usado, e o naproxeno foi comercializado em menos de 10% dos casos.

Discrasias sanguíneas

São raras, mas podem ocorrer em pacientes tratados com anticoagulantes orais ou com distúrbios hematológicos. Para pacientes em uso clínico de doses mínimas de AAS (100 mg), com finalidade antiadesiva plaquetária, não é recomendável suspendê-lo, pois o risco de tromboembolismo é maior que o de sangramento.

Derivados pirazolônicos podem causar agranulocitose e anemia aplásica, especialmente em idosos. Dadas a imprevisibilidade e a letalidade dessa manifestação, as pirazolonas não são recomendadas.

Alterações hematológicas têm sido associadas a indometacina, ibuprofeno, fenoprofeno, naproxeno, tolmetina e piroxicam.

AAS inibe a agregação plaquetária e prolonga o tempo de sangramento em baixas doses (100 mg/dia); no entanto, seu emprego pós-operatório não aumenta a tendência hemorrágica, exceto em pacientes que usam anticoagulantes ou agentes trombolíticos.

Distúrbios renais

Problemas renais caracterizam a nefrotoxicidade, decorrente do emprego crônico de AINEs em pacientes de idade avançada ou devido a comorbidades, como disfunção renal preexistente ou comprometimento da perfusão renal. As complicações compreendem insuficiência renal aguda ou crônica, síndrome nefrótica, necrose papilar aguda, necrose tubular aguda e nefrite intersticial aguda. Por seu efeito antidiurético, aumentam a volemia e predispõem a edema e descompensação de insuficiência cardíaca.

Sua ação decorre da inibição da COX, interferindo na conversão de ácido araquidônico em prostaglandinas E2, prostaciclinas e tromboxanos. Isso determina vasoconstrição renal, diminuição da perfusão renal e de fluxo urinário.[20]

Alterações de gosto

Atualmente a maioria das pessoas utiliza medicamentos, por vezes, de uso contínuo. Vários deles podem causar efeitos adversos em região oral, como xerostomia, hipossalivação, mucosite e alterações de gosto. Essas alterações são classificadas em quantitativas e qualitativas. As primeiras englobam hipergeusia, normogeusia, hipogeusia e ageusia. Dentre as segundas, estão disgeusia (distorção do sabor) e fantogeusia (percepção de gosto sem estímulo). Efeitos adversos de medicamentos correspondem a 9 a 22% dos distúrbios do paladar.[21] Mesmo sem ser perigosas, algumas delas podem causar alterações dietéticas, acarretando perda de peso, deficiências nutricionais ou uso excessivo de sal ou açúcar para compensar os sabores ruins.[22]

Em registro holandês, dentre 1.645 fármacos arrolados, 282 (17%) causaram disgeusia e 61 (3,7%) ocasionaram hipogeusia. Essas distorções foram induzidas predominantemente por antineoplásicos, agentes imunomoduladores, anti-infecciosos sistêmicos e fármacos que agem no sistema nervoso. Em 45%, boca seca coincidiu com alguma alteração do gosto.[23]

Reações hepáticas

Abrangem desde alterações transitórias (aumento de aminotransferases séricas) até quadros fatais. Devem-se a hipersensibilidade ou hepatotoxicidade direta. Fenilbutazona tem-se associado a necrose hepática e hepatite granulomatosa. Descreveu-se hepatite colestática após uso de sulindaco, cuja ocorrência de dano hepático foi relatada 5 a 10 vezes mais que com outros AINEs. Um mecanismo de hipersensibilidade hepática foi associado ao sulindaco nas reações hepáticas mais relatadas. Ibuprofeno provavelmente tem o perfil de segurança hepática mais elevado dentre os AINEs.[24]

Intolerância aos AINEs[25] manifesta-se de maneira diversificada, desde erupções cutâneas leves até sintomas graves e anafilaxia. O risco relativo dessas reações com AINE é de 2. Embora haja similaridade com as reações alérgicas, não envolvem a participação de IgE, sendo consideradas reações idiossincrásicas. São independentes de dose e podem surgir abruptamente (até 3 horas) após a ingestão de AAS ou outros AINEs. Asma induzida por AINE é descrita em 1 a cada 10 pacientes predispostos (os que têm rinite vasomotora, congestão e pólipos nasais), cerca de 30 a 120 minutos após a ingestão de 40 a 325 mg de AAS, durando aproximadamente 2 a 4 horas. Acompanha-se de rinorreia, hiperemia da conjuntiva e outros sintomas respiratórios altos. Reações cruzadas são mencionadas, contraindicando a substituição de um agente por outro. Quanto a essas reações, AINEs só são suplantados pelos antibióticos. A autora cita uma lista de passos[26] a serem percorridos para melhor identificar a reação observada. São eles:

- Passo 1: verificar se é reação previsível (tipo A) ou não previsível (tipo B)
- Passo 2: indagar sobre o tempo de aparecimento da reação
- Passo 3: analisar o padrão clínico dos sintomas, se induzidos por fármacos ou decorrentes de doenças crônicas subjacentes
- Passo 4: perguntar sobre tolerância/intolerância a outros AINEs
- Passo 5: confirmar/excluir reatividade cruzada a outros AINEs por testes de provocação oral
- Passo 6: considerar testes cutâneos ou testes *in vitro* no caso de reação a único AINE
- Passo 7: considerar testes de provocação oral com o AINE incriminado, quando a história não for clara ou o diagnóstico definitivo for essencial.

Intoxicações aguda e crônica

O uso diário de 12 g ou mais de AAS em adultos, ou menos em crianças, causa depressão de centros respiratórios, resultando em desequilíbrio ácido-básico.

Uso prolongado de doses anti-inflamatórias de AAS pode desencadear salicilismo, manifestado por zumbidos, confusão, surdez para altos tons, delírios, psicoses, estupor, coma e ventilação superficial devido a edema pulmonar leve ou moderado. Os níveis de salicilemia costumam situar-se entre 200 e 450 μg/mℓ. Ocorre em crianças e idosos.

Efeitos fetais

AAS não se associa a malformações fetais; no entanto, crianças cujas mães ingeriram cronicamente salicilato durante a gestação podem apresentar reduzido peso ao nascimento. Também podem ocorrer aumento da mortalidade perinatal, anemia, hemorragia pós-parto, gestação prolongada e complicações de parto; por isso, esse medicamento deve ser evitado no último trimestre da gestação.

INTERAÇÕES

A associação de dois AINEs não traz benefícios, pois resulta em menores concentrações séricas de um deles.

A administração conjunta com antiácidos e outros antiulcerosos diminui os danos digestivos.

Anticoagulantes, outros antiplaquetários e fibrinolíticos têm seus efeitos potencializados pela antiadesividade plaquetária do AAS, fruto da inibição de síntese de prostaglandinas nas plaquetas.

AAS tem sido empregado na prevenção primária e secundária de eventos cardiovasculares; entretanto, muitos profissionais suspendem essa terapia antes de procedimentos cirúrgicos odontológicos, visando diminuir o risco de episódios hemorrágicos, mas podendo propiciar eventos tromboembólicos.

Um estudo foi realizado com 63 pacientes, usuários de AAS com finalidade antiplaquetária (100 mg/dia). Esses indivíduos foram submetidos à exodontia, com e sem retirada do antiplaquetário. Não houve diferença de sangramento entre os dois grupos. Métodos hemostáticos locais foram suficientes para controlar o sangramento.[27]

CONSIDERAÇÕES FINAIS

No Quadro 17.4 são resumidas as informações com base em evidências contemporâneas para emprego fundamentado dessa classe farmacológica em Odontologia.

Quadro 17.4 Recomendações oriundas das evidências contemporâneas sobre anti-inflamatórios não esteroides (AINEs).

- Não há diferença de eficácia entre distintos representantes dessa classe de medicamentos
- Não há evidência de que AINEs sejam mais eficazes do que paracetamol em síndromes dolorosas agudas
- O real benefício de sua administração tópica permanece incerto
- Altas doses de AINE não induzem maior resposta terapêutica, pois há efeito teto para sua eficácia
- Interações de AINEs não determinam maior eficácia
- Inibidores seletivos de COX-2 causam menos complicações gastrintestinais associadas, benefício que é menos evidente a longo prazo (além de 6 meses)
- Inibidor seletivo de COX-2 (celecoxibe) só é recomendado para idosos e pacientes que apresentam maior risco de ulceração e sangramento digestivo ou intolerância aos AINEs não seletivos.

COX-2: ciclo-oxigenase 2.

REFERÊNCIAS BIBLIOGRÁFICAS

1. Tavares TIA. Riscos e benefícios dos anti-inflamatórios não esteroides inibidores seletivos da ciclo-oxigenase 2. Tese apresentada na Faculdade de Ciências da Saúde, Universidade Fernando Pessoa. Porto; 2012. Disponível em: https://bdigital.ufp.pt. Acesso em: 12 jul 22.
2. Hilário MOE, Terreri MT, Len CA. Anti-inflamatórios não hormonais: inibidores da ciclo-oxigenase 2. J Pediatr (Rio J). 2006;82(5 supl.):S206-12.
3. Wannmacher L, Ferreira MBC. Anti-inflamatórios não esteroides. In: Fuchs FD, Wannmacher L, Ferreira MBC (editores). Farmacologia clínica. Fundamentos da terapêutica racional. 3. ed. Rio de Janeiro: Guanabara Koogan; 2004. p. 296-305.
4. Camacho-Alonso F, Muñoz-Cámara D, Sánchez-Siles M. Attitudes of dental implantologists in Spain to prescribing antibiotics, analgesics and anti-inflammatories in healthy patients. Med Oral Patol Oral Cir Bucal. 2019;24(6):e752-8.
5. Stuart MC, Kouimtzi M, Hill SR (editors.). WHO Model Formulary 2008. Department of Essential Medicines and Pharmaceutical Policies. Geneva: World Health Organization; 2009.
6. Luo JD, Miller C, Jirjis T, Nasir M et al. The effect of non-steroidal anti-inflammatory drugs on the osteogenic activity in osseointegration: a systematic review. Int J Implant Dent. 2018;4:30.
7. Derwich M, Mitus-Kenig M, Pawlowska E. Orally administered NSAIDs – general characteristics and usage in the treatment of temporomandibular joint osteoarthritis-a narrative review. Pharmaceuticals (Basel). 2021;14(3):219.
8. Costa FWG, Esses DFS, Barros Silva PG et al. Does the preemptive use of oral nonsteroidal anti-inflammatory drugs reduce postoperative pain in surgical removal of third molars? A meta-analysis of randomized clinical trials. Anesth Prog Summer. 2015;62(2):57-63.
9. Akbulut N, Üstüner E, Atakan C et al. Comparison of the effect of naproxen, etodolac and diclofenac on postoperative sequels following third molar surgery: A randomised, double-blind, crossover study Med Oral Patol Oral Cir Bucal. 2014;19(2):e149-56.
10. Rodrigues EDR, Pereira GS, Vasconcelos BCE et al. Effect of preemptive dexamethasone and etoricoxib on postoperative period following impacted third molar surgery – a randomized clinical trial. Med Oral Patol Oral Cir Bucal. 2019;24 (6): e746-51.
11. Estrela C, Siqueira RG, Resende EV et al. Influência da substância química, do cimento obturador, e do número de sessões na incidência de pericementite traumática. ROBRAC. 2006;6(20):9-13. Disponível em:http://www.robrac.org.br/seer/index.php/ROBRAC/article/viewFile/315/284. Acesso em: 12 jul 22.
12. Barbin EL, Spanó JCE, Matos M et al. Aspectos gerais do comprometimento do periodonto apical. Plataforma de Ensino Continuado de Odontologia e Saúde (PECOS). Pelotas, 2012. Disponível em:https://www.ufpel.edu.br/pecos. Acesso em: 12 jul 22.
13. Cairns JA. The coxibs and traditional anti-inflammatory drugs: a current perspective on cardiovascular risks. Can J Cardiol. 2007;23(2):125-31.
14. Scarpignato C, A Lanas, Blandizzi C et al. For the International NSAID Consensus Group. Safe prescribing of non-steroidal anti-inflammatory drugs in patients with osteoarthritis – an expert consensus addressing benefits as well as gastrintestinal and cardiovascular risks. BMC Med. 2015;13:55.
15. Hunt R, Lazebnik LB, Marakhouski YC et al. International Consensus on Guiding Recommendations for Management of Patients with Nonsteroidal Antiinflammatory Drugs Induced Gastropathy-ICON-G. Euroasian J Hepatogastroenterol.2018;8(2):148-60.
16. Borer JS, Simon LS. Cardiovascular and gastrointestinal effects of COX-2 inhibitors and NSAIDs: achieving a balance. Arthritis Res Ther. 2005;7(Suppl 4):S14-22.
17. Bindu S, Mazumder S, Bandyopadhyay U. Non-steroidal anti-inflammatory drugs (NSAIDs) and organ damage: A current perspective. Biochem Pharmacol. 2020;180:114-47.
18. Batlouni M. Anti-inflamatórios não esteroides: efeitos cardiovasculares, cérebro-vasculares e renais. Arq Bras Cardiol. 2010; 94(4):556-63.
19. McGettigan P, David Henry D. Use of non-steroidal anti-inflammatory drugs that elevate cardiovascular risk: an examination of sales and essential medicines lists in low-, middle-, and high-income countries PLoS Med. 2013;10(2):e1001388.
20. Lucas GNC, Leitão ACC, Alencar RL et al. Aspectos fisiopatológicos da nefropatia por anti-inflamatórios não esteroidais. J Bras Nefrol. 2019; 41(1):124-30.
21. Fark T, Hummel C, Hahner A et al. Characteristics of taste disorders. Eur Arch Oto-Rhino-Laryngol. 2013; 270(6):1855-60.
22. Noel CA, Sugrue M, Dando R. Participants with pharmacologically impaired taste function seek out more intense, higher calorie stimuli. Appetite. 2017;117:74-81.
23. Rademacher WMH, Aziz Y, Hielema A et al. Oral adverse effects of drugs: taste disorders. Oral Dis. 2020;26(1):213-23.
24. Bessone F. Hepatotoxicidade pelos AINEs. GED Gastroenterol Endosc Dig. 2011; 30(Suppl. 1):19-47.
25. Arruda LK. Classificando reações de hipersensibilidade a anti--inflamatórios não esteroidais (AINEs) na prática clínica: uma tarefa em sete passos. Rev Assoc Bras Alergia Imunol. ASBAI. v. 2 – Número 3.
26. Kowalski ML, Makowska JS. Seven steps to the diagnosis of NSAIDs hypersensitivity: how to apply a new classification in real practice? Allergy Asthma Immunol Res. 2015; 7(4): 312-20.
27. Medeiros FB. Exodontia em pacientes com doença coronariana sob terapia com ácido acetilsalicílico: estudo prospectivo, duplo cego e aleatório. [Dissertação de Mestrado na UNIP). Disponível em: https://repositorio.unip.br/uploads. Acesso em: 12 jul 22.

18

Anti-inflamatórios Esteroides

Lenita Wannmacher

INTRODUÇÃO

Glicocorticoides são hormônios sintéticos que mimetizam as ações do cortisol endógeno, secretado pela zona cortical da glândula suprarrenal. São obtidos por modificações na estrutura química do hormônio produzido pelo organismo. A pesquisa farmacológica proporcionou a elaboração de grande quantidade de glicocorticoides com diferentes potências, alguns atributos especiais e amplo uso terapêutico.

Não interferem nos mecanismos primários das doenças, mas podem ser usados como paliativos nas fases agudas das mesmas ou como supressores dos mecanismos gerais de defesa orgânica.

Em eficácia, suplantam os anti-inflamatórios esteroides (AINEs) e promovem melhora sintomática de uma série de condições clínicas. Ao mesmo tempo que são esperados benefícios, há risco de potenciais efeitos adversos, observados em ampla variedade de tecidos orgânicos, dependendo de doses empregadas e, sobretudo, de duração do tratamento.

Em situações odontológicas, usados sistemicamente por 24 a 72 horas, são bem tolerados.

Corticosteroides difundem-se a quase todas as células e ligam-se a proteínas receptoras citoplasmáticas, com alto grau de afinidade e especificidade.

Determinam modificação conformacional nos receptores celulares. Em sua translocação ao núcleo, ativam a transcrição gênica por meio de interação com específicas sequências do ácido desoxirribonucleico (DNA). Processa-se o mensageiro do ácido ribonucleico (mRNA) que, no citoplasma, ativa a síntese de proteínas específicas e peptídios reguladores que controlam a função celular.

Embora geralmente haja aumento na expressão de genes-alvo, corticosteroides podem diminuir a transcrição desses genes, como ocorre com a de algumas citocinas. Essa ação inibitória tem impacto em seu mecanismo anti-inflamatório e imunomodulador. Como certo tempo é requerido para que haja alterações de expressão gênica e síntese proteica, os efeitos dos corticosteroides não são imediatos, só ocorrendo após várias horas; portanto, em geral, corticoterapia não se destina a uso emergencial.

Dentre as proteínas corticosteroide-induzidas, destacam-se vasocortina e lipocortina (também denominada macrocortina ou lipomodulina) – que inibem, respectivamente, a liberação de substâncias vasoativas e fatores quimiotáticos (responsáveis por edema) – e a enzima fosfolipase A2, responsável pela transformação de fosfolipídios de membrana em ácido araquidônico. Pelas alterações de seus mecanismos, bloqueia-se a síntese subsequente de prostaglandinas e prostaciclinas (rota da ciclo-oxigenase) e leucotrienos (rota da lipo-oxigenases), elementos da reação inflamatória.

Em altas concentrações teciduais, os corticosteroides estabilizam lisossomos, impedindo a liberação de enzimas lipolíticas e proteolíticas.

Também mantêm a integridade dos capilares, interferindo na migração de complexos imunes por meio das membranas basais. Inibem a resposta de acúmulo de macrófagos, induzida pelo fator de inibição de migração (MIF), liberado pelos linfócitos durante a interação antígeno–anticorpo. Com isso, há diminuição da fagocitose e da digestão dos antígenos. Ainda ocorre inibição da produção de interleucinas 1 e 2 a partir dos macrófagos, impedindo a replicação de linfócitos T promovida pelo estímulo antigênico.

Como moduladores da reação imunitária, esses compostos alteram predominantemente subpopulações de linfócitos. Seu efeito na síntese de anticorpos depende da espécie e parece ser menos significativo na humana. Acredita-se que seus marcados efeitos em doenças da imunidade se devam mais ao bloqueio da resposta inflamatória do que à inibição da reação imunitária.

Em Odontologia, os corticosteroides têm importância, não só como agentes terapêuticos (anti-inflamatórios e antialérgicos), mas também pelas repercussões sistêmicas que seu uso prolongado pode provocar em usuários crônicos que necessitam de atendimento odontológico.

No atendimento dentário, é importante a anamnese acurada desses pacientes, reconhecendo a causa do tratamento, o esquema do mesmo (se em tomadas diárias ou em dias alternados) e sua duração. Em procedimentos dentários de maior porte, é aconselhável contato com o prescritor médico para harmonização de condutas.[1]

Os derivados sintéticos de uso sistêmico diferem entre si quanto à potência glicocorticoide – por isso são geralmente dosificados em doses equipotentes. Apresentam atividade mineralocorticoide (retenção de sódio e água) diversificada.

Os corticosteroides sistêmicos e tópicos de uso corrente, classificados em função de sua duração de efeito e com suas doses equivalentes, estão relacionados no Quadro 18.1.

Quadro 18.1 Classificação de corticosteroides em função da duração de efeito.

Duração (meia-vida)	Doses equivalentes (mg)	Uso sistêmico	Uso tópico
Curta (8 a 12 h)			
Hidrocortisona	20	Sim	Sim
Intermediária (12 a 36 h)			
Prednisona	5	Sim	
Prednisolona	5	Sim	
Beclometasona		Sim	Sim
Betametasona		Sim	Sim
Budesonida			Sim
Clobetasol		Sim	Sim
Deflazacorte		Sim	
Dexametasona		Sim	Sim
Metilprednisolona	4	Sim	Sim
Triancinolona	4		Sim
Longa (36 a 72 h)			
Betametasona	0,75	Sim	Sim
Dexametasona	0,75	Sim	Sim

INDICAÇÃO E SELEÇÃO

Em Odontologia, os corticosteroides têm importância não só como agentes terapêuticos (anti-inflamatórios, antialérgicos e imunossupressores), mas também pelas repercussões orais que seu uso sistêmico prolongado pode acarretar.

Abrangem amplo elenco de medicamentos sistêmicos e locais, com as mesmas propriedades farmacológicas, com efeitos benéficos ou adversos. Como são formulados em doses equipotentes e apresentam similares efeitos terapêuticos, os diferentes representantes são intercambiáveis, por isso, neste tópico, reúnem-se indicação e seleção.

As diferentes escolhas clínicas baseiam-se na experiência advinda dos estudos direcionados a cada situação mórbida apresentada.

Adicionalmente, pacientes com história de uso prolongado desses fármacos requerem especial atenção quando recebem tratamentos dentários.

Para recomendação de uso de corticosteroides, os seguintes princípios devem ser adotados:[2]

- Só devem ser indicados em doenças ou manifestações definidamente responsivas a eles
- Só devem ser prescritos após tentativas com medicamentos de menor risco
- Empregam-se as menores doses eficazes, pelo menor tempo possível, em esquemas que propiciem o resultado desejado, sem acarretar maiores efeitos adversos
- Melhora sintomática e não remissão completa de doença deve ser o objetivo terapêutico
- Suspensão de uso prolongado deve ser lenta e gradual, a fim de possibilitar a reativação funcional progressiva do eixo hipotalâmico-hipofisário-adrenal.

Várias são suas indicações de uso – local ou sistêmico – sempre objetivando sua ação anti-inflamatória. Alguns exemplos foram listados no Quadro 18.2.

Quadro 18.2 Alguns usos locais e sistêmicos de corticosteroides em patologias odontológicas.

- Ulcerações bucais e aftas múltiplas
- Ulceração bucal autoimune
- Estomatite aftosa recorrente
- Gengivite descamativa e líquen plano oral
- Manifestações vesicobolhosas bucais em doenças autoimunes
- Traumatismo pós-cirúrgico
- Cirurgia de terceiro molar
- Líquen plano oral
- Artrite da articulação temporomandibular

Ulcerações bucais e aftas múltiplas

Decorrem de variadas causas – infecciosas, imunes, traumáticas ou neoplásicas. Anamnese detalhada, lesões múltiplas e recorrentes e localização em outras estruturas orgânicas fornecem dados de sua etiologia. Por vezes, a biopsia é indicada, já que lesões neoplásicas ulceradas mimetizam aquelas que são benignas.[3]

Corticosteroides tópicos são usados em *ulcerações e aftas bucais*. Em lesões únicas, as formas farmacêuticas bucais em pomada e orabase são empregadas. Em aftas múltiplas, são necessárias formas líquidas (elixires), geralmente aplicadas com irrigadores. Em uso tópico, os corticosteroides são eficazes e não produzem efeitos sistêmicos adversos, quando aplicados em doses terapêuticas por tempo curto.

Remissões espontâneas, que caracterizam a história natural de doença, não mensuram adequadamente a eficácia do tratamento. Esse quadro clínico pode ser idiopático, de etiologia não conhecida e predisposição familiar, ou induzido por defeitos imunes (síndrome da imunodeficiência adquirida [AIDS]) ou fármacos, como AINEs e nicorandil (antiarrítmico).

A utilidade dos corticosteroides tópicos (dexametasona, clobetasol ou fluocinonida) em estomatite aftosa é limitada. Se esses forem ineficazes, prednisona por via oral tem sido preconizada. Corticosteroides mais potentes ou sistêmicos não fornecem melhores resultados.

Somente uma minoria de pacientes é responsiva. O tratamento pode reduzir a gravidade da ulceração, porém não impede sua recorrência.

Em pacientes com recorrência de aftas, a terapia objetiva diminuir incidência, duração e gravidade do episódio, com mínimos efeitos adversos. Em revisão de nove estudos, as estratégias que mostraram resultados foram bochechos com *clorexidina*, que amenizaram a dor sem influenciar a recorrência de novas lesões, e *corticosteroides tópicos*, que diminuíram a quantidade de novas úlceras e a dor, e ainda aumentaram a cicatrização das lesões, sem causar efeitos adversos de monta. Houve fraca evidência sobre uso de analgésicos locais e bochechos com tetraciclina.[4]

Uso de corticosteroides também pode auxiliar na recuperação de lesões mucosas que resultam de retração de lábios e comissuras labiais durante cirurgia.

Ulceração bucal autoimune

Em *lúpus eritematoso sistêmico*, o eritema malar em asa de borboleta é sinal muito característico, localizando-se em região de nariz e bochechas. Na cavidade oral, há várias áreas acometidas, principalmente em mulheres. As manifestações clínicas mais frequentes incluem petéquias, úlceras, placas queratóticas brancas, lesões erosivas e bolhosas, queilite angular e xerostomia intensa. A lesão em forma de disco é a mais comum, apresentando-se como área avermelhada bem delimitada, atrófica ou ulcerada. Corticosteroides sistêmicos são indicados.

A *síndrome de Sjögren* também é doença autoimune que atinge as glândulas exócrinas, destruindo-as, resultando, assim, na diminuição dos fluxos salivar e lacrimal, com consequente sensação de boca seca (*xerostomia*) e de olhos menos lubrificados (xeroftalmia). Suas principais manifestações são encontradas na cavidade oral. As modificações na quantidade e na qualidade da saliva podem acarretar múltiplos problemas, como dificuldade na fala, mastigação e deglutição, cárie dentária, inflamação na gengiva, úlceras, friabilidade da mucosa, rachaduras nos lábios, halitose e edema nas glândulas salivares. Além disso, a redução do fluxo salivar pode predispor ao surgimento de doenças oportunistas como a candidíase. A xerostomia pode ser regulada por meio de substitutos de saliva como géis ou *sprays*. Casos recorrentes respondem bem a corticosteroides. O tratamento odontológico desses pacientes deve ser sobretudo profilático, com a recomendação do uso de repositores de saliva e controle rígido da higiene bucal.[5]

Relato de caso de paciente com lúpus eritematoso sistêmico identificou lesão ulcerada de 3 cm na mucosa jugal, com contornos regulares, centro esbranquiçado e bordas eritematosas elevadas, devido a traumatismo ocasionado por coroa dentária fraturada. Essa úlcera foi tratada por meio de bochechos com elixir de dexametasona (0,1 mg/mℓ) associado à solução de clorexidina a 0,12%. Quatro dias depois desse procedimento, houve remissão completa da úlcera mucosa.

Estomatite aftosa recorrente

Esta afecção se caracteriza pelo aparecimento de úlceras dolorosas na mucosa bucal. Revisão sistemática[6] de 23 estudos discutiu a utilização de variados tratamentos, considerando as terapias tópicas como opção de tratamento eficaz e com menos efeitos adversos. Dentre essas, anti-inflamatórios esteroides e não esteroides, como pomada de dexametasona e a combinação de levamisol e prednisolona (uso sistêmico), também foram utilizados no tratamento da estomatite aftosa recorrente. A pomada de dexametasona, em aplicação tópica 3 vezes/dia, reduziu o tamanho e o tempo de duração das úlceras, acelerando sua cicatrização. Levamisol em combinação com a prednisolona (50 mg/5 mg) mostrou resultados promissores.[7]

Em aftas recorrentes, pode-se usar triancinolona em base para uso odontológico, pois esta adere firmemente à mucosa oral. A finalidade da forma orabase é criar uma camada protetora que conserve o corticosteroide em contato com a lesão. É utilizada preferencialmente à noite. Lesões mais graves exigem corticosteroides tópicos de alta potência (p. ex., clobetasol).

Gengivite descamativa

Decorrente de algumas doenças autoimunes, podendo ser tratada com corticosteroides tópicos, em terapia oclusiva. O medicamento deve ser administrado em moldeiras de silicone, aplicadas após higiene bucal, após as principais refeições. Em casos mais graves, a associação a medicamento sistêmico poderá resultar em melhor controle da doença.[8]

Manifestações vesicobolhosas bucais em doenças autoimunes

Pênfigo e penfigoide

Pênfigo vulgar orofaríngeo, rara doença autoimune, caracteriza-se inicialmente por lesões bolhosas intraepiteliais que se rompem, produzindo erosões e úlceras mucosas.

As lesões orais costumam prenunciar a doença sistêmica. Corticosteroides tópicos aplicados na mucosa oral e higienização oral são complementares como terapia de escolha.[9]

Dentre as doenças vesicobolhosas bucais autoimunes, pênfigo vulgar é a que mais compromete a mucosa oral (em cerca de 60 a 70% dos pacientes). Tem evolução crônica e prognóstico grave, se não diagnosticado e tratado precocemente.[10]

Nessa doença, as lesões orais costumam prenunciar a doença sistêmica. Podem ser tratadas com corticosteroide tópico por 15 dias ou prednisona oral (1 mg/kg/dia).

Nesses pacientes, pode-se usar prednisona por tempo mais prolongado (80 a 120 mg/dia por via oral [VO]).

Imunossupressores, como azatioprina, também têm sido recomendados.

Outras modalidades de tratamento empregam corticosteroides sistêmicos, imunossupressores e terapias biológicas (rituximabe, imunoglobulinas intravenosas e agentes do fator antinecrose tumoral).[11]

No penfigoide bolhoso, o tratamento deve ser adaptado às condições clínicas do paciente (idade, comorbidades, gravidade da doença), utilizando-se corticosteroides sistêmicos ou tópicos de alta potência. Vale comentar que essa forma da doença raramente apresenta comprometimento mucoso.[12]

Em coorte retrospectiva de 36 casos de doenças autoimunes bolhosas, encontraram-se 25 casos de pênfigo vulgar e 11 casos de penfigoide benigno na mucosa. Realizou-se biopsia de mucosa oral, confirmando o diagnóstico em 20 pacientes. Essa doença acarreta dor, dificuldade de alimentação e fonação, dependendo da extensão das lesões. Vários pacientes apresentaram persistência dos sinais e sintomas. Nestes, a imunofluorescência seria importante no diagnóstico diferencial. Usaram-se como tratamento prednisona sistêmica e propionato de clobetasol tópico. O tempo de acompanhamento variou de 5 meses a 5 anos.[13]

Essas lesões podem ser tratadas localmente, mediante a aplicação tópica de corticosteroide (pomada de propionato de clobetasol a 0,05%), colocado em moldeiras e usado após as refeições, por 20 minutos, depois de higienização oral. Essa estratégia demonstrou ser eficaz no controle das lesões, sobretudo em pacientes com manifestações exclusivamente gengivais.

O tratamento das lesões gengivais de doenças vesicobolhosas autoimunes constitui grande desafio na estomatologia, principalmente pela natureza crônica dessas feridas. O tratamento sistêmico é necessário para controle das apresentações mais graves; entretanto, quando possível, o tratamento tópico é preferível.[14]

No penfigoide das membranas mucosas, doença bolhosa cuja prevalência é maior em mulheres de meia-idade, as lesões (ulcerações rasas sugestivas de ruptura de bolhas) aparecem em grande extensão na mucosa oral. Doses moderadas de corticosteroides são preconizadas, porém, em casos mais graves, emprega-se clobetasol em doses diárias de 20 a 40 mg.[15]

Traumatismo pós-cirúrgico

Um estudo sobre controle de dor, desconforto e edema nas 24 horas após *cirurgia periodontal para aumento de coroa* comparou a eficácia do uso preemptivo de um inibidor seletivo de ciclo-oxigenase 2 (COX-2) e de um corticosteroide, administrados 60 minutos antes do procedimento. No pós-operatório imediato e em até 24 horas, não houve diferença significativa entre as duas abordagens com relação aos desfechos pesquisados.[16]

Há situações em que o trismo é muito intenso, impossibilitando o acesso às lesões e a abordagem odontológica adequada. Para evitá-lo, cabem intervenções mais efetivas, como o uso injetável de corticosteroides. Em grandes procedimentos ortognáticos, como em fratura de maxila, impõe-se o uso sistêmico de esteroides.

Cirurgia de terceiro molar

Uma das expressivas indicações de uso de corticosteroides consiste no controle dos eventos que se seguem à *cirurgia de terceiro molar.*

Nesse caso, empregam-se corticosteroides por reduzido período para diminuição de dor, edema e trismo. Pela brevidade do uso, geralmente não se observam efeitos adversos.[17]

Metanálise de sete estudos comparou a eficácia de AINE e dexametasona em trismo, dor e edema facial pós-operatórios, assim como o consumo de analgésicos no mesmo período. Não se observou diferença entre AINEs e dexametasona em nenhum dos parâmetros clínicos avaliados.[18]

Em revisão de 23 artigos, avaliou-se o efeito da administração pré e pós-operatória de dexametasona nas sequelas pós-cirúrgicas (dor, trismo e edema) da cirurgia de terceiros molares impactados. A administração pós-operatória variou de 1 a 7 dias. Verificou-se benefício nas manifestações clínicas pós-operatórias, independentemente dos esquemas utilizados.[19]

Em ensaio clínico controlado por placebo (n = 150 pacientes), analisou-se a aplicação pré-operatória de 4 mg de dexametasona, por via submucosa, em cirurgia de terceiro molar. Após 48 horas, os pacientes do grupo experimental apresentaram redução significativa de dor, edema facial e trismo.[20]

Em ensaio clínico randomizado e triplo-cego, avaliou-se o uso preemptivo de dexametasona e cetorolaco de trometamina em dor, edema e trismo, consequentes à remoção de terceiro molar mandibular. Quarenta pacientes entre 18 e 25 anos foram submetidos a duas intervenções: uma com 8 mg de dexametasona e outra com 20 mg de cetorolaco, administrados 1 hora antes do procedimento, para comparar seu efeito em dor pós-operatória avaliada por escala analógica visual. O segundo desfecho consistiu em verificar o consumo de analgésicos de resgate no caso de edema e trismo. Dexametasona superou cetorolaco na redução de dor em sucessivas medidas, bem como em menor consumo de analgésicos em até 72 horas pós-procedimento ($p < 0,05$). Edema e trismo em 24, 48, 72 horas e 7 dias após o procedimento foram menores com o uso do corticosteroide.[21]

Em metanálise de sete ensaios clínicos *split-mouth*, dexametasona mostrou maior eficácia em uso preemptivo do que metilprednisolona e AINEs. Também obteve melhor resultado com relação a edema em 2 dias e na abertura de boca em 4 dias. Houve insuficiente evidência de superioridade de dexametasona em comparação com metilprednisolona e AINEs referente ao uso preemptivo de analgésicos. Assim, sua superioridade se restringiu a edema e trismo.[22]

Ensaio clínico randomizado, duplo-cego e controlado por placebo comparou os efeitos pré-operatórios de tenoxicam e de metilprednisolona por via intravenosa na extração de terceiros molares impactados de 60 indivíduos entre 18 e 40 anos. Ambos os tratamentos foram superiores no controle de edema e escores de dor ($p < 0,05$) e não diferiram significativamente entre si, mas metilprednisolona alcançou melhor resultado com relação a trismo do que tenoxicam.[23]

Líquen plano da mucosa oral

Esta afecção relativamente comum, de aparecimento isolado ou associado a líquen plano cutâneo, tem difícil tratamento, ocasionando importante morbidade, principalmente em sua forma erosiva na mucosa bucal. Manifesta-se sob a forma de "gengivite descamativa crônica". Além dos cuidados de higiene oral, principalmente os periodontais, indicam-se corticosteroides potentes por via tópica, em bochechos, pomada ou veículo orabase, com aplicações de 2 a 3 vezes/dia. Esse uso é seguro e bem tolerado. Seu efeito adverso mais comum é a candidíase oral, evitada com uso profilático de nistatina tópica. Corticosteroides orais e intralesionais quase nunca são utilizados em casos de manifestação intraoral exclusiva, já que as lesões erosivas são tratadas topicamente.[24]

Artrite da articulação temporomandibular

Preconizam-se corticosteroides em casos não responsivos a AINEs. Embora sem prescindir dos princípios gerais de uso, há suficiente segurança por serem preferencialmente utilizados em baixas doses e por curto período em tratamentos odontológicos.

Para uso sistêmico agudo (duração inferior a 7 dias), qualquer representante pode ser administrado, em doses fracionadas, pois não se observam efeitos indesejáveis ou supressão do eixo hipotalâmico-hipofisário-adrenal, mesmo com doses de 40 mg/dia de prednisona.

Para uso sistêmico de duração maior, o mesmo representante é indicado, porém algumas precauções devem ser tomadas a fim de diminuir a incidência de efeitos indesejáveis.

Os efeitos analgésicos dos corticosteroides intra-articulares em artrite da articulação temporomandibular (ATM) têm sido atribuídos a mecanismos locais e sistêmicos serotoninérgicos, e a mudança no limiar de pressão–dor na ATM é influenciada por meios serotoninérgicos sistêmicos.[25]

Muito criteriosa deve ser a administração intra-articular de corticosteroides. Se for feita de modo errado, pode ocasionar necrose do côndilo e destruição articular.[26]

PRESCRIÇÃO

Após diagnóstico da situação clínica apresentada e escolha dos procedimentos terapêuticos cabíveis, corticosteroides podem ser utilizados. Em geral, sua prescrição destina-se a tratamento extraodontológico. A escolha recai sobre os fármacos a utilizar e os esquemas de administração cabíveis (forma farmacêutica, dose, via de administração e duração de tratamento).

O critério de escolha do medicamento embasa-se nas evidências obtidas quanto a eficácia e segurança no tratamento de cada situação clínica.

Corticosteroides apresentam-se sob *formas farmacêuticas* variadas, subdivididas em tópicas e sistêmicas.

Para *uso tópico*, há *formas sólidas*, como a formulação bioadesiva comercializada como *orabase*, que atua como um veículo adesivo para aplicar o medicamento ativo nos tecidos orais. É menos desfeita pela ação de saliva e propicia a absorção do corticosteroide. Por vezes, o veículo proporciona uma cobertura protetora que pode reduzir temporariamente a dor associada à irritação oral.

Por vias mucosa, intracanal e intra-articular, corticosteroides são prescritos sob forma de *fitas oclusivas* (película de polietileno e compostos) e *pastas* para uso odontológico. Os veículos aderentes são indicados para lesão única, acessível e pequena.

Em *administração sistêmica*, esteroides são amplamente empregados em uma série de doenças odontológicas e indicados em casos não responsivos a AINEs. *Formas sólidas sistêmicas* cabíveis são comprimidos. As *formas líquidas* compreendem soluções orais (suspensões, elixires e xaropes) e injetáveis, que podem ser usadas para infiltração submucosa intrabucal (p. ex., a solução de betametasona) na prevenção e no controle da dor em procedimento endodôntico.[27]

As *doses farmacológicas* são definidas por sua capacidade de tratar com eficácia e segurança as diferentes situações odontológicas. As preparações sintéticas de uso sistêmico diferem entre si pela potência glicocorticoide; por isso são comercializadas em doses equivalentes (ver Quadro 18.1).

As doses empregadas podem ser equivalentes à secreção endógena diária de cortisol, denominadas *substitutivas* ou *fisiológicas*. Doses *farmacológicas* equivalem a mais de 5 mg de prednisona e exercem efeito anti-inflamatório. Altas doses, geralmente correspondendo a 1 a 2 mg/kg/dia, são administradas com finalidade imunodepressora, seja em esquemas crônicos ou em pulsoterapia (1 g/dia, por 3 dias), reservada a processos graves. Uma maneira de diminuir a morbidade decorrente de corticoterapia crônica é utilizar esquemas de dose única matinal ou de dias alternados.

Corticoterapia em bolus utiliza prednisolona ou metilprednisolona por via intravenosa em *doses suprafarmacológicas* e tem por finalidade controlar rápida e efetivamente doença grave em fase aguda.

A dosagem oral nos tratamentos agudo e crônico deve ser individualizada e otimizada pelo método de tateio. Escolhem-se as menores doses eficazes para minimizar os efeitos adversos.

São múltiplas as *vias de administração*: tópicas (mucosa, cutânea, intra-articular, intrapulpar, intrarradicular etc.) e sistêmicas (oral, intravenosa, intramuscular, subcutânea etc.) Corticoterapia localizada é empregada em afecções da mucosa oral (via bucal), afecções endodônticas (via intracanal) e processos inflamatórios da ATM (via intra-articular).

Reserva-se a via intravenosa para situações de emergência. A intramuscular e a subcutânea são menos usadas. Dá-se preferência à via oral quando do uso sistêmico.

Nos tratamentos de doses múltiplas, os *intervalos* entre doses são determinados pelas meias-vidas dos fármacos. O fracionamento das doses (3 a 4 por dia) aumenta a resposta anti-inflamatória, mas só deve ser feito em tratamentos de curta duração (menos de 7 dias). Administrações em dias alternados propiciam menos efeitos indesejáveis.

A *duração* do tratamento pode ser momentânea (aplicação única) ou se estender por breve período (geralmente 7 dias), necessário à diminuição ou ao desaparecimento do problema que ocasionou o uso farmacológico. Como não há indicação de uso prolongado de corticosteroides, não ocorre imunodepressão dos pacientes por bloqueio do eixo hipotalâmico-hipofisário-adrenal, a qual acarretaria sintomas e sinais em vários sistemas orgânicos e supressão da adrenal.

Em *uso prolongado*, para minimizar a supressão desse eixo e seus efeitos adversos correlatos, empregam-se doses únicas matinais (às 7:00 ou 8:00), que se mostram menos supressivas que o fracionamento ou as administradas ao deitar. Aquele horário simula o ritmo circadiano da secreção de cortisol endógeno, cujo pico sérico se verifica pela manhã (16 μg/100 mℓ de plasma) e a concentração mínima às 16 horas (4 μg/100 mℓ de plasma).

O *esquema de dias alternados*, que utiliza o dobro das doses diárias, tem o mesmo objetivo nos tratamentos crônicos com prednisona, prednisolona e metilprednisolona. Nos dias sem corticosteroide exógeno, a secreção de cortisol é normal.

Na administração única matinal ou em dias alternados, usam-se corticosteroides de ação intermediária, cuja meia-vida biológica possibilita a variação diária.

A *retirada* dos corticosteroides depende dos seus esquemas de uso. Quando a corticoterapia é breve, a suspensão do fármaco pode ser abrupta. Não há ensaios clínicos que definam o período de segurança; entretanto, insuficiência adrenal parece ser rara em pacientes que recebem 20 mg/dia ou mais de prednisona ou equivalente por até 3 semanas.

Os corticosteroides mais comumente utilizados em situações odontológicas estão relacionados no Quadro 18.3. Agentes e esquemas de administração indicados em diferentes situações odontológicas são especificados no Quadro 18.4.

Quadro 18.3 Corticosteroides usados em Odontologia.

Agente	Dose (mg)	Via
Hidrocortisona	100	Intravenosa
Prednisona	20/dia	Oral
Prednisolona	20/dia	Oral
	Solução oral 1 mg/mℓ	Oral
	Solução a 2,5%, 3 aplicações[a]	Intracanal
Triancinolona	Aplicação orabase	Bucal
	2,5 a 5	Intra-articular
Betametasona	1 a 3 gotas[b]	Intracanal
	0,75 a 1,5	Intra-articular
Dexametasona	12/dia[c]	Oral
	2 a 5	Intramuscular[d]
	4	Intracanal
Beclometasona	100[e]	Bucal

[a]Aplicações mediante cones de papel absorvente saturados com a solução e deixados no canal por 10 segundos, após o preparo da cavidade radicular. [b]Uma a três gotas de solução sob forma de colírio. [c]Fracionados em 3 tomadas. [d]Foram usados os músculos intraorais, ainda na vigência da anestesia local. [e]Dose em microgramas, liberada por jato de solução em aerossol.

Quadro 18.4 Esquemas utilizados em situações odontológicas comuns.

Condição	Agente	Esquema de administração
Edema pós-traumatismo	Prednisona	5 mg VO, de 6/6 h, por 3 dias
Artrite de ATM	Prednisona	5 mg VO, de 6/6 h, por 3 dias
Alergia aguda grave	Hidrocortisona	100 mg IV, de 8/8 h, por 24 h
Pênfigo oral	Prednisona	5 mg VO, de 6/6 h, por 3 dias
	Triancinolona	Orabase, 3 aplicações/dia
Líquen plano oral	Prednisona	5 mg VO, de 6/6 h, por 3 dias
	Triancinolona	Orabase, 3 aplicações/dia
Dor endodôntica	Dexametasona	4 mg, IM, de 8/8 h, por 24 h
	Betametasona	1 a 3 gotas de solução, intracanal, em curativo de demora[a]
Aftas e ulcerações	Triancinolona	Orabase, 3 aplicações/dia

[a]Uso em biopulpectomia. ATM: articulação temporomanibular; IM: via intramuscular; IV: via intravenosa; VO: via oral.

SEGUIMENTO

As propriedades farmacológicas de todos os corticosteroides são as mesmas, com efeitos benéficos ou adversos. Todos os representantes dessa classe de medicamentos suprimem a inflamação aguda e sua escolha dependerá da intensidade do processo e da tolerabilidade do paciente.

A eficácia dos corticosteroides nos processos inflamatórios pode ser dramática e se traduz clinicamente por diminuição dos sinais clássicos da inflamação. Manifestações alérgicas também regridem eficazmente.

Os efeitos adversos dependem da duração do tratamento e da dose empregada: sob uso sistêmico, são múltiplos e acometem diferentes sistemas orgânicos; nos curtos esquemas utilizados em Odontologia, são pouco frequentes ou, mesmo, inexistentes. O uso tópico pode acarretar atrofia cutânea, hipopigmentação, dermatite de contato, candidíase oral e perda de gordura local.

Tratamentos agudos não apresentam efeitos adversos e podem ser suspensos abruptamente. Em estudos que empregaram corticosteroides por tempo curto, não foi observado aumento da incidência de infecções, não se justificando associações a antimicrobianos.

Após aplicação tópica aguda de corticosteroides também não se observam efeitos nocivos de monta. Os riscos da administração intra ou periarticular incluem indução de infecção por assepsia inadequada, atrofia de tecidos moles, ruptura de tendão e artrite pós-injeção por depósito intra-articular de microcristais de corticosteroides tipo éster; por isso, não se recomendam mais de três infiltrações por ano em uma mesma articulação.

Em tratamentos sistêmicos crônicos, efeitos indesejáveis aparecem em vigência de doses farmacológicas ou suspensão dessas. Efeitos metabólicos, endócrinos e outros sobre os diferentes sistemas decorrem da exacerbação de sua atividade fisiológica. Predisposição a infecções é uma extensão de sua ação terapêutica.

Na suspensão do *emprego crônico* dos corticosteroides, observam-se manifestações decorrentes da supressão do eixo hipotálamo-hipófise-adrenal (como insuficiência adrenal) e outras não relacionadas com esse efeito, como o recrudescimento da doença básica (efeito rebote) que se segue à suspensão rápida de tratamento.

Pode haver também sintomas caracterizados como síndrome de abstinência aos efeitos euforizantes dos corticosteroides (corticodependência), incluindo mal-estar, febre, mialgias e artralgias, facilmente confundíveis com eventos constantes das doenças para as quais se instituiu a corticoterapia.

Constituem contraindicações da administração de glicocorticoides: hipertensão arterial sistêmica, diabetes melito, doença ulcerosa péptica, catarata, doença mental e algumas infecções.

Tratamentos agudos não apresentam efeitos adversos e podem ser suspensos abruptamente. Em estudos que empregaram corticosteroides por tempo curto, não foi observado aumento da incidência de infecções, não se justificando associações a antimicrobianos.

O desenvolvimento de candidíase oral ocorre em 25 a 55% dos pacientes em corticoterapia tópica com clobetasol em alta concentração. Apresenta-se nas formas eritematosa ou pseudomembranosa, o que pode ser confundido com falha de tratamento de lesões atróficas ou erosivas. O uso de bochechos com soluções aquosas, comparativamente a veículos adesivos prescritos pelo mesmo tempo, parece ser fator predisponente, presumivelmente porque toda a mucosa oral fica exposta. Antifúngicos resolvem esse problema. Alguns autores recomendam uso concomitante de nistatina (100.000 UI/mℓ) ou propionato de clobetasol a 0,05% em solução aquosa ou orabase, evitando o aparecimento da candidíase.

Outros efeitos adversos são estomatopirose, hipogeusia e leucoplasia pilosa. Raramente, têm sido descritos casos de reações de hipersensibilidade na mucosa oral. Com clobetasol a 0,05% em uso tópico, também têm sido relatados efeitos adversos sistêmicos, em função da alta potência do corticosteroide que propicia.

MANEJO ODONTOLÓGICO DE PACIENTES EM USO CRÔNICO DE CORTICOSTEROIDES

Pacientes em uso de corticosteroide pelo menos há 30 dias devem ser considerados como tendo supressão do eixo hipotalâmico-hipofisário-adrenal. Para esses pacientes, a exposição a uma situação de estresse (cirurgia, dor, ansiedade) pode precipitar insuficiência adrenal aguda, caracterizada por fraqueza, hipotensão, náuseas, vômito, cefaleia, desidratação e hiperpirexia. Nessa circunstância, alguns autores recomendam suplementação de glicocorticoide prévia ao procedimento odontológico, que consiste na administração intramuscular de 100 mg de succinato de hidrocortisona, imediatamente antes da cirurgia. Deve-se monitorar a pressão arterial desses pacientes, cuja queda exige nova suplementação. Como o uso crônico de corticosteroides determina supressão imunológica, deve ser considerada a profilaxia antimicrobiana ante procedimentos cruentos (ver Capítulo 25).

REFERÊNCIAS BIBLIOGRÁFICAS

1. Santos PL, Caldeira JE, Garcia Jr. IR et al. Assistência cirúrgico-odontológica a pacientes imunodeprimidos por uso crônico de corticosteroides. RFO UPF. 2011;16(2);224-8.
2. Bhanot R, Mago J. Corticosteroids in dentistry. Indian J Dent Sci. 2016;8:252-4.
3. Fitzpatrick SG, Cohen DM, Clark AN. ulcerated lesions of the oral mucosa: clinical and histologic review. Head Neck Pathol. 2019;13(1):91-102.
4. Staines K, Greenwood M. Aphthous ulcers (recurrent). BMJ Clin Evid. 2015;2015:1303.
5. Ambrósio LMB, Rovai ES, Fukushima E et al. Aspectos relevantes da síndrome de Sjögren para o Cirurgião-Dentista. Rev Assoc Paul Cir Dent. 2016;70(3).
6. Patrocínio VH, Nascimento PP, Oliveira RL et al. Extensa úlcera bucal em paciente com lúpus eritematoso. Rev Bras Ter Int. 2019;31(2):266-8.
7. Vieira ACF, Carmo CDS, Vieira GMB et al. Tratamento da estomatite aftosa recorrente: uma revisão integrativa da literatura. RFO UPF. 2015;20(3):2015.
8. Oliveira GMR H, Pereira HSC, Silva-Junior GO et al. Utilização de corticosteroide tópico oclusivo para o tratamento da gengivite descamativa: uma opção eficaz. Rev Bras Odontol. 2013;70(1).
9. Freitas GB, Barreto JO, Junqueira JLC et al. Descrição de tratamento para pênfigo vulgar: relato de caso. Arch Health Invest. 2021;10(5):696-9.
10. Leite DFC, Macedo MP, Simas CMS et al. Pênfigo vulgar na cavidade oral: relato de caso clínico. RFO UPF. 2015;20(3).
11. Buonavoglia A, Leone P, Dammacco R et al. Pemphigus and mucous membrane pemphigoid: an update from diagnosis to therapy. Autoimmun Rev. 2019;18(4):349-58.
12. Miyamoto D, Santi CG, Aoki V, Maruta CW. Bullous pemphigoid. An Bras Dermatol. 2019;94(2):133-46.
13. Gonçalo RIC, Severo MLB, Medeiros AMC et al. Doenças autoimunes bolhosas com manifestação em mucosa oral: estudo retrospectivo e de acompanhamento. Rev Gaúcha de Odontol. 2018;66(1):42-9.
14. Motta ACF, Komesu MC, Grisi MFM et al. Corticosteroide tópico oclusivo no tratamento de manifestações gengivais de doenças vesicobolhosas autoimunes. An Bras Dermatol. 2006;81(3):283-5.
15. Moura JA, Gonçalves JM, Torres O et al. Penfigoide das membranas mucosas – relato de um caso clínico. Rev Port Estomatol Med Dent Cir Maxilofac. 2016;57(S1):1-61.
16. Santos Peres MF, Ribeiro FV, Ruiz KGS et al. Steroidal and non-steroidal cyclooxygenase-2 inhibitor anti-inflammatory drugs as pre-emptive medication in patients undergoing periodontal surgery. Braz Dent J. 2012; 23(6):621-8.
17. Ngeo WC, Lim D. Do corticosteroids still have a role in the management of third molar surgery? Adv Ther. 2016;33(7):1105-39.
18. Isiordia-Espinoza MA, Bologna-Molina RE, Hernández-Miramontes YA et al. Pharmacological control of complications following to third molar removal: evidence based on a meta-analysis. Drug Res (Stuttg). 2019; 69(1):5-11.
19. Shoohanizad E, Parvin M. Comparison of the effects of dexamethasone administration on postoperative sequelae before and after "third molar" extraction surgeries. Endocr Metab Immune Disord Drug Targets. 2020; 20(3):356-64.
20. Shad S, Mahmud A, Shahnawaz A et al. Use of preoperative submucosal dexamethasone in third molar surgery: a step towards improvement in quality of life. J Ayub Med Coll Abbottabad. 2020; 32(Suppl. 1)(4):S607-11.
21. Martins-de-Barros AV, Barros ANI, Siqueira AKC et al. Is dexamethasone superior to ketorolac in reducing pain, swelling and trismus following mandibular third molar removal? A split mouth triple-blind randomized clinical trial. Med Oral Patol Oral Cir Bucal. 2021; 26(2):e141-50.
22. Falci SGM, Lima TC, Martins CM et al. preemptive effect of dexamethasone in third-molar surgery: a meta-analysis. Anesth Prog. 2017; 64(3):136-43.
23. Ilhan O, Agacayak KS, Gulsun B et al. Comparison of the effects of methylprednisolone and tenoxicam on pain, edema, and trismus after impacted lower third molar extraction. Med Sci Monit. 2014; 20:147-52.
24. Nico MMS, Fernandes JD, Lourenço SV. Líquen plano oral. An Bras Dermatol. 2011; 86(4): 633-43.
25. Fredriksson L, Alstergren P, Kopp S. Serotonergic mechanisms influence the response to glucocorticoid treatment in TMJ arthritis. Mediators Inflamm. 2005; 4:194-201.
26. Fox LP, Merk HF, Bickers DR. Severe temporomandibular dysfunction and joint destruction after intra-articular injection of triamcinolone. J Oral Pathol Med. 2005; 34(3):184-6.
27. Pinheiro MLP. Infiltração intrabucal de betametasona na prevenção ou controle da dor em endodontia. Tese de doutorado. Faculdade de Odontologia de Piracicaba, Universidade Estadual de Campinas; 2005.

19

Uso Preemptivo de Anti-inflamatórios

Edela Puricelli e Deise Ponzoni

INTRODUÇÃO

Inflamação é definida como reação imunológica, bioquímica e fisiológica do tecido vivo vascularizado à lesão localizada.

Pode ser descrita como mecanismo de defesa do organismo, por meio da resposta do sistema imunológico. Atua em destruição (fagocitose e formação de anticorpos), diluição (plasma extravasado) e isolamento ou sequestro (malha de fibrina) do agente agressor, evoluindo para processos de reparação (cicatrização e regeneração) do tecido afetado.[1]

O processo inflamatório caracteriza-se por quatro sinais cardinais: rubor, calor, dor e tumor (edema). John Hunter, dividindo a inflamação em três fases – adesiva, supurativa e ulcerativa – concluiu que a inflamação, em si mesma, não devia ser considerada enfermidade, mas sim uma condição saudável, em que o organismo reage a alguma "violência ou padecimento".[1]

Atribuem-se a Claudio Galeno (129-199 d.C.) as primeiras observações do quinto sinal, a perda de função nos tecidos afetados – *functio laesa* (disfunção dos órgãos envolvidos), cientificamente confirmada por Rudolf Virchow, na década de 1850.

Em 1908, Elie Metchnikoff e Paul Ehrlich receberam o Prêmio Nobel de Fisiologia e Medicina pela descrição da imunidade inata na inflamação.

No Brasil, Maurício Rocha e Silva et al. descobriram a bradicinina, um dos mediadores químicos do processo inflamatório.

Nos anos 1970, João Garcia Leme e Sérgio H. Ferreira contribuíram para melhor conhecimento sobre participação celular, mediação química e regulação neuroendócrina da inflamação.

A partir da identificação dos sinais cardinais da inflamação, as investigações científicas revelaram componentes químicos, células, vias e processos envolvidos na inflamação. Como defesa orgânica aguda a traumatismo ou infecção, desencadeia-se o processo inflamatório, dependente de biomarcadores e mediadores da inflamação. Ao mesmo tempo que servem de defesa orgânica, também induzem uma pletora de doenças inflamatórias que comprometem a saúde em âmbito global.[2]

PROCESSO INFLAMATÓRIO

Consiste na resposta orgânica aguda diante de lesão tissular ou infecção. Fisiologicamente, envolve ação coordenada entre o sistema imunológico e o tecido lesionado.[3]

A inflamação, ao provocar alterações morfológicas teciduais de diferentes características, é classificada conforme o tempo de duração e o tipo do elemento tecidual predominante.

Com a descoberta de duas isoformas da enzima ciclo-oxigenase (COX), classificadas como COX-1 (ou constitutiva) e COX-2 (ou indutiva), formulou-se a hipótese de que as propriedades dos anti-inflamatórios não esteroides (AINEs) seriam mediadas pela inibição da enzima COX-2 e seus efeitos colaterais, pelo bloqueio da COX-1. A isoforma COX-2, no entanto, tem sido detectada constitutivamente em tecidos normais, suscitando a dúvida sobre o quão realmente são seguros os inibidores específicos dessa enzima. Os coxibes representam importante avanço farmacológico no tratamento anti-inflamatório, reduzindo a incidência de lesões gastrintestinais e apresentando benefício na prevenção de neoplasias e doenças neurológicas; no entanto, acarretam efeitos colaterais indistinguíveis dos AINEs convencionais.[3]

A *inflamação aguda* desenvolve-se no instante da ação do agente lesivo, geralmente externo (físico, químico ou biológico), apresentando início rápido e curta duração. É considerada inespecífica por ser qualitativamente a mesma, independentemente da causa que a provocou.[4]

No processo inflamatório agudo, há sequência de cinco fases que antecedem o processo crônico; entretanto, todas acontecem como processo único e concomitante, o que caracteriza a inflamação como processo dinâmico.[5] Essas fases são:

- Irritativa: ocorrem modificações morfológicas e funcionais dos tecidos agredidos, o que promove a liberação de mediadores químicos, desencadeantes das demais fases inflamatórias
- Vascular: acontecem alterações hemodinâmicas da circulação e de permeabilidade vascular no local da agressão
- Exsudativa: característica do processo inflamatório, a qual se compõe de exsudato celular e plasmático, oriundo do aumento da permeabilidade vascular

- Degenerativo-necrótica: composta por células com alterações degenerativas reversíveis ou não (neste caso, originando material necrótico), derivadas da ação direta do agente agressor ou das modificações funcionais e anatômicas consequentes das fases anteriores
- Proliferativo-reparadora: expressa por aumento na quantidade dos elementos teciduais (principalmente de células), resultado das fases anteriores. Essa hipermetria da reação inflamatória visa destruir o agente agressor e reparar o tecido lesionado.

A inflamação aguda pode evoluir para a cronicidade, quando a resposta inicial for ineficiente, o agente lesivo persistir ou houver interferência no processo fisiológico de cura. A inflamação crônica pode provocar uma série de patologias, como doenças cardiovasculares, aterosclerose, diabetes tipo 2, artrite reumatoide e doenças malignas.

Na *inflamação crônica*, cuja duração é mais longa, o aumento da celularidade (principalmente de elementos mononucleares) estabelece a fase proliferativo-reparadora. Observam-se, simultaneamente, inflamação ativa, destruição tecidual e tentativa de reparar danos. Essa fase corresponde a infecções persistentes; exposição prolongada a agentes tóxicos, exógenos ou endógenos; e autoimunidade.

Nem sempre há coerência entre critérios para definição do tipo agudo ou crônico. O tempo de evolução de uma inflamação pode não determinar a gravidade do processo. Inflamação crônica que persiste por semanas pode recrudescer, intensificando a quantidade de neutrófilos e exibindo sinais clássicos de inflamação aguda; portanto, no processo inflamatório, a relação cronológica e morfológica nem sempre é constante.

RESPOSTA INFLAMATÓRIA SISTÊMICA

A reação inflamatória pode ser localizada ou adquirir caráter generalizado. Nessa última situação, afeta diversos órgãos, especialmente pulmões, fígado, rins e coração, causando insuficiência funcional.[6]

Efeitos inflamatórios em todo o organismo devem-se à disseminação do agente inflamatório ou à geração de padrões moleculares associados a patógenos (PAMP, do inglês *pathogen associated molecular pattern*), padrões moleculares associados a danos (DAMP, do inglês *damage associated molecular pattern*) e alarminas (padrões de perigo) produzidas no local agredido.

Agentes infecciosos, que se disseminam por via sanguínea, são os principais causadores de respostas inflamatórias sistêmicas. Também outras agressões (traumatismos graves, queimaduras extensas, pancreatite necro-hemorrágica etc.) desencadeiam grande quantidade de alarminas. Nesses casos, o processo tem características semelhantes e recebe a denominação de síndrome da resposta inflamatória sistêmica (SIRS, do inglês *systemic inflammatory response syndrome*). SIRS pode ser causada por microrganismos (sobretudo bactérias) e por agentes físicos ou químicos.[6]

O American College of Physicians e a Society for Critical Care Medicine dos EUA propuseram algumas definições úteis na prática em saúde:

- Bacteriemia: infecção causada por bactérias viáveis na corrente sanguínea
- SIRS: definida pela existência de duas das seguintes manifestações – hipertermia (> 38°C) ou hipotermia (< 36°C), frequência cardíaca > 90 bpm; frequência respiratória > 20 rpm ou pressão parcial de dióxido de carbono no sangue arterial ($paCO_2$) < 32 mmHg, leucócitos > 12.000 ou < 4.000/mm³
- Sepse: é a associação de SIRS com infecção (não é necessário demonstrar a infecção, mas é indispensável definir o foco infeccioso que iniciou o processo). Quando excessiva ou persistente, a inflamação pode causar comprometimento de órgãos e sistemas, ocasionando descompensação, disfunção orgânica e morte.

DOR NO PROCESSO INFLAMATÓRIO

Dor é componente importante no processo inflamatório, muitas vezes sendo o fator condicionante da consulta ao profissional, antes mesmo da identificação de sua etiologia.

Dor é experiência complexa que provoca reações evocadas por alterações em perivasculatura e terminações nervosas relacionadas. É importante considerar suas dimensões biológicas, psicológicas e sociais a fim de fornecer ao paciente o gerenciamento ideal da mesma.[7]

Fisiologicamente, é deflagrada por estímulos potencialmente lesivos que estimulam nociceptores, afetam tecidos e desencadeiam reação inflamatória, tanto humoral quanto celular. Segue-se a esse estímulo a liberação de mediadores, que desencadeiam alterações vasculares e imunológicas e causam hiperalgesia primária ou hiperestesia.

Classifica-se a dor nas seguintes categorias: (a) dor nociceptiva, referente à percepção de estímulo nocivo; (b) dor neuropática, causada por lesão em neurônios; (c) dor inflamatória, resultante da liberação de mediadores inflamatórios e citocinas que são conduzidas para a área após a lesão tecidual.[8]

A dor produzida por esses mecanismos reage a anti-inflamatórios, mesmo que a causa primária não seja a inflamação, pois há desequilíbrio entre substâncias anti e pró-inflamatórias.

Em doenças que se manifestam com processo inflamatório, agudo e crônico, citocinas podem ser reconhecidas pelos neurônios e desencadear variadas reações celulares. Na fisiopatologia de síndromes dolorosas, há células que secretam citocinas pró-inflamatórias.[9]

O desencadeamento de dor inflamatória pode englobar três fases da inflamação: irritativa, vascular e exsudativa.[8]

Redução da dor inflamatória aguda é geralmente esperada no início da resolução do edema; entretanto, a indicação e a disponibilidade de analgésicos devem ser consideradas.[10]

Recomenda-se iniciar tratamento analgésico precocemente, sendo mantido até a regressão da fase de dor mais intensa que acompanha o processo inflamatório agudo, geralmente no período entre 24 e 48 horas.

INDICAÇÃO E SELEÇÃO

Medicamentos anti-inflamatórios

Do ponto de vista farmacológico, deve haver cautela no tratamento da inflamação. Processo inflamatório localizado e autolimitado não necessita de tratamento medicamentoso, devendo ser contornado apenas com medidas sintomáticas, como aplicação local de calor/frio, repouso, movimentos moderados, fisioterapia e analgésicos.[11]

O uso de anti-inflamatórios justifica-se ante hipertermia local, eritema, edema, dor e limitação funcional intensa, com sinais e sintomas em possível progressão clínica, local e/ou sistêmica. Anti-inflamatórios não esteroides e esteroides (corticosteroides) são usados no tratamento de processos inflamatórios agudos.[4,6]

AINEs e corticosteroides e são abordados mais extensamente nos Capítulos 17 e 18, respectivamente, desta obra. Ambos são agentes sintomáticos, não alterando a história natural da doença; portanto, controlam manifestações inflamatórias de maneira inespecífica.[4] Com mecanismos de ação diferentes, apresentam propriedades e indicações terapêuticas distintas, mas ambos controlam inflamação, dor e hipertermia. Glicocorticoides são os mais eficazes anti-inflamatórios disponíveis, suplantando os não esteroides. Em uso agudo (24 a 72 horas), são bem tolerados; entretanto, em tratamento prolongado, são descritos efeitos adversos limitantes da sua efetividade.

AINEs interferem na síntese de prostaglandinas e leucotrienos e são excelentes bloqueadores de dor e edema inflamatórios. Inibidores de COX-1 e 2 atuam na COX induzida em macrófagos. Inibidores da síntese de leucotrienos são administrados como anti-inflamatórios em inflamações alérgicas.[6]

Diminuição de dor, eritema e edema são parâmetros clínicos para avaliação da eficácia dos AINEs.[12]

Ações anti-inflamatória, antipirética e analgésica são esperadas no uso de AINE, com exceção de paracetamol, e decorrem da inibição da síntese de prostaglandinas, mediante inativação de COX-1 e COX-2.

Todos os AINEs têm eficácia similar; entretanto, há variações de resposta individuais, tanto em eficácia como na incidência de efeitos adversos. Para controle de dor, febre e inflamação são em geral indicados ácido acetilsalicílico (AAS), naproxeno, ibuprofeno e tolmetina. Riscos gastrintestinais, cardiovasculares, cerebrovasculares, trombóticos, renais, gestacionais e fetais são atribuídos a uso crônico de AINE, o que pode causar sérias complicações. Preferencialmente, são usados por via oral (VO), mas existem AINEs tópicos em forma de gel, aerossol e creme, com os quais se demonstrou redução de dor aguda de origem musculoesquelética, sem ocorrência dos efeitos adversos sistêmicos associados ao uso oral.[12]

No tratamento da inflamação aguda, de baixa ou média intensidade e poucas repercussões clínicas sistêmicas, corticosteroides nem sempre são seguros. Potencialmente, podem aumentar risco de infecções secundárias e acarretar outros efeitos adversos. Assim, a relação risco/benefício deve ser ponderada com cuidado, avaliando-se o correto padrão de uso e a prevenção de efeitos adversos.[13]

Espera-se que novos anti-inflamatórios bloqueiem seletivamente a migração de leucócitos, interferindo na expressão superficial de moléculas de adesão (endotoxinas, peptídios quimiotáxicos, leucotrienos, transferrina), responsáveis por adesividade aumentada, bem como modulem síntese, liberação e efeitos de citocinas pró-inflamatórias, sobretudo fator de necrose tumoral alfa (TNF-α) e interleucina 1 (IL-1). Citocinas são capazes de mediar e regular reações imunológicas e inflamatórias. A inibição da ativação das citocinas pode ter efeito anti-inflamatório de amplo espectro.[6]

Medicamentos analgésicos para dor de origem inflamatória

Prevenção e tratamento da dor são desafios prevalentes nos cuidados em saúde. No manejo do processo inflamatório, muitas vezes é o sintoma *dor* que determina a consulta ao cirurgião-dentista, antes mesmo que apareçam outros componentes do processo inflamatório e seja definida sua etiologia.

Em 1996, James Campbel, presidente da American Pain Society naquele ano, sugeriu a importância da implementação da dor como o quinto sinal vital junto à rotina hospitalar (já eram considerados como sinais vitais a temperatura, o pulso, a pressão arterial e a respiração). Em 1998, a Veterans Health Administration (VHA), que opera um dos maiores sistemas de saúde do mundo, exigiu que toda a sua rede registrasse em prontuário a queixa álgica, com base no autorrelato, a partir da utilização da Escala Visual Analógica, em todos os momentos de avaliação da equipe de saúde junto ao paciente.[14]

Contudo, a mensuração da intensidade da dor usando somente ferramentas unidimensionais, como processos técnicos, não contribui para melhores resultados. Para diagnóstico e tratamento desse sintoma, é necessário revisar a formação profissional, de modo a adotar visão integrada para seu tratamento e controle, com alto padrão de qualidade. Isso é possível por meio do desenvolvimento de políticas que objetivem o preparo profissional, com base em premissas que norteiem o gerenciamento da dor como quinto sinal vital.

Dor é critério obrigatório na avaliação de pacientes, por se tratar de sintoma prevalente no curso da maioria das doenças. A inclusão da dor como quinto sinal vital, com apropriado registro e consequente intervenção, assegura que todos os pacientes, incluindo os terminais, tenham acesso a medidas eficazes para seu controle.[15]

O gerenciamento da dor aguda é fundamental para o tratamento adequado do paciente. Métodos específicos e coordenados devem ser aplicados e explorados, desde o início, e nas diferentes fases do atendimento profissional. Entre eles citam-se:

- Consulta pré-cirúrgica abrangente
- Consideração sobre possibilidade do uso de sedação ou anestesia geral
- Uso de anestesia local de longa duração
- Administração de analgésico por via oral antes do momento da cirurgia
- Cirurgia meticulosa e cuidadosa
- Administração regular de analgésico por 48 a 72 horas após procedimento cirúrgico
- Utilização de medicamentos de resgate
- Convalescença pós-operatória orientada (repouso, dieta, higiene bucal e gelo local). O gelo deverá ser envolto em saco de plástico e isolado da pele por compressas úmidas durante o tempo da aplicação
- Avaliação imediata deve ser feita pelo profissional diante de sangramentos prolongados, dor incomum ou inesperada,

recrudescimento do edema, hipertermia local ou sistêmica (temperatura corporal), pois, em média após o terceiro dia pós-operatório, esses sintomas podem sinalizar infecção
- Organização dos controles clínicos pós-operatórios.

O controle agudo da dor geralmente é obtido por variados medicamentos analgésicos, divididos em três classes principais: AINEs, opioides e adjuvantes (antidepressivos, anticonvulsivantes e anestésicos locais).[16]

Como orientação terapêutica, a Organização Mundial da Saúde (OMS) propõe a adoção da seguinte classificação para escolha do medicamento adequado:

- Dor leve: administração de AINEs, associados ou não a adjuvante como paracetamol
- Dor moderada: associação de paracetamol a AINEs, opioide fraco (como codeína e tramadol)
- Dor intensa: utilização de opioides fortes (morfina, metadona, fentanila, oxicodona) associados a não opioides e adjuvantes
- Dor insuportável: introdução de métodos invasivos, como analgesia controlada por bloqueios regionais, dentre outros, observando-se o que foi descrito no item anterior.

A seleção cuidadosa de regime analgésico eficaz deve basear-se no tipo e na intensidade de dor que se espera que o paciente sinta. Essa estratégia pode prevenir o estresse e a ansiedade associados à dor quando esta se intensifica.

Se os analgésicos falham, não é incomum que pacientes façam desesperadas tentativas de buscar alívio.

Considerações para condições odontológicas específicas

O alvéolo do terceiro molar inferior ocupa espaço restrito no trígono retromolar. Tal fato proporciona altos índices de retenções dentárias e consequentes intervenções cirúrgicas mais complexas, resultando em maior traumatismo nesse manejo.

O espaço citado apresenta peculiaridades importantes, devido a suas relações espaciais com as estruturas circundantes. Complicações oriundas nessa área podem se expandir a espaços musculares, adiposos, parafaríngeos, assoalho da boca, fossa tonsilar e palato mole. Essas características favorecem a predileção pela cirurgia para tratamento do terceiro molar, utilizada como modelo em muitos estudos.

Entre sinais e sintomas característicos da inflamação aguda pós-cirúrgica, edema, limitação funcional e dor apresentam comportamento sinérgico que agrava evolução e prognóstico pós-operatórios.

A partir do reconhecimento dessas manifestações, estabelecem-se diagnósticos diferenciais que propiciam tratamentos em tempo hábil, evitando/controlando complicações e sequelas.

Edema inflamatório (tumor). Resulta do aumento da permeabilidade do endotélio vascular aos componentes do sangue, o que causa extravasamento do líquido intravascular para o espaço intersticial extracelular. Esse exsudato é um filtrado do plasma sanguíneo, com alto teor de proteínas plasmáticas, células inflamatórias e detritos celulares.[2] Seu início é gradual, ocorrendo volume máximo em até 48 horas após a lesão. Essa condição pode evoluir até o quarto dia, diminuindo completamente nos 4 dias seguintes.

O desenvolvimento do edema ocorre, principalmente, nas fases exsudativa e proliferativo-reparadora. Sua expansão difusa produz maior desconforto ao paciente, associando-se a limitação de movimentos e progressão na intensidade da dor.[10]

Edema angioneurótico (angioedema ou edema de Quincke). Localizado em camadas mais profundas de pele, membranas mucosa ou submucosa, inclui trato gastrintestinal e vias respiratórias superiores. Associa-se a edemas labial, palpebral e lingual. Com margens pouco definidas, é geralmente assimétrico. Seu início é lento e seu quadro clínico tem duração máxima de 72 horas; entretanto, pode ter evolução rápida e abranger áreas oro e nasofaríngea, levando o paciente a atendimento de urgência/emergência.[17] Sua forma hereditária é rara, mas grave, comumente mediada por excesso de histamina local e outros mediadores vasoativos liberados por mastócitos e basófilos.[17,18]

No edema angioneurótico, a causa (fator desencadeante) é idiopática ou relacionada com reações alérgicas a alimentos ou medicamentos. Na profilaxia a curto prazo, a terapia de primeira linha é o concentrado de nanofiltrado do inibidor C1 que reduz significativamente o risco de sintomas, possibilitando, por exemplo, a normalização da deglutição em 30 minutos.[19]

Extrações dentárias realizadas em pacientes com essa condição e sem tratamento profilático determinaram edemas facial e laríngeo (potencialmente fatal) ou ambos em 21,2% dos casos. Pacientes submetidos à profilaxia alcançaram índice de 12,5% de casos. Em alguns pacientes, entretanto, edema facial e sintomas de edema laríngeo podem ocorrer apesar da profilaxia, realizada com difenidramina, metilprednisolona e epinefrina.[20]

Trismo ou perda de função. Caracteriza-se por edema e dor, dificultando e limitando as atividades funcionais musculoarticulares locorregionais. Se não for adequadamente controlado, esse volume infiltrativo difuso em progressão promove maior sensibilidade dolorosa e rigidez muscular. A limitação dos movimentos mandibulares geralmente alcança seu auge no segundo dia e diminui ao fim da primeira semana. A perda de função mandibular pode mimetizar outras patologias no sistema estomatognático, quando o diagnóstico diferencial deve ser explorado.

Trismo mandibular é a restrição dolorosa da abertura bucal devido a espasmos tônicos musculares. Os músculos masseter e pterigóideos lateral e medial podem ser os mais comprometidos em sua movimentação mandibular. No atendimento odontológico clínico ou cirúrgico, pode ocorrer infiltração acidental de solução anestésica, principalmente no músculo pterigóideo medial. Prolongado tempo de abertura bucal forçada também pode induzir esse comprometimento. A reação/resposta (*feedback*) da dor muscular pode inibir a excitabilidade do córtex motor pelo sistema espinotalâmico; no entanto, a aplicação desse mecanismo ao sistema trigeminotalâmico pode não ser tão simples, uma vez que ambos os sistemas têm funções complexas, porém diferentes.

Tétano. Doença infecciosa não contagiosa, causada por neurotoxina do *Clostridium tetani*, determinando rigidez muscular e espasmos dos músculos masseter e pterigóideo medial. A vacinação antitetânica deve ser estimulada em todas as faixas etárias, com reforços a cada 10 anos. Apesar da incidência decrescente, sua letalidade mantém-se em torno dos 35%, aumentando na faixa etária acima de 50 anos.[21,22]

O cirurgião-dentista, seja atuando em Odontologia hospitalar ou em clínicas odontológicas, deve atentar a essa condição e participar do atendimento multidisciplinar.

Terapias medicamentosas preemptivas

Analgésicas

O controle da dor no pós-operatório continua sendo um desafio. Com analgesia eficiente, objetivam-se o controle de complicações decorrentes de terapias cirúrgicas realizadas e a rápida recuperação do paciente.

O conceito de analgesia preemptiva consiste em prevenir o desenvolvimento da dor inerente ao processo realizado, em vez de mitigar aquela previamente instalada.

Esse tipo de terapia precede o estímulo doloroso e objetiva reduzir a sensação dolorosa causada pela intervenção nos períodos intra e pós-operatório, impedindo o estabelecimento de mecanismos de plasticidade no sistema nervoso central, responsáveis pela dor crônica. Usa-se analgesia para prevenir percepção de dor no período pós-operatório.[23]

Vários estudos abordaram os benefícios da analgesia preemptiva no tratamento da dor aguda no paciente cirúrgico.[24]

Revisão Cochrane[25] incluiu ensaios clínicos randomizados internacionais para aferir eficácia de analgésicos no controle de dor durante tratamento ortodôntico. Não foi evidenciada nenhuma diferença nesse critério entre AINEs e paracetamol em 2, 6 ou 24 horas. Evidências de baixa qualidade sugeriram que ibuprofeno preventivo proporcionou melhor alívio da dor em 2 horas do que o ibuprofeno administrado após o tratamento; no entanto, essa diferença não se manteve após 6 a 24 horas do procedimento.

Na analgesia preemptiva, a terapia deve ser iniciada antes da intervenção (p. ex., incisão cirúrgica) e mantida até a resolução da fase inflamatória aguda, pois o processo inflamatório ainda presente pode atuar na sensibilização central. A analgesia preemptiva pode ser realizada em qualquer parte da via dolorosa, como em periferia, via de condução, medula e centros superiores. Devido à interpretação errônea, pacientes foram medicados apenas antes do procedimento, de modo que muitos estudos sobre a eficácia de analgesia preemptiva apresentaram resultados conflitantes. O conceito em termos fisiopatológicos é correto, mas a dificuldade de confirmação clínica talvez consista na análise da eficiência. Diferentes grupos de medicamentos têm sido empregados, de maneira isolada ou combinada. Entre eles estão os opioides, os anestésicos locais e os anti-inflamatórios esteroides e não esteroides.

Na Odontologia, as pesquisas sobre a terapia preemptiva com analgésicos, de maneira isolada ou combinada, têm sido associadas a procedimentos ortodônticos, clareamento dental, terapias endodônticas, terapias periodontais, implantodontia, além de cirurgias para tratamento da retenção dentária e deformidades dentofaciais.

Anti-inflamatórias

A eficácia preemptiva de ibuprofeno no pós-operatório foi comparada mediante diferentes estratégias.[26] Pacientes foram aleatoriamente designados para uma de três condições experimentais:

1. Ibuprofeno (400 mg, VO), 1 hora antes da colocação do separador ortodôntico e 6 horas após a dose inicial.
2. Ibuprofeno (400 mg, VO), 1 hora antes da colocação do separador, e uma cápsula de lactose, VO, 6 horas após a dose inicial.
3. Uma cápsula de lactose, VO, 1 hora antes da colocação do separador, e ibuprofeno (400 mg, VO), 6 horas após o placebo inicial.

Os resultados revelaram que terapia preventiva com *ibuprofeno* diminuiu significativamente a dor sentida 2 horas após a colocação do separador ortodôntico e na hora de dormir.

A partir do dia 2, pacientes que receberam doses preemptivas e pós-operatórias de ibuprofeno apresentaram escores de dor mais baixos em comparação com os outros dois grupos.

Outro estudo[27] comparou a eficácia da administração preemptiva de ibuprofeno após a colocação de separador ortodôntico. Os pacientes foram aleatoriamente divididos em três grupos:

- Grupo A: ibuprofeno (400 mg, VO) 1 hora antes da colocação do separador (D1), 3 horas (D2) e 7 horas (D3) depois da colocação do separador ortodôntico
- Grupo B: placebo em D1, ibuprofeno (400 mg) em D2 e D3
- Grupo C: placebo em D1, D2 e D3.

O Grupo A experimentou significativamente menos dor.

Revisão sistemática com metanálise[28] avaliou a eficácia de analgésicos (AINEs *versus* paracetamol), administrados preemptivamente, em dose única oral, a pacientes adultos com pulpite irreversível, submetidos à anestesia pulpar. O estudo mostrou que a pré-medicação com analgésicos (monoterapia) é estratégia eficaz para melhorar o sucesso anestésico. Para maximizar o efeito terapêutico, recomenda-se prescrever certos tipos de AINEs (indometacina, meloxicam, piroxicam e diclofenaco de potássio) em coadministração de paracetamol e opioide, após uso de articaína como anestésico local.

Ensaio clínico avaliou uso preemptivo do *naproxeno* (500 mg, VO, 1 hora antes da intervenção) na sensibilidade relatada por pacientes submetidos a clareamento dental em consultório (duas sessões, com intervalo de 7 dias). Essa avaliação foi feita durante e imediatamente após o clareamento, usando-se duas escalas analógicas (verbal e visual); sendo a verbal repetida após 24 horas. Naproxeno apenas diminuiu a sensibilidade dentária relatada por pacientes imediatamente após a segunda sessão de clareamento.[29]

Ensaio clínico randomizado, cruzado e controlado por placebo avaliou eficácia da administração preemptiva de *etodolaco* (400 mg, VO, 1 hora antes do procedimento) sobre risco e intensidade de sensibilidade dentária devido a efeito clareador, aplicado em consultório e associado a peróxido de hidrogênio a 35%. A administração preemptiva de etodolaco não alterou a cor do dente nem a intensidade da sensibilidade dentária relatada pelos pacientes.[30]

Outro ensaio clínico[31] avaliou o efeito preventivo de dose única de *piroxicam* (200 mg, VO, 30 minutos antes da intervenção) na prevenção da sensibilidade dentária referida por pacientes submetidos a clareamento dental em consultório odontológico. Esse anti-inflamatório não reduziu significativamente o risco de sensibilidade dentária.

Uso preemptivo de anti-inflamatórios na cirurgia periodontal

Para alívio de dor e edema após cirurgia periodontal de aumento de coroa, comparou-se uso preemptivo (60 minutos antes) de lumiracoxibe (400 mg, VO) com dexametasona (4 mg, VO), observando-se semelhante alívio de dor e edema pós-operatórios.[32]

Uso preemptivo de anti-inflamatórios em implantodontia

Compararam-se dexametasona (4 mg, VO) e ibuprofeno (600 mg, VO) *versus* placebo em prevenção e controle de dor após cirurgias de implante. Ambos os fármacos reduziram significativamente dor (em até 3 dias) e desconforto (em até 2 dias) após implante cirúrgico.[33]

Uso preemptivo de anti-inflamatório e analgésico não opioide na extração de dentes decíduos

Ibuprofeno (100 mg/mℓ, VO) e paracetamol (200 mg/mℓ, VO) foram comparados a placebo em administração preemptiva (1 hora antes da anestesia local) ante extração de molares decíduos. A administração preventiva dos medicamentos, em comparação ao placebo, não reduziu significativamente a dor trans e pós-operatória em crianças submetidas ao procedimento.[34]

Uso preemptivo de analgésico opioide e anti-inflamatório em cirurgia de terceiros molares retidos

Em uso oral, 1 hora antes da cirurgia de terceiros molares inferiores retidos, o analgésico opioide tramadol (100 mg) e o anti-inflamatório nimesulida (100 mg) foram comparados, não sendo observadas diferenças significativas entre eles, com relação a uso preemptivo.[35]

Uso preemptivo de anti-inflamatórios em cirurgia de terceiros molares

Dexametasona (8 mg, VO) e diclofenaco de sódio (50 mg, VO) foram comparados a placebo ao serem administrados preventivamente (1 hora antes da intervenção) à remoção cirúrgica de terceiros molares retidos ou parcialmente irrompidos. O grupo de dexametasona apresentou menor intensidade de dor do que os grupos de diclofenaco e de placebo. No grupo placebo, o consumo de paracetamol como medicamento de resgate for maior do que o aferido nos outros grupos. Administrada preventivamente, dexametasona foi eficaz no controle da dor pós-operatória.[36]

Em cirurgias de terceiros molares inferiores, compararam-se etoricoxibe (120 mg, VO) e ibuprofeno (400 mg, VO) a placebo em analgesia preventiva (1 hora antes do procedimento), considerando parâmetros clínicos e níveis teciduais de TNF-α e interleucina 1 beta (IL-1β). Pacientes que receberam aqueles fármacos preventivamente mostraram reduções significativas em parâmetros clínicos (dor, trismo e edema) quando comparados a grupo placebo. Concentrações de TNF-α e IL-1β e achados de dor e edema foram inversamente associados ao uso preemptivo dos medicamentos.[37]

Lornoxicam (16 mg, VO) *versus* placebo foi avaliado quanto ao efeito analgésico preemptivo para cirurgia de terceiros molares inferiores. Os pacientes foram divididos em três grupos: grupo A – lornoxicam, 60 minutos antes da cirurgia e placebo 60 minutos após a cirurgia; grupo B – placebo 60 minutos antes da cirurgia e lornoxicam 60 minutos após a cirurgia; grupo C – placebo 60 minutos antes da cirurgia e 60 minutos depois dela. Os pacientes registraram a dose total ingerida de paracetamol durante as 24 horas após o procedimento. A eficácia da analgesia pós-operatória foi maior nos grupos com lornoxicam em comparação ao grupo placebo; não houve diferença entre os dois grupos lornoxicam (A e B). A dose média de paracetamol consumida no grupo C foi de 1.000 mg, e nos grupos A e B, em que foi prescrito lornoxicam, foi de 500 mg.[38]

Celecoxibe (200 mg, VO) e paracetamol (500 mg, VO) foram comparados na analgesia preemptiva (30 minutos antes da intervenção) em cirurgias de terceiros molares inferiores. Celecoxibe superou significativamente o analgésico nos escores de dor pós-operatória. Nesse grupo, o consumo pós-operatório de analgésicos de resgate foi menor.[39]

Em estudo randomizado, triplo-cego, de boca dividida e controlado por placebo,[40] o tecido gengival foi coletado durante remoção de terceiros molares inferiores. Pacientes elegíveis receberam aleatoriamente dose única oral de ibuprofeno (400 mg), etoricoxibe (120 mg) ou placebo 1 hora antes da cirurgia. A avaliação da reação em cadeia da polimerase em tempo real (RT-qPCR) foi realizada no tempo zero e 30 minutos após o início do procedimento cirúrgico, sendo correlacionada com dor e abertura máxima da boca. Esse estudo sobre analgesia preemptiva concluiu que a indução de COX-2 se relacionou diretamente com o tecido inflamado do terceiro molar, e que a relação entre níveis de COX-1 e COX-2 foi inversamente proporcional à administração preemptiva de anti-inflamatórios com seletividade para COX-2.

A eficácia da administração preemptiva (1 hora antes do procedimento) de dexametasona (80 mg, VO) e de cetorolaco de trometamina (20 mg, por via sublingual) em redução de dor, edema e trismo após remoção do terceiro molar inferior foi avaliada. O desempenho clínico de dexametasona nos parâmetros avaliados foi superior ao de cetorolaco de trometamina.[41]

Dexametasona (4 mg, VO), administrada 1 hora antes da cirurgia de terceiros molares inferiores, reduziu a média da ingestão de analgésicos de resgate em 5 vezes. Após 72 horas da cirurgia, edema facial foi menor no lado do teste em comparação com o lado do controle. Nenhuma diferença significativa na abertura da boca foi encontrada entre os grupos.[42]

Estudo com uso preemptivo oral de dexametasona (8 mg), etodolaco (300 mg) e sua combinação, administrados 1 hora antes de remoção de terceiro molar inferior, mostrou que a combinação dos anti-inflamatórios resultou em melhor controle da dor e menor necessidade de analgésicos de resgate do que o uso de qualquer dos fármacos isoladamente. Após 48 horas, o trismo era semelhante em todos os grupos; no entanto, o grupo que usou etodolaco apresentou maior trismo no 7º dia pós-operatório. Edema foi semelhante nos três grupos, em todos os momentos da avaliação.[43]

PRESCRIÇÃO

Administração de anti-inflamatórios pelas vias oral e intramuscular

O efeito do uso preemptivo (1 hora antes do procedimento) de dexametasona (4 mg, IM) e etoricoxibe (90 mg, VO) foi avaliado após cirurgias de terceiros molares retidos. Dexametasona foi eficaz no controle do edema, considerando as medidas do ângulo mandibular-asa do nariz e ângulo mandibular-comissura labial, 72 horas após a cirurgia; e para a medição ângulo mandibular-mento, no tempo de 72 horas e 7 dias. Não houve diferença estatisticamente significativa em relação a dor e trismo.[44]

Administração de anti-inflamatórios por via intravenosa

O efeito do cetorolaco (30 mg, por via intravenosa [IV]) foi avaliado como analgesia preemptiva (5 minutos antes da indução de sedação) para cirurgia de terceiros molares inferiores retidos. Os pacientes que receberam cetorolaco tiveram menos dor no pós-operatório imediato (8 horas). O intervalo médio para a medicação de resgate foi de 2 horas a mais no grupo cetorolaco, quando comparado ao placebo; no entanto, a diferença no consumo total de opioides foi clínica e estatisticamente pouco significativa entre os grupos cetorolaco e controle.[45]

Metilprednisolona (80 mg, IV) e tenoxicam (20 mg, IV) foram administrados de forma preemptiva (1 hora antes) à remoção cirúrgica de terceiros molares retidos. O terceiro grupo do estudo correspondia ao placebo. Taxas de edema pós-operatório e escores de dor foram significativamente melhores em ambos os grupos do que no grupo controle, e não houve diferença estatisticamente significativa entre os grupos metilprednisolona e tenoxicam quanto a edema e alívio de dor; contudo, metilprednisolona mostrou melhor controle do trismo comparativamente ao tenoxicam.[46]

Administração de anti-inflamatórios em uso preemptivo

O efeito analgésico da administração preemptiva de ibuprofeno (800 mg, IV, 1 hora antes da intervenção) foi avaliado na cirurgia de terceiros molares inferiores, mostrando que essa administração resultou em menos dor e diminuiu a necessidade de analgesia de resgate durante as primeiras 24 horas após a cirurgia.[47]

Uso preemptivo de anti-inflamatórios no tratamento cirúrgico de deformidades dentofaciais

Para analgesia preemptiva, a associação da pregabalina (150 mg, VO) e celecoxibe (400 mg, VO) foi avaliada em pacientes submetidos à cirurgia para avanço maxilomandibular como tratamento de apneia obstrutiva do sono. Em comparação ao placebo, o uso combinado desses medicamentos diminuiu o consumo médio de morfina intravenosa e a dor média percebida pelo paciente no pós-operatório.[48]

CONSIDERAÇÕES FINAIS

Na Odontologia, a remoção cirúrgica de terceiros molares tem sido o procedimento de escolha para avaliação de terapia preemptiva. As maiores limitações dos estudos realizados estão associadas à grande variabilidade nos protocolos de tratamento e métodos de avaliação dos resultados, o que impossibilita a inferência dos mesmos.

Empregam-se diferentes vias de administração, combinações de tratamentos farmacológicos, diferentes períodos de pós-operatório para avaliação, variadas técnicas cirúrgicas, diferentes protocolos de sedação e uso de anestésicos locais.

A heterogeneidade metodológica também dificulta a análise comparativa dos estudos.[23,49,50]

Ensaios clínicos rigorosamente delineados são necessários para tornar possível a análise dos reais efeitos e da aplicabilidade clínica do uso preemptivo de anti-inflamatórios em Odontologia.

Sempre que for possível e necessário, fármacos e técnicas que tenham efeito sinérgico, farmacocinético ou farmacodinâmico, no alívio da dor pós-operatória devem ser associados, viabilizando o uso mais racional desses medicamentos, com menores doses e menos efeitos adversos. O cirurgião-dentista deve atuar no diagnóstico e no tratamento da dor e da inflamação.

REFERÊNCIAS BIBLIOGRÁFICAS

1. Bechara GH, Szabó MPJ. Processo inflamatório: alterações vasculares e mediação química. Disponível em: https://www.fcav.unesp.br/Home/departamentos/patologia/GERVASIOHENRIQUEBECHARA/inflam_aspectosvasculares2006.pdf.
2. Ansar W, Ghosh S. Inflammation and inflammatory diseases, markers, and mediators: role of CRP in some inflammatory diseases. Biol C Reac Protein Health Dis. 2016;67-107.
3. Kummer CL, Coelho TCRB. Anti-inflamatórios não esteroides inibidores da ciclo-oxigenase-2 (COX-2): aspectos atuais. Rev Bras Anestesiol. 2002;52(4):498-512.
4. Wannmacher L. Princípios gerais do correto tratamento da inflamação. In: Wannmacher L, Ferreira MBC (editores). Farmacologia clínica para dentistas. 3. ed. Rio de Janeiro: Guanabara Koogan; 2007. p. 251-3.
5. Guidugli Neto J. Elementos de patologia geral. São Paulo: Editora Santos, 1997. 192 p.
6. Brasileiro Filho G. Patologia geral. 6. ed. Rio de Janeiro: Guanabara Koogan; 2018. 328 p.
7. Small C, Laycock H. Acute postoperative pain management. BJS. 2020;107(2):e70-80.
8. Chen YK, Boden KA, Schreiber KL. The role of regional anaesthesia and multimodal analgesia in the prevention of chronic postoperative pain: a narrative review. Anaesthesia. 2021; Suppl 1:8-17.
9. Oliveira CMB, Rioko KS, Issy AM et al. Citocinas e dor. Rev Bras Anestesiol. 2011;61(2):255-65.
10. Ngeow WC, Lim D. Do corticosteroids still have a role in the management of third molar surgery? Adv Ther. 2016;33(7):1105-39.
11. Puricelli E, Baraldi CE, Paris MF et al. Quimioterapia antimicrobiana em cirurgia e traumatologia bucomaxilofacial. In: Wannmacher L, Ferreira MBC (editores). Farmacologia clínica para dentistas. 3. ed. Rio de Janeiro: Guanabara Koogan; 2007. p. 375-85.
12. Pinheiro RM, Wannmacher L. Uso racional de anti-inflamatórios não esteroides. Secretaria de Ciência e Tecnologia e Insumos Estratégicos, Ministério da Saúde, organizador. Uso racional de medicamentos: temas selecionados. Brasília: Ministério da Saúde; p. 41-50.

13. Freitas PR, Mendes JWDS, Dias KJDO et al. Abordagens terapêuticas nas doenças inflamatórias: uma revisão. 2019. Disponível em: https:/www.arca.fiocruz.br/handle/icict/37034.
14. Kerns RD, Philip EJ, Lee AW et al. Implementation of the veterans' health administration national pain management strategy. Transl Behav Med. 2011;1(4):635-43.
15. Araujo LC, Romero B. Pain: evaluation of the fifth vital sign. A theoretical reflection. Rev Dor. 2015;16(4):291-6.
16. Becker DE. Pain management – part 1: managing acute and postoperative dental pain. Anesthesia Progress. 2010;57(2):67-80.
17. Andersen MF, Longhurst HJ, Rasmussen ER et al. How not to be misled by disorders mimicking angioedema: a review of pseudoangioedema. Int Arch Allergy Immunol. 2016;169(3):163-70.
18. Giavina-Bianchi P, França AT, Grumach AS et al. Diretrizes do diagnóstico e tratamento do angioedema hereditário. Rev Bras Alerg Imunopatol. 2010;33(6):241-52.
19. Richman MJ, Talan DA, Lumry WR. Treatment of laryngeal hereditary angioedema. J Emerg Med. 2012;42(1):44-7.
20. Bork K, Hardt J, Staubach-Renz P et al. Risk of laryngeal edema and facial swellings after tooth extraction in patients with hereditary angioedema with and without prophylaxis with C1 inhibitor concentrate: a retrospective study. Oral Surg Oral Med Oral Pathol Oral Radiol Endod. 2011; 112(1):58-64.
21. Fields B, Guerin CS, Justice SB. Don't be a stiff: a review article on the management of tetanus. Adv Emerg Nurs J. 2021; 43(1):10-20.
22. Murphy J, Qaisi M. Management of human and animal bites. Oral Maxillofacial Surg Clin North Am. 2021; 33(3):373-80.
23. Falci S, Lima TC, Martins CC et al. Preemptive effect of dexamethasone in third-molar surgery: a meta-analysis. Anesth Prog. 2017; 64(3):136-43.
24. Kelly DJ, Ahmad M, Brull SJ. Preemptive analgesia. I: Physiological pathways and pharmacological modalities. Can J Anaesth. 2001; 48(10):1000-10.
25. Monk AB, Harrison JE, Worthington HV et al. Pharmacological interventions for pain relief during orthodontic treatment. Cochrane Database Syst Rev. 2017; 11(11):CD003976.
26. Bernhardt MK, Southard KA, Batterson KD et al. The effect of preemptive and/or postoperative ibuprofen therapy for orthodontic pain. Am J Orthod Dentofacial Orthop. 2001;120(1):20-7.
27. Minor V, Marris CK, McGorray SP et al. Effects of preoperative ibuprofen on pain after separator placement. Am J Orthod Dentofac Orthop. 2009; 136(4):510-7.
28. Shirvani A, Shamszadeh S, Eghbal MJ et al. Effect of preoperative oral analgesics on pulpal anesthesia in patients with irreversible pulpitis-a systematic review and meta-analysis. Clin Oral Investig. 2017; 21(1):43-52.
29. Fernandes MT, Vaez SC, Lima CM et al. Preemptive use of naproxen on tooth sensitivity caused by in-office bleaching: a triple-blind, crossover, randomized clinical trial. Oper Dent. 2017; 42(5):486-96.
30. Vaez SC, Faria-e-Silva AL, Loguércio AD et al. Preemptive use of etodolac on tooth sensitivity after in-office bleaching: a randomized clinical trial. J Appl Oral Sci. 2018; 26:e20160473.
31. Peixoto AC, Vaez SC, Soares KD et al. Preemptive use of piroxicam on tooth sensitivity caused by in-office bleaching: a randomized clinical trial. Braz Dent J. 2019; 30(5):498-504.
32. Peres MF, Ribeiro FV, Ruiz KG et al. Steroidal and non-steroidal cyclooxygenase-2 inhibitor anti-inflammatory drugs as pre-emptive medication in patients undergoing periodontal surgery. Braz Dent J. 2012; 23(6):621-8.
33. Bahammam MA, Kayal RA, Alasmari DS et al. Comparison between dexamethasone and ibuprofen for postoperative pain prevention and control after surgical implant placement: a double-masked, parallel-group, placebo-controlled randomized clinical trial. J Periodontol. 2017; 88(1):69-77.
34. Santos PS, Massignan C, Oliveira EV et al. Does the pre-emptive administration of paracetamol or ibuprofen reduce trans and post-operative pain in primary molar extraction? A randomized placebo-controlled clinical trial. Int J Paediatr Dent. 2020; 30(6):782-90.
35. Costa Araújo FA, Santana Santos T, Morais HH et al. Comparative analysis of preemptive analgesic effect of tramadol chlorhydrate and nimesulida following third molar surgery. J Craniomaxillofac Surg. 2012; 40(8):e346-9.
36. Simone JL, Jorge WA, Horliana AC et al. Comparative analysis of preemptive analgesic effect of dexamethasone and diclofenac following third molar surgery. Braz Oral Res. 2013; 27(3):266-71.
37. Albuquerque A, Fonteles C, Val DR et al. Effect of pre-emptive analgesia on clinical parameters and tissue levels of TNF-α and IL-1β in third molar surgery: a triple-blind, randomized, placebo-controlled study. Intern J Oral Maxillofacial Surg. 2017; 46(12):1615-25.
38. Mojsa IM, Stypulkowska J, Novak P et al. Pre-emptive analgesic effect of lornoxicam in mandibular third molar surgery: a prospective, randomized, double-blind clinical trial. Int J Oral Maxillofac Surg. 2017; 46(5):614-20.
39. Xie L, Yang RT, Lv K et al. Comparison of low pre-emptive oral doses of celecoxib versus acetaminophen for postoperative pain management after third molar surgery: a randomized controlled study. J Oral Maxillofac Surg. 2020; 78(1):75.e1-6.
40. Medeiros-Albuquerque AF, Roriz-Fonteles CS, Nascimento-Costa JJ et al. RT-qPCR study of COX-1 and -2 genes in oral surgical model comparing single-dose preemptive ibuprofen and etoricoxib: A randomized clinical trial. J Clin Exp Dent. 2020; 12(4):e371-80.
41. Martins-de-Barros AV, Barros AM, Siqueira AK et al. Is dexamethasone superior to ketorolac in reducing pain, swelling and trismus following mandibular third molar removal? A split mouth triple-blind randomized clinical trial. Med oral Patol Oral Cir Bucal. 2021; 26(2):e141–50.
42. Oliveira EM, Oliveira VB, Araújo LK et al. Anti-inflammatory effectiveness of oral dexamethasone 4 mg on mandibular third molar surgeries: a split-mouth randomized clinical trial. J Oral Maxillofac Surg. 2021; 79(5):981-8.
43. Ramires G, Souza Santos AM, Momesso G et al. Combination of etodolac and dexamethasone improves preemptive analgesia in third molar surgery: a randomized study. Clin Oral Investig. 2021; 25(4):2297-305.
44. Rodrigues ED, Pereira GS, Vasconcelos BC et al. Effect of preemptive dexamethasone and etoricoxib on postoperative period following impacted third molar surgery – a randomized clinical trial. Med Oral Patol Oral Cir Bucal. 2019; 24(6):e746-51.
45. Gutta R, Koehn CR, James LE. Does ketorolac have a preemptive analgesic effect? A randomized, double-blind, control study. J Oral Maxillofac Surg. 2013; 71(12):2029-34.
46. Ilhan O, Agacayak KS, Gulsun B et al. A comparison of the effects of methylprednisolone and tenoxicam on pain, edema, and trismus after impacted lower third molar extraction. Med Sci Monit. 2014;20:147-52.
47. Demirbas AE, Karakaya M, Bilge S et al. Does single-dose preemptive intravenous ibuprofen reduce postoperative pain after third molar surgery? A prospective, randomized, double--blind clinical study. J Oral Maxillofac Surg. 2019; 77(10):1990-7.
48. Cillo Jr. JE, Dattilo DJ. Pre-emptive analgesia with pregabalina and celecoxib decreases postsurgical pain following maxillomandibular advancement surgery: a randomized controlled clinical trial. J Oral Maxillofac Surg. 2014; 72(10):1909-14.
49. Costa FW, Esses DF, Barros Silva PG et al. Does the preemptive use of oral nonsteroidal anti-inflammatory drugs reduce postoperative pain in surgical removal of third molars? A meta-analysis of randomized clinical trials. Anesth Prog. 2015; 62(2):57-63.
50. Cetira Filho EL, Carvalho F, Barros Silva PG et al. Preemptive use of oral non-steroidal anti-inflammatory drugs for the relief of inflammatory events after surgical removal of lower third molars: a systematic review with meta-analysis of placebo-controlled randomized clinical trials. J Craniomaxillofac Surg. 2020; 48(3):293-307.

PARTE 5

Farmacologia Aplicada ao Atendimento da Infecção Odontológica

20

Princípios Gerais do Uso Correto de Antimicrobianos

Lenita Wannmacher

INTRODUÇÃO

Infecções orofaciais podem ser classificadas como odontogênicas (sobrepostas a cárie e traumatismos dentais, necrose pulpar e infecção de estruturas de suporte) ou não odontogênicas (consequentes a doença periodontal e lesão orofacial), com potenciais consequências que afetam tecidos moles e duros da cavidade oral, causando febre, dor e edema na região afetada. A infecção orofacial tem sido atribuída com mais frequência a abscesso orofacial.

A alta incidência de microrganismos causadores de infecções orofaciais bacterianas (cocos gram-positivos em 65% dos casos e bacilos gram-negativos em 25%), aliada aos mecanismos naturais de resistência microbiana, causou a necessidade da descoberta e da introdução de agentes antimicrobianos para controle daquelas infecções.

O tratamento anti-infeccioso envolve procedimentos clínicos e cirúrgicos, seguidos ou não de antibioticoterapia ou uso de antissépticos. O tratamento precoce das infecções, mediante intervenções cirúrgicas, terapia endodôntica e prescrição de antibióticos, evita disseminação, prolongamento e mau emprego dos antimicrobianos.[1]

Atualmente, a taxa de infecções odontogênicas está em queda, na medida em que se tem estimulado a educação dos indivíduos com respeito à higienização oral. Para tanto, também colabora o desenvolvimento de produtos voltados à saúde bucal.

O uso racional de antimicrobianos em Odontologia envolve uma série de indicações bem consolidadas, bem como restrições em certas condições clínicas para evitar efeitos indesejáveis nos pacientes.

SITUAÇÕES INDICADAS PARA USO DE ANTIBIÓTICOS

O Quadro 20.1 traz uma relação de infecções agudas para as quais são indicados antimicrobianos.

A prescrição antimicrobiana pode resultar em efeitos adversos, como reações de hipersensibilidade, queixas gástricas, reações dermatológicas, alterações da microbiota bacteriana e resistência microbiana dessa flora. Para preveni-los, são preferíveis antibióticos de pequeno espectro, usados por tempo limitado.

Quadro 20.1 Infecções agudas em que são indicados antimicrobianos.

Gengivite ulcerativa necrosante com comprometimento sistêmico
Abscesso periapical agudo
Abscesso periapical agudo com comprometimento sistêmico
Celulite
Disseminação local ou sistêmica de abscesso periodontal
Pericoronarite
Infecção de camadas profundas da fáscia cervical
Febre e/ou comprometimento geral, de provável origem infecciosa
Situações de origem infecciosa, não responsivas a medidas de antissepsia

Poucas são as condições odontológicas em que cabe a indicação de tratamento com antibióticos. É de fundamental importância que sempre sejam avaliados os riscos em contraposição aos benefícios no que se refere à prescrição de antibióticos.

Os grupos farmacológicos e os representantes mais empregados no controle de infecções odontológicas são sumarizados no Quadro 20.2. Uma discussão mais extensa de cada um deles será encontrada em capítulos específicos de condições odontológicas que requeiram seu uso.

Os antibióticos do Quadro 20.2 são usados no controle de infecções após intervenções como incisão, drenagem e desbridamento pulpar, bem como no uso profilático em pacientes com condições sistêmicas. Amoxicilina isolada ou com ácido clavulânico e clindamicina (em pacientes alérgicos à primeira) são muito utilizadas para reduzir o risco de infecção ou controlá-la quando presente.

Quadro 20.2 Grupos e representantes antimicrobianos de uso mais frequente no tratamento de infecções odontológicas.

Classes	Representantes
Penicilinas	Penicilina V, amoxicilina, amoxicilina/ácido clavulânico, ampicilina
Cefalosporinas	Cefalexina, cefazolina
Macrolídios	Eritromicina, claritromicina, azitromicina
Nitroimidazólicos	Metronidazol, tinidazol, nimorazol
Lincosamidas	Clindamicina, lincomicina
Fluoroquinolonas	Ciprofloxacino, moxifloxacino
Tetraciclinas	Doxiciclina, minociclina

O reconhecimento das propriedades farmacológicas e da farmacocinética dos antimicrobianos favorece a correta seleção, reduz o risco de prescrições incorretas e determina o acompanhamento necessário após o uso.

A correta prescrição deve ser acompanhada de claras instruções ao paciente, justificando as escolhas e enfatizando as consequências do emprego inadequado, sendo a resistência bacteriana a principal delas. Deve-se incrementar com comentários sobre morbidade e mortalidade, bem como aumento dos custos com saúde.[2]

É importante conscientizar prescritores e usuários que o emprego irracional de antimicrobianos tem abrangência individual e coletiva.[3]

SEPSE

A sepse é definida como uma disfunção causada por exagerada resposta do hospedeiro à infecção, ocasionando alterações fisiológicas, patológicas e bioquímicas que induzem infecção e oferecem risco à vida. Caracteriza-se pela presença de taquipneia (22 mpm ou mais), queda da pressão sanguínea, má perfusão sistêmica (aumento do lactato sérico) e alteração da consciência. Há aumento dos níveis de proteína C reativa (PC-R), usada como biomarcador na identificação de infecção e sepse. Seus níveis chegam a 15 a 25% em pacientes com sepse e 30 a 50% naqueles em choque séptico.

O choque séptico é considerado uma consequência da sepse, em que há profunda repercussão circulatória, com anormalidades metabólicas e celulares. Ocorrem alterações de temperatura, taquipneia e taquicardia, entendidas como sinais precoces de infecção sistêmica. Com a evolução do quadro, podem surgir confusão mental, falta de ar, tonturas, mal-estar e fraqueza, sinalizando disfunção orgânica.

O choque séptico oferece maior risco de morte hospitalar (> 40%) do que a sepse isolada. Os critérios clínicos são frequência respiratória de 22 mpm ou mais (taquipneia), pressão sistólica de 100 mmHg ou menos e alteração da consciência. Nessas circunstâncias, são necessários vasopressores para manter a pressão arterial média acima de 65 mmHg e oxigenação para reduzir a taxa de lactato sérico a menos de 2 mmol/ℓ.

Infecções de origem bucal – doenças periodontais, abscessos perirradiculares (periodontais e endodônticos), abscessos intraósseos, alveolites, osteonecroses, perimplantites, lesões extensas de mucosa, doenças periodontais necrosantes, gengivoestomatite herpética, candidíase e outras doenças oportunistas – podem evoluir para sepse. São passíveis de ocorrer na comunidade ou em pacientes internados. Os indivíduos mais suscetíveis são os imunocomprometidos, idosos, gestantes e crianças.

O reconhecimento precoce, inclusive em consultório, é crucial para o tratamento adequado, tendo clara repercussão no prognóstico. Em pacientes internados, o cirurgião-dentista pode auxiliar no diagnóstico e controle da sepse ao ser chamado para tratamento adequado do foco infeccioso.[4]

RESISTÊNCIA MICROBIANA

Em Odontologia – mesmo com elenco mais restrito de microrganismos indutores de doença –, o uso inapropriado de antimicrobianos resulta em ineficácia terapêutica, aumento do risco de efeitos adversos, incremento dos custos do tratamento e surgimento de resistência microbiana, por meio da qual os germes se defendem do ataque de antibióticos. Em consequência, cresceu a seleção de cepas não mais suscetíveis à ação dos agentes de uso corrente.

A *resistência microbiana* refere-se a cepas de microrganismos que são capazes de multiplicar-se em presença de concentrações de antimicrobianos mais altas do que as que provêm de doses terapêuticas dadas a humanos. O desenvolvimento da resistência é um fenômeno biológico natural que se segue à introdução de agentes antimicrobianos na prática clínica, cujo uso desmedido e irracional tem contribuído para o aumento do problema. Por isso, o Council on Scientific Affairs da American Dental Association (ADA) recomenda que os dentistas utilizem antibióticos de espectro estreito para minimizar os distúrbios à microbiota usual e a resistência microbiana, preservando os de amplo espectro para o tratamento de infecções mais complexas.[5]

As taxas de resistência variam de acordo com a dependência do consumo local de antimicrobianos, mas têm crescido mundialmente. Antimicrobianos são os únicos medicamentos que influenciam não apenas o paciente em tratamento, mas todo o ecossistema onde ele está inserido, com repercussões potenciais profundas.

Em 2015, um questionamento respondido por 437 dentistas norte-americanos mostrou média de prescrições mensais de quatro antibióticos para prevenção e cinco para tratamento. A profilaxia foi justificada pela realização de procedimentos invasivos em condições de alto risco (84%) e edema localizado (70%), bem como por outras razões não recomendadas em protocolos atuais, como férias próximas (38%), dor gengival (38%), preocupação legal (24%), demanda do paciente (22%) e falha na anestesia local (21%). História de endocardite bacteriana (75%), prótese valvar cardíaca (70%), doença congênita cardíaca (68%), transplante cardíaco com prótese valvar (4%) e recomendação médica (59%) foram consideradas situações de alto risco. Em conjunto, houve maior uso de antibióticos do que o recomendado pelas diretrizes existentes.[6,7]

Em pacientes suscetíveis, os procedimentos que acarretam aumento de risco de infecção são exodontia, cirurgias periodontais, implantes dentais, reimplante dentário, cirurgias endodônticas e injeções de anestésicos locais intraligamentares.

GRAVIDEZ E INFÂNCIA

No caso de gestantes e crianças, os cuidados para realizar uso racional de antimicrobianos devem ser ainda maiores.

Durante a gravidez, o cuidado com higiene oral é muito importante, pois é comum o surgimento de gengivite e granuloma piogênico. Se houver necessidade de uso de antimicrobianos, os grupos/agentes escolhidos devem ser penicilinas (amoxicilina), cefalosporinas (cefalexina), macrolídios (eritromicina), aminoglicosídeos (clindamicina), anaerobicidas (metronidazol) e antissépticos (clorexidina). Procedimentos não emergenciais devem ser pospostos para depois do parto.

Em crianças, a primeira escolha para reduzir o risco de bacteriemia recai em amoxicilina, cefazolina, clindamicina e claritromicina.

REFERÊNCIAS BIBLIOGRÁFICAS

1. Ahmadi H, Ebrahimi A, Ahmadi F. Antibiotic therapy in dentistry. International journal of dentistry. 2021. Disponível em: https://doi.org/10.1155/2021/6667624.
2. Gross AE, Hanna D, Rowan SA, Bleasdale SC, Suda KJ. Successful implementation of an antibiotic stewardship program in an academic dental practice. Open forum infectious diseases. 2019; 6(3):ofz067. Disponível em: https://doi.org/10.1093/ofid/ofz067.
3. Öcek Z, Sahin H, Baksi G, Apaydin S. Development of a rational antibiotic usage course for dentists. European Journal of Dental Education. 2008; 12(1):41-7. Disponível em: https://doi.org/10.1111/j.1600-0579.2007.00491.x.
4. Singer M, Deutschman CS, Seymour CW, Shankar-Hari M, Annane D, Bauer M et al. The Third International Consensus Definitions for Sepsis and Septic Shock (sepsis-3). JAMA. 2016; 315(8):801. Disponível em: https://doi.org/10.1001/jama.2016.0287.
5. ADA Council on Scientific Affairs. Combating antibiotic resistance. The Journal of the American Dental Association. 2004; 135(4):484-7. Disponível em: https://doi.org/10.14219/jada.archive.2004.0214.
6. Ramasamy A. A review of use of antibiotics in dentistry and recommendations for rational antibiotic usage by dentists. International Arabic J Antimicr Agents. 2014; 4(2):1.
7. Tomczyk S, Whitten T, Holzbauer SM, Lynfield R. Combating antibiotic resistance: a survey on the antibiotic-prescribing habits of dentists. General dentistry. 2018; 66(5):61-8.

21

Antibióticos em Odontologia

Eduardo Zimmer

INTRODUÇÃO

Em Odontologia, trata-se uma gama de doenças, traumatismos e lesões que, além dos procedimentos necessários, utilizam medicamentos para manejo de infecção, inflamação e dor. Este capítulo aborda os grupos farmacológicos preferencialmente utilizados em tratamento e profilaxia de infecções bacterianas.

BETALACTÂMICOS

Antimicrobianos betalactâmicos compreendem grupos de fármacos que têm em comum o anel betalactâmico, diferindo entre si pelas estruturas diretamente ligadas a ele. Radicais acoplados a esse anel caracterizam os diferentes subgrupos dessa classe, bem como seus representantes. Esse grupo de antimicrobianos tem uso prevalente em Odontologia. Sua estrutura comum pode ser vista na Figura 21.1, onde se apontam os locais de atuação das principais enzimas inibidoras da atividade bacteriana: penicilinase e amidase.[1]

As *betalactamases* são enzimas produzidas por determinadas bactérias, as quais clivam o anel betalactâmico e determinam a *resistência natural ou adquirida* aos antimicrobianos betalactâmicos. Inibidores daquelas enzimas coadjuvam a ação antimicrobiana dos referidos antibióticos. Esses inibidores têm mínima atividade antimicrobiana intrínseca.[2]

Os grupos de betalactâmicos com seus representantes e inibidores de betalactamases podem ser vistos no Quadro 21.1.[1]

Todos esses antimicrobianos apresentam o mesmo mecanismo de ação. O anel betalactâmico confere afinidade por enzimas – transpeptidases e carboxipeptidases, reconhecidas como proteínas ligadoras de penicilinas (PLPs) – que realizam a ligação a peptidoglicanos, último passo da síntese da parede bacteriana. A inibição de PLPs também libera autolisinas que destroem parede já existente.

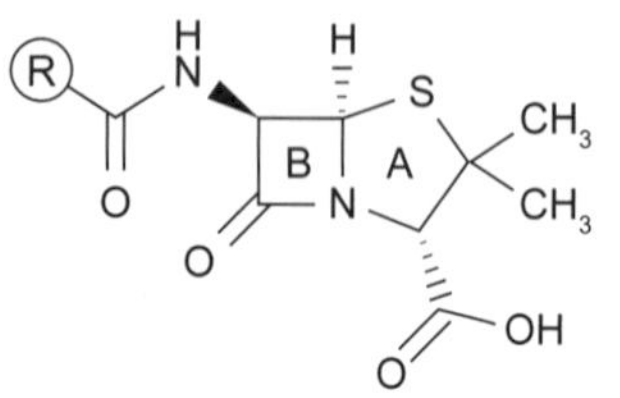

Figura 21.1 Estrutura das penicilinas.

Quadro 21.1 Classificação de antibióticos betalactâmicos e inibidores de betalactamases.

Penicilinas	• Benzilpenicilina (penicilina G) e fenoximetilpenicilina (penicilina V) • Ampicilina e amoxicilina (aminopenicilinas) • Meticilina, oxacilina, cloxacilina, dicloxacilina e nafcilina (penicilinase-resistentes) • Carbenicilina e ticarcilina (pseudomonicidas) • Azlocilina, mezlocilina e piperacilina
Cefalosporinas	• Cefalotina, cefazolina, cefapirina e cefradina (1ª geração injetável) • Cefalexina, cefadroxila e cefradina (1ª geração oral) • Cefoxitina, cefuroxima, cefamandol e cefotetana (2ª geração injetável) • Cefaclor, cefprozila, axetilcefuroxima e loracarbefe (2ª geração oral) • Cefotaxima, ceftriaxona, ceftazidima, cefoperazona e ceftizoxima (3ª geração injetável) • Cefixima, cefpodoxima, ceftibuteno, cefdinir e cefditoreno (3ª geração oral) • Cefepima (4ª geração injetável)
Carbapenêmicos	• Imipeném • Meropeném • Ertapeném
Monopenêmico	• Aztreonam
Inibidores de betalactamases[a]	• Ácido clavulânico[a,b] • Sulbactam[a,b] • Tazobactam[a,b]

[a]Desprovidos de atividade antibacteriana direta. [b]Em associações.

Especificamente, antibióticos betalactâmicos inibem, por acilação, a enzima D-alanil-D-alanina transpeptidase, interrompendo a síntese e, consequentemente, a formação adequada da parede bacteriana, organela de resistência contra variações osmolares.

A parede malformada ocasiona lise da bactéria (ação bactericida) em meios de menor osmolaridade, como são, em geral, os fluidos orgânicos.

Uma vez que betalactâmicos inibem a síntese da parede celular bacteriana, microrganismos dela desprovidos são naturalmente resistentes àquela ação, tais como *Mycoplasma pneumoniae*, *Rickettsia* spp. e *Pneumocystis jiroveci*.

A *resistência natural* ou adquirida aos betalactâmicos se faz por vários mecanismos já identificados, sendo o mais importante a inativação enzimática por meio da produção de betalactamases.[3]

Outros mecanismos incluem modificação de PLPs, uso de vias alternativas para síntese de peptidoglicano e impermeabilidade celular a betalactâmicos.

Em bactérias gram-positivas, *betalactamases* são secretadas no meio extracelular em grande quantidade. Nas gram-negativas, essas enzimas se concentram no espaço periplasmático.

Do ponto de vista funcional, betalactamases se dividem em três grupos principais.[4]

O *grupo 1* inclui as cefalosporinases, geralmente resistentes a ácido clavulânico; o *grupo 2* corresponde ao maior grupo de betalactamases (penicilinases, cefalosporinases e betalactamases de espectro estendido), com suscetibilidade variável aos inibidores e que têm a maior importância epidemiológica, pois se transferem por plasmídeos e afetam uma grande quantidade de agentes, inclusive não betalactâmicos; por fim, o *grupo 3* inclui metalo-betalactamases, que hidrolisam penicilinas, cefalosporinas e carbapenêmicos e são geralmente resistentes a ácido clavulânico e tazobactam, embora possam ser inibidos por quelantes de íons metálicos como ácido etilenodiaminotetracético (EDTA) e ácido dipicolínico.

Embora algumas bactérias possam ser sensíveis a essas betalactamases *in vitro*, há possibilidade de baixa resposta clínica em presença de inóculo grande.

Os microrganismos que têm suas betalactamases mais consistentemente inibidas são *Staphylococcus aureus*, *Haemophilus influenzae*, *Klebsiella* sp. e *Bacteroides* sp. Em geral, não há diferença de atividade entre ácido clavulânico e tazobactam, com exceção de discreta superioridade de ácido clavulânico sobre betalactamases de *Klebsiella* sp.

Betalactamases de espectro estendido, do grupo 2, são as de maior importância epidemiológica, pois se transferem por plasmídeos e afetam grande número de agentes, inclusive não betalactâmicos.

A relativa impermeabilidade de bacilos gram-negativos a alguns antibióticos betalactâmicos deve-se à maior complexidade de suas camadas externas, geralmente compostas por cápsula, membrana externa, parede propriamente dita e membrana celular. As bactérias gram-positivas não têm membrana externa. O acesso dos betalactâmicos às PLPs de bactérias gram-negativas depende da sua passagem por canais delimitados pelas proteínas porinas.

Inibidores de betalactamases são coadjuvantes de antibióticos betalactâmicos. Têm mínima atividade antimicrobiana intrínseca, sendo usados para inibir betalactamases, enzimas que clivam o anel betalactâmico, o que constitui um dos principais mecanismos de resistência aos antimicrobianos deste grupo.[3]

Penicilinas

Penicilinas G e V são representantes naturais, enquanto as penicilinas semissintéticas, cuja atividade antibacteriana é expressa em termos de peso, foram criadas a partir de inúmeras manipulações para superar algumas limitações do uso clínico de penicilina G (benzilpenicilina), como curta duração de efeito, instabilidade no meio ácido do estômago, espectro estreito (não abrangendo bactérias aeróbias gram-negativas), suscetibilidade às betalactamases e alergenicidade. Destes problemas, ainda resta a hipersensibilidade cruzada, inerente a todo o grupo das penicilinas.[4]

A curta duração de efeito foi contornada pela conjugação da penicilina G com *procaína* e *benzatina*, que a aumentou para 18 a 24 horas e 28 dias, respectivamente. A associação com *probenecida*, inibidora da secreção renal de penicilina, também prolongou sua meia-vida.

A instabilidade em meio ácido foi superada com a síntese de fármacos como a penicilina V, possibilitando seu uso por via oral (VO).

O espectro estreito (impossibilidade de atingir bacilos aeróbios gram-negativos, de pouca expressão nas infecções orodentais) foi superado com a geração de penicilinas de amplo espectro, como *ampicilina* e *amoxicilina*. Em Odontologia, a amoxicilina é bastante usada graças à facilidade do uso VO e pelo espectro de ação.

A associação de penicilinas com inibidores de betalactamases, como *sulbactam* (para ampicilina), *ácido clavulânico* (para amoxicilina) e *tazobactam* (para piperacilina), surgiu como alternativa para inibir as enzimas que clivam o anel betalactâmico. Contudo, as penicilinas ativas contra pseudômonas não têm uso em infecções odontogênicas.

Penicilinas têm ação bactericida e precisam que a bactéria esteja em franca proliferação celular. Os respectivos espectros de ação antibacteriana podem ser vistos no Quadro 21.2.

Indicação

Penicilinas são os antibióticos mais amplamente indicados em Odontologia, por serem ativas contra a maioria dos cocos gram-positivos e gram-negativos aeróbios, bacilos aeróbios gram-positivos, cocos e bacilos gram-negativos anaeróbios de localização oral, espiroquetas e outros microrganismos de cavidade bucal e placa bacteriana. Sua ação anaerobicida permite o uso em processos determinados pelas placas supra e subgengivais.

Já a amoxicilina é usada predominantemente nas infecções odontogênicas, devido à comodidade do uso oral e à

Quadro 21.2 Espectro de ação das diferentes penicilinas.

Representantes	Espectro antibacteriano
Penicilina G cristalina	• Cocos gram-positivos aeróbios, cocos gram-negativos • Aeróbios (*Neisseria meningitidis* e *Pasteurella multocida*) • Anaeróbios (cocos e bacilos) bucais, espiroquetas
Penicilina V	• O mesmo espectro da penicilina G
Ampicilina/amoxicilina	• Espectro de ação mais amplo (bacilos aeróbios gram-negativos) • Menos eficaz contra cocos gram-negativos, gram-positivos e anaeróbios
Amoxicilina/ácido clavulânico	• Aumento do espectro antimicrobiano de amoxicilina
Isoxazolilpenicilinas (oxacilina, cloxacilina dicloxacilina, meticilina)	• Microrganismos betalactamase-resistentes (estafilococos, MRSA)
Penicilinas pseudomonicidas (carbenicilina, ticarcilina, piperacilina)	• Enterobactérias, pseudômonas.

MRSA: *Staphylococcus aureus* resistente à meticilina.

suscetibilidade da microbiota bacteriana bucal a ela. Sua associação ao *ácido clavulânico* pode aumentar o espectro de ação, incluindo bactérias produtoras de betalactamases, suscetíveis à inibição pelo ácido.

Por fim a ampicilina, com o mesmo espectro, é indicada quando o paciente não tem *disponibilidade* de VO.

Evidências contemporâneas sobre tratamento e profilaxia com penicilinas em Odontologia

Tentando capturar evidências sobre o uso de penicilinas em Odontologia a partir dos anos 2000, são encontrados parcos ensaios clínicos randomizados, com amostras pequenas, predominando os que abordam a profilaxia antimicrobiana. Os desfechos são variáveis, e muitos deles, sintomáticos (dor, edema, trismo), não parecendo cabíveis quando se trata de terapia específica.

A seguir será descrita sua atuação terapêutica em diferentes especialidades odontológicas.

Endodontia

O sucesso do tratamento endodôntico nesses casos vai depender do controle da infecção exercido pelo preparo químico-mecânico, mediante remoção da polpa. Não há evidência de benefícios de antibioticoterapia no tratamento de pulpite irreversível, polpa necrótica, retratamento ou redução da dor pós-operatória. Essa cautela se deve ao crescimento da resistência microbiana, principalmente quando antibióticos são prescritos para tratar pulpite irreversível, mesmo havendo evidência de sua ineficácia.

Em um ensaio clínico randomizado e duplo-cego,[5] no qual 40 pacientes foram alocados para receber penicilina V (500 mg, a cada 6 horas, por 7 dias) ou placebo após tratamento endodôntico para pulpite irreversível, na expectativa de reduzir a dor, nenhuma diferença estatisticamente significativa foi encontrada entre os grupos no período do estudo ($P = 0{,}290$). A terapêutica analgésica de resgate mostrou o mesmo consumo de ibuprofeno ($P = 0{,}839$) e paracetamol ($P = 0{,}325$) em ambos os grupos.

Em outro ensaio clínico randomizado sobre os resultados do tratamento emergencial de pulpite irreversível, com polpa infectada e necrosada, os autores concluíram que pulpotomia, pulpectomia parcial e total são comparáveis relativamente a alívio sintomático. Pulpotomia pode ser preferida porque é eficaz, requer menos tempo e técnica mais simples, aliviando rápida e eficazmente os sintomas.[6]

Periodontia

Nos últimos anos, diversos estudos avaliaram a eficácia do uso de antimicrobianos como adjuvantes do alisamento radicular no manejo da periodontite, que se associa a manifestações sistêmicas. Por isso, seu tratamento resulta em melhoria de risco cardiometabólico e redução de inflamação sistêmica.[7]

Recentemente, metanálise que incluiu 21 ensaios clínicos (n = 1.344) mostrou que o uso adjuvante da associação amoxicilina + metronidazol a alisamento radicular em pacientes com periodontite crônica proporcionou maior redução na profundidade de sondagem (PPD) e maior ganho de nível de fixação clínica (CAL) entre 6 e 12 meses, quando comparado a um grupo submetido somente a alisamento radicular.[8]

Da mesma forma, outra metanálise de 28 ensaios clínicos randomizados, envolvendo o uso de diferentes antimicrobianos, concluiu que, entre os fármacos testados, o uso adjuvante da associação amoxicilina + metronidazol foi mais eficaz na redução da PPD e ganho de CAL em pacientes com periodontite crônica.[9]

Metanálise[10] de 18 ensaios clínicos avaliou a dose ótima e a duração de tratamento em até 3 meses com amoxicilina + metronidazol por 7 dias (500/500 mg ou 500/400 mg), como adjuvante de terapia periodôntica não cirúrgica. Houve pequeno benefício em relação à dose do antibiótico ou à duração do processo, e o risco de efeitos adversos com a maior dose e a duração mais longa foi mínimo. Não houve diferença significativa entre os resultados dos dois regimes; porém, seguindo os princípios responsáveis do uso de antimicrobianos, é recomendado o uso de dose mais alta pelo menor tempo possível, visando reduzir os riscos de resistência microbiana.

Apesar das escassas evidências, não parece indicada a detecção de bactérias periodontopatogênicas como critério para a prescrição de antimicrobianos adjuvantes no manejo não cirúrgico da periodontite.[11]

Implantodontia

Existem controvérsias a respeito do uso profilático de antimicrobianos em implantodontia. Apesar de revisões sistemáticas recentes terem concluído por sua indicação para reduzir falhas no implante dentário,[12,13] outros estudos não encontraram os mesmos benefícios e apontaram complicações no período pós-operatório.[14]

Apesar da falta de consenso a respeito dos regimes que devem ser utilizados, alguns estudos indicam que o protocolo mais adequado envolveria o uso de 2 a 3 g de amoxicilina em dose única, 1 hora antes do procedimento.[15,16]

Entretanto, autores relataram que, após analisar dados de prescrição de antimicrobianos em procedimentos de implante realizados por 726 profissionais de cinco países, encontraram média de 9,7 mg de amoxicilina por cirurgia de implante, valor bastante superior ao recomendado.[17] A prescrição de doses tão elevadas não parece ser pautada por evidências e poderia resultar em aumento da incidência de efeitos adversos, como reações alérgicas, distúrbios gastrintestinais e desenvolvimento de resistência bacteriana.

A prescrição de doses tão elevadas de amoxicilina não parece ser pautada por evidências e poderia resultar em aumento da incidência de efeitos adversos como reações alérgicas, distúrbios gastrintestinais e desenvolvimento de resistência bacteriana.

Cirurgia

Uma revisão Cochrane, envolvendo 23 ensaios clínicos randomizados (n = 2.583 participantes saudáveis) comparou o uso de antibióticos profiláticos ao de placebo após extrações dentárias e, apesar das evidências de baixa qualidade dos estudos (16 apresentavam alto risco de vieses), mostrou que, comparativamente ao placebo, 19 pessoas precisaram receber antimicrobianos profiláticos para prevenir uma infecção após extração de terceiro molar impactado. Também evidenciou que 46 pessoas precisaram ser tratadas para evitar ocorrência de alvéolo seco após a extração de terceiro molar impactado. Não houve evidência consistente de benefício sobre dor, febre e outros efeitos adversos, nem diferenciação dos possíveis benefícios quando os antimicrobianos são administrados antes ou após o procedimento cirúrgico. Os autores alertaram para atendimento personalizado em pacientes imunocomprometidos. Por outro lado, não há clareza sobre benefício de redução de dor pós-operatória. Esse estudo tampouco foi capaz de determinar se há diferenças em termos dos possíveis benefícios quando os antimicrobianos são administrados antes ou após o procedimento cirúrgico.[18]

Dados semelhantes foram encontrados por revisão sistemática sobre profilaxia antimicrobiana em cirurgia ortognática. A análise de 11 estudos evidenciou benefício com dose única profilática no período pré-operatório; porém, o uso prolongado de antimicrobianos no mesmo período não pareceu trazer benefícios adicionais. Nessa revisão, a maioria dos ensaios clínicos arrolados apresentava risco de viés.[19]

Já em metanálise de oito ensaios clínicos que comparou o uso de amoxicilina e o de amoxicilina + ácido clavulânico em indivíduos submetidos à cirurgia de extração de terceiro molar, ambas as estratégias reduziram o risco de infecção no período pós-operatório. Entretanto, quando os ensaios envolvendo o desenho experimental de boca dividida (*split mouth*) foram excluídos, apenas amoxicilina + ácido clavulânico apresentaram eficácia, apesar de terem mostrado maior incidência de efeitos adversos. Logo, seu uso deve ser feito com cautela, dado o risco aumentado de efeitos adversos e surgimento de resistência antimicrobiana.[20]

Existem evidências conflitantes sobre o uso profilático de amoxicilina em cirurgia ortognática. Apesar de evidências anteriores terem sugerido o uso profilático de amoxicilina + ácido clavulânico,[21] outro estudo[22] não detectou diferença na incidência de infecções pós-operatórias com a associação intravenosa em comparação ao placebo.

Quanto à eficácia profilática da penicilina em infecções pós-cirúrgicas, 118 pacientes submetidos à extração de terceiro molar receberam penicilina V ou clindamicina (alérgicos a betalactâmicos), evidenciando a eficácia profilática dos antimicrobianos em comparação ao placebo.[23]

Outro estudo avaliou a eficácia da administração *pré e intraoperatória* de antibióticos em 81 pacientes submetidos a cirurgia intraoral e extraoral para redução de fraturas de mandíbula *versus* 100 pacientes que receberam placebo nas mesmas circunstâncias (grupos Ab e não Ab, respectivamente). Ao primeiro grupo (Ab) foi administrada uma dose de penicilina G benzatina (2,4 milhões UI, por via intramuscular [IM]) ou de clindamicina oral (por 5 a 7 dias, para os alérgicos à penicilina). No dia da cirurgia, ambos os grupos receberam antibióticos intraoperatórios. Após oito semanas, foram reavaliados: houve 8 infecções no grupo Ab e 14 infecções no grupo não Ab, o que não configurou diferença estatisticamente significativa entre os grupos (P = 0,399). Portanto, nesse estudo não se comprovou benefício com a administração profilática de antibióticos.[24]

Metanálise de 21 ensaios clínicos (n = 1.974 pacientes) não encontrou diferença na ocorrência de infecções pós-operatórias (cirurgia de ouvido, nariz, garganta e cirurgia oral e maxilofacial) em pacientes submetidos a profilaxia antibiótica de curta ou longa duração. Portanto, o regime curto de profilaxia antibiótica é o comumente recomendado, a fim de reduzir o risco de desenvolvimento de resistência e evitar eventos adversos e custos hospitalares adicionais.[25]

Profilaxia contra endocardite bacteriana

Esse é tema controverso em Odontologia e Cardiologia. Uma revisão sistemática de 36 estudos, com diferentes desenhos experimentais, mostrou evidências limitadas sobre a eficácia de antimicrobianos em profilaxia de endocardite bacteriana.[26] Em relação às intervenções, os ensaios incluídos nessa metanálise empregaram diversos antimicrobianos, entre eles a amoxicilina, em doses de 0,5 a 3 g.

Outra revisão sistemática evidenciou o benefício profilático de antimicrobianos em endocardite apenas em três condições: doenças cardíacas congênitas, valvas cardíacas protéticas ou articulações protéticas.[27]

Atualmente, devido a esses conflitantes resultados, as recomendações de indicação de profilaxia antimicrobiana contra endocardite infecciosa ainda não foram definidas.

Seleção

As *penicilinas naturais* costumam ser medidas em unidades internacionais (UI). Uma unidade corresponde a 0,6 micrograma de penicilina G cristalina sódica. Assim, 1 mg equivale a 1.667 UI. Um mg de sal potássico representa 1.595 UI. Penicilinas semissintéticas e sintéticas são apresentadas em mg.

Sendo bastante seguras, as penicilinas permitem ampla faixa de dosagem, ajustada em função da gravidade do processo a ser tratado.

A *penicilina G cristalina* (sódica e potássica) é a única forma (solução pura) que pode ser injetada intravenosamente (IV). O íon potássio existe na proporção de 1,7 mEq por milhão de unidades de penicilina G potássica; portanto, deve-se ter atenção ao medicar pacientes com insuficiência renal, reduzindo a dosagem. Essa forma de penicilina é indicada em infecções graves e hospitalares, em que altas concentrações séricas são exigidas. Doses de até 20 a 24 milhões de unidades por dia podem ser administradas por infusão contínua. Sua excreção renal é rápida, gerando níveis séricos indetectáveis após 4 horas de determinada dose. A dosagem deve ser reduzida em pacientes com insuficiência renal.

Penicilinas G procaína ou benzatina são formas de depósito que prolongam a duração do efeito de penicilina G e apresentam-se como suspensão. São administradas somente IM, pois sua administração IV pode ocasionar embolia pulmonar. A probenecida, por inibir a secreção tubular renal, duplica a duração de efeito e é utilizada durante a administração única de penicilinas. Deve ser ingerida 1 hora antes do antibiótico.

Por fim, as *penicilinas ácido-resistentes* são administradas VO e não são inativadas por suco gástrico. A presença de alimento no estômago retarda a absorção de ampicilina e oxacilina; portanto, recomenda-se seu uso no intervalo das refeições. A penicilina V e a amoxicilina não sofrem interferência com alimentos. A amoxicilina tem absorção digestiva mais rápida e completa (95%) que a ampicilina (40%), atingindo níveis séricos e teciduais mais altos. A associação com clavulanato deve ser administrada no início da refeição, para minimizar as reações gastrintestinais do inibidor de betalactamases. A duração do tratamento varia de 3 a 10 dias.

Prescrição

Os esquemas de administração das penicilinas podem ser vistos no Quadro 21.3.

Seguimento

Os efeitos terapêuticos se traduzem por diminuição de febre, desaparecimento de adenopatias regionais e sinais inflamatórios locais e melhora do estado geral, mas esses são desfechos substitutos. Culturas sequenciais são o padrão-ouro para definir a erradicação da infecção.

Efeitos tóxicos raramente ocorrem. Com doses muito elevadas, pode haver neurotoxicidade, com surgimento de convulsões. A ação irritativa local se manifesta por distúrbios gastrintestinais em uso VO, dor no local de injeção IM e flebite e tromboflebite com uso IV. Penicilinas de amplo espectro podem provocar alterações nas floras digestiva e vaginal, tendo como efeito secundário superinfecção. Também induzem reações gastrintestinais (náuseas, vômito, diarreia e cólica abdominal) em 10% dos pacientes, especialmente quando administradas em associação com ácido clavulânico. O uso de esquemas de 12 horas de intervalo ou a administração imediatamente antes das refeições pode minimizar esses quadros.

Reações alérgicas constituem um dos principais problemas associados ao uso de penicilinas, independentemente de dose e tipo empregados. Essas reações dependem apenas de sensibilização prévia, que muitas vezes ocorre em pessoas jamais tratadas com antibióticos desse grupo. Podem explicar tal fenômeno a ingestão de carne ou de leite contaminado com penicilina natural, a inalação de partículas de penicilina suspensas no ar hospitalar ou a infecção por fungos cujos produtos podem induzir reações cruzadas com penicilina.

Penicilina G e seus produtos de degradação comportam-se como haptenos de baixo peso molecular, tornando antigênicas as proteínas do hospedeiro. Entre os produtos de degradação (a maior parte existente na própria forma farmacêutica de penicilina), destaca-se o peniciloil como o hapteno mais comum (95%), sendo denominado determinante maior da alergia à penicilina. Os determinantes menores são constituídos pela molécula íntegra de benzilpenicilina, o penicilinato e o peniciloato, entre outros. As expressões "maior" e "menor" se referem à frequência dos haptenos, e não à sua importância alergênica absoluta.

Reações alérgicas ocorrem em ambos os sexos, sendo menos comuns em crianças e idosos. Estimativas indicam que a incidência de reações de hipersensibilidade está entre 1 e 10%, com reação fatal ocorrendo em 0,002% dos pacientes. As reações imediatas ocorrem em 2 a 30 minutos, relacionadas com a liberação de histamina e outras aminas vasoativas após a interação da penicilina com seus metabólitos com basófilos e monócitos sensibilizados por imunoglobulina E (IgE), o que pode resultar em hipotensão e broncospasmo (choque anafilático). As reações aceleradas ocorrem nas primeiras 72 horas e são igualmente mediadas por IgE, incluindo edema de glote (risco de asfixia), edema angioneurótico (edema de lábios, língua, face e tecido periorbitário, acompanhado de sibilos respiratórios) e doença do soro. Finalmente, as reações tardias, mais frequentes (80 a 90%), ocorrem dias após o início da terapia. Elas não são originadas por mecanismos imunoalérgicos e compreendem *rash* morbiliforme (exantema maculopapular ou urticariforme), febre, eosinofilia e nefrite intersticial.

A hipersensibilidade é cruzada, isto é, comum a todo o grupo das penicilinas. Assim, um quadro de alergia penicilínica obriga a suspensão do antibiótico que o originou e impede a substituição por outra penicilina. Ainda pode haver reação cruzada com cefalosporinas (principalmente nos pacientes que têm reações imediatas, na ordem de 5 a 15%) e imipeném, mas não com aztreonam.

Uma anamnese cuidadosa é a melhor maneira de prevenir alergia penicilínica. O uso do antibiótico em pacientes comprovadamente sensíveis não é indicado, porque, apesar de a ocorrência prévia não significar necessariamente o aparecimento desse efeito adverso a cada exposição subsequente, o risco é alto. Indivíduos alérgicos a outros medicamentos também apresentam maior propensão a reações de hipersensibilidade penicilínica. Nesses casos, é preferível substituir penicilinas por outros antimicrobianos sempre que possível.

Testes de sensibilidade à penicilina são utilizados com o intuito de detectar predisposição às reações mediadas por IgE; portanto, só preveem alergia acelerada ou imediata.

Quadro 21.3 Esquemas usuais das penicilinas mais usadas na prática odontológica.

Agentes	Dose	Via	Intervalo (horas)
Penicilina G cristalina	A: 20 a 24 milhões de UI C: 25.000 a 300.000 de UI/kg/dia	IV contínua	Dose única
Penicilina G procaína	A: 300.000 UI C: 25.000 a 50.000 UI/kg/dia	IM	12 a 24 h
Amoxicilina	A: 2 g, 1 h antes C: 50 mg/kg,1 h antes	VO	Dose única
Ampicilina	A: 2 g, 30 min C: 50 mg/kg, 30 min antes do procedimento	IM, IV	4 a 8 h

A: adulto; C: criança; IM: via intramuscular; IV: via intravenosa; VO: via oral.

Precisam ser realizados com alergênios maiores, não disponíveis no Brasil, e exigem alguns cuidados e tempo suficiente para evidenciar os resultados. Adicionalmente, em pacientes suscetíveis, os próprios testes podem desencadear reação alérgica.

No Brasil, o chamado teste de sensibilidade à penicilina é de utilidade discutível, pois costuma ser feito de maneira incorreta (aplicação da penicilina receitada sem diluição, por via intradérmica ou subcutânea [SC], sem esperar o tempo necessário) em farmácias ou hospitais, expondo o paciente ao mesmo risco de reação a que seria submetido caso recebesse a dose plena. Esses testes seriam indicados apenas para pacientes com inequívoca história de alergia à penicilina e nos quais não seria possível administrar agente alternativo. Deve-se ressaltar, no entanto, que tais casos já não ocorrem, tendo em vista a disponibilidade de opções terapêuticas que podem substituir a penicilina sem prejudicar o paciente.

Epinefrina é o fármaco capaz de reverter a maioria das manifestações de hipersensibilidade imediatas e aceleradas. A escolha da via de administração (SC, IM, respiratória, IV) depende da gravidade do caso. A utilidade de corticosteroides e anti-histamínicos não está claramente estabelecida, mas esses fármacos costumam ser administrados após o manejo agudo. Erupções morbiliformes não respondem à terapia antialérgica e tendem a desaparecer espontaneamente, mesmo com a manutenção de ampicilina ou amoxicilina.

As penicilinas podem ser administradas na gestação. Durante a amamentação, encontram-se em concentrações variáveis no leite materno, e não é necessário suspender o aleitamento.

As principais interações medicamentosas com penicilinas estão descritas no Quadro 21.4.

Cefalosporinas

Cefalosporinas representam outro grupo de antibióticos betalactâmicos, em geral classificadas em gerações (ver Quadro 21.1) de acordo com o momento em que foram sintetizadas. Elas apresentam diferenças de espectro decorrentes de modificações nas cadeias laterais da estrutura básica que contém o anel 7-amino-cefalosporânico (Figura 21.2).

São agentes bactericidas com o mesmo mecanismo de ação das penicilinas; portanto, são usadas como alternativa em pacientes com reações de hipersensibilidade tardias. Por outro lado, seu uso é contraindicado em pacientes com história de reações imediatas graves, como angioedema e anafilaxia.[4] O grupo caracteriza-se por ser frequentemente ativo contra *S. aureus* produtores de penicilinase; porém, cada geração de cefalosporinas apresenta um espectro de ação predominante contra determinadas bactérias.

A primeira geração é a mais ativa contra cocos aeróbios gram-positivos (estreptococos do grupo B, *S. viridans*), atua contra *Staphylococcus aureus* oxacilino-resistentes e não tem atividade anaerobicida significativa. A segunda geração tem maior eficácia contra germes aeróbios gram-negativos e anaeróbios.

A cefoxitina é um exemplo de cefalosporina de segunda geração. Ela é menos ativa contra cocos aeróbios gram-positivos do que as de primeira geração, mas induz betalactamases e já sofre resistência de *Bacteroides fragilis*. Já a cefuroxima, entre as cefalosporinas de segunda geração, ainda mantém atividade contra bactérias aeróbias gram-positivas.

Os agentes de terceira geração apresentam maior atividade contra aeróbios gram-negativos multirresistentes e pseudômonas. A ceftriaxona tem a vantagem de durar por mais tempo, o que permite uma administração diária; a cefotaxima é indicada em lactentes por sua excreção extra-hepática que prescinde da maturidade do fígado; e a ceftazidima é considerada agente pseudomonicida. Já a cefepima, agente de quarta geração, tem espectro similar ao das cefalosporinas de terceira geração e a mesma eficácia clínica de ceftazidima contra *Pseudomonas aeruginosa*.

É possível perceber uma "contaminação" mercadológica nesta categorização, pois cada subgrupo tem um espectro predominante, não necessariamente suplantado por agentes mais novos.

Os mecanismos de resistência às cefalosporinas incluem produção de betalactamases, alteração das PLP e alteração de porinas, limitando a penetração do antibiótico na membrana externa. O uso desmedido de cefepima e ceftazidima em hospitais induz resistência bacteriana e seleciona enterococos resistentes à vancomicina, não responsivos à terapia em curso.

Quadro 21.4 Interações medicamentosas com penicilinas.

Representante	Outro fármaco	Resultados
Penicilinas em geral	Aminoglicosídeos	Sinergia *in vivo* e incompatibilidade *in vitro*
	Antimicrobianos bacteriostáticos	Antagonismo farmacodinâmico
	Probenecida	Sinergia de preservação
Penicilina V	Contraceptivos hormonais orais	Diminuição do efeito contraceptivo
Penicilina G	Procaína e benzatina	Aumento da duração de ação
Ampicilina	Contraceptivos hormonais orais	Diminuição do efeito contraceptivo
	Sulbactam	Aumento do espectro de ampicilina
Amoxicilina	Ácido clavulânico	Aumento do espectro de amoxicilina
Oxacilina	Álcool	Aumento da excreção de oxacilina
	Sulfonamidas	Diminuição da absorção de oxacilina

Seleção

As cefalosporinas orais de primeira geração são usadas em infecções odontogênicas graças à sua atividade contra bacté-

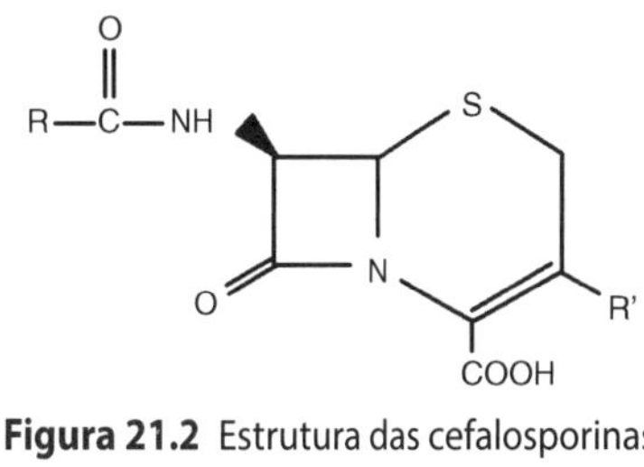

Figura 21.2 Estrutura das cefalosporinas.

rias aeróbias gram-positivas encontradas na cavidade bucal, mas carecem de atividade contra anaeróbios. Comumente, elas substituem penicilinas em pacientes com reações alérgicas tardias. Já as cefalosporinas injetáveis de primeira geração são selecionadas primariamente para profilaxia de infecção pós-operatória, devido à boa atividade contra estreptococos do grupo B e estafilococos, à pouca toxicidade e ao custo reduzido. A cefazolina, com igual espectro de ação, apresenta a vantagem de meia-vida maior (2 horas), permitindo maior espaçamento (duas meias-vidas, ou seja, 4 horas) para repique de dose transoperatória em procedimentos prolongados. A cefoxitina é a cefalosporina *in vitro* com maior atividade contra anaeróbios orais, mas é menos ativa contra cocos aeróbios gram-positivos do que as cefalosporinas de primeira geração, que funcionam como uma alternativa para infecções mistas (aeróbios/anaeróbios) de tecidos moles. O cefaclor é uma cefalosporina oral de segunda geração, mas a concentração plasmática obtida após sua administração equivale a 50% da obtida com dose equivalente de cefalexina.

Na impossibilidade de uso de penicilinas, as cefalosporinas podem ser usadas com segurança em gestantes. São excretadas no leite materno, podendo sensibilizar os lactentes.

Evidências contemporâneas sobre tratamento e profilaxia com cefalosporinas em Odontologia

Na literatura, a busca por evidências relacionadas ao uso de cefalosporinas em Odontologia mostra dados ainda mais escassos em comparação às penicilinas.

Periodontia

Um ensaio clínico randomizado comparou a eficácia de cefixima com a de amoxicilina + metronidazol, enquanto adjuvantes do tratamento periodontal não cirúrgico em pacientes com periodontite crônica. Observou-se que a cefixima promoveu melhora significativa no índice gengival em comparação a amoxicilina + metronidazol, e ambos os tratamentos reduziram de maneira semelhante o sangramento à sondagem.[28]

Cirurgia

Um ensaio clínico randomizado, envolvendo 171 pacientes submetidos a cirurgia para extração de terceiro molar impactado, comparou a eficácia da administração de ceftazidima (1 g, IM, 2 vezes/dia) em relação a amoxicilina + ácido clavulânico (875 mg + 125 mg VO, 3 vezes/dia) durante 5 dias. Não foram encontradas diferenças na incidência de infecção ou deiscência da ferida cirúrgica, de modo que não se indica o uso rotineiro de ceftazidima IM – um fármaco de segunda escolha, nessa situação.[29]

Outro estudo que envolveu 56 pacientes não observou benefício no uso profilático pós-operatório de cefpiramida (terceira geração) na redução de infecções na ferida após cirurgia ortognática.[30]

Já um ensaio clínico randomizado comparou a eficácia de esquemas de 1 e 3 dias de antibioticoterapia na prevenção de infecções após cirurgia ortognática. Todos os pacientes receberam uma injeção intravenosa de 2 g de cefazolina ou 600 mg de clindamicina (no caso de pacientes alérgicos aos betalactâmicos) antes da cirurgia, além de três doses IV de 1 g de cefazolina ou de 600 mg de clindamicina, a cada 8 horas, após o procedimento. Posteriormente, os pacientes foram divididos em um grupo (n = 85) que recebeu placebo e outro grupo (n = 86) que recebeu cefalexina (500 mg, VO) ou clindamicina (300 mg VO), 4 vezes/dia, por 2 dias. O estudo mostrou que os pacientes que receberam tratamento adicional com cefalexina apresentaram menor incidência de infecções na ferida cirúrgica quando comparados aos que receberam terapia antimicrobiana apenas no primeiro dia após o procedimento. Todavia, como foi encontrado um número necessário de pacientes a tratar (NNT) = 10, não ficou claro se o benefício de regime prolongado supera os possíveis riscos. Dessa maneira, os autores concluem que os procedimentos associados a maior incidência de infecções pós-operatórias, como osteotomias mandibulares, seriam aqueles que mais se beneficiariam do uso do regime prolongado, enquanto em outros procedimentos esse regime não seria indicado.[31]

Em geral, abscessos dentoalveolares agudos são tratados cirurgicamente e podem envolver o uso adjuvante de antimicrobianos. No tratamento de abscessos dentoalveolares agudos (n = 90), um ensaio clínico randomizado avaliou a eficácia do uso empírico de amoxicilina e cefalexina como adjuvantes ao tratamento cirúrgico. Os pacientes submetidos apenas ao tratamento cirúrgico apresentaram sintomas relacionados a infecções, como edema, trismo e febre por cerca de 6,17 dias, enquanto aqueles tratados com amoxicilina e cefalexina apresentaram esses sintomas por 4,47 e 4,67 dias, respectivamente. Foram isoladas dos pacientes 111 cepas bacterianas, das quais 76,6% eram suscetíveis à amoxicilina e 89,2% eram suscetíveis à cefalexina. Desse modo, o uso de ambos os antimicrobianos como adjuvantes do tratamento cirúrgico poderia ser benéfico no manejo da infecção pós-operatória.[31]

Profilaxia contra endocardite bacteriana

A American Heart Association recomenda o uso de cefalosporinas como alternativa na profilaxia contra endocardite bacteriana em pacientes que não podem receber amoxicilina oral. Uma revisão sistemática avaliou o impacto da profilaxia antimicrobiana em incidência, duração e magnitude de bacteriemia associada a tratamento odontológico.[32]

Dois estudos avaliaram as cefalosporinas e, em um deles,[33] a dose única de cefuroxima reduziu bacteriemia pós-exodontia; no outro,[34] não se observou redução na bacteriemia pós-exodontia com cefaclor. Em análise conjunta dos dados desses estudos, uma revisão sistemática não detectou diferença significativa na redução da bacteriemia pós-exodontia com uso de cefalosporinas. Deve-se levar em conta que bacteriemia é um desfecho com limitações significativas.[35]

Em 99 pacientes submetidos à cirurgia ortognática, comparou-se a profilaxia antimicrobiana administrada em dose única ou prolongada por 5 dias. Não houve diferença significativa entre os dois regimes profiláticos.[35]

Prescrição

Um esquema de administração e alguns parâmetros farmacocinéticos referentes às cefalosporinas de uso odontológico são apresentados no Quadro 21.5.

Quadro 21.5 Esquemas usuais das cefalosporinas mais usadas na prática odontológica.

Agentes	Dose	Via	Intervalo (horas)
Cefalotina	A: 1 a 2 g	IV	Dose única*
Cefazolina	C: 25 mg/kg	IV, IM	Dose única*
Cefalexina	A: 2 g C: 50 mg/kg	VO	Dose única**
Cefaclor	A: 250 a 500 mg C: 20 mg/kg/dia	VO	8
Cefoxitina	A: 1 a 2 g C: 80 a 160 mg/kg/dia	IV IM	4 a 8

*Profilaxia de infecção pós-operatória em procedimentos sob anestesia geral: o momento de administração coincide com o da indução anestésica (20 a 30 minutos antes do início do procedimento; a dose pode ser repetida transoperatoriamente, a cada 2 meias-vidas, em procedimentos muito prolongados). **Profilaxia de infecção pós-operatória em procedimentos ambulatoriais: o momento da administração é 1 hora antes do procedimento. A: adulto; C: criança; IM: via intramuscular; IV: via intravenosa; VO: via oral.

Seguimento

Cefalosporinas apresentam baixa toxicidade. As reações alérgicas das cefalosporinas são similares às das penicilinas, porém ocorrem com menos frequência (5% dos casos) e manifestam-se como anafilaxia, broncospasmo, urticária, *rash* maculopapular, febre e eosinofilia. A irritação local se manifesta por sintomas digestivos (VO), dor (IM) e tromboflebite (IV). Quando usadas por longos períodos, as cefalosporinas podem induzir superinfecção. As principais interações estão descritas no Quadro 21.6.

Quadro 21.6 Interações medicamentosas com cefalosporinas.

Representante	Outro fármaco	Resultados
Cefalosporinas em geral	Diuréticos de alça	Maior nefrotoxicidade
	Aminoglicosídeos	Efeito sinérgico e maior nefrotoxicidade
	Probenecida	Sinergia de preservação
	Hipoglicemiantes orais	Aumento da hipoglicemia
Cefalotina, cefalexina	Contraceptivos orais	Anulação do efeito contraceptivo

MACROLÍDIOS

Introdução

Os macrolídios naturais incluem eritromicina (obtida dos produtos metabólicos de uma cepa de *Streptomyces erythreus*), espiramicina e josamicina. Novos derivados compreendem azitromicina (um azalídeo), claritromicina, roxitromicina e diritromicina, que apresentam maior estabilidade em meio ácido, melhor disponibilidade VO, efeito mais longo, melhor atividade sobre bactérias de desenvolvimento intracelular e aumento da concentração intrafagocitária.

Os macrolídios ligam-se à subunidade 50S do ribossomo bacteriano, inibindo a síntese de proteínas RNA-dependentes, o que lhes confere, a princípio, atividade bacteriostática, mas que pode ser bactericida, dependendo das concentrações plasmáticas e teciduais atingidas e do tipo de microrganismo envolvido. O espectro de atividade dos macrolídios é semelhante ao da penicilina e inclui cocos gram-positivos, muitas bactérias anaeróbias (particularmente da microbiota oral) e alguns bacilos gram-positivos e gram-negativos. A atividade bactericida de azitromicina é maior que a de eritromicina e claritromicina contra bacilos gram-negativos, possivelmente devido a sua melhor penetração celular.[36]

Muitos bacilos gram-negativos têm resistência natural, devido à inabilidade dos macrolídios em penetrar efetivamente suas membranas. Baixos graus de resistência têm sido observados para cocos anaeróbios gram-positivos (CAGP), sendo provavelmente relacionados a mudanças na estrutura dos fosfolipídios (PLP). Os principais genes conhecidos que conferem resistência aos macrolídios são *erm*, produzindo alteração microssomal, e *mef*(A) e *msr*(A), promovendo efluxo do antibiótico. Mutações na proteína ribossômica L4 e no RNAr 23S têm sido descritas em algumas espécies resistentes a macrolídeos.[37]

Estreptococos do grupo *viridans* (SGV) vêm ganhando importância como reservatórios de determinantes de resistência para patógenos do trato respiratório. SGV resistentes a macrolídios, encontrados na orofaringe de adultos saudáveis, conseguem ser também resistentes a outros antibióticos de uso comum, o que pode ser transferido a outras espécies bacterianas. Entretanto, o desenvolvimento de resistência bacteriana a um derivado macrolídio não é obrigatório a outros representantes da classe. Um estudo recente caracterizou o resistoma da cavidade oral de indivíduos de vários locais do mundo, encontrando alta prevalência de genes determinantes de resistência aos macrolídios, tetraciclinas e fluoroquinolonas.[38] Existe resistência cruzada entre macrolídios e tetraciclinas para muitas espécies da microbiota bucal, com correlação significativa entre os genes *erm* (B) e *tet* (M).[39] Esses achados merecem atenção especial e recomendações de cautela com o uso empírico crescente dessa classe de antibióticos em Odontologia.

Seleção

Durante muitos anos, macrolídios foram considerados antibióticos substitutivos das penicilinas para tratamento de infecções em pacientes alérgicos.[3] A eritromicina é o representante macrolídio com maior experiência clínica de uso. Na atualidade, seu uso em Odontologia tem declinado sensivelmente, sobretudo em função da crescente resistência bacteriana a essa classe de antibióticos.[40] Apesar das inúmeras evidências de ineficácia para muitas espécies bacterianas da microbiota bucal, seu uso ainda pode ser recomendado para tratamento de infecções leves a moderadas em pacientes imunocompetentes alérgicos às penicilinas. A claritromicina e a azitromicina são os antibióticos de escolha para quadros de abscesso periapical agudo nesses pacientes, associando-se a menor incidência de efeitos adversos gastrintestinais em comparação à eritromicina.[36]

Diversos ensaios clínicos foram realizados para determinar a eficácia do uso adjuvante de macrolídios no tratamento não cirúrgico da periodontite. Uma metanálise de 14 ensaios clínicos mostrou que o uso adjuvante da azitromicina melhorou significativamente a eficácia da terapia periodontal não cirúrgica na redução da profundidade e sangramento à sondagem e melhora de nível de inserção clínica, sobretudo em bolsas periodontais inicialmente mais profundas. Por outro lado, não foi observado benefício em bolsas mais superficiais.[41]

Resultados semelhantes foram encontrados por outra revisão sistemática de 15 ensaios clínicos.[42] Entretanto, apesar de existirem algumas evidências de benefício com azitromicina, há variabilidade significativa entre os desfechos de ensaios individuais incluídos nessas revisões sistemáticas. As evidências mais sólidas, envolvendo o uso adjuvante de antimicrobianos no manejo da periodontite, são vistas com a associação de amoxicilina + metronidazol.[9] Assim, a azitromicina não é indicada como agente de primeira escolha em pacientes sem contraindicações para amoxicilina + metronidazol.

Alguns estudos também avaliaram a eficácia do uso de azitromicina na redução de complicações pós-implantes e no manejo da peri-implantite. Evidências indicam que a azitromicina antes de uma cirurgia de implante dentário reduz as concentrações de algumas citocinas pró-inflamatórias no fluido gengival crevicular e no fluido crevicular peri-implantar. Portanto, o uso pré-operatório de azitromicina supera o de amoxicilina na resolução de inflamação pós-operatória.[43]

Já foi igualmente observado que a azitromicina pode reduzir a expressão do mRNA de mediadores inflamatórios em neutrófilos de maneira muito mais consistente que a amoxicilina.[44]

Além disso, alguns estudos mostraram que o uso adjuvante de azitromicina, no tratamento da peri-implantite, reduz a profundidade e o sangramento à sondagem e a inflamação da gengiva por até 9 meses após o tratamento.[45,46]

Comparativamente, uma quantidade menor de estudos avaliou o uso de claritromicina em Odontologia. Alguns ensaios clínicos pequenos mostraram que o uso oral reduziu a profundidade de sondagem, melhorou o nível de inserção clínica e reduziu a presença de alguns microrganismos no biofilme subgengival de pacientes com periodontite crônica ou agressiva.[47-49]

Uma revisão sistemática sugeriu que os benefícios do uso local de claritromicina podem superar aqueles observados durante o uso oral em parâmetros como profundidade de sondagem e nível de inserção clínica.[50] Cabe ressaltar, entretanto, que tais evidências são baseadas em poucos ensaios clínicos com número limitado de pacientes.

Azitromicina e claritromicina têm sido recomendadas pela American Heart Association como alternativas aos betalactâmicos para profilaxia de endocardite bacteriana em adultos e crianças. Da mesma maneira, alguns estudos sugerem que azitromicina poderia ser alternativa à amoxicilina para a profilaxia contra infecções após cirurgia de extração de terceiro molar.[51,52]

Prescrição

Geralmente, macrolídios são utilizados VO. A azitromicina tem rápida absorção oral, resultando em biodisponibilidade entre 30 e 40%. A eritromicina é comercializada como ésteres (estolato, estearato e etilsuccinato), possibilitando administração IM e VO. favorecendo o mascaramento do amargor da eritromicina base. Deve-se evitar a ingestão de alimentos antes e após a administração oral de eritromicina base, enquanto a absorção de estolato não é influenciada por alimentos. Já a claritromicina é rápida e quase totalmente absorvida após administração oral, mesmo na presença de alimentos. Entretanto, devido ao metabolismo de primeira passagem, sua biodisponibilidade acaba sendo reduzida para cerca de 50%.[3]

As *doses* variam de acordo com forma farmacêutica e a via de administração empregadas. A azitromicina é recomendada na dose de 500 mg a cada 24 horas. A eritromicina tem sido utilizada em pró-doses de 250 mg, até 2 g diários – essa dose máxima delimita sua utilidade a infecções leves. A dose de claritromicina é de 250 mg a cada 12 horas para adultos com infecções leves a moderadas e 500 mg a cada 12 horas para adultos com infecções mais graves.[3] Ajustes de dosagem não parecem ser necessários em pacientes com insuficiências hepática e renal leve a moderada, mas pode ser necessário um ajuste de dose de eritromicina e claritromicina em pacientes com insuficiência renal grave.

O *intervalo* entre doses é de 6, 12 e 24 horas para eritromicina, claritromicina e azitromicina, respectivamente.

A azitromicina apresenta meia-vida plasmática e tecidual prolongada (24 a 96 horas), atingindo concentração nos tecidos 10 a 100 vezes maior que a sérica.

A *duração* de tratamento tem sido de 5 (azitromicina) a 10 dias (eritromicina, roxitromicina e claritromicina), com a possibilidade de utilizar azitromicina por menos tempo. Abscessos dentoalveolares têm sido tratados por 3 a 7 dias.

O esquema de administração e alguns parâmetros farmacocinéticos de macrolídios podem ser vistos no Quadro 21.7.

Seguimento

A claritromicina e a azitromicina induzem menos queixas gastrintestinais em comparação à eritromicina.

A incidência total de efeitos adversos de *azitromicina* fica em torno de 12%, sendo os mais frequentes diarreia (3,6%), náuseas e dor abdominal (2,5%), cefaleia e vertigens (1,3%) e pequena elevação das transaminases (1,5%).

Hepatotoxicidade é um efeito adverso raro, ocorrendo em geral entre 1 e 3 semanas após o início do tratamento e sendo predominantemente de natureza hepatocelular. Embora a maioria dos pacientes se recupere totalmente, podem ocorrer reações cutâneas graves, lesões crônicas e complicações que levem à morte ou à necessidade de transplante de fígado.[53]

Quadro 21.7 Esquemas de administração de macrolídios.

Fármaco	Dose diária		Via de administração	Pico sérico (mg/mℓ)	Intervalo (horas)	Meia-vida (horas)
	Adulto (g/dia)	Criança (mg/kg/dia)				
Eritromicina base	2 a 4	30 a 50	Oral	0,3 a 1,9	6	1,6
	1 a 4	50	Intravenosa	–		6
Eritromicina estolato	1 a 2	30 a 50	Oral	1 a 2	6	1,6
Eritromicina estearato	2 a 4	30 a 50	Oral	2 a 3	6	1,6
Claritromicina	0,5 a 1	15	Oral	2 a 3	12	3 a 4
Azitromicina	1*	5 a 10*	Oral	4 a 6	24	68 horas
	0,5	–	Intravenosa	–	–	24

*Suspensão e cápsulas devem ser administradas 1 hora antes ou depois das refeições; comprimidos podem ser dados com alimentos. (Adaptada de Cahill et al.[26])

Com *claritromicina*, a incidência geral de efeitos adversos varia de 4 a 30%, e são relatados diarreia, vômito, dor abdominal, prolongamento do tempo de protrombina, hiperbilirrubinemia, hepatomegalia e elevação do número de enzimas hepáticas.

O uso da *eritromicina* é limitado por efeitos adversos gastrintestinais (dor epigástrica, diarreia, náuseas e vômito) e incomoda particularmente crianças pequenas, o que leva cerca de um terço dos pacientes a não completar a terapia. Além disso, necessidade de múltiplas doses diárias e regime de tratamento prolongado também podem comprometer a adesão do paciente e, por consequência, a efetividade da terapia.

Todos os efeitos adversos mais comuns são dose-dependentes. O *estolato de eritromicina* apresenta elevado risco de desenvolvimento de hepatite colestática, cujos sintomas incluem náuseas, vômitos e dor abdominal, seguidos por icterícia, febre e alterações nos leucócitos. É uma manifestação que independe da dose, mas reversível. Ocorre menos frequentemente com *etilsuccinato de eritromicina* e tem rara ocorrência em crianças menores de 12 anos.

De modo geral, as reações de hipersensibilidade à eritromicina são leves e incluem febre, eosinofilia e erupções cutâneas. Anafilaxia e distúrbios respiratórios agudos são muito raros e aparecem na literatura como relatos de casos.

A eritromicina e a azitromicina estão classificadas como risco B para gravidez na antiga categorização da Food and Drug Administration (FDA), enquanto a claritromicina encontra-se classificada como risco C, por ter sido relacionada a defeito fetal em camundongos e macacos.

Estolato de eritromicina apresenta elevado risco de desenvolvimento de hepatite colestática, cujos sintomas incluem náuseas, vômitos e dor abdominal, seguidos por icterícia, febre e alterações nos leucócitos. É condição rara em crianças menores de 12 anos. Essa manifestação é independente de dose e reversível, ocorrendo menos frequentemente com etilsuccinato de eritromicina. De modo geral, as reações de hipersensibilidade à eritromicina são leves, incluindo febre, eosinofilia e erupções cutâneas. Anafilaxia e distúrbios respiratórios agudos são muito raros e aparecem na literatura como relatos de casos.

Algumas interações medicamentosas entre macrolídios e outros fármacos podem acarretar efeitos adversos, o que pode ser observado no Quadro 21.8.

Quadro 21.8 Interações medicamentosas de macrolídios.

Macrolídio	Segundo fármaco	Efeitos	Mecanismo
Eritromicina	Clindamicina	Diminui o efeito antibiótico	Antagonismo mútuo
Eritromicina, claritromicina	Teofilina	Convulsões, arritmias	Antibiótico inibe citocromo P450 e metabolismo do segundo fármaco
Eritromicina, claritromicina, azitromicina	Alfentanila	Aumento da depressão respiratória	Antibiótico inibe citocromo P450 e metabolismo do segundo fármaco
	Bromocriptina	Aumenta efeitos em SNC, hipotensão	
	Carbamazepina	Ataxia, vertigem, sonolência	
	Ciclosporina	Aumenta imunossupressão e nefrotoxicidade	
	Bloqueadores de canais de cálcio	Hipotensão, taquicardia, edema	
	Metilprednisolona, prednisona	Aumento de imunossupressão	
	Lovastatina	Dor muscular, rabdomiólise	
	Triazolam, midazolam	Aumento da profundidade e duração da sedação	
Eritromicina, claritromicina	Varfarina	Aumenta o efeito anticoagulante	Antibiótico interfere no metabolismo do segundo fármaco

(*continua*)

Quadro 21.8 Interações medicamentosas de macrolídios. (*Continuação*)

Macrolídio	Segundo fármaco	Efeitos	Mecanismo
Eritromicina	Digoxina	Toxicidade digitálica, arritmias, distúrbios visuais, hipersalivação	Antibiótico mata a *Eubacterium lentum*, metabolizadora da digoxina no intestino
Azitromicina	Piroxicam	Diminuição de efeito anti-inflamatório	Deslocamento de piroxicam de sítios aceptores teciduais

SNC: sistema nervoso central.

TETRACICLINAS

Introdução

Tetraciclinas são antimicrobianos bacteriostáticos de amplo espectro, com curta duração de efeito, que inibem a síntese proteica por meio de ligação aos ribossomos 30S.[3] Seus principais representantes são cloridrato de tetraciclina, doxiciclina e minociclina. A tetraciclina foi isolada em 1950 a partir do fungo *Streptomyces aureofaciens*; em 1966, foi criada a doxiciclina, tetraciclina semissintética de longa duração de efeito, e, no ano seguinte, foi sintetizada minociclina.

Tetraciclinas apresentam atividade contra bactérias gram-positivas e negativas, anaeróbias, aeróbias, bacilos álcool-ácido-resistentes, clamídias, micoplasmas, riquétsias e espiroquetas.[3] Atuam em infecções orais causadas por *Actinomyces*, *Actinobacillus*, *Clostridium*, *Propionibacterium*, *Eubacterium*, *Peptococcus* e *Fusobacterium*.[36] Entretanto, elas também atuam sobre a flora normal do trato digestório, possibilitando o surgimento de infecções oportunistas por *Candida* sp. e outros microrganismos resistentes às tetraciclinas.

Atualmente, devido ao uso excessivo e ao surgimento de cepas resistentes,[54-57] esses antibacterianos têm utilização limitada como agentes de primeira escolha. A resistência bacteriana às tetraciclinas se dá geralmente por transferência genética (plasmídeos e transpósons), mas também pode envolver mutação, em que ocorre a diminuição da concentração intracelular do fármaco por criação de via de efluxo, acesso reduzido ao ribossomo por proteína protetora ou inativação enzimática.[3]

Seleção

Tetraciclinas são usadas como tratamento adjuvante na doença periodontal, sistêmica ou localmente, pois podem reduzir o número de microrganismos patogênicos e modular a resposta inflamatória, diminuindo a lesão tecidual. Atualmente, a doxiciclina tem sido a mais indicada no tratamento das periodontites, já que, por suas características farmacocinéticas (maior lipossolubilidade, absorção oral mais rápida, meia-vida maior com intervalo mais longo entre as doses), apresenta vantagens em relação aos demais representantes. É utilizada para doenças periodontais agressivas em pacientes adultos ou como alternativa terapêutica nos casos de hipersensibilidade às penicilinas ou efeitos adversos ao metronidazol.[36]

Doses de doxiciclina inferiores às antimicrobianas diminuem a atividade das metaloproteinases, que, durante a progressão da doença periodontal crônica, medeiam a destruição da matriz extracelular em bolsas periodontais.[58,59] Além disso, foi demonstrado que o uso adjuvante dessas doses também pode diminuir o estresse nitrosativo associado à periodontite crônica.[60] Nesse contexto, metanálise de três ensaios clínicos mostrou que doses subantimicrobianas de doxiciclina adjuvantes a raspagem e alisamento radicular tiveram benefícios adicionais a longo prazo em parâmetros como nível de inserção clínica (CAL), profundidade de sondagem, placa e índices gengivais.[61] Entretanto, outra metanálise de seis ensaios clínicos não observou benefício com o uso adjuvante de doxiciclina nos níveis de inserção clínica em pacientes diabéticos.[62]

Resultados conflitantes têm sido observados com o uso local de tetraciclinas no manejo da periodontite. Embora alguns estudos tenham observado que o uso adjuvante de microesferas de doxiciclina[63] e minociclina[64] reduziu a profundidade de sondagem e aumentou o nível de fixação clínica em pacientes com periodontite crônica, outros não observaram qualquer benefício com uso de microesferas de minociclina.[65]

Prescrição

Tetraciclinas são primordialmente utilizadas VO, apesar de existirem formas farmacêuticas de administração parenteral e tópica. O uso tópico não é comum; entretanto, a administração subgengival de microesferas com liberação sustentada de doxiciclina ou minociclina tem sido usada em adultos com doença periodontal, apresentando resultados variáveis. A maior parte da absorção ocorre no estômago e na porção inicial do intestino delgado. Antiácidos à base de alumínio, cálcio ou magnésio, preparações contendo ferro ou sais de bismuto, colestiramina, colestipol e leite e derivados prejudicam ou inibem a absorção das tetraciclinas, devido à quelação dos cátions bivalentes e trivalentes. Os quelatos são excretados nas fezes e, consequentemente, níveis séricos terapêuticos não são obtidos. Portanto, cloridrato de tetraciclina deve ser administrado 2 horas antes ou depois das refeições. A doxiciclina e a minociclina apresentam maior absorção oral (95 a 100%), não prejudicada por alimentos. Quaisquer tetraciclinas devem ser ingeridas com adequadas quantidades de líquidos para evitar irritação digestiva. O desconforto gástrico pode ser minimizado se forem ingeridas com alimentos, com exceção dos laticínios ou antiácidos.

Tetraciclinas distribuem-se amplamente por todo o organismo, em tecidos e secreções, e atingem altas concentrações em saliva, dentina, esmalte e ossos. Atravessam a placenta e penetram a circulação fetal e o líquido amniótico; altas concentrações do fármaco são encontradas no leite materno. Concentram-se no fígado, sendo excretadas pela bile para o intestino, sendo então parcialmente reabsorvidas. Com exceção da doxiciclina, que tem excreção extrarrenal

(90% nas fezes), são eliminadas na urina; não se acumulam em pacientes com insuficiência renal, dispensando ajuste de doses nessa situação. Em insuficiência hepática, recomenda-se diminuição de dose, embora não haja dados de aumento de níveis séricos de tetraciclinas nessa situação. A precaução se deve à hepatotoxicidade manifestada por elas. Meias-vidas maiores de minociclina e doxiciclina propiciam intervalos de 12 a 24 horas entre doses, o que aumenta a adesão dos pacientes ao tratamento.

Os esquemas de administração podem ser visualizados no Quadro 21.9.

Seguimento

Tetraciclinas podem provocar efeitos tóxicos moderados a graves, mas raramente induzem reações alérgicas. Podem determinar superinfecção.

Elas se depositam na forma de ortofosfato complexo em ossos e dentes durante o desenvolvimento, provocando manchas marrons e hipoplasia de esmalte dental proporcionais à quantidade total administrada (dose proporcional ao peso corporal). Atingem a primeira dentição quando administradas a neonatos e bebês. A pigmentação de dentes permanentes anteriores se desenvolve quando o fármaco é administrado entre 2 meses e 5 anos, durante a calcificação dentária e quando as coroas estão sendo formadas. Portanto, não devem ser usadas por crianças menores de 8 anos. A administração durante a gestação compromete a dentição decídua dos conceptos. Além disso, gestantes são particularmente suscetíveis à hepatotoxicidade induzida por tetraciclinas. Por tudo isso, tetraciclinas não estão indicadas para crianças, gestantes ou nutrizes.[3]

As tetraciclinas tampouco devem ser usadas por pacientes com história de reação alérgica. Durante seu uso, deve-se evitar demasiada exposição ao sol e usar filtros solares. É preciso diminuir a dosagem em insuficientes hepáticos, já que a toxicidade é dose-dependente. Nesse contexto, a doxiciclina parece estar menos associada com hepatotoxicidade.[66] Tetraciclina degradada ou com prazo de validade vencido induz quadro clínico similar ao da síndrome de Fanconi, caracterizado por náuseas, vômitos, poliúria, polidipsia, proteinúria, acidose, glicosúria e aminoacidúria.[3]

Os demais efeitos adversos das tetraciclinas estão resumidos no Quadro 21.10.

Quanto a interações medicamentosas, pacientes em uso de anticoagulantes orais podem necessitar redução da dosagem, conforme orientação médica, pois as tetraciclinas diminuem a atividade da protrombina. Álcool, barbitúricos, carbamazepina e fenitoína diminuem a meia-vida das tetraciclinas. O uso simultâneo a contraceptivos orais pode reduzir a eficácia dos anticoncepcionais, possibilitando gestação não desejada. O uso concomitante de tetraciclinas e metoxiflurano pode causar toxicidade renal fatal.

Quadro 21.10 Efeitos adversos associados ao uso de tetraciclinas.

Perturbações gastrintestinais: epigastralgia, desconforto abdominal, anorexia, náuseas, vômitos, diarreia, pancreatite, esofagite e úlceras esofágicas

Hepatotoxicidade: predominantemente em gestantes e na administração de altas doses

Nefrotoxicidade: síndrome de Fanconi

Fotossensibilidade

Pigmentação das unhas

Efeitos sobre tecidos calcificados: diminuição do crescimento ósseo, pigmentação castanha dos dentes, hipoplasia de esmalte e dentina

Reações de hipersensibilidade: erupções cutâneas, urticária, dermatite esfoliativa, prurido, glossite atrófica ou hipertrófica, febre, asma, angioedema, anafilaxia

Superinfecção: por fungos e bactérias (candidíase, colite pseudomembranosa por *C. difficile*)

Quadro 21.9 Esquemas de tetraciclinas usadas na prática odontológica.

Fármaco	Dose diária	Via de administração	Intervalo entre doses (horas)	Meia-vida (horas)	Depuração
Tetraciclina	1 a 2 g	Oral	6	8	R
Doxiciclina	100 a 200 mg	Oral	12 a 24	16	H
Minociclina	100 a 200 mg	Oral	12 a 24	16	H

R: renal; H: hepática.

REFERÊNCIAS BIBLIOGRÁFICAS

1. Wannmacher L. Antibióticos betalactâmicos. In: Wannmacher L, Ferreira MBC (eds.). farmacologia clínica para dentistas. 3. ed. Rio de Janeiro: Guanabara Koogan; 2007. p. 280-7.
2. Curello J, MacDougall C. Beyond susceptible and resistant, part II: treatment of infections due to gram-negative organisms producing extended-spectrum β-lactamases. J Pediatr Pharmacol Ther. 2014;19(3):156-64.
3. MacDougall C. Protein synthesis inhibitors and miscellaneous antibacterial agents. In: Brunton LL, Lazo JS, Parker KLL (eds.). Goodman & Gilman's the pharmacological basis of therapeutics. 13. ed. New York: McGraw-Hill; 2018. p. 1049-66.
4. Bush K, Jacoby GA. Updated functional classification of beta-lactamases. Antimicrob Agents Chemother. 2010;54(3):969-76.
5. Agnihotry A, Gill KS, Stevenson III RG, Fedorowicz Z, Kumar V, Sprakel J et al. Irreversible pulpitis – a source of antibiotic over-prescription? Braz Dent J. 2019;30(4):374-9.
6. Eren E, Onay O, Ungor M. Assessment of alternative emergency treatments for symptomatic irreversible pulpitis: a randomized clinical trial. International Endodontic J. 2018;51:e227-e237.
7. Orlandi M, Aguilera EM, Marleta D et al. Impact of the treatment of periodontitis on systemic health and quality of life: a systematic review. J Clin Periodontol. 2022;49(suppl. 24):314-27.
8. Sgolastra F, Petrucci A, Ciarrocchi I et al. Adjunctive systemic antimicrobials in the treatment of chronic periodontitis: A systematic review and network meta-analysis. J Periodontal Res. 2021;56(2):236-48.
9. Teughels W, Feres M, Oud V, Martín C, Matesanz P, Herrera D. Adjunctive effect of systemic antimicrobials in periodontitis ther-

apy: a systematic review and meta-analysis. J Clin Periodontol. 2020;47:257-81.
10. McGowan K, McGowan T, Ivanoviski S. Optimal dose and duration of amoxicillin-plus-metronidazole as an adjunct to non-surgical periodontal therapy: a systematic review and meta-analysis of randomized, placebo-controlled trials. J Clinical Periodontology. 2018;45(1):56-67.
11. Nibali L, Koidou VP, Hamborg T, Donos N. Empirical or microbiologically guided systemic antimicrobials as adjuncts to non-surgical periodontal therapy? A systematic review. J Clinical Periodontology. 2019;46(10):999-1012.
12. Canullo L, Troiano G, Sbricoli L, Guazzo R, Laino L, Caiazzo A et al. The use of antibiotics in implant therapy: a systematic review and meta-analysis with trial sequential analysis on early implant failure. Int J Oral Maxillofac Implants. 2020;35(3):485-94.
13. Roca-Millan E, Estrugo-Devesa A, Merlos A, Vinuesa T, López-López J. Systemic antibiotic prophylaxis to reduce early implant failure: a systematic review and meta-analysis. Antibiotics. 2021;10(6):698.
14. Khoury F, Keeve PL, Ramanauskaite A et al. Surgical treatment of peri-implantitis – consensus report of working group 4. IDJ. 2019;69(S2):18-22.
15. Esposito M, Grusovin MG, Worthington HV. Interventions for replacing missing teeth: antibiotics at dental implant placement to prevent complications. Cochrane Database Syst Rev. 2013;(7):CD004152.
16. Romandini M, De Tullio I, Congedi F, Kalemaj Z, D'Ambrosio M, Laforí A et al. Antibiotic prophylaxis at dental implant placement: which is the best protocol? A systematic review and network meta-Analysis. J Clin Periodontol. 2019;46(3):382-95.
17. Rodríguez Sánchez F, Arteagoitia I, Teughels W, Rodríguez Andrés C, Quirynen M. Antibiotic dosage prescribed in oral implant surgery: a meta-analysis of cross-sectional surveys. Plos One. 2020;15(8):e0236981.
18. Lodi G, Azzi L, Varoni EA, Pentenero M, Del Fabro M, Carraci A et al. Antibiotics to prevent complications following tooth extractions. Cochrane Database Syst Ver. 2021;2:CD003811.
19. Oomens MAE, Verlinden CRA, Goey Y, Forouzanfar T. Prescribing antibiotic prophylaxis in orthognathic surgery: a systematic review. Int J Oral Maxillofac Surg. 2014;43(6):725-31.
20. Menon RK, Li KY, Gopinath D, Yiu Yan Leung YY. Does the use of amoxicillin/amoxicillin-clavulanic acid in third molar surgery reduce the risk of postoperative infection? A systematic review with meta-analysis. Int J Oral Maxillofac Surg. 2019;48:263-73.
21. Baqain ZH, Hyde N, Patrikidou A, Harris M. Antibiotic prophylaxis for orthognathic surgery: a prospective, randomised clinical trial. Brit J Oral and Maxillofac Surg. 2005;42(6):506-10.
22. Ghantous Y, Araidy S, Yaffe V, Mirochnik R, El-Raziq, El-Naaj IA. The efficiency of extended postoperative antibiotic prophylaxis in orthognathic surgery: a prospective, randomized, double blind, placebo-controlled clinical trial. Journal of Cranio-Maxillo-Facial Surgery. 2019;47:228e23.
23. Halpern LR, Dodson TB. Does prophylactic administration of systemic antibiotics prevent postoperative inflammatory complications after third molar surgery? J Oral and Maxillofacial Surg. 2007;65(2):77-85.
24. Miles BA, Potter JK, Ellis III E. The efficacy of postoperative antibiotic regimens in the open treatment of mandibular fractures: a prospective randomized trial. J Oral Maxillofac Surg. 2006;64(4):576-82.
25. Oppelaar MC, Zijtveld C, Kuipers S, ten Oever J. Evaluation of prolonged vs short courses of antibiotic prophylaxis following ear, nose, throat, and oral and maxillofacial surgery: a systematic review and meta-analysis. JAMA Otolaryngol Head Neck Surg. 2019;145(7):610-6.
26. Cahill TJ, Harrison JL, Jewell P et al. Antibiotic prophylaxis for infective endocarditis: a systematic review and meta-analysis. Heart. 2017;103(12):937-44.
27. Lockhart PB, Loven B, Brennan MT, Fox PC. The evidence base for the efficacy of antibiotic prophylaxis in dental practice. JADA. 2007;138(4):458-74.
28. Dukić S, Matijević S, Daković D, Čutović T. Comparison of cefixime and amoxicillin plus metronidazole in the treatment of chronic periodontitis. Vojnosanit Pregl. 2016;73(6):526-30.
29. Sisalli U, Lalli C, Cerone L, Maida S, Manzoli L, Serra E et al. Amoxicillin and clavulanic acid vs ceftazidime in the surgical extraction of impacted third molar: a comparative study. Int J Immunopathol Pharmacol. 2012;25(3):771-4.
30. Kang S-H, Yoo J-H, Yi C-K. The efficacy of postoperative prophylactic antibiotics in orthognathic surgery: a prospective study in Le Fort I osteotomy and bilateral intraoral vertical ramus osteotomy. Yonsei Medical J. 2009;50(1):55-9.
31. Matijevic S, Lazić Z, Kuljić-Kapulica N, Nonković Z et al. Empirical antimicrobial therapy of acute dentoalveolar abscess. Vojnosanitetski Pregled. 2009;66:Broj 7.
32. Lafaurie GI, Noriega LA, Torres CC, Castillo Y, Moscoso SB, Mosquera S et al. Impact of antibiotic prophylaxis on the incidence, nature, magnitude, and duration of bacteremia associated with dental procedures: A systematic review. JADA. 2019;150(11):948-559.e4.
33. Wahlmann U, Al-Nawas B, Jütte M, Wagner W. Clinical and microbiological efficacy of single dose cefuroxime prophylaxis for dental surgical procedures. J Antimicr Agents. 1999;253-6.
34. Hall G, Heimdahl A, Nord CE. Effects of prophylactic administration of cefaclor on transient bacteremia after dental extraction. Eur J Clin Microbiol Infect Dis. 1996;15(8):646-9.
35. Davis CM, Gregoire CE, Davis I, Steeves TW. Surgical site infections following orthognathic surgery: a double blind, randomized controlled trial on a 3-day versus 1-day postoperative antibiotic regimen. J Oral Maxillofac Surg. 2017;75(4):796-804.
36. Groppo FC, Fiol FSD, Andrade ED. Uso de antibióticos no tratamento ou na prevenção de infecções bacterianas bucais. In: Andrade ED. Terapêutica medicamentosa em odontologia. 3. ed. São Paulo: Artes Médicas; 2014. p. 54-77.
37. Dinos GP. The macrolide antibiotic renaissance. Br J Pharmacol. 2017;174:2967-83.
38. Carr VR, Witherden EA, Lee S et al. Abundance and diversity of resistomes differ between healthy human oral cavities and gut. Nat Commun. 2020;11:693.
39. Brenciani A, Bacciaglia A, Vecchi M, Vitali LA. Genetic elements carrying erm (B) in Streptococcus pyogenes and Association with tet (M) tetracycline resistance gene. Antimicrobial Agents and Chemotherapy. 2007;51(4):1209-16.
40. Kim JH, Kim JY, Yoo CH, Seo WH, Yoo Y, Song DJ et al. Macrolide resistance and its impacts on M. Pneumoniae pneumonia in children: comparison of two recent epidemics in Korea. Allergy Asthma Immunol Res. 2017;9(4):340-6.
41. Zhang A, Song L, Liang H, Gu Y, Zhang C, Liu X et al. Molecular subtyping and erythromycin resistance of Campylobacter in China. J Applied Microbiol. 2016;121(1):287-93.
42. O'Rourke VJ. Azithromycin as an adjunct to non-surgical periodontal therapy: a systematic review. Australian Dental J. 2017;62(1):14-22.
43. Escalante M, Eubank T, Binnaz L, Walters J. Comparison of azithromycin and amoxicillin before dental implant placement: an exploratory study of bioavailability and resolution of postoperative inflammation. J Periodontol. 2015;86:1190-200.
44. Gibson MP, Walters JD. Inhibition of neutrophil inflammatory mediator expression by azithromycin. Clin Oral Invest. 2020;24:4493-500.
45. Gomi K, Matsushima Y, Ujii Y, Shirakawa S, Nagano T, Kanazashi M et al. Full-mouth scaling and root planing combined with azithromycin to treat peri-implantitis. Australian Dental J. 2015;60:503-10.

46. Gershenfeld L, Kalos A, Whittle T, Yeung S. Randomized clinical trial of the effects of azithromycin use in the treatment of peri--implantitis. Australian Dental J. 2018;63(3):374-81.
47. Pradeep AR, Kathariya R. Clarithromycin, as an adjunct to non-surgical periodontal therapy for chronic periodontitis: a double blinded, placebo controlled, randomized clinical trial. Arch Oral Biol. 2011;56(10):1112-9.
48. Andere NMRB, dos Santos NCC, Araújo CF, Mathias IF, Taiete T, Casarin RCV et al. Clarithromycin as an adjunct to one-stage full-mouth ultrasonic periodontal debridement in generalized aggressive periodontitis: a randomized controlled clinical trial. J Periodontol. 2017;88(12):1244-52.
49. Araújo CF, Andere NMRB, Castro dos Santos NC, Mathias-Santamaria IF, Reis AA, de Oliveira LD et al. Two different antibiotic protocols as adjuncts to one-stage full-mouth ultrasonic debridement to treat generalized aggressive periodontitis: A pilot randomized controlled clinical trial. J Periodontol. 2019;90(12):1431-40.
50. Bashir NZ, Sharma P. Clarithromycin as an adjunct to periodontal therapy: a systematic review and meta-analysis. Int J Dent Hygiene. 2021;00:1-12.
51. Ishihama K, Kimura T, Yasui Y, Komaki M, Ota Y. Azithromycin as prophylaxis for the prevention of postoperative infection in impacted mandibular third-molar surgery. J Infection Chemother. 2006;12(1):31-5.
52. Sayd S, Vyloppilli S, Kumar K, Subash P, Kumar N, Raseel S. Comparison of the efficacy of amoxicillin-clavulanic acid with metronidazole to azithromycin with metronidazole after surgical removal of impacted lower third molar to prevent infection. J Korean Assoc Oral Maxillofac Surgeons. 2018;44(3):103-6.
53. Martinez MA, Vuppalanchi R, Fontana RJ, Stolz A, Kleiner DE, Hayashi PH et al. Clinical and histological features of azithromycin-induced liver injury. Clin Gastroenterol Hepatol. 2015;13(2):369-76.e3.
54. Ramos MMB, Jardim Jr. ECG. 2009 resistance to tetracycline and β-lactams and distribution of resistance markers in enteric microorganisms and pseudomonads isolated from the oral cavity. J Appl Oral Sci. 2009;17(spe):2009.
55. Lins RX, Andrade AO, Hirata Junior R, Wilson MJ, Lewis MAO, Williams DW et al. Antimicrobial resistance and virulence traits of Enterococcus faecalis from primary endodontic infections. J Dentistry. 2013;41(9):779-86.
56. Koukos G, Sakellari D, Arsenakis M, Tsalikis L, Slini T, Konstantinidis A. Prevalence of Staphylococcus aureus and methicillin resistant Staphylococcus aureus (MRSA) in the oral cavity. Archives Oral Biology. 2015;60(9):1410-5.
57. Garbacz K, Wierzbowska M, Kwapisz E, Kosecka-Strojek M, Bronk M, Sak M et al. Distribution and antibiotic-resistance of different Staphylococcus species identified by matrix assisted laser desorption ionization-time of flight mass spectrometry (MALDI-TOF MS) isolated from the oral cavity. J Oral Microbiology. 2021;13(1):1983322.
58. Tüter G, Serdar M, Kurtiş B, Walker SG, Atak A, Toyman U et al. Effects of scaling and root planing and subantimicrobial dose doxycycline on gingival crevicular fluid levels of matrix metalloproteinase-8, -13 and serum levels of HsCRP in patients with chronic periodontitis. J Periodontol. 2010;81(8):1132-39.
59. Boelen GJ, Boute L, d'Hoop J, EzEldeen M, Lambrichts I, Opdenakker G. Matrix metalloproteinases and inhibitors in dentistry. Clin Oral Investig. 2019;23(7):2823-35.
60. Pârvu AE, Alb SF, Crăciun A, Taulescu MA. Efficacy of subantimicrobial-dose doxycycline against nitrosative stress in chronic periodontitis. Acta Pharmacol Sin. 2013;34(2):247-54.
61. Sgolastra F, Gatto R, Petrucci A, Monaco A. Effectiveness of systemic amoxicillin/metronidazole as adjunctive therapy to scaling and root planing in the treatment of chronic periodontitis: a systematic review and meta-analysis. J Periodontol. 2012;83(10):1257-69.
62. Yap KCH, Pulikkotil SJ. Systemic doxycycline as an adjunct to scaling and root planing in diabetic patients with periodontitis: a systematic review and meta-analysis. BMC Oral Health. 2019;19(1):209.
63. Rao SK, Setty S, Acharya AB, Thakur SL. Efficacy of locally-delivered doxycycline microspheres in chronic localized periodontitis and on Porphyromonas gingivalis. J Invest Clin Dentistry. 2012;3(2):128-34.
64. Chackartchi T, Romanos GE, Sculean A. Soft tissue-related complications and management around dental implants. Periodontol 2000. 2019;81(1):124-38.
65. Killeen AC, Harn JA, Jensen J, Yu F, Custer S, Reinhardt RA. Two-year randomized clinical trial of adjunctive minocycline microspheres in periodontal maintenance. J Dent Hyg. 2018;92(4):51-8.
66. Heaton PC, Fenwick SR, Brewer DE. Association between tetracycline or doxycycline and hepatotoxicity: a population based case-control study. J Clin Pharm Ther. 2007;32(5):483-7.

22

Antifúngicos em Odontologia

Eduardo Zimmer

INTRODUÇÃO

Fungos são microrganismos eucarióticos de estrutura mais complexa que a das bactérias. Suas células apresentam mitocôndrias, retículo endoplasmático no citoplasma, DNA circundado por envoltório nuclear e esteróis na membrana celular, o que as assemelha às células dos animais mais evoluídos. A parede celular constitui-se por um polímero poliósico sólido, que resiste ao ataque dos antibióticos.

Os fungos caracterizam-se por adaptação em condições ambientais variáveis, adesão a diferentes superfícies bióticas e abióticas, produção de enzimas proteolíticas, formação de hifas e de biofilme, transição morfológica e invasão quando há diminuição de defesa do hospedeiro.[1]

A semelhança estrutural entre as células fúngicas e de mamíferos e a resistência de suas paredes explica por que, atualmente, a disponibilidade de antifúngicos é reduzida, sendo alguns consideravelmente mais tóxicos que os antibacterianos.

Clinicamente, os fungos classificam-se em patogênicos (encontrados em áreas geográficas específicas) e oportunistas (parte da microbiota endógena humana). Os primeiros (*Histoplasma capsulatum*, *Coccidioides immitis* e *Blastomyces dermatitidis*) infectam o hospedeiro hígido, enquanto os segundos raramente causam infecções, a menos que as defesas do hospedeiro estejam comprometidas.

Certas situações clínicas – em que há comprometimento do sistema imunológico, como em deficiências nutricionais (ferro, folato, vitamina B^{12}), neutropenia, imunodeficiências adquiridas (AIDS) e primárias, linfomas e outros cânceres, diabetes melito, corticoterapia crônica, quimioterapia antineoplásica e radioterapia – são particularmente suscetíveis às infecções fúngicas. O uso de antibióticos, suprimindo a flora bacteriana endógena que compete com os fungos, é um importante fator predisponente para o surgimento de infecção fúngica.[2,3]

CANDIDÍASES

Em Odontologia, os fungos mais comuns pertencem ao gênero *Candida*, especialmente a *Candida albicans*, responsável por mais de 90% dos isolados fúngicos da cavidade oral. Outras espécies de *Candida* relacionadas à patogenicidade humana incluem *C. parapsilosis*, *C. tropicalis*, *C. glabrata*, *C. krusei*, *C. guilliermondii* e *C. lusitaniae*. Esses fungos são comensais do trato gastrintestinal e encontram-se na cavidade oral de 25 a 75% da população geral.

A *candidíase* é a infecção oral fúngica mais comum em humanos. Estima-se que aproximadamente 5 a 7% dos neonatos com menos de 1 mês, 65% dos usuários de dentaduras e 20% dos pacientes com câncer desenvolvam candidíase oral.[4]

A candidíase orofaríngea, assim como muitas outras infecções oportunistas, ocorre geralmente em pacientes imunocomprometidos. É uma forma semi-invasiva que afeta primariamente indivíduos com HIV, câncer, diabetes e usuários de corticosteroides, antibióticos e antiulcerosos (antagonistas dos receptores H2 e inibidores da bomba de próton). Manifesta-se como disfagia, odinofagia e queimação retroesternal.[5]

Em pessoas infectadas pelo HIV, esse tipo de candidíase é a infecção oportunista mais frequente, acometendo entre 7 e 48% dos casos. Ela também pode afetar mais de 90% dos indivíduos com AIDS em grau avançado.[5] Nesses pacientes, a incidência de infecções recorrentes está associada à carga viral, sendo altamente recomendado o uso de terapia antirretroviral adequada.[6]

A candidíase orofaríngea subdivide-se em quatro tipos principais (pseudomembranosa, eritematosa, hiperplásica e estomatite induzida por dentadura), resumidos no Quadro 22.1.[1,5,6]

Os fatores de risco associados ao surgimento de candidíase oral incluem higiene oral deficiente, tabagismo, dietas ricas em carboidratos, funções salivares comprometidas (xerostomia), uso de medicamentos (esteroides inalatórios ou sistêmicos, imunossupressores e terapia antimicrobiana de amplo espectro), doenças hematológicas, diabetes, cânceres, síndrome de Cushing e infecções pelo HIV.[7] Essa infecção aparece também em extremos de idade (neonatos e populações geriátricas) e na gestação.[1,7]

Quadro 22.1 Manifestações clínicas de candidíase oral.

Forma	Manifestações clínicas
Pseudomembranosa	Placas brancas, aveludadas, facilmente destacáveis, recobrindo áreas eritematosas da mucosa oral
Eritematosa	Eritema de mucosa e/ou atrofia de papilas do dorso da língua
Hiperplásica	Placas brancas parcialmente removidas com abrasão leve
Estomatite	Manchas eritematosas, pruriginosas e sangrantes e queilite angular

A diminuição da excreção salivar resulta na incapacidade de produção de diversas substâncias presentes na saliva, que agem como mecanismos de defesa antimicrobiana; esse fator favorece o crescimento de *C. albicans* e sua adesão celular à cavidade oral.[4,8] Um estudo que comparou os elementos na saliva de 35 indivíduos sadios e de 50 com candidíase oral atestou o papel regulador dos peptídios salivares sobre o crescimento de *Candida* spp.[9]

A *candidíase oral* não tratada pode persistir por meses ou anos, a menos que os fatores de risco sejam suprimidos ou eliminados. Em recém-nascidos, pode ocorrer cura espontânea depois de 3 a 8 semanas. Em pacientes imunodeprimidos, as taxas de recidiva são altas (30 a 50%), geralmente ocorrendo depois de 14 dias da suspensão do tratamento.[5]

A candidíase também ocorre em presença de mucosite, cáries, lesões orais de natureza diversa e uso de dentaduras, aparelhos ortodônticos e próteses, que podem servir como reservatórios de fungos, principalmente se antigas e em mau estado. Um levantamento por 6 meses realizado em 42 idosos em uso de dentaduras superiores completas mostrou uma correlação estatisticamente significativa entre métodos e frequência de limpeza, idade da dentadura e candidíase. Somente 16,7% das dentaduras eram limpas convenientemente, o que propiciou total ou parcial proliferação de fungos.[10]

Espécies de *Candida* alojam-se em nichos orais específicos, como o dorso da língua, considerado seu hábitat oral primário – embora a superfície da dentadura acrílica seja o maior reservatório de fungos nos usuários de dentaduras. Contudo, elas também podem alojar-se em outros locais da mucosa oral, bem como em biofilmes de placa supra e subgengival, bolsas periodontais, lesões cariosas e canais radiculares infectados.[3]

Dentre as várias condições que afetam a saúde oral, estão as infecções por Candida spp., a seguir descritas:[1-4,11]

- Candidíase pseudomembranosa: caracteriza-se por lesões esbranquiçadas extensas, semelhantes a pseudomembrana removível que recobre uma base eritematosa, comprometendo mucosas labial e bucal, língua, palatos duro e mole, gengivas e orofaringe. Um terço das candidíases orofaríngeas são do tipo pseudomembranosa, afetando indivíduos com sistema imune comprometido[1,5]
- Candidíase eritematosa (ou atrófica aguda): consiste em manchas vermelhas situadas em palatos mole e duro, dorso da língua e mucosa bucal. É frequentemente assintomática, mas, em alguns casos, ocorre sensação ardente da mucosa oral, sobretudo da língua, que pode ter aspecto vermelho brilhante e, às vezes, com perda de papilas filiformes, devido à perda de papilas filiformes. A condição é comumente associada ao uso de antibióticos de amplo espectro ou esteroides inalatórios, bem como à infecção pelo HIV[1,5,8]
- Candidíase hiperplásica: apresenta-se como placas brancas demarcadas, nodulares, firmemente aderentes, distribuídas em ambos os lados da mucosa bucal ou na borda lateral da língua.[5] As lesões podem evoluir para displasia grave ou malignidade. Entretanto, associação de *Candida* spp. a potencial de malignidade ainda é questionável. Existe conhecida associação entre candidíase crônica hiperplásica e tabagismo.[1] Esse tipo de candidíase pode ser mais resistente à terapia antifúngica tópica
- Candidíase atrófica crônica ou estomatite induzida por dentadura: consiste em lesões edematosas e eritematosas granulares, confinadas à área de palato duro e recoberta pela dentadura. É a mais comum entre usuários de dentadura, estando presente em 65% desses indivíduos.[1,5,8] Muitas vezes, associa-se a queilite angular
- Candidíase causadora de queilite angular: caracteriza-se por lesões inflamatórias crônicas que podem ser vistas exclusivamente nas comissuras labiais e são com frequência isoladas. É recorrente na população idosa, devido às dobras cutâneas acentuadas, bem como à redução da dimensão vertical de oclusão, o que resulta no acúmulo da saliva e condições ideais de crescimento para a *Candida* spp. Além disso, deficiências nutricionais (ferro, vitamina B) e dietas com alto teor de carboidratos estão associadas à patogênese da queilite angular. Essa manifestação associa-se fortemente a infecções mistas de *Candida* spp. e *Staphylococcus* spp.[1,8]
- Candidíase crônica multifocal ou glossite romboide mediana: é uma variante da candidíase eritematosa. As lesões apresentam-se em área bem demarcada, eritematosa, elíptica ou romboidal. Há atrofia papilar no dorso posterior da língua em frente às papilas circunvaladas. Sua prevalência na polução é baixa (1%) e está associada a uso de esteroides inalatórios e tabagismo[1,8]

As lesões fúngicas da cavidade oral podem ser assintomáticas ou produzir dor, sensação de queimação na língua, alteração do gosto, impedimento de fala e de deglutição e perturbação da qualidade de vida. O comprometimento fúngico da cavidade bucal pode ser localizado ou consequente a micose sistêmica.[4,5]

Muitas vezes, o emprego do agente antifúngico não é suficiente para o manejo do quadro infeccioso. Cuidados adicionais são importantes, como tratamento de distúrbios hematológicos, circulatórios e respiratórios, restauração de cáries, manutenção de boa higiene oral e não uso de dentaduras à noite, fator que parece associar-se a estomatite por *Candida* spp.

CONDIÇÕES PREDISPONENTES

Há também outras condições que afetam o complexo maxilofacial (queilite angular, glossite romboide mediana e eritema gengival linear) de natureza multifatorial e não necessariamente associadas a infecções do tipo Candida sp.

Por exemplo, eritema gengival linear caracteriza-se por faixa eritematosa localizada ou generalizada, estendendo-se ao longo das margens gengivais (entre as papilas gengivais adjacentes), tendo sido primeiramente descrito em indivíduos infectados pelo HIV.

Dois estudos observacionais encontraram correlação entre prevalência de estomatite por dentadura e estilo de vida pouco saudável (hábitos alimentares, atividade física, consumo de álcool e tabagismo), uso de dentaduras à noite e higiene oral deficiente.

A interrupção do uso de antimicrobianos de amplo espectro, quando possível, também auxilia no combate às infecções micóticas, restaurando a colonização de germes que competem com os fungos. Em períodos de tratamento medicamentoso, a desinfecção de próteses é medida coadjuvante imprescindível, pois a dentadura permanece como fonte de reinfecção.[5,6]

INDICAÇÃO

A abordagem medicamentosa inclui agentes antifúngicos tópicos e sistêmicos (Quadro 22.2), usados terapêutica e profilaticamente (em pacientes imunodeprimidos). Esses grupos farmacológicos são a base do tratamento de candidíase aguda, crônica e recorrente, o que foi encampado por sociedades médicas brasileiras.[12]

Sendo candidíase oral geralmente localizada, os agentes tópicos são preferidos, sobretudo em formas pseudomembranosa e eritematosa. Se possível, preparações tópicas devem ser utilizadas antes da terapia antifúngica sistêmica. Os agentes sistêmicos são indicados quando os tópicos foram ineficazes ou não tolerados, bem como em casos de imunossupressão em pacientes com HIV ou câncer.[4]

Entre os agentes antifúngicos mais utilizados na terapêutica, podem ser citados os derivados azólicos, que incluem antifúngicos imidazólicos (clotrimazol, miconazol e cetoconazol) e triazólicos (fluconazol, itraconazol, voriconazol e posaconazol), bem como os derivados poliênicos (nistatina e anfotericina B). Mais recentemente, em pacientes imunocomprometidos, as equinocandinas (caspofungina, micafungina e anidulafungina) representam uma alternativa terapêutica aos derivados azólicos para candidíases orofaríngea e esofágica refratárias.[6,7]

Os *antifúngicos azólicos* bloqueiam a síntese de ergosterol, o principal esterol presente na membrana celular fúngica, inibindo a enzima 14α-desmetilase. Essa enzima faz parte do complexo citocromo P-450 na célula fúngica e é responsável pela conversão de lanosterol em ergosterol. A inibição produz defeitos na membrana celular e altera os padrões de permeabilidade, o que leva à morte celular. Derivados imidazólicos são geralmente utilizados em formulações de uso tópico, enquanto os triazólicos são mais indicados para uso sistêmico.

Derivados imidazólicos

Apresentam menor grau de especificidade por enzimas do citocromo P-450 dos fungos quando comparados aos compostos triazólicos, o que justifica a maior incidência de interações medicamentosas e efeitos adversos, como o risco de hepatotoxicidade.[2]

O *miconazol* e o *clotrimazol*, em uso tópico, são altamente eficazes contra candidíase oral. Não têm emprego sistêmico devido à toxicidade, sendo ativos contra todos os fungos patogênicos e oportunistas, exceto *Aspergillus* e *Phycomycetes*; raramente desenvolve-se resistência adquirida a eles.

O *cetoconazol* tem ação sistêmica após absorção oral, porém, devido ao alto potencial de interações e efeitos adversos, é usado principalmente em aplicações tópicas. Tem atividade *in vitro* contra a maioria dos dermatófitos; *Candida* spp. (ainda que algumas espécies sejam resistentes), *B. dermatitidis*, *C. immitis*, *H. capsulatum*, *P. brasiliensis* e *C. neoformans*.

Quadro 22.2 Antifúngicos de uso odontológico.

Tópicos	Imidazólicos parcialmente absorvíveis: clotrimazol, miconazol Poliênicos: nistatina , anfotericina B
Sistêmicos	Imidazólico absorvível: cetoconazol Triazólicos: itraconazol, fluconazol, voriconazol, posaconazol Poliênico: anfotericina B

Derivados triazólicos

O fluconazol tem espectro similar ao do cetoconazol, porém é mais eficaz e menos tóxico, podendo ser administrado por via oral (VO) ou intravenosa (IV).[11]

O *itraconazol* apresenta maior espectro de ação do que o fluconazol e pode ser ativo contra cepas de *Candida* resistentes àquele azólico. O *voriconazol* e o *posaconazol* são derivados triazólicos mais recentes, considerados de segunda geração, e apresentam espectro de ação mais amplo que os demais triazólicos. Entretanto, o voriconazol não é o agente de escolha em candidíase oral, devido a sua maior toxicidade; por outro lado, é considerado uma alternativa no tratamento de candidíase esofágica refratária a fluconazol. Já o posaconazol apresenta elevada absorção oral, sendo ativo contra uma grande variedade de fungos, inclusive espécies de *Candida* resistentes a fluconazol; vem sendo empregado no tratamento de candidíase orofaríngea refratária.

Derivados poliênicos

Interagem avidamente com o ergosterol presente na membrana plasmática fúngica, o que leva à formação de poros na membrana e à interferência em sua permeabilidade e em funções de transporte transmembrana, resultando em morte celular.[2,5]

Entre os derivados poliênicos, a *anfotericina B* exerce efeitos sistêmicos ou locais, tem amplo espectro de ação e alta toxicidade e não apresenta absorção VO, podendo ser utilizada IV ou topicamente. Uma vez que sua toxicidade é elevada (salientando nefrotoxicidade) e com o surgimento dos derivados azólicos, seu uso restringe-se a infecções fúngicas invasivas, refratárias ao tratamento com outros fármacos ou potencialmente fatais.[5]

A *nistatina* não apresenta absorção oral e tem espectro de ação mais restrito que a anfotericina B, sendo utilizada apenas para o tratamento de infecções locais, mais especificamente candidíase das cavidades oral e esofágica.

Equinocandinas

Inibem a síntese de enzima essencial da parede da célula fúngica, que perde a integridade e morre. As equinocandinas têm atividade fungicida e fungistática, respectivamente, contra *Candida* spp. e *Aspergillus* spp. Seus três representantes são: *caspofungina*, *micafungina* e *anidulafungina*, de uso parenteral e diário. Por atuarem em estrutura exclusiva das células fúngicas, são considerados os antifúngicos mais seguros e bem tolerados, indicados para tratamento de infecções sistêmicas ou como alternativa para infecções refratárias ao uso dos derivados azólicos.[5,6]

RESISTÊNCIA FÚNGICA

A resistência fúngica a agentes terapêuticos disponíveis está aumentando, devido ao crescimento da população imunocomprometida e do uso cada vez mais frequente de profilaxia e tratamento empírico com antifúngicos.[5,6]

Em 618 isolados de *Candida albicans* e espécies não *albicans* de 559 pacientes, a avaliação *in vitro* da sensibilidade mostrou alta atividade de fluconazol, voriconazol, cetoconazol e miconazol a todas as espécies testadas.

Apenas 0,3% das cepas de *C. albicans* mostrou-se resistente a fluconazol. Isolados de *C. glabrata* mostraram resistência a fluconazol e itraconazol nas proporções de 6,8 e 23,7%, respectivamente.[13]

Outro estudo *in vitro* comparou a suscetibilidade de diferentes antifúngicos ante 114 isolados de *C. glabrata* e 93 isolados de *C. parapsilosis* de pacientes com candidíase oral. A maioria dos isolados de *C. glabrata* foi sensível a miconazol e nistatina; porém, 12,3 e 2,6% dos isolados foram resistentes a fluconazol e itraconazol, respectivamente. Em relação aos isolados de *C. parapsilosis*, todos foram sensíveis a fluconazol e nistatina, mas com reduzida suscetibilidade a miconazol e itraconazol.[14]

SELEÇÃO

Em profilaxia

Uma revisão sistemática Cochrane avaliou os resultados de 28 ensaios que compararam o uso de antifúngicos orais *versus* o de placebo em 4.226 pacientes com câncer, submetidos a quimio ou radioterapia, objetivando a prevenção de candidíase oral. Os antifúngicos absorvíveis (cetoconazol, itraconazol, fluconazol) e parcialmente absorvíveis (miconazol, clotrimazol) preveniram candidíase oral, enquanto antifúngicos não absorvíveis (nistatina, anfotericina B), placebo e não tratamento não tiveram o mesmo resultado. Com fármacos absorvíveis, é preciso tratar nove pacientes para evitar uma candidíase oral (número necessário para tratar [NNT] = 9; intervalo de confiança de 95% [IC95%] 7 a 13).[15]

Outra revisão sistemática Cochrane de 14 ensaios clínicos randomizados - realizados em 1.569 pacientes cirúrgicos criticamente doentes ou com tumores sólidos, leucemia aguda, AIDS, transplantes ou traumatismos graves - comparou nistatina a placebo, não tratamento, fluconazol e anfotericina B. O efeito da nistatina foi similar ao do placebo. Assim, os autores concluíram que esse agente não pode ser recomendado para profilaxia e tratamento de pacientes imunodeprimidos.[16]

Em centros de transplante com alta incidência de infecções fúngicas invasivas ou em situações de alto risco individual, a profilaxia antifúngica com fluconazol reduziu significativamente as infecções fúngicas invasivas e não houve aumento na resistência.

Todavia, em adultos submetidos a transplantes, não foram encontradas evidências suficientes para comprovar a efetividade profilática de fluconazol, nistatina, anfotericina B e clotrimazol sobre o risco de candidíase orofaríngea, tanto comparados entre si quanto com placebo.[5]

Um estudo clínico randomizado comparou os resultados de profilaxia contínua (200 mg, 3 vezes/semana) *versus* tratamento episódico com fluconazol em candidíase orofaríngea de pacientes portadores de infecção pelo HIV, não verificando diferença quanto ao desenvolvimento de resistência fúngica ao fármaco. Contudo, a profilaxia contínua parece ser mais efetiva na redução do número de recidivas de candidíase oral em pacientes com HIV.[17]

Uma revisão sistemática Cochrane de 33 ensaios clínicos (n = 3.445) avaliou a eficácia de antifúngicos em profilaxia e tratamento de candidíase orofaríngea em pacientes HIV-positivos, evidenciando a eficácia de fluconazol na redução de incidência e recidivas de candidíase orofaríngea comparativamente a placebo. Por outro lado, devido à insuficiência de evidências, não foi possível concluir sobre a eficácia profilática de clotrimazol, anfotericina B, itraconazol ou cetoconazol em relação à profilaxia de candidíase oral nesses pacientes.[18]

Em revisão sistemática do *Clinical Evidence*,[5] a profilaxia com itraconazol (200 mg/dia) mostrou-se efetiva na redução de incidência e recidivas de candidíase oral em pacientes com infecção pelo HIV. A revisão incluiu um ensaio clínico que comparou fluconazol (200 mg/dia) a clotrimazol (10 mg, 5 vezes/dia), evidenciando a superioridade de fluconazol em reduzir episódios de candidíase oral. A profilaxia com nistatina não se mostrou efetiva. Foi igualmente mencionado outro ensaio clínico com crianças imunocomprometidas, no qual a profilaxia com fluconazol foi mais eficaz em reduzir a incidência de candidíase oral do que a nistatina oral, a anfotericina B ou ambas.

O amplo uso de fluconazol em terapia e profilaxia de infecções fúngicas tem levado ao surgimento de isolados clínicos de *Candida albicans* e não *albicans* resistentes. Nesse sentido, a profilaxia contínua com fluconazol só deve ser considerada em pacientes que apresentem candidíase orofaríngea recorrente, com risco de candidíase invasiva, após realização de testes de suscetibilidade dos isolados e adequação da terapia, quando necessário.[5,6]

Em tratamento

O tratamento direciona-se à cura das lesões características e dos sintomas relacionados. Em portadores de próteses dentárias, a medicação visa erradicar o fungo das superfícies acrílicas, que, às vezes, precisam ser refeitas pela impossibilidade de remoção de fungos presentes em poros.

Os compostos imidazólicos em uso tópico, como *miconazol* e *clotrimazol*, constituem a primeira escolha em micoses de mucosas. Esses agentes apresentam atividade e espectro similares e são ativos contra todos os fungos causadores de infecções superficiais de pele e mucosas. São eficazes e pouco tóxicos quando utilizados topicamente, apresentam baixa absorção através de pele e mucosa intactas, geram pouca resistência e têm baixo custo.[19]

Quando o tratamento antifúngico tópico não controla efetivamente a candidíase orofaríngea, a combinação de agentes tópicos e sistêmicos consegue erradicar a infecção com sucesso. Além disso, essa associação pode ser benéfica ao permitir o uso de menores doses por períodos mais curtos, em comparação a agente único.[4]

Diferente dos demais derivados imidazólicos, o *cetoconazol* é bem absorvido VO, liga-se às proteínas plasmáticas em mais de 90% e se distribui para vários tecidos, aparecendo na saliva. Metabolizado no fígado e excretado em forma inativa na bile, o agente não sofre acúmulo em paciente com insuficiência renal. No entanto, apresenta risco de grave toxicidade hepática e alto potencial de interações medicamentosas, impossibilitando seu uso em associação a alguns medicamentos, incluindo os antirretrovirais.[5]

A *nistatina*, administrada por via oral, não tem absorção sistêmica, atuando localmente no trato digestivo. É mais indicada para tratamento de candidíase esofágica.

Quando necessário uso sistêmico, o fluconazol e o itraconazol são empregados em terapia de manutenção, intermitente ou contínua.

O *fluconazol* exibe alta solubilidade e elevada biodisponibilidade oral (90%), sendo bem absorvido, independentemente da presença de ácidos ou alimentos. Apresenta boa penetração no líquido cefalorraquidiano (> 70% da concentração no soro). Sua excreção é predominantemente renal na forma ativa (80%), atingindo altas concentrações em urina e parênquima renal, o que requer ajuste da dose em pacientes com insuficiência renal. Entre os derivados azólicos, ele é o que exerce o menor efeito sobre enzimas hepáticas do complexo citocromo P-450, apresentando menor número de interações, melhor tolerância gastrintestinal e maior índice terapêutico e, consequentemente, permitindo o uso de posologias mais agressivas frente às infecções fúngicas. Em função disso, é considerado o agente azólico de escolha quando o objetivo é a terapia sistêmica para tratamento de candidíase orofaríngea.[19]

O *itraconazol* é um composto lipofílico, com absorção oral variável e favorecida em meio ácido e na presença de alimentos, mas que pode diminuir em pacientes com HIV e outras situações associadas a hipocloridria. Tem ampla distribuição tecidual, mas não atravessa a barreira hematencefálica. É extensamente metabolizado no fígado pela isoforma 3A4 do complexo citocromo P-450, e seu principal metabólito, o hidroxitraconazol, exibe considerável atividade antifúngica. Apresenta menor interação com as enzimas hepáticas do citocromo P-450 do que o cetoconazol, demonstrando menor potencial de interações medicamentosas. O itraconazol e seu metabólito ativo não aparecem na urina e são excretados como metabólitos inativos (40%). Assim, não ocorre acúmulo em insuficiência renal. Seu uso deve ser evitado em pacientes com insuficiência cardíaca congestiva, pois há relato de efeito ionotrópico negativo. Em terapia sistêmica, o itraconazol é uma alternativa quando ocorre falha de tratamento com fluconazol.[6,19]

O *voriconazol* está disponível nas formas parenteral e oral e tem absorção rápida e quase completa (90%). Exibe ampla distribuição tecidual e, assim como o fluconazol, distribui-se pelo líquido cefalorraquidiano e pelo sistema nervoso central (> 50% da concentração no soro). Apresenta extenso metabolismo hepático, mediado por enzimas do complexo citocromo P-450 (CYP2C19, CYP2C9, CYP3A4), sendo convertido a metabólitos inativos excretados pela urina (80%). As enzimas envolvidas em seu metabolismo exibem polimorfismo genético, o que pode acarretar variabilidade interindividual quanto à sua farmacocinética.[6,19]

O *posaconazol* tem absorção reduzida por fármacos que aumentam o pH gástrico e melhorada em presença de alimentos gordurosos. Mostra boa distribuição tecidual periférica, mas não atinge concentrações adequadas no líquido cefalorraquidiano. Sofre metabolismo hepático em menor extensão, sendo convertido a metabólitos inativos (14%). Sua excreção se dá prioritariamente pelas fezes na forma ativa (77%), e não é necessário ajuste de dose em caso de insuficiência renal.[6,19]

Múltiplos estudos prospectivos e randomizados avaliaram a eficácia terapêutica de miconazol ou clotrimazol tópicos em candidíase orofaríngea que acomete pacientes com HIV ou câncer; a maioria respondeu bem aos antifúngicos. Quando necessária terapia sistêmica, fluconazol e itraconazol são amplamente utilizados e têm-se mostrado efetivos no tratamento da micose.[6]

Em pacientes infectados pelo HIV, fluconazol em suspensão, posaconazol e cetoconazol foram superiores a nistatina em suspensão nas taxas de cura clínica de candidíase orofaríngea. Já na redução de sinais e sintomas de candidíase nesses pacientes, clotrimazol e miconazol tópicos parecem ser tão eficazes quanto fluconazol, itraconazol e cetoconazol orais. Uma dose única de fluconazol (750 mg) igualou-se à dose diária de 150 mg de fluconazol por 14 dias no sucesso do tratamento de candidíase em pacientes HIV-positivos.[5]

Em ensaio clínico randomizado (n = 357), o uso de comprimido mucoadesivo de liberação prolongada de miconazol (10 mg, em aplicação tópica diária) foi comparado a cetoconazol sistêmico (400 mg/dia) durante o tratamento de 7 a 14 dias para pacientes infectados pelo HIV e candidíase orofaríngea. A resposta clínica aos dois medicamentos foi similar em 7 dias (87% para miconazol e 90% para cetoconazol); porém, o cetoconazol associou-se a maior ocorrência de efeitos adversos.[20]

Outro estudo mostrou sinergismo entre voriconazol e terbinafina contra *Candida albicans* resistente a fluconazol e voriconazol em isolados de pacientes com HIV e candidíase orofaríngea.[21]

De acordo com a diretriz da Infectious Diseases Society of America (IDSA), comprimidos de fluconazol e solução oral de itraconazol se mostraram superiores a cápsulas de cetoconazol e itraconazol no tratamento de candidíase orofaríngea em indivíduos infectados pelo HIV. O posaconazol em suspensão mostrou-se tão eficiente quanto fluconazol nesses pacientes.[6]

Uma revisão sistemática e metanálise de 15 ensaios controlados e randomizados (n = 2.883 com HIV) avaliou a eficácia de antifúngicos no tratamento de candidíase orofaríngea e considerou fluconazol como o agente mais eficaz para atingir a cura clínica, seguido por posaconazol e itraconazol.[7]

Em crianças imunocompetentes e imunocomprometidas, o miconazol gel e o fluconazol em suspensão superaram a nistatina em suspensão oral na cura clínica de candidíase orofaríngea.[5]

Em revisão sistemática de 31 ensaios controlados randomizados (n = 4.042), diferentes antifúngicos foram comparados quanto à eficácia do tratamento em candidíase oral. A metanálise mostrou que o tratamento com cápsulas e solução oral de itraconazol, comprimidos bucais e gel oral de miconazol, gel oral de clotrimazol, fluconazol, cetoconazol, nistatina e anfotericina B superaram o placebo, enquanto o gel oral de miconazol, fluconazol e cetoconazol mostraram melhores resultados que nistatina. Entre os antifúngicos testados, fluconazol apresentou os melhores resultados quanto à taxa de cura micológica.[22]

Em pacientes com câncer submetidos a quimioterapia, radioterapia ou ambos, uma revisão Cochrane de 10 ensaios clínicos (n = 940) mostrou benefício de antifúngicos absorvíveis na erradicação da candidíase oral em comparação a antifúngicos não absorvíveis. O tratamento com cetoconazol foi mais eficaz que o placebo. Na comparação de doses de clotrimazol, a de 50 mg suplantou a de 10 mg na erradicação de lesões de candidíase oral. Apesar dos resultados estatisticamente significantes, os revisores relataram alta heterogeneidade entre os estudos e concluíram que não havia evidências suficientes para robusta recomendação, sendo necessários novos ensaios clínicos bem delineados e controlados por placebo para avaliar a eficácia de intervenções terapêuticas no tratamento da candidíase oral em pacientes submetidos a rádio ou quimioterapia.[23]

Para tratamento de candidíase esofágica, o fluconazol é considerado superior ao cetoconazol e ao itraconazol em cápsulas; porém, a solução deste mostrou efeitos comparáveis àquele. As equinocandinas são tão eficazes quanto o fluconazol, mas, diferentemente deste, estão associadas a maiores taxas de recidiva.

Uma revisão sistemática do *Clinical Evidence* concluiu que fluconazol, nistatina e anfotericina B tópica podem estimular a cura clínica em indivíduos com candidíase orofaríngea causada pelo uso de dentaduras.[5] Em estomatite por dentadura, fluconazol oral (50 mg/dia), bochechos com solução de *hexetidina* a 0,1% (2 vezes/dia) e a associação de ambos foram utilizados por 14 dias em pacientes com candidíase. Nos três grupos houve redução significativa de *C. albicans* em saliva, lesões e dentaduras após tratamento comparativamente aos resultados pré-tratamento ($p < 0{,}05$). Não se detectou diferença no resultado entre os grupos após o tratamento; porém, no grupo que somente recebeu hexetidina, houve menos complicações.[24]

Em ensaio clínico randomizado e duplo-cego, a caspofungina, quando comparada à anfotericina B, apresentou tendência à superioridade clínica e microbiológica no tratamento de candidíase orofaríngea e esofágica, com toxicidade significativamente menor.[25]

O voriconazol (200 mg, 2 vezes/dia, por 14 a 21 dias) pode ser utilizado em candidíase esofágica refratária ao fluconazol.[6,12]

Um ensaio clínico randomizado[26] alocou 60 idosos institucionalizados com estomatite de dentadura para uso de *hipoclorito de sódio* 0,02% (mergulho da dentadura, durante a noite, por 1 semana), *irradiação por micro-ondas* (350 W, por 10 minutos, 1 vez por noite, por 1 semana) e controle. Ambos os métodos de desinfecção de dentaduras reduziram significativamente os números de *Candida* spp. e bactérias aeróbias das dentaduras. No palato, houve redução apenas na contagem das espécies de *Candida*, mas não sobre contagem de bactérias aeróbias.

Em estudo-piloto, aplicou-se verniz de amorolfina a 5% em seis dentaduras infectadas por *Candida* spp. resistentes à nistatina, 1 a 2 vezes/semana, durante 6 meses. Após 1 mês, 5 dos 6 pacientes com estomatite resistente a tratamento estavam negativos para *Candida* spp., efeito que permaneceu durante o acompanhamento. Não foram detectados efeitos adversos ao medicamento.[27]

Outro estudo realizado com 32 usuários de dentaduras comparou os efeitos da colocação das mesmas (> 8 horas) em água com solução de peróxido alcalina ou solução de hipoclorito de sódio a 0,5%. Os usuários foram instruídos a escovar a dentadura 3 vezes/dia. Ambas as soluções testadas apresentaram ação antimicrobiana contra *Candida* spp. e utilidade no controle de biofilme da dentadura. Contudo, a longo prazo, podem danificar as bases da prótese. A *Candida* spp. foi a espécie mais frequentemente isolada, antes e depois da intervenção. Entre as cepas isoladas, 24,7% eram resistentes a pelo menos um dos agentes testados.[28]

Metanálise de cinco ensaios clínicos randomizados (n = 245) demonstrou que a desinfecção da dentadura no micro-ondas (650 W, por 3 minutos, 1 vez na semana) se mostrou tão eficaz quanto clorexidina 0,2%, solução de hipoclorito 0,02% e nistatina tópica (100.000 UI/mℓ) e superior a miconazol tópico no tratamento de estomatite por dentadura associada a *Candida*.[29]

Evidências clínicas mostram benefícios com a remoção da dentadura durante a noite e sua limpeza e desinfecção, seja por escovação, seja por descanso em soluções antimicrobianas (hipoclorito ou clorexidina), seja por irradiação com ondas curtas – medidas que parecem ser efetivas na redução da estomatite causada por dentadura.[5,8]

O Quadro 22.3 apresenta a categorização do benefício clínico advindo de alguns dos antifúngicos utilizados no manejo da candidíase orofaríngea, como proposta em revisão do *Clinical Evidence*.[5]

Fungos também são agentes de *infecções endodônticas* e exercem papel em *doenças perirradiculares*. Ocorrem mais frequentemente em dentes obturados cujo tratamento não foi bem-sucedido. A *Candida albicans* é o patógeno mais comum e tem afinidade invasora por dentina, mostrando-se resistente a hidróxido de cálcio intracanal.[3,30]

Alguns medicamentos podem ser potencialmente efetivos em tratamento intracanal, como digliconato de clorexidina 0,12% combinado com óxido de zinco, hidróxido de cálcio combinado com paramonoclorofenol canforado em pasta de glicerina ou clorexidina e ácido etilenodiaminotetracético (EDTA).[30]

Em estudo *in vitro*, avaliou-se a eficácia intracanal de quatro medicamentos na desinfecção de raízes de dentes bovinos experimentalmente infectados com *C. albicans*. Os espécimes tratados com pasta de hidróxido de cálcio/paramonoclorofenol canforado/glicerina ou pasta de clorexidina/óxido de zinco foram completamente desinfetados em 1 hora de exposição.[31]

Outro estudo confirmou a eficácia *in vitro* da pasta de hidróxido de cálcio e paramonoclorofenol canforado administrados nos canais radiculares, isoladamente ou em combinação.[32]

Um estudo *in vitro*[33] demonstrou eficácia antifúngica da irrigação intracanal com hipoclorito de sódio, peróxido de hidrogênio, digliconato de clorexidina, pasta de hidróxido de cálcio e paramonoclorofenol canforado.

Outro ensaio *in vitro*[34] comparou a atividade antifúngica do gel de hipoclorito de sódio, gel de clorexidina e pasta de

Quadro 22.3 Classificação dos benefícios clínicos advindos de antifúngicos em candidíase orofaríngea segundo evidências contemporâneas.

Em profilaxia	
Benefício definido	Higienização da dentadura ou remoção da dentadura à noite
	Profilaxia com fluconazol ou itraconazol em pacientes infectados com HIV
	Profilaxia com antifúngicos parcial ou totalmente absorvíveis em pacientes submetidos a quimio, radioterapia ou ambos os tratamentos para câncer
Benefício provável	Profilaxia antifúngica com fluconazol em crianças imunocomprometidas
Benefício desconhecido	Profilaxia antifúngica em pacientes adultos transplantados
Em tratamento	
Benefício definido	Tratamento antifúngico com miconazol ou fluconazol em crianças imunocompetentes e imunocomprometidas
	Tratamento antifúngico com agentes absorvíveis ou parcialmente absorvíveis em pacientes com infecção pelo HIV
Benefício provável	Tratamento antifúngico em estomatite associada à dentadura
Benefício desconhecido	Tratamento antifúngico em adultos submetidos a quimioterapia, radioterapia ou ambos como tratamentos para câncer

hidróxido de cálcio contra *C. albicans* e demostrou maior efetividade do gel de hipoclorito de sódio.

Além das infecções associadas a espécies de *Candida*, lesões orais também são frequentes em pacientes acometidos por *paracoccidioidomicose* (blastomicose sul-americana), representando uma das primeiras manifestações físicas da doença. Um estudo brasileiro retrospectivo (n = 161) demonstrou que 60% dos pacientes diagnosticados com paracoccidioidomicose apresentam lesões orais, sendo 15 vezes mais frequentes em homens do que em mulheres. O tabagismo foi o fator de risco mais importante para o desenvolvimento da forma crônica de paracoccidioidomicose (mais de 90% dos pacientes eram fumantes) e seu risco de desenvolver a micose foi 14 vezes maior.[35]

Lesões orais de paracoccidioidomicose são tratadas com itraconazol por 9 a 18 meses, como primeira escolha, e com sulfametoxazol/trimetoprima (cotrimoxazol) por 18 a 24 meses, como segunda opção terapêutica. Formas mais graves da doença são tratadas com anfotericina B.

O itraconazol é mais vantajoso do que o cotrimoxazol em termos de eficácia clínica (principalmente na forma crônica), duração e adesão ao tratamento.[36]

Um estudo prospectivo, realizado com 197 pacientes HIV-positivos, identificou a presença de *Candida* spp. em 101 testados, sendo *C. albicans* o agente prevalente (80%). A resistência ao fluconazol e ao cetoconazol foi de 1%, enquanto com itraconazol foi de 4%.[37]

Outro estudo foi realizado em 44 portadores de próteses completas ou parciais, com diagnóstico clínico de candidíase atrófica crônica, e submetidos a coleta e identificação de espécies de *Candida*. Em 38 deles, *C. albicans* (97%) foi a espécie prevalente. Todos os isolados foram sensíveis aos antifúngicos testados: flucitosina, fluconazol, voriconazol, anfotericina B, caspofungina e micafungina.[38]

PRESCRIÇÃO

O esquema de administração dos agentes antifúngicos mais empregados em candidíase oral está organizado no Quadro 22.4.[2,39]

O Quadro 22.5 traz as recomendações para uso clínico de antifúngicos em candidíase orofaríngea e esofágica, refratárias ou não a fluconazol, que se baseiam nas evidências preconizadas pela diretriz da IDSA.[6]

O *miconazol* a 2%, em forma de gel oral, pode ser aplicado sobre próteses e aparelhos dentários durante a noite. Em candidíase oral, são recomendadas quatro aplicações diárias, por 10 a 14 dias ou até 3 semanas.[1] Sua absorção é parcial a partir do local de aplicação, aparecendo escassamente na saliva. Tem duração de efeito de 24 horas.

Quadro 22.4 Esquemas dos antifúngicos mais usados em candidíase oral.

Agente	Forma farmacêutica	Dose	Via	Método de administração	Intervalo (aplicações diárias)	Duração (dias)
Nistatina	Suspensão 100.000 UI/mℓ	A: 400.000 a 600.000 UI C: 100.000 a 400.000 UI	Bucal ou oral[a]	Bochechos Ingestão[a]	3 a 5	10 a 14[b]
Miconazol	Gel oral a 2%		Bucal	Aplicação	3 a 4	10 a 14
Fluconazol	Cápsulas Solução	A: 100 a 200 mg C: 3 a 12 mg/kg	Oral	Ingestão	1	7 a 14[b]
Itraconazol	Cápsulas Solução oral	A: 100 a 200 mg C: 5 mg/kg	Oral	Ingestão	1 1	7 a 14[b]
Cetoconazol	Comprimido	A: 200 a 400 mg C: 3,3 a 10 mg/kg	Oral	Ingestão	1	7 a 14

[a]Em esofagite por *Candida*; [b]Em esofagite por *Candida*, a duração é de 14 a 21 dias. A: adulto; C: criança.

Quadro 22.5 Recomendações para o uso clínico de antifúngicos em candidíase orofaríngea e esofágica segundo diretriz da Infectious Diseases Society of America (IDSA).[6]

Condição clínica	Fármaco/Forma farmacêutica	Dose	Repetições diárias	Duração (dias)	Qualidade da evidência	Força da recomendação
Candidíase orofaríngea leve	Clotrimazol creme OU	10 mg	5	7 a 14	Alta	Forte
	Miconazol comprimido mucoadesivo	50 mg	1[a]			
	Nistatina suspensão OU	100.000 UI/mℓ, 4 a 6 mℓ	4	7 a 14	Moderada	Forte
	Nistatina pastilhas	200.000 UI/mℓ, 1 a 2 pastilhas	4			
Candidíase orofaríngea moderada a grave	Fluconazol comprimido	100 a 200 mg	1	7 a 14	Alta	Forte
Candidíase orofaríngea refratária a fluconazol	Itraconazol solução OU	200 mg	1	Até 28	Moderada	Forte
	Posaconazol em suspensão	400 mg	1[b]	Até 28		
Candidíase esofágica, terapia oral	Fluconazol comprimido	200 a 400 mg; 3 a 6 mg/kg	1	14 a 28	Alta	Forte
Candidíase esofágica refratária a fluconazol	Itraconazol solução OU	200 mg	1	14 a 21	Alta	Forte
	Voriconazol (IV ou VO)	200 mg, 3 mg/kg	2			
Candidíase esofágica, terapia IV[c]	Fluconazol OU	400 mg; 6 mg/kg	1	–	Alta	Forte
	Caspofungina	50 mg[c]	1	7 a 14		
	Micafungina	150 mg	1			
	Anidulafungina	200 mg	1			

[a]Aplicado na superfície da mucosa sobre a fossa canina; [b]400 mg, 2 vezes/dia nos primeiros 3 dias e após 1 administração diária; [c]Dose de ataque 70 mg de caspofungina seguida de dose de manutenção de 50 mg. IV: via intravenosa; VO: via oral.

Um estudo cruzado com 18 indivíduos sadios pesquisou a farmacocinética salivar e plasmática de miconazol em comprimidos bioadesivos (50 e 100 mg, 1 vez/dia) *versus* a de miconazol gel (cerca de 375 mg/dia, 3 vezes/dia). Os comprimidos produziram concentrações salivares até 37,2 vezes mais altas e prolongadas do que as verificadas com gel.[40]

O *clotrimazol*, também agente imidazólico tópico e parcialmente absorvível, apresenta-se em pastilha (10 mg) que se dissolve em cerca de 30 minutos, ocorrendo níveis salivares em 3 horas. Deve ser aplicado 5 vezes/dia durante 14 dias.[4,8]

Já a *nistatina* não é absorvida após administração oral ou tópica. Quando ingerida oralmente, exerce efeito local no trato gastrintestinal. Para candidíase oral em adultos, são empregadas doses de 400.000 a 600.000 UI, repetidas 3 a 5 vezes/dia, por 1 a 2 semanas. Em crianças, são usadas 100.000 a 400.000 UI, nos mesmos intervalos, até pelo menos 48 horas após a redução dos sintomas. Soluções formuladas extemporaneamente para bochechos contendo nistatina em carbonato sódico de hidrogênio a 1,4% mostraram-se estáveis em propileno por 15 dias a 4°C. Estocadas à temperatura ambiente, com e sem proteção à luz, foram estáveis por 4 dias.[41]

A absorção de *cetoconazol* é melhor do que a de nistatina, porém não é completa em pacientes com acidez gástrica reduzida. É comercializado em comprimidos de 200 mg, dose inicial recomendada para adultos. Para crianças, a dose varia de 3,3 a 10 mg/kg/dia, sendo administrada 1 vez/dia.[4]

O *fluconazol* tem excelente biodisponibilidade oral e atinge boas concentrações em saliva e mucosas. Sua meia-vida é longa (cerca de 25 horas), permitindo administração em uma única dose diária. É comercializado em cápsulas de 100 e 150 mg e em solução injetável, cuja concentração é de 2 mg/mℓ. A dose para adultos varia entre 100 e 200 mg/dia, e a de crianças, entre 3 e 12 mg/kg/dia, sendo as maiores doses usadas no primeiro dia de tratamento. A duração total de emprego é de 2 semanas para candidíase orofaríngea e de 3 semanas para comprometimento esofágico.

O *itraconazol* tem biodisponibilidade oral variável entre pacientes e formulações. Em forma de cápsulas, é mais bem absorvido na presença de alimentos; já em solução, deve ser preferencialmente administrado em jejum ou longe das refeições. A meia-vida de eliminação é de 21 horas. As concentrações de equilíbrio são atingidas após vários dias, e doses de ataque podem ser necessárias no início do tratamento. Existem cápsulas de 100 mg e solução oral com 100 mg/10 mℓ. Para candidíase oral, a dose adulta recomendada é de 200 mg e a pediátrica é de 5 mg/kg, em administração única diária, por 2 semanas. Para candidíase esofágica, a dose é de 100 a 200 mg, 1 vez/dia, por 3 semanas. Deve-se continuar o tratamento por 2 semanas após a resolução dos sintomas.

SEGUIMENTO

Efeitos adversos sistêmicos são raros devido à má absorção dos antifúngicos tópicos. Os efeitos locais incluem ardência, prurido, irritação local e eritema no local da aplicação; a nistatina oral pode induzir náuseas, vômitos, diarreia e gosto desagradável.

Em gestantes, são contraindicados compostos azólicos, por não haver estudos que comprovem sua segurança para o feto. Estudos em animais demonstraram potencial teratogênico para itraconazol e voriconazol.[6,8] Clotrimazol e nistatina podem ser administrados até mesmo no primeiro trimestre da gestação e durante a lactação.

Todos os derivados azólicos interagem em alguma extensão com as enzimas do complexo citocromo P-450; portanto, interações medicamentosas e alterações na função hepática não são raras e devem ser avaliadas e monitoradas.[6,19]

O cetoconazol apresenta discretos efeitos adversos, que aumentam proporcionalmente às doses habituais. Náuseas e vômitos são os problemas mais comuns (3% dos pacientes), seguidos de prurido, dor abdominal, cefaleia, sonolência, tontura, febre, fotofobia e diarreia, todos com incidência de 1% ou menos. Há risco de hepatotoxicidade e relatos de inibição da síntese de esteroides, como a testosterona, ocasionando ginecomastia em pacientes do sexo masculino.

O fluconazol é, em geral, bem tolerado. Os efeitos adversos mais comuns são gastrintestinais (náuseas, vômitos, dor abdominal e diarreia); cefaleia e erupções cutâneas também ocorrem, mas não são graves.

O itraconazol costuma ser igualmente bem tolerado. Desconforto gastrintestinal, náuseas e vômitos, dor de cabeça, hipertrigliceridemia, hipopotassemia, aumento de transaminases e erupções cutâneas são os efeitos adversos mais comuns, em geral proporcionais à dose empregada. É contraindicado para pacientes com distúrbios cardíacos, devido ao potencial de cardiotoxicidade. Deve ser usado com cautela em pacientes com disfunção hepática.

O voriconazol apresenta efeitos adversos mais específicos, como discromatopsia, visão embaçada e fotossensibilidade, afetando 30 a 40% dos pacientes, geralmente de maneira transitória. Distúrbios hepáticos também podem decorrer de seu uso.

O posaconazol apresenta sintomas digestivos (náuseas, vômito e diarreia), xerostomia, dores de cabeça, tonturas, fadiga e sonolência, em geral leves e reversíveis. Raramente causa hepatoxicidade, mas pode ocorrer elevação de enzimas hepáticas.

Quanto a interações, os antiácidos e outros antiulcerosos (cimetidina, ranitidina e omeprazol) inibem a absorção gástrica de cetoconazol e itraconazol, devendo aumentar as doses ou administrar os antifúngicos em solução ácida. O cetoconazol eleva os níveis séricos da ciclosporina, aumentando a nefrotoxicidade. A rifampicina e os anticonvulsivantes (fenitoína, fenobarbital e carbamazepina) induzem o metabolismo de cetoconazol e itraconazol, reduzindo seus níveis séricos. Deve-se evitar tal associação ou elevar a dose dos fármacos. O fluconazol inibe o metabolismo e aumenta os níveis séricos de fenitoína, sulfonilureias, varfarina e ciclosporina.

REFERÊNCIAS BIBLIOGRÁFICAS

1. Bandara HMHN, Samaranayake LP. Viral, bacterial, and fungal infections of the oral mucosa: types, incidence, predisposing factors, diagnostic algorithms, and management. Periodontology. 2000. 2019;80:148-76.
2. Kuchenbecker RS. Infecções Fúngicas. In: Fuchs FD, Wannmacher L (eds.). Farmacologia clínica e terapêutica. 5. ed. Rio de Janeiro: Guanabara Koogan; 2017. p. 344-62.
3. Alberti A, Corbella S, Taschieri S, Francetti L, Fakhruddin KS, Samaranayake LP. Fungal species in endodontic infections: a systematic review and meta-analysis. PLoS One. 2021;16(7):e0255003.
4. Telles DR, Karki N, Marshall MW. Oral fungal infections – diagnosis and management. Dent Clin N Am. 2017;61:319-49.
5. Pankhurst CL. Candidiasis (oropharyngeal). BMJ Clinical Evidence. 2013;2013:1304.
6. Pappas PG, Kauffman CA, Andes DR, Clancy CJ, Marr KA, Ostrosky-Zeichner L et al. Clinical Practice Guideline for the Management of Candidiasis: 2016 Update by the Infectious Diseases Society of America. Clin Infect Dis. 2016;62(4):e1-50.
7. Rajadurai SG, Maharajan MK, Veettil SK, Gopinath D. Comparative efficacy of antifungal agents used in the treatment of oropharyngeal candidiasis among HIV-infected adults: a systematic review and network meta-analysis. J Fungi (Basel). 2021;7(8):637.
8. Millsop JW, Fazel N. Oral candidiasis. Clinics in Dermatology. 2016;34(4):487-94.
9. Tanida T, Okamoto T, Okamoto A, Wang H, Hamada T, Ueta E et al. Decreased excretion of antimicrobial proteins and peptides in saliva of patients with oral candidiasis. J Oral Pathol Med. 2003;32(10):586-94.
10. Kanli A, Demirel F, Sezgin Y. Oral candidosis, denture cleanliness and hygiene habits in an elderly population. Aging Clin Exp Res. 2005;17(6):502-7.
11. Arya NR, Rafiq NB. Candidiasis. In: StatPearls [Internet]. Treasure Island (FL): StatPearls Publishing; 2021. PMID: 32809459.
12. Colombo AL, Nucci M. Brazilian guidelines for the management of candidiasis – a joint meeting report of three medical societies: Sociedade Brasileira de Infectologia, Sociedade Paulista de Infectologia and Sociedade Brasileira de Medicina Tropical. Braz J Infect Dis. 2013;17(3):283-312.
13. Kuriyama T, Williams DW, Bagg J, Coulter WA, Ready D, Lewis MA. In vitro susceptibility of oral Candida to seven antifungal agents. Oral Microbiol Immunol. 2005;20(6):349-53.
14. Miranda-Cadena K, Marcos-Arias C, Mateo E, Aguirre JM, Quindós G, Eraso E. Prevalence and antifungal susceptibility profiles of Candida glabrata, Candida parapsilosis and their close-related species in oral candidiasis. Arch Oral Biol. 2018;95:100-7.
15. Clarkson JE, Worthington HV, Eden TOB. Interventions for preventing oral candidiasis for patients with cancer receiving treatment (Cochrane Review). In: Cochrane Database of Systematic Reviews 2007, Issue 1. Art. No.: CD003807.
16. Gøtzsche PC, Johansen HK. Nystatin prophylaxis and treatment in severely immunodepressed patients (Cochrane Review). Cochrane Database Syst Rev. 2014;(9):CD002033.
17. Goldman M, Cloud GA, Wade KD, Reboli AC, Fichtenbaum CJ, Hafner R et al. A randomized study of the use of fluconazole in continuous versus episodic therapy in patients with advanced HIV infection and a history of oropharyngeal candidiasis: AIDS Clinical Trials Group Study 323/Mycoses Study Group Study 40. Clin Infect Dis. 2005;41:1473-80.
18. Pienaar ED, Young T, Holmes H. Interventions for the prevention and management of oropharyngeal candidiasis associated with HIV infection in adults and children. Cochrane Database Syst Rev. 2010;(11):CD003940.
19. Nivoix Y, Ledoux MP, Herbrecht R. Antifungal therapy: new and evolving therapies. Semin Respir Crit Care Med. 2020;41(1):158-74.
20. Van Roey J, Haxaire M, Kamya M, Lwanga I, Katabira E. Comparative efficacy of topical therapy with a slow-release mucoadhesive buccal tablet containing miconazole nitrate versus systemic therapy with ketoconazole in HIV-positive patients with oropharyngeal candidiasis. J Acquir Immune Defic Syndr. 2004;35(2):144-50.

21. Weig M, Müller F-M. Synergism of voriconazole and terbinafine against Candida albicans isolates from human immunodeficiency virus-infected patients with oropharyngeal candidiasis. Antimicr Agents Chemother. 2001;45:966-8.
22. Fang J, Huang B, Ding Z. Efficacy of antifungal drugs in the treatment of oral candidiasis: A Bayesian network meta-analysis. J Prosthet Dent. 2021;125(2):257-65.
23. Worthington HV, Clarkson JE, Khalid T, Meyer S, McCabe M. Interventions for treating oral candidiasis for patients with cancer receiving treatment (Cochrane Review). Cochrane Database Syst Rev. 2010;2010(7):CD001972.
24. Arathoon EG, Gotuzzo E, Noriega LM, Berman RS, DiNubile MJ, Sable CA. A randomized, double-blind study of caspofungin versus amphotericin B for treatment of oropharyngeal and esophageal candidiasis. Antimicr Agents Chemother. 2002;46:451-7.
25. Koray M, Ak G, Kurklu E, Issever H, Tanyeri H, Kulekci G et al. Fluconazole and/or hexetidine for management of oral candidiasis associated with denture-induced stomatitis. Oral Dis. 2005;11(5):309-13.
26. Webb BC, Thomas CJ, Whittle T. A 2-year study of Candida-associated denture stomatitis treatment in aged care subjects. Gerodontology. 2005;22(3):168-76.
27. Milillo L, Lo Muzio L, Carlino P, Serpico R, Coccia E, Scully C. Candida-related denture stomatitis: a pilot study of the efficacy of an amorolfine antifungal varnish. Int J Prosthodont. 2005;18(1):55-9.
28. Peracini A, Machado Andrade I, Oliveira VC, Macedo AP, Silva-Lovato CH, Oliveira Pagnano V et al. Antimicrobial action and long-term effect of overnight denture cleansers. Am J Dent. 2017;30(2):101-8.
29. da Costa RMB, Poluha RL, De la Torre Canales G, Santiago Junior JF, Conti PCR, Neppelenbroek KH et al. The effectiveness of microwave disinfection in treating Candida-associated denture stomatitis: a systematic review and metaanalysis. Clin Oral Investig. 2020;24(11):3821-32.
30. Siqueira JF Jr, Sen BH. Fungi in endodontic infections. Oral Surg Oral Med Oral Pathol Oral Radiol Endod. 2004;97(5):632-41.
31. Siqueira JF Jr, Rôças IN, Lopes HP, Magalhães FA, de Uzeda M. Elimination of Candida albicans infection of the radicular dentin by intracanal medications. J Endod. 2003;29(8):501-4.
32. Menezes MM, Valera MC, Jorge AO, Koga-Ito CY, Camargo CH, Mancini MN. In vitro evaluation of the effectiveness of irrigants and intracanal medicaments on microorganisms within root canals. Int Endod J. 2004;37(5):311-9.
33. Ferguson JW, Hatton JF, Gillespie MJ. Effectiveness of intracanal irrigants and medications against the yeast Candida albicans. J Endod. 2002;28(2):68-71.
34. El Sayed M, Ghanerad N, Shabanpour Z, Shabanpoor M, Rahimi F. Comparing the antifungal effect of sodium hypochlorite gel versus different types of root canal medicaments at different time intervals using the agar diffusion test: an in vitro study. Int J Dent. 2021; 13:6550054.
35. Dutra LM, Silva THM, Falqueto A, Peçanha PM, Souza LRM, Gonçalves SS et al. Oral paracoccidioidomycosis in a single-center retrospective analysis from a brazilian southeastern population. J Infect Public Health. 2018;11(4):530-3.
36. Shikanai-Yasuda MA, Mendes RP, Colombo AL, Telles FQ, Kono A, Paniago AMM et al. II Consenso Brasileiro em Paracoccidioidomicose – 2017 [Brazilian guidelines for the clinical management of paracoccidioidomycosis]. Epidemiol Serv Saude. 2018;27(spe):e0500001.
37. Goulart LS, Souza WWR, Vieira CA, Lima JS, Olinda RA, Araújo C. Oral colonization by Candida species in HIV-positive patients: association and antifungal susceptibility study. Einstein (São Paulo). 2018;16(3):4224.
38. Reinhardt LC, Nascente PS, Ribeiro JS, Guimarães VBS, Etges A, Lund RG. Sensitivity to antifungals by Candida spp. samples isolated from cases of chronic atrophic candidiasis (CAC). Braz J Biol. 2020;80(2):266-72.
39. Winn RL, Meiller TF, Crossley HL. Drug information handbook for dentistry. Hudson (Ohio): Lexicomp; 2006. 1898 p.
40. Cardot JM, Chaumont C, Dubray C, Costantini D, Aiache JM. Comparison of the pharmacokinetics of miconazole after administration via a bioadhesive slow release tablet and an oral gel to healthy male and female subjects. Br J Clin Pharmacol. 2004;58(4):345-51.
41. Groeschke J, Solassol I, Bressolle F, Pinguet F. Stability of amphotericin B and nystatin in antifungal mouthrinses containing sodium hydrogen carbonate. J Pharm Biomed Anal. 2006;42(3):362-6.

23

Antivirais em Odontologia

Eduardo Zimmer

INTRODUÇÃO

Vírus são agentes infectantes microscópicos – geralmente muito menores que as bactérias – incapazes de desenvolver-se e reproduzir-se fora do corpo do hospedeiro. Entretanto, uma vez iniciada a infecção celular, o vírus direciona a maquinaria celular para sua replicação, ou seja, produção de mais vírus.

A maioria dos vírus tem RNA ou DNA como material genético, sendo que o ácido nucleico pode ser de fita simples ou dupla. A partícula infecciosa do vírus – o vírion – consiste simplificadamente em um ácido nucleico coberto por camada externa de proteína. Os vírus contêm RNA ou DNA para codificar proteínas específicas, variando de quatro até centenas de proteínas.[1]

Os fármacos utilizados para tratamento de infecções virais podem ser categorizados em três grandes grupos:

- Antivirais: inibidores de replicação viral
- Virucidas: agentes que desativam, neutralizam ou destroem o vírus diretamente
- Imunomoduladores: modificadores da resposta do hospedeiro ao processo de infecção viral.[2]

Os antivirais têm múltiplos mecanismos de ação, comumente associados a adesão celular e replicação viral. A maioria desses fármacos atua na síntese de ácidos nucleicos virais e são eficazes somente na fase de replicação viral, ou seja, não eliminam vírus latentes. De fato, é bastante comum o processo de replicação viral recorrente após a suspensão do fármaco.

Os virucidas são agentes químicos e físicos, incluindo detergentes, solventes orgânicos e luz ultravioleta. Não têm utilidade clínica, pois, além de destruírem os vírus, acabam por fazer o mesmo com os tecidos do hospedeiro.

Já os imunomoduladores são capazes de aumentar (imunoestimulantes) ou diminuir (imunossupressores) a resposta imune do hospedeiro. Alguns fármacos, como os anti-inflamatórios esteroides (glicocorticoides), apresentam como efeito adverso a imunossupressão.[3]

Neste capítulo, serão abordados os antivirais de interesse para os profissionais de Odontologia.

Farmacologia dos antivirais

A resposta imunológica do hospedeiro é crucial para o curso das infecções virais. Assim, situações de imunossupressão associam-se a processos de recorrência (recrudescência) e cronificação da infecção viral. Alguns exemplos desses processos são importantes e merecem cuidado por parte do cirurgião-dentista:

- *Pós-transplantes*, quando se utilizam fármacos para indução e manutenção da imunossupressão, a fim de evitar rejeição dos órgãos
- *Uso crônico de glicocorticoides, antineoplásicos e antibióticos de amplo espectro*, indutores de imunossupressão
- *Patologias*, como síndrome de imunodeficiência adquirida (AIDS), causada pelo vírus da imunodeficiência humana (HIV), induzindo imunossupressão progressiva.[4]

Nessas situações, também pode ocorrer seleção de cepas virais mais resistentes, ou seja, que não respondem aos antivirais disponíveis. Um exemplo importante na Odontologia é o *herpes orofacial*, causado pelo vírus do herpes simples tipo 1 (VHS-1).[5]

Em pacientes imunocompetentes, o VHS-1 é rapidamente controlado pelo sistema imunológico do hospedeiro, e as lesões recorrentes são pequenas, autolimitadas e de curta duração. Quando tratados com fármacos antivirais, esses pacientes raramente desenvolvem resistência. Já pacientes imunocomprometidos podem ser incapazes de controlar a infecção por VHS-1. Assim, reativações frequentes, e potencialmente graves, são observadas. Fármacos antivirais podem ter efeito limitado em hospedeiros imunocomprometidos, que algumas vezes respondem pouco ou são irresponsivos a esses medicamentos.[6]

Os antivirais têm mecanismos de ação similares com algumas particularidades. O antiviral mais utilizado é o *aciclovir*, análogo de guanina (nucleosídio purínico), que age como falso nucleosídio, impedindo a replicação viral.[7-9]

A maioria dos análogos de nucleosídio constitui-se de profármacos, que são inativos até serem metabolizados a derivados fosforilados ativos nas células do hospedeiro. Os análogos podem atuar em diversas etapas do ciclo de replicação viral e apresentam certa seletividade pela polimerase do vírus. Assim, agem como inibidores competitivos da DNA-polimerase viral ou como falsos substratos da enzima replicadora. Outro mecanismo é a inibição da transcriptase reversa, enzima que transcreve o RNA viral em um DNA que se copia mais uma vez.

Os antirretrovirais (ARV) incluem *zidovudina*, *didanosina*, *zalcitabina*, *estavudina* e *lamivudina*, utilizadas no manejo da AIDS. Esses fármacos incorporam-se à cadeia de

DNA durante a síntese, causando interrupção no alongamento de cadeias do DNA viral.

No tratamento da AIDS, também são utilizados inibidores de protease do HIV, como *saquinavir*, *ritonavir* e *nelfinavir*, com afinidade pela enzima que cliva precursores proteicos em enzimas e proteínas estruturais durante a replicação viral. Apesar de não impedirem a produção de partículas virais, esses agentes reduzem a infectividade do vírus. Eles exibem certa seletividade pelas células virais, o que minimiza a toxicidade às células dos hospedeiros.[10]

A resistência a fármacos antivirais merece bastante atenção, pois ela é resultado de mutações diretas no genoma viral, as quais podem surgir durante a exposição aos fármacos.[8] Nesse caso, pode haver falha no tratamento terapêutico.

Em pacientes imunocomprometidos, essa ausência de resposta clínica pode ocorrer mesmo em situações nas quais exista sensibilidade do vírus ao fármaco. Entre os principais fatores associados à resistência dos antivirais estão:

- Alta carga replicativa viral
- Alta taxa de mutação intrínseca do vírus
- Cursos prolongados ou repetidos de infecção.[8,11,12]

O *aciclovir* é um profármaco nucleosídio, análogo à guanina e cujo processo de conversão para componente ativo envolve a enzima viral timidinoquinase (TK). A TK converte aciclovir em monofosfato que, então, é convertido em difosfato por enzimas celulares e, finalmente, em trifosfato, o componente ativo. O aciclovir trifosfato inibe com alta seletividade a DNA-polimerase viral, bloqueia competitivamente a incorporação de trifosfato de guanosina ao DNA viral e destrói cadeias de DNA recém-formadas por incorporação à estrutura destas.[8] Assim, o vírus precisa produzir TK. Vírus mutantes ou que não produzam a enzima são insensíveis ao aciclovir e outros antivirais com mecanismos de ação similares.[8,11]

Devido à sua seletividade, o aciclovir é bastante seguro e apresenta baixa toxicidade, além de seu custo ser reduzido e a eficácia ser similar à de outros antivirais.[9,10] É o fármaco de primeira escolha no tratamento de infecções causadas por VHS, apesar de ter menor biodisponibilidade oral e de ser administrado a intervalos mais curtos. Ele também é eficaz contra o vírus varicela-zóster (VVZ) e o citomegalovírus (CMV).[9] A resistência a aciclovir não é comum, mas ocorre em pacientes imunocomprometidos, em geral envolvendo mutações na TK e conferindo resistência cruzada com outros análogos de nucleosídios antivirais (valaciclovir, fanciclovir e penciclovir).[8,13] Agentes que inibem a DNA-polimerase viral, como *foscarnete*, podem ser usados em casos de resistência ao aciclovir.[14,15]

O *valaciclovir* é um profármaco de aciclovir com melhor biodisponibilidade oral, ou seja, a concentração de fármaco que atinge a corrente circulatória é significantemente maior após a administração oral.[10,16]

O *penciclovir*, um profármaco convertido em sua forma trifosfato, inibe seletivamente a DNA-polimerase viral ao competir com trifosfato de desoxiguanosina. O *fanciclovir* é a forma oral do penciclovir, convertida no metabolismo de primeira passagem. Ambos podem ser igualmente utilizados no tratamento do VHS.[17] Estudos em modelos celulares sugerem que o penciclovir é ativo contra algumas cepas de VHS e VVZ resistentes ao aciclovir.[18] O *fanciclovir* também apresenta boa eficácia no tratamento de infecção por herpes-zóster (reativação do VVZ) em pacientes imunocompetentes.[19]

Apesar de ter menor biodisponibilidade oral e ser administrado em intervalos menores, o aciclovir ainda acaba sendo o fármaco de primeira escolha no tratamento do VHS, pois seu custo é reduzido e a eficácia é similar à de outros antivirais.[9]

O *ganciclovir* é um nucleosídio acíclico análogo da guanina, considerado a primeira escolha para tratamento de infecção por CMV em pacientes imunocomprometidos e indicado na profilaxia de CMV em pacientes com AIDS e transplantados.[20] É um agente virostático; portanto, pode haver recorrência da infecção em imunossuprimidos. Esses pacientes também podem ser acometidos por mielossupressão; nessa situação, indica-se cessação do tratamento.[21] Devido à sua toxicidade, não é indicado para pacientes imunocompetentes com infecções virais.

O *valganciclovir* é um profármaco rapidamente convertido em ganciclovir, apresentando melhor biodisponibilidade. É indicado para profilaxia e tratamento de CMV em pacientes imunossuprimidos.[22,23]

A *brivudina* é também um análogo de nucleosídio com alta seletividade para VVZ e VHS.[24]

O foscarnete, um análogo de pirofosfato, é um antiviral de amplo espectro utilizado no tratamento de infecções resistentes a aciclovir, causadas por cepas resistentes de VHS 1 e 2 e VVZ, e de infecções por Epstein-Barr (VEB ou HHV-4) e CMV. Bloqueia reversivelmente a DNA-polimerase viral. Diferentemente de outros fármacos da classe, não requer fosforilação por enzimas virais para sua ativação.[15]

O tratamento da AIDS evoluiu muito nos últimos anos. Dados do *website* institucional do Programa Conjunto das Nações Unidas sobre HIV/AIDS (UNAIDS) demonstram que, desde o auge da AIDS em 1998, novas infecções pelo HIV diminuíram 47% no mundo, e as mortes causadas pelo vírus diminuíram 61% em comparação a 2004.[25]

Existem múltiplas classes farmacológicas utilizadas em associação para manejo de HIV,[26,27] tais como:

- Inibidores da transcriptase reversa análogos de nucleosídios (ITRN): zidovudina (AZT), abacavir (ABC), entricitabina (FTC), lamivudina (3TC), didanosina (ddI), zalcitabina (ddC) e tenofovir (TDF)
- Inibidores de transcriptase reversa não análogos de nucleosídios (ITRNN): doravirina (DOR), efavirenz (EFV), etravirina (ETR), nevirapina (NVP), rilpivirina (RPV)
- Inibidores de protease (IP): atazanavir (ATV), darunavir (DRV), fosamprenavir (FPV), saquinavir (SQV), ritonavir (RTV), tipranavir (TPV) e indinavir (IDV)
- Inibidor da fusão viral (IF): enfuvirtida (T-20)
- Inibidores de integrase viral (INI): cabotegravir (CAB), dolutegravir (DTG), raltegravir (RAL)
- Antagonistas do receptor de quimiocinas: maraviroque (MVC), vicriviroque, aplaviroque.

Apesar de ser inibidor de proteases, o ritonavir tem sido utilizado como potencializador farmacocinético, pois inibe o metabolismo da CYP3A4, enzima oxidativa de toxinas, alimentos e xenobióticos.

Além dessas classes, existem fármacos recentemente desenvolvidos, como o *fostensavir* (FTR), um profármaco do tensavir que o libera dentro do organismo e bloqueia a glicoproteína 120 do envelope viral, impedindo críticas mudanças de conformação à fixação do vírus na célula CD4.[28] Outro representante é o *ibalizumabe* (IBA), um anticorpo monoclonal que se liga ao domínio 2 da CD4, após a fase de fixação, e impede a entrada do vírus na célula.[29]

A associação dessas classes de fármacos é utilizada com o intuito de reduzir a carga viral, retardar a progressão da doença e prolongar a sobrevida do portador do HIV.

Por ser um tratamento crônico, a monoterapia não é recomendada, pois aumenta a possibilidade de desenvolver resistência. Assim, normalmente se incluem dois ou três medicamentos para HIV de, no mínimo, duas classes diferentes de ARVs.[26,27]

INDICAÇÃO

Antivirais estão indicados na prevenção e no tratamento de inúmeras doenças de etiologia viral. O Quadro 23.1 assinala as situações clínicas de etiologia viral com os respectivos antivirais utilizados em profilaxia e tratamento.

SELEÇÃO

Os grandes avanços no controle de infecções virais são decorrentes de vacinação em larga escala, como ocorreu com a rubéola, a varíola, o sarampo e a poliomielite.[30]

No início dos anos 2020, o vírus SARS-CoV-2 causou a pandemia da covid-19, para a qual ainda não há um tratamento eficaz e aprovado por agências regulatórias brasileiras ou estrangeiras.[31] Entretanto, avanços nas áreas de biotecnologia possibilitaram o desenvolvimento de vacinas em tempo recorde, que utilizam tecnologias antigas (como vírus inativados) e inovadoras (como o adenovírus e o mRNA).[32]

Depois de alguns meses sem conseguir conter os avanços da pandemia, em meados de 2021, a vacinação em massa, como esperado, mostrou-se muito efetiva no controle da disseminação do SARS-CoV-2.[33] Entretanto, existe uma preocupação global com a propagação de informações falsas sobre o uso de vacinas, fazendo com que uma importante fração da população não queira se vacinar, um comportamento que provoca risco individual e coletivo. Campanhas antivacinas se espalharam, resultando em condutas que ameaçaram com a permanência da infecção, enquanto ainda não havia estratégias efetivas para monitoramento de informações que pudessem causar risco coletivo à saúde.[34]

Manifestações orais na covid-19 são frequentes e parecem preceder os sintomas clássicos da doença. Entretanto, estudos adicionais, longitudinais, ainda são necessários para estabelecer o impacto a longo prazo das alterações orais na covid-19.[35]

Na falta de vacinas disponíveis, o manejo de infecções virais é sempre multidimensional e envolve estratégias de mitigação da transmissão e manejo não farmacológico e farmacológico (quando disponível), visando à profilaxia ou ao controle da fase clínica da infecção. Por exemplo, o manejo

Quadro 23.1 Situações clínicas e fármacos antivirais.

Situação clínica/Infeção viral	Profilaxia	Tratamento
Doença mucocutânea por herpes simples	Aciclovir	Aciclovir, ganciclovir, valaciclovir
Doença mucocutânea por herpes simples resistente a aciclovir		Fanciclovir, foscarnete
Herpes labial recorrente em paciente imunocomprometido	Aciclovir	Aciclovir
Herpes simples genital	Aciclovir	Aciclovir
Encefalite, infecção neonatal e ceratoconjuntivite por herpes simples		Aciclovir
Varicela	Aciclovir	Aciclovir
Herpes-zóster		Aciclovir, fanciclovir, ganciclovir, valaciclovir
Herpes-zóster resistente a aciclovir		Foscarnete
Infecção por vírus Epstein-Barr		Aciclovir
Infecção por citomegalovírus	Aciclovir	
Neuralgia pós-herpética	Fanciclovir, valaciclovir	
Leucoplasia pilosa oral		Ganciclovir
Retinite por citomegalovírus		Ganciclovir
Infecção por citomegalovírus em AIDS e transplantados	Ganciclovir	
AIDS		Zidovudina (AZT), abacavir (ABC), entricitabina (FTC), lamivudina (3TC), didanosina (ddI), zalcitabina (ddC), tenofovir (TDF), doravirina (DOR), efavirenz (EFV), etravirina (ETR), nevirapina (NVP), rilpivirina (RPV); atazanavir (ATV), darunavir (DRV), fosamprenavir (FPV), saquinavir (SQV), ritonavir (RTV), tipranavir (TPV), indinavir (IDV), enfuvirtida (T-20), cabotegravir (CAB), dolutegravir (DTG), raltegravir (RAL), maraviroque (MVC)

AIDS: síndrome da imunodeficiência adquirida.

da infeção por VHS objetiva somente acelerar a recuperação, pois o processo infeccioso tem curta duração e é autolimitado. Já no controle do HIV, o tratamento é crônico e procura manter o portador do vírus com carga viral indetectável.

A seleção do fármaco deve priorizar:

- Condição imunitária: imunocompetente ou imunodeprimido
- Eficácia: microbiológica e clínica
- Toxicidade e resistência toleráveis
- Comodidade de administração: fármacos e formulações para administração tópica ou oral, e com maior intervalo entre administrações.

Infecções por vírus da família Herpesviridae

Herpesviridae é uma extensa família de vírus de DNA – conhecidos como herpes-vírus – que pode infectar seres humanos e outras espécies. Essa família divide-se em três grandes grupos:[36]

- Alfa: VHS-1 e VHS-2, agente etiológico dos herpes labial e genital; vírus varicela-zóster (VVZ ou HHV-3), agente etiológico do herpes-zóster
- Beta: citomegalovírus (CMV ou HHV-5), agente etiológico de um tipo de síndrome de mononucleose; herpes-vírus 6 e 7 (HHV-6 e HHV-7, respectivamente), agentes etiológicos da roséola (típica doença infecciosa infantil)
- Gama: vírus Epstein-Barr (VEB ou HHV-4), agente etiológico da doença mononucleose infecciosa; herpes-vírus 8 (HHV-8), causador do sarcoma de Kaposi (tumor maligno que acomete as camadas mais internas dos vasos sanguíneos).

Os vírus do grupo alfa têm propriedades neurotrópicas, enquanto os dos grupos beta e gama têm propriedades linfotrópicas.[37,38]

Esses vírus – com exceção do HHV-3 – causam infecções iniciais assintomáticas e depois se tornam latentes, podendo ser periodicamente reativados.[39]

Infecções por herpes-vírus simples 1 e 2

Dados de 2016 estimam que 3,7 bilhões de pessoas portavam VHS-1, ou seja, uma prevalência global de 66,6% de pessoas de até 49 anos. Em relação ao VHS-2, o número é muito inferior: cerca de 491 milhões, o que significa uma prevalência global de 13,2% de pessoas dentro de ampla faixa de idade.[40]

Entretanto, a maioria das infecções herpéticas orais primárias é assintomática (cerca de 90%). Elas podem causar herpes perioral, gengivoestomatite herpética, herpes genital, herpes ocular, encefalite herpética e até paralisia facial idiopática, chamada de paralisia de Bell.[41] O Quadro 23.2 descreve as manifestações associadas a infecções pelo vírus do herpes.

A seguir, discutem-se condições virais que têm relevância na prática odontológica.

Herpes perioral e gengivoestomatite herpética

Em termos de doenças da mucosa oral, o herpes labial, causado por VHS-1, é a mais prevalente infecção viral, podendo ser facilmente transmitida pela saliva. O VHS-2 também pode ser um agente etiológico viral, mas é muito menos comum.

Quadro 23.2 Manifestações associadas à presença de infecções por herpes-vírus.

Vírus (sigla)	Patologias
Vírus do herpes simples tipo 1 (VHS-1)	Gengivoestomatite herpética aguda, herpes labial recorrente, encefalite, conjuntivite e infecção neonatal
Vírus do herpes simples tipo 2 (VHS-2)	Herpes genital ou oral (em menor prevalência)
Vírus varicela-zóster (VVZ ou VHH-3)	Varicela e herpes-zóster
Vírus Epstein-Barr (VEB ou VHH-4)	Mononucleose infecciosa, leucoplasia oral pilosa, linfomas de Burkitt e de Hodgkin, carcinoma escamoso
Citomegalovírus humano (CMV ou VHH-5)	Retinite, encefalite e síndrome similar à mononucleose
Herpes-vírus humano tipo 6 (VHH-6)	Exantema súbito, síndrome de Sjögren, linfomas, linfadenite necrosante, encefalite
Herpes-vírus humano tipo 7 (VHH-7)	Exantema súbito
Herpes-vírus humano tipo 8 (HHV-8)	Sarcoma de Kaposi em pacientes com AIDS

AIDS: síndrome da imunodeficiência adquirida.

Em poucas semanas, os anticorpos imunoglobulinas G (IgG) e M (IgM) são formados em resposta a esses vírus e persistem por toda a vida. A recorrência é frequente, mas também autolimitada, em geral com duração mais curta e sintomatologia menos grave que as observadas no episódio inicial.[42-44]

Mais especificamente, ocorre em cerca de 30 a 40% dos pacientes previamente infectados com ambos os VHS, com anticorpos circulantes para o vírus.[45] No início, a doença se manifesta com sinais prodrômicos de dor, parestesia ou prurido na área afetada. Na fase clínica ativa, pequenas vesículas de parede fina e base eritematosa surgem na junção mucocutânea de lábios e provocam erupções, formando úlceras.[44-46]

As lesões recorrentes raramente acometem palato, gengiva ou superfície dorsal da língua, a menos que o paciente seja imunocomprometido. Ao contrário da infecção primária, não se detecta aumento da titulação de anticorpos específicos. A cura ocorre espontaneamente em 7 a 10 dias.

Em pacientes imunocomprometidos, a doença pode ser mais grave – embora a disseminação sistêmica seja rara –, levando a esofagite, pneumonite ou hepatite.[5,47]

Lesões orais e periorais são fontes de vírus, e outros indivíduos podem ser contaminados a partir do contato com as mucosas. Superfícies cutâneas também são uma possível fonte de infecção, se a integridade da pele estiver rompida. Porém, na ausência de lesões e em pacientes assintomáticos, os vírus ainda podem estar presentes na saliva e disseminar o VHS.[5,47] Tendo ocorrido a primoinfecção, o indivíduo permanece afetado durante toda a vida.[48]

Por isso, existe risco de transmissão em ambiente odontológico, resultando em infecções orais, oculares ou cutâneas. Entretanto, o uso correto de equipamentos de proteção individual, como luvas, máscara e óculos de proteção, minimiza as chances de contaminação.[44,49]

O manejo farmacológico de infecções causadas pelo VHS visa inicialmente diminuir a duração e a intensidade dos episódios.[44] Além disso, estratégias para reduzir a frequência e a gravidade dos surtos recorrentes também fazem parte das intenções do tratamento. Por se tratar de uma doença curta e autolimitada, a ausência de eventos adversos é desejável. Medidas preventivas e de tratamento devem sempre avaliar a intensidade dos sintomas, a recorrência, o local das lesões e a condição imunológica.[50]

Para tratamento, o fármaco de escolha é o aciclovir, pois apresenta boa eficácia, baixa toxicidade e custo reduzido. Entretanto, o valaciclovir, o ganciclovir, o fanciclovir e o foscarnete também podem ser utilizados. Valaciclovir é pró-fármaco de aciclovir, tendo maior biodisponibilidade oral, mas sendo substancialmente mais caro. Ganciclovir tem atividade e eficácia semelhantes, mas é mais tóxico que aciclovir. Já fanciclovir e foscarnete são somente utilizados em pacientes resistentes a aciclovir.[51] O uso de antivirais pode ocorrer na fase prodrômica, clínica ou visando à prevenção de recorrência.

O uso na *fase prodrômica* parece associar-se a resultados mais efetivos, reduzindo a duração do episódio em 1 a 2 dias e acelerando a cicatrização. Entretanto, o uso dos agentes nessa fase deve ser somente considerado em pacientes que tenham episódios frequentes e com repercussão clínica significativa, pois o tratamento da lesão primária não reduz o risco de recorrência.[52,53]

Múltiplos estudos clínicos avaliaram a eficácia e a toxicidade de agentes antivirais para tratamento de herpes perioral (incluindo herpes labial) e de gengivoestomatite herpética primária e recorrente.

Em ensaio clínico randomizado, duplo-cego e controlado por placebo,[54] 174 indivíduos imunocompetentes com herpes oral recorrente receberam placebo ou aciclovir oral (400 mg, 5 vezes/dia, por 5 dias) no início dos sintomas. O aciclovir diminuiu a duração das lesões em aproximadamente 2,1 dias, comparativamente ao placebo.

Já uma análise de dois ensaios clínicos, duplos-cegos e controlados por placebo, mostrou os resultados de regimes de curta duração de valaciclovir, administrado para sintomas prodrômicos por 1 dia (2 g, 2 vezes) ou 2 dias (2 g, 2 vezes no primeiro dia, e 1 g, 2 vezes no segundo dia). O valaciclovir encurtou os surtos em aproximadamente 1 dia, em comparação com placebo; o tratamento de 1 dia foi tão eficaz quanto o tratamento de 2 dias.[55]

Outro ensaio clínico randomizado, duplo-cego e controlado por placebo (n = 701) avaliou o fanciclovir na primeira hora após o início dos sintomas prodrômicos de herpes labial recorrente. Administrou-se dose única de 1.500 mg em um grupo e 750 mg em outro, 2 vezes/dia, por 1 dia. O tempo de cura das lesões foi significativamente menor nos dois grupos de tratamento com fanciclovir (4,4 e 4 dias), em comparação ao placebo (6,2 dias).[56]

Metanálise de 10 artigos (n = 2.683) concluiu que aciclovir oral (800 a 1600 mg/dia) e valaciclovir (500 mg/dia, por 4 meses) têm efeito positivo na prevenção de herpes oral recorrente, se utilizados antes do aparecimento das lesões ou da exposição aos gatilhos (sol, traumatismo, febre, estresse e tratamento odontológico).[57]

Além disso, o benefício da administração sistêmica parece ser superior ao da aplicação tópica.[52]

Entretanto, novas formulações/apresentações antivirais ou em associação com fármacos de outras classes têm sido desenvolvidas, como a associação aciclovir com glicocorticoide. Um ensaio clínico randomizado, duplo-cego e controlado por placebo (n = 1.443) demonstrou que o aciclovir tópico ou em associação com hidrocortisona (corticosteroide) reduz o desenvolvimento de lesões ulcerativas em herpes simples labial recorrente em 35 e 42%, respectivamente, em comparação ao placebo.[58]

A pastilha bucal mucoadesiva de aciclovir também acelerou o tempo de cura da lesão vesicular primária (7,3 para 7 dias) se comparada ao placebo em estudo clínico randomizado (ECR), duplo-cego e controlado (n = 775). Desfechos secundários demonstraram menor incidência (73,6% para 64,2%) e retardo no início da próxima recorrência (205 para 165 dias).[59]

Em adultos imunocompetentes, os antivirais para tratamento de herpes simples perioral não trazem grandes benefícios: pequena abreviação temporal dos sintomas e aceleração da cicatrização.

Um estudo observacional realizado com crianças (n = 33) demonstrou que o aciclovir associa-se à resolução de febre após 3 dias e apresenta melhora considerável (90%) de lesões orais e dor em 6 dias. A regressão dos sintomas foi mais rápida nas crianças tratadas por 5 a 6 dias com aciclovir, em comparação às que não receberam terapia antiviral.[60]

Já um estudo retrospectivo (n = 162) relatou regressão mais rápida dos sintomas em crianças tratadas com aciclovir.[61] Outro estudo demonstrou que o aciclovir induziu cessação mais rápida de dor e salivação excessiva, mas as lesões permaneceram semelhantes.[62] Mais um estudo clínico prospectivo, realizado com crianças de 1 a 6 anos, comparou suspensão de aciclovir (15 mg/kg) *versus* placebo, administrados 5 vezes/dia, por 7 dias, e mostrou que o aciclovir acelerou a resolução de lesões orais (10 para 4 dias), febre (3 para 1 dia), lesões intraorais (5,5 para 0 dia) e dificuldades para alimentação (7 para 4 dias).[63]

Em revisão Cochrane sistemática de apenas dois estudos, apenas um deles mostrou fraca evidência de que o tratamento com aciclovir reduza o número de lesões orais e previna o desenvolvimento de novas lesões extraorais, diminuindo dificuldades de alimentação e tempo de hospitalização em crianças com menos de 6 anos acometidas de gengivoestomatite herpética.[64] Assim, apesar das limitadas evidências, indica-se tratamento com aciclovir apenas nas primeiras 72 horas do início dos sintomas em crianças com sintomas de gengivoestomatite, dor e/ou desidratação substancial.[65]

Em adultos imunocompetentes, o benefício dos antivirais não tem grande magnitude, pois a infecção é de curta duração e autolimitada. Já em pacientes imunocomprometidos, especialmente em presença de doença mais grave, o aciclovir é recomendado, podendo ser administrado por via oral (VO), tópica e intravenosa (IV). Mostra-se eficaz em profilaxia e tratamento de lesões labiais herpéticas.[66]

Quando administrado profilaticamente, o aciclovir previne a reativação da infecção nas semanas que se seguem à terapia imunossupressiva intensiva de transplantados. No entanto, por não atuar sobre os vírus latentes, o processo pode ser reativado após a suspensão do antiviral.

Em pacientes imunocomprometidos sem melhora da doença básica, como os portadores de AIDS, o aciclovir suprime a recorrência de surtos de infecção herpética mucocutânea, mas seu uso pode acarretar aparecimento de cepas resistentes.[67]

A persistência das lesões e a detecção continuada do vírus indicam resistência viral. Nessa situação, foscarnete é o agente alternativo; porém, também pode desenvolver resistência clinicamente significativa.[15]

Uma revisão sistemática indicou que o aciclovir e o valaciclovir são efetivos no manejo de infecções orais causadas por HSV em pacientes oncológicos.[68]

A gengivoestomatite herpética é mais comum em crianças antes dos 5 anos, mas também pode ocorrer em adultos. A condição é caracterizada por início febril seguido por erupção de lesões dolorosas e ulcerativas em gengiva e mucosa perioral, frequentemente com lesões amarelas e vesiculares.

Em paciente infectado por VHS-1, a infecção pode reaparecer sob forma de herpes labial, com reativação ao longo da vida. VHS-1 geralmente é transmitido por contato direto ou por meio de gotículas de secreções orais ou lesões de indivíduo infectado.[69] A recorrência em geral resulta de exposição prolongada ao sol, estresse e fadiga.[44]

Em pacientes imunocomprometidos, sob risco de disseminação grave, o uso oral de aciclovir é bem-estabelecido, reduzindo a disseminação viral e o período de dor e acelerando a cicatrização das lesões. Entretanto, é de extrema importância o início do tratamento na fase prodrômica do curso da doença.[45]

Na fase prodrômica, o aciclovir e o penciclovir apresentam pequeno benefício clínico no tratamento do herpes labial. Inúmeros ensaios clínicos demonstraram esse desfecho. O fanciclovir também mostrou benefício, como já citado. Em estudo mais recente (n = 701) – randomizado, duplo-cego e controlado por placebo –, fanciclovir oral (1.500 mg, em dose única ou 750 mg, a cada 12 h, em 1 dia) reduziu o tempo para cicatrização das lesões (4,4 e 4 dias) e a ocorrência de lesões secundárias em pacientes imunocompetentes com lesões herpéticas.[56]

Quanto ao uso tópico de antivirais, um estudo (envolvendo dois ECRs) não relatou eficácia, tanto com uso precoce do medicamento (estágio de eritema) quanto com uso tardio (estágio de pápula ou vesícula). Houve redução significativa da duração da lesão em ambos.[70]

Uma revisão sistemática, investigando os efeitos tópicos de antivirais na fase prodrômica em múltiplos ECRs, verificou que o creme de aciclovir e penciclovir (aplicado 5 vezes/dia, por 5 dias) determinou redução no tempo de recuperação, sem diminuir a duração da dor.[71]

Outra metanálise sugeriu que o uso tópico de glicocorticoides associados a antivirais nucleosídios tem eficácia maior que o uso do antiviral em monoterapia no manejo de herpes labial recorrente.[72]

O creme de aciclovir não previne o desenvolvimento de lesões clássicas e não interfere na progressão de vesículas a úlceras e crostas. Os efeitos adversos são leves e infrequentes.

Metanálise de 25 ECRs (n = 8.453) avaliou a eficácia de vários antivirais (aciclovir, valaciclovir, fanciclovir e penciclovir) no tratamento do herpes labial recorrente e identificou diminuição no tempo de cicatrização e de resolução da dor e aumento na porcentagem de lesões que não evoluíram para a fase vesicular. Na estratificação dos dados, demonstrou-se que o valaciclovir foi mais eficaz que o aciclovir na redução do tempo de cicatrização e de dor. O valaciclovir também foi eficaz no controle da evolução das lesões para fase vesicular, o que não ocorreu com o uso de penciclovir e fanciclovir.[73]

Outro ensaio clínico randomizado e duplo-cego (n = 125) verificou que uma dose única oral de valaciclovir (500 mg, 1 g ou 2 g) não preveniu a recorrência de herpes labial, nem alterou o tempo de cicatrização das lesões.[74]

Em outro ECR duplo-cego e controlado por placebo (n = 98), o valaciclovir oral (500 mg, 1 vez/dia, por 4 meses) reduziu a recorrência de lesões herpéticas labiais durante o tempo de tratamento.[75]

Com base nesses dados, conclui-se que o uso oral e tópico de antivirais tem eficácia limitada e de discutível relevância clínica em pacientes imunocompetentes no tratamento de infecções causadas pelo HVS. Em pacientes imunossuprimidos, os efeitos dos antivirais são mais consistentes, mas existe a possibilidade do aparecimento de cepas resistentes.

Infecções por vírus varicela-zóster

Herpes-zóster e varicela são causados pelo VVZ. Por definição, a varicela é a primeira manifestação da doença em indivíduo nunca exposto, enquanto o herpes-zóster representa a reativação do vírus latente.[76]

O vírus é altamente contagioso, podendo ser transmitido por contato direto ou até por gotículas de saliva no ar. A infecção primária por VVZ leva invariavelmente a uma manifestação clínica – a varicela –, com período de incubação de cerca de 2 semanas. Os primeiros sinais da doença comumente são lesões vesiculares intraorais, que acometem a superfície mucosa da cavidade bucal. Em geral, são precedidas por dor, aparentemente com origem em estruturas dentárias. Após a infecção primária, o vírus permanece latente em gânglios nervosos sensoriais, e a reativação decorre de alteração de imunidade celular. Em indivíduos imunocompetentes, o herpes-zóster ocorre com mais frequência após os 65 anos.[76] Adultos (95%) com mais de 50 anos são soropositivos para VVZ e, assim, estão em risco de desenvolver a doença.[77]

Em situações de baixa imunidade, o VVZ é transportado para outros tecidos, levando ao aparecimento de erupções vesiculares em pele e mucosas.[78]

Lesões que acometem o ramo maxilar do nervo trigêmeo distribuem-se da pálpebra inferior ao lábio superior, enquanto as que acometem o ramo mandibular estendem-se do ouvido à linha média e, intraoralmente, envolvem a língua, a mucosa dos lábios e a gengiva mandibular. O herpes-zóster que envolve o nervo trigêmeo tem sido implicado com anomalias dentais como alterações morfológicas, reabsorção de raiz, necrose pulpar, esfoliação do dente e osteonecrose.[79,80]

Lesões orais estão entre as manifestações clínicas mais precoces do HIV. Em um total de 110 pacientes HIV-positivos, prevaleceram cáries galopantes, xerostomia, periodontite grave e candidíase pseudomembranosa.[81]

Metanálise mostrou que o herpes-zóster tem baixa incidência em indivíduos hígidos, mas aumenta em populações de alto risco e faixas etárias avançadas.[82] Na vigência da infecção, a maioria dos pacientes não necessita de terapia antiviral, especialmente se as lesões estiverem presentes há mais de 72 horas e se restringirem a um dermátomo.[76]

No entanto, a melhora dos sintomas pode ser acelerada com aciclovir oral em doses altas (800 mg, 5 vezes/dia, por 7 dias), especialmente em idosos, pacientes febris e naqueles com dor há menos de 4 dias. Em casos leves de pacientes imunocomprometidos, indica-se aciclovir oral; em casos moderados e graves, indica-se seu uso intravenoso (na dose de 10 mg/kg, a cada 8 horas), pois existe risco de disseminação e surgimento de complicações.[82]

O valaciclovir (1 g, VO, a cada 8 horas, por 7 ou 14 dias) e o fanciclovir (500 mg, VO, a cada 8 horas, por 7 dias) são alternativas ao aciclovir.[83,84] O foscarnete não é indicado, pois pode desenvolver resistência clinicamente significativa.[85]

Uma revisão Cochrane de seis ensaios clínicos demonstrou que o aciclovir não reduz a incidência de neuralgia pós-herpética.[86]

Infecções pelo vírus Epstein-Barr

O VEB tem tropismo por linfócitos B (linfotropismo) e por células do epitélio (cutaneotropismo). Esse vírus pode causar mononucleose infecciosa e leucoplasia pilosa oral, além de estar associado ao desenvolvimento de diversos tipos de neoplasias linfoides e epiteliais. O VEB parece também estar relacionado com doença periodontal avançada, pois o seu DNA viral é detectado na maioria dos casos de periodontite agressiva (60 a 80%).[87-89]

Duas metanálises, uma de 21 estudos observacionais (n = 1.559) e outra de 26 (n = 2.173), sugerem que o VEB esteja associado a riscos aumentados de periodontite.[90,91] Além disso, existem alguns casos de gengivite associados ao VEB (15 a 20%). Aproximadamente 70% das lesões periapicais de grande tamanho e sintomáticas têm infecção ativa por VEB. Este e CMV podem coexistir em periodontite marginal e apical.[87]

Nesse sentido, o manejo da doença periodontal pode suprimir a carga viral em bolsas periodontais, bem como em saliva, o que potencialmente reduz o risco de transmissão entre indivíduos. A saliva de uma pessoa infectada é o principal veículo de transmissão de VEB.[89,92]

A *mononucleose infecciosa* é adquirida por meio de contato entre um indivíduo suscetível e um portador assintomático, sendo causada por VEB em aproximadamente 85% dos casos. O período de incubação é de 5 a 7 semanas, e a doença é transmitida pela saliva, uma vez que as células epiteliais ductais das glândulas salivares servem de reservatório para os vírus. O aciclovir (800 mg, VO, 5 vezes/dia), associado a corticosteroides, parece ser efetivo contra infecções graves por VEB com obstrução respiratória, porém alguns estudos não evidenciaram benefícios do aciclovir isolado ou de sua associação a prednisona nessa condição clínica.

Já a *leucoplasia pilosa oral* é lesão não maligna, comumente presente em pacientes imunodeprimidos (AIDS e transplantados).[93] É uma afecção causada por replicação de VEB e se caracteriza por lesão esbranquiçada em língua (com frequência em margem lateral) e, ocasionalmente, em mucosas bucal e labial. Sua superfície pode ser lisa, corrugada ou pregueada, e consegue se tornar tão espessa que suas projeções lembram cabelos. Microscopicamente, há hiperparaqueratose, acantose, vacuolização de células e pequena inflamação subepitelial. Em geral é assintomática.

Antivirais como aciclovir, valaciclovir e fanciclovir são eficazes no tratamento da leucoplasia pilosa. As lesões regridem com o uso, embora possa haver recorrência após a cessação da terapia. Em uma revisão, preconizou-se o uso tópico de creme com aciclovir e podofilina.[94] Se estiver relacionada à AIDS, geralmente regride com terapia ARV.[93]

Infecções por citomegalovírus

Em indivíduos imunocompetentes, a infecção sintomática por CMV se manifesta como síndrome da mononucleose. É a infeção viral mais patogênica da família Herpesviridae em imunossuprimidos, incluindo indivíduos com recente transplante, usuários de glicocorticoides e portadores de lúpus eritematoso sistêmico, artrite reumatoide, psoríase e, especialmente, HIV. Esses pacientes podem apresentar febre, mal-estar, úlceras esofágicas, pancitopenia, encefalite, pneumonite e, mais comumente, retinite (20 a 40% dos pacientes com AIDS).[20]

Quase 50% dos pacientes com HIV apresentam sorologia positiva para CMV. Nesses pacientes, o CMV pode ficar por muitos anos em estado latente e ser ativado com a queda dos níveis de CD4 (abaixo de 50 a 100 células/mm^3).[95,96]

O vírus é transmitido por contato com líquidos corporais de indivíduos infectados (incluindo saliva, urina, lágrimas, escarro, sêmen e sangue), bem como por placenta, aleitamento materno, transfusão de sangue, transplante de órgãos e relação sexual.

As manifestações orais são bem características e envolvem úlceras eritematosas em lábios, gengiva, língua, mucosa oral e, particularmente, palato. Gengivite grave e crescimento hiperplásico gengival também podem ocorrer.[20] Os pacientes imunocompetentes são assintomáticos ou apresentam poucos sintomas (autolimitados) e, portanto, não requerem terapia antiviral específica para o CMV, somente para manejo dos sintomas. No entanto, em pacientes imunocomprometidos, a terapia antiviral deve ser considerada com cidofovir, foscarnete, ganciclovir e valganciclovir.[97]

É importante comentar que o CMV é resistente ao aciclovir.

Infecção pelo HIV

O uso de antivirais na AIDS é a área que teve maior desenvolvimento nos últimos anos. Os resultados são estimuladores, e as terapias de combinação de fármacos reduziram morbidade, melhoraram a qualidade de vida e aumentaram a expectativa de vida do paciente para níveis dentro da curva de normalidade. A terapia com ARVs deve ser iniciada o mais rápido possível após o diagnóstico de HIV, independentemente das contagens de CD4.[26]

Atualmente, existem múltiplas classes de medicamentos ARVs empregados no tratamento da infecção pelo HIV: inibidores da transcriptase reversa análogos de nucleosídios, inibidores da transcriptase reversa não análogos de nucleosídios, inibidores de protease, inibidores da fusão viral, inibidores da integrase viral, antagonista do receptor de quimiocina, inibidores da fixação e inibidores pós-fixação.[26,27]

As associações ideais desses medicamentos devem causar alta taxa de supressão viral, baixa toxicidade, menor número de doses diárias e poucas interações medicamentosas.[26] Esses regimes facilitam a adesão e são menos propensos ao surgimento de resistência ao HIV. Atualmente, recomendam-se esquemas com três fármacos – dois inibidores de transcriptase reversa análogos de nucleosídios (ITRN) e um inibidor de integrase viral (INI) – ou um regime de dois fármacos específicos – dolutegravir (DTG, um INI) e lamivudina (3TC, um ITRN).[98,99] As associações de ARVs estão apresentadas no Quadro 23.3.

O risco de transmissão ocupacional do HIV é de interesse odontológico, pois cirurgiões-dentistas utilizam rotineiramente agulhas e outros instrumentos perfurocortantes.[100]

Nesse sentido, o Protocolo Clínico e Diretrizes Terapêuticas para Profilaxia Pós-Exposição (PEP),[101] do Ministério da Saúde, fornece todas as informações necessárias para acolhimento, identificação de exposição de risco e posterior tratamento. Devem ser avaliados quatro pontos críticos:

- Tipo de material biológico
- Tipo de exposição
- Tempo entre exposição e atendimento
- Sorologia da pessoa exposta.

De interesse odontológico, vale dizer que suor, lágrimas, saliva e secreções nasais não apresentam risco de transmissão do HIV. Por outro lado, exposições percutâneas (lesoes causadas por agulhas ou outros perfurocortantes) em membranas mucosas e respingos de sangue em nariz, olhos e pele não íntegra determinam risco de infecção pelo HIV.

O tempo de atendimento é também um fator crítico e indica a necessidade imediata de profilaxia para maior eficácia da intervenção. Após 72 horas da exposição, não há evidências de benefício da profilaxia com ARV.[102]

O cirurgião-dentista que sofrer acidente ocupacional deve ser informado da relação risco-benefício da profilaxia proposta, tendo em vista que, nessa circunstância, o conhecimento sobre eficácia e segurança de medicamentos ARV é limitado. Em estudos em seres humanos, somente o AZT demonstrou benefício, com eficácia profilática menor que 100%.

O esquema preferencial para gestantes sugerido pelo Ministério da Saúde inclui: TDF/3TC (1 comprimido, 300 mg/300 mg) mais DTG (1 comprimido, 50 mg) ao dia, devendo ser iniciado nas primeiras horas após o evento e durar 28 dias. Esquemas alternativos incluem: AZT/3TC + DTG, TDF/3TC + ATV + RTV ou TDF/3TC + DRV + RTV.

Em crianças até 6 anos, deve-se usar AZT + 3TC + raltegravir (RAL); dos 6 aos 12 anos, o uso recai em TDF + 3TC + DTG.

A testagem para HIV deve ser repetida em 4 a 6 semanas e 12 semanas após a exposição.

PRESCRIÇÃO

A prescrição de ARV pode ser feita por cirurgiões-dentistas em caráter de emergência. Entretanto, preferencialmente, deve ser conduzida por um profissional da saúde especializado.

Esquemas de administração de antivirais são apresentados no Quadro 23.4.

Aciclovir

Há formas farmacêuticas de aciclovir para uso cutâneo, oral e intravenoso.[9] A administração tópica tem eficácia limitada, enquanto a oral tem baixa biodisponibilidade (15 a 30%) e absorção lenta e variável, embora não afetada por alimentos. O pico de concentração plasmática ocorre em 1,5 a 2 horas, e a meia-vida é de 2,5 a 3,3 horas. Doses supraterapêuticas aumentam o risco de nefrotoxicidade. A dose oral de 200 mg (5 vezes/dia, por 5 dias) atinge concentrações plasmáticas efetivas para tratamento de herpes simples. Entretanto, a concentração inibitória de aciclovir para herpes-zóster deve ser 10 vezes maior do que a requerida para herpes simples.[9] O aciclovir é metabolizado em pequena proporção no fígado, gerando metabólitos inativos.

Para tratar *leucoplasia pilosa oral* em paciente infectado com HIV, usa-se dose fracionada de aciclovir de 3,2 g ao dia, VO, por 7 a 14 dias. Para prevenir recorrência das lesões,

Quadro 23.3 Esquemas preferenciais de profilaxia antirretroviral para exposição ocupacional ao HIV, propostos pelo Ministério da Saúde do Brasil.

Associações	Posologia e apresentação	Observações	Duração
TDF/3TC + DTG	TDF 300 mg + 3TC 300 mg (1 comp. coformulado/VO/dia) + DTG 50 mg (1 comp./VO/dia) ou TDF 300 mg (1 comp./VO/dia) + 3TC 150 mg (2 comp./VO/dia) + DTG 50 mg (1 comp./VO/dia)	Esquema preferencial	28 dias
AZT/3TC + DTG	AZT 300 mg + 3TC 150 mg (1 comp. coformulado/VO/2 vezes/dia) + DTG 50 mg (1 comp./VO/dia)	Impossibilidade de TDF	28 dias
TDF/3TC + ATV + RTV	TDF 300 mg + 3TC 300 mg (1 comp. coformulado/VO/dia) + ATV 300 mg (1 comp./VO/dia) + RTV 100 mg (1 comp./VO/dia)	Impossibilidade de DTG	28 dias
TDF/3TC + DRV + RTV	TDF 300 mg + 3TC 300 mg (1 comp. coformulado/VO/dia) + DRV 1 comp. 600 mg + RTV 1 comp. 100 mg (1 comp./VO/2 vezes/dia)	Impossibilidade de ATV + RTV	28 dias

ATV: atazanavir; AZT: zidovudina; Comp.: comprimido; DRV: darunavir; DTG: dolutegravir; RTV: ritonavir; 3TC: lamivudina; TDF: tenofovir; VO: via oral.

Quadro 23.4 Esquemas de administração de antivirais em algumas infecções virais.

Patologia	Fármaco	Apresentação/Via de administração	Dose, intervalo e duração do tratamento
Herpes simples			
Gengivoestomatite	Aciclovir	Comprimidos/oral	200 mg (< 2 anos, 100 mg), 5 vezes/dia, 5 a 7 dias
Herpes labial recorrente[a]	Aciclovir	Comprimidos/oral	400 mg, 5 vezes/dia, 5 dias
	Valaciclovir	Comprimidos/oral	2 g, 2 vezes/dia, 1 dia
	Penciclovir	Creme/tópico	1%, a cada 2 h, 4 dias
Profilaxia de recorrência de herpes labial[a]	Aciclovir	Comprimidos/oral	400 ou 800 mg, 2 vezes/dia, 3 a 7 dias
Acometimento mucocutâneo	Aciclovir	Comprimidos/oral	400 mg, 5 vezes/dia, 7 a 14 dias
	Aciclovir	Injetável/IV	5 a 10 mg/kg, 3 vezes/dia, 7 a 14 dias
	Fanciclovir	Comprimidos/oral	500 mg, 2 vezes/dia, 7 a 10 dias
	Valaciclovir	Comprimidos/oral	500 ou 1 g, 2 vezes/dia, 7 a 14 dias
	Foscarnete	Injetável/IV	40 mg/kg, 2 ou 3 vezes/dia, 14 a 21 dias
Profilaxia ou supressão[a]	Aciclovir	Comprimidos/oral	200 a 400 mg, posologias variáveis
Varicela			
	Aciclovir	Comprimidos oral	800 mg, 5 vezes/dia, 5 a 7 dias
	Aciclovir	Injetável/IV	10 a 20 mg/kg, 3 vezes/dia, 7 a 10 dias
Herpes-zóster			
	Aciclovir	Comprimidos/oral	800 mg, 5 vezes/dia, 7 a 10 dias
	Aciclovir[a]	Injetável/IV	10 mg/kg, 3 vezes/dia, 7 a 10 dias
	Fanciclovir	Comprimidos/oral	500 mg, 3 vezes/dia, 7 dias
	Valaciclovir	Comprimidos/oral	1 g, 3 vezes/dia, 7 dias
	Foscarnete	Injetável/IV	40 mg/kg, 2 ou 3 vezes/dia, 14 a 21 dias
Leucoplasia pilosa oral			
	Aciclovir	Comprimidos/oral	400 mg, 5 vezes/dia, 7 a 20 dias
	Ganciclovir	Comprimidos/oral	1 g, 3 vezes dia, 7 a 20 dias

[a]Paciente imunodeprimido. IV: via intravenosa.

faz-se manutenção com 200 mg, 5 vezes/dia. Em indivíduos imunocomprometidos ou com infecções mais graves, a terapia intravenosa com aciclovir é feita habitualmente com 5 a 10 mg/kg, a cada 8 horas, por 5 a 7 dias.[103] A taxa de infusão deve ser superior a 1 hora, para evitar dano renal. Com esse esquema, obtêm-se concentrações plasmáticas máximas de aciclovir de cerca de 10 mg/mℓ. Após uso oral, a concentração salivar corresponde a 13% da plasmática.[104]

Em pacientes com herpes-zóster, a concentração em fluido vesicular se aproxima à do plasma. A ligação a proteínas plasmáticas é menor que 20%.

Valaciclovir

As doses eficazes para VVZ são mais altas, de 800 mg, 4 a 5 vezes/dia, por 5 a 7 dias no manejo de infecção cutânea em paciente imunocompetente. Em pacientes imunodeprimidos, utilizam-se 800 mg, VO, 5 vezes/dia, por 7 dias, ou 10 mg/kg, IV, a cada 8 horas, por 7 dias.[103] O VVZ tem rápida absorção oral, biodisponibilidade de aproximadamente 55% (entre 42 e 73%), sofre metabolismo hepático e é rápida e quase completamente convertido em aciclovir e L-valina na primeira passagem; o aciclovir, então, é metabolizado, gerando metabólitos inativos. Tem meia-vida de 30 minutos. Excreta-se na urina na forma de aciclovir.[103] A função renal reduzida aumenta significativamente sua concentração sistêmica.[104]

Fanciclovir

O *fanciclovir* tem boa absorção gastrintestinal, com biodisponibilidade de 75%. A presença de alimentos reduz a velocidade de absorção; o pico sérico máximo habitualmente ocorre em 55 minutos. Tem rápida conversão para *penciclovir*, cuja biodisponibilidade oral é baixa (< 5%) e meia-vida de eliminação de 2 horas. Entretanto, sua meia-vida chega a 10 horas, em média, na vigência de insuficiência renal. Mais de 90% do fármaco inalterado são eliminados por via renal.[19]

Ganciclovir

O *ganciclovir* tem baixa biodisponibilidade oral, de 5% em jejum e de 6 a 9% com a alimentação; portanto, deve ser administrado com alimentos. A dose oral é de 1 g, a cada 8 horas, ou 500 mg, 6 vezes/dia. Alternativamente, pode ser usada uma dose de 500 mg, 6 vezes/dia, a cada 3 horas, em período de vigília, junto à alimentação. Por via intravenosa (IV), a dose é de 5 mg/kg, a cada 12 horas, em infusão de 1 hora. Em fase de manutenção, empregam-se 5 mg/kg/dia,

IV, ou 1 g, a cada 8 h, VO, com alimentos. A maior parte da dose administrada tem excreção renal (> 90), em forma não metabolizada. Sua meia-vida é de 2 a 4 horas. A duração da terapia é de 14 a 21 dias no tratamento de infecção por CMV.[105] Seu profármaco, *valgangiclovir*, tem biodisponibilidade oral de 60%, aumentada em 25% se acompanhada por alimentos.[103]

Foscarnete

O *foscarnete* é pouco solúvel em soluções aquosas e pouco absorvido VO (biodisponibilidade de 9%). Assim, é usado apenas IV, com bomba de infusão em velocidade de administração inferior a 1 mg/kg/min, distribuindo-se amplamente nos tecidos. A taxa de ligação a proteínas plasmáticas é de cerca de 15% (entre 14 e 17%). A meia-vida é de 1 a 3 horas. Praticamente não ocorre biotransformação. Cerca de 80 a 90% são eliminados pelos rins em forma inalterada, devendo ser realizados reajustes de dose em presença de disfunções renais. É eficientemente removido por hemodiálise.[85]

SEGUIMENTO

Resultados benéficos do tratamento antiviral costumam ser mensurados clinicamente, tendo em vista as dificuldades laboratoriais de identificação e mensuração da carga viral em rotinas clínicas. Além disso, as respostas podem depender do estado imunológico do paciente. A terapia antiviral visa reduzir sintomas, duração dos episódios e complicações graves, enquanto os esquemas profiláticos objetivam reduzir a frequência ou impedir as recorrências da infecção.

No que se refere ao VHS, ao CMV e ao HIV, é importante informar ao paciente que o uso de antivirais não resulta em cura da infecção ou em redução do risco de transmissão do vírus enquanto as lesões estiverem em fase clínica ativa. Muitos vírus persistem por anos ou por toda a vida, como é o caso do VVZ e do HIV.

O *aciclovir* é bem tolerado, com alto índice terapêutico e alta especificidade por células infectadas.

Assim, por via oral, tem poucos e irrelevantes efeitos adversos, tais como pequeno mal-estar, náuseas, vômitos, diarreia e dor de cabeça.[10] Por via intravenosa, apesar de incomumente empregado, pode causar inflamação ou flebite no local da infusão, náuseas, vômitos e erupção cutânea (incluindo síndrome de Stevens-Johnson).[9] A rotação dos locais e a redução da concentração final da infusão ajudam a prevenir inflamação e flebite no local da infusão.[106]

Efeitos adversos raros incluem dor abdominal, agressividade, agitação, alopecia, anafilaxia, anemia, angioedema, anorexia, ataxia, coma, coagulação intravascular disseminada, tontura e fadiga. Em pacientes pediátricos, o aciclovir demonstrou diminuir as concentrações de hemoglobina e a contagem absoluta de neutrófilos.[9,10] Além disso, a terapia intravenosa com aciclovir pode ocasionar lesões renais agudas, devido à formação de cristais.[107]

No primeiro trimestre da gravidez de 1.804 mulheres, foram evidenciados defeitos maiores em 40 recém-nascidos (2,2%). Com aciclovir, ocorreu um defeito maior em 2% dos recém-nascidos (dentre os 1.561 a ele expostos); dentre os submetidos a valaciclovir (n = 229 gestantes), a incidência foi 3,1%; e na exposição a fanciclovir (n = 26), apenas um recém-nascido apresentou defeito.[108]

Outra publicação também mostrou que uso de aciclovir ou valaciclovir não se associou com aumento de distúrbios ao nascer. Pelos limitados dados sobre fanciclovir, não se considera esse antiviral como escolha de primeira linha para tratamento de herpes durante a gestação.[109]

Não há relatos de teratogenicidade em humanos, mas os dados não são suficientes para tirar conclusões confiáveis sobre a segurança do aciclovir na gravidez.

O *aciclovir* e o *valaciclovir* passam em baixa quantidade para o leite materno, sendo compatíveis com o aleitamento natural. Entretanto, o uso deve ser cauteloso.

O valaciclovir é também bem tolerado. Seus efeitos adversos mais comuns incluem dor de cabeça, náuseas, diarreia e fadiga.[110]

O *fanciclovir* é bem tolerado, e seus eventos adversos mais comuns são dores de cabeça, náuseas e diarreia. Para tratar herpes oral, só é necessária terapia de dose única, o que auxilia na adesão a tratamento. Efeitos adversos raros incluem hepatotoxicidade e síndrome de Stevens-Johnson.[19]

O *ganciclovir* é fármaco menos tolerado, e estima-se que 32% dos pacientes precisem interromper o seu uso por reações adversas. A mielossupressão, em especial a neutropenia (25 a 40% dos pacientes), é a reação adversa mais frequente, mas é normalmente reversível com a descontinuidade da terapia. Outros efeitos adversos hematológicos incluem trombocitopenia, anemia e linfopenia, assim como diarreia, náuseas, anorexia e vômito. Eventos adversos pouco comuns, mas graves, são ataxia, convulsão, alucinações, coma, febre alta, calafrios e dor abdominal.

Em um ensaio clínico randomizado e controlado por placebo (n = 106), observou-se a eficácia de gel de ganciclovir no tratamento de estomatite herpética. A taxa de sucesso do fármaco foi de 97,6% *versus* 70,2% no grupo controle ($p < 0{,}01$).[111]

O *foscarnete* tem baixo índice terapêutico; portanto, apresenta diversos efeitos adversos.[15] Os mais recorrentes são distúrbios eletrolíticos e redução da função renal, sendo comum a insuficiência renal aguda reversível. Essa nefrotoxicidade causa azotemia, leve proteinúria e possível necrose tubular aguda. O foscarnete afeta as células tubulares renais por meio de mecanismos citotóxicos diretos, estando o grau de toxicidade induzida diretamente relacionado à dosagem administrada. O aumento de creatinina sérica, visto em até 50% dos casos, ocorre durante a segunda semana de terapia.

O *foscarnete* também pode causar nefropatia cristalina, com deposição de cristais (sais de sódio e cálcio) em capilares glomerulares. Tais alterações são reversíveis após 2 a 4 semanas da suspensão do fármaco. Altas doses, infusão rápida ou contínua, desidratação, insuficiência renal preexistente e uso concomitante de agentes nefrotóxicos são fatores de risco. Devido aos efeitos adversos, é importante monitorar a função renal durante a terapia com foscarnete. Dentro de 1 a 2 semanas após sua administração, o aumento na creatinina plasmática pode significar sinal de lesão tubular renal.

Em alguns casos, o foscarnete também pode causar diabetes insípido nefrogênico, assim como hipocalcemia e hipomagnesemia. Devido a essas possíveis anormalidades eletrolíticas, é essencial realizar exames de rotina para avaliar as potenciais reduções nos níveis de cálcio e magnésio, a fim de prevenir eventos adversos sistêmicos, como arritmias cardíacas. É indicada também a realização de um eletrocardiograma basal antes do início do tratamento. Outros efeitos adversos podem ocorrer, como febre, náuseas, vômito, diarreia, anemia, cefaleia e convulsão.

O foscarnete é classificado como categoria C pela Food and Drug Administration (FDA). Seu uso durante a gestação só deve ser feito se o benefício superar definidamente o risco. É contraindicado durante a fase de amamentação, pois sua excreção para o leite materno é desconhecida. Sua segurança de uso durante a infância não está estabelecida.[85]

Múltiplos efeitos adversos têm sido descritos para os fármacos utilizados na terapia do HIV. Entretanto, cada um tem suas especificidades.

No Quadro 23.5 são apresentadas as interações medicamentosas relevantes ao uso de antivirais, com seus efeitos decorrentes.

ALGUMAS PATOLOGIAS TRATADAS COM ANTIVIRAIS

Logan et al. examinaram dados clínicos coletados de arquivos de 197 pacientes infectados pelo HIV atendidos no Adelaide Dental Hospital, na Austrália, entre janeiro de 1986 e fevereiro de 1995. Relataram que a prevalência da *leucoplasia pilosa oral* (LPO) foi de 45,2%. Essa doença, clínica e subclínica, relaciona-se ao vírus Epstein-Barr e é uma das manifestações orais mais comuns na AIDS, com valor diagnóstico e prognóstico. Aqueles autores observaram a remissão da doença em pacientes que tomaram medicação antiviral.[112]

Walling et al. avaliaram uma série de biopsias de pacientes com AIDS, infectados pelo HIV (vírus da imunodeficiência humana), após tratamento com valaciclovir. Relataram que o antiviral interrompeu completamente a replicação viral. Entretanto, uma vez cessado o uso do medicamento, o processo se reinicia.[113]

Quadro 23.5 Interações farmacológicas de antivirais e seus respectivos efeitos.

Antivirais	Interação com	Efeitos
Aciclovir, fanciclovir, zidovudina	Probenecida	Inibição da depuração do antiviral, aumentando sua concentração plasmática
Aciclovir	Metotrexato	Redução da depuração renal de metotrexato, com risco de toxicidade
	Zidovudina	Graves sonolência e letargia
	Ciclosporina	Risco aumentado de nefrotoxicidade
Ganciclovir	Anfotericina B, 5-flucitosina, pentamidina, interferona, zidovudina	Aumento de mielo e citotoxicidade
	Imipeném/cilastina Ciclosporina, anfotericina B	Maior risco de convulsão Toxicidade renal
Lamivudina	Zalcitabina	Potencial antagonismo (evitar uso concomitante)
Indinavir	Fenobarbital, fenitoína e carbamazepina	Redução dos níveis séricos do antiviral
	Rifampicina, astemizol, terfenadina, cisaprida, sinvastatina, lovastatina, alcaloides do *ergot*, midazolam, triazolam, erva-de-são-joão, cápsulas de alho, ginseng, gingko biloba	Não administrar concomitantemente
	Cetoconazol e itraconazol	Alteração de níveis séricos do antiviral (considerar redução da dose para 600 mg, a cada 8 h)
	Didanosina, nevirapina	Alteração da absorção de indinavir
Valaciclovir	Cimetidina, probenecida	Aumento dos níveis séricos de aciclovir
Nelfinavir	Rifampicina, fenobarbital, fenitoína, carbamazepina, alcaloides do *ergot*, astemizol, terfenadina, cisaprida, midazolam ou triazolam	Não administrar concomitantemente
	Bloqueadores de cálcio	Possibilidade de aumento dos níveis séricos dos bloqueadores
	Etinilestradiol e noretindrona	Alteração de níveis séricos hormonais (usar método contraceptivo alternativo ou adicional)
Foscarnete	Anfotericina B e outros agentes nefrotóxicos	Risco aumentado de nefrotoxicidade
	Pentamidina	Hipocalcemia, risco aumentado de nefrotoxicidade
	Zidovudina	Risco aumentado de anemia
Zidovudina	Lítio	Redução da tocixicidade do antiviral
	Dapsona	Anemia profunda
	Fenitoína	Aumento dos níveis séricos do anticonvulsivante
	Probenecida, AINE, opioides	Redução da depuração do antiviral

AINE: anti-inflamatório não esteroide.

Concluíram que o epitélio bucal suporta persistentes infecções em pacientes portadores do HIV. A persistência também ocorre com a infecção pelo VEB.[105]

Reichart et al. ressaltaram que a ausência de sintomatologia dispensa manobras terapêuticas associadas à doença, ao contrário de quando ocorre o quadro clínico. Descreveram que a cessação do uso de medicação antiviral ocasionava o ressurgimento da lesão.[106]

Os avanços no desenvolvimento de terapias antivirais são evidentes, mas ainda há trabalho em andamento. Ainda assim, tratamentos muito eficazes foram desenvolvidos contra infecções virais graves.

A terapia para a infecção pelo HIV demonstrou que os antivirais podem ser utilizados de maneira crônica em larga escala (milhões de usuários) e combater uma infecção viral grave que reduzia consideravelmente a expectativa de vida dos pacientes infectados.

Em termos mecanísticos moleculares, existem fármacos que agem em todas as etapas do ciclo viral. O cirurgião-dentista tem de se atentar para as manifestações desses processos infecciosos virais e adotar o uso racional, baseado em evidências de todo arsenal farmacológico disponível.

REFERÊNCIAS BIBLIOGRÁFICAS

1. Cassedy A, Parle-McDermott A, O'Kennedy R. Virus Detection: A Review of the Current and Emerging Molecular and Immunological Methods. Front Mol Biosci. 2021; 8:637559.
2. Saxena SK, Mishra N, Saxena R. Advances in antiviral drug discovery and development: Part I: Advancements in antiviral drug discovery. Future Virology. 2009; 4(2):101-7.
3. Coutinho AE, Chapman KE. The anti-inflammatory and immunosuppressive effects of glucocorticoids, recent developments and mechanistic insights [Internet]. Mol Cell Endocrinol. 2011; 335(1):2-13.
4. Ariza-Heredia EJ, El Chaer F, Chemaly RF. Antiviral treatment and prophylaxis in immunocompromised hosts [Internet]. Cham, Springer International Publishing, 2018. Management of Infections in the Immunocompromised Host. 317-37.
5. Saleh D, Yarrarapu NS, Sharma S. Herpes simplex type 1. StatPearls. Treasure Island (FL). Available from: https://www.ncbi.nlm.nih.gov/books/NBK482197/
6. Chilukuri S, Rosen T. Management of acyclovir-resistant herpes simplex virus. Dermatol Clin. 2003; 21(2):311-20.
7. Elion GB, Furman PA, Fyfe JA et al. Selectivity of action of an antiherpetic agent, 9-(2-hydroxyethoxymethyl) guanine. Proc Natl Acad Sci USA. 1977; 74(12):5716-20.
8. Kukhanova MK, Korovina AN, Kochetkov SN. Human herpes simplex virus: life cycle and development of inhibitors. Biochemistry (Mosc). 2014; 79(13):1635-52.
9. Taylor M, Gerriets V. Acyclovir. StatPearls. Treasure Island (FL): StartPearls Publishing. Available from: https://www.ncbi.nlm.nih.gov/books/NBK542180/
10. Aronson JK. Meyler's side effects of drugs: The international encyclopedia of adverse drug reactions and interactions. Amsterdam, Netherlands: Elsevier; 2016.
11. Irwin KK, Renzette N, Kowalik TF, Jensen JD. Antiviral drug resistance as an adaptive process. Virus Evol. 2016; 2(1):vew014.
12. Piret J, Boivin G. Antiviral drugs against herpesviruses. Adv Exp Med Biol. 2021;1322:1-30.
13. Levin MJ, Bacon TH, Leary JJ. Resistance of herpes simplex virus infections to nucleoside analogues in HIV-infected patients. Clin Infect Dis. 2004; 39 Suppl 5:S248-57.
14. Castelo-Soccio L, Bernardin R, Stern J, Goldstein AS, Kovarik C. Successful treatment of acyclovir-resistant herpes simplex virus with intralesional cidofovir. Arch Dermatol. 2010;146 (2):124-6.
15. Garikapati S, Nguyen M. Foscarnet. StatPearls. Treasure Island (FL): StatPearls Publishing; 2022. Available from: https://www.ncbi.nlm.nih.gov/books/NBK556108/
16. Bras AP, Sitar DS, Aoki FY. Comparative bioavailability of acyclovir from oral valacyclovir and acyclovir in patients treated for recurrent genital herpes simplex virus infection. Can J Clin Pharmacol. 2001; 8(4):207-11.
17. Mondal D. Penciclovir. Enna SJ, Bylund DB, editors. Science Direct New York: Elsevier; 2007; 1-4.
18. Bacon TH, Levin MJ, Leary JJ et al. Herpes simplex virus resistance to acyclovir and penciclovir after two decades of antiviral therapy. Clin Microbiol Rev. 2003;16(1):114-28.
19. Semaan JR, Parmar M. Famciclovir. StatPearls. Treasure Island (FL): StatPearls Publishing; 2022. Available from:https://www.ncbi.nlm.nih.gov/books/NBK557563/
20. Gupta M, Shorman M. Cytomegalovirus. StatPearls. Treasure Island (FL): StatPearls Publishing; 2022. Available from: https://www.ncbi.nlm.nih.gov/books/NBK459185/
21. Märtson AG, Edwina AE, Kim HY et al. Therapeutic drug monitoring of ganciclovir: where are we? Ther Drug Monit. 2022; 44(1):138-47.
22. Pescovitz MD, Rabkin J, Merion RM et al. Valganciclovir results in improved oral absorption of ganciclovir in liver transplant recipients. Antimicrob Agents Chemother. 2000; 44(10):2811-5.
23. Fortún Abete J, Martín-Dávila P, Moreno S et al. Pharmacokinetics of oral valganciclovir and intravenous ganciclovir administered to prevent cytomegalovirus disease in an adult patient receiving small-intestine transplantation. Antimicrob Agents Chemother. 2004; 48(7):2782-3.
24. Wassilew SW, Wutzler P. Brivudin Herpes Zoster Study Group. Oral brivudin in comparison with acyclovir for improved therapy of herpes zoster in immunocompetent patients: results of a randomized, double-blind, multicentered study. Antiviral Res. 2003; 59(1):49-56.
25. Estatísticas [Internet]. UNAIDS Brasil. Available from: https://unaids.org.br/estatisticas/
26. Saag MS., Gandhi RT, Hoy JF et al. Antiretroviral Drugs for Treatment and Prevention of HIV Infection in Adults: 2020 Recommendations of the International Antiviral Society-USA Panel. JAMA. 2020; 324(16):1651-69.
27. Kemnic TR, Gulick PG. HIV Antiretroviral therapy. StatPearls. Treasure Island (FL): StatPearls Publishing; 2022. Available from: https://www.ncbi.nlm.nih.gov/books/NBK513308/.
28. Kozal M, Aberg J, Pialoux G et al. Fostemsavir in Adults with Multidrug-Resistant HIV-1 Infection. N Engl J Med. 2020; 382(13):1232-43.
29. Chahine EB, Durham SH. Ibalizumab: the first monoclonal antibody for the treatment of HIV-1 infection. Ann Pharmacother. 2021;55(2):230-39. DOI: 10.1177/1060028020942218
30. Smith PJ, Wood D, Darden PM. Highlights of historical events leading to national surveillance of vaccination coverage in the United States. Public Health Rep. 2011;126 Suppl 2:3-12. DOI: 10.1177/00333549111260S202.
31. Wang C, Wang Z, Wang G et al. COVID-19 in early 2021: current status and looking forward. Signal Transduct Target Ther. 2021;6(1):114.
32. Gonçalves LF, Stolz JV, Haas P. Vaccines Developed against COVID-19: a narrative review. Rev Assoc Med Bras (1992). 2021;67(4):625-63.
33. Mathieu E, Ritchie H, Ortiz-Ospina E et al. A global database of COVID-19 vaccinations. Nat Hum Behav. 2021;5(7):947-53.
34. Rocha YM, de Moura GA, Desidério GA et al. The impact of fake news on social media and its influence on health during the COVID-19 pandemic: a systematic review. Z Gesundh Wiss. 2021;1-10.

35. Wu YH, Wu YC, Lang MJ et al. Review of oral ulcerative lesions in COVID-19 patients: a comprehensive study of 51 cases. J Dent Sci. 2021; 16(4):1066-73.
36. Sehrawat S, Kumar D, Rouse BT. Herpesviruses: harmonious pathogens but relevant cofactors in other diseases? Front Cell Infect Microbiol. 2018; 8:177.
37. Broccolo F, Bossolasco S, Careddu AM et al. Detection of DNA of lymphotropic herpesviruses in plasma of human immunodeficiency virus-infected patients: frequency and clinical significance. Clin Diagn Lab Immunol. 2002;9(6):1222-8.
38. Steiner I, Kennedy PG, Pachner AR. The neurotropic herpes viruses: herpes simplex and varicella-zoster. Lancet Neurol. 2007; 6(11):1015-28.
39. Liu X, Zhan P, Menéndez-Arias L, Poongavanam V, editors. Antiviral drug discovery and development. Advances in experimental medicine and biology. Singapore: Springer Singapore; 2021.
40. James C, Harfouche M, Welton NJ et al. Herpes simplex virus: global infection prevalence and incidence estimates, 2016. Bull World Health Organ. 2020; 98(5):315-29.
41. Gagyor I, Madhok VB, Daly F, Sullivan F. Antiviral treatment for Bell's palsy (idiopathic facial paralysis). 2015 Cochrane Database Syst Rev. 2019; 9(9): CD001869.
42. Wald A, Ericsson M, Krantz E et al. Oral shedding of herpes simplex virus type 2. Sex Transm Infect. 2004; 80(4):272-6.
43. Worrall G. Herpes labialis. Clin Evid. 2005; 14:2050-57.
44. Worrall G. Herpes labialis. BMJ Clin Evid. 2009; 1704.
45. Pallasch TJ. Antifungal and antiviral chemotherapy. Periodontol 2000. 2002; 28: 240-55.
46. Crimi S, Fiorillo L, Bianchi A et al. herpes virus, oral clinical signs and QoL: systematic review of recent data. Viruses 2019;11(5):463.
47. Mathew Jr J, Sapra A. Herpes simplex type 2. StatPearls. Treasure Island (FL): StatPearls Publishing; 2021.
48. Santos MPM, Morais MPLA, Fonseca DDD et al. Herpesvírus humano: tipos, manifestações orais e tratamento. Odontol. Clín-Cient (Online). 2012;11(3):191-6.
49. Mahdi SS, Ahmed Z, Allana R et al. Knowledge, attitudes, and perceptions of dental assistants regarding dental asepsis and sterilization in the dental workplace. Int J Dent. 2021; 2021:5574536.
50. Sadowski LA, Upadhyay R, Greeley ZW, Margulies BJ. Current drugs to treat infections with herpes simplex viruses-1 and 2. Viruses. 2021; 13(7):1228.
51. Kausar S, Said Khan F, Ishaq Mujeeb Ur et al. A review: mechanism of action of antiviral drugs. Int J Immunopathol Pharmacol. 2021; 35:20587384211002621.
52. Cernik C, Gallina K, Brodell RT. The treatment of herpes simplex infections: an evidence-based review. Arch Intern Med. 2008; 168(11):1137-44.
53. Wald A, Johnston C. Treatment and prevention of herpes simplex virus type 1 in immunocompetent adolescents and adults. UpToDate. 2021.
54. Spruance SL, Stewart JC, Rowe NH et al. Treatment of recurrent herpes simplex labialis with oral acyclovir. J Infect Dis. 1990;161(2):185-90.
55. Spruance SL, Jones TM, Blatter MM et al. High-dose, short-duration, early valacyclovir therapy for episodic treatment of cold sores: results of two randomized, placebo-controlled, multicenter studies. Antimicrob Agents Chemother. 2003; 47 (3): 1072-80.
56. Spruance SL, Bodsworth N, Resnick H et al. Single-dose, patient-initiated famciclovir: a randomized, double-blind, placebo-controlled trial for episodic treatment of herpes labialis. J Am Acad Dermatol. 2006; 55(1):47-53.
57. Rahimi H, Mara T, Costella J et al. Effectiveness of antiviral agents for the prevention of recurrent herpes labialis: a systematic review and meta-analysis. Oral Surg Oral Med Oral Pathol Oral Radiol. 2012; 113(5):618-27.
58. Hull CM, Harmenberg J, Arlander E et al. Early treatment of cold sores with topical ME-609 decreases the frequency of ulcerative lesions: a randomized, double-blind, placebo-controlled, patient-initiated clinical trial. J Am Acad Dermatol. 2011; 64(4): 696.e1-11.
59. Bieber T, Chosidow O, Bodsworth N et al. Efficacy and safety of aciclovir mucoadhesive buccal tablet in immunocompetent patients with labial herpes (LIP Trial): a double-blind, placebo-controlled, self-initiated trial. J Drugs Dermatol. 2014; 13(7):791-8.
60. Mueller R, Weigand KH. The treatment of herpetic gingivostomatitis with acyclovir suspension. Der Kinderarzt. 1988;19:1189-92.
61. Cataldo F, Violante M, Maltese I et al. Herpetic gingivostomatitis in children: the clinico-epidemiological aspects and findings with acyclovir treatment. A report of the cases of 162 patients. Pediatr Med Chir. 1993;15(2):193-5.
62. Ducoulombier H, Cousin J, Dewilde A et al. Herpetic stomatitis-gingivitis in children: controlled trial of acyclovir versus placebo. Ann Pediatr (Paris). 1988; 35 (3):212-6.
63. Amir J, Harel Z, Smetana Z, Varsano I. Treatment of herpes simplex gingivostomatitis with aciclovir in children: a randomised double blind placebo controlled study. BMJ. 1997; 314(7097):1800-3.
64. Nasser M, Fedorowicz Z, Khoshnevisan MH et al. Acyclovir for treating primary herpetic gingivostomatitis. Cochrane Database Syst Rev. 2008; (4):CD006700.
65. Goldman RD. Acyclovir for herpetic gingivostomatitis in children. Can Fam Physician. 2016; 62(5):403-4.
66. Arduino PG, Porter SR. Oral and perioral herpes simplex virus type 1 (HSV-1) infection: review of its management. Oral Dis. 2006;12 (3):254-70.
67. Jiang Y-C, Feng H, Lin Y-C, Guo X-R. New strategies against drug resistance to herpes simplex virus. Internation J Oral Science. 2016; 8(1):1-6.
68. Elad S, Ranna V, Ariyawardana A et al. A systematic review of oral herpetic viral infections in cancer patients: commonly used outcome measures and interventions. Support Care Cancer. 2017; 25(2):687-700.
69. Aslanova M, Ali R, Zito PM. Herpetic gingivostomatitis. StatPearls. Treasure Island (FL): StatPearls Publishing; 2022. Available from: https://www.ncbi.nlm.nih.gov/books/NBK526068/.
70. Spruance SL, Nett R, Marbury T et al. Acyclovir cream for treatment of herpes simplex labialis: results of two randomized, double blind, vehicle-controlled, multicenter clinical trials. Antimicrob Agents Chemother. 2002; 46(7):2238-43.
71. Opstelten W, Neven AK, Eekhof J. Treatment and prevention of herpes labialis. Can Fam Physician. 2008; 54(12):1683-7.
72. Arain NS, Paravastu C, Arain MA. Effectiveness of topical corticosteroids in addition to antiviral therapy in the management of recurrent herpes labialis: a systematic review and meta-analysis. BMC Infect Dis. 2015;15:82.
73. Chen F, Xu H, Liu J et al. Efficacy and safety of nucleoside antiviral drugs for treatment of recurrent herpes labialis: a systematic review and meta-analysis. J Oral Pathol Med. 2017; 46(8):561-8.
74. Chosidow O, Drouault Y, Garraffo R, Veyssier P. Valaciclovir Herpes Facialis Study Group. Valaciclovir as a single dose during prodrome of herpes facialis: a pilot randomized double-blind clinical trial. Br J Dermatol. 2003;148 (1):142-6.
75. Baker D, Eisen D. Valacyclovir for prevention of recurrent herpes labialis: 2 double-blind, placebo-controlled studies. Available from: https://www.ncbi.nlm.nih.gov/books/NBK441824/. Access Sep 8 2022.
76. Johnson RW, Alvarez-Pasquin MJ, Bijl et al.M et al. Herpes-zoster epidemiology, management, and disease and economic burden in Europe: a multidisciplinary perspective. Ther Adv Vaccines. 2015;3(4):109-20.
77. Eshleman E, Shahzad A, Cohrs RJ. Varicella zoster virus latency. Future Virol. 2011; 6(3):341-55.
78. Sampathkumar P, Drage LA, Martin DP. Herpes zoster (shingles) and postherpetic neuralgia. Mayo Clin Proc. 2009; 84(3):274-80.

79. Koshy E, Mengting L, Kumar H, Jianbo W. Epidemiology, treatment and prevention of herpes zoster: a comprehensive review. Indian J Dermatol Venereol Leprol. 2018; 84(3):251-62.
80. Pakfetrat A, Falaki F, Delavarian Z et al. Oral manifestations of human immunodeficiency virus-infected patients. Iran J Otorhinolaryngol. 2015; 27(78):43-54.
81. Bardach AE, Palermo C, Alconada et al.T et al. Herpes-zoster epidemiology in Latin America: A systematic review and meta-analysis. PLoS One. 2021;16(8):e0255877.
82. Gnann JW, Jr. Whitley RJ. Clinical practice: Herpes zoster. N Engl J Med. 2002; 347(5):340-6.
83. Cohen JI. Clinical practice: Herpes zoster. N Engl J Med. 2013; 369(3):255-63.
84. Rodriguez M, Zachary KC. Foscarnet: an overview. UptoDate. 2021.
85. Chen N, Li Q, Yang J et al. Antiviral treatment for preventing postherpetic neuralgia. Cochrane Database Syst Rev. 2014; (2): CD006866.
86. Slots J, Saygun I, Sabeti M, Kubar A. Epstein-Barr virus in oral diseases. J Periodontal Res. 2006; 41(4):235-44.
87. Imai K, Ogata Y. How does Epstein-Barr virus contribute to chronic periodontitis? Int J Mol Sci. 2020; 21(6):1940.
88. Hoover K, Higginbotham K. Epstein Barr virus. StatPearls [Internet]. Treasure Island (FL): StatPearls Publishing; 2022. Available from: https://www.ncbi.nlm.nih.gov/books/NBK559285/.
89. Gao Z, Lv J, Wang M. Epstein-Barr virus is associated with periodontal diseases: a meta-analysis based on 21 case-control studies. Medicine (Baltimore). 2017; 96 (6): e5980.
90. Maulani C, Auerkari EI, C Masulili SL et al. Association between Epstein-Barr virus and periodontitis: a meta-analysis. PLoS One. 2021;16(10):e0258109.
91. Mohseni M, Boniface MP, Graham C. Mononucleosis. StatPearls. Treasure Island (FL): StatPearls Publishing; 2022. Available from: https://www.ncbi.nlm.nih.gov/books/NBK470387/.
92. Rathee M, Jain P. Hairy Leukoplakia. StatPearls. Treasure Island (FL): StatPearls Publishing; 2022. Available from: https://www.ncbi.nlm.nih.gov/books/NBK554591/.
93. Resnick L, Herbst JS, Ablashi DV et al. Regression of oral hairy leukoplakia after orally administered acyclovir therapy. JAMA 1988; 259(3):384-8.
94. Erice A, Tierney C, Hirsch M et al. Cytomegalovirus (CMV) and human immunodeficiency virus (HIV) burden, CMV end-organ disease, and survival in subjects with advanced HIV infection (AIDS Clinical Trials Group Protocol 360). Clin Infect Dis. 2003; 37(4):567-78.
95. Gianella S, Letendre S. Cytomegalovirus and HIV: a dangerous pas de deux. J Infect Dis. 2016; 214 Suppl 2:S67-S74.
96. Bartlett AW, Hall BM, Palasanthiran P et al. Recognition, treatment, and sequelae of congenital cytomegalovirus in Australia: An observational study. J Clin Virology. 2018;108:121-5.
97. Arts EJ, Hazuda DJ. HIV-1 antiretroviral drug therapy. Cold Spring Harb Perspect Med. 2012; 2(4):a007161.
98. Moreno S, Perno CF, Mallon PW et al. Two-drug vs. three-drug combinations for HIV-1: Do we have enough data to make the switch? HIV Med. 2019; 20Suppl 4: 2-12.
99. Shintani T, Iwata T, Okada M et al. Clinical outcomes of post-exposure prophylaxis following occupational exposure to human immunodeficiency virus at Dental Departments of Hiroshima University Hospital. Curr HIV Res. 2020; 18(6):475-9.
100. Brasil. Ministério da Saúde. Secretaria de Vigilância em Saúde. Departamento de DST, AIDS e Hepatites Virais. Protocolo Clínico e Diretrizes Terapêuticas para Profilaxia Pós-Exposição (PEP) de Risco à Infecção pelo HIV, IST e Hepatites Virais. Brasília: Ministério da Saúde, 2021.
101. Sultan B, Benn P, Waters L. Current perspectives in HIV post-exposure prophylaxis. HIV AIDS (Auckl). 2014; 6:147-58.
102. Acosta EP. Antiviral agents (nonretroviral) [Internet]. In Brunton LL, Hilal-Dandan R, Knollmann BC, eds. Goodman & Gilman's The pharmacological basis of therapeutics. 13th ed. New York: McGraw Hill; 2017.
103. Garré B, Shebany K, Gryspeerdt A et al. Pharmacokinetics of acyclovir after intravenous infusion of acyclovir and after oral administration of acyclovir and its prodrug valacyclovir in healthy adult horses. Antimicrob Agents Chemother. 2007; 51 (12):4308-14.
104. Stockmann C, Roberts JK, Knackstedt ED et al. Clinical pharmacokinetics and pharmacodynamics of ganciclovir and valganciclovir in children with cytomegalovirus infection. Expert Opin Drug Metab Toxicol. 2015; 11(2):205-19.
105. Reichart PA, Philipsen HP. Oral erythroplakia – a review. Oral Oncology 2005; 41(6):551-61.
106. Le A, Patel S. Extravasation of noncytotoxic drugs: A review of the literature. Ann Pharmacother. 2014; 48(7): 870-86.
107. Lee EJ, Jang HN, Cho HS et al. The incidence, risk factors, and clinical outcomes of acute kidney injury (staged using the RIFLE classification) associated with intravenous acyclovir administration. Ren Fail. 2018; 40(1):687-92.
108. Kang SH, Chua-Gocheco A, Bozzo P, Einarson A. Safety of antiviral medication for the treatment of herpes during pregnancy. Can Fam Physician. 2011; 57 (4):427-8.
109. Pasternak B, Hviid A. Use of acyclovir, valacyclovir, and famciclovir in the first trimester of pregnancy and the risk of birth defects. JAMA. 2010; 304(8):859-66.
110. MacDougall C, Guglielmo BJ. Pharmacokinetics of valaciclovir. J Antimicrob Chemother. 2004;53(6):899-901.
111. Logan RM, Coates EA, Pierce AM, Wilson DF. A retrospective analysis of oral hairy leukoplakia in South Australia. Australian Dental J. 2001;46:(2):108-13.
112. Walling DM, Flaitz CM, Nichols M. Epstein-Barr virus replication in oral hairy leukoplakia: response, persistence, and resistance to treatment with valacyclovir. Journal Infect Diseases. 2003;188(6):883-90.

24

Antissépticos e Desinfetantes

Juliano Cavagni e Cristina Cunha Villar

INTRODUÇÃO

Com a descoberta dos microrganismos como agentes causais de doenças infecciosas e da compreensão de seus mecanismos de transmissão, vários métodos surgiram para prevenir e controlar infecções.

De maneira geral, as estratégias de prevenção e controle de infecções são multifatoriais e somente podem ser alcançadas com sucesso por meio da compreensão dos métodos de antissepsia e assepsia.

Embora os termos "antissepsia" e "assepsia" sejam amplamente usados, são com frequência interpretados de maneira errônea. Enquanto *assepsia* se refere ao conjunto de medidas adotadas para impedir a introdução de microrganismos em local deles desprovido, *antissepsia* consiste na utilização de substâncias químicas (microbicidas ou microbiostáticas) com o objetivo de inibir o crescimento de microrganismos existentes ou destruí-los em superfícies orgânicas, como pele e mucosas bucal, ocular, vaginal e intestinal (antissépticos) ou ainda em objetos e superfícies inanimadas (desinfetantes).

Antissépticos são agentes químicos aplicados em tecidos orgânicos, enquanto *desinfetantes* são usados no controle de organismos em superfícies inanimadas. Muitas vezes, um produto pode ser usado tanto em antissepsia quanto em desinfecção.

Em Odontologia, antissépticos são comumente usados como enxaguatórios bucais e irrigadores de canais intrarradiculares; já desinfetantes são usados na descontaminação de superfícies do ambiente, instrumentos e moldes Odontológicos, após a retirada de excessos de matéria orgânica.

Os vários antissépticos e desinfetantes usados em Odontologia diferem quanto a princípios ativos e a veículos de diluição e concentração, sendo classificados de acordo com seu mecanismo e sua durabilidade de ação.

Neste capítulo, fornece-se um panorama conciso sobre os antissépticos e os desinfetantes comumente usados na Odontologia.

PRINCIPAIS INDICAÇÕES DO USO DE ANTISSÉPTICOS

Primeiramente, é necessário que se estabeleça com clareza que *antissépticos* usados em Odontologia têm finalidade terapêutica, objetivando redução do biofilme e sua patogenicidade e, por consequência, de suas repercussões tanto em tecidos duros quanto moles da cavidade bucal. Entretanto, existe discrepância na percepção de sua indicação por parte da população, provavelmente devido à estratégia de divulgação desses produtos, que valoriza um efeito cosmético com mensagens enfatizando fundamentalmente "refrescância do hálito" e "dentes brancos".

Assim, são discutidas a seguir estratégias de emprego desses agentes como coadjuvantes no controle mecânico do biofilme para tratamento de doenças cárie, periodontal e peri-implantar, bem como substitutivos às medidas tradicionais de controle mecânico em pós-operatórios imediatos, casos de contenção intermaxilar e pacientes com importantes dificuldades cognitivas e motoras. Portanto, as estratégias de uso substitutivo e coadjuvante pressupõem a utilização dos antissépticos por períodos longos e curtos, respectivamente implicando a possibilidade de emprego de maneira isolada ou em conjunto com medidas mecânicas. O Quadro 24.1 ilustra de forma resumida as principais indicações de antissépticos em modo substitutivo ou coadjuvante aos procedimentos mecânicos de controle do biofilme.

Inicialmente, parece ser indispensável o entendimento atual a respeito da característica do biofilme bacteriano enquanto comunidade que apresenta mecanismos bastante sofisticados de interação. Um exemplo interessante refere-se à propriedade de *quorum sensing*, que, por meio de sinalizações químicas das camadas mais superficiais, estimula a divisão celular bacteriana das camadas mais profundas do biofilme.[1] Essa propriedade confere, portanto, resistência antimicrobiana do biofilme aos antissépticos, à medida que reduz seu potencial de penetração para as camadas mais profundas. O entendimento desse mecanismo aponta para a necessidade de uma desorganização prévia do biofilme por meio de medidas mecânicas de controle, para, com isso, potencializar a eficácia dos antissépticos.

Quadro 24.1 Resumo das principais indicações de antissépticos no controle químico coadjuvante e substitutivo.

Coadjuvante	Substitutivo
Dificuldades no controle de placa (ortodontia, implantes, outros)	Processos agudos do periodonto
Fase ativa da terapia periodontal	Deficiências físicos ou mentais
Dificuldades na destreza manual	Pós-operatórios
Problemas de motivação	Imobilização intermaxilar

Para selecionar um antisséptico, o profissional da Odontologia deve avaliar os aspectos relevantes dos agentes, pautados pelas suas propriedades individuais.[2] A seguir, são descritos alguns atributos desejáveis dos antissépticos.

- Segurança: as substâncias antissépticas devem necessariamente passar por restritos critérios de avaliação de segurança antes de serem comercializadas, incluindo a análise de potenciais danos ao organismo em estudos pré-clínicos e clínicos
- Eficácia: agentes antissépticos devem demonstrar eficácia por meio de estudos clínicos bem delineados. Cabe ressaltar que atividade antimicrobiana demonstrada em estudos *in vitro* não constitui um bom preditor de atividade inibidora de biofilme clinicamente relevante
- Estabilidade: os agentes devem permanecer estáveis, mesmo quando submetidos a significativas variações ambientais de luz, temperatura e umidade
- Substantividade: qualquer agente antisséptico tem como propriedade fundamental a substantividade, que se refere à capacidade de retenção intrabucal do agente para que tenha tempo e contato suficientes para agir sobre a microbiota, garantindo inibição do biofilme por períodos mais prolongados.

Outro aspecto bastante relevante na seleção de antissépticos refere-se ao veículo a ser empregado para que o agente esteja disponível na frequência apropriada. Os mais amplamente utilizados estão sob forma de soluções (colutórios), dentifrícios e géis, cabendo ao profissional em conjunto com o paciente selecionar aquele que atue com a máxima eficácia e tenha a menor interferência nos hábitos do paciente, sob risco de reduzir de maneira importante a adesão ao uso do produto.

Seleção dos antissépticos de uso corrente em Odontologia

O Quadro 24.2 apresenta os principais antissépticos utilizados em Odontologia e cuja formulação está atualmente disponível no mercado brasileiro, bem como um resumo de suas propriedades.

Clorexidina

Formulações à base de clorexidina têm sido amplamente estudadas ao longo dos anos. Atualmente, ela representa o agente mais eficaz contra biofilme disponível, sendo considerada padrão-ouro.[3]

Isso significa que o profissional, ao avaliar um novo agente disponível no mercado, deve fazê-lo à luz de comparações com a clorexidina. Esse agente tem sido apontado como eficaz contra bactérias gram-positivas e gram-negativas, alguns tipos de vírus lipofílicos e fungos, o que lhe confere amplo espectro de atuação.[4]

Na literatura, relata-se redução de microrganismos salivares na formação do biofilme (80 a 90%) e de gengivite (aproximadamente 40%).[5]

O mecanismo de ação ocorre principalmente de duas maneiras:

- Em superfícies sem biofilme: a clorexidina é a molécula dicatiônica que se une às proteínas salivares livres na cavidade oral, reduzindo a formação da película adquirida, ou à película adquirida diretamente (aniônica), interferindo em sua composição, o que impacta de maneira significativa a adesão bacteriana à estrutura dental
- Em superfícies com biofilme: a clorexidina é bacteriostática e bactericida, respectivamente, em baixas e altas concentrações. Sua atuação se dá na membrana celular bacteriana, ocasionando perda ou precipitação do material citoplasmático.

Existe uma importante diminuição de eficácia de clorexidina em superfícies com biofilme maduro, o que reforça a necessidade da desorganização deste, mediante medidas mecânicas, antes da prescrição de bochechos com o agente.[6]

Considerando essas propriedades, a clorexidina pode ser considerada o agente de escolha para controle substitutivo do biofilme supragengival.

Substantividade

Por tratar-se de uma molécula com duas cargas elétricas positivas em sua camada mais externa, a clorexidina apresenta alta substantividade de aproximadamente 12 horas.[7]

Quadro 24.2 Resumo das principais propriedades de antissépticos de uso clínico em Odontologia.

Agente	Indicação principal	Mecanismo de ação	Substantividade	Efeitos adversos
Clorexidina	Controle químico substitutivo ou coadjuvante	Superfícies livres de biofilme: altera o mecanismo de adesão bacteriana Superfícies com biofilme: rompimento da parede celular bacteriana, com efeito bacteriostático em baixas concentrações e bactericida em altas	Alta	Manchas nos dentes e mucosas Alteração de paladar Aumento da formação de cálculo supragengival
Óleos essenciais	Controle químico coadjuvante	Rompimento da parede celular bacteriana Inibição da atividade enzimática Redução da multiplicação bacteriana	Alta	Sensação de queimação da boca Pigmentação extrínseca Gosto desagradável
Cloreto de cetilapiridínio (CPC)	Controle químico coadjuvante	Rompimento da parede celular bacteriana com efeito bactericida	Baixa	Pigmentação extrínseca Sensação de descamação Erosões moderadas
Fluoreto de estanho	Controle químico coadjuvante	Oxidação dos grupos tiol com paralisação da glicólise na bactéria, reduzindo a virulência do biofilme	Moderada nas novas formulações	Pigmentação extrínseca Gosto metálico Reações alérgicas Descamação de mucosas Sensação de redução de fluxo salivar

Isso porque uma das cargas elétricas liga-se facilmente à película/célula bacteriana que apresenta carga elétrica negativa, permanecendo o outro íon positivo livre na superfície da molécula.

Veículos e dosagens

A clorexidina é comercializada em diferentes veículos e dosagens. As soluções utilizadas como colutórios têm concentrações a 0,12 e 0,2%, a serem bochechadas durante 1 minuto, a cada 12 horas. A diferença entre as apresentações reside na quantidade: no produto a 0,12%, são necessários 15 mℓ; na concentração a 0,2%, a quantidade é de 10 mℓ. Diferentes concentrações, em função dos volumes diversos, foram propostas para adaptar o bochecho ao tamanho da cavidade bucal do paciente.

Recentemente, formulações com menores concentrações (0,06 e 0,09%) começaram a ser comercializadas, tendo como indicação principal o controle químico coadjuvante. No entanto, esses produtos ainda carecem de robusta evidência para que sua utilização seja amplamente indicada.

Já os géis têm sido recomendados em concentração de 1%, apenas 1 vez/dia. A prescrição baseia-se no conceito atual de controle químico localizado do biofilme, podendo ser utilizada, por exemplo, em dentes com histórico de periodontite e com envolvimento de furcas. Não existe ainda um produto com essa apresentação no mercado brasileiro, sendo necessária a manipulação em farmácias.

O Quadro 24.3 resume as possibilidades de utilização da clorexidina, com seus respectivos veículos, dosagens e tempo.

Efeitos adversos

Apesar da baixa toxicidade de clorexidina, efeitos adversos têm sido amplamente descritos na literatura. Destacam-se, sobretudo, o aparecimento de manchas extrínsecas nos dentes e nas mucosas (especialmente da língua), o favorecimento da formação de cálculo supragengival e a alteração do paladar, em particular a redução de percepção gustativa ao sal dos alimentos. Entretanto, todos os efeitos adversos são reversíveis, cessando com a interrupção do uso do agente.

Cabe ao profissional alertar sobre a possibilidade de tais eventos, recomendar a não interrupção do uso, já que aqueles são reversíveis, e proceder à remoção das manchas, se ocorrerem, por meio de polimento profissional.

Associações entre uso de clorexidina e descamação da mucosa bucal, aftas, glossodinia, parestesia oral e "boca seca" foram descritas, porém têm baixa frequência. Reações de hipersensibilidade à clorexidina também são raras.

Vale ainda ressaltar que a clorexidina é pouco absorvida pelos tecidos orais e pelo trato gastrintestinal, tendo, portanto, baixa toxicidade.

Quadro 24.3 Diferentes possibilidades de prescrição de clorexidina.

Solução	Gel
0,12% 15 mℓ 0,2% 10 mℓ Por 1 min, a cada 12 h Não diluir Não deglutir	1% 1 vez/dia Não aplicar com escova interdental, unitufo, cotonete, outros

Óleos essenciais

A formulação combinando quatro óleos essenciais (eucaliptol, mentol, timol e salicilato de metila) serve, até hoje, como base para agentes no controle químico coadjuvante de biofilme e gengivite. De modo semelhante à clorexidina, os óleos essenciais causam rompimento da parede celular bacteriana, além de promover inibição da atividade enzimática, interferir na adsorção e diminuir a multiplicação bacteriana.

A eficácia clínica dos óleos essenciais tem sido demonstrada em diferentes revisões sistemáticas com metanálise, cujos resultados apontam para reduções clínica e estatisticamente significativas de biofilme e gengivite, mesmo após longos períodos de utilização (6 meses).[8-10] No entanto, cabe ressaltar que existe grande heterogeneidade entre os resultados dos estudos, o que pode reduzir a validade dos achados das revisões sistemáticas.

Os principais efeitos adversos relatados após a utilização desses antissépticos são sensação de queimação da boca, manchas dentárias e gosto desagradável, mas cessam com a interrupção de uso do produto.

Compostos quaternários de amônia

O maior representante desses antissépticos é o cloreto de cetilapiridínio (CPC), o princípio ativo mais frequente em soluções de higiene bucal para bochecho. Existem soluções com concentrações de 0,05 a 0,1%. O mecanismo de ação inclui interação da porção hidrofílica da molécula com a parede celular bacteriana, promovendo a perda do conteúdo citoplasmático com consequente morte celular e inibição do crescimento da massa bacteriana.

O CPC tem reduzida substantividade, o que demanda a repetição de bochechos a cada 3 a 5 horas, a depender da concentração do produto.[11] A literatura de modo geral aponta para um efeito significativo, porém de magnitude baixa quando utilizado conforme a posologia indicada.[12,13] Nos últimos anos, algumas formulações foram disponibilizadas incorporando outras substâncias, com o objetivo de aumentar a eficácia dos produtos. Um exemplo é a incorporação do zinco, que tem demonstrado potencial contra placas e gengivite, além de efeito sobre quadros de halitose.[14-16]

Por se tratar do produto mais amplamente utilizado por diferentes populações, os efeitos adversos são muito comuns e incluem aumento na formação de cálculo, pigmentação extrínseca dos dentes, sensação de descamação de mucosa e erosões moderadas. Da mesma forma que os demais produtos avaliados neste capítulo, os efeitos são suprimidos com a interrupção do uso do produto.

Triclosana

É um antisséptico amplamente utilizado em diferentes produtos, como sabonetes, dentifrícios e soluções para bochecho. Por essa razão, algumas análises apontaram a possibilidade de contaminação do meio ambiente, devido à sua ampla utilização.

Com base nesses achados, a maior parte dos dentifrícios e soluções para bochecho que tinham triclosana como princípio ativo foram retirados do mercado e substituídos por outras formulações que ainda necessitam de maior corpo de evidências científicas para ter sua real eficácia determinada.

Sais metálicos

O fluoreto de estanho é o principal componente desse grupo, tendo sido estudado e incorporado aos produtos de higiene bucal na década de 1940. Tem baixa estabilidade, pois é hidrolisado ao contato com a saliva;[17] porém, após ser relançado em dentifrício e por meio de alterações químicas, teve uma aparente melhoria na estabilidade, aumentando sua substantividade. Seu mecanismo de ação inclui a oxidação dos grupos tiol, que reagem fortemente com íons estanho, paralisando a glicólise na bactéria. Essa reação pode ser responsável pela própria inibição do metabolismo bacteriano; portanto, o provável mecanismo de ação se dá pela redução da virulência da placa, e não pela diminuição da massa bacteriana.[18]

Revisões sistemáticas apontam um efeito antiplaca superior, com menos evidências de efeito anti-inflamatório.[8,19] O fluoreto presente em sua composição torna-se interessante para paciente com cáries recorrentes e reduzida capacidade de controle do biofilme.

Os efeitos adversos mais frequentemente relatados desse agente são pigmentação escurecida nos dentes, gosto metálico, reações alérgicas, descamação de mucosas e sensação de redução de fluxo saliva ("boca seca").

Antissépticos contendo álcool

O álcool tem sido amplamente utilizado ao longo dos anos como solvente em inúmeros produtos de higiene bucal, embora exista controvérsia a respeito do papel dessa substância incorporada às soluções antissépticas no desenvolvimento de câncer bucal.

Ainda que não haja evidência científica que claramente demonstre o impacto clínico da utilização do álcool em bochechos, bem como seu papel no desenvolvimento de lesões na cavidade bucal, um expressivo percentual de marcas comerciais tem optado por removê-lo de suas formulações.

Entretanto, ainda é questionável se essa remoção diminui a eficácia clínica dos produtos. Estudos preliminares avaliaram formulações sem álcool à base de clorexidina e óleos essenciais e não identificaram diminuição de eficácia em biofilme e gengivite.[20-22] Entretanto, trata-se de estudos preliminares com possibilidade de viés, o que pode comprometer seus achados.

Outros agentes

Diversos agentes têm sido disponibilizados em produtos de higiene bucal e amplamente difundidos, porém muitos deles têm uma eficácia clínica questionável. Entre os principais exemplos estão a água oxigenada e a malva. Ambas as formulações não encontram respaldo científico para serem empregadas como agentes em controle de biofilme e gengivite. Logo, devem ser desconsideradas no contexto clínico.

Em relação a novos produtos, é fundamental que tenham eficácia avaliada por estudos de qualidade e sejam analisados cuidadosamente pelo profissional, que deve, em última análise, nortear sua decisão com base em evidência científica.

Outras indicações de antissépticos em Odontologia

Antissépticos são também frequentemente usados como irrigantes para limpar e desinfetar o sistema de canal radicular infectado. Os principais agentes antimicrobianos usados em endodontia incluem hipoclorito de sódio e clorexidina. O primeiro apresenta atividade antimicrobiana de amplo espectro e forte capacidade de dissolução de tecidos, em concentrações entre 0,5 e 5,25%.[23] A clorexidina também é recomendada como irrigante intracanal, e suas principais vantagens em relação ao hipoclorito de sódio são citotoxicidade mais baixa e ausência de odor. No entanto, a clorexidina não é capaz de dissolver substâncias orgânicas e tecidos necróticos no sistema de canais radiculares, o que limita seu uso.[24,25]

O uso de enxaguatórios bucais pré-procedimentos também se tornou rotina na Odontologia, pois reduz a carga bacteriana oral previamente aos procedimentos clínicos, levando à diminuição da contaminação do aerossol gerado pelos procedimentos odontológicos e minimizando os riscos de infecção pós-operatória e/ou contaminação microbiana cruzada no consultório odontológico.

A clorexidina, o cloreto de cetilapiridínio, os óleos essenciais e a iodopovidona promovem reduções importantes em carga bacteriana oral e aerossol odontológico.[26,27] Porém, como a clorexidina é a única a apresentar substantividade, ela continua a ser o antisséptico mais utilizado antes de cirurgias. Seu uso também é indicado no período pós-cirúrgico.

Em uma revisão sistemática, o uso diário da clorexidina após cirurgias periodontais e instalação de implantes reduziu o acúmulo do biofilme (de 29 para 86%) e a inflamação gengival (até 73%), favorecendo o processo de reepitelização durante o período inicial de cicatrização.[28]

Desinfecção do ambiente de trabalho

Uma grande quantidade de aerossóis e gotículas misturadas com saliva ou sangue do paciente é gerada em salas de atendimento odontológico. Assim, superfícies clínicas de contato, como bancadas, unidades e equipamentos odontológicos, necessitam ser desinfetadas adequadamente antes do próximo atendimento clínico. Tal procedimento é fundamental para garantir a segurança dos pacientes e dos profissionais de saúde bucal.

Em áreas de atendimento odontológico, a limpeza do ambiente de trabalho é feita com soluções desinfetantes, cuja seleção obedece a uma série de critérios, incluindo segurança, eficácia, espectro de atividade e tempo de contato sugerido.

Segundo seu espectro de atividade, desinfetantes são classificados em: de baixo nível, nível intermediário e alto nível.

Desinfetantes de baixo nível eliminam a maioria das bactérias, vírus lipofílicos (incluindo o SARS-CoV-2) e alguns fungos. Já os de nível intermediário eliminam a maioria das bactérias e fungos, vírus lipofílicos e formas vegetativas de bactérias (incluindo o bacilo da tuberculose). Por fim, além de todos os citados anteriormente, os desinfetantes de alto nível também eliminam esporos.

Desinfetantes de baixo nível são frequentemente utilizados na desinfecção de superfícies de contato clínico antes de cada atendimento. Entretanto, os de nível intermediário são mais indicados, sobretudo quando as superfícies estiverem visivelmente contaminadas com sangue ou outros materiais de potencial infeccioso. Alternativamente, se as superfícies de contato clínico forem protegidas com barreiras mecânicas impermeáveis e substituídas entre os pacientes, elas podem ser descontaminadas apenas no fim do dia. Outras superfícies (paredes e pisos da área de atendimento), as áreas comuns (recepção e banheiros) e as cadeiras em sala de espera têm menor potencial de contaminação cruzada e, assim, exigem procedimentos menos rigorosos. Essas superfícies devem ser limpas com detergente e água ou, em casos de derramamentos ou quando estiverem visivelmente sujas, com desinfetante de baixo nível.

O protocolo de desinfecção de superfícies clínicas de contato envolve duas etapas, a depender do desinfetante a ser usado. Em um primeiro momento, as superfícies que contêm matéria orgânica (sangue ou saliva) devem ser limpas com água e detergente. Na sequência, devem ser cobertas com solução desinfetante pelo tempo de contato recomendado. O desinfetante ideal deve ter alta capacidade de inativação viral, além de eficácia contra amplo espectro de bactérias, incluindo o bacilo da tuberculose (desinfecção de nível intermediário). Além disso, deve ser seguro e adequado para aplicação frequente.

Os principais agentes de desinfeção para uso em Odontologia são: álcool 70%, hipoclorito de sódio 1% e ácido peracético. Estes e outros exemplos estão listados no Quadro 24.4.

Nota-se que o álcool e o hipoclorito de sódio não exercem ação detergente e exigem limpeza prévia das superfícies com sujeira visível para posterior desinfecção. Além disso, tanto o álcool quanto o hipoclorito de sódio são contraindicados para desinfecção de acrílicos, borrachas e plásticos. Já o ácido peracético apresenta ação detergente e, portanto, desempenha atividade germicida mesmo na presença de matéria orgânica. Os compostos quaternários de amônia são agentes de desinfecção de baixo nível, devendo ser reservados para a limpeza e a desinfecção de áreas não críticas.

Para reduzir os riscos de contaminação cruzada no âmbito odontológico, também é necessário desinfetar registros de mordida, moldes, modelos, próteses, aparelhos ortodônticos e componentes a serem enviados ao laboratório, bem como trabalhos de laboratórios a serem instalados no paciente. O processo de desinfecção deve ser iniciado pelo enxágue do molde com água corrente, imediatamente após sua remoção da cavidade bucal do paciente. Essa etapa auxilia na remoção do material orgânico contaminado (sangue, saliva). Na sequência, a desinfecção deve ser feita de acordo com o tipo de material de moldagem e do agente desinfetante, conforme descrito no Quadro 24.5.

CONSIDERAÇÕES FINAIS

O presente capítulo objetiva abordar os principais antissépticos e desinfetantes utilizados em Odontologia. Alguns aspectos parecem bastante evidentes e merecem ser enfatizados.

Antissépticos para controle químico de biofilme e gengivite constituem uma peça fundamental no rol de possibilidades do clínico e podem ser utilizados tanto de maneira substitutiva quanto coadjuvante. Considera-se o controle químico substitutivo como excelente alternativa para curtos períodos, sendo a clorexidina o agente mais frequentemente indicado.

Quadro 24.4 Agentes desinfetantes para ambiente odontológico.

Desinfetante (concentração)	Nível de desinfecção	Indicação	Ação detergente	Aplicação	Desvantagens
Álcool etílico e isopropílico (60 a 90%)	Intermediário	Equipamentos e superfícies	Não	Após a limpeza com água e detergente, fricção em três etapas, intercaladas por secagem natural, totalizando 10 min	Inflamável, volátil, opacificação de acrílico, ressecamento de plásticos e borrachas, ressecamento da pele
Hipocloritos de sódio, cálcio e lítio (1%)	Intermediário	Desinfecção de superfícies não metálicas	Não	Após a limpeza com água e detergente, imersão por 30 min	Instável pela luz solar, temperatura > 25°C e pH ácido; inativo em presença de matéria orgânica; corrosivo para metais; odor desagradável, irritabilidade nos olhos e mucosas
Ácido peracético (associado ou não a peróxido de hidrogênio) 0,001 a 0,2%	Alto	Superfícies	Sim	Imersão por 10 min	É instável, principalmente quando diluído; corrosivo para metais (cobre, latão, bronze, ferro galvanizado); atividade reduzida pela modificação do pH; irritação dos olhos e trato respiratório
Compostos quaternários de amônio (7 a 9%)	Baixo	Superfícies lisas de áreas não críticas	Sim	Imersão ou fricção	Pode ser inativado em presença de matéria orgânica
Glutaraldeído (2%)	Alto	Uso limitado devido à sua toxicidade	Sim	Imersão por 30 min	Irritação de pele e mucosas; vida útil diminuída quando diluído; efetivo por 14 a 28 dias, dependendo da formulação

Fonte: Anvisa – Manual de Limpeza e Desinfecção de Superfícies.[29]

Quadro 24.5 Protocolos de desinfecção de moldes e próteses.

Desinfetante (concentração e toxicidade)	Material de impressão	Tempo de exposição	Nível de desinfecção	Toxicidade
Glutaraldeído (2%)	Pasta zinco-enólica Polissulfetos Silicones	Borrifar e armazenar ou imersão por 10 min	Alto	Alta toxicidade; oferece risco à saúde dos usuários
	Alginato e poliéter	Borrifar e armazenar por 10 min		
Hipoclorito de sódio (0,5% ou 200 a 5.000 ppm) Iodofórmios (1 a 2%) Clorexidina (2 a 4%)	Pasta zinco-enólica Polissulfetos Silicones	Borrifar e armazenar ou imersão por 10 min	Intermediário	Hipoclorito: não tóxico na concentração indicada; efeito corrosivo em metais, não indicado para desinfecção de próteses com componentes metálicos Iodofórmios: efeito irritante nas mucosas Clorexidina: não tóxica na concentração indicada
	Alginato e poliéter	Borrifar e armazenar por 10 min		

Adaptada de Mushtaq e Khan, 2018.[30]

Já para controle químico coadjuvante, seu emprego deve ser feito a partir de decisão compartilhada entre o cirurgião-dentista e seu paciente; é preconizada somente após as medidas de controle mecânico terem sido esgotadas sem êxito.

Cabe ressaltar que a incorporação de um novo agente na rotina de higiene bucal do paciente requer motivação, e isso deve ser considerado antes de sua prescrição.

Ainda que a prescrição de tais agentes possa parecer algo sem grandes repercussões do ponto de vista de efeitos adversos, sua indicação deve ser feita com cautela, uma vez que existem outros aspectos que interferem na tomada de decisão clínica, como custo, tempo empregado para sua utilização e inúmeras outras consequências não intencionais.

Outro aspecto bastante importante é relacionado à magnitude de efeito desse tipo de intervenção. Antissépticos apresentam eficácia demonstrada na literatura, mas não devem ser tratados como panaceia. Em outras palavras, vários pacientes têm os níveis de biofilme e gengivite reduzidos com a utilização, porém essa redução não os torna indivíduos plenamente saudáveis. Assim, é importante que as medidas de controle mecânico, principalmente para as faces interproximais dos dentes, não sejam perdidas de perspectiva com a indicação de um agente químico.

Enxaguatórios bucais antissépticos pré-procedimentos devem ser parte integral dos protocolos de biossegurança e prevenção da infecção cruzada no atendimento odontológico, visto que seu uso reduz a carga microbiana oral e, por consequência, a contaminação do aerossol gerado durante os procedimentos odontológicos. Além disso, superfícies de contato clínico (bancadas, unidades, equipamentos e modelos odontológicos) devem ser desinfetados com um agente de nível intermediário, utilizado de acordo com as instruções específicas a fim de garantir desinfecção adequada. O cumprimento estrito dessas diretrizes, associado à limpeza e à esterilização dos instrumentos odontológicos, previne o risco de infecções em pacientes e profissionais de saúde bucal.

REFERÊNCIAS BIBLIOGRÁFICAS

1. Donlan RM, Costerton JW. Biofilms: survival mechanisms of clinically relevant micro-organisms. Clin Microbiol Rev. 2002;15:167-93.
2. Loesche WJ. Chemotherapy of dental plaque infections. Oral Sci Rev. 1976;9:65-107.
3. Jones CG. Chlorhexidine: is it still the gold standard? Periodontol 2000. 1997;15:55-62.
4. Wade WG, Addy M. In vitro activity of a chlorhexidine-containing mouthwash against subgingival bacteria. J Periodontol. 1989;60:521-5.
5. Serrano J, Escribano M, Roldán S, Martín C, Herrera D. Efficacy of adjunctive antiplaque chemical agents in managing gingivitis: a systematic review and meta-analysis. J Clin Periodontol. 2015;42 Suppl 16:S106-S138.
6. Zanatta FB, Antoniazzi RP, Rösing CK. The effect of 0.12% chlorhexidine gluconate rinsing on previously plaque-free and plaque-covered surfaces: a randomized, controlled clinical trial. J Periodontol. 2007;78:2127-34.
7. Schiott CR, Löe H, Jensen SB, Kilian M, Davies RM, Glavind K. The effect of chlorhexidine mouthrinses on the human oral flora. J Periodontal Res. 1970;5:84-9.
8. Gunsolley JC. A meta-analysis of six-month studies of antiplaque and antigingivitis agents. J Am Dent Assoc. 2006;137:1649-57.
9. Haas AN, Wagner TP, Muniz F, Fiorini T, Cavagni J, Celeste RK. Essential oils-containing mouthwashes for gingivitis and plaque: Meta-analyses and meta-regression. J Dent. 2016;55:7-15.
10. Stoeken JE, Paraskevas S, van der Weijden GA. The long-term effect of a mouthrinse containing essential oils on dental plaque and gingivitis: a systematic review. J Periodontol. 2007;78:1218-28.
11. Bonesvoll P, Gjermo P. A comparision between chlorhexidine and some quaternary ammonium compounds with regard to retention, salivary concentration and plaque-inhibiting effect in the human mouth after mouth rinses. Arch Oral Biol. 1978;23:289-94.
12. Haps S, Slot DE, Berchier CE, Van der Weijden GA. The effect of cetylpyridinium chloride-containing mouth rinses as adjuncts to toothbrushing on plaque and parameters of gingival inflammation: a systematic review. Int J Dent Hyg. 2008;6:290-303.
13. Langa GPJ, Muniz F, Costa R, da Silveira TM, Rösing CK. The effect of cetylpyridinium chloride mouthrinse as adjunct to toothbrushing compared to placebo on interproximal plaque and gingival inflammation-a systematic review with meta-analyses. Clin Oral Investig. 2021;25:745-57.
14. Langa GPJ, Cavagni J, Muniz F et al. Antiplaque and antigingivitis efficacy of cetylpyridinium chloride with zinc lactate compared with essential oil mouthrinses: Randomized clinical trial. J Am Dent Assoc. 2021;152:105-14.
15. Jervøe-Storm PM, Schulze H, Jepsen S. A randomized cross-over short-term study on the short-term effects of a zinc-lac-

tate containing mouthwash against oral malodour. J Breath Res. 2019;13:026005.

16. Roldán S, Winkel EG, Herrera D, Sanz M, Van Winkelhoff AJ. The effects of a new mouthrinse containing chlorhexidine, cetylpyridinium chloride and zinc lactate on the microflora of oral halitosis patients: a dual-centre, double-blind placebo-controlled study. J Clin Periodontol. 2003;30:427-34.
17. Miller JT, Shannon IL, Kilgore WG, Bookman JE. Use of a water-free stannous fluoride-containing gel in the control of dental hypersensitivity. J Periodontol. 1969;40:490-1.
18. Weiland B, Netuschil L, Hoffmann T, Lorenz K. Substantivity of amine fluoride/stannous fluoride following different modes of application: a randomized, investigator-blind, placebo-controlled trial. Acta Odontol Scand. 2008;66:307-13.
19. Paraskevas S, van der Weijden GA. A review of the effects of stannous fluoride on gingivitis. J Clin Periodontol. 2006;33:1-13.
20. Cantarelli R, Negrini TC, Muniz FW, Oballe HJ, Arthur RA, Rösing CK. Antimicrobial potential and gustatory perception of chlorhexidine gluconate mouthwashes with or without alcohol after a single rinse – a randomized controlled crossover clinical trial. Int J Dent Hyg. 2017;15:280-6.
21. Santos GOD, Milanesi FC, Greggianin BF, Fernandes MI, Oppermann RV, Weidlich P. Chlorhexidine with or without alcohol against biofilm formation: efficacy, adverse events and taste preference. Braz Oral Res. 2017;31:e32.
22. Lynch MC, Cortelli SC, McGuire JA et al. The effects of essential oil mouthrinses with or without alcohol on plaque and gingivitis: a randomized controlled clinical study. BMC Oral Health. 2018;18(1):6.
23. Rahimi S, Janani M, Lotfi M et al. A review of antibacterial agents in endodontic treatment. Iran Endod J. 2014;9:161-8.
24. Estrela C, Silva JA, de Alencar AH, Leles CR, Decurcio DA. Efficacy of sodium hypochlorite and chlorhexidine against Enterococcus faecalis--a systematic review. J Appl Oral Sci. 2008;16:364-8.
25. Shabahang S, Aslanyan J, Torabinejad M. The substitution of chlorhexidine for doxycycline in MTAD: the antibacterial efficacy against a strain of Enterococcus faecalis. J Endod. 2008;34(3):288-90.
26. Marui VC, Souto MLS, Rovai ES, Romito GA, Chambrone L, Pannuti CM. Efficacy of preprocedural mouthrinses in the reduction of micro-organisms in aerossol: A systematic review. J Am Dent Assoc. 2019;150(12):1015-1026 e1.
27. Retamal-Valdes B, Soares GM, Stewart B et al. Effectiveness of a pre-procedural mouthwash in reducing bacteria in dental aerosols: randomized clinical trial. Braz Oral Res. 2017;31:e21.
28. Solderer A, Kaufmann M, Hofer D, Wiedemeier D, Attin T, Schmidlin PR. Efficacy of chlorhexidine rinses after periodontal or implant surgery: a systematic review. Clin Oral Investig. 2019;23(1):21-32.
29. Agência Nacional de Vigilância Sanitária (Anvisa). Segurança do paciente em serviços de saúde. Limpeza e desinfecção de superfícies. Brasília, DF: Anvisa; 2020.
30. Mushtaq MA, Khan MWU. An overview of dental impression disinfection techniques– a literature review. J Pak Dent Assoc. 2018;27:207-12.

25

Profilaxia Antimicrobiana em Odontologia

Lenita Wannmacher

INTRODUÇÃO

A quimioprofilaxia antimicrobiana corresponde ao uso prévio de antibióticos em procedimentos odontológicos que potencialmente favoreçam o surgimento de infecções, sobretudo em pacientes portadores de certas condições, como imunodepressão, câncer, endocardite bacteriana, doenças metabólicas, doenças valvares cardíacas (como prolapso de valva mitral), *shunts* neurocirúrgicos ou pulmonares e próteses ou órteses. Conceitualmente, a profilaxia só deve ser feita em pacientes isentos de infecção vigente.

Indica-se o uso profilático com antimicrobianos para dois tipos de situações odontológicas: prevenção de endocardite bacteriana induzida por *S. viridans* e prevenção de infecção pós-operatória. Os procedimentos indutores de infecção pós-operatória compreendem manipulação de tecido gengival ou de região periapical dentária e perfuração de mucosa oral.

Os pacientes suscetíveis são portadores de próteses valvares cardíacas ou materiais protéticos (clipes, anéis, placas) com regurgitação valvar, endocardite bacteriana prévia, imunodeficiências, doença cardíaca cianótica congênita e transplante cardíaco com regurgitação valvar. Para prevenir a ocorrência de infecção nesses pacientes, a profilaxia é justificável. Em outros tipos de doenças cardíacas congênitas, ela não é recomendada.

Ainda se preconiza profilaxia em pacientes com diabetes descompensado (com cetoacidose ou cetonúria) submetidos a procedimentos odontológicos que envolvam tecido ósseo; porém, se discute se essa prática contribui para o aumento da resistência microbiana e dos custos de tratamento. Já em diabéticos compensados, basta adotar medidas de assepsia e antissepsia local.[1]

Para gestantes, a quimioprofilaxia também é indicada nos citados procedimentos, desde que as pacientes apresentem condições clínicas de alto risco para endocardite infecciosa, citadas no Quadro 25.1. Nas demais situações, o tratamento odontológico na gravidez é considerado seguro, prescindindo de quimioprofilaxia antimicrobiana. Dada a importância da saúde bucal nesse período, o acompanhamento odontológico é fundamental para minimizar os riscos associados à mãe e ao feto, decorrentes da má condição dos dentes e estruturas anexas.[2]

A profilaxia antimicrobiana em Odontologia precisa favorecer grandemente a prevenção, a fim de sobrepujar suas desvantagens, como custo, risco de superinfecção, desenvolvimento de resistência bacteriana, interações medicamentosas e reações adversas. Os antibióticos profiláticos se destinam a prevenir infecções focais ou locais, odontogênicas e não odontogênicas, e devem ser seguidos pelo tratamento odontológico.[3]

É importante definir as repercussões clínicas de procedimento cruento, observando que sempre haverá potencial risco cirúrgico onde normalmente houver bactérias.

Há procedimentos odontológicos em que existem diferentes níveis de bacteriemia. Esta predomina em exodontias múltiplas, injeção intraligamentar, curetagem subgengival, gengivectomia, amplo retalho mucoperiósteo, tratamento endodôntico com instrumentação extracanal, entre outras.

A quimioprofilaxia antimicrobiana não deve ser encarada como medida impeditiva de qualquer processo infeccioso posterior a um procedimento invasivo. A instalação de infecção decorre do desequilíbrio entre defesas imunitárias do organismo e fatores agressivos do meio, por vezes não superável pelo uso prévio de antimicrobiano.

Por outro lado, as infecções podem ser evitadas por medidas não medicamentosas, como esterilização adequada dos instrumentos, lavagem das mãos, técnicas cirúrgicas rápidas e adequadas e imunizações ativas e passivas (hepatite B). A manutenção adequada de higiene oral parece ser mais importante nesta prevenção do que a profilaxia antimicrobiana. Adicionalmente, pacientes de risco apresentam alta prevalência de doença periodontal, devendo ser examinados e tratados a intervalos regulares. Para reduzir bacteriemia consequente a procedimentos odontológicos, recomenda-se

Quadro 25.1 Condições clínicas condicionantes de alto risco de desenvolvimento de endocardite infecciosa.

Prótese valvar cardíaca
Endocardite bacteriana prévia
Shunts pulmonares cirurgicamente construídos
Doenças cianóticas congênitas
- Tetralogia de Fallot
- Transposição de grandes vasos
- Ventrículo único

bochecho pré-operatório com clorexidina a (0,2%) durante 1 minuto.

Os princípios gerais da quimioprofilaxia adequada abrangem:

- Seleção criteriosa dos pacientes
- Análise dos procedimentos que realmente se beneficiam do uso
- Definição do germe prevalente
- Seleção de antimicrobiano sabidamente eficaz contra o germe
- Uso de único agente (monoterapia)
- Aplicação em momento adequado, para que níveis teciduais e sanguíneos de antibiótico sejam os mais altos possíveis durante o procedimento
- Duração curta da profilaxia, em acordo com a proteção a ser conferida.

Um questionário respondido por 2.169 dentistas estadunidenses mostrou que a profilaxia era efetuada com frequência, mas havia incertezas quanto a seu emprego em pacientes com risco de desenvolver endocardite bacteriana ou infecção nos portadores de prótese articular.[4]

INDICAÇÃO

Endocardite bacteriana e outras afecções cardíacas

Para prevenir a ocorrência de endocardite bacteriana e outras afecções cardíacas, a profilaxia é justificável frente às condições de risco já mencionadas. As regras foram atualizadas pela American Dental Association em 2021, restringindo seu uso para reduzir o risco de resistência bacteriana. Para muitos autores, a profilaxia tem resultado controverso.

Em metanálise de 36 estudos, verificou-se que a profilaxia reduziu significativamente a incidência de bacteriemia, mas estudos de casos e controles sugeriram que isso não se traduziu em proteção estatisticamente significante de endocardite infecciosa em pacientes com baixo risco para a doença.[5]

O risco real de ocorrer endocardite bacteriana após procedimento odontológico é pequeno, mesmo em pacientes suscetíveis e sem história de profilaxia. A bacteriemia que ocorre durante o tratamento odontológico pode não redundar em risco aumentado de endocardite, e raramente tem-se referido endocardite bacteriana como consequência de tratamentos de canais radiculares. Assim, a quimioprofilaxia sistêmica é controversa nessa área.

Pela falta de inequívocas evidências sobre a associação entre procedimentos odontológicos e prevenção de endocardite, acrescidas das desvantagens advindas do uso desnecessário e desmedido de antimicrobianos, a profilaxia fica recomendada predominantemente para situações cujo risco de desenvolver a doença seja grande, tais como história prévia de endocardite, presença de valva cardíaca artificial ou cirurgias de reconstrução de *shunts* ou condutos sistêmicos e pulmonares. É prudente fazê-la quando houver condições definidas de risco.

Em pacientes com outras condições cardíacas, reduz-se o risco de endocardite bacteriana mediante boa higiene oral e consultas regulares. Em pacientes suscetíveis, os procedimentos considerados de alto risco para indução de endocardite infecciosa necessariamente causam sangramento. Seus agentes causais são estreptococos orais do grupo *viridans* (*Streptococcus mitis, S. mutans, S. mitior, S. sanguis*).

As situações clínicas de alto risco para tal ocorrência são indicadas no Quadro 25.1.

Nos pacientes portadores dessas condições, os cirurgiões-dentistas devem se atentar para os procedimentos indicados no Quadro 25.2, apesar das controvérsias a respeito da realização da quimioprofilaxia antimicrobiana.

Profilaxia pré-operatória e cuidados relacionados a procedimentos odontológicos

Em pacientes submetidos a cirurgias cardíacas, as intervenções odontológicas devem ocorrer até 14 dias antes, para propiciar a cicatrização da mucosa oral. Em cirurgias emergenciais, o atendimento odontológico deve ocorrer tão logo seja possível identificar as condições de risco, principalmente pela alta prevalência de doença periodontal nesses pacientes. Procedimentos odontológicos eletivos devem ser realizados pelo menos após 3 meses da cirurgia.[6]

Um estudo investigou os resultados da profilaxia administrada em 901 pacientes de cirurgia maxilofacial, divididos em dois grupos: o primeiro recebeu antibiótico profilático no dia da cirurgia e até o quinto dia pós-operatório; o segundo grupo recebeu uma dose única pré-operatória, com um repique intraoperatório, se necessário. Não houve diferenças estatisticamente significantes entre os grupos, o que levou à conclusão de que a profilaxia peroperatória é suficiente para pacientes submetidos a esse tipo de cirurgia.[7]

Pacientes com imunodeficiência

As doenças autoimunes podem ser primárias (mais raras) e secundárias à infecção pelo HIV e às deficiências nutricionais. Como consequência, os pacientes podem apresentar infecções ou outras condições que expressam a baixa imunidade em tecidos orais e periodontais.[8]

O reconhecimento das *imunodeficiências primárias* – também referidas como erros inatos da imunidade – tem evoluído. Nessas condições, o comprometimento da imunidade leva à suscetibilidade a infecções. O espectro fenotípico é amplo, incluindo uma variedade de manifestações, como candidíase, gengivoestomatite herpética, úlceras aftosas, doença periodontal grave e, menos frequentemente, anorma-

Quadro 25.2 Procedimentos odontológicos indutores de endocardite infecciosa em paciente suscetíveis.

Risco significativo
Injeção intraligamentar de anestésico local
Procedimentos periodontais
• Sondagem
• Raspagem e alisamento radicular subgengival
• Cirurgias
• Colocação subgengival de fitas com antibióticos
Exodontias
Instrumentação ou cirurgias endodônticas somente além do ápice
Cirurgia oral de dentes e gengiva
Desbridamento de dentes ou implantes em que se antecipe sangramento
Instalação de implantes dentários
Reimplante de dentes avulsionados

lidades orofaciais. Assim, o cirurgião-dentista, em estreita colaboração com uma equipe multiprofissional, exerce importante papel no diagnóstico e no manejo dessas condições.[9]

Em imunodeficiências primárias, a doença periodontal se expressa com ampla gravidade, podendo levar a perda dentária e lesões de mucosa oral. Carcinoma escamoso oral é uma possível complicação de imunodeficiências associadas a defeitos de apoptose.[10]

Pacientes afetados por *angioedema hereditário ou adquirido* podem desenvolver edema laríngeo ou orofaríngeo quando submetidos a procedimentos odontológicos, incluindo a extração de dentes. O risco maior é a asfixia, que pode levar à morte. As crises são desencadeadas por estresse psicológico ou físico.[11,12]

A experiência prévia dessa ocorrência ante procedimentos odontológicos exige atendimento sob condições especiais. Em um relato de caso, o procedimento foi realizado em uma sala cirúrgica hospitalar, sendo precedido, 1 hora antes, pela administração profilática intravenosa de concentrado de inativador humano liofilizado. Antes da cirurgia, foram administrados intravenosamente midazolam e propofol, para manejo da ansiedade, e paracetamol e flurbiprofeno intravenosos, para controle de dor. A anestesia foi realizada com lidocaína sem vasoconstritor, já que a epinefrina é capaz de desencadear crise de angioedema.[13]

Pacientes com próteses articulares

A necessidade de quimioprofilaxia antimicrobiana em pacientes com próteses articulares não está esclarecida. Em pacientes com artroplastias completas de quadril e joelho, recomendam-se antibióticos profiláticos, que podem ser utilizados de acordo com a prescrição do ortopedista, quando se tratar de manipulação gengival ou incisão de mucosa.

Em uma revisão da literatura entre 1980 e 2018, não se encontraram dados inequívocos de avaliação de bacteriemia transitória após procedimentos odontológicos em pacientes submetidos a *artroplastias de joelho e quadril*. Por extensão, os autores recomendam usar os mesmos critérios em *cirurgias de tornozelo e pé*.[14]

Outra revisão analisou a profilaxia antibiótica em pacientes com doença periodontal, como estratégia para diminuir o risco de infecções em próteses articulares, que ocorrem em 0,3 a 2% dos pacientes. Aproximadamente 6 a 13% dessas infecções são causadas por bactérias orais, mas não foi identificada a associação entre a doença periodontal e o desenvolvimento de infecção de próteses articulares.[15]

Cirurgias orais e maxilofaciais

Com referência a cirurgias orais e maxilofaciais envolvendo o trato digestivo, um local contaminado, questionou-se a incidência de infecções posteriores e a consequente necessidade de quimioprofilaxia antimicrobiana. Uma revisão de ensaios clínicos, revisões, estudos retrospectivos e metanálises verificou que a antibioticoprofilaxia reduziu o risco de infecção após cirurgia ortognática, sem definição por terapia de breve ou de longo termo. Em traumatismo maxilofacial, a profilaxia foi efetiva, mas não ocorreu benefício com o prolongamento da mesma. Em intervenções oncológicas também houve benefício, mas os resultados foram inconclusivos para procedimentos dentoalveolares, como a instalação de implantes, e remoção de terceiro molar.[16]

Cirurgias de terceiro molar

Uma revisão sistemática de 13 estudos avaliou a eficácia da profilaxia antimicrobiana em reduzir complicações após a extração de terceiros molares maxilares e mandibulares e concluiu que os antibióticos foram eficazes em reduzir as complicações e a frequência da observação de alveolite seca.[17]

Falha de implante dental

Em ampla revisão sistemática e metanálise, não foi definida a eficácia da profilaxia antimicrobiana em indivíduos sadios, tendo por finalidade a redução na falha de osteointegração do implante. A recomendação é considerar os riscos associados aos antibióticos, uma vez que não cabe seu uso indiscriminado em indivíduos sadios submetidos a implantes dentários.[18]

SELEÇÃO

Endocardite bacteriana

Em 2007, a American Heart Association recomendou a profilaxia antimicrobiana para evitar endocardite infecciosa em pacientes cardíacos submetidos a procedimentos invasivos. Em 2021, membros de várias sociedades, incluindo a American Dental Association, mantiveram a recomendação anterior para prevenir a endocardite bacteriana por estreptococos *viridans*. Ao mesmo tempo, enfatizaram a manutenção adequada de saúde oral e a necessidade de regular o acesso ao cuidado odontológico para pacientes com alto risco de contrair a doença.[19]

Como os microrganismos prevalentes na gênese da endocardite bacteriana são estreptococos, estafilococos e enterococos, que têm mantido características de sensibilidade às penicilinas, estas constituem a primeira escolha para a profilaxia sistêmica da doença, exceto para pacientes alérgicos.

Assim, *amoxicilina* oral foi considerada o agente de escolha, e sua associação ao ácido clavulânico, indicada para pacientes com alto risco de desenvolver endocardite bacteriana e necessidade de submeter-se a procedimentos odontológicos invasivos. Em pacientes alérgicos às penicilinas, azitromicina oral mostrou a maior eficácia.

Há consenso de que a quimioprofilaxia antimicrobiana deva ser reservada a pacientes com alto risco de desenvolvimento de endocardite bacteriana, pois sua eficácia em circunstâncias mais brandas é questionável. Uma revisão Cochrane de estudos não controlados não evidenciou a eficácia (ou a falta dela) da profilaxia com penicilina em endocardite bacteriana em pessoas suscetíveis e submetidas a procedimentos invasivos. Não ficou claro se os riscos potenciais e o custo suplantariam o benefício de sua administração.[20]

Cirurgias oral e maxilofacial

Uma ampla revisão de 80 ensaios clínicos, revisões, estudos retrospectivos e metanálises investigou a necessidade de quimioprofilaxia em procedimentos odontológicos, já que estes envolvem o trato digestivo, considerado um segmento contaminado. Os esquemas antimicrobianos profiláticos e seus resultados variam em diferentes cirurgias. Na traumatologia maxilofacial e nas intervenções oncológicas, a profilaxia antibiótica pode reduzir a infecção; em cirurgias ortognáticas, um regime antibiótico prolongado pode reduzir o risco de infecção, mas não há evidência de que isso ocorra em administração pontual. Já na remoção de terceiro molar, os resultados são ambivalentes.[16]

PRESCRIÇÃO

A administração por via oral é a preferida, por ter maior comodidade, menores riscos e menor custo. Havendo indisponibilidade, usam-se vias parenterais. A dose única é preconizada para evitar a emergência de resistência microbiana. O momento de realização da profilaxia é crucial para propiciar altas concentrações séricas do antimicrobiano ao ser feita a incisão.

Para pacientes que necessitem passar por procedimentos odontológicos sequenciais, o intervalo entre eles deve ser de 14 dias. Quando não for possível, sugere-se a alternância entre amoxicilina e clindamicina como agentes profiláticos.

Os esquemas propostos para a quimioprofilaxia podem ser vistos no Quadro 25.3.

SEGUIMENTO

O efeito positivo da profilaxia é obviamente o não aparecimento da doença depois de dias a semanas. O controle deve perdurar, porque cerca de 84% dos pacientes iniciam com sintomas dentro do período de 2 semanas a partir do procedimento dentário, a despeito da quimioprofilaxia.

Assim, o indivíduo de risco deve ser acompanhado por médico e dentista após o procedimento, que devem suspeitar de comprometimento ante a ocorrência de febre inexplicada, fraqueza, letargia e mal-estar.

Em relação aos riscos da quimioprofilaxia, podem ocorrer manifestações alérgicas com as penicilinas e desconforto gastrintestinal e diarreia com a maioria dos antibióticos. Uma superinfecção também pode surgir por alteração da microbiota gastrintestinal. Pseudocolite membranosa raramente ocorre após dose única profilática de clindamicina. Entretanto, queda da pressão arterial, náuseas, vômito e arritmias podem seguir-se à injeção intravenosa rápida.

O desenvolvimento de resistência bacteriana deve ser uma preocupação.

Quadro 25.3 Esquemas propostos para profilaxia odontológica.

Agente	Via	Dose		Intervalo
		Adultos	Crianças	
Amoxicilina	VO	2 g	50 mg/kg	1 h antes do procedimento
Ampicilina* Cefazolina*	IM ou IV IM ou IV	2 g 1 g	50 mg/kg	30 min antes do procedimento
Cefalexina** Claritromicina** Azitromicina**	VO	2 g 500 mg 500 mg	50 mg/kg 15 mg/kg 15 mg/kg	1 h antes do procedimento
Cefazolina*** Ceftriaxona***	IM ou IV IM ou IV	1 g 1 g	25 mg/kg 50 mg/kg	30 min antes do procedimento

*Na impossibilidade da via oral (VO). **No caso de alergia a penicilinas. ***Em pacientes alérgicos à penicilina e com indisponibilidade de VO. IM: via intramuscular; IV: via intravenosa.

REFERÊNCIAS BIBLIOGRÁFICAS

1. Barasch A, Safford MM, Litaker MS, Gilbert GH. Risk factors for oral postoperative infection in patients with diabetes. Spec Care Dentist. 2008;28(4):159-66.
2. Ebrahim ZF, Oliveira MCQ, Peres MPSM, Franco JB. Tratamento odontológico em gestantes. Science in Health. 2014;5(1):32-44.
3. Ramu C, Padmanabhan TV. Indications of antibiotic prophylaxis in dental practice – Review. Asian Pac J Trop Biomed. 2012;2(9):749-54.
4. Lockhart PB, Thornhill MH, Zhao J et al. Prophylactic antibiotic prescribing in dental practice: Findings from a National Dental Practice-Based Research Network questionnaire. J Am Dent Assoc. 2020;151(10):770-81.e6.
5. Cahill TJ, Harrison JL, Jewell P, Onakpoya I, Chambers JB et al. Antibiotic prophylaxis for infective endocarditis: a systematic review and meta-analysis. C Heart. 2017;103:937-44.
6. Gould FK, Elliott TSJ, Foweraker J, Fulford M, Perry JD et al. Guidelines for the prevention of endocarditis: report of the Working Party of the British Society for Antimicrobial Chemotherapy. J Antimicrob Chemother. 2006;57(6):1035-42.
7. Bartella AK, Lemmen S, Burnic A, Kloss-Brandstätter A, Kamal M et al. Influence of a strictly perioperative antibiotic prophylaxis vs. a prolonged postoperative prophylaxis on surgical site infections in maxillofacial surgery. Infection. 2018;46(2):225-30.
8. Peacock ME, Arce RM, Cutler CW. Periodontal and other oral manifestations of immunodeficiency diseases. Oral Dis. 2017;23(7):866-88.
9. Jung S, Gies V, Korganow A-S, Guffroy A. Primary immunodeficiencies with defects in innate immunity: focus on orofacial manifestations. Front Immunol. 2020;11:1065.
10. Szegedi M, Erdős M, Tar I. Szájüregi manifesztációk primer immundeficientiákban [Oral manifestations in patients with primary immunodeficiencies]. Orv Hetil. 2018;159(49):2079-86.
11. Sanuki T, Watanabe T, Kurata S, Ayuse T. Perioperative management of tooth extractions for a patient with hereditary angioedema. J Oral Maxillofac Surg. 2014;72(12):2421.e1-2421.e24213.
12. Hosokawa R, Tsukamoto M, Nagano S, Yokoyama T. Anesthetic Management of a Patient with Hereditary Angioedema for Oral Surgery. Anesth Prog Spring. 2019;66(1):30-2.
13. Zanichelli A, Ghezzi M, Santicchia I, Vacchini R, Cicardi M et al. Short-term prophylaxis in patients with angioedema due to C1- inhibitor deficiency undergoing dental procedures: An observational study. PLoS One 2020;15(3):e0230128.
14. Noori N, Myerson C, Charlton T, Thordarson D. Is antibiotic prophylaxis necessary before dental procedures in patients post total ankle arthroplasty? Foot Ankle Int. 2019;40(2):237-41.
15. Moreira AI, Mendes L, Pereira JA. Is there scientific evidence to support antibiotic prophylaxis in patients with periodontal disease as a means to decrease the risk of prosthetic joint infections? A systematic review. Int Orthop. 2020;44(2):231-6.
16. Blatt S, Al-Nawas B. A systematic review of latest evidence for antibiotic prophylaxis and therapy in oral and maxillofacial surgery. Infection. 2019;47(4):519-55.
17. Chugh A, Patnana AK, Kumar P, Chugh VK, Khera D, Singh S. Critical analysis of methodological quality of systematic reviews and meta-analysis of antibiotics in third molar surgeries using AMSTAR 2. J Oral Biol Craniofac Res. 2020;10(4):441-9.
18. Braun RS, Chambrone L, Khouly I. Prophylactic antibiotic regimens in dental implant failure: A systematic review and meta-analysis. J Am Dent Assoc. 2019;150(6):e61-e91.
19. Wilson WR, Gewitz M, Lockhart PB, Bolger AF, DeSimone DC, Kazi DS et al. Prevention of viridans group streptococcal infective endocarditis: a scientific statement from the American Heart Association. Circulation. 2021;143(20):e963-e978.
20. Glenny AM, Oliver R, Roberts GJ, Hooper L, Worthington HV. Antibiotics for the prophylaxis of bacterial endocarditis in dentistry. Cochrane Database Syst Rev. 2013;(10):CD003813.

PARTE 6

Farmacologia Aplicada ao Atendimento de Situações Especiais

26

Prescrição Medicamentosa para Ansiedade em Paciente Odontológico

Cassiano Kuchenbecker Rösing

INTRODUÇÃO

O tratamento odontológico sempre foi fonte geradora de medo e ansiedade. O medo de dentista afeta parte significativa das populações: estima-se que aproximadamente 5% dos indivíduos de países ocidentais apresentem graus importantes de temor de procedimentos odontológicos; graus leves ou moderados estão presentes em até 50% dos indivíduos.

Obviamente, a mudança do padrão epidemiológico das doenças bucais, como a drástica redução dos índices de cárie, e a evolução dos procedimentos odontológicos, tornando-os menos invasivos, têm contribuído para a diminuição desses temores. Entretanto, um grau elevado desse sentimento ainda impacta as relações dos pacientes com os cirurgiões-dentistas, sendo chamado, em determinadas situações, de "odontofobia".[1,2]

Essa relação negativa de medo remonta ao início da profissão. O estereótipo do atendimento pelo dentista, retratado sobretudo em caricaturas, sempre foi o da mutilação, provavelmente refletindo um problema histórico da profissão que, por muito tempo, trabalhou eminentemente com práticas curativas que demandavam procedimentos invasivos, muitas vezes grotescos e geradores de pavor.

O medo de dentista – e, consequentemente, a ansiedade frente ao tratamento odontológico – se desenvolve em geral entre a infância e a adolescência.[3,4] Trata-se de um processo multifatorial, vinculado a experiências do paciente pediátrico com as doenças bucais, posicionamentos familiares e aspectos socioeconômico-culturais.[1,5]

Ainda hoje, esse medo é uma das principais razões tanto para a fuga da busca por um profissional quanto para o absenteísmo na clínica odontológica. Visitas irregulares ao dentista, além de baixos níveis educacionais e econômicos, foram fatores significativamente associados com medo em um grupo de mulheres.[6]

Um estudo observacional realizado na Noruega demonstrou que níveis de ansiedade odontológica podem estar relacionados a eventos traumáticos da vida.[7] No Brasil, outro estudo observou que 16,8% das crianças apresentavam medo de dentista. A análise dos dados revelou que nascer em família com menor poder aquisitivo, ter experiência de dor de dente e nunca ter se consultado com o dentista aumentam as chances de relatar medo.[5] Essa última situação é resultado de um preconceito contra o "estereótipo da profissão".

O medo de dentista pode gerar um ciclo vicioso de causa e impactos. Várias teorias tentam explicar causas para o desenvolvimento desse medo, além de apontar medidas para minorá-lo. Entretanto, o medo do tratamento dentário se mantém. Uma das explicações desse processo foi proposta por Berggren em 1984, segundo a qual o indivíduo mantém o medo do dentista. Um dos modelos mais conhecidos desse processo foi proposto por Berggren em 1984,[8] em que o indivíduo evita receber o cuidado e gera maior deterioração da dentição, conduzindo a um sentimento de culpa, vergonha, inferioridade e, por consequência, mais medo. Para modificações dos padrões epidemiológicos de medo e ansiedade frente ao tratamento odontológico, esse ciclo necessita ser rompido.

Um estudo na Austrália (n > 1.000) demonstrou prevalência de medo de dentista em 18% dos participantes. Entre os indivíduos que referiram esse temor, um percentual importante relatou que evitava ir ao dentista, mesmo sabendo da necessidade e da importância de cuidados profissionais. Os pacientes também relataram somente procurar atendimento odontológico quando havia problema específico (situações de urgência ou outras intercorrências que demandem intervenção imediata), justamente pelo medo. Os autores concluíram que o medo de dentista estava fortemente associado à percepção da necessidade de tratamento e à busca por atendimento odontológico somente quando existe um problema.[9,10]

Esses dados sugerem que a profissão necessita estabelecer estratégias que gerem segurança no paciente. A literatura demonstra que o início do medo de dentista acontece na infância, e várias escalas de mensuração foram propostas para que se possa, de maneira objetiva, diagnosticar o problema e realizar abordagem desde a clínica infantil.[11] Contudo, o problema não se restringe a essa faixa etária. Logo, não se trata de uma estratégia a ser trabalhada somente por odontopediatras, mas por todos os odontólogos.[1]

Estudos em adultos têm demonstrado a ocorrência de medo de dentista em associação ao aumento dos impactos na qualidade de vida relacionada à saúde bucal.[11,12]

A partir do conhecimento de que o medo de dentista acomete um percentual importante dos pacientes, o que provoca consequências impactantes na saúde pública, diversas estratégias podem e têm sido adotadas para tentar, de alguma maneira, reverter esse quadro. Nesse sentido, abordagens conservadoras, especialmente sem a utilização de recursos farmacológicos, têm sido propostas e apresentado sucesso na diminuição de níveis de ansiedade frente ao tratamento odontológico.[13] Desde a odontopediatria, o impacto da primeira consulta já é claramente considerado, pois é nela que a relação paciente-profissional se estabelece.[14] Outras estratégias, principalmente vinculadas à diminuição de efeitos psicológicos negativos dos procedimentos anestésicos, têm sido propostas.[15,16]

É importante ressaltar que a pandemia da covid-19 também gerou aumento nos níveis de ansiedade frente ao tratamento odontológico, devido a medidas para evitar aproximação física entre paciente e profissional e aumento de atividades preventivas e de controle de doença por meio de teleodontologia.[17]

Outra maneira de enfrentar a ansiedade e o medo do tratamento odontológico (especialmente quando atingem proporções elevadas, gerando odontofobia) é usar medidas farmacológicas, das quais se destacam anestésicos gerais e medicamentos usados em odontopediatria.

Historicamente, quando não era possível realizar procedimentos de tratamento odontológico por conta de medo e ansiedade, a profissão recorria imediatamente à anestesia geral. Um estudo demonstrou que esse uso melhora níveis de medo e ansiedade frente ao tratamento odontológico em crianças,[18] mas os efeitos adversos desse procedimento geraram a diminuição de seu uso, especialmente frente a outras possibilidades menos invasivas. Neste capítulo, serão discutidas abordagens farmacológicas para diminuição da ansiedade no tratamento odontológico.

INDICAÇÃO E SELEÇÃO

O uso de fármacos para diminuição de medo e ansiedade frente ao tratamento odontológico é objeto de controvérsia. De um lado, existem abordagens conceituais que lançam mão dos medicamentos sem qualquer tentativa de abordagem não farmacológica; de outro, há aquelas que contraindicam totalmente os fármacos. Ambas as formas radicais de encarar o uso de medicamentos para o controle da ansiedade frente ao tratamento odontológico não têm embasamento científico. O princípio do uso racional de medicamentos, abordado na primeira parte desta obra, é a melhor estratégia a ser seguida para aproveitar os benefícios e diminuir os riscos. No que concerne à ansiedade, além da anestesia geral, já abordada em outro capítulo, é enfatizada a sedação com uso de medicamentos.

Antes da abordagem farmacológica, outras estratégias devem ser priorizadas, como a terapia cognitivo-comportamental.[2,13] O Quadro 26.1 aponta algumas situações clínicas em que a abordagem farmacológica é indicada para diminuição de medo e ansiedade frente a tratamento odontológico.

Quadro 26.1 Situações clínicas em que estão indicadas abordagens farmacológicas para redução de medo e ansiedade frente ao tratamento odontológico.

Pacientes com histórico de "odontofobia" e experiências prévias fortemente negativas com tratamento odontológico
Indivíduos com deficiências que dificultem aspectos comportamentais, colocando-os em risco físico durante o tratamento
Pacientes com claros transtornos de ansiedade, havendo recomendação médica de controle dessa manifestação (p. ex., cardiopatias graves)
Indivíduos com níveis de ansiedade consideráveis e expectativa de procedimentos odontológicos prolongados ou traumáticos

O objetivo da utilização de fármacos para tratar medo e ansiedade é evitar que o indivíduo fóbico experiencie o atendimento de modo estressado. Assim, a prescrição de um sedativo, quando necessária, possibilita um atendimento consciente, mas tranquilo, diminuindo o medo e fazendo com que futuras consultas sejam realizadas de maneira convencional.

Os clínicos na Escandinávia fazem sedação consciente com óxido nitroso, o que já foi comprovado por estudos como uma abordagem segura e com resultados de sucesso.[1] No Brasil, esse uso causa alguma controvérsia, especialmente por conta da responsabilidade de sua utilização; porém, uma revisão sistemática da literatura aponta para a segurança e a efetividade da sedação com óxido nitroso em procedimentos odontológicos.[19]

Além do uso de óxido nitroso, tem sido utilizada pré-medicação com fármacos capazes de reduzir a ansiedade, como benzodiazepínicos, frente a tratamentos odontológicos.[20] A seleção do agente a ser empregado depende das características clínicas do paciente e de sua indicação. A sedação leve está indicada para casos de medo e ansiedade menos intensos; no caso de situações mais graves, a sedação mais profunda ou até mesmo anestesia geral estão indicadas.

PRESCRIÇÃO

A correta prescrição da abordagem a ser utilizada no tratamento de indivíduos com medo e ansiedade frente a tratamento odontológico é fundamental para que seus benefícios suplantem os riscos. Nesse sentido, quanto mais conservadora a abordagem, dentro da indicação do caso, maior o potencial de sucesso e menor a chance de riscos.

O uso de fármacos para essa condição deve ser diferente para pacientes odontopediátricos e adultos. Nestes últimos, benzodiazepínicos têm demonstrado potencial de sucesso. Também tem sido usado propranolol.[21]

O Quadro 26.2 especifica as doses e as vias de administração de fármacos utilizados no controle da ansiedade odontológica em adultos.

A utilização dos medicamentos sugeridos no Quadro 26.2 deve ser realizada preferencialmente por via oral (VO), 1 hora antes do procedimento. Sua duração mínima de efeito é de 1 hora, sendo diazepam o medicamento de maior duração.

Quadro 26.2 Prescrição de fármacos para tratamento de ansiedade frente a tratamento odontológico em adultos.

Fármaco	Dose (mg)	Via
Diazepam	5 a 20 2 a 5	Oral Intravenosa
Midazolam	7,5 a 15 2,5 a 5 5	Oral Intravenosa Intramuscular
Lorazepam	1 a 4	Oral
Triazolam	0,25 a 0,5	Oral
Alprazolam	0,5 a 1	Oral
Propranolol	40 a 80	Oral

Adaptado de Ferreira, 2007.[21]

A prescrição de fármacos para pacientes odontopediátricos difere da prescrição para adultos, principalmente, pela necessidade de observação de doses máximas, que leva em consideração a massa corporal da criança. Os benzodiazepínicos são os fármacos mais utilizados, graças a sua segurança e efetividade fundamentalmente comprovadas, e obedecem a critérios de prescrição descritos no Quadro 26.3.

A prescrição sugerida para pacientes odontopediátricos está dividida em doses sedativas e doses necessárias à sedação moderada. A primeira envolve um espectro maior, enquanto a segunda se restringe a sedações um pouco mais profundas. A escolha da dose varia de acordo com julgamento clínico embasado nos graus de ansiedade apresentados.

SEGUIMENTO

A avaliação do tratamento do medo e da ansiedade frente ao tratamento odontológico embasa-se em análise clínica.

As escalas de análise de ansiedade, por exemplo, não foram concebidas para uso clínico, mas para investigação científica. Assim, no plano profissional, a observação de diminuição de ansiedade e rejeição ao tratamento odontológico é utilizada para a tomada de decisão medicamentosa.

O uso de sedação em repetidas abordagens poderá, inclusive, resolver a ansiedade, a partir do aumento da confiança do paciente no tratamento empregado.[1]

É igualmente fundamental a avaliação do paciente: por vezes, vários procedimentos são necessários, e a correção de abordagem pode ser necessária. No seguimento, é importante monitorar a presença de eventos adversos. Efeitos adversos maiores são raros, principalmente sob o uso de benzodiazepínicos. Já o uso de óxido nitroso pode gerar náuseas, vômito e cefaleia.[19,20]

O tratamento de medo e ansiedade frente a tratamento odontológico é desafiador, mas tem melhorado ao longo dos anos, principalmente devido à diminuição de procedimentos mais dolorosos e invasivos.

Ainda assim, permanece o desafio a ser enfrentado após a avaliação caso a caso. Por isso, fármacos determinantes de diferentes níveis de sedação, bem como anestesia geral, são modalidades a considerar para obtenção de sucesso no tratamento e ruptura do ciclo vicioso do medo ante o tratamento odontológico.

Quadro 26.3 Prescrição de fármacos para tratamento de ansiedade frente ao tratamento odontológico de pacientes odontopediátricos.

Fármaco	Dose sedativa (mg/kg)	Dose em sedação moderada (mg/kg)	Dose máxima (mg)	Via
Diazepam	0,05 a 0,3 0,04 a 0,3	0,2 a 0,3 0,1 a 0,3	10 5	Oral Intravenosa
Midazolam	0,25 a 0,75 0,03 a 0,15* 0,025 a 0,05** 0,03 a 0,15	0,5 a 0,75 0,05 a 0,15 0,025 a 0,05 0,1 a 0,15	20 6* 10** 10	Oral Intravenosa Intravenosa Intramuscular (profunda)
Lorazepam	0,02 a 0,05	0,05 a 0,09	ND	Oral

*6 meses a 6 anos. **6 a 12 anos. ND: não determinada. (Adaptado de Ferreira, 2007.)[21]

REFERÊNCIAS BIBLIOGRÁFICAS

1. Willumsen T. Treatment of dental phobia: short and long-time effects of nitrous oxide sedation, cognitive therapy and applied relaxation. University of Oslo, Norway, 1999. Thesis.
2. Rösing CK, Oppermann RV. Medo de dentista: um problema a ser abordado pela profissão. Clin Int J Braz Dent [Internet]. 2014;10(4):462-4.
3. Locker D, Liddell A, Dempster L, Shapiro D. Age of onset of dental anxiety. J Dent Res. 1999;78(3):790-6.
4. Locker D, Thomson WM, Poulton R. Onset of and patterns of change in dental anxiety in adolescence and early adulthood: a birth cohort study. Community Dent Health. 2001;18(2):99-104.
5. Torriani DD, Ferro RL, Bonow ML, Santos IS, Matijasevich A, Barros AJ et al. Dental caries is associated with dental fear in childhood: findings from a birth cohort study. Caries Res. 2014;48(4):263-70.
6. Goettems ML, Schuch HS, Demarco FF, Ardenghi TM, Torriani DD. Impact of dental anxiety and fear on dental care use in Brazilian women. J Publ Health Dent. 2014;74 (4):310-6.
7. Nermo H, Willumsen T, Rognmo K, Thimm JC, Wang CEA, Johnsen J-AK. Dental anxiety and potentially traumatic events: a cross-sectional study based on the Tromsø Study-Tromsø 7. BMC Oral Health. 2021; 21(1):600.
8. Berggren U. Dental fear and avoidance. University of Gothenburg, Faculty of Odontology, Sweden, 1984. Thesis.
9. Armfield JM, Slade GD, Spencer AJ. Dental fear and adult oral health in Australia. Community Dent Oral Epidemiol. 2009;37(3):220-30.
10. Armfield JM. What goes around comes around: revisiting the hypothesized vicious cycle of dental fear and avoidance. Community Dent Oral Epidemiol. 2013;41(3):279-87.
11. Porritt J, Buchanan H, Hall M, Gilchrist F, Marshman Z. Assessing children's dental anxiety: a systematic review of current measures. Community Dent Oral Epidemiol. 2013;41(2):130-42.

12. McGrath C, Bedi R. The association between dental anxiety and oral health-related quality of life in Britain. Community Dent Oral Epidemiol. 2004; 32(1):67-72.
13. Wide U, Hakeberg M. Treatment of dental anxiety and phobia-diagnostic criteria and conceptual model of behavioural treatment. Dent J (Basel). 2021;9 (12):153.
14. Carrillo-Díaz M, Migueláñez-Medrán BC, Nieto-Moraleda C, Romero-Maroto M, González-Olmo MJ. How can we reduce dental fear in children? The importance of the first dental visit. Children (Basel). 2021; 8(12):1167.
15. Donaldson M, Goodchild J. Taking local anesthesia to the next level: four strategies clinicians may consider. Compend Contin Educ Dent. 2022;43(1):20-5.
16. França AJB, Barbirato DDS, Vasconcellos RJH, Pellizzer EP, Moraes SLD, Vasconcelos BCDE. Do computerized delivery system promote less pain and anxiety compared to traditional local anesthesia in dental procedures? A systematic review of the literature. J Oral Maxillofac Surg. 2022:80(4):620-32.
17. Nardi GM, Grassi R, Grassi FR, Di Giorgio R, Guerra F, Ottolenghi L et al. How did the COVID-19 pandemic effect dental patients? An Italian observational survey study. Healthcare (Basel). 2021;9(12).
18. Cantekin K, Yildirim MD, Cantekin I. Assessing change in quality of life and dental anxiety in young children following dental rehabilitation under general anesthesia. Pediatr Dent. 2014;36(1):12E-17E.
19. Rossit M, Gil-Manich V, Ribera-Uribe JM. Success rate of nitrous oxide-oxygen procedural sedation in dental patients: systematic review and meta-analysis. J Dent Anesth Pain Med. 2021;21(6):527-45.
20. Hanna M, Chen P, Clarkson E. Update on medications for oral sedation in the oral and maxillofacial surgery office. Oral Maxillofac Surg Clin North Am. 2022;34(1):9-19.
21. Ferreira MBC. Manejo medicamentoso da ansiedade em paciente odontológico. In: Wannmacher L, Ferreira MBC. Farmacologia clínica para dentistas. 3.ed. Rio de Janeiro, Guanabara Koogan; 2007:403-20.

27

Uso de Fármacos durante a Gestação e a Lactação

Carlos Heitor Cunha Moreira e Gabriela Barbieri Ortigara

INTRODUÇÃO

Durante o período gestacional, desde o primeiro dia do último período menstrual da mulher até o parto, a gestação a termo dura 40 semanas, sendo dividida em três trimestres: o primeiro compreende da concepção à 14ª semana; o segundo, entre a 14ª e a 28ª semana; e o terceiro, da 29ª semana até o parto.

O primeiro trimestre é o período em que ocorrem a *organogênese* e o maior risco para efeitos teratogênicos; portanto, o segundo trimestre é o mais comumente indicado para a realização de procedimentos odontológicos eletivos.

Durante a gestação, ocorrem complexas interações hormonais (estrógenos aumentam em 10 vezes; progesterona, em 30 vezes) que causam importantes mudanças fisiológicas nos sistemas cardiovascular, hematológico, respiratório, renal, gastrintestinal, endócrino e geniturinário.[1] Algumas dessas alterações têm importante impacto em farmacocinética e farmacodinâmica, associadas ao uso de fármacos durante o período gestacional: as mudanças fisiológicas influenciam absorção, distribuição e eliminação de fármacos, podendo alterar seus níveis plasmáticos e meias-vidas.

As mudanças podem acometer a cavidade bucal, elevando o risco de determinadas doenças, como *gengivite*, cuja incidência aumenta a partir do segundo mês de gestação e atinge o ápice no oitavo. Aumentam também a *inflamação gengival* (maiores edema, vermelhidão e sangramento) e a *profundidade de sondagem*.

Devido ao curto período associado às alterações gestacionais, estas não são acompanhadas por destruição periodontal (perda de inserção clínica).[2]

Outra prevalente condição gengival na gestação (entre 0,5 e 9,6%) é o *granuloma gravídico*. A expressão clínica de inflamação gengival é maior durante a gestação, comparativamente a períodos não gestacionais.[3] O periodonto pode ser tecido-alvo para alterações hormonais devido à presença de receptores para estrógenos e progesterona,[4] microvascularização e respostas imunológicas – fatores associados às diferenças observadas na maior expressão clínica de inflamação no periodonto de gestantes.[5-7]

O tratamento periodontal durante a gestação é seguro e efetivo no restabelecimento da saúde periodontal, obtendo resultados de melhora quando comparados aos observados em período não gestacional.[8,9]

As evidências do fim do século XX e início do século XXI associavam a presença de doenças periodontais a risco aumentado de parto prematuro e nascimento de bebês com peso abaixo da média. Entretanto, evidências mais recentes, derivadas de estudos com maior controle de vieses, revisões sistemáticas e metanálises, não encontraram essa associação.[10]

Outras alterações bucais observadas são alterações no fluxo salivar, aumento da mobilidade dental e erosões dentárias. Desde as primeiras consultas do pré-natal, a gestante deve ser informada a respeito da segurança dos procedimentos odontológicos e estimulada a procurar atendimento e manter higiene bucal adequada.[8] Ela também deve saber que condições que requeiram tratamento imediato (exodontias, tratamentos endodônticos, restaurações de dentes com cárie) podem ser realizados em qualquer momento da gestação, não devendo ser postergados para não gerar supostos problemas mais complexos. Em atendimentos odontológicos realizados na gestação, deve haver aprendizados relacionados a hábitos adequados para obtenção e manutenção de saúde bucal, tanto para a gestante quanto para o bebê.

Erosões do esmalte dental podem ter como causa a exposição aumentada aos ácidos gástricos associados a vômitos ou refluxo gástrico no terceiro trimestre. Enxaguar a boca com solução de bicarbonato de sódio (1 colher de chá dissolvida em 1 xícara de água) pode ajudar a neutralizar o pH ácido. Preconiza-se evitar escovação dentária logo após um episódio de vômito, a fim de evitar maior perda de estrutura dentária advinda dos efeitos abrasivos da escovação, potencializados em pH mais ácido.[11]

Historicamente, vários mitos foram associados ao período gestacional e à cavidade bucal, como perda de um dente por gestação (“*a tooth for a baby*”), uma crença de que o cálcio necessário para o desenvolvimento dos ossos do feto estava disponível dos dentes – o cálcio dos dentes é um cristal estável e não é biodisponível. Medos associados a possíveis reações adversas ao feto diminuem a procura das gestantes por atendimentos odontológicos, porém é um temor infundado, pois procedimentos odontológicos de rotina durante a gestação – preventivos, diagnósticos e terapêuticos (incluindo os periodontais) – não aumentam os desfechos adversos relacionados à gravidez. Há consenso de que os cuidados odontológicos são seguros e efetivos durante a gestação.

Entre as preocupações dos profissionais, a teratogenia induzida por medicamentos ou associada a exames radiográficos faz com que critérios rigorosos sejam parte da rotina para as prescrições, evitando o uso desnecessário de medicamentos em gestantes e nutrizes e priorizando as medidas não medicamentosas para o controle dos distúrbios bucais. Quando necessário, devem ser utilizados fármacos não associados a efeitos adversos ao feto e ao lactente, assim como a automedicação deve ser fortemente desestimulada.

Teratógenos atuam irreversivelmente, alterando o crescimento, a estrutura ou a função do desenvolvimento do concepto, e podem alcançar o feto por meio da circulação materna. Há fatores críticos para essa exposição, como idade gestacional, via de administração, dosagem, absorção do fármaco, níveis sorológicos maternos e excreção materna e placentária.

Sabe-se que a idade gestacional influencia a suscetibilidade do feto aos efeitos farmacológicos. O período de desenvolvimento fetal mais sujeito à teratogenia é o primeiro trimestre da gestação; entretanto, mesmo depois deste período, o feto continua vulnerável ao efeito de medicamentos. No período de fertilização e implantação (até 17 dias), os fármacos podem ter um efeito "tudo ou nada", em que a gestação é interrompida ou prossegue sem problemas. Já no período de organogênese (do 18º ao 55º dia), há alta sensibilidade a fármacos, podendo ocorrer malformações morfológicas. Finalmente, no período fetal (do 56º dia em diante), os fármacos causam alterações funcionais em determinados órgãos.[12]

O Quadro 27.1 traz o conteúdo, publicado em dezembro de 2014 pela agência Food and Drug Administration (FDA), a respeito dos medicamentos quanto ao risco gestacional, de acordo com estudos experimentais e clínicos.[13]

Com a evolução do conhecimento, a FDA retirou as categorias A, B, C, D e X, alterando o conteúdo e o formato da rotulagem de medicamentos com prescrição humana e produtos biológicos nos EUA.[11]

A regra final exige que a rotulagem inclua um *resumo dos riscos e benefícios* do uso de um medicamento durante gravidez e lactação, para mulheres e homens com potencial reprodutivo.

Assim, as categorias foram substituídas por seções e subseções narrativas:

- Gravidez (inclui trabalho de parto e parto): registro de exposição de gravidez, resumo de risco, considerações clínicas e dados
- Lactação (inclui mães que amamentam): resumo de risco, considerações clínicas, dados
- Mulheres e homens com potencial reprodutivo: teste de gravidez, contracepção, infertilidade.

O "Resumo de Risco" deve conter informações relevantes sobre o medicamento, caso os dados mostrem absorção sistêmica, e incluir declarações de todas as fontes relevantes (humana, animal e/ou farmacológica) sobre possíveis resultados adversos do uso. Tais informações auxiliam os profissionais da saúde na escolha do medicamento, melhorando seu conhecimento a respeito de riscos e benefícios e facilitando a prescrição durante a gravidez. Podem ser incluídas informações como risco de desenvolvimento de doenças, ajustes de dose na gravidez e no período pós-parto e efeito do fármaco durante o trabalho de parto.[11]

De igual modo, para a subseção de lactação, o resumo inclui informações relevantes sobre riscos do medicamento quanto a absorção pela nutriz, presença no leite humano, efeitos no lactante e efeito na produção de leite.[11]

Dessa maneira, a FDA acredita que, com dados claros e objetivos a respeito das principais características de cada medicamento, o profissional e a paciente podem ter informações úteis e relevantes na tomada de decisão.

O aleitamento natural tem sido constantemente enfatizado em função das vantagens orgânicas e emocionais que traz ao lactente. Desse modo, havendo necessidade de usar fármacos na nutriz, é importante que estes não prejudiquem o lactente e, assim, não obriguem à suspensão da lactação. Poucos são os medicamentos que trazem efeitos nocivos definidos ao lactente. Mesmo assim, a prescrição para a nutriz deve ser restrita a condições realmente necessárias.

O lactante tem características fisiológicas diferentes de crianças mais velhas e maneja os fármacos de maneira dis-

Quadro 27.1 Categorias de fatores de risco para uso de medicamentos na gravidez.

Categoria	Risco
A	Estudos controlados em mulheres grávidas não demostraram risco para o feto no primeiro trimestre da gravidez, não há evidência de risco em semestres posteriores e a possibilidade de dano fetal parece remota
B	Estudos de reprodução animal não demonstraram risco fetal, mas não há estudos controlados em mulheres grávidas Ou Estudos de reprodução animal mostraram algum efeito adverso (além de diminuição na fertilidade), que não foram confirmados em estudos controlados em mulheres no primeiro trimestre gestacional (e não há evidência de risco nos trimestres posteriores)
C	Estudos de reprodução animal mostraram efeito adverso no feto (teratogênico, morte fetal ou outro) Ou Não há estudos de reprodução animal, nem estudos controlados em humanos. Os medicamentos devem ser administrados apenas se o benefício potencial justificar o risco potencial para o feto
D	Evidência positiva de risco fetal, mas os benefícios podem superar os riscos (p. ex., se o medicamento for necessário em situação de risco à vida ou para doença grave, para a qual medicamentos mais seguros não possam ser usados ou sejam ineficazes)
X	Estudos em animais ou seres humanos demonstraram anormalidades fetais, ou há evidência de risco fetal com base na experiência humana, ou ambos. O risco do uso do fármaco em mulheres grávidas supera claramente qualquer possível benefício. O medicamento é contraindicado em gestantes ou mulheres que podem engravidar.

tinta, absorvendo significativamente apenas algumas substâncias. A destoxificação e a excreção das substâncias podem ser prejudicadas pela imaturidade dos órgãos de eliminação.

Durante a amamentação, a preocupação farmacocinética prioritária é a passagem de medicamentos ao leite. Mesmo aqueles secretados nele não necessariamente têm efeitos nocivos para o lactente, pois podem ser farmacologicamente inativos, não ser absorvidos pelo trato gastrintestinal ou ser destruídos pelos sistemas de destoxificação do lactente. A transferência de fármacos do plasma para o leite se processa pelos mesmos mecanismos que ocorrem em outras membranas biológicas: difusão através de poros repletos de água, difusão de compostos lipossolúveis através da membrana lipídica e transporte ativo.

Entre os fatores que influenciam o aparecimento e a concentração de um fármaco no leite, destacam-se a via de administração, a dose administrada, o intervalo entre doses, a duração do tratamento, as características farmacocinéticas (biodisponibilidade oral e meia-vida) e as características físico-químicas do fármaco e do meio (peso molecular, grau de ionização, lipossolubilidade, ligação a proteínas do leite). A idade do lactente também influencia os efeitos dos medicamentos: nas primeiras semanas após o nascimento, há menor habilidade em absorver, metabolizar e excretar os fármacos.[14]

Atualmente, apenas um pequeno número de fármacos tem uso comprovadamente proibido durante a lactação; outros poucos requerem interrupção temporária da amamentação. Com os demais não se evidenciam alterações no lactente. De qualquer modo, deve-se recomendar o uso das menores doses cabíveis, com maior espaçamento entre elas, tratamentos mais curtos e ingestão de medicamentos logo após o término da mamada, pois assim o pico sérico materno ocorre no período em que a criança não está sendo amamentada.[15]

PROCEDIMENTOS DIAGNÓSTICOS DURANTE A GESTAÇÃO

Durante o atendimento odontológico de gestantes, muitos fatores são especialmente importantes. Entre eles, o uso de radiografias como exame complementar no diagnóstico é um tópico bastante discutido na área. Exposições radiológicas dentárias durante a gravidez já foram associadas a peso abaixo da média ao nascimento, porém, atualmente, sabe-se que são considerados exames seguros.[16,17]

Em 2017, a FDA atualizou as recomendações sobre radiografias em mulheres durante a gestação, formuladas por um grupo de especialistas em saúde bucal, e concluiu que os exames radiográficos realizados em dentes não expõem os órgãos reprodutivos ao feixe de raios X diretamente. Portanto, quando indicados e bem executados, os exames radiológicos dentários não envolvem nenhum risco para o feto.[18] A radiação dentária recebida é 40 vezes menor do que a radiação de fundo que ocorre naturalmente.[19]

A radiografia digital também é segura e pode ser boa opção durante a gravidez, oferecendo vantagens como menor tempo de execução, sem necessidade de filmes e processos químicos, fornecimento quase instantâneo e reduzida radiação.[20]

A partir de informações prestadas pela paciente na anamnese e sinais e sintomas identificados ao exame clínico, o profissional pode elaborar hipóteses diagnósticas ou até mesmo o diagnóstico definitivo da condição. Na gestação, destaca-se a importância de exame clínico bem realizado, evitando exposições e exames radiológicos desnecessários. Estes, quando *clinicamente justificados*, são seguros e podem ser executados.

USO DE MEDICAMENTOS PRESCRITOS PELO CIRURGIÃO-DENTISTA DURANTE A GESTAÇÃO E A LACTAÇÃO

Anestésicos gerais e locais

Em pacientes grávidas, o uso de anestesia geral não é tão comum, optando-se por anestesias locais ou regionais, porém seu uso eventual não foi associado a aborto espontâneo ou parto prematuro. A anestesia pode ser iniciada com sedação leve na posição sentada; *cetamina* ou *remifentanila* em baixa dosagem são possibilidades para manter a hemodinâmica materna e prevenir a asfixia neonatal.

É preciso atenção para que o estresse cirúrgico-anestésico não desencadeie trabalho de parto prematuro, assim como a patologia que leva à cirurgia possa ser responsável por essa ocorrência.[21] Nesses casos, faz-se necessário adequado atendimento por pediatra/anestesista e equipe cirúrgica, com estabelecimento de medidas de suporte ventilatório, circulatório e de temperatura corporal.

A maioria dos anestésicos locais é considerada segura e não teratogênica durante toda a gravidez, apesar de passarem pela barreira placentária por difusão passiva.[22] Na Odontologia, não há efeitos fetais relatados quanto a anestésicos locais e vasoconstritores, tais como articaína, bupivacaína, lidocaína, mepivacaína, prilocaína e epinefrina. Portanto, mesmo com vasoconstritores, os agentes são considerados seguros durante toda a gravidez.[23]

A lidocaína é considerada segura (categoria B na classificação da FDA) e tem sido há muito tempo utilizada em gestantes. É necessário atenção para o uso de prilocaína, visto que ela pode associar-se a episódios agudos de metaglobinemia.[24] A metemoglobinemia é mais comum em neonatos, devido à menor resistência da hemoglobina fetal a estresse oxidativo e à imaturidade das enzimas que convertem metemoglobina novamente ao seu estado ferroso (deficiência relativa de metemoglobina redutase em eritrócitos).

Analgésicos

Quando se prescrevem analgésicos e/ou antitérmicos para aliviar dores leves a moderadas, a primeira escolha é o *paracetamol* (categoria B na classificação da FDA), porque apresenta mínimo a nenhum risco teratogênico.[13] O ácido acetilsalicílico é classificado como C pela FDA e não deve ser utilizado no primeiro e no terceiro trimestre da gestação, bem como durante a amamentação.

Opioides como a *codeína* (categoria C na classificação da FDA) devem ser usados com cautela. A *morfina* próxima ao termo da gestação não é recomendada pelo risco de depressão do sistema nervoso central do feto, já que esses analgésicos atravessam facilmente a barreira placentária.[21]

Tranquilizantes

Os *benzodiazepínicos* durante a gestação podem levar a aborto fetal, malformações, retardo de crescimento uterino, déficits funcionais, carcinogênese e mutagênese. Os maiores riscos ocorrem entre a segunda e a oitava semana após a concepção.[25] Quando são usados próximo ao termo, dependência fetal e síndrome de retirada podem ocorrer. São listados pela FDA como categoria D/X, dependendo de agente, dose e duração de uso.

Anti-inflamatórios

Em termos gerais, evita-se recomendar anti-inflamatórios durante o período gestacional, embora alguns sejam classificados pela FDA como B (*ibuprofeno, naproxeno*) e possam, quando estritamente necessário, ser usados no segundo trimestre por período curto (não mais de 48 a 72 horas), nas menores doses eficazes. O uso deve ser suspendido 8 semanas antes do parto. No terceiro trimestre, são classificados pela FDA como D, porque podem levar ao fechamento prematuro do ducto arterioso, diminuição do volume do fluído amniótico e da função renal neonatal e sangramento materno.

Anti-inflamatórios não são contraindicados durante a lactação, pois se encontram em quantidades insignificantes no leite. O ibuprofeno é o mais indicado, com longo uso em mulheres amamentando, e praticamente indetectável no leite materno.[25-28]

Antimicrobianos

Embora a maioria desses agentes atravesse com facilidade a placenta, poucos são considerados teratogênicos.

Penicilinas, cefalosporinas e *eritromicina* são os antibióticos de escolha para tratar infecções bucais e classificadas pela FDA como categoria B para uso na gestação e na amamentação, pois se encontram em mínimas quantidades no leite materno. Outros antimicrobianos alternativos aos precedentes são *clindamicina* e *metronidazol* (para infecções anaeróbias), também classificados como B. A *claritromicina* não é indicada durante gestação e amamentação.

As *tetraciclinas* atravessam a placenta e são depositadas em locais de calcificação ativa, como ossos e dentes, sendo classificadas como categoria D. Concentrações de 1 g/dia de tetraciclina (assim como a doxiciclina) durante o terceiro trimestre podem levar a manchas das dentições decídua e permanente. Por se excretarem no leite materno, não devem ser prescritas durante a amamentação.

Entre os antivirais, o *aciclovir* não demonstrou toxicidade fetal após exposição materna (para mais detalhes sobre a atuação do aciclovir e outros antivirais na gestação e amamentação, ver Capítulo 23).

Quando for necessário prescrever agentes antifúngicos, *nistatina* (categoria C) é o agente mais seguro durante gestação e amamentação, porque ocorre pouca absorção sistêmica.[25-28]

Analisando em conjunto os fármacos de uso corrente em Odontologia, o Quadro 27.2 descreve os medicamentos nas categorias C e D da FDA e, *a priori*, desaconselhados em gestantes.

Os fármacos cujo uso é restrito no período gestacional também devem ser considerados. A seguir se relacionam seus princípios de emprego:[26]

Quadro 27.2 Fármacos empregados em Odontologia com uso restrito em gestantes.

Fármaco	Categoria de risco (FDA)
Codeína	C
Betametasona, dexametasona, hidrocortisona (uso crônico)	C
Ácido acetilsalicílico	C
Diazepam (uso crônico)	D
Epinefrina	C
Tetraciclinas	D

FDA: Food and Drug Administration.

- Usar fármacos somente se os benefícios esperados (geralmente para a gestante) forem maiores que o risco potencial (geralmente para o feto)
- Se possível, evitar prescrever fármacos durante o primeiro trimestre da gestação
- Evitar prescrever fármacos novos, ainda não devidamente testados em gestantes
- Prescrever a dose mínima requerida para obter o efeito desejado
- Reconhecer que a ausência de dados não significa segurança.

Baseado em várias diretrizes de diferentes entidades mundiais[25,27,28] e utilizando as melhores evidências disponíveis, é possível concluir que o tratamento odontológico é seguro e efetivo durante a gestação.

A demora em realizar tratamentos necessários pode significar risco significativo para a mãe e, indiretamente, para o feto. A escolha da utilização de determinado fármaco deve ser específica para reduzir danos e riscos de efeitos adversos para ambos. Portanto, a necessidade de uso deve ser bem embasada a partir de criterioso exame clínico, e a escolha do agente farmacológico deve ser feita após rigorosa avaliação de riscos e danos apontados por literatura confiável.

REFERÊNCIAS BIBLIOGRÁFICAS

1. Suresh L, Radfar L. Pregnancy and lactation. Oral Surg Oral Med Oral Pathol Oral Radiol Endod. 2004;97(6):672-82.
2. Lieff S, Boggess KA, Murtha AP, Jared H, Madianos PN et al. The oral conditions and pregnancy study: periodontal status of a cohort of pregnant women. J Periodontol. 2004;75(1):116-26.
3. Tilakaratne A, Soory M, Ranasinghe AW, Corea SM, Ekanayake SL, de Silva M. Periodontal disease status during pregnancy and 3 months post-partum, in a rural population of Sri-Lankan women. J Clin Periodontol. 2000;27(10):787-92.
4. Vittek J, Hernandez MR, Wenk EJ, Rappaport SC, Southren AL. Specific estrogen receptors in human gingiva. J Clin Endocrinol Metab. 1982;54(3):608-12.
5. Mascarenhas P, Gapski R, Al-Shammari K, Wang HL. Influence of sex hormones on the periodontium. J Clin Periodontol. 2003;30(8):671-81.
6. Güncü GN, Tözüm TF, Cağlayan F. Effects of endogenous sex hormones on the periodontium--review of literature. Aust Dent J. 2005;50(3):138-45.
7. Mealey BL, Moritz AJ. Hormonal influences: effects of diabetes mellitus and endogenous female sex steroid hormones on the periodontium. Periodontol 2000. 2003;32:59-81.

8. Michalowicz BS, DiAngelis AJ, Novak MJ, Buchanan W, Papapanou PN, Mitchell DA et al. Examining the safety of dental treatment in pregnant women. J Am Dent Assoc. 2008;139(6):685-95.
9. Moreira CH, Weidlich P, Fiorini T, da Rocha JM, Musskopf ML, Susin C et al. Periodontal treatment outcomes during pregnancy and postpartum. Clin Oral Investig. 2015;19(7):1635-41.
10. Iheozor-Ejiofor Z, Middleton P, Esposito M, Glenny AM. Treating periodontal disease for preventing adverse birth outcomes in pregnant women. Cochrane Database Syst Rev. 2017;6(6):CD005297.
11. Committee Opinion No. 569: oral health care during pregnancy and through the lifespan. Obstet Gynecol. 2013;122(2 Pt 1):417-22.
12. Giugliani C., Sanseverini MTV, Schüler-Faccini L. Uso de fármacos e outras exposições na gestação. 3. ed. Porto Alegre: Artmed; 2004.
13. Food and Drug Administration (FDA). Requirements for pregnancy and lactation labeling. Federal Register. 2014;79(233):1-41.
14. Wannmacher L. Uso de fármacos em gestação e lactação. In: Fuchs FD, Wannmacher L. Farmacologia clínica e terapêutica. 5. ed. Rio de Janeiro: Guanabara Koogan; 2017. p. 772-8.
15. Giugliani C., Giugliani ERJ. Uso de fármacos e outras exposições na lactação. In: Duncan DB, Schidt MI, Giugliani ERJ, editors. Medicina ambulatorial: Condutas de atenção primária baseadas em evidências. 3 ed. Porto Alegre: Artmed; 2004. p. 402-22.
16. Hujoel PP, Bollen AM, Noonan CJ, del Aguila MA. Antepartum Dental Radiography and Infant Low Birth Weight. JAMA. 2004;291(16):1987-93.
17. Favero V, Bacci C, Volpato A, Bandiera M, Favero L, Zanette G. Pregnancy and dentistry: a literature review on risk management during dental surgical procedures. Dent J (Basel). 2021;9(4):46.
18. Health C for D and R. X-Rays, Pregnancy and You. FDA [Internet]. Available at: https://www.fda.gov/radiation-emitting-products/medical-x-ray-imaging/x-rays-pregnancy-and-you.
19. Brent RL. The effect of embryonic and fetal exposure to x-ray, microwaves, and ultrasound: counseling the pregnant and nonpregnant patient about these risks. Semin Oncol. 1989;16(5):347-68.
20. Alcaraz M, Parra C, Martínez Beneyto Y, Velasco E, Canteras M. Is it true that the radiation dose to which patients are exposed has decreased with modern radiographic films? Dentomaxillofac Radiol. 2009;38(2):92-7.
21. Lipnick MS, Miller RD, Gelb AW. Anesthesia and analgesia in global context. In: Miller's Anesthesia. 9. ed. v. 2. Elsevier; 2019. p. 10-56.
22. Moore PA. Selecting drugs for the pregnant dental patient. J Am Dental Assoc. 1998;129(9):1281-6.
23. Malamed SF. Handbook of local anesthesia. 7. ed. Mosby; 2019.
24. Guay J. Methemoglobinemia related to local anesthetics: a summary of 242 episodes. Anesth Analg. 2009;108(3):837-45.
25. Expert Workgroup. Oral health care during pregnancy: a national consensus statement – summary of an expert workgroup meeting. Washington, DC: National Maternal and Child Oral Health Resource Center; 2012.
26. Donaldson M, Goodchild JH. Pregnancy, breast-feeding and drugs used in dentistry. J Am Dental Assoc. 2012;143(8):858-71.
27. California Dental Association Foundation. Oral health during pregnancy and early childhood. Evidence-based guidelines for health professionals, 2010. Available at: www.cdafoundation.org/Portals/0/pdfs/poh_guidelines.pdf.
28. New York State Department of Health. Oral health care during pregnancy and early childhood. Practice guidelines; 2006. Available at: www.health.ny.gov/publications/0824.pdf.

Prescrição Medicamentosa em Portadores de HIV/AIDS

Marina Helena Cury Gallotini

INTRODUÇÃO

A síndrome da imunodeficiência adquirida (AIDS) foi reconhecida em 1981, nos EUA, a partir da identificação de elevado número de adultos do sexo masculino, homossexuais e moradores de São Francisco, que apresentavam sarcoma de Kaposi, pneumonia por *Pneumocystis jirovecii* (antes conhecido como *Pneumocystis carinii*) e comprometimento do sistema imunológico.

Em 1983, identificou-se o causador da doença, o vírus da imunodeficiência humana (HIV), como membro da grande família de retrovírus, presentes em primatas não humanos na África Subsaariana e que apresentam estrutura genômica semelhante. A partir daí, testes realizados em diferentes continentes revelaram que a infecção se disseminara, configurando uma pandemia.

Desde então, a pandemia de HIV/AIDS se tornou um grande desafio para a saúde global e continua a exercer pressão nos sistemas de saúde ao redor do mundo, em especial na África Subsaariana.

De acordo com o Programa Conjunto das Nações Unidas sobre HIV/AIDS (UNAIDS), aproximadamente 37,6 milhões de pessoas no mundo viviam com o HIV em 2020, das quais 27,4 milhões estavam em tratamento. Além disso, houve 1,5 milhão de novas infecções, e aproximadamente 680 mil mortes relacionadas à AIDS no mesmo ano. Adicionalmente, constatou-se que 77% das novas infecções pelo HIV estavam concentradas em pessoas transexuais, profissionais do sexo e usuários de drogas injetáveis.[1]

Decorridos quase 40 anos do primeiro caso documentado dessa infecção no mundo, houve uma queda de 19% das mortes relacionadas à AIDS na América Latina. Entretanto, a razão global de incidência-prevalência de HIV é de 0,05, indicando que o número de pessoas infectadas pelo vírus continua a aumentar, a menos que estratégias preventivas mais eficazes sejam empregadas para reduzir a transmissão.

A abordagem mais eficaz para reduzir e, eventualmente, acabar com a pandemia do HIV é desenvolver uma vacina preventiva que seja segura, eficaz, econômica e acessível mundialmente. Até o ano de 2022, não havia vacinas licenciadas e comercializadas para o HIV, apesar de existirem numerosos testes de vacinas em andamento.

Apesar da falta de vacinação, desde 1983 houve muitos avanços no tratamento da infecção pelo HIV. Em 1986, a *zidovudina* (AZT) foi aprovada pela Food and Drug Administration (FDA) para tratamento da infecção. Em 1996, na 11ª Conferência Internacional sobre AIDS, foi apresentada a combinação de medicamentos que diminuiria em 100 vezes o ritmo de replicação viral em relação à monoterapia até então empregada. O "coquetel", conhecido pelo acrônimo HAART (*highly active antiretroviral therapy*), combinou três categorias de medicamentos capazes de inibir diferentes etapas da replicação viral: *inibidor de transcriptase reversa nucleosídio-nucleotídio* (ITRN), *inibidor de transcriptase reversa não nucleosídio* (ITRNN) e *inibidor de protease* (IP).

As mortes relacionadas à AIDS diminuíram, em grande parte, devido à terapia antirretroviral. Houve diminuição de 43% dos óbitos desde 2010, chegando a 690 mil em 2020. Também foi registrado progresso na redução de novas infecções pelo HIV, mas ele tem sido mais lento – a redução foi de 30% desde 2010, com 1,5 milhão de pessoas recentemente infectadas pelo HIV em 2020, em comparação aos 2,1 milhões em 2010.[1]

Nesse mesmo período, o Brasil protagonizou um programa de acesso nacional gratuito aos medicamentos antirretrovirais com quebra de patentes, sendo reconhecido mundialmente por sua eficiente política de enfrentamento à pandemia pelo HIV/AIDS.[2]

Atualmente, a *terapia antirretroviral combinada* (conhecida pelo acrônimo TARV) utiliza a combinação dos seguintes medicamentos: ITRN, ITRNN, IP, inibidor da integrase e inibidores de entrada.

A necessidade de terapia com antirretrovirais é sinalizada pelos achados de candidíase, leucoplasia pilosa, herpes labial e herpes simples recorrente e indicativos de imunossupressão. Após o início da terapia com antirretrovirais, é comum o aparecimento de verrugas orais, indicando a reconstituição imunológica.

Havendo correta adesão à TARV, os portadores de HIV têm alta expectativa de vida. Em 2011, um estudo preconizou a combinação TARV para prevenção da infecção em casais sorodiscordantes.[3]

Em 2012, infectologistas passaram a adotar a TARV para prevenir infecções pelo HIV-1, considerando-a como profilaxia pré-exposição. Um único comprimido diário demonstrou ser 99% eficaz na prevenção da infecção pelo HIV-1 por meio do contágio sexual.

Em 2015, a TARV passou a ser indicada para pessoas infectadas, independentemente do valor do CD4, células sanguíneas cuja contagem é aceita como marcador de imunodeficiência. Esta continua a ser a atual diretriz global de tratamento medicamentoso anti-HIV, objetivando tratar pessoas infectadas pelo HIV, tanto para melhorar sua própria saúde, quanto para reduzir o risco de transmissão para outros.

O tratamento inicial padrão consiste em regime diário oral de dois inibidores de transcriptase reversa análogos de nucleosídios (NRTIs) em associação a outro fármaco, como inibidor da integrase, ITRNN ou IP.

Atualmente, há múltiplos medicamentos antirretrovirais, pertencentes a diferentes classes farmacológicas, aprovados pela FDA para tratamento da infecção pelo HIV.[4] Entretanto, todos apresentam efeitos adversos, tanto agudos quanto crônicos. Os agudos expressam-se como distúrbios gastrintestinais (náuseas, vômitos e diarreia), enquanto toxicidades mais graves incluem reações de hipersensibilidade que podem ser fatais.

Novos esquemas de TARV estão associados a menos efeitos adversos graves ou intoleráveis. Porém, a necessidade de uso por toda a vida faz com que a toxicidade crônica seja motivo de preocupação.

Há vários fatores predisponentes aos efeitos adversos de antirretrovirais, como etilismo, coinfecção com hepatites virais, transtornos psiquiátricos, disfunção renal, reações de hipersensibilidade e hiperbilirrubinemia. Interações medicamentosas também podem aumentar a toxicidade de antirretrovirais ou dos fármacos em uso concomitante. Hepatite medicamentosa já foi associada a ITRNNs e inibidores de protease.[5]

Embora a teratogenicidade tenha sido originalmente associada ao uso de *efavirenz*, dados mais recentes não sugerem essa associação e recomendam o medicamento por diretrizes neonatais como alternativa de tratamento.[6]

Os antirretrovirais podem causar insuficiência renal aguda e doença renal crônica. Além de nefrotoxicidade direta, alterações metabólicas relacionadas à TARV também podem apresentar impacto sobre a função renal.

Assim, o cirurgião dentista deve estar atento ao prescrever medicamentos nefrotóxicos aos usuários da TARV, como anti-inflamatórios não esteroides (AINEs), sobretudo se usados cronicamente.

A formulação original de *tenofovir* (fumarato de desoproxila [TDF]) associa-se a doenças renais e toxicidade óssea, embora seja reduzida com a formulação mais recente, a *tenofovir alafenamida*.

No sistema nervoso central, o efavirenz associa-se a sonhos vívidos (> 50% dos pacientes) e, mais raramente, a tendências suicidas. Alguns IPs aumentam eventos cardiovasculares. Inibidores da integrase, geralmente bem tolerados, também mostraram efeitos adversos no sistema nervoso central e em ganho de peso.[7]

Deve-se evitar, sempre que possível, a associação de fármacos hepatotóxicos à TARV. Alguns medicamentos com potencial hepatotóxico incluem antifúngicos (cetoconazol, fluconazol e anfotericina B), antibióticos (azitromicina) e antivirais (ganciclovir e aciclovir).

INFLUÊNCIA DE HIV/AIDS E DOS ANTIRRETROVIRAIS EM ODONTOLOGIA

Os portadores de HIV/AIDS podem ter *comorbidades* devido à presença de condições subjacentes e prévias à infecção, como outras doenças infecciosas (hepatites B e C), consequências médicas relacionadas ao HIV/AIDS, efeitos adversos de medicamentos e comorbidades relacionadas à longevidade. Dadas as inter-relações de saúde bucal e saúde geral, presentes na maioria dos sistemas e órgãos do corpo humano, muitas doenças e condições podem afetar o manejo odontológico em pessoas aidéticas.

Nesse sentido, os cirurgiões-dentistas devem conhecer as diretrizes e conduzir o tratamento odontológico de acordo com as comorbidades que esses pacientes apresentam, com ênfase em hipertensão, diabetes, doenças cardiovasculares e alterações psíquicas.

Entre os problemas orais encontrados em pessoas com HIV/AIDS incluem-se xerostomia crônica, gengivite, periodontite, candidíase oral, leucoplasia pilosa, eritema gengival linear, gengivite ulcerativa necrosante aguda (GUNA), entre outros.

Em uma revisão sistemática de artigos publicados entre 2000 e 2009, descreveu-se a alta frequência de *xerostomia* em indivíduos HIV-positivos. Entre os fatores predisponentes a essa manifestação, encontraram-se baixas contagens de células T CD4+, alta carga viral no plasma e uso de alguns antirretrovirais (didanosina e inibidores de protease).[8]

Outra revisão apontou como a suscetibilidade a lesões bucais ainda é alta em pacientes aidéticos, sendo a candidíase pseudomembranosa a infecção mais comum. O precoce diagnóstico dessas lesões pelo cirurgião-dentista é imprescindível para contribuir com a melhor qualidade de vida do paciente.[9]

A TARV mudou o curso da infecção pelo HIV e da doença AIDS já instalada, assim como os tipos e as apresentações das comorbidades observadas nesses pacientes. Diversos estudos demonstraram que a instituição da TARV levou à importante diminuição da prevalência das lesões bucais oportunistas relacionadas ao HIV. Houve queda na incidência de candidíase oral, leucoplasia pilosa, sarcoma de Kaposi e infecção herpética após a introdução da TARV, em dois períodos específicos: no ano 2000, logo após a introdução dos IPs, e em 2006, quando os ITRNs foram difundidos.[10]

Os efeitos diretos de antirretrovirais na boca são raramente descritos. Cita-se *pigmentação exógena* provocada por zidovudina e xerostomia e, como consequência indireta, possível *desgaste dental*.

Em um pequeno estudo, comparou-se o desgaste dental entre pacientes HIV-positivos e pacientes HIV-negativos. O índice médio dessa ocorrência foi de 8,2 e 7,8, respectivamente, mas essa diferença não foi estatisticamente significante ($p > 0,05$). Houve correlação positiva quando se consideraram a idade ($p < 0,05$) e a duração de uso de antirretrovirais ($p < 0,05$). Ainda assim, são necessários mais estudos para confirmar esse possível efeito adverso da terapia antirretroviral, para a introdução de medidas preventivas.[11]

Além de a TARV reduzir a carga viral e aumentar a contagem de células T CD4+, ela parece alterar a imunidade inata oral, aumentando o número de células de Langerhans, neutrófilos e monócitos. Alguns estudos mostraram que o uso contínuo da TARV resulta em aumento de risco de infecções oportunistas crônicas e no aparecimento de neoplasias malignas, em especial linfoma.

Já o *sarcoma de Kaposi* tem uma incidência muito reduzida entre os aidéticos que usam TARV. É possível afirmar que HAART a curto prazo é a única terapia que fortalece a imunidade inata oral, enquanto a longo prazo afeta adversamente.

Entre as manifestações orais relacionadas ao HIV, cuja incidência aumentou após a introdução da TARV, encontram-se hiperpigmentação da mucosa oral, xerostomia, alteração do gosto, hipertrofia das glândulas salivares e verrugas orais, o que seria sinal de reconstituição imunológica. Além dessas, podem ocorrer eritema multiforme, lipomatose da parótida e parestesia perioral.

A *síndrome lipodistrófica* associada ao HIV/AIDS tem origem multifatorial, mas está fortemente associada ao uso dos antirretrovirais. Compreende alterações na distribuição da gordura corporal, acompanhada ou não de alterações metabólicas. A *lipoatrofia facial* é dos sinais mais estigmatizantes dessa síndrome, pois consiste em perda progressiva da gordura facial decorrente especialmente da diminuição de gordura malar (gordura de Bichat) e temporal. Caracteriza-se pelo surgimento de sulcos cutâneos e acentuação dos sulcos de expressão, além de áreas de depressão e evidenciação do arcabouço ósseo. Polimetilmetacrilato é usado no tratamento dessa condição e está disponível pelo SUS.[12,13]

Embora reconhecendo os benefícios advindos das terapias antirretrovirais, não se pode esquecer de seus efeitos adversos.

Deve-se enfatizar a vantagem da administração precoce da terapia antirretroviral.

Um ensaio clínico randomizado[14] comparou terapias antirretrovirais de início imediato (grupo precoce; n = 408) ou quando a contagem das células CD4 chegasse a níveis menores ou iguais a 200 células/mm^3 ou com definido desenvolvimento de AIDS negativa (grupo tardio; n = 408). A cada 3 meses, todos os participantes foram submetidos a exame oral. A incidência de lesões orais foi 4,10 no grupo precoce e 17,85 no grupo tardio ($p < 0,01$). As complicações orais foram maiores no grupo tardio em comparação às do grupo precoce, enquanto a incidência de verrugas orais foi 0,97 no grupo tardio e 4,27 no grupo precoce ($p < 0,01$). Candidíase, leucoplasia pilosa, herpes labial e herpes simples recorrente foram sinais de imunossupressão, condicionando o início da terapia. Ao contrário, verrugas orais se seguiram à reconstituição imunológica determinada pela terapia.

REFERÊNCIAS BIBLIOGRÁFICAS

1. Estatísticas. UNAIDS Brasil. Available from: https://unaids.org.br/2021/06
2. Cueto M, Lopes G. Backlash in global health and the end of AIDS' exceptionalism in Brazil, 2007–2019. Global Public Health. 2022;17(6):815-26.
3. Cohen MS, Chen YQ, McCauley M, Gamble T, Hosseinipour MC, Kumarasamy N et al. Prevention of HIV-1 Infection with Early Antiretroviral Therapy. N Engl J Med. 2011;365(6):493-505.
4. NIH. FDA-Approved HIV Medicines. HIVINFO. Available from: https://hivinfo.nih.gov/understanding-hiv/fact-sheets/fda-approved-hiv-medicines.
5. Ortu F, Weimer LE, Floridia M, Manconi PE. Raltegravir, tenofovir, and emtricitabine in an HIV-infected patient with HCV chronic hepatitis, NNRTI intolerance and protease inhibitors-induced severe liver toxicity. Eur J Med Res. 2010;15(2):81-3.
6. Cotton MF, Laughton B, Rabie H. Should efavirenz be used in children and, if so, how? The Lancet HIV. 2019;6(4):e210-e211.
7. Fernandez-Fernandez B, Montoya-Ferrer A, Sanz AB, Sanchez-Niño MD, Izquierdo MC, Poveda J et al. Tenofovir nephrotoxicity: 2011 Update. AIDS Res Treat. 2011;2011:354908.
8. Tinós AMFG, Sales-Peres SJC. Xerostomia relacionada à infecção pelo HIV/AIDS: uma revisão crítica. Rev Odontol UNESP. 2014;43(3):214-22.
9. Paulique NC, da Cruz MCC, Simonato LE, Moreti LCT, Fernandes KGC. Manifestações bucais de pacientes soropositivos para HIV/AIDS. Arch Health Investig. 2017;6(6):240-4.
10. Phanuphak N, Gulick RM. HIV treatment and prevention 2019: current standards of care. Curr Opin HIV AIDS. 2020;15(1):4-12.
11. Sehgal HS, Kohli R, Pham E, Beck GE, Anderson JR. Tooth wear in patients treated with HIV anti-retroviral therapy. BMC Oral Health. 2019;19(1):129.
12. Scully C, Diz Dios P. Orofacial effects of antiretroviral therapies. Oral Dis. 2001;7(4):205-10.
13. Diz Dios P, Scully C. Antiretroviral therapy: effects on orofacial health and health care. Oral Dis. 2014;20(2):136-45.
14. Batavia AS, Secours R, Espinosa P, Jean Juste MA, Severe P, Pape JW et al. diagnosis of hiv-associated oral lesions in relation to early versus delayed antiretroviral therapy: results from the CIPRA HT001 Trial. PLoS One. 2016; 11(3):e0150656.

29

Prescrição Medicamentosa Odontológica em Pessoas com Transtornos Mentais

Fernanda Cardoso Franco

INTRODUÇÃO

Existem diversos transtornos mentais, com apresentações e gravidades diferentes, constituindo um problema de saúde pública mundial. Geralmente são caracterizados por uma combinação de pensamentos, percepções, emoções e comportamento fora dos padrões considerados adequados para a sociedade.[1] Cerca de 30% dos adultos em todo o mundo, de todas as esferas sociais e idades, apresentam critérios diagnósticos para algum transtorno mental.[2] No Brasil, 30% dos adolescentes apresentam transtornos mentais comuns, caracterizados por sintomas de ansiedade, depressão e queixas somáticas inespecíficas.[3]

Os problemas de saúde mental na adolescência, se não bem conduzidos, são altamente persistentes, gerando prejuízo na vida adulta.[4]

As pessoas com transtornos mentais apresentam altas taxas de comorbidades e os piores índices de saúde bucal quando comparadas ao público em geral. Entre os fatores que podem agravar esses problemas, incluem-se ansiedade e fobia ao tratamento odontológico, hábitos alimentares pouco saudáveis, consumo pesado de bebidas açucaradas, uso indevido de tabaco, álcool ou psicoestimulantes, tratamento com antipsicóticos e antidepressivos, fatores econômicos desfavoráveis e barreiras sociais a acesso e cuidados com a saúde bucal.[5]

Portanto, a equipe odontológica deve estar apta, científica e emocionalmente, para o atendimento desses pacientes, em todas as idades e gravidades inerentes aos transtornos. Neste capítulo, serão abordadas as repercussões desses distúrbios e dos respectivos tratamentos na assistência à saúde bucal e aos fármacos utilizados no atendimento odontológico propriamente dito. São enfatizadas as interferências diretas do tratamento medicamentoso sobre a cavidade bucal e o atendimento odontológico necessário.

TRANSTORNOS PSIQUIÁTRICOS E IMPACTO NA SAÚDE BUCAL

Uma revisão identificou os efeitos de medicamentos antidepressivos, antipsicóticos, anticonvulsivantes, ansiolíticos e sedativos na saúde bucal. Entre os 28 sintomas identificados, a xerostomia (hipossalivação ou "boca seca") é o mais comumente relatado em todas as classes de medicamentos. Outros efeitos adversos relatados incluem disgeusia (65%) em antidepressivos e discinesia tardia (94%) ou aumento da salivação (78%) em medicamentos antipsicóticos.[6]

Transtornos depressivos

A depressão pode ser compreendida como inibição enquanto resposta do sujeito à angústia ou identificação com um objeto perdido.[7] Seus sintomas se expressam por alterações cognitivas, emocionais e somáticas, que afetam a capacidade e o funcionamento do indivíduo.

O tratamento farmacológico da depressão provoca efeitos adversos, como xerostomia e alteração de paladar, com aumento de atividade das doenças cárie e periodontal.[8,9]

Antidepressivos tricíclicos clássicos (imipramina, amitriptilina e clomipramina) induzem efeitos anticolinérgicos, como xerostomia, que provoca maior desmineralização das estruturas de esmalte e dentina e aumenta a prevalência e atividade de cáries, assim como amplia a propensão a infecções fúngicas, virais e traumáticas de mucosa bucal.

Já os inibidores seletivos da recaptação da serotonina (ISRS) têm efeitos adversos menos intensos, porque atuam seletivamente sobre a serotonina, não interferindo tanto em outros neurotransmissores, como norepinefrina e dopamina; porém podem aumentar o tempo de sangramento, fato que deve ser observado antes de procedimentos cirúrgicos. Os inibidores seletivos da recaptação de serotonina e norepinefrina (ISRSN), que incluem venlafaxina, mirtazapina e duloxetina, atuam no controle da dor crônica neuropática.

Estudos apontam maiores prevalência e intensidade de bruxismo em usuários de antidepressivos, pois estes aumentam os níveis de serotonina e inibem os níveis de dopamina (responsável pelos movimentos musculares).[10]

Por vezes, a assistência odontológica em pacientes com depressão requer o controle imediato de dor e infecções, pois a hipossalivação e a falta de motivação ao autocuidado podem gerar quadro de má saúde bucal. O cirurgião-dentista deve atentar, também, às interações medicamentosas que podem ocorrer devido à potencialização dos efeitos adrenérgicos, principalmente na associação de anestésicos locais e vasoconstritores adrenérgicos.[11]

Transtornos de ansiedade

A ansiedade é definida como uma sensação vaga, difusa e desagradável de apreensão expectante. É um sentimento comum frente a situações de estresse, preocupação ou medo, mas é caracterizada como patológica quando se torna intensa e desagradável, trazendo muito sofrimento e interferindo em atividades diárias, tomadas de decisão e relacionamentos.[12]

Compreende o transtorno de ansiedade generalizada (TAG), o transtorno de pânico (TP), o transtorno de ansiedade social (TAS) ou fobia social e específicas, o transtorno de estresse pós-traumático (TEPT) e o transtorno obsessivo-compulsivo (TOC).[13]

Esses transtornos também causam sofrimento aos familiares do paciente, além de contribuir para o desenvolvimento de outros problemas, tais como: depressão, abuso de substâncias, doenças físicas e outros resultados adversos.[14]

Seus sintomas mais comuns incluem cansaço, irritabilidade, estresse muscular, enxaquecas e bruxismo, cujo tratamento farmacológico compreende antidepressivos (ISRS e ISRN), em detrimento de ansiolíticos e benzodiazepínicos, anteriormente indicados.[14]

O transtorno de ansiedade generalizada é o que mais traz dificuldades e negação ao atendimento, pois o paciente se sente ameaçado pela possibilidade de sentir dor e desconforto ante os procedimentos e suas consequências. Nos casos em que não for suficiente gerenciar comportamento, relaxar e estabelecer vínculo, será possível lançar mão de métodos farmacológicos de controle de ansiedade. Muitos desses pacientes já têm prescrição de 5 mg de diazepam, que pode ser usado em momentos de necessidade ou de crise.[15]

Os ansiolíticos benzodiazepínicos constituem a primeira escolha para controle de ansiedade e medo, por serem eficazes e terem ampla margem de segurança clínica. Em estudo transversal descritivo sobre ansiolíticos, sedativos e hipnóticos prescritos por dentistas para pacientes ambulatoriais no Brasil, os ansiolíticos mais dispensados em 2010 foram bromazepam (25,30%), alprazolam (19,19%) e diazepam (15,06%), enquanto os principais hipnossedativos foram zolpidem (9,55%), midazolam (6,99%) e flunitrazepam (2,14%). Destes, 88,7% eram derivados de benzodiazepínicos, 10,08% eram medicamentos relacionados com benzodiazepínicos e 1,22% era derivado de azaspirodecanediona.[16]

A melatonina é um hormônio produzido pela glândula pineal no cérebro que regula os ritmos circadianos. Por vias oral ou sublingual, tem evidenciado uma consistente redução de ansiedade pré-operatória após 50 a 100 minutos da administração e não apresenta grandes diferenças quando comparada a midazolam.[17]

Revisão Cochrane[18] de ensaios clínicos randomizados avaliou a evidência de melatonina, em comparação com placebo ou benzodiazepínicos, em relação à ansiedade pré e pós-operatória de adultos submetidos a cirurgias orais. A ansiedade ocorreu em 80% dos indivíduos que se submeteram à cirurgia, em função de doença, necessidade de hospitalização, dor, anestesia incapacitante e da própria cirurgia, mas a melatonina reduziu o quadro ansioso e não causou problemas cognitivos, nem outros efeitos adversos importantes, colocando-a como medicamento possível no controle da ansiedade.[18]

Melatonina, liberada na saliva ou como tratamento externo, tem importantes implicações em distúrbios dentários, tais como doença periodontal e osteointegração em implantes dentários, por seus efeitos anti-inflamatórios e osteocondutivos.

Em casos de insucesso e/ou contraindicação da sedação consciente medicamentosa, o cirurgião-dentista, se habilitado, pode indicar a sedação inalatória com óxido nitroso. Quando for necessária sedação mais intensa, fazem-se necessários equipamentos de monitoramento e suporte avançado para risco à vida e profissionais especializados. Em procedimentos odontológicos numerosos ou mais invasivos, preferencialmente se opta pela realização sob anestesia geral em ambiente hospitalar.[19]

A ansiedade pode associar-se a distúrbios temporomandibulares (DTMs) e afecções musculoesqueléticas que abrangem articulação temporomandibular (ATM) e tecidos associados, causando dores de origem não dentária na região orofacial, limitação ou desvio da abertura mandibular e ruídos articulares. Um estudo que pesquisou a prevalência desses sintomas em associação a estresse e ansiedade em estudantes universitários concluiu que foram significativamente prevalentes na vigência de DTM.[20]

Em relação à maior presença de bruxismo em pacientes adultos com ansiedade, não existe consenso na literatura. No entanto, pacientes com bruxismo noturno manifestam, com frequência, sensibilidade ao estresse, expectativa ansiosa e sintomas de pânico, entre outros.[21]

Transtorno bipolar

Anteriormente conhecido como psicose maníaco-depressiva, o transtorno bipolar apresenta alterações funcionais do cérebro nas áreas fundamentais para o processamento de emoções, motivação e recompensa (lobo pré-frontal e amígdala). Seus sintomas se caracterizam pela alternância recorrente entre os estados de mania, hipomania e depressão.

O tratamento farmacológico em monoterapia utiliza estabilizadores de humor (lítio, ácido valproico) ou antipsicóticos atípicos (haloperidol, aripiprazol, olanzapina, quetiapina, risperidona). No controle de episódio depressivo bipolar, têm sido obtidos melhores resultados com estabilizadores de humor associados a antidepressivos. Tratamentos não medicamentosos, como terapias psicológicas e exercícios, também devem ser instituídos.[22]

Transtornos alimentares

Os transtornos alimentares compreendem a bulimia nervosa e a anorexia nervosa e acometem 4% da população, predominando em crianças e adolescentes. Para tratá-los, estratégias não medicamentosas são mais efetivas, sobretudo se acompanhadas por grande apoio familiar. A exceção medicamentosa consiste no uso de antipsicóticos atípicos e de antidepressivos ISRS. Uma ampla diretriz canadense enfoca terapias comportamentais e psicológicas, porém menciona mais restritamente o emprego de antidepressivos e antipsicóticos.[23]

A olanzapina foi adicionada ao tratamento de 32 adolescentes abaixo do peso com anorexia nervosa, dos quais 22 receberam o fármaco e 10 não o receberam (grupo-controle). Nos que foram medicados, houve significativo ganho de peso ($p = 0{,}012$), sem efeitos adversos expressivos, embora sete participantes tenham descontinuado o tratamento devido a efeito adverso.[24]

Já em outro estudo, não se comprovou o efeito de medicamentos psicotrópicos no ganho de peso e houve fraca evidência de que aliviassem sintomas psiquiátricos.[25]

As manifestações bucais mais frequentes em pessoas com transtornos alimentares são: erosão dentária (5 vezes maior), maior risco de gengivite, cárie dentária e hipersensibilidade dentária.[26]

Transtorno obsessivo-compulsivo

Esse transtorno se caracteriza pela presença de obsessões (pensamentos, impulsos ou imagens mentais recorrentes e intrusivos) e/ou compulsões (comportamentos ou "atos mentais" repetitivos). O tratamento com antidepressivos e a terapia cognitivo-comportamental modificam não só o funcionamento, mas a estrutura de algumas regiões cerebrais de pessoas com transtorno obsessivo-compulsivo (TOC).

Nesses pacientes, o cirurgião-dentista deve questionar e observar sinais e sintomas característicos, como abrasões e retrações graves por excesso de pressão e força da escovação, relatos de escovações excessivas, banhos e lavagem de mãos de maneira exagerada e medos de infecções.[27]

Esquizofrenia

A esquizofrenia inclui uma variedade de manifestações psíquicas, tais como danos cognitivos e alterações de pensamento e percepção (alucinações, ilusões, delírios e pensamentos desordenados), de motivação, de afetividade, de atenção e de concentração, bem como deterioração da capacidade pessoal, laboral e social. Com a evolução da doença, os pacientes deixam de realizar higiene pessoal adequada, incluindo a bucal, o que se associa à patologia dental.

O tratamento da doença é feito com antipsicóticos e terapia psicossocial. Os antipsicóticos inibem a ação da dopamina e, por isso, são mais eficazes no controle dos sintomas positivos da doença. Os fármacos típicos ou convencionais incluem fenotiazinas (clorpromazina) e butirofenonas (haloperidol). Os de segunda geração (atípicos) apresentam a mesma eficácia no controle dos sintomas positivos quando comparados aos primeiros, mas são menos propensos a produzir efeitos extrapiramidais, endócrinos e cutâneos, além de causar arritmias cardíacas, alterações eletrocardiográficas e hipotensão arterial e postural.

Na Odontologia, são achados de interesse os movimentos involuntários estereotipados, predominantes na musculatura orofacial, e a higiene bucal insatisfatória, o que implica manifestações de cárie e doenças periodontais. A introdução de medicamentos específicos do distúrbio permite o tratamento ambulatorial da maioria dos pacientes, que, muitas vezes, recusam intervenções odontológicas e médicas.

Além da higienização bucal inexistente ou precária, pode ocorrer hipossalivação por ação medicamentosa, o que implica um quadro odontológico desfavorável. O conhecimento e a conscientização prévia acerca das manifestações clínicas da esquizofrenia pelo cirurgião-dentista e o contato com a família do paciente são importantes para um bom resultado do tratamento odontológico. Os efeitos anticolinérgicos de muitos medicamentos produzem hipossalivação, com efeito direto no processo saúde-doença da boca, por aumento de risco e atividade de cáries e doenças fúngicas na cavidade bucal.[28] Por isso, esses pacientes requerem cuidados especiais na assistência odontológica. Metanálise[29] de estudos de casos e controles – que examinou sistematicamente a saúde bucal de pacientes com esquizofrenia – mostrou que estes apresentaram maior prevalência de cárie e tiveram pontuações significativamente mais altas de dentes cariados, perdidos e obturados em comparação ao grupo-controle saudável. O acesso a tratamento odontológico restaurador foi menor nesses pacientes, pois tiveram escores de dentes obturados significativamente mais baixos.[30]

Transtorno do uso

Substâncias ilícitas são definidas como drogas proibidas por tratados internacionais, porque seu uso não medicinal apresentaria riscos inaceitáveis de dependência para os usuários.[31]

O "transtorno do uso" ou vício, como é comumente denominado, é a incapacidade de abster-se, de modo consistente, do uso de substâncias psicoativas e ilícitas que acarrete prejuízo no controle comportamental, além de diminuir a capacidade de reconhecer disfunções significativas em comportamentos e relacionamentos interpessoais. Como outras doenças crônicas, o transtorno do uso geralmente envolve ciclos de recaída e remissão.[32]

Muitos são os fatores que podem motivar o uso de drogas: buscar prazer, amenizar ansiedade, tensão e medos e até aliviar dores físicas. Diagnósticos de outros transtornos mentais são fatores de risco para vício, depressão, ansiedade, expectativas de regulação negativa de humor e mau desempenho escolar, influenciando significativamente os níveis iniciais e longitudinais de uso de substâncias na adolescência e no começo da vida adulta.[33]

O transtorno do uso está comumente associado a doenças físicas e comorbidades sistêmicas e bucais – por exemplo, aplicação tópica de cocaína sobre mucosa bucal e dentes, assim usada para ser obtida rápida absorção. Com esse emprego, observam-se erosão química de esmalte e dentina e recessão gengival. Deformações oronasais são mais comuns com uso prolongado de cocaína, mas são observadas quando qualquer uma das substâncias é consumida por via nasal. Essa aplicação tópica também provoca irritação nas mucosas, e a língua pode apresentar escaras, sujeitas à infecção. A absorção da cocaína através da mucosa bucal leva à formação de lesões por deficiência do aporte sanguíneo, associada à vasoconstrição provocada na região, causando necrose tecidual.[34]

Já usuários de metanfetamina apresentam alta prevalência de periodontite e cáries dentárias,[35] duas doenças frequentes nos usuários de outras substâncias, como foi mostrado por diversos estudos.[36] Alguns autores referem que a associação entre o vício e a cárie/periodontite possa ser explicada pela escovação irregular dos dentes, gerada por longa história de uso de drogas. Outros relatam que se relaciona à redução no autocuidado.[37]

A maioria das substâncias interfere nos fatores etiológicos da cárie dentária. O consumo mais intenso de doces já é conhecido entre os usuários de maconha, pois os canabinoides promovem alterações neuroquímicas nos núcleos hipotalâmicos e estimulam uma ingestão alimentar maior.[38]

A metanfetamina também promove compulsão pelo açúcar e aumenta a frequência de lanches com carboidratos e consumo de bebidas carbonatadas açucaradas. Os usuários frequentemente apresentam perda de suporte posterior, traumatismo oclusal secundário, erosão/atrição generalizada e perda da dimensão vertical da oclusão.[39]

Na cavidade bucal, os sinais clínicos do abuso de anfetamina incluem hipossalivação, gengivite, periodontite, cáries e fraturas de dentes, cuja prevalência é maior em comparação à de não usuários. Em adictos de cocaína, as lesões mais comuns da mucosa bucal são úlceras traumáticas, queilite actínica e fístulas associadas a raízes retidas após fraturas cariosas. Dependentes químicos ainda apresentam traumatismo oclusal, erosão generalizada e perda da dimensão vertical da oclusão.[40]

Em estudo observacional transversal, foi comprovada a redução do fluxo salivar e da capacidade tampão da saliva em 37 usuários de cocaína, comparados a 111 não adictos.[41]

Em outro estudo observacional transversal,[42] 100 usuários crônicos de metanfetamina foram pareados com 100 participantes não usuários. Os primeiros referiram xerostomia (72%), bruxismo (68%; $p < 0,001$), dor na ATM (47%) e produção de saliva reduzida ($p < 0,001$), tendo essa um pH menor ($p < 0,001$). Hipossalivação com xerostomia pode aumentar o risco de cáries. O declínio na capacidade tamponante da saliva também traz riscos de erosões dentais. Além desses sinais, os usuários de metanfetamina relataram compressão mandibular, e 47% manifestaram dor temporomandibular. Não se encontrou diferença estatística em relação a trismo.[42]

Nos usuários com longo tempo de uso de drogas, como *crack*, cocaína e metanfetamina, há uma apresentação clínica típica de cárie dentária com aspecto de "caroço de maçã". As cáries são mais frequentes na área cervical das superfícies lisas do dente e progridem apical e oclusalmente, minando o esmalte e causando grosseiras lesões cariadas. A rápida progressão também é facilitada pelos produtos químicos tóxicos presentes nos vapores das drogas fumadas e pelos ácidos diretos da própria droga (cloridrato de cocaína tem pH de 4,5, capaz de desmineralizar o esmalte e a dentina). A desmineralização da estrutura dentária prejudica o esmalte, podendo também associar-se à perda de toda a coroa dentária.[43]

Os usuários referem a aparência de seus dentes como "enegrecidos, manchados, apodrecendo, esfarelando ou caindo aos pedaços". O desenvolvimento de cárie nesses pacientes tende a sofrer períodos de parada e progressão.[44]

As mucosas bucais também são afetadas pelo uso crônico de drogas. Cury et al.[45] identificaram prevalência 2,87 vezes maior de lesão da mucosa oral em usuários de cocaína do que no grupo-controle.[45] Frequentemente são relatadas úlceras traumáticas na cavidade oral.

Em alcoolistas, há maior prevalência de lesões bucais cancerizáveis, como queilite actínica, leucoplasia bucal, eritroplasia e líquen plano.[46]

Estudos sugerem que o *crack*, com outros fatores associados, pode aumentar a incidência de micronúcleos em lesões de mucosa bucal, podendo ocasionar câncer de boca.[47]

Relata-se maior prevalência de candidíase em usuários de maconha em comparação a não usuários, atribuída à combinação do vício com higiene dentária inadequada e fatores nutricionais insatisfatórios. Há quem associe esse evento aos efeitos do princípio ativo da maconha (tetra-hidrocanabinol), potencializando o risco de infecções, como a candidíase bucal. Também há xerostomia intensa, levando os usuários a consumir maior quantidade de doces e guloseimas, o que aumenta o risco à cárie.

Faustino et al.[48] relataram dois casos de candidíase oral associada ao uso de maconha, com aparecimento de lesões avermelhadas em superfície dorsal da língua. Em um dos pacientes, as lesões regrediram com miconazol, mas reapareceram com o uso continuado da maconha.

Embora ainda amplamente usada, a cocaína vem sendo substituída por metanfetamina, alternativa mais barata e mais facilmente disponível.[49]

MEDICAMENTOS USADOS NO TRATAMENTO ODONTOLÓGICO DE PESSOAS COM TRANSTORNOS PSIQUIÁTRICOS E USUÁRIOS DE DROGAS

Embora evidências científicas e realidade clínica apontem para maiores prevalência e gravidade de doenças bucais em pacientes em tratamento psiquiátrico e usuários de drogas, em comparação à população em geral, essas pessoas são menos propensas a receber atendimento odontológico.[36,50]

Condições socioculturais, pouca ênfase acadêmica no preparo do profissional para o atendimento e obstáculos aos serviços especializados constituem dificuldades para adequado manejo. Além disso, o paciente psiquiátrico e o usuário de drogas – devido a medo do procedimento odontológico, objeção às consultas, baixa adesão às medidas preventivas, divergência entre o tratamento odontológico definido como necessário e as expectativas pessoais – apresentam baixa frequência à assistência odontológica.[51]

Essa situação é bem ilustrada em entrevista com usuários de drogas, na qual 68% relataram ter problemas com os dentes ou a boca. Todavia, apenas 29% frequentavam o dentista regularmente (pelo menos uma visita por ano), 46% referiram consulta apenas em presença de dores e os 25% restantes afirmaram nunca ter visitado uma clínica odontológica.[52]

É importante que a equipe odontológica esteja capacitada e atenta às necessidades especiais desses pacientes e às possíveis comorbidades associadas. Os efeitos adversos do abuso de algumas drogas, como cocaína, metanfetamina e *crack*, incluem aumento da frequência respiratória, batimento cardíaco irregular, danos cerebrais, ansiedade, alucinações, convulsões, paranoia e agressividade, entre outros.[53]

Uma anamnese detalhada, um exame clínico minucioso, exames complementares e um adequado plano de tratamento são fundamentais para o sucesso da assistência sem intercorrências indesejáveis. Anestésicos e fármacos durante os procedimentos devem ser usados com muita atenção para cada situação especial. As prescrições pré e pós-operatórias necessitam da avaliação de possíveis interações medicamentosas e interferências no quadro clínico.

Os *antidepressivos tricíclicos* podem causar hipotensão, hipotensão ortostática, taquicardia e arritmia cardíaca. Pequenas quantidades de epinefrina (1:100.000) não interferem nos antidepressivos. Para evitar o risco de depressão respiratória, a dosagem deve ser reduzida quando for necessária a associação de sedativos, hipnóticos, barbitúricos e narcóticos junto aos antidepressivos.

A *atropina* deve ser usada com cuidado, pois pode aumentar pressão intraocular.

Os *antipsicóticos e neurolépticos* podem constituir interações medicamentosas importantes. Com uso de *antipsicóticos*, pode haver maior prevalência de problemas musculares (distonia, discinesia ou discinesia tardia) na região orofacial, bem como agranulocitose, leucopenia ou trombocitopenia. Além do controle por exames laboratoriais, o cirurgião-dentista deve ficar atento aos sinais clínicos, como lesões orais, febre, dor de garganta, infecções e maior sangramento.

Em pacientes idosos, por causa da diminuição de proteínas plasmáticas, o uso de antipsicóticos em forma livre pode acarretar risco aumentado de reações tóxicas. Além disso, muitos desses pacientes têm função hepática alterada, possibilitando que as medicações metabolizadas pelo fígado permaneçam em circulação por períodos mais longos e em concentrações aumentadas.

Os *medicamentos estabilizadores do humor* (carbamazepina e valproato) também podem causar agranulocitose, leucopenia ou trombocitopenia, trazendo repercussões ao tratamento odontológico.

A *anestesia local* é frequentemente necessária em tratamentos odontológicos curativos, quase sempre associada à epinefrina, e deve ser administrada com cuidado especial em pessoas com transtornos psiquiátricos e usuários de drogas. A injeção de solução anestésica, com ou sem vasoconstritor, deve ser sempre realizada lentamente (1 mℓ/min).

Recomenda-se não utilizar ou utilizar uma pequena quantidade de anestésicos com vasoconstritores adrenérgicos em pacientes que fazem uso de antidepressivos tricíclicos, antipsicóticos ou drogas ilícitas, devido à potencialização dos efeitos adrenérgicos, aumentando a possibilidade de ocorrência de hipertensão, isquemia miocárdica, taquicardia, hipertrofia miocárdica, arritmias atriais e ventriculares, infarto do miocárdio e acidente vascular encefálico.[54,55]

Baseados nisso, estudos afirmam que o uso de anestésicos com vasoconstritores em dependentes de cocaína e metanfetamina é de alto risco no consultório odontológico.[44] Há referências de que vasoconstritores contendo epinefrina possam exacerbar a taquicardia causada pela maconha.[56]

Um estudo analisou as complicações da anestesia local com vasoconstritor em pacientes com comprometimento cardiovascular e verificou que as arritmias detectadas por eletrocardiograma (ECG) foram as mais frequentes, porém com repercussão clínica insignificante. Os autores afirmam que o uso máximo de quatro tubetes de lidocaína com epinefrina parece seguro para esses pacientes. Porém, com a aplicação de altas doses anestésicas em pacientes cardíacos, o monitoramento eletrocardiográfico não é suficiente para evidenciar a segurança do procedimento.[57]

Para prevenir riscos e obter campo cirúrgico com menos sangramento, maior ação anestésica e maior tempo de ação, o cirurgião-dentista pode optar pelo uso de anestésicos com vasoconstritores diluídos 1:1.000.000. O uso de anestésicos contendo levonordefrina (mepivacaína 3% com levonordefrina 1:20.000) deve ser evitado em usuários de antidepressivos tricíclicos, pois estes bloqueiam os receptores muscarínicos e alfa-adrenérgicos, levando à depressão miocárdica que, por sua vez, modifica a resposta cardiovascular aos vasoconstritores. A levonordefrina é um vasoconstritor sintético cujos efeitos adrenérgicos se expressam, principalmente, por constrição dos vasos sanguíneos. Portanto, representa um risco maior de causar hipertensão do que a epinefrina.[58]

O uso de fio de retração gengival impregnado de epinefrina ou o uso tópico da mesma, assim como sua aplicação como hemostático, também está contraindicado nesses casos.

Se o tratamento odontológico não puder ser adiado nesses pacientes, o uso de anestésico local sem vasoconstritor deve ser considerado.[59]

Como alternativa às situações previamente discutidas, o cirurgião-dentista deve dar *preferência* ao uso de *anestésicos com vasoconstritores não adrenérgicos (felipressina 0,03 UI/mℓ)*, pois não provocam estimulação catecolaminérgica no sistema cardiovascular.[11]

Metanálise demonstrou que os eventos relacionados a efeitos adversos da anestesia local ocorreram em 43,17 e 16,32% das vezes após o uso de lidocaína e de bupivacaína, com sete mortes entre os que usaram esta última.[60]

A aplicação de anestésico local com vasoconstritor é contraindicada quando o paciente está intoxicado, e é recomendado que o tratamento odontológico não seja realizado em pacientes que ingeriram drogas há menos de 6 horas.[55] O dentista, inclusive, deve estar atento para o fato de que a duração de ação de algumas drogas pode chegar a 24 horas. Da mesma forma, indivíduos com transtornos psiquiátricos devem receber o tratamento odontológico assistencial e eletivo preferencialmente com os sintomas agudos controlados e sem crises. Nesses casos, as técnicas odontológicas são as mesmas utilizadas para os pacientes sem alterações psíquicas.

Quando os anti-inflamatórios não esteroidais estiverem em uso, deve-se contraindicar analgésicos narcóticos, para evitar riscos cardiorrespiratórios maiores nos pacientes em uso de psicotrópicos.

Para aqueles que apresentam alto grau de hipossalivação e não respondem a fatores com aumento da ingestão de líquidos, estimulação com gomas de mascar sem açúcar ou frutas ácidas e saliva artificial ou substitutos salivares, podem ser indicadas pilocarpina HCl ou cevimelina HCl.[61]

Todas as medidas preventivas, como controle do consumo de sacarose, suplementação de flúor, aplicações de clorexidina e materiais biocompatíveis, devem ser instituídas. As doenças bucais e as não transmissíveis estão intimamente interligadas, por meio do compartilhamento de fatores de risco (p. ex., consumo excessivo de açúcar e uso de tabaco) e vias infecciosas/inflamatórias subjacentes. É de grande importância integrar a saúde bucal à saúde geral e mental.[62]

Em conclusão, pode-se afirmar que pacientes com transtornos psiquiátricos ou usuários de drogas ilícitas apresentam fatores de risco para todas as doenças bucais e, geralmente, estão com elas ativas. É certo que o tratamento curativo de suas inúmeras necessidades acumuladas deve ser baseado e fortemente associado a medidas preventivas e educativas. A importância da higiene bucal adequada deve ser enfatizada, e as habilidades básicas de higiene devem ser revistas, assim como o estímulo à diminuição do consumo de sacarose.

Para um tratamento efetivo, é importante, também, a atenção em saúde, em que o cirurgião-dentista se engaja na construção e no fortalecimento de políticas públicas que atuem nos fatores psicossociais das doenças.

REFERÊNCIAS BIBLIOGRÁFICAS

1. World Health Organization. Mental disorders [Internet]. Who.int. World Health Organization: WHO; 2019. Disponível em: https://www.who.int/news-room/fact-sheets/detail/mental-disorders.
2. Steel Z, Marnane C, Iranpour C et al. The global prevalence of common mental disorders: a systematic review and meta-analysis 1980-2013. Int J Epidemiol. 2014;43(2):476-93.
3. Viana MC, Andrade LH. Lifetime prevalence, age and gender distribution and age-of-onset of psychiatric disorders in the São Paulo Metropolitan Area, Brazil: results from the São Paulo Megacity Mental Health Survey. Braz J Psychiatry. 2012;34(3):249-60.
4. Lopes CS, Abreu GA, Santos DF et al. ERICA: prevalência de transtornos mentais comuns em adolescentes brasileiros. Rev Saúde Pública. 2016;50 suppl 1:14s.
5. Kenny A, Dickson-Swift V, Gussy M et al. Oral health interventions for people living with mental disorders: protocol for a realist systematic review. Int J Ment Health Syst. 2020;14:24.
6. Cockburn N, Pradhan A, Taing MW, Kisely S, Ford PJ. Oral health impacts of medications used to treat mental illness. J Affect Disord. 2017;223:184-93.
7. Medeiros AA, Calazans R. A depressão em Freud: uma análise do conceito a partir da teoria freudiana da libido. Tempo psicanal. 2021:53 (1):108-25.
8. Andrade ED (organizador). Terapêutica medicamentosa em odontologia: procedimentos clínicos e uso de medicamentos nas principais situações da prática odontológica. 3 ed. São Paulo: Artes Médicas; 2014.
9. Varellis MLZ. O paciente com necessidades especiais na odontologia: manual prático. São Paulo: Santos; 2005. p. 331-52.
10. Peterson D. Depression and dental health. J Evidence Based Dental Practice. 2003; 3(1):1-6.
11. Ferreira MBC. Anestésicos locais. In: Wannmacher L, Ferreira MBC. Farmacologia clínica para dentistas. 3 ed. Rio de Janeiro: Guanabara-Koogan; 2007. p. 154-78.
12. Mochcovitch MD, da Rocha Freire RC, Garcia RF, Nardi AE. A systematic review of fMRI studies in generalized anxiety disorder: evaluating its neural and cognitive basis. J Affect Disord. 2014; 167: 336-42.
13. American Diagnostic and Statistical Manual of Mental disorders – DSM-5. 5thed. Washington: American Psychiatric Association; 2013.
14. Sartori SB, Singewald N. Novel pharmacological targets in drug development for the treatment of anxiety and anxiety-related disorders. Pharmacol Ther. 2019; 204:1-33.
15. Forcelini CM, Wannmacher L. Transtornos de sono e ansiedade. In: Fuchs FD, Wannmacher L, eds. Farmacologia clínica e terapêutica. 5. ed. Rio de Janeiro: Guanabara Koogan; 2017. p. 438-55.
16. Avelar LPP, de Castilho LS, Abreu MHNG, Vilaça EL, Resende VLS, Souza e Silva ME. A prescrição de medicação psicotrópica e o conhecimento da portaria regulatória brasileira por cirurgiões-dentistas. Cad Saúde Colet. 2019;27(3):338-44.
17. Permuy M, López-Peña M, González-Cantalapiedra A, Muñoz F. Melatonin: a review of its potential functions and effects on dental disease. Int J Mol Sci. 2017;18(4):865.
18. Madsen BK, Rosenberg J, Møller AM, Zetner D. Melatonin for preoperative and postoperative anxiety in adults. Cochrane Database Syst Rev. 2020;12(21):CD009861. DOI: 10.1002/14651858.CD009861.pub3.
19. Haddad AS, Napole RCO, Cillo J. Transtornos Psiquiátricos em Odontologia. In: Haddad AS et al. Odontologia para pacientes com necessidades especiais. São Paulo: Santos; 2007. p. 241-50.
20. Ton LAB, Mota IG, de Paula JS, Martins APVB. Prevalence of temporomandibular disorder and its association with stress and anxiety among university students. Braz Dent Sci. 2020;23(1):1-9.
21. Polmann H, Domingos FL, Melo G et al. Association between sleep bruxism and anxiety symptoms in adults: A systematic review. J Oral Rehabil. 2019;46(5):482-91. DOI: 10.1111/joor.12785
22. Wannmacher L. Transtornos do humor. In: Farmacologia clínica e terapêutica. 5. ed. Rio de Janeiro: Guanabara Koogan; 2017. p. 469-88.
23. Couturier J, Isserlin L, Norris M et al. Canadian practice guidelines for the treatment of children and adolescents with eating disorders. J Eat Disord. 2020;8:4.
24. Spettigue W, Norris ML, Maras D et al. Evaluation of the effectiveness and safety of olanzapine as an adjunctive treatment for anorexia nervosa in adolescents: an open-label trial.J Can Acad Child Adolesc Psychiatry. 2018;27(3):197-208.
25. Blanchet C, Guillaume S, Bat-Pitault F et al. Medication in AN: a multidisciplinary overview of meta-analyses and systematic reviews. J Clin Med. 2019;8(2):278.
26. Lin JA, Woods ER, Bern EM. Common and emergent oral and gastrointestinal manifestations of eating disorders. Gastroenterol Hepatol (N Y). 2021;17(4):157-67.
27. Herren C, Lindroth J. Obsessive compulsive disorder: a case report. J Contemp Dent Pract. 2001;2(3):41-9.
28. Friedlander IK, Friedlander AH. La atención odontológica del paciente esquizofrénico. Archivos de odontoestomatología. 2004: 20 (7):463-73.
29. Sun X-N, Zhou JB, Li N. Poor oral health in patients with schizophrenia: a meta-analysis of case-control studies. Psychiatr Q. 2021;92(1):135-45.
30. Spezzia S. Implicações odontológicas do acometimento pela esquizofrenia. Braz J Periodontol. 2020;30(3):173-9.
31. Degenhardt L, Hall W. Extent of illicit drug use and dependence, and their contribution to the global burden of disease. Lancet. 2012;379(9810):55-70.
32. Thomas CP, Ritter GA, Harris AHS, Garnick DW, Freedman KI, Herbert B. Applying American Society of Addiction Medicine Performance Measures in commercial health insurance and services data. J Addict Med. 2018;12(4):287-94.
33. Crane NA, Langenecker SA, Mermelstein RJ. Risk factors for alcohol, marijuana, and cigarette polysubstance use during adolescence and young adulthood: A 7-year longitudinal study of youth at high risk for smoking escalation. Addict Behav. 2021;119:106944.
34. Baghaie H, Kisely S, Forbes M, Sawyer E, Siskind DJ. A systematic review and meta-analysis of the association between poor oral health and substance abuse. Addiction. 2017;112(5):765-79.
35. Hegazi F, Alhazmi H, Abdullah A et al. Prevalence of oral conditions among methamphetamine users: NHANES 2009-2014. J Public Health Dent. 2021;81(1):21-8.
36. Yazdanian M, Armoon B, Noroozi A et al. Dental caries and periodontal disease among people who use drugs: a systematic review and meta-analysis. BMC Oral Health. 2020;20(1):44.

37. Paisi M., Witton R, Plessas A. Is there an association between drug use and oral health conditions? Evid Based Dent. 2021;22(1):46-7.
38. Cruz-Martínez AM, Tejas-Juárez JG, Mancilla-Díaz JM, Florán-Garduño B, López-Alonso VE, Escartín-Pérez RE. CB1 receptors in the paraventricular nucleus of the hypothalamus modulate the release of 5-HT and GABA to stimulate food intake in rats. Eur Neuropsychopharmacol 2018;28(11):1247-59.
39. Morio KA, Marshall TA, Qian F, Morgan TA. Comparing diet, oral hygiene and caries status of adult methamphetamine users and non-users: a pilot study. J Am Dent Assoc. 2008;139(2):171-6.
40. Nassar P, Ouanounou A. Cocaine and methamphetamine: Pharmacology and dental implications. Can J Dent Hyg. 2020;54(2):75-82.
41. Araujo NS, das Graças Alonso Oliveira M, Neto AVB, Arsati YBOL, dos Santos JN, Cury PR. Salivary flow rates and buffer capacity and its relationship with oral health status: a cross-sectional study on crack-cocaine-addicted males. Environ Sci Pollut Res Int. 2020;27(33):41876-84.
42. Rommel N, Rohleder NH, Koerdt S, Wagenpfeil S, Härtel-Petri R, Wolff K-D, Kesting MR. Sympathomimetic effects of chronic methamphetamine abuse on oral health: a cross-sectional study. BMC Oral Health. 2016;16(1):59.
43. Stefanac S, Nesbit S. Diagnosis and treatment planning in dentistry. 3 ed. St. Louis: Elsevier; 2017. Chapter. The patient who is substance dependent. Disponível em: https://www.elsevier.com/books/diagnosis-and-treatment-planning-in-dentistry/stefanac/978-0-323-28730-2.
44. Hamamoto DT, Rhodus NL. Methamphetamine abuse and dentistry. Oral Dis. 2009;15(1):27-37.
45. Cury PR, Araujo NS, das Graças Alonso Oliveira M, dos Santos JN. Association between oral mucosal lesions and crack and cocaine addiction in men: a cross-sectional study. Environ Sci Pollut Res Int. 2018;25(20):19801-7.
46. Fernandes JP, Brandão VGS, de Lima AAS. Prevalência de lesões cancerizáveis bucais em indivíduos portadores de alcoolismo. Revista Brasileira de Cancerologia. 2008;54(3):239-44.
47. Almeida TC, Stefanon EB, Rech VC, Sagrillo MR, Bohrer PL. Analysis of oral mucosa of users of crack through micronucleus technique. Clin Lab. 2012;58(11-12):1269-75.
48. Faustino ISP, González-Arriagada WA, Cordero-Torres K, Lopes MA. Candidiasis of the tongue in cannabis users: a report of 2 cases. Gen Dent. 2020;68(5):66-8.
49. Changes in stimulant use and related harms: focus on methamphetamine and cocaine (CCENDU Bulletin). Canadian Centre on Substance Use and Addiction Bulletin. Disponível em: https://www.ccsa.ca/changes-stimulant-use-and-related-harms-focus-methamphetamine-and-cocaine-ccendu-bulletin.
50. Leal Rocha L, Vieira de Lima Saintrain M, Pimentel Gomes Fernades Vieira-Meyer A. Access to dental public services by disabled persons. BMC Oral Health. 2015;15:35.
51. Hovden ES, Ansteinsson VE, Klepaker IV, Widström E, Skudutyte-Rysstad R. Dental care for drug users in Norway: dental professionals' attitudes to treatment and experiences with interprofessional collaboration. BMC Oral Health. 2020; 20(1):299.
52. Charnock S, Owen S, Brookes V. Williams M. A community based programme to improve access to dental services for drug users. Br Dent J. 2004;196(7):385-8.
53. Lineberry TW, Bostwick JM. Methamphetamine abuse: a perfect storm of complications. Mayo Clin Proc. 2006:81(1):77-84.
54. Mukherjee A, Dye BA, Clague J, Belin TR, Shetty V. Methamphetamine use and oral health-related quality of life. Qual Life Res. 2018;27(12):3179-90.
55. Teoh L, Moses G, McCullough MJ. Oral manifestations of illicit drug use. Aust Dent J. 2019;64(3):213-22.
56. Maloney WJ. Significance of cannabis use to dental practice. N Y State Dent J. 2011;77(3):36-9.
57. Godzieba A, Smektała T, Jędrzejewski M, Sporniak-Tutak K. Clinical assessment of the safe use local anaesthesia with vasoconstrictor agents in cardiovascular compromised patients: A systematic review. Med Sci Monit. 2014;20:393-8.
58. Budenz AW. Local anesthetics and medically complex patients. J Calif Dent Assoc. 2000;28(8):611-9.
59. Donaldson M, Goodchild JH. Oral health of the methamphetamine abuser. Am J Health Syst Pharm. 2006;63(21):2078-82.
60. Maitland RI. Debatable evidence for the adverse drug reactions to local anaesthetics. Evid Based Dent 2013; 14 (2): 51.
61. Fung EY, Giannini PJ. Implications of drug dependence on dental patient management. Gen Dent. 2010:58(3):236-43.
62. Jin LJ, Lamster IB, Greenspan JS, Pitts NB, Scully C, Warnakulasuriya S. Global burden of oral diseases: emerging concepts, management and interplay with systemic health. Oral Dis. 2016;22(7):609-19.

Osteonecrose de Maxilares e Estratégias Utilizadas em seu Manejo Odontológico

Antonio César Manentti Fogaça e Teresa Márcia Nascimento de Morais

INTRODUÇÃO

A osteonecrose dos maxilares associada ao uso de fármacos antirreabsortivos – também chamada de *medication-related osteonecrosis of the jaw* (MRONJ) – é uma complicação que se caracteriza por necrose óssea dos maxilares e exposição óssea na placa milo-hióidea. É induzida por fármacos oncológicos da classe dos bisfosfonatos, como *alendronato, clodronato, etidronato, ibandronato, pamidronato, risedronato, tiludronato* e *ácido zoledrônico*, utilizados em osteoporose, mieloma múltiplo, hipercalcemia maligna ou neoplasias com metástases ósseas.[1] A doença também pode ser secundária a radioterapia da cabeça e pescoço ou acometer portadores da síndrome de imunodeficiência humana.

O uso crônico desses medicamentos apresenta uma gama de efeitos adversos, como a osteonecrose mandibular, sobretudo após o uso de *denosumabe*, um anticorpo monoclonal humano que inibe formação, função e sobrevivência dos osteoclastos, reduzindo, assim, a reabsorção óssea.[1]

Conhecer o histórico que levou ao relato da doença localizada no maxilar do paciente sob uso de medicamentos sistêmicos é de extrema importância. A compreensão do diagnóstico e a elaboração do protocolo terapêutico, orientado pelo estadiamento da doença, possibilitam critérios para adequada tomada de decisão, melhorando o prognóstico.

No início do século XXI, foram relatados casos de exodontias com ausência de cicatrização no alvéolo dentário e presença de tecido ósseo necrosado e exposto na cavidade bucal. A decisão de indicar tratamento convencional se revelou ineficaz, inclusive piorando o quadro clínico ante manipulação da exposição óssea. Manobras de curetagem ou alveoloplastia aumentaram a exposição óssea, agravando o problema original.

Em 2003, no *Journal of Clinical Oncology*, um comunicado apontou como causa das lesões orais e necrose maxilar a imunossupressão causada por uso crônico de corticosteroides, a partir de estudos que utilizaram bisfosfonato associado a betametasona.[2]

Em 2008, em uma análise retrospectiva, foram estabelecidos a frequência e os fatores de risco relativos à osteonecrose mandibular em pacientes que usavam bisfosfonatos.[3] No mesmo ano, confirmaram-se os riscos do uso desses fármacos associados a osteonecrose. Por iniciativa da Food and Drug Administration e de outros órgãos normativos estadunidenses, alertou-se sobre a necessidade de um sistema de farmacovigilância.[4]

A partir de relatos de casos clínicos feitos por cirurgiões dentistas e oncologistas, essa correlação contribuiu para o entendimento das causas da MRONJ. Assim como os bisfosfonatos, o *denosumabe* está implicado nas osteonecroses dos maxilares quando usado em pacientes com osteoporose e câncer metastático de ossos.

Uma revisão sistemática e metanálise de sete ensaios clínicos randomizados (n = 8.963 pacientes com câncer) identificou que o uso de *denosumabe* se associou a risco aumentado de osteonecrose mandibular (incidência de 1,7%; intervalo de confiança [IC]: 0,9 a 3,1%), ou seja, significativamente maior em comparação ao de bisfosfonatos (risco relativo [RR] = 1,48; IC95%: 0,96 a 2,29; P = 0,078) e de placebo (RR = 16,28; IC95%: 1,68 a 158,05; P = 0,017).[5] O risco evidenciado se associa a outros fatores de osteonecrose mandibular, como extração dentária, pobre higiene oral, uso de aparelhos removíveis e quimioterapia.

O tratamento farmacológico para a doença de Paget e o uso *off label* de fármacos também são decisivos na etiologia da MRONJ. Pacientes com câncer de mama ou próstata podem usar bisfosfonatos para prevenir perda óssea, mas aumentam o risco de necrose óssea maxilar.

A American Association of Oral and Maxillofacial Surgeons (AAOMS) relata que medicamentos antirreabsortivos ou antiangiogênicos podem permanecer na matriz óssea por anos, provocando osso exposto em cavidade oral, alvéolos pós-exodontia que não cicatrizam, fístulas orais ou extraorais e casos de MRONJ. Em posicionamento institucional, detecta as condições predisponentes do problema, seu diagnóstico, fatores de risco e estratégias para contornar a manifestação da doença.[6]

Apesar da disponibilidade de centenas de publicações sobre o assunto, utilizando os termos "*Bisphosphonates*" e "*Osteonecrosis*", ainda há muitas questões que carecem de resposta definitiva:

- Qual o exato mecanismo da MRONJ?
- Qual a real importância do sistema imunológico na causa da MRONJ?
- A microbiota oral, associada ao procedimento odontológico cirúrgico ou clínico, tem papel etiológico na estruturação da MRONJ?
- Em que nível a prevenção e os procedimentos minimamente traumáticos beneficiam os pacientes de MRONJ?
- Qual o impacto dos medicamentos, mesmo *off label*, no controle de MRONJ?

Durante o uso dos medicamentos, é necessário reconhecer os envolvidos no aparecimento da osteonecrose oral, o que é de fundamental importância para o diagnóstico e a estruturação de tratamento resolutivo da condição.

FATORES RELACIONADOS COM A ETIOPATOGENIA DA MRONJ

É extremamente importante a compreensão multifatorial da MRONJ (Quadro 30.1). Aspectos genéticos, imunossupressão, doenças preexistentes (p. ex., diabetes e câncer), nível de toxidade residual de fármacos em tecidos ósseo e moles, efeitos adversos de medicamentos que atuam na supressão do *turnover* ósseo ou inibem a angiogênese e procedimentos cirúrgicos têm sido implicados como fatores na etiopatogenia dessa entidade patológica, principalmente quando têm relação com supressão da imunidade.

Pacientes imunossuprimidos e submetidos a exodontias também têm alto risco de MRONJ, e a interrupção dos antirreabsortivos usados no tratamento dessas condições não garante a redução da incidência de osteonecrose maxilar.

A predisposição genética representa um fator bastante controverso e ainda necessita de estudos, pois nem todos os pacientes desenvolvem MRONJ sob condições clínicas e tratamentos semelhantes, mas há alguns *fatores predisponentes* comuns: imunossupressão secundária ao câncer, com metástase óssea; terapia com medicamentos antirreabsortivos (ácido zoledrônico, em longo tempo de uso); presença de comorbidades (diabetes melito). Todas criam condições favoráveis à necrose óssea dos maxilares.

Contudo, *fatores locais* parecem ser importantes para o início da doença, como traumatismos orais, exodontias, cáries e doença periodontal. Os procedimentos cirúrgicos ou clínicos em cavidade oral devem ser muito bem avaliados e adequadamente tratados, exigindo cautela profissional, técnica específica e análise individual, caso a caso.

Procedimentos cirúrgicos como implantes dentários estão contraindicados de maneira geral, pois o desenvolvimento de biofilme bacteriano e fúngico em cavidade bucal, língua e, eventualmente, exposições do tecido ósseo possibilita a colonização desses microrganismos e a infecção dos maxilares.

Quanto a essa predisposição, existem controvérsias importantes:

- A infecção do tecido ósseo pela microbiota oral origina reação inflamatória que destrói vasos sanguíneos e incrementa a necrose óssea? Ou apenas os efeitos de medicamentos que atuam no *turnover* ósseo são responsáveis pela MRONJ?
- Não havendo presença de fatores patológicos na cavidade oral, qual mecanismo origina as lesões menores ou de estadiamento zero?

No atual momento, a literatura concorda que o desenvolvimento da MRONJ é multicausal, embora não seja possível delimitar definitivamente o universo de fatores responsáveis. Contudo, é possível afirmar que o uso de medicamentos antirreabsortivos e a presença de doença oral, como cárie ou doença periodontal, têm forte relação com a osteonecrose dos maxilares.

Quadro 30.1 Fatores de risco para etiopatogenia de osteonecrose dos maxilares.

Fatores gerais de risco	Fatores locais de risco
Medicamentos oncológicos relacionados ao advento de metástase óssea	Tratamento dentoalveolar
Pacientes já em tratamento de osteoporose	Fatores anatômicos, como pouca vascularização do osso mandibular em relação ao osso maxilar
Uso de corticosteroides, imunossupressores e antirreabsortivos	Enfermidades bucais simultâneas ou concomitantes (periodontite, cárie)
Fatores genéticos	Formação de biofilme bacteriano em áreas de exposição ou necrose óssea
Fatores demográficos e sociais, como acesso a serviços de saúde	

MENSURAÇÃO DO NÍVEL DE RISCO PARA MRONJ

Em geral, pacientes que apresentam *baixo risco* utilizam medicamentos orais, enquanto os que apresentam *alto risco* (como osteoporose ou doença de Paget) recebem medicamentos intravenosos em altas doses, por longo tempo.

Histórico de metástases ósseas, câncer de próstata e mieloma múltiplo alerta para alto risco de MRONJ. Nessas condições, os procedimentos orais devem ser direcionados para prevenção e traumatismo minimizado durante atos operatórios e de profilaxia dentária.

OPÇÕES TERAPÊUTICAS PARA PREVENIR MRONJ

O manejo de paciente com alto risco de MRONJ deve ter enfoque preventivo. Deve ser feito individualmente, a partir da avaliação e soma dos *fatores de risco*, análise dos *medicamentos em uso* (tipo, dose, via de administração, duração do tratamento) e avaliação da *comorbidade associada*.

Pacientes em tratamento com bisfosfonatos ou fármacos antiangiogênicos que recebem tratamento odontológico adequado conservam a boa saúde bucal, mesmo sem tratamento medicamentoso específico, e têm menor probabilidade de desenvolver necrose óssea. Este fato é de extrema importância e deve ser de conhecimento de todos os agentes envolvidos no tratamento dos pacientes.

Antes de uma tomada de decisão, é comum o clínico questionar se a conduta a ser indicada para o paciente será conservadora ou cirúrgica, porém essa dicotomia não acontece, pois a conduta terapêutica é definida pela individualização do tratamento. A decisão poderá ser modificada com o avançar ou a não efetividade do tratamento[7] e a individualização de todos os fatores de risco deve ser o padrão-ouro.

Suspensão temporal do medicamento, atraso do ato cirúrgico e cirurgia com alveoloplastia e sutura em primeira intenção são opções cabíveis na prevenção de MRONJ.

Suspensão temporal do medicamento

Apesar de a suspensão temporal de um medicamento ser uma opção para reduzir a probabilidade de seus efeitos adversos antes da realização de um ato cirúrgico, essa medida preventiva não encontra protocolo único e efetivo a ser indicado a todos os pacientes. Existem protocolos variáveis que suspendem medicamentos sistêmicos por 1 dia, 2 meses ou 3 a 6 meses antes da cirurgia e estendem-se até 1 a 2 meses no pós-operatório.

Não há consenso sobre quanto tempo de interrupção é necessário sem reduzir o efeito sistêmico do medicamento, com piora do quadro clínico geral do paciente. Contudo, a suspensão do medicamento sistêmico objetiva evitar complicações orais durante o procedimento odontológico.

A decisão sempre leva em conta o custo-benefício da suspensão e o efeito na progressão da doença. Assim, o desfecho clínico esperado, após a suspensão, terá grande peso na tomada de decisão. Um importante fator que ajuda nessa tomada de decisão é a situação sistêmica atual do paciente.

A gravidade da condição clínica que está sendo tratada influi nesse contexto: por exemplo, se for tratamento para um câncer, o custo-benefício para a suspensão pode ser extremamente desfavorável, em comparação à possibilidade de ocorrência de MRONJ.

Não parece haver evidências concretas de que a interrupção da terapia antirreabsortiva reduza o risco de MRONJ, apenas de deteriorar significativamente a saúde geral do paciente. Os benefícios farmacológicos são maiores do que os riscos conhecidos, até o momento.

A individualização do paciente e o cumprimento estrito de protocolos clínicos e cirúrgicos – que objetivam menor traumatismo e maior controle de infecção – permitem a realização das exodontias, sem interrupção do fármaco.

ATRASO DO ATO CIRÚRGICO

A MRONJ é uma doença crônica, pois cicatrização, cura e retomada da saúde oral dos maxilares muitas vezes demandam um tempo longo. Portanto, várias circunstâncias devem ser consideradas antes de optar pelo tratamento resolutivo.

A cárie dental e a periodontite são fatores para osteonecrose dos maxilares, devendo ser tratadas e controladas. Além disso, como opções de tratamento com menor impacto ao organismo, é possível citar ferulização de dentes com mobilidade, realização de coronectomias, tratamento endodôntico e sepultamento da raiz residual.

A regra geral é minimizar o traumatismo, instituindo terapia antibiótica e fechamento da ferida operatória em primeira intenção e realizando elevação do retalho mucoperiosteal para cobrir adequadamente o osso exposto. A remoção da sutura deve observar tempo maior ou prolongado.

Outra opção é o uso de enxaguantes (*cloreto de cetilpiridínio* ou *clorexidina* a 0,12%), que desempenham controle local da microbiota oral.

Caso a cirurgia seja inevitável em pacientes sob risco de MRONJ, o reparo ósseo é lento e o processo de cicatrização ocorre de modo peculiar, exigindo olhar atento do cirurgião-dentista. O tempo necessário ao cumprimento de cada etapa (controle do traumatismo operatório, manejo dos tecidos moles e controle da infecção da ferida cirúrgica) deve ser seguido à risca, a fim de se estabelecer o prognóstico final da lesão.

A infecção de uma ferida pós-exodontia pode representar um dos principais fatores causais de MRONJ. Ainda assim, há casos assintomáticos, que não necessitam de tratamento agressivo, apenas de controle do biofilme bacteriano, pois bactérias resistentes encontram abrigo nele. O biofilme representa um fator de resistência bacteriana que fragiliza as defesas do hospedeiro e a ação dos antimicrobianos. A contaminação da estrutura óssea pelo biofilme bacteriano possivelmente representa um fator causal primordial para MRONJ.

Osteonecrose dos maxilares consequente a medicamentos é uma enfermidade emergente e necessita de conhecimento aprofundado de sua fisiopatologia e das medidas de contraposição.

Dentro de uma visão preventiva, é preciso considerar profilaxia dentária, prevenção de periodontite, tentativa de redução de danos e traumatismo no ato operatório, coronectomias e endodontias das raízes que remanesçam e fechamento em primeira intenção das feridas operatórias. Essa percepção é necessária para tratar de maneira mais efetiva os pacientes que sofrem de osteonecrose dos maxilares.

ESTADIAMENTO CLÍNICO E TRATAMENTO DA OSTEONECROSE DOS MAXILARES ASSOCIADA A MEDICAMENTOS

Atualmente, o tratamento da osteonecrose dos maxilares se revela controverso e desafiador, fortemente orientado pelo estadiamento, porém os protocolos nem sempre obedecem a uma lógica matemática: casos com estadiamento menor podem necessitar de procedimento cirúrgico, enquanto casos de estadiamento maior podem responder bem a tratamento conservador.[8]

Devido à fase de construção do conhecimento e às diferentes variáveis que compõem essa doença, há respostas diferentes de pacientes para estadiamento clínico idêntico. Não havendo orientação ou regra exata, é necessário adaptar o tratamento para uma conduta individual e ajustá-lo às características de resposta de cada paciente. Geralmente, a conduta varia desde irrigação local com soluções antissépticas até procedimentos cirúrgicos mais abrangentes.

Feitas essas considerações, o clínico deve averiguar em qual estágio da MRONJ se encontra o paciente antes de estabelecer o estadiamento e, por consequência, o tratamento. A doença pode ser dividida em:

- *Estágio 1*: há presença de osso necrótico, sem relato de dor ou infeção, com exposição óssea e ausência de reparo
- *Estágio 2*: há presença de osso necrótico exposto, com intensidade maior de dor, sinais de infecção, exposição óssea e ausência de reparo
- *Estágio 3*: há presença de osso necrótico exposto, dor intensa, infecção e extensão para a borda inferior da mandíbula, ramo mandibular e/ou seio maxilar, podendo localizar-se no osso zigomático. Ainda, podem ocorrer fratura patológica da mandíbula, comunicações orais com o seio maxilar e presença de fístula cutânea extraoral.

Em coorte de pacientes com MRONJ, a abordagem cirúrgica odontológica induziu melhores resultados ($P < 0{,}001$), sobretudo nos classificados em estágios 1 e 2 em comparação aos de estágio 3 ($P < 0{,}05$ e $P < 0{,}03$, respectivamente). Tal abordagem logrou melhora clínica e cicatrização das lesões em comparação a terapias diversas ($P < 0{,}001$).[9]

Há alguns critérios a serem buscados: eliminar a dor do paciente, controlar a infecção de tecidos mole e duro e minimizar progressão ou ocorrência de necrose óssea.[10] O sucesso não necessariamente é a cura em si.

Um dos objetivos centrais do tratamento consiste na busca de reparo da mucosa. Quando ele se mostra favorável, é possível proceder à reabilitação protética, com o menor traumatismo possível em mucosa, dentes e tecido ósseo. Deve-se, então, retomar a medicamentação sistêmica do paciente, pois tratar metástases ósseas, decorrentes de um tumor, é o objetivo máximo.

Os medicamentos indicados para tratamento são:

- Antissépticos ou antibióticos para bochecho
- Teriparatida: estimulante da ação de osteoblastos e da formação de osso novo
- Pentoxifilina: vasodilatador periférico que aumenta o fluxo de sangue na região afetada
- Tocoferol: vitamina lipossolúvel, responsável por acelerar a cicatrização de ferimentos
- Esponja de colágeno com gentamicina: acopla a função hemostática do colágeno à proteção local de gentamicina contra infecções
- Ozônio médico: mistura dos gases oxigênio e ozônio, que modula estresse oxidativo, com melhora da circulação periférica.

Outras medidas incluem oxigenoterapia hiperbárica, *laser* de baixa intensidade, terapia fotodinâmica e plasma rico em fibrina (PRF), mas a maioria serve como tratamento adjuvante ou carece de consenso científico mais sólido, ainda por construir.

A abordagem cirúrgica inclui sequestrectomias, desbridamento em campo aberto com ostectomia, ressecções (maxilectomia ou mandilectomia) e reconstruções ósseas com enxertos ou retalhos cirúrgicos.

O tratamento cirúrgico tem apresentado boas respostas no controle da MRONJ ao lidar com a formação de sequestro ósseo, com margens radiográficas bem definidas e bem isolado pelo próprio organismo. Assim, a formação de sequestro ósseo é favorável do ponto de vista prognóstico e de controle da doença.

Quando o osso não apresenta sinais de sequestro, há tecido ósseo compatível com esclerose e presença de fístula oral ou cutânea. A cirurgia, então, pode não ser a melhor decisão, inclusive agravando o quadro.

Portanto, estadiamento isolado e sua proposta de tratamento por estágio, apesar de serem um ponto de partida para a análise da doença, podem apresentar resultados frustrantes. É necessário individualizar o caso, valorizando a história de cada paciente, e compreender muito bem as características clínicas e radiográficas. Somente assim o tratamento tem melhores chances de acerto.

Tratamento por estadiamento

Estágio 1

Se a exposição óssea for localizada ou de menor tamanho, o tratamento de escolha é irrigação diária com *clorexidina 0,12%* ou *gel de clorexidina*, além de controle clínico e radiográfico. O osso exposto, sem biofilme bacteriano, nem sinais de infecção e dor, não necessita ser fechado imediatamente. Nesse estágio, a exposição óssea não significa necessariamente fracasso. A irrigação dura bastante tempo, podendo ocorrer sequestro do osso exposto e fechamento da exposição óssea pela mucosa. Deve ser feito acompanhamento radiográfico, com especial atenção para alvéolos após extração dentária. A indicação de reparo deve ser cuidadosamente avaliada, levando em conta que sua cicatrização tende a ser demorada.

Estágio 2

Nesse estágio, são indicadas irrigação com *clorexidina 0,12%* e *antibioticoterapia* prolongada. Cirurgias como ostectomia, osteoplastia ou curetagem podem agravar o quadro. Contudo, quando há sequestro ósseo bem delimitado radiograficamente, a remoção cirúrgica do mesmo costuma apresentar resultado satisfatório. Por outro lado, sem a delimitação das zonas de necrose ou na presença de reação periosteal à tomografia, sugerindo infecção de tecidos moles, a cirurgia não é indicada, sob risco de agravar o problema.

Estágio 3

Nesse estágio, a ressecção cirúrgica é indicada. Contudo, a individualização do paciente e a relativização do estadiamento podem não indicar ressecção cirúrgica imediata para casos como falta de nitidez do tecido ósseo e zonas de sequestros ósseos indefinidas. A abordagem não cirúrgica nessas situações tem potencial de sucesso. Então, a melhor conduta consiste em ressecção menor, instituição de antibioticoterapia a longo prazo e controle do biofilme bacteriano, até obtenção de condição mais favorável para as ressecções cirúrgicas.

Havendo sequestro ósseo radiograficamente bem definido, denotando a zona de osso saudável, indica-se procedimento cirúrgico. Logo, o prognóstico de sequestro ósseo é favorável, indicando a cirurgia. Por outro lado, tecido ósseo necrótico, sem limites que evidenciem e delimitem o sequestro ósseo, presença de osso esclerótico, ocorrência de fístula e zonas dos maxilares com pouca vascularização não indicam cirurgia como primeira opção de tratamento, independentemente do estadiamento da MRONJ.

CAUSAS DE INSUCESSO

Após realização do tratamento, sinalizam o insucesso do procedimento: pós-operatório com persistência de osso necrótico, presença de supuração, novas exposições ósseas, progressão da doença e aumento da área de necrose. Há casos que demonstram um aparente reparo, inclusive com fechamento da mucosa em primeira intenção, porém, depois de um tempo, são vistas novas exposições ósseas e retorno da necrose óssea maxilar.

TERAPIAS ADJUVANTES

Várias terapias estão sendo propostas para o tratamento da MRONJ, com resultados positivos, porém muitas ainda estão em estágio de construção de evidência científica. As terapias adjuvantes têm demonstrado auxiliar no processo cicatricial, com destaque para as técnicas que utilizam pentoxifilina, tocoferol e oxigenação hiperbárica, que parecem ter papel benéfico em lesões de mau prognóstico. Aquelas incluem: utilização de plasma rico em fibrina, terapia fotodinâmica, utilização de *pentoxifilina* e *tocoferol*, ozonoterapia, oxigenação hiperbárica e *teriparatida* e forma recombinante do hormônio da paratireoide (1-34 PTH), agente anabólico efetivo no tratamento de algumas formas de osteoporose, ocasionalmente usado sem indicação para acelerar a cura de fraturas).

DESAFIO TERAPÊUTICO

O tratamento é sempre um desafio. O estadiamento é um bom ponto de partida, por ser a melhor evidência para a decisão terapêutica, mas a individualização do paciente é tão ou mais importante que o estadiamento isolado ou como única referência para a tomada de decisão.

Em estágios precoces, abordagens conservadoras previnem a doença, mas, com seu avanço, faz-se necessário o uso de medicamentos que bloqueiem a atividade osteoclástica (antirreabsortivos), embora seu mecanismo não seja totalmente conhecido e os desfechos sejam, por vezes, insatisfatórios.[11]

Essas abordagens também estão indicadas para estágios mais avançados da MRONJ, quando o paciente se apresenta sistemicamente debilitado ou em estágio 3, com sequestro bem delimitado, capaz de ser removido por meio cirúrgico. Nesses casos, o tratamento paliativo oferece conforto e qualidade de vida.

A regra deve ser: a morbidade cirúrgica nunca deve se sobrepor aos benefícios potenciais do ato operatório. Nas ostectomias em geral, o tratamento cirúrgico deve objetivar a eliminação do osso necrótico, com margem sensata, o que se traduz em resposta favorável na maioria dos casos.

REFERÊNCIAS BIBLIOGRÁFICAS

1. Wannmacher L. Osteoporose. In: Fuchs FD, Wannmacher L, editors. Farmacologia clínica e terapêutica. 5. ed. Rio de Janeiro: Guanabara Koogan; 2017. p. 700-8.
2. Migliorati CA. Bisphosphanates and oral cavity avascular bone necrosis. J Clin Oncol. 2003; 21(22):4253-4.
3. Hoff AO, Toth BB, Altundag K, Johnson MM, Warneke CL, Hu M et al. Frequency and risk factors associated with osteonecrosis of the jaw in cancer patients treated with intravenous bisphosphonates. J Bone Miner Res. 2008;23(6):826-36.
4. Edwards BJ, Gounder M, McKoy JM, Boyd I, Farrugia M, Migliorati C et al. Pharmacovigilance and reporting oversight in US FDA fast-track process: bisphosphonates and osteonecrosis of the jaw. Lancet Oncol. 2008;9(12):1166-72.
5. Boquete-Castro A, Gómez-Moreno G, Calvo-Guirado JL, Aguilar-Salvatierra A, Delgado-Ruiz RA. Denosumab and osteonecrosis of the jaw. A systematic analysis of events reported in clinical trials. Clin Oral Implants Res. 2016;27(3):367-75.
6. American Association of Oral and Maxillofacial Surgeons. Medication-related osteonecrosis of the jaw – 2014 Update. Special Committee on Medication-Related Osteonecrosis of the Jaws. Disponível em: https://www.aaoms.org/docs/govt_affairs/advocacy_white_papers/mronj_position_paper.pdf.
7. Kaibuchi N, Hoshi K, Yamazaki A, Noriko Miyamoto-Sangu A, Yuichi Akagi A, Okamoto T. The progress of medication-related osteonecrosis of the jaw with conservative initial treatment: a 12-year retrospective study of 129 patients. Bone Reports. 2021;14:101072.
8. Lerman MA, Xie W, Treister NS, Richardson PG, Weller EA, Woo SB. Conservative management of bisphosphonate-related osteonecrosis of the jaws: staging and treatment outcomes. Oral Oncol. 2013;49(9):977-83.
9. Ruggiero SL, Kohn N. Disease stage and mode of therapy are important determinants of treatment outcomes for medication-related osteonecrosis of the jaw. J Oral Maxillofac Surg. 2015;73(12 Suppl):S94-S100.
10. Ruggiero SL, Fantasia J, Carlson E. Bisphosphonate-related osteonecrosis of the jaw: background and guidelines for diagnosis, staging and management. Oral Surg Oral Med Oral Pathol Oral Radiol Endod. 2006;102(4):433-41.
11. Wan JT, Sheeley DM, Somerman MJ, Lee JS. Mitigating osteonecrosis of the jaw (ONJ) through preventive dental care and understanding of risk factors. Bone Research. 2020;8:14.

31

Prescrição Medicamentosa em Urgências Odontológicas

Carlos Frederico Wannmacher

INTRODUÇÃO

Uma urgência clínica é a ocorrência imprevista de agravo à saúde cujo portador necessita de assistência imediata, mas, normalmente, sem risco potencial à vida. Na maioria das vezes, a urgência odontológica é motivada por dor gerada a partir de traumatismos ou consequente a cáries e doença periodontal.

Dor é definida como experiência sensitiva e emocional desagradável, associada, ou semelhante àquela associada, a uma lesão tecidual real ou potencial.[1]

Cáries dentárias constituem a origem mais comum de quadros agudos que geram processos inflamatórios reversíveis, provocando dores de menor ou maior duração. Inicialmente, hiperemias pulpares temporárias ou irreversíveis, como as pulpites, são responsáveis pela dor. Processos cariosos tratados indevidamente podem induzir necrose da polpa e desenvolvimento de abscessos periapicais.

Abscessos periapicais podem, eventualmente, evoluir para quadros infecciosos graves, com comprometimento sistêmico e risco de septicemia, como as *celulites faciais.*

Traumatismos dentoalveolares também podem, tardiamente, necrosar a polpa e desenvolver quadros de abscessos periapicais, com ou sem extravasamento de secreção purulenta para os tecidos adjacentes ao periápice.

Doenças periodontais, embora caracterizadas como crônicas, podem manifestar-se como quadros agudos, sob a forma de abscessos gengivais e periodontais, pericoronarites, gengivite necrosante e periodontite necrosante.

Infecções pós-cirúrgicas, como osteítes alveolares, e *quadros hemorrágicos* também constituem situações de urgência. A premência no atendimento de hemorragia é necessária para evitar um quadro hipovolêmico.

Lesões orofaciais hiperplásicas e tumorais podem ulcerar ou infectar, gerando quadros de dor importante.

Infecções virais, fúngicas e parasitárias – sendo herpes simples, candidíase e estomatomiíase as mais frequentes, respectivamente – conduzem o paciente a atendimento imediato. A gengivoestomatite herpética primária é uma urgência frequente na primeira infância que, além de dor, pode acarretar febre, lifoadenopatia localizada, aumento da salivação e dificuldade de alimentação.

As *lesões ulcerativas* por traumatismo ou autoimunes, como diferentes tipos de aftas, geram quadros de dor variada e consultas diretas com o cirurgião-dentista.

No sistema estomatognático, *síndrome da disfunção temporomandibular* (DTM) e *luxações da articulação temporomandibular* (ATM) somam-se às situações de urgência.

Dores neuropáticas normalmente apresentam quadros de dor em choque, lancinante e incapacitante, como a neuralgia do trigêmeo. São mais frequentes em mulheres na faixa dos 50 a 60 anos, têm localização maxilar e seu tratamento é realizado quase exclusivamente por fármacos.

Por fim, *lesões traumáticas* são mais frequentes em crianças e jovens, e um atendimento rápido e apropriado pode diminuir seu impacto. Traumatismos em tecidos duros, com ou sem envolvimento pulpar (fraturas coronárias, radiculares e coronorradiculares), e lesões em tecidos de sustentação (concussão, subluxação, luxação e avulsão) podem envolver a cortical alveolar e os ossos da face. Da mesma maneira, traumatismos em tecidos moles isolados (laceração, abrasão e contusão) ou em associação a outras estruturas levam os pacientes a procurar o atendimento imediato.

Na maioria das situações de urgência, intervenções mediante procedimentos são recomendadas para alívio de dor e remissão dos processos inflamatórios, infecciosos e traumáticos. Contudo, com frequência se faz necessária farmacoterapia associada a esses procedimentos. Em determinadas situações, constitui-se no derradeiro tratamento.

A consulta de urgência diferencia-se das consultas odontológicas de rotina pois visa à resolução pontual do agravo que motivou a busca pelo atendimento.[2] A não ser por motivos estéticos, como o deslocamento de uma prótese ou restauração ou mesmo uma fratura assintomática em dente anterior, a busca por atendimento de urgência é motivada por sintomatologia dolorosa nos mais variados graus.

A *percepção dolorosa* depende dos estímulos neuronais transmitidos aos sistemas nervosos central e periférico e da *reatividade emocional* à dor de quem a experiência. Esta última está ligada a múltiplos fatores, como experiência de dor prévia, condições psicológicas, socioculturais e ambientais.

A dor pode ser amplificada pelo estado psicológico do paciente, expresso como ansiedade, sofrimento, angústia e medo. Por ser subjetiva, o cirurgião-dentista só consegue avaliá-la a partir do relato do paciente. É fundamental que o profissional tenha empatia e não minimize a sensação do paciente. "A dor é o que o paciente diz ser e ocorre quando ele diz sentir."[3]

Na anamnese, o relato do desenvolvimento da patologia, as características da dor e o histórico médico de alergias e de uso de medicamentos devem ser adequadamente investigados, na busca de informações que possam influenciar o diagnóstico e a escolha de conduta.

O exame clínico deve focar os aspectos significativos do que motivou o atendimento. Na busca do diagnóstico, além dos elementos da anamnese e das características clínicas de cada patologia, testes de sensibilidade pulpar, pressão e percussão podem ser utilizados. Exames complementares devem ser realizados sempre que necessário.

A magnitude do quadro clínico determina o local do tratamento (ambiente ambulatorial ou hospitalar) e a escolha dos fármacos (tipos, concentrações e vias de administração). Geralmente, são utilizados anestésicos, analgésicos, anti-inflamatórios e antimicrobianos.

EPIDEMIOLOGIA DAS URGÊNCIAS

O principal motivo para a busca por atendimento odontológico de urgência é a dor. Segundo alguns autores, a maioria dos casos de urgência de origem odontológica é causada por problemas endodônticos.[4-6] A cárie dentária não tratada, por exemplo, é considerada uma condição prevalente em todo o mundo que afeta a saúde bucal.

Um estudo retrospectivo de base de dados secundários, utilizando como instrumento de pesquisa os prontuários dos atendimentos de urgência de 2007 a 2011, avaliou a prevalência das urgências odontológicas e os tratamentos mais frequentes no serviço de urgência da Faculdade de Odontologia da Universidade de Pernambuco (FOP/UPE). Verificou-se que a dor foi o principal motivo da busca por atendimento de urgência (80,3%). A dor mais prevalente teve origem endodôntica, causada por pulpite irreversível sintomática associada à presença significante de cárie dentária.[7]

Para outros autores, as condições não traumáticas de maior prevalência em consultas de urgência odontológica são cárie dental, abscesso dental e fratura.[8] Outros estudos referem pulpite, abscesso periapical agudo, cárie dentária profunda, necrose pulpar, abscesso periodontal e fratura dental como as causas mais frequentes.[9-10]

Atendimentos de urgência em odontopediatria são muito comuns, pois a criança se encontra em plena fase de desenvolvimento motor, o que pode levar a traumatismos alveolodentários, além de rápido comprometimento pulpar na presença de lesões de cárie. Essas situações estão associadas a processos dolorosos, que causam medo e ansiedade na criança.[11]

Em um estudo que descreveu o atendimento de 115 mulheres imigrantes e seus filhos, observou-se que o primeiro contato odontológico foi pelo serviço de urgência, e evidenciarem pobre saúde oral, o que se justifica pela dificuldade de acesso, custo e tempo de espera pelo atendimento.[12]

Ranade et al.[13] observaram um expressivo número de visitas e reconsultas em serviços de urgência devido a condições não traumáticas e concluíram que o motivador consiste em barreiras ao atendimento apropriado em outros serviços destinados ao cuidado oral, bem como a menor poder aquisitivo de residentes em áreas de baixa renda. Luchi et al.[14] também identificaram as desigualdades sociais como determinantes para piores condições da saúde bucal.

Em serviço de pronto-atendimento odontológico na cidade de Porto Alegre (Rio Grande do Sul), foi realizado um estudo transversal do perfil epidemiológico em um total de 48.521 pacientes atendidos entre 1º de julho de 2016 e 30 de junho de 2019. Os atendimentos predominaram em mulheres (53,5%), com idade média de 33 anos, cujas características podem ser vistas no Quadro 31.1.[15]

Nesse recorte, prevaleceram abscesso periapical sem fístula (32,4%), pulpite (26%) e periodontite aguda (9,4%). As infecções graves como as celulites apareceram em 4,2% dos casos. As principais causas de busca por atendimentos constam no Quadro 31.2.[15]

INDICAÇÃO E SELEÇÃO DE FÁRMACOS EM URGÊNCIA

A indicação do fármaco adequado passa pelo diagnóstico correto da patologia, dando-se preferência a um tratamento imediato e, em si, resolutivo.

A dor em hiperemias pulpares reversíveis, pulpites, necroses e abscessos é, muitas vezes, totalmente suprimida com procedimentos adequados. Contudo, em alguns casos, a dor persiste ou apenas diminui, sendo necessária a seleção de analgesia continuada, compatível com a causa.

Invariavelmente, nos atendimentos de urgência, há dor prévia. O tratamento da dor instalada é sempre mais difícil, pois já se desencadearam mecanismos nociceptivos envolvidos na sensibilização dolorosa. Isto justifica, em alguns procedimentos, o uso de *anestésicos*, em dosagem adequada e local de aplicação correto, esperando o tempo necessário para o processamento da analgesia antes da intervenção.

Quadros inflamatórios, como as pulpites, requerem abordagem terapêutica diferente dos procedimentos em cáries com polpas sadias e das cirurgias eletivas.

A seleção do fármaco está ligada à intensidade de dor do paciente e da expectativa de sucesso do procedimento. Embora exista um padrão médio de dor em cada situação, a prescrição deve levar em consideração a individualidade de cada paciente.

Um primeiro condicionante para indicar e selecionar o fármaco para analgesia passa pela quantificação da dor, o que pode ser indicado pelas seguintes escalas:

- Escala de categoria verbal (p. ex., leve, moderada e grave)
- Escala numérica (0 = ausência de dor; 10 = a pior dor imaginável)
- Escala visual analógica: o paciente cria um sinal em uma linha de 10 cm, sem identificação, em que a extremidade esquerda assinala "sem dor" e a direita, "dor insuportável". A pontuação da dor é a distância em milímetros desde a extremidade esquerda da linha
- Crianças e pacientes com alfabetização deficiente ou distúrbios de desenvolvimento podem selecionar imagens de expressões, que vão da sorridente à distorcida pela dor.

Quadro 31.1 Características dos usuários do serviço de urgência odontológica do pronto-atendimento Cruzeiro do Sul.

Variáveis		Frequência (n)	Porcentagem (%)
Sexo	Feminino	25.973	53,5
	Masculino	22.548	46,5
Faixa etária	Adulto (30 a 59)	23.047	47,5
	Adulto jovem (19 a 29)	13.956	28,8
	Criança (4 a 11)	4.017	8,3
	Adolescente (12 a 18)	3.813	7,9
	Idoso (> 60)	3.280	6,8
	Primeira infância (0 a 3)	408	0,8
Raça/cor	Branca	32.874	67,8
	Preta	7.563	15,6
	Parda	6.937	14,3
	Amarela	1.106	2,3
	Indígena	41	0,1

Quadro 31.2 Características dos atendimentos odontológicos de urgências.

Variáveis	Frequência (n)	Porcentagem (%)
Abscesso periapical sem fístula	13.658	32,4
Pulpite	10.977	26,0
Periodontite aguda	3.911	9,3
Necrose da polpa	2.639	6,3
Abscesso periapical com fístula	2.274	5,4
Celulite e abscesso da boca	1.790	4,2
Periodontite crônica	1.293	3,1
Outros transtornos específicos em dentes	1.101	2,6
Lesões gengivais em rebordo alveolar associadas a traumatismo	404	1,0
Gengivite aguda	384	0,9
Outras doenças periodontais	381	0,9
Gengivite e doenças periodontais	371	0,9
Alveolite maxilar	246	0,6
Estomatite e lesões correlatas	242	0,6
Cáries da dentina	173	0,4
Transtornos da articulação temporomandibular	151	0,4
Outras formas de estomatite	144	0,3
Gengivite crônica	141	0,3
Outros transtornos em estruturas de sustentação	135	0,3
Luxação dentária	110	0,3
Outras	6379	3,8

A seleção dos medicamentos a serem empregados nessas condições depende da causa do processo, da sua localização e da intensidade da manifestação clínica.

Em geral, analgésicos e anti-inflamatórios têm eficácia similar no quesito dor, e não há diferenças significativas quando são usadas doses equivalentes de diferentes representantes de um subgrupo. São escolhidos pela intensidade do processo causal, pela maior segurança e pela experiência de uso.[16] Já o emprego de antimicrobianos, quando necessário, deve reger-se pela identificação do agente causal. Se não for possível, a prevalência de dado microrganismo no quadro clínico serve como orientação.

As categorias farmacológicas prevalentemente usadas nas diferentes situações categorizadas como urgências são abordadas a seguir.

Analgésicos não opioides, opioides e antitérmicos

O efeito dos *analgésicos* é sintomático, inespecífico, e não interfere na história natural dos processos inflamatórios e/ou infecciosos. Dependendo de sua evolução (duração, gravidade e repercussões clínicas), outros agentes são necessários para debelar a fase aguda e evitar ou diminuir as consequências sistêmicas.

Invariavelmente, os pacientes com situações de urgência já procuram o profissional, fazendo uso de analgésicos. Embora alguns tratamentos tenham efeito imediato sobre a dor, outros apenas amenizam ou até não atuam imediatamente sobre a sintomatologia. A prescrição adequada de analgésicos se faz necessária na maioria dos atendimentos de urgência quando houver dor.[17]

Um estudo mostrou prevalência de automedicação em 62,6% dos pacientes com dor dental, que justificaram sua atitude por terem experiência em tratar dores similares.[18]

Geram dor em diferentes graus patologias da polpa, inflamatórias ou infecciosas (pulpites, abscessos, necrose, pericementites), doenças periodontais agudas (abscessos, pericoronarites, gengivite ulcerativa necrosante [GUN] e periodontite ulcerativa necrosante [PUN]), traumatismos de tecidos duros, de sustentação e moles, doenças do sistema estomatognático (DTM, luxações de ATM) e lesões ulcerativas autoimunes (aftas), infecciosas (bacteriana secundária a outras lesões proliferativas ou tumorais, herpéticas, fúngicas e parasitárias), neuropáticas (neuralgia do trigêmeo e síndrome da ardência bucal), pós-cirúrgicas (alveolites) e de glândulas salivares (sialolitíase e mucocele), entre outras.

Estudos têm demonstrado pouca ou nenhuma diferença entre os analgésicos não opioides de uso comum para dores leves e moderadas.

Um estudo randomizado, duplo-cego e controlado por placebo comparou a eficácia de paracetamol, ibuprofeno e a associação de ambos em 782 pacientes adultos que sofreram alguma lesão tecidual sem fratura óssea. A dor foi avaliada em repouso, em atividade após 2 horas e em 3 dias. Não houve diferença estatisticamente significante entre as três abordagens quanto ao controle da dor nos três tempos avaliados.[19]

Sendo a eficácia similar, a escolha do medicamento deve basear-se em outros critérios, como toxicidade relativa, conveniência para o paciente, custo e experiência de emprego. O efeito antitérmico de alguns analgésicos é um recurso sintomático adicional em quadros infecciosos.

Para dores de maior intensidade, o uso de opioides isolados (oral ou injetável) ou em associação com não opioides é recomendado. Em um estudo randomizado e duplo-cego (n = 82), foi comparada a eficácia analgésica por 12 horas de 1.000 mg de paracetamol e a associação de paracetamol (1.000 mg) com codeína (30 mg) após exodontia de terceiros molares inclusos. A associação analgésica foi significantemente mais efetiva no controle da dor pós-operatória, sem apresentar diferença significativa quanto a efeitos adversos durante as 12 horas de realização do estudo em relação ao paracetamol isolado.[20]

Outro ensaio clínico randomizado, duplo-cego e controlado comparou os efeitos de ibuprofeno, celecoxibe e tramadol por 48 horas em 135 indivíduos submetidos à extração de terceiros molares impactados. A avaliação de intensidade da dor pós-operatória foi feita por escala analógica visual. O tramadol foi o mais efetivo nas primeiras 4 horas, mas o celecoxibe mostrou o melhor escore analgésico em 8, 24 e 48 horas. O celecoxibe e o ibuprofeno não causaram efeitos adversos, enquanto 47,61% dos pacientes que receberam tramadol os apresentaram. Os autores concluíram que o celecoxibe apresenta a maior eficácia, seguido de perto pelo ibuprofeno. O tramadol foi considerado o menos eficaz.[21]

Uma revisão sistemática de 15 artigos comparou a eficácia analgésica e os efeitos adversos de ibuprofeno, paracetamol, meclofenamato, aceclofenaco, bromofenaco e ácido acetilsalicílico, administrados após cirurgia de terceiros molares. O ibuprofeno mostrou-se mais eficaz do que os outros no alívio da dor pós-operatória, porém o ibuprofeno 400 mg mostrou eficácia e segurança similares às de anti-inflamatórios não esteroides (AINEs) em cirurgia de terceiros molares.[22]

Em uma revisão Cochrane, o ibuprofeno 400 mg mostrou analgesia superior à de paracetamol 1.000 mg até 6 horas após remoção de terceiro molar.[23]

Anti-inflamatórios não esteroides e esteroides

A indicação de uso de anti-inflamatórios em situações de urgência é restrita, embora amplamente difundida, uma vez que boa parte das patologias desencadeia reações inflamatórias necessárias ao combate dos agentes causais. Contudo, a maioria desses processos tem origem infecciosa e, portanto, necessita de antimicrobianos específicos. A associação com anti-inflamatórios pode mascarar os sinais clínicos das infecções e dificultar a delimitação do quadro. Embora eficazes no controle da dor, os anti-inflamatórios podem ser adequadamente substituídos por analgésicos que não comprometem o tratamento antimicrobiano.

Para tratamento de dores pulpares em polpas vitais, seu uso isolado não traz benefício, sendo os procedimentos restauradores (pulpotomias e pulpectomias) o tratamento definitivo das pulpopatias.

Em quadros inflamatórios específicos, como pericementites – que podem ser causados por agentes biológicos, químicos ou físicos e em dentes com ou sem vitalidade pulpar –, o uso de anti-inflamatórios está indicado, quando necessário, após a remoção da causa e o ajuste oclusal.

Anti-inflamatórios têm indicação para dores no sistema estomatognático, tanto na DTM quanto em traumatismos que envolvam a ATM. Em casos não responsivos a AINE, preconizam-se corticosteroides, preferentemente utilizados em baixas doses e por curto período.[24]

Em infecções odontogênicas graves (p. ex., celulite facial), trismo total ou parcial pode estar presente, dificultando o acesso tanto para a drenagem (por via endodôntica, periodontal ou cirúrgica), quanto para a remoção do agente causal. Nesses casos, anti-inflamatórios diminuem a intensidade e a duração do processo, aliviando dor, edema, hipertermia local e trismo. Devem ser administrados precocemente, porque a resposta edematosa máxima ocorre em 48 a 72 horas.

Glicocorticoides não interferem com os mecanismos primários das doenças, mas podem ser usados como paliativos nas fases agudas ou como supressores dos mecanismos gerais de defesa orgânica. Em eficácia, suplantam os AINEs, promovem melhora sintomática de uma série de condições clínicas e, se usados sistemicamente por 24 a 72 horas, são bem tolerados.[25]

Uma revisão sistemática de quatro estudos mostrou não haver benefício significativo na redução preemptiva de dor após a remoção de terceiros molares impactados com uso de AINE. Mais estudos são necessários para avaliar a possível associação entre AINEs seletivos de ciclo-oxigenase 2 (COX-2) e a eficácia do tratamento.[26]

Lesões ulceradas podem ter múltiplas causas – infecciosas, imunes, traumáticas ou neoplásicas –, e uma anamnese detalhada é crítica para identificar causas e fatores predisponentes, bem como a frequência de episódios recorrentes, a presença ou ausência de dor e o tempo de desenvolvimento da lesão. Lesões múltiplas, recorrentes e localizadas em outras estruturas orgânicas (pele, área genital e olhos) fornecem dados sobre sua causa. É importante avaliar a existência de sintomas, tais como febre, artrite e outros sinais de comprometimento sistêmico. Por vezes, a biopsia é indicada, já que lesões neoplásicas ulceradas mimetizam as benignas. Testes laboratoriais podem ajudar a identificar lesões ulceradas de caráter autoimune.[27]

Os *corticosteroides tópicos* são usados em ulcerações e aftas bucais. Em lesões únicas, aplicam-se as formas farmacêuticas bucais (pomada e orabase). Em aftas múltiplas, são necessárias formas líquidas (elixires), geralmente aplicadas com irrigadores ou bochechos. Em uso tópico, os corticosteroides são eficazes e não determinam efeitos sistêmicos adversos, quando empregadas doses terapêuticas por tempo curto. Em aftas maiores, com sintomatologia intensa e duração prolongada, não está descartado seu uso sistêmico com monitoramento criterioso.

O líquen plano oral tem um tratamento difícil, levando a importante morbidade, principalmente em sua forma erosiva em mucosa bucal. Além dos cuidados de higiene oral, sobretudo os periodontais, são indicados corticosteroides potentes por via tópica, em bochechos, pomada ou veículo orabase, com 2 a 3 aplicações por dia. Esse uso é seguro e bem tolerado. O efeito adverso mais comum é a candidíase oral, evitada com uso profilático de nistatina tópica.[28]

Antimicrobianos

Antimicrobianos utilizados em Odontologia classificam-se em antibacterianos, antifúngicos, anti-helmínticos e antivirais.

O uso racional de antimicrobianos é importante para obter a esperada eficácia e evitar os efeitos adversos, as reações de hipersensibilidade, os gastos desnecessários e, principalmente, a indução de resistência microbiana. Também é necessário cuidado na prescrição desses fármacos em gestantes, crianças, pacientes imunocomprometidos e portadores de doenças crônicas e insuficiência renal ou hepática.[29]

Os antibióticos são utilizados para tratamento das infecções orais, e sua prevalência está ligada à microbiota presente na cavidade. Em momentos de desequilíbrio microbiológico e de resposta imune, desenvolvem-se quadros agudos de infecção. A microbiota bucal é mista e constituída por bactérias gram-positivas e gram-negativas, aeróbias e anaeróbias. Na maior parte das infecções odontogênicas, há microbiota mista, o que deve ser levado em conta quando se faz tratamento empírico devido à premência em atender uma situação aguda.[30] Portanto, a seleção do antibiótico a ser prescrito nesse tipo de infecção deve considerar os microrganismos prevalentes na cavidade oral.

Na seleção, a eficácia do antimicrobiano é validada por critérios microbiológicos (capacidade de eliminar ou inibir a multiplicação bacteriana), experimentais e clínicos. A amplitude do espectro de cobertura do antibiótico deve ser considerada.

As infecções odontogênicas complexas são aquelas que se disseminam para espaços faciais subjacentes e podem provocar complicações graves, como a angina de Ludwig. Seu diagnóstico precoce e uma avaliação precisa das complicações são extremamente importantes para o sucesso do tratamento. Em estudo realizado com 50 pacientes, concluiu-se que a infecção odontogênica pode atingir indivíduos de variadas faixas etárias, independentemente de gênero, classe econômica ou nível de instrução. Prevenção e abordagem precoce dos casos constituem a melhor estratégia de tratamento.[31]

As infecções bacterianas odontogênicas são sensíveis a antibióticos betalactâmicos, macrolídios, tetraciclinas, anaerobicidas (clindamicina, metronidazol) e fluoroquinolonas.[32] Esses antibióticos são usados no controle de infecções após intervenções como incisão, drenagem e desbridamento pulpar, bem como no uso profilático em pacientes com condições sistêmicas que deles necessitam. A amoxicilina isolada ou com ácido clavulânico e a clindamicina (em pacientes alérgicos à primeira) são muito utilizadas para reduzir o risco de infecção ou controlá-la quando presente.[33,34]

A celulite facial é a complicação mais frequente e séria das infecções odontogênicas. Caracteriza-se por pronunciado edema dos tecidos moles, com a disseminação das bactérias para as estruturas profundas do pescoço e da face. Em casos mais graves, pode evoluir para fascite necrosante, mediastinite (mortalidade em torno de 40%), trombose do seio cavernoso, abscesso cerebral e meningite.[35]

As características clínicas incluem aumento rápido de volume, debilidade geral, febre superior a 38°C, trismo, dificuldade de deglutição, linfonodos palpáveis e dispneia. Quando aliadas a sinais de alerta, como disseminação bilateral para os espaços submandibulares e sublinguais, com extensão e dor cervical e/ou torácica, alterações da região orbital e periorbital, elevação da língua, em pacientes imunocomprometidos ou portadores de doenças sistêmicas crônicas, indicam necessidade de internação para controle.

Nesses casos, a seleção dos antibióticos, o intervalo de dose e a duração de tratamento não são alterados, mas sim a via de administração (parenteral) e a concentração.

O *metronidazol* tem indicação no tratamento de GUN e PUN. Em infecções nas quais haja microrganismos aeróbios e anaeróbios envolvidos, é normalmente associado a outro antimicrobiano.[36]

O *gliconato de clorexidina* é um antibacteriano tópico, muito útil para reduzir a microbiota oral durante uma remoção mecânica difícil da placa bacteriana sobre os dentes. Deve ser prescrito em pacientes com trismo ou dificuldade de higienização associado a, por exemplo, pericoronarites, GUN, PUN ou traumatismos dentoalveolares.

Em lesões traumáticas que envolvam fratura alveolar, a antibioticoterapia está indicada, sendo *amoxicilina* ou *amoxicilina associada a ácido clavulânico* a primeira escolha, ou clindamicina para pacientes alérgicos ou não responsivos às primeiras opções.

As infecções secundárias também conduzem o paciente a procurar o atendimento de urgência e receber antibioticoterapia adequada, embora o agente primário não seja infeccioso, como em sialolitíase, lesões hiperplásicas e neoplasias.

As infecções de origem bucal – doenças periodontais e periodontais necrosantes, abscessos perirradiculares (periodontais e endodônticos), abscessos intraósseos, alveolites, osteonecroses, perimplantites, lesões extensas de mucosa, gengivoestomatite herpética, candidíase e outras doenças oportunistas – podem evoluir para sepse. São recorrentes na comunidade e em pacientes internados, mas os indivíduos mais suscetíveis são imunocomprometidos, idosos, gestantes e crianças.

O reconhecimento das propriedades farmacológicas e da farmacocinética dos antimicrobianos favorece a seleção correta, reduz o risco de prescrições errôneas e determina o acompanhamento necessário após o uso.

Os grupos farmacológicos e os representantes mais empregados para controle de infecções odontológicas estão relacionados no Quadro 31.3.

Quadro 31.3 Grupos e representantes de antimicrobianos a serem utilizados em urgências odontológicas.

Penicilinas	Penicilina V, amoxicilina, amoxicilina + ácido clavulânico, ampicilina
Cefalosporinas	Cefalexina, cefazolina
Macrolídios	Eritromicina, claritromicina, azitromicina
Nitroimidazólicos	Metronidazol, tinidazol, nimorazol
Lincosamidas	Clindamicina, lincomicina
Fluoroquinolonas	Ciprofloxacino, moxifloxacino
Tetraciclinas	Doxiciclina, minociclina

Entre as infecções virais mais frequentes e que geram consultas odontológicas de urgência estão o herpes labial e a gengivoestomatite herpética primária.

O herpes labial é uma infecção viral recorrente e contagiosa e está relacionado a baixa imunidade. Há um período prodrômico caracterizado por sintomas de queimação, ardência e prurido. Após 24 a 48 horas, ocorre a erupção de vesículas localizadas nas regiões labial e perilabial, que se rompem e formam crostas. É autolimitante e cura entre 7 e 10 dias. Antivirais devem ser administrados o mais cedo possível, de preferência na fase de prurido. O aciclovir tópico ou sistêmico está indicado para pacientes imunossuprimidos.[37,38]

A gengivoestomatite herpética é a primeira exposição ao herpes-vírus simples e ocorre preferencialmente na primeira infância. Manifesta-se sob a forma de múltiplas vesículas disseminadas por toda a boca, que também se rompem e formam úlceras. É autolimitada, apresentando regressão espontânea em até 10 dias. Podem ocorrer febre, linfadenopatia, dor, aumento de salivação e incapacidade de se alimentar. A conduta se resume a hidratação, repouso e analgésicos/antitérmicos e anestésicos tópicos (lidocaína). Diferentemente do que ocorre no herpes labial, os antivirais não apresentam eficácia na remissão do quadro.

A candidíase, causada pelo agente *Candida albicans*, é a infecção fúngica mais comum. Os casos, em sua maioria, são assintomáticos; porém, às vezes, podem ocorrer prurido, dor, ardência, alteração de paladar e dificuldade de deglutir e falar. O diagnóstico é eminentemente clínico.

O comprometimento fúngico na cavidade oral pode ser consequência de micose sistêmica ou do uso de antibióticos que alteram a microbiota. A candidíase eritematosa (atrófica) e a candidíase pseudomembranosa devem ser vistas como indicativos de imunossupressão em indivíduos que não estão dentro do perfil epidemiológico (recém-natos, idosos e portadores de próteses totais ou parciais removíveis).

No tratamento, devem ser administrados antifúngicos por via tópica e/ou sistêmica. Os agentes mais comuns são nistatina ou miconazol por via oral, acrescidos da orientação de limpeza das próteses e higienização, quando necessário.[39]

A estomatomiíase é uma doença parasitária provocada pela larva da mosca. A sintomatologia, bem como a gravidade das miíases cavitárias, varia de acordo com a localização e o número de larvas. Podem ocorrer mialgia, febre, odor acentuado, inflamação dos tecidos circundantes, ulcerações e necrose tecidual. A movimentação das larvas facilita o diagnóstico. Na cavidade oral, as áreas mais comumente afetadas são a região dos incisivos dos maxilares e palato. Em alguns casos, as larvas estão em planos mais profundos e podem entrar em contato com estruturas anatômicas importantes, como seios maxilares e fossas nasais. A miíase manifesta-se normalmente em indivíduos portadores de enfermidades como tetraplegia, debilidade mental, senilidade e alcoolismo e/ou que vivem em condições sanitárias precárias, como pessoas em situação de rua. O tratamento consiste na remoção cirúrgica das larvas. Em casos de maior gravidade e/ou na incerteza sobre a total remoção das larvas, deve-se prescrever antiparasitário sistêmico, como a ivermectina.[40,41]

Agentes hemostáticos

Uma hemorragia é o extravasamento abundante e anormal de sangue através de uma lesão vascular acidental ou cirúrgica, sem que haja coagulação e hemostasia natural. A hemorragia pode associar-se a condições sistêmicas como deficiências na produção de fatores de coagulação (hemofilia, cirrose hepática, baixa produção de plaquetas e púrpura) ou ao uso de medicamentos antiplaquetários (ácido acetilsalicílico e clopidrogel) e anticoagulantes (heparina e anticoagulantes orais).

A conduta consiste em limpar a cavidade oral e remover todos os coágulos para identificar a origem do sangramento. Podem ser aplicadas medidas locais de hemostasia, como compressão, suturas múltiplas, eletrocauterização e esponja de fibrina.

O *ácido tranexâmico*, em solução ou em pasta, deve ser aplicado com gaze ou diretamente sobre a ferida cirúrgica. Também pode ser administrado por via oral, conforme a necessidade. O paciente deve ser orientado a repousar, manter a cabeça elevada, evitar bochechos e empregar dieta pastosa e fria nas primeiras horas após a medicação.

Um ensaio clínico randomizado, duplo-cego e controlado por placebo avaliou 30 pacientes adultos em uso de anticoagulantes orais e que necessitavam de exodontias de pequeno porte. O ácido tranexâmico em solução foi administrado como irrigação do alvéolo e bochechos pós-operatórios por 7 dias. Tal administração mostrou-se segura, porém não foi estatisticamente significante em reduzir o risco de sangramento (risco relativo [RR] = 56%; $p = 0,35$) após pequenas cirurgias orais em pacientes anticoagulados.[42]

Pacientes com hemorragias persistentes, mesmo após manobras locais de hemostasia, devem ser encaminhados para serviço médico de urgência, para reposição volêmica e controle das condições clínicas subjacentes.

Em outro ensaio clínico, bochechos com ácido tranexâmico 10%, administrados em pacientes submetidos a extrações dentárias, não reduziram o sangramento oral pós-procedimento em comparação ao placebo. Sugeriu-se que haveria redução de sangramento pós-operatório quando múltiplos dentes fossem extraídos.[43]

Uma revisão sistemática e metanálise de quatro estudos de coorte comparou o risco de sangramento durante um tratamento local pós-procedimento com ácido tranexâmico em pacientes que não usavam anticoagulantes orais *versus* os que o utilizavam e constatou que houve maior risco de sangramento em pacientes anticoagulados e que receberam ácido tranexâmico (*odds ratio* [OR] = 2,4: 0,69 a 8,12). Tal resultado mostra que a administração de ácido tranexâmico não elimina completamente o aumento de risco de sangramento em pacientes anticoagulados.[44]

RELAXANTES MUSCULARES E ANSIOLÍTICOS

Os relaxantes musculares podem ser empregados em consultas de urgência para tratamento de dor e trismos, provocados por DTM, luxação da ATM e ansiedade excessiva.

A ansiedade é uma reação cognitiva, emocional e física a uma situação de eminente perigo ou ameaça. O "medo do dentista" é comum e pode ser exacerbado em situações em que a dor esteja presente. Uma de suas consequências é a evasão das consultas, mesmo quando se fazem necessárias.

Um estudo identificou, a partir de diversas escalas psicológicas, diferentes níveis de ansiedade em 374 soldados, compulsoriamente submetidos a avaliação odontológica. Os pacientes mais ansiosos mostraram maior incidência de lesões cariosas ($p < 0{,}001$) e maior necessidade de reabilitação oral, mas afecções periodontais e visitas regulares ao dentista não se diferenciaram entre os pacientes.[45]

A abordagem medicamentosa para ansiedade objetiva aliviar a angústia e o medo mais intensos no momento da consulta, tornando o paciente mais cooperativo e confortável frente ao procedimento a ser realizado. Os *benzodiazepínicos* são ansiolíticos e podem ser empregados com essa finalidade.[46] Os representantes mais comuns são diazepam, midazolam, triazolam, alprazolam e lorazepam – todos com eficácia similar. Podem ser administrados por vias oral, intramuscular, intravenosa e nasal.

Nas luxações de ATM, em que o côndilo se move para fora da cavidade glenoide uni ou bilateralmente, este deslocamento é mantido pelo espasmo dos músculos mastigatórios. As características clínicas são incapacidade de fechar a boca, protrusão do mento, salivação intensa, dificuldade de falar, dor e tensão na musculatura mastigatória. Embora a conduta consista em reposicionar o côndilo manualmente na fossa glenoide, é possível empregar um relaxante muscular para facilitar a manobra e, se necessário, manter seu uso por alguns dias.

O tratamento para disfunção de ATM exige um conhecimento profundo da etiologia do problema e, na maioria dos casos, um trabalho interdisciplinar a longo prazo. Além das dores nos músculos faciais, cervicais e na própria articulação, os sinais mais frequentes são cefaleias, estalidos e ruídos, limitação de abertura de boca e dificuldade de mastigar. O uso de relaxantes musculares de ação central, associados a analgésicos e anti-inflamatórios, está recomendado por período curto.[47]

REFERÊNCIAS BIBLIOGRÁFICAS

1. Raja SN, Carr DB, Cohen M, Finnerup NB, Flor H. Gibson S et al. The revised International Association for the Study of Pain definition of pain: concepts, challenges, and compromises. Pain. 2020;161(9):1976-82.
2. Secretaria Municipal de Saúde de Porto Alegre. Protocolo de urgências em odontologia. Porto Alegre: A Secretaria; 2014. Disponível em: http://lproweb.procempa.com.br/pmpa/prefpoa/sms/usu_doc/protocolo_de_urgencias_odontologia_a5.1.pdf.
3. Hitchcock LS, Ferrell BR, McCaffery M. The experience of chronic nonmalignant pain. J Pain Symptom Manage. 1994;9(5):312-8.
4. Elizondo JE, Treviño AC, Violant D. Dentistry and HIV/AIDS related stigma. Rev Saúde Pública. 2015;49:79-90.
5. Cypriano S, de Sousa MLR, Wada RS. Avaliação de índices CPOD simplificados em levantamentos epidemiológicos de cárie dentária. Rev Saude Publica. 2005;39(2):285-92.
6. Kassebaum NJ, Bernabé E, Dahiya M, Bhandari B, Murray CJ, Marcenes W. Global burden of untreated caries: a systematic review and metaregression. J Dent Res. 2015;94(5):650-8.
7. Martins EP, de Oliveira OR, Bezerra SRS, Dourado AT. Estudo epidemiológico de urgências odontológicas da FOP/UPE. RFO UPF. 2014;19(3):316-22.
8. Verma S, Chambers I. Dental emergencies presenting to a general hospital emergency department in Hobart, Australia. Aust Dent J. 2014;59(3):329-33.
9. Kassebaum NJ, Bernabé E, Dahiya M, Bhandari B, Murray CJ, Marcenes W. Global burden of severe periodontitis in 1990-2010: a systematic review and meta-regression. J Dent Res. 2014;93(11):1045-53.
10. Ardenghi TM, Piovesan C, Antunes JLF. Desigualdades na prevalência de cárie dentária não tratada em crianças pré-escolares no Brasil. Rev Saúde Pública. 2013;47(Supl. 3):129-37.
11. Josgrilberg EB, Cordeiro RCL. Aspectos psicológicos do paciente infantil no atendimento de urgência. Odontol Clín-Cient. 2005;4(1):13-18.
12. Riggs E, Gussy M, Gibbs L, van Gemert C, Waters E, Kilpatrick N. Hard to reach communities or hard to access services? Migrant mothers' experiences of dental services. Aust Dent J. 2014;59(2):201-7.
13. Ranade A, Young GJ, Garcia R, Griffith J, Singhal A, McGuire J. Emergency department revisits for nontraumatic dental conditions in Massachusetts. J Am Dent Assoc. 2019;150(8):656-63.
14. Luchi CA, Peres KG, Bastos JL, Peres MA. Desigualdades na autoavaliação da saúde bucal em adultos. Rev Saúde Pública. 2013;47(4):740-51.
15. Rodrigues T. Perfil do usuário de pronto atendimento odontológico e sua interface com a atenção primária. Porto Alegre, Rio Grande do Sul. Monografia [Especialização] – Faculdade de Odontologia, Universidade Federal do Rio Grande do Sul; 2020. Disponível em: https://lume.ufrgs.br/handle/10183/222319.
16. Wannmacher L. Princípios gerais do correto tratamento da infecção. In: Wannmacher L, Ferreira MBC, editors. Farmacologia clínica para dentistas. 3. ed. Rio de janeiro: Guanabara Koogan; 2007. p. 271-79.
17. Stolbizer F, Roscher DF, Andrada MM, Faes L, Arias C, Siragusa C et al. Self-medication in patients seeking care in a dental emergency service [Automedicación en pacientes que concurren a un servicio de guardia odontológica]. Acta Odontol Latinoam. 2018;31(2):117-21.
18. Bhattarai R, Khanal S, Shrestha S. Prevalence of self-medication practices for oral health problems among dental patients in a dental college: a descriptive cross-sectional study. J Nepal Med Assoc. 2020;58(224):209-13.
19. Hung KKC, Graham CA, Lo RSL, Leung YK, Leung LY, Man SY et al. Oral paracetamol and/or ibuprofen for treating pain after soft tissue injuries: single centre double-blind, randomised controlled clinical trial. PLoS One. 2018;13(2):e0192043.
20. Macleod AG, Ashford B, Voltz M, Williams B, Cramond T, Gorta L et al. Paracetamol *versus* paracetamol-codeine in the treatment of post-operative dental pain: a randomized, double-blind, prospective trial. Aust Dent J. 2002;47(2):147-51.
21. Akinbade AO, Ndukwe KC, Owotade FJ. Comparative analgesic effects of ibuprofen, celecoxib and tramadol after third molar surgery: a randomized double blind controlled trial. J Contemp Dent Pract. 2018;19(11):1334-40.
22. Franco-de la Torre L, Figueroa-Fernández NP, Franco-González DL, Alonso-Castro ÁJ, Rivera-Luna F, Isiordia-Espinoza MA. A meta-analysis of the analgesic efficacy of single-doses of ibuprofen compared to traditional non-opioid analgesics following third molar surgery. Pharmaceuticals (Basel). 2021;14(4):360.
23. Bailey E, Worthington HV, van Wijk A, Yates JM, Coulthard P, Afzal Z. Ibuprofen and/or paracetamol (acetaminophen) for pain relief after surgical removal of lower wisdom teeth. Cochrane Database Syst Rev. 2013;(12):CD004624.
24. Derwich M, Mitus-Kenig M, Pawlowska E. Orally administered NSAIDs-general characteristics and usage in the treatment

of temporomandibular joint osteoarthritis-a narrative review. Pharmaceuticals (Basel). 2021;14(3):219.
25. Kent S, Hennedige A, McDonald C, Henry A, Dawoud B, Kulkarni R et al. Systematic review of the role of corticosteroids in cervicofacial infections. Br J Oral Maxillofac Surg. 2019;57(3):196-206.
26. Costa FW, Esses DF, de Barros Silva PG, Carvalho FSR, Lopes Sá CD, Albuquerque AFM et al. Does the preemptive use of oral nonsteroidal anti-inflammatory drugs reduce postoperative pain in surgical removal of third molars? A meta-analysis of randomized clinical trials. Anesth Prog. 2015;62(2):57-63.
27. Fitzpatrick SG, Cohen DM, Clark AN. Ulcerated lesions of the oral mucosa: clinical and histologic review. Head Neck Pathol. 2019;13(1):91-102.
28. Nico MMS, Fernandes JD, Lourenço SV. Líquen plano oral. An Bras Dermatol. 2011;86(4):633-43.
29. Ahmadi H, Ebrahimi A, Ahmadi F. Antibiotic therapy in dentistry. Int J Dent. 2021;28;2021:6667624.
30. Rega AJ, Aziz SR, Ziccardi VB. Microbiology and antibiotic sensitivities of head and neck space infections of odontogenic origin. J Oral Maxillofac Surg. 2006;64(9):1377-80.
31. Camargos FM, Meira HC, de Aguiar EG, Abdo EM, da Glória JR, Dias ACS. Infecções odontogênicas complexas e seu perfil epidemiológico. Rev cir traumatoluco-maxilofac. 2016;16(2):25-30.
32. Martins JR, Chagas OL Jr, Velasques BD, Bobrowski AN, Correa MB, Torriani MA. The use of antibiotics in odontogenic infections: what is the best choice? A systematic review. J Oral Maxillofac Surg. 2017;75(12):2606.e1-2606.e11.
33. Segura-Egea JJ, Gould K, Şen BH, Jonasson P, Cotti E, Mazzoni A et al. Antibiotics in endodontics: a review. Int Endod J. 2017;50(12):1169-84.
34. Giunta CC, Soto de Facchin M, Acevedo Rodríguez AM. Medical-dental considerations in the care of children with facial cellulitis of odontogenic origin. A disease of interest for pediatricians and pediatric dentists. [Consideraciones médico-odontológicas en la atención del niño con celulitis facial odontogénica. Una patología de interés para pediatras y odontopediatras.] Arch Argent Pediatr. 2018;116(4):e548-53.
35. Soylu E, Erdil A, Sapmaz E, Somuk BT, Akbulut N. Mediastinitis as complication of odontogenic infection: A case report. Niger J Clin Pract. 2019;22(6):869-71.
36. Bhagania M, Youseff W, Mehra P, Figueroa R. Treatment of odontogenic infections: An analysis of two antibiotic regimens. J Oral Biol Craniofac Res. 2018;8(2):78-81.
37. da Rosa MI, Souza SL, de Farias BF, Pires PDS, Dondossola ER, dos Reis MEF. Efficacy of topical 5% acyclovir 1% hydrocortisone cream (ME-609) for treatment of herpes labialis: a systematic review. An Acad Bras Cienc. 2015;87(2 Suppl):1415-20.
38. Leung AKC, Barankin B. Herpes labialis: an update. Recent Pat Inflamm Allergy Drug Discov. 2017;11(2):107-13.
39. Fang J, Huang B, Ding Z. Efficacy of antifungal drugs in the treatment of oral candidiasis: A Bayesian network meta-analysis. J Prosthet Dent. 2021;125(2):257-65.
40. Dos Passos JBS, Coelho LV, de Arruda JAA, Silva LVO, do Valle IB, Santos MS et al. Oral myiasis: Analysis of cases reported in the English literature from 1990 to 2020. Spec Care Dentist. 2021;41(1):20-31.
41. Vasanthakumar V, Varalakshmi PR, Vanmathi R. Oral myiasis of maxilla (palatal gingiva). Contemp Clin Dent. 2020;11(2):162-4.
42. Silva JVAG, de Almeida CS, de Vasconcellos SJA. Avaliação do ácido tranexâmico tópico no controle de sangramento pós-operatório de cirurgias orais em pacientes anticoagulados: ensaio clínico randomizado. Anais da 21ª Semana de Pesquisa da Universidade Tiradentes. 2019.
43. Ockerman A, Miclotte I, Vanhaverbeke M, Vanassche T, Belmans A, Vanhove J et al. Tranexamic acid and bleeding in patients treated with non-vitamin K oral anticoagulants undergoing dental extraction: The EXTRACT-NOAC randomized clinical trial. PLoS Med. 2021;18(5):e1003601.
44. Owattanapanich D, Ungprasert P, Owattanapanich W. Efficacy of local tranexamic acid treatment for prevention of bleeding after dental procedures: A systematic review and meta-analysis. J Dent Sci. 2019;14(1):21-6.
45. Eitner S, Wichmann M, Paulsen A, Holst S. Dental anxiety – an epidemiological study on its clinical correlation and effects on oral health. J Oral Rehab. 2006;33(8):558-93.
46. Byrne BE, Tibbetts LS. Conscious sedation and agents for the control of anxiety. In: American Dental Association – ADA. ADA guide to dental therapeutics. 3 ed. Illinois; 2003. p. 17-53.
47. Häggman-Henrikson B, Alstergren P, Davidson T, Högestätt ED, Östlund P, Tranaeus S et al. Pharmacological treatment of orofacial pain – health technology assessment including a systematic review with network meta-analysis. J Oral Rehabil. 2017;44(10):800-26.

Parte 7

Uso de Medicamentos em Especialidades Odontológicas

32

Uso de Medicamentos em Cirurgia e Traumatologia Bucomaxilofacial

Edela Puricelli e Deise Ponzoni

INTRODUÇÃO

A cavidade bucal, sob o aspecto cirúrgico, oferece acesso para tratamentos e intervenções cruentas, prevendo recuperação parcial ou total dos tecidos moles e duros da estrutura bucomaxilofacial. Sob o aspecto funcional, a cavidade é vital no sistema estomatognático, por fazer parte de respiração, fala, mastigação e deglutição. Sob o aspecto semiológico, ela desafia a identificação e o diagnóstico de sinais e sintomas locais ou sistêmicos. Sob o aspecto patológico, ali se reconhece o diagnóstico final de neoplasias benignas e malignas, lesões traumáticas (físicas e químicas), doenças imunológicas (processos alérgicos e autoimunes) e infecções (viral, bacteriana e fúngica).

A cavidade bucal humana contém hábitats diferentes, localizados em dentes, sulco gengival, língua, bochechas, palatos duro e mole e amígdalas, e sua higienização está relacionada à limpeza de parte desses hábitats, como dentes, gengivas, mucosas e língua. Os microrganismos, amplamente variados e numerosos, são importantes na manutenção do estado de saúde humana. Portanto, a quebra dessa homeostase por alguma alteração no ambiente bucal pode favorecer a proliferação de espécies patogênicas. Nessa circunstância, cabem procedimentos clínicos e cirúrgicos para recuperação e manutenção da sanidade dessas estruturas.

Cirurgia e traumatologia bucomaxilofaciais constituem uma especialidade da Odontologia que tem como objetivo o diagnóstico e o tratamento cirúrgico e coadjuvante de doenças, traumatismos, lesões e anomalias congênitas ou adquiridas do aparelho mastigatório e anexos, bem como de estruturas craniofaciais associadas.

Dentro de seu escopo de atuação, a prescrição de medicamentos está relacionada, predominantemente, com manejo de infecções, inflamação e dor. Para o tratamento farmacológico de outras manifestações específicas, frequentemente pós-operatórias, outros grupos medicamentosos são considerados.

INDICAÇÃO E SELEÇÃO

Medicamentos associados ao manejo da infecção

As infecções que envolvem o complexo bucomaxilofacial podem ser causadas por bactérias, fungos ou vírus. As principais manifestações são edema pronunciado, trismo, disfagia, dispneia, mal-estar geral e febre.

Uma doença ou traumatismo que demande abordagem cirúrgica (p. ex., uma área abcedada) pode ser a porta de entrada para a infecção. Mais tarde, ela segue para o procedimento cirúrgico odontológico, mas é fundamentalmente tratada por técnica adequada e cuidados preventivos e pós-operatórios de assepsia e desinfecção.

As infecções mais frequentes são as odontogênicas, causadas por microrganismos endógenos e caracterizadas pela presença predominante de bactérias aeróbias e anaeróbias.

As infecções odontogênicas podem ser localizadas ou disseminadas. A localização anatômica da infecção e seu estágio definem a abordagem terapêutica: farmacológica, cirúrgica ou ambas. Quando o tratamento é cirúrgico, baseia-se na resolução da causa e na drenagem, que permite a exteriorização do exsudato infeccioso/inflamatório.

Na maioria das situações, realiza-se *terapia presuntiva* ou *empírica*, com base nas características microbiológicas gerais das infecções odontogênicas, e não faz parte da rotina clínica obter material para identificação microbiana e teste de sensibilidade aos antimicrobianos.[1] Contudo, em infecções graves, em pacientes imunocomprometidos ou frente à evolução desfavorável de terapias já instituídas em pacientes imunocompetentes, a coleta de material biológico para realização de antibiograma é justificável.[2]

A terapia antimicrobiana para tratamento de infecções odontogênicas é reservada a situações em que as defesas imunológicas do paciente são incapazes de controlar a infecção. A gravidade pode ser avaliada por meio de sinais e sintomas clínicos e por exames que indicam sua disseminação. Em geral, a duração da terapia antimicrobiana deve estar baseada na remissão desses sinais e em parâmetros laboratoriais.[3]

Penicilinas isoladas ou associadas a *inibidores de betalactamases* ainda são os medicamentos mais utilizados. Diante da falha de uso ou na presença de alergia penicilínica, *macrolídios* (azitromicina, eritromicina), *quinolonas* (moxifloxacino, oxifloxacino, ciprofloxacino) ou *anaerobicidas* (clindamicina) são alternativas viáveis.

Cerca de 6% dos pacientes com infecções odontogênicas podem ter complicações que resultam em realização de múltiplas intervenções cirúrgicas, hospitalização em unidade de terapia intensiva, intubação prolongada, traqueostomia e morte.[4]

Infecções microbianas orofaciais e respectivos antimicrobianos

A *pericoronarite* é uma infecção de tecidos pericoronários, sobretudo junto a terceiros molares parcialmente retidos, sendo causada predominantemente por anaeróbios, como *Peptostreptococcus, Fusobacterium, Bacteroides, P. gingivalis* e *P. intermedia*. Na maioria das vezes, a drenagem nessa condição ocorre de maneira espontânea. Havendo indicação, penicilinas são os antimicrobianos de escolha. Diante de história de alergias, as alternativas são eritromicina, clindamicina ou metronidazol.[1,5]

Sua disseminação depende de fatores locais e sistêmicos. O envolvimento de espaços fasciais primários e secundários e do mediastino representa situação de maior gravidade, frequentemente associada à evolução para disfunções sistêmicas, como sepse e choque séptico.[6-8]

A *angina de Ludwig* é celulite que se expande a espaços fasciais primários submandibulares, sublinguais e submentonianos, provocando elevação da língua e seu deslocamento contra a hipofaringe, o que leva à obstrução das vias respiratórias e, por consequência, à morte. A condição foi definida por Karl Friedrich Wilhelm von Ludwig, em 1936, como uma infecção de rápida progressão e potencialmente fatal.[9]

A infecção odontogênica (especialmente quando envolve molares inferiores) associa-se em 70% dos casos. Também se associa a infecções do trato respiratório superior. Pacientes com histórico de hipogamaglobulinemia (IgG) apresentam alto risco de complicações graves. A disseminação pelo trajeto do músculo estiloglosso pode levar ao comprometimento dos espaços parafaríngeo e retrofaríngeo até atingir o mediastino superior. Complicações ocorrem em mais de 25% dos pacientes, incluindo mediastinite descendente necrosante, fascite necrosante de pescoço e tórax, pericardite, ruptura da artéria carótida, trombose da veia jugular, empiema pleural, pneumonia e síndrome da angústia respiratória aguda.

A microbiota da cavidade bucal está envolvida na angina de Ludwig, com grande quantidade de microrganismos associados, tais como estreptococos do grupo *viridans* (40% dos casos), *Staphylococcus aureus* (27%) e *Staphylococcus epidermidis* (23%), *Enterococcus* sp., *E. coli*, *Streptococcus* sp., *S. aureus*, *Klebsiella pneumoniae* e espécies de *Actinomyces, Fusobacterium, Peptostreptococcus* e *Bacteroides*.[9]

Na angina de Ludwig, são avaliadas as vias respiratórias do paciente e seu estado hemodinâmico. A condição requer pronta intervenção cirúrgica para drenagem dos espaços fasciais envolvidos. A terapia de apoio consiste em hidratação, reposição eletrolítica, controle de dor e repouso, bem como suporte nutricional. Os antimicrobianos nela indicados têm amplo espectro, atuando sobre microrganismos aeróbios e anaeróbios, e sua seleção pode ser vista no Quadro 32.1.

Para pacientes com *S. aureus* resistente à meticilina, recomenda-se cobertura adicional com vancomicina 20 mg/kg, por via intravenosa (IV), ou linezolida 600 mg, IV, a cada 12 horas. Outros medicamentos adjuvantes incluem dexametasona (10 mg, IV) e epinefrina 1:1.000 nebulizada (1 mℓ diluído em 5 mℓ de solução salina 0,9%).[9]

Já a *mediastinite descendente necrosante* é a propagação da infecção odontogênica através dos espaços submandibulares, retrofaríngeo e parafaríngeos, facilitada pela ação da gravidade, respiração e pressão negativa intratorácica. Os critérios para diagnóstico da condição – definidos por Estrera et al. em 1983 e revisados por Wheatley e et al. em 1990 – incluem manifestações clínicas de grave infecção cervical, achados característicos de mediastinite, evidência de infecção mediastinal necrosante na cirurgia ou exame *post mortem* ou ambos e o estabelecimento de relação entre infecção orofaríngea e desenvolvimento do processo mediastinal necrosante.

A condição é grave, mas o manejo cirúrgico, baseado em abordagem de regiões maxilofacial, cervical e torácica, melhora o prognóstico. Ainda assim, a doença apresenta alta taxa de mortalidade (até 40%).[10]

A *sinusite maxilar* pode ser aguda ou crônica. A maioria dos casos de acometimento agudo tem causa viral (rinovírus, coronavírus, influenza, parainfluenza e vírus sincicial respiratório), e o processo é autolimitante. Entretanto, sintomas que persistem após 7 a 10 dias ou pioram são sugestivos de infecção bacteriana, causada por *Streptococcus pneumoniae, Haemophilus influenzae* e *Moraxella catarrhalis*.[11]

Nos casos crônicos, há predomínio de *Bacteroides, Peptostreptococcus* e *Clostridium*, e mais de 50% dessas bactérias produzem betalactamases.[1]

O tratamento da sinusite supurativa aguda é medicamentoso, não cirúrgico, e os antimicrobianos mais utilizados são amoxicilina ou ampicilina. Para pacientes alérgicos, as alternativas são azitromicina, clindamicina, cefaclor e cefuroxima. Já a sinusite supurativa crônica demanda a

Quadro 32.1 Antimicrobianos selecionados para uso isolado ou em associação no tratamento de angina de Ludwig em pacientes imunocompetentes e imunocomprometidos.

Imunocompetentes	Imunocomprometidos
Ampicilina-sulbactam, 3 g, IV, a cada 6 horas	Cefepima, 2 g, IV, a cada 8 horas
Ceftriaxona, 2 g, IV, a cada 12 horas	Metronidazol, 500 mg, IV, a cada 8 horas
Metronidazol, 500 mg, IV, a cada 8 horas	Imipeném, 1 g, IV, a cada 6 a 8 horas
Clindamicina, 600 mg, IV, a cada 6 a 8 horas	Meropeném, 2 g, IV, a cada 8 horas
Levofloxacino, 750 mg, IV, a cada 24 horas	Piperacilina-tazobactam, 4,5 g, IV, a cada 6 horas

IV: via intravenosa.

combinação de tratamentos cirúrgico e medicamentoso. Empregam-se associações de ampicilina com sulbactam ou amoxicilina com ácido clavulânico.[1]

A *sinusite odontogênica* é uma infecção de origem bacteriana, geralmente unilateral, que acomete o seio maxilar, com ou sem extensão para outros seios paranasais. É secundária a qualquer processo infeccioso maxilar adjacente a patologias dentárias (processos apicais de dentes contíguos ou contínuos à cavidade sinusal ou complicações de procedimentos cirúrgicos odontológicos, como comunicação bucossinusal, intrusão de raízes dentárias e instalação de implantes). Anatomicamente, há uma relação de proximidade das raízes do segundo molar, seguida pelas raízes dos primeiros molares, terceiros molares, segundo pré-molar e primeiro pré-molar. Corresponde a 25 a 40% de todas as sinusites maxilares crônicas e representa 45 a 75% das opacificações de seio maxilar observadas no exame de tomografia computadorizada (TC). Os principais microrganismos envolvidos são *Staphylococcus aureus, Streptococcus pneumoniae, Prevotella* spp., *Peptostreptococcus* spp.[12-14]

A sinusite odontogênica é normalmente refratária à antibioticoterapia inicial, devido à sua natureza polimicrobiana.[15] O diagnóstico da condição deve ser considerado pelo médico otorrinolaringologista quando o paciente apresenta sintomas nasais unilaterais que não respondem ao tratamento médico estabelecido, especialmente após história de procedimento odontológico recente na maxila.[12]

O tratamento para sinusite odontogênica deve estar associado ao da patologia dentária.[1] Entre os antimicrobianos, *amoxicilina combinada com ácido clavulânico* é a primeira escolha. Em pacientes alérgicos à penicilina, indicam-se piperacilina, cefotaxima, cefuroxima, clindamicina, fluoroquinolonas e tetraciclinas.[12]

Os seios maxilares podem ser acometidos por infecções fúngicas, como *aspergilose* e *mucormicose*. Em pacientes saudáveis, os fungos podem causar sinusite crônica, não invasiva e geralmente autolimitada a um único seio maxilar. A mucormicose é causada por fungos da classe dos Zigomicetos e da ordem dos Mucorales. As espécies mais frequentemente isoladas nos pacientes são *Apophysomyces, Cunninghamella, Lichtheimia, Mucor, Rhizopus, Rhizomucor* e *Saksenaea*. Esses microrganismos não causam prejuízo a indivíduos imunocompetentes, mas, em pacientes imunocomprometidos, aspergilose e mucormicose tendem a evoluir de maneira rápida, invasiva e progressiva, levando a complicações como trombose do seio cavernoso, meningite e osteomielite. A mucormicose tem sido relatada em pacientes com covid-19.[16,17] O tratamento está associado à abordagem multidisciplinar com médico otorrinolaringologista.[1]

A *actinomicose cervicofacial* é uma infecção bacteriana incomum, crônica, supurativa e granulomatosa. Pode ser localizada ou disseminada, envolvendo os seios maxilares e outras estruturas. Foi descrita pela primeira vez pelo cirurgião alemão James Adolf Israel, em 1878. Na maioria das vezes, é de origem dentária e mimetiza patologias inflamatórias, outras infecções e tumores malignos. É comumente causada por *Actinomyces israelii*, e, com menor frequência, outras espécies estão envolvidas, como *A. naeslundii, A. odontolyticus, A. propionica, A. viscosus, A. gerencseriae* e *Propionicusbacterium propionicus*.

O *Actinomyces* é um microrganismo endógeno da cavidade bucal pouco patogênico, ou seja, não penetra em tecidos saudáveis. Desse modo, a actinomicose é comum após traumatismos ou necrose tecidual, caracterizando-se como uma infecção crônica e refratária a tratamento. Pode ocorrer a partir de periapicopatias ou periodontites, cirurgias dentoalveolares, traumatismo bucomaxilofacial, radioterapia e amigdalites.

Seus sinais e sintomas incluem edema facial, associado ou não a dor mastigatória, trismo, limitação dos movimentos cervicais, dificuldade para adaptação de próteses dentárias, febre e abscessos com formação de fístulas (40% dos casos). A drenagem é recomendada pela presença de "grânulos de enxofre", devido à coloração amarelada característica.[18]

A terapia para actinomicose pode exigir uso prolongado de antibióticos e manipulação cirúrgica. Antibióticos betalactâmicos são os mais indicados. Amoxicilina associada a ácido clavulânico (875 mg + 125 mg por via enteral, 2 vezes/dia, por 4 a 12 semanas) constitui tratamento de primeira escolha. A minociclina (1 g/dia, por via enteral, por 8 a 16 semanas) é uma alternativa para pacientes alérgicos a penicilinas. Em casos de infecção grave, carbapenêmicos ou tigeciclina são opções eficazes de segunda linha. A clindamicina e o metronidazol devem ser evitados, pois se associam a resistência microbiana.

A terapia farmacológica associada a intervenções cirúrgicas na presença de necrose, fístulas, osteomielite e lesões malignas subjacentes tende a reduzir o tempo da antibioticoterapia. A duração de tratamento é individualizada, mas pode ser avaliada a partir da diminuição da taxa de sedimentação de eritrócitos e dos valores de proteína C reativa.[18]

As *lesões por mordedura na face*, oriundas de animais e humanos, correspondem predominantemente a lesão isolada de tecido mole. Contudo, o resultado desse tipo de traumatismo tende a ter uma configuração mais irregular e mais propensa a cicatrizes desfavoráveis.[19]

Cada animal tem características dentárias específicas, que determinam o potencial risco de infecção e o tipo de tratamento após a mordida. A fonte mais comum de mordeduras são cães e gatos, seguidos pelo ser humano. A face de crianças (75%) é mais comumente acometida por mordidas do que a de adultos (10%). A característica polimicrobiana está associada à mordedura, com ampla variedade de microrganismos aeróbios e anaeróbios.

Nos ferimentos causados por animais, os microrganismos prevalentes são *Streptococcus* alfa-hemolítico e *Staphylococcus aureus*. Os anaeróbios mais frequentes incluem *Fusobacterium, Bacteroides, Prevotella, Propionibacterium, Peptostreptococcus* e *Porphyromonas*. Especificamente em mordidas de cães e gatos, espécie de *Pasteurella* associa-se a infecções dessas feridas, pois está presente na orofaringe da maioria desses animais.

As infecções causadas pela mordida de seres humanos normalmente estão contaminadas por microrganismos da cavidade bucal e por estafilococos da pele da vítima. Assim, predominam *Staphylococcus aureus, Streptococcus* alfa-hemolítico, *Haemophilus influenzae*, anaeróbios produtores de betalactamases e, sobretudo, *Eikenella corrodens*, que faz parte da microbiota bucal e respiratória. Este último microrganismo é sensível a penicilina G e ampicilina, mas resistente à clindamicina.[19]

Ferimentos que não comprometam os músculos não requerem tratamento com antimicrobiano, exceto em pacientes imunocomprometidos ou que apresentem risco de endocardite. Ferimentos que envolvam o plano muscular, provoquem defeitos teciduais ou envolvam segmento ósseo e/ou vascular, bem como aqueles que recebem atendimento com mais de 6 horas após a lesão inicial, devem ser tratados com antibioticoterapia. A amoxicilina associada a ácido clavulânico é a terapia de escolha. Para alérgicos, pode ser utilizada a doxiciclina.[1]

Diante de feridas por mordeduras, deve ser considerado o potencial para desenvolver a raiva, uma doença viral zoonótica que pode levar à encefalomielite fatal. A raiva canina causa aproximadamente 61.000 mortes por ano na comunidade internacional, ocorrendo 56 e 44% dos casos na Ásia e na África, respectivamente.[20]

A profilaxia pós-exposição (limpeza local da ferida seguida de vacinação) é essencial para prevenir a raiva em humanos, afecção que ainda permanece intratável. A administração da imunoglobulina antirrábica depende do tipo de exposição e da suspeita de o animal mordedor portar a doença. O uso da vacinação em conjunto com a imunoglobulina antirrábica é 100% eficaz na prevenção da infecção humana, quando há inoculação após mordida de animal infectado com o vírus.[19,20]

Em feridas com necrose tecidual local ou presença de corpos estranhos, deve-se considerar a possibilidade de infecção tetânica. O *tétano* é uma doença aguda, eventualmente fatal, devida à neurotoxina produzida pelo bacilo gram-positivo anaeróbio *Clostridium tetani*. A neurotoxina é responsável por espasmos musculares (generalizados ou localizados) e disfunção do sistema nervoso autônomo. A condição é evitada com vacinação.[21]

Diante da natureza polimicrobiana, envolvendo a lesão por mordedura, a profilaxia antibiótica é fortemente recomendada. Na face, considerando o fechamento primário da ferida, a necessidade da profilaxia antibiótica minimiza a infecção e as sequelas. Amoxicilina em associação ao ácido clavulânico é o antimicrobiano de escolha. Em pacientes alérgicos às penicilinas, opta-se por cefoxitina e doxiciclina.[19,21]

A *osteonecrose dos maxilares* está relacionada a terapias que fazem uso de medicamentos antirreabsortivos e antiangiogênicos e à radioterapia; portanto, é uma condição associada a tratamento de neoplasias malignas, doença de Paget, osteogênese imperfeita e osteoporose (pós-menopausa, juvenil idiopática ou induzida por esteroides).[22]

Mesmo que a osteonecrose apresente diversas opções de tratamento, variando de intervenção cirúrgica a terapias conservadoras, ainda não há consenso sobre a melhor solução.[23] Uma opção consistiu na reconstrução da mandíbula com a borda livre da fíbula em mulher de 27 anos, com extensa mandibulectomia devida a osteossarcoma. O referido procedimento resultou na recuperação da morfologia equilibrada da face e em ótima recuperação funcional.[24]

Procedimentos conservadores incluem cuidados nutricionais, controle de higiene bucal, analgesia e uso de antibióticos sistêmicos em casos de infecção aguda (amoxicilina com ácido clavulânico ou clindamicina). A oxigenoterapia hiperbárica é uma terapia adjuvante, especialmente quando combinada a cirurgia. Terapia com ultrassom também foi proposta. Outras terapias adjuvantes têm sido sugeridas, como aplicação de plasma rico em plaquetas, fibrina rica em plaquetas, plaquetas autólogas concentradas, irradiação com *laser* de baixa potência, hormônio paratireóideo, pentoxifilina, proteína morfogenética óssea e ozonoterapia.[25]

A utilização de medicamentos antifibrose (pentoxifilina 400 mg, 2 vezes/dia + tocoferol 500 mg, 2 vezes/dia) é descrita como possibilidade de tratamento, muitas vezes associado a outros fármacos, como o protocolo "pentoclo": clodronato dissódico (1.600 mg/dia, por 5 dias/semana) + prednisolona (20 mg/dia, por 2 dias/semana) + ciprofloxacino (1.000 mg/dia, por 2 dias/semana). A duração recomendada para o tratamento é de pelo menos 6 meses, e os efeitos relatados são benéficos. Em situações pós-operatórias, pode ser estendido até que a cicatrização da mucosa seja alcançada.

O manejo cirúrgico enquanto tratamento compreende diferentes níveis de complexidade, desde curetagem, desbridamento ou desbridamento e sequestrectomia até ressecção, com ou sem reconstrução, e normalmente se associa a terapias conservadoras. A abordagem associada a medicamentos é multidisciplinar, priorizando a qualidade de vida do paciente com osteonecrose e a patologia de base. Seus objetivos primordiais associam-se a controle de dor e infecção e à minimização da progressão da doença. As estratégias de tratamento são conduzidas de acordo com o estágio de desenvolvimento da condição. Contudo, independentemente do estágio, a remoção cirúrgica de sequestros ósseos necróticos deve ser considerada.[22] Quando forem indicadas técnicas de reconstrução, enxertos vascularizados parecem oferecer melhores resultados que outras.[23]

Penicilinas podem ser utilizadas, sendo amoxicilina com ácido clavulânico a primeira escolha. Quinolonas, metronidazol, clindamicina, doxiciclina e eritromicina são opções para pacientes alérgicos às penicilinas. A oxigenoterapia hiperbárica, por promover melhoras na cicatrização de feridas, na dor e na qualidade de vida, pode ser considerada como possível tratamento adjuvante.[25]

A *miíase* é uma infestação ectoparasitária em tecidos vivos ou mortos de vertebrados vivos por larvas de várias espécies da ordem Diptera. A miíase humana, envolvendo a região da cabeça e do pescoço, corresponde a mais da metade dos casos, sendo a cavidade bucal um local de ocorrência. Sua incidência é menos frequente que a extrabucal, uma vez que tecidos bucais não estão permanentemente expostos na maioria dos indivíduos.[26-28]

A miíase bucal é considerada uma condição rara em pessoas saudáveis e, quando ocorre, está associada a fatores locais, sistêmicos e ambientais predisponentes. Nos primeiros, destacam-se higiene bucal deficiente, doença periodontal, lesões supurativas, respiração bucal, lábio incompetente, mordida aberta anterior, hábito de sucção do dedo e traumatismo. Como fatores sistêmicos, podem ser citados paralisia cerebral, epilepsia, déficits neurológicos, higiene geral deficiente, alcoolismo, problemas de saúde mental e senilidade. Fatores ambientais incluem má higiene, baixo nível socioeconômico, clima úmido e quente e exposição em áreas endêmicas. Alguns casos são secundários a condições médicas ou anatômicas, como cancro bucal, tumores malignos e fraturas negligenciadas.[29]

Independentemente da localização da miíase, o tratamento se baseia na remoção mecânica das larvas, desbridamento cirúrgico dos tecidos desvitalizados e administração de fármacos. O antiparasitário ivermectina está indicado para o tratamento da condição.[30] É um fármaco de amplo espectro para uso veterinário, mas com eficácia comprovada para alguns parasitas que atacam o organismo humano. Pertence à família das avermectinas e deve ser administrado em dose única de 150 a 200 mg/kg de peso corpóreo. A substância causa bloqueio dos impulsos nas terminações nervosas dos parasitas, ocasionando paralisia e morte das larvas.[31]

Teoricamente, discute-se sobre o potencial de neurotoxicidade da ivermectina na infância (crianças com peso inferior a 15 kg), mas isso não foi confirmado, e o fármaco é eficaz e seguro no controle da miíase em pacientes pediátricos.[32]

O *traumatismo dentário* acomete cerca de 5% da população. A condição pode ocorrer de maneira isolada ou combinada a um traumatismo bucomaxilofacial de maior complexidade. Diante das características da microbiota bucal, há indicação de prescrição de antimicrobianos, pelo tempo médio de 7 dias. Se o paciente não estiver imunizado contra tétano, a vacinação deve ser realizada.[33]

Já as *fraturas faciais* são frequentemente tratadas com antimicrobianos, porém eles não se correlacionam com diminuição de infecção no pós-operatório. A literatura que suporta o seu uso tem baixo nível de evidências, impossibilitando análise quantitativa formal.[34] Diante de traumatismos extensos envolvendo o complexo bucomaxilofacial, a terapia antimicrobiana se justifica. Muitas informações para essa conduta são extrapolados da literatura ortopédica e oncológica. As recomendações incluem administração de antibióticos peroperatórios, 60 minutos antes da incisão (até 120 minutos antes do emprego de vancomicina ou clindamicina), para fraturas expostas ou procedimentos potencialmente contaminados; e interrupção dos antibióticos dentro de 24 horas após o procedimento.[35]

A administração pré e pós-operatória prolongada de anti-inflamatórios fica restrita a fraturas craniofaciais e bucomaxilofaciais envolvendo seios da face, cavidade bucal, fraturas expostas e lacerações teciduais. Ainda devem ser considerados os mecanismos da lesão (ferida aberta, presença de corpos estranhos), a imunocompetência do paciente, as estruturas anatômicas envolvidas e a abordagem cirúrgica para manejo dessas fraturas.[36]

Medicamentos associados ao manejo da inflamação

Os *anti-inflamatórios não esteroides* (AINEs) e *esteroides* são agentes sintomáticos que objetivam controlar as manifestações da inflamação inespecífica. A indicação desses medicamentos fica reservada a traumatismos por instrumentação, cirurgia ou outras causas, quando as manifestações clínicas (edema, dor e trismo) superam o benefício da regeneração tecidual determinado pela reação inflamatória.[37,38]

Em situações de dor isolada ou preponderante, o uso de analgésicos não opioides e opioides pode ser suficiente.

Diante de quadros infecciosos, a reação inflamatória representa um mecanismo de defesa imunitária. Na maioria das vezes, o uso de anti-inflamatórios não se justifica; em vez disso, deve ser realizada a administração de antimicrobianos. Mesmo que dados bioquímicos apoiem o papel nocivo de anti-inflamatórios na resposta imunológica, com consequente evolução desfavorável da infecção odontogênica, ainda não foi demonstrada a ação de anti-inflamatórios na piora da infecção odontogênica grave (presença de disfonia, dispneia, edema no soalho bucal e orofaríngeo e limitação da protrusão da língua). Contudo, com base em dados clínicos, sabe-se que pacientes que usam anti-inflamatórios antes das internações hospitalares apresentam maior risco de complicações. Sugere-se que esse uso mascare sinais e sintomas da infecção odontogênica, atrasando diagnóstico e tratamento.[38]

O uso de altas doses de *corticosteroides sistêmicos* por curto período no peroperatório de pacientes com traumatismo bucomaxilofacial é uma prática bastante discutível.

A administração dos anti-inflamatórios se inicia, geralmente, quando o paciente é internado, com os seguintes objetivos:

- Estabilização da condição, previamente ao tratamento cirúrgico
- Diminuição de edema de vias respiratórias e do potencial risco de obstrução das mesmas após a cirurgia
- Controle de dor, trismo e edema facial, resultando em diminuição do tempo de internação.

Mesmo que os potenciais danos de anti-inflamatórios esteroides sejam considerados raros, observam-se retardo no processo de cicatrização de feridas, supressão adrenal, úlcera péptica, reação alérgica, lesões cutâneas, hiperglicemia, glaucoma, psicose induzida, eventos cardiovasculares, supressão da imunidade e infecção da ferida operatória.

O uso sistêmico de esteroides no traumatismo bucomaxilofacial é apoiado por fracas evidências de alguns benefícios, como redução do edema facial. Considerando especificamente essa condição, as evidências demonstram que não há redução significativa de dor, náuscas e vômitos pós-operatórios. Possivelmente influencie o risco de infecção, especialmente no manejo de fraturas mandibulares.[1]

Em cirurgias ortognáticas, os corticosteroides sistêmicos também são amplamente utilizados, sobretudo para redução do edema. Revisões sistemáticas sobre seu uso relatam achados que variam de benefícios significantes (como redução do edema) a nenhuma diferença, com ou sem o uso do esteroide.[36,37]

As *infecções de local cirúrgico* são aquelas localizadas na área da incisão ou próxima a ela, em tecido ou órgão subjacente. Ocorrem em 30 a 90 dias pós-operatórios quando próteses são implantadas. Sua incidência é de cerca de 2,4%. Verifica-se que cirurgias bimaxilares estão significativamente correlacionadas com infecções, quando comparadas a cirurgias monomaxilares. Com bastante frequência a mandíbula é envolvida na infecção, e há associação com meios de osteossíntese. O tratamento consiste em remoção dos meios de osteossíntese envolvidos e antibioticoterapia.[38,39]

Estima-se que 2 a 5% dos pacientes submetidos a intervenções cirúrgicas apresentem esse tipo de complicação. Quanto maior o tempo cirúrgico, maior o risco de infecção. Esse representa um desafio à saúde global, pois a crescente incidência leva a aumento significativo de morbidade, mortalidade, tempo de hospitalização e consequente aumento nos custos associados ao tratamento.[40]

Em procedimentos dentoalveolares, as bactérias associadas às infecções de local cirúrgico são geralmente oportunistas e fazem parte da microbiota da cavidade bucal. O tratamento se baseia em drenagem, desbridamento dos tecidos necróticos e remoção da causa. A antibioticoterapia é composta por penicilinas, clindamicina, cefalosporinas e fluoroquinolonas.

A alveolite é uma complicação infecciosa pós-exodontia de baixa incidência, mas que aumenta na presença de fatores predisponentes sistêmicos. Nessa condição, não se observa eficácia com utilização de antibióticos sistêmicos; portanto, é indicada curetagem para remoção de tecidos necróticos e para revitalização do suprimento sanguíneo local. Nessa intervenção, é recomendada a irrigação com solução salina e peróxido de hidrogênio 3% (diluição 1:1). O manejo da dor é feito com analgésicos. Não há indicação de anti-inflamatórios.[40]

A antissepsia da cavidade bucal é realizada com produtos relacionados aos enxaguatórios bucais, como *clorexidina* 0,12%, preconizada no protocolo de higiene bucal da Associação de Medicina Intensiva Brasileira (AMIB) para UTI;[41] *cloreto de cetilpiridínio* 0,05%, presente em vários colutórios de marcas comerciais; *iodopovidona* 0,5 ou 0,2%; e *peróxido de hidrogênio* (H_2O_2) 1%.[42]

A utilização desses produtos também pode ser indicada nos cuidados pós-operatórios, por meio de enxágues ou bochechos, segundo a indicação do profissional assistente.

Medicamentos associados ao manejo da dor

Mais de 93% das cirurgias bucomaxilofaciais produzem dor pós-operatória, cuja intensidade pode ser bastante debilitante ao paciente e interferir em suas capacidades funcionais e psicológicas.[43]

A remoção cirúrgica de terceiros molares é um dos procedimentos cirúrgicos mais realizados. Nas manobras intraoperatórias para controle de dor, pode ser utilizada infiltração de bupivacaína 0,5% com epinefrina (1:200.000), em associação ao anestésico local de escolha do cirurgião. O efeito da bupivacaína tem duração superior a 6 a 8 horas a partir da administração, o que diminui a dor pós-operatória.[44]

As opções de medicamentos para controle de dor pós-operatória são variadas, e a escolha depende da intensidade de dor apresentada. É importante lembrar que o tratamento da causa da dor deve ser feito sempre que possível. O analgésico (medida sintomática) é coadjuvante em muitas situações. O ideal é que se atinjam as doses máximas de cada fármaco antes de serem substituídos.

Em cirurgias de grande porte, a analgesia é feita com *opioides* (morfina, na dose de 2 mg/h).[44]

Em pacientes ambulatoriais, o manejo da dor aguda é feito com a administração de analgésico oral; a via intravenosa fica reservada a pacientes hospitalizados.

A prescrição de *paracetamol* em dose plena, associado ou não à codeína, é uma boa opção para manejo da dor aguda resultante de procedimentos ambulatoriais bucomaxilofaciais. Em um estudo, a adição de codeína a ibuprofeno e paracetamol não forneceu analgesia adicional após a remoção de terceiros molares.[43] Devido ao potencial de dependência de opioide, pode ser utilizada a combinação de ibuprofeno (não excedendo 3.200 mg/dia) e paracetamol (não excedendo 4.000 mg/dia), a cada 4 a 6 horas, enquanto houver dor. O celecoxibe é alternativa para controle da dor.

Metanálise comparou a eficácia clínica de etoricoxibe com a de anti-inflamatórios tradicionais sobre controle de dor pós-operatória em cirurgia de terceiro molar. A análise qualitativa mostrou melhor atividade analgésica de etoricoxibe em comparação a ibuprofeno (dois ensaios clínicos) e diclofenaco (um ensaio clínico). Uma eficácia analgésica semelhante entre etoricoxibe e AINEs seletivos de ciclo-oxigenase 2 (COX-2) não seletivos foi informada em três dos oito estudos (dois em comparação com ibuprofeno e um com naproxeno sódico). Além disso, o número de pacientes que requereram analgésicos de resgate em pós-operatório mostrou diferença estatística a favor do etoricoxibe quando comparado aos AINEs, o qual reduziu significativamente o número de pacientes que precisaram de analgésicos de resgate após a cirurgia do terceiro molar.[45]

Outra revisão sistemática avaliou a eficácia analgésica e os efeitos adversos de ibuprofeno em comparação com outros analgésicos não opioides tradicionais após a cirurgia de terceiros molares. A análise qualitativa e quantitativa mostrou que o ibuprofeno (400 mg) é mais eficaz para aliviar a dor dentária pós-operatória do que paracetamol, meclofenamato, aceclofenaco, bromofenaco (anti-inflamatório oftálmico) e ácido acetilsalicílico. Além disso, o ibuprofeno e medicamentos AINEs tradicionais têm perfil de segurança semelhante.[46]

Medicamentos associados ao manejo de náuseas e vômito

Náuseas e vômito pós-operatórios (NVPO) são efeitos adversos comuns dentro das 24 horas pós-cirúrgicas, com mais de 80% de pacientes sendo afetados. Como fatores de risco, incluem-se características do paciente (idade, gênero, tabagismo, história de NVPO), técnicas anestésicas (agentes anestésicos voláteis, uso de óxido nitroso ou de opioides), hidratação do paciente e fatores relacionados à cirurgia (tipo e duração dos procedimentos) e pós-operatórios (nível de dor e uso de opioides). Há vários antieméticos disponíveis para profilaxia, mas é preciso avaliar quais têm maior eficácia e menos efeitos adversos.[47]

Estudo que incluiu 167 pacientes em um período de 10 meses avaliou fatores preditivos de náuseas e náuseas e vômito em pós-operatórios de cirurgia oral e maxilofacial. Dentre os pacientes, 24 e 11% apresentaram náuseas e náuseas e vômito, respectivamente. Cirurgias ortognáticas e temporomandibulares associaram-se predominantemente a essas manifestações pós-operatórias, bem como maior duração da cirurgia e pacientes mais jovens submetidos aos procedimentos.[48]

Em um estudo com 372 pacientes, a ocorrência de NVPO foi de 25,26%. Foram encontrados como fatores preditivos dessa condição idade acima de 30 anos, ocorrência prévia de NVPO, enjoo ao movimento e duração da anestesia além de 4 horas. Adicionalmente influenciaram a prática cirúrgica e anestésica. A identificação desses fatores de risco propicia otimizar esquemas antieméticos profiláticos.[48]

Uma revisão Cochrane evidenciou a eficácia de aprepitanto, ramosetrona, granisetrona, ondansetrona e dexametasona (utilizados de maneira isolada) na redução do vômito pós-operatório em comparação a placebo. Com grau moderado de certeza, fosaprepitanto dimeglumina (profármaco de aprepitanto) e droperidol reduziram vômito, quando comparados a placebo. Geralmente, as combinações desses antieméticos potencializaram seus efeitos em comparação a uso isolado na prevenção do vômito. Altas doses de granisetrona, dexametasona, ondansetrona e droperidol também foram mais eficazes do que baixas doses. Os resultados dessa revisão são principalmente transferíveis para pacientes com maior risco de náuseas e vômitos (ou seja, mulheres saudáveis, submetidas a anestesia inalatória e recebendo opioides peroperatórios).[49]

REFERÊNCIAS BIBLIOGRÁFICAS

1. Puricelli E, Baraldi CE, de Paris MF, Cunha Filho JJ. Quimioterapia antimicrobiana em cirurgia e traumatologia bucomaxilofacial. In: Wannmacher L, Ferreira MBC (Org.). Farmacologia clínica para dentistas. 3 ed. Rio de Janeiro: Editora Guanabara Koogan; 2007: 375-85.
2. Delbet-Dupas C, Devoize L, Depeyre A, Mulliez A, Barthélémy I, Pham Dang N. Are routine microbiological samplings in acute dental infections justified? Our 10-year real-life experience. J Stomatol Oral Maxillofac Surg. 2019;120(5):397-401.
3. Martins JR, Chagas Jr OL, Velasques BD, Bobrowski AN, Correa MB, Torriani MA. The use of antibiotics in odontogenic infections: what is the best choice? a systematic review. J Oral Maxillofac Surg. 2017;75(12):2606.e1-2606.e11.
4. Pham Dang N, Delbet-Dupas C, Mulliez A, Devoize L, Dallel R, Barthélémy I. Five predictors affecting the prognosis of patients with severe odontogenic infections. Int J Environ Res Public Health. 2020;17(23):8917.
5. Puricelli E. Técnica anestésica, exodontia e cirurgia dentoalveolar. São Paulo: Artes Médicas; 2014. 160 p.
6. Jevon P, Abdelrahman A, Pigadas N. Management of odontogenic infections and sepsis: an update. Br Dent J. 2020;229(6):363-70.
7. Lin J, Jimenez CA. Acute mediastinitis, mediastinal granuloma, and chronic fibrosing mediastinitis: A review. Seminars in Diagnostic Pathology. 2022; 39(2):113-9.
8. Mannan S, Tordik PA, Martinho FC, Chivian N, Hirschberg CS. Dental abscess to septic shock: a case report and literature review. J Endod. 2021;47(4):663-70.
9. Bridwell R, Gottlieb M, Koyfman A, Long B. Diagnosis and management of Ludwig's angina: An evidence-based review. Am J Emerg Med. 2021;41:1-5.
10. Qu L, Xu H, Liang X, Cai X, Zhang W, Qian W. A retrospective cohort study of risk factors for descending necrotizing mediastinitis caused by multispace infection in the maxillofacial region. J Oral Maxillofac Surg. 2020; 78(3):386-93.
11. Bleier BS, Paz-Lansberg M. Acute and chronic sinusitis. Med Clin North Am. 2021;105(5):859-70.
12. Psillas G, Papaioannou D, Petsali S, Dimas GG, Constantinidis J. Odontogenic maxillary sinusitis: a comprehensive review. J Dent Sci. 2021;16(1);474-81.
13. Allevi F, Fadda GL, Rosso C, Martino F, Pipolo C, Cavallo G et al. Diagnostic criteria for odontogenic sinusitis: a systematic review. Am J Rhinol Allergy. 2021;35(5):713-21.
14. Craig JR, Cheema AJ, Dunn RT, Vemuri S, Peterson EL. Extrasinus complications from odontogenic sinusitis: a systematic review. Otolaryngol Head Neck Surg. 2022; 166(4):623-32.
15. Kim DH, Kim SW, Hwang SH. Usefulness of intraoperative frozen section for diagnosing acute invasive fungal rhinosinusitis: a systematic review and meta-analysis. Int Forum Allergy Rhinol. 2021;11(9):1347-54.
16. Hernández JL, Buckley CJ. Mucormycosis. In: StatPearls. treasure Island (FL): StatPearls Publishing; 2022.
17. Singh AK, Singh R., Joshi SR, Misra A. Mucormycosis in covid-19: a systematic review of cases reported worldwide and in India. Diabetes Metab Syndr. 2021;15(4):102146.
18. Karanfilian KM, Valentin MN, Kapila R, Bhate C, Fatahzadeh M, Micali G et al. A cervicofacial actinomycosis. Int J Dermatol. 2020;59(10):1185-90.
19. Murphy J, Qaisi M. Management of human and animal bites. Oral Maxillofac Surg Clin North Am. 2021;33(3):373-80.
20. Belete S, Meseret M, Dejene H, Assefa A. Prevalence of dog-mediated rabies in Ethiopia: a systematic review and meta-analysis from 2010 to 2020. One health outlook. 2021;3(1):16.
21. Greene SE, Fritz SA. Infectious Complications of Bite Injuries. Infect Dis Clin North Am. 2021;35(1):219-36.
22. Kün-Darbois JD, Fauvel F. Medication-related osteonecrosis and osteoradionecrosis of the jaws: Update and current management. Morphologie. 2021;105(349):170-87.
23. Puricelli E, Morais TMN, Souza AF. Aspectos odontológicos. In: Knobel E (Org.). Condutas no paciente grave. 4. ed. Rio de Janeiro: Atheneu; 2016. p. 3093-108.
24. Puricelli E, Chem RC. Thirty-eight-year follow-up of the first patient of mandibular reconstruction with free vascularized fibula flap. Head Face Med. 2021; 17(1):41.
25. Govaerts D, Piccart F, Ockerman A, Coropciuc R, Politi C, Jacobs R. Adjuvant therapies for MRONJ: A systematic review. Bone. 2020;141:115676.
26. Calvopina M, Ortiz-Prado E, Castañeda B, Cueva I, Rodriguez-Hidalgo R, Cooper PJ. Human myiasis in Ecuador. PLoS Negl Trop Dis. 2020;14(2):e0007858.
27. Dos Passos JBS, Coelho LV, de Arruda JAA, Silva LVO, do Valle IB, Santos MS et al. Oral myiasis: analysis of cases reported in the English literature from 1990 to 2020. Spec Care Dentist. 2021;41(1):20-31.
28. Ponzoni D, de Quevedo AS, Langie RC, Szydloski VM, Puricelli E. Human intraoral myiasis. RSD. 2021;10(12):e50101220160.
29. Lazaro SA, Yépez FDG, De Carli JP, Trentin MS, Dogenski LC, De Conto F. Treatment of facial myiasis in an elderly patient with oral squamous cell carcinoma: case report. Int J Surg Case Rep. 2020;71:260-5.
30. Ashour DS. Ivermectin: from theory to clinical application. Int J Antimicrob Agents. 2019;54(2):134-42.
31. Vasanthakumar V, Varalakshmi PR, Vanmathi R. Oral myiasis of maxilla (palatal Gingiva). Contemp Clin Dent. 2020;11(2):162-4.
32. Jittamala P, Monteiro W, Smit MR, Pedrique B, Specht S, Chaccour CJ et al. A systematic review and an individual patient data meta-analysis of ivermectin use in children weighing less than fifteen kilograms: Is it time to reconsider the current contraindication? PLoS Negl Trop Dis. 2021;15(3):e0009144.
33. Jones LC. Dental trauma. Oral Maxillofac Surg Clin North Am. 2020;32(4):631-8.
34. Meara DJ, Jones LC. Controversies in maxillofacial trauma. Oral Maxillofac Surg Clin North Am. 2017;29(4):391-9.

35. Mundinger GS, Borsuk DE, Okhah Z, Christy MR, Bojovic B, Dorafshar AH et al. Antibiotics and facial fractures: evidence-based recommendations compared with experience-based practice. Craniomaxillofac Trauma Reconstr. 2015;8(1):64-78.
36. Delbet-Dupas C, Devoize L, Mulliez A, Barthélémy I, Pham Dang N. Does anti-inflammatory drugs modify the severe odontogenic infection prognosis? A 10-year's experience. Med Oral Patol Oral Cir Bucal. 2021;(1):e28–e35.
37. Kormi E, Snäll J, Törnwall J, Thorén H. A Survey of the use of perioperative glucocorticoids in oral and maxillofacial surgery. J Oral Maxillofac Surg. 2016;74(8):1548-51.
38. Jean S, Dionne PL, Bouchard C, Giasson L, Turgeon AF. Perioperative systemic corticosteroids in orthognathic surgery: a systematic review and meta-analysis. J Oral Maxillofac Surg. 2017;75(12):2638-49.
39. Mueck KM, Kao LS. Patients at high-risk for surgical site infection. Surg infect (Larchmt). 2017;18(4):440-6.
40. Louis PJ. Complications of dentoalveolar surgery. Oral Maxillofac Surg Clin North Am. 2020;32(4):649-74.
41. AMIB (Associação de Medicina Intensiva Brasileira). Higiene Bucal (HB) em pacientes internados em UTI Neo/pediátrica. Procedimento operacional padrão. Brasília: Associação de Medicina Intensiva Brasileira/Departamentos de odontologia e de enfermagem-AMIB, 2021. Disponível em: https://www.amib.org.br/wp-content/uploads/2022/06/POP_UTI_NEO-PED_AMIB_-_2021.pdf
42. Puricelli E, Ponzoni D, Munaretto JC, Franke C. Infecções na cavidade bucal. In: Morais TM, Silva A, editores. Fundamentos da odontologia em ambiente hospitalar/UTI. Elsevier; 2015. p. 33-48.
43. Elmowitz JS, Shupak RP. Pharmacological and non-pharmacological methods of postoperative pain control following oral and maxillofacial surgery: a scoping review. J Oral Maxillofac Surg 2021;79(10):2000-9.
44. Grando TA, Puricelli E. Anestesia em cirurgia e traumatologia bucomaxilofaciais. In: Manica J. (Org.). Anestesiologia. 4. ed. Porto Alegre: Artmed; 2018. p. 1104-20.
45. la Torre LF, Franco-González DL, Brennan-Bourdon LM, Molina-Frechero N, Alonso-Castro AJ, Isiordia-Espinoza MA. Analgesic efficacy of etoricoxib following third molar surgery: a meta-analysis. Behav neurol 2021;2021:9536054.
46. la Torre LF, Figueroa-Fernández NP, Franco-González DL, Alonso-Castro AJ, Rivera-Luna F, Isiordia-Espinoza MA. A meta-analysis of the analgesic efficacy of single-doses of ibuprofen compared to traditional non-opioid analgesics following third molar surgery. Pharmaceuticals (Basel). 2021;14(4):360.
47. Apipan B, Rummasak D, Wongsirichat N. Postoperative nausea and vomiting after general anesthesia for oral and maxillofacial surgery. Dent Anesth Pain Med. 2016;16(4):273-81.
48. Laskin DM, Carrico CK, Wood J. Predicting postoperative nausea and vomiting in patients undergoing oral and maxillofacial surgery. Int J Oral Maxillofac Surg. 2020;49(1):22-7.
49. Weibel S, Rücker G, Eberhart LH, Pace NL, Hartl HM, Jordan OL et al. Drugs for preventing postoperative nausea and vomiting in adults after general anaesthesia: a network meta-analysis. Cochrane Database Syst Rev. 2020;10(10): CD012859.

33

Fármacos em Disfunção Temporomandibular e Dor Orofacial

Fabricio Finamor de Oliveira e Helen Rose Neutzling Valente

INTRODUÇÃO

Prescrever não é tarefa fácil, pois exige diagnóstico correto e prognóstico em relação ao curso da doença. O diagnóstico baseia-se em obtenção da história clínica relatada pelo paciente e em exame clínico minucioso, antes do estabelecimento de qualquer tratamento.

O conhecimento de fisiopatologia e patogênese da doença, assim como de sua evolução clínica, é essencial na escolha da melhor conduta farmacológica para controlar a condição.

A *disfunção temporomandibular* (DTM) é um termo coletivo que designa problemas clínicos em músculos mastigatórios, articulação temporomandibular (ATM) e estruturas associadas.[1] A *dor orofacial*, um problema de saúde comum, é definida pela sua associação a tecidos moles e mineralizados (pele, vasos sanguíneos, ossos, dentes, glândulas ou músculos) de cavidade oral e face. Para o tratamento de DTM e dor orofacial, todas as condutas terapêuticas medicamentosas devem basear-se em evidências científicas sobre os fármacos utilizados.

A dor orofacial é causada por inflamação ou instabilidade do disco intracapsular, mas também pode estar relacionada a músculos que circundam a articulação, incluindo o temporal, os pterigóideos interno e externo e o masseter. O trapézio e o esternocleidomastóideo podem estar igualmente envolvidos.

As principais origens da dor são odontogênica (pulpar e periodontal), cefaleias, patologias neurogênicas, dores musculoesqueléticas, dores psicogênicas, câncer, infecções, doenças autoimunes e trauma tecidual.

Normalmente, essa dor pode ser referida na região da cabeça e/ou pescoço e estar associada a cervicalgias, cefaleias primárias e doenças reumáticas, como fibromialgia e artrite reumatoide.[1]

A causa mais comum de dor orofacial crônica é a dor musculoesquelética, referida como DTM.[2,3] As Figuras 33.1 e 33.2 localizam os músculos mais acometidos pela condição.

A DTM apresenta etiologia multifatorial, que inclui fatores biológicos, ambientais, sociais, emocionais e cognitivos. Associam-se à DTM outras condições de dor (cefaleias crônicas), fibromialgia, distúrbios autoimunes, apneia do sono e doenças psiquiátricas.[4-6] Os sinais são sensibilidade muscular e articular à palpação, movimentos mandibulares limitados e/ou incoordenados, má oclusão e ruídos articulares provenientes da ATM.[1,3] Entre os sintomas dolorosos frequentemente relatados pelos pacientes estão dores em face, cabeça, orelha, músculos mastigatórios e ATM. Ainda descrevem zumbidos, plenitude auricular e vertigem.[1] A International Association for the Study of Pain (IASP) relata que a dor facial relacionada à DTM ocorre

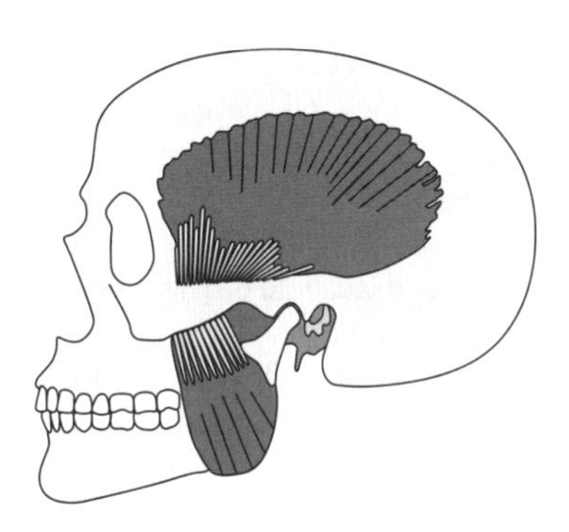

Figura 33.1 Músculos mastigatórios.

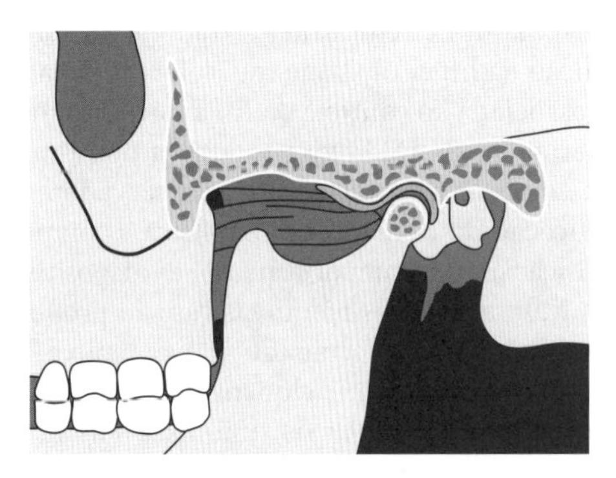

Figura 33.2 Articulação temporomandibular.

em 9 a 13% da população, e 4 a 7% dos pacientes procuram tratamento.[7]

Em pacientes com DTM, a dor afeta atividades diárias, funcionamento físico e psicossocial e qualidade de vida.[7,8]

É mais prevalente em mulheres,[8-10] sendo que 33% dos pacientes apresentam pelo menos um sintoma.[11] Sabe-se que ansiedade, estresse, depressão, estratégias de enfrentamento e catastrofização podem ter relação com início da dor, bem como precipitar ou prolongar a mesma.[8-10]

Salienta-se que 40% dos pacientes têm resolução espontânea dos sintomas.[6,12] Entretanto, uma abordagem multidisciplinar é eficaz para controlar DTM, objetivando resolver a dor e a disfunção.[6,12,13]

Em DTM, *alterações musculares* são predominantes (88% dos casos), dependendo do critério de diagnóstico utilizado.[14] A principal queixa mastigatória dos pacientes é a dor muscular, chamada de *mialgia*, cujas características incluem dor durante atividades funcionais, palpação e manipulação funcional. Há também restrição dos movimentos, fraqueza muscular e rigidez.

Os pacientes com DTM com frequência apresentam algum transtorno emocional, como ansiedade, estresse e outras condições emocionais, o que pode exacerbar as *disfunções articulares*. As mais comuns compreendem deslocamentos do disco articular e comprometimento inflamatório, que acarretam dor, sensação de enrijecimento, limitação da amplitude de movimento, cansaço ao mastigar e ao falar, sons articulares, desvio ou deflexão durante a abertura bucal e, em casos mais avançados, alterações oclusais súbitas. Cefaleia e alterações do sono também podem ocorrer.[14]

É importante, durante o exame clínico do paciente, determinar se a etiologia dos sintomas é extra ou intra-articular. Nesta, o tratamento objetiva reduzir a função articular; com os sintomas extra-articulares e relacionados a tecidos moles/musculatura circundante, o tratamento direciona-se à diminuição da hiperatividade muscular mastigatória e/ou cervical, associada ao controle da inflamação tecidual.

O tratamento de DTM visa reduzir a dor e melhorar a função, a começar por tratamentos conservadores, que incluem educação do paciente, terapia física e comportamental, modificação de comportamento e dispositivos orais ortóticos. Muitas terapias não invasivas são propostas para controle, tais como autocuidado e fisioterapia. Medicamentos orais (ibuprofeno, ciclobenzaprina, gabapentina e amitriptilina) podem aliviar os sintomas; porém, caso não sejam suficientes, é possível tentar injeção intra-articular de ácido hialurônico ou injeção de toxina botulínica em músculos temporal ou masseter. Novas estratégias, como sistemas de liberação intra-articulares e implantes, já estão disponíveis.[15] A terapia farmacológica inclui analgésicos, anti-inflamatórios não esteroides (AINE), opioides, corticosteroides, ansiolíticos, relaxantes musculares, antidepressivos, anticonvulsivantes e benzodiazepinas.[16]

Deve-se estabelecer diagnóstico diferencial em pacientes com DTM. Condições que a imitam incluem cáries dentárias, abscessos, lesões orais (p. ex., herpes-zóster, herpes simples, ulcerações orais, líquen plano), traumatismo, sinusite maxilar, distúrbios das glândulas salivares, neuralgia trigêmea, neuralgia pós-herpética, neuralgia glossofaríngea, arterite de células gigantes, síndrome de cefaleia primária, dor associada ao câncer e doenças autoimunes (tais como lúpus eritematoso, síndrome de Sjögren e artrite reumatoide).[1,6,17]

O espectro de DTM é refletido em sua classificação, apresentada no Quadro 33.1.[18] As síndromes mais comuns são dor miofascial, deslocamento de disco, osteoartrite e distúrbios autoimunes.[6]

INDICAÇÃO

O tratamento de DTM é essencial, devendo ser bem eleito.[11] A terapia necessária para controle dos quadros dolorosos é multimodal e multidisciplinar, abrangendo analgésicos, relaxantes musculares e sedativos. Além disso, o tratamento inclui dispositivos ortopédicos intraorais (órteses ou talas oclusais).

Segundo um estudo populacional, fármacos são prescritos em 90% dos casos clínicos. Técnicas de relaxamento, fisioterapia e adoção de dieta com alimentos mais macios e fáceis de mastigar são igualmente benéficas.[19]

Em uma revisão de 98 publicações, os autores enfatizaram a necessidade de um complexo cuidado multiprofissional, incluindo odontólogos, ortodontistas, prostodontistas, fisioterapeutas, reumatologistas e, eventualmente, cirurgiões maxilofaciais. Algumas vezes, fármacos são utilizados. Uma correta abordagem é necessária para evitar problemas no sistema mastigatório, incluindo articulações, músculos e dentes.[20]

Na dor facial, terapia farmacológica não é a primeira opção de tratamento e raramente é utilizada como única medida. É fundamental o conhecimento dos mecanismos envolvidos na dor, pois mal-entendidos conduzem a diagnóstico impreciso e tratamento tardio e ineficaz.

Na dor crônica, diferentemente da dor aguda, mecanismos mediados centralmente estão presentes. Ressalta-se que a dor crônica não é um sintoma, mas sim uma doença. Os estímulos são amplificados, levando à percepção de serem dolorosos; portanto, fármacos que atuam perifericamente, como analgésicos e anti-inflamatórios, não têm indicação primordial e única.[11] Nessa condição, ainda existem poucas evidências da eficácia do tratamento farmacológico, e os resultados são divergentes.[21-23]

Hoje, os profissionais contam com uma grande quantidade de princípios ativos farmacológicos para o tratamento de diferentes tipos de dor, tanto aguda quanto crônica, com envolvimento periférico ou central, tornando difícil a escolha do fármaco apropriado. É importante que o clínico domine a farmacocinética e a farmacodinâmica dos medicamentos, bem como entenda o mecanismo de ação do fármaco prescrito, seus efeitos adversos e interações medicamentosas. É igualmente valioso o conhecimento da história médica do paciente para o sucesso do tratamento farmacológico.[20]

Por outro lado, é comum ocorrerem falhas no tratamento farmacológico. Em muitas situações, o paciente não responde à terapia farmacológica dentro de um prazo razoável, e o clínico deve avaliar se o diagnóstico está correto ou se o tratamento é eficaz. Muitas vezes, o diagnóstico está correto, mas existe uma comorbidade presente. Em outras con-

Quadro 33.1 Classificação taxonômica dos distúrbios temporomandibulares.[18]

I. Distúrbios temporomandibulares	Dor articular	Artralgia	
		Artrite	
	Disfunções articulares	Em disco articular	Deslocamento de disco com redução Deslocamento de disco com redução e travamento intermitente Deslocamento de disco sem redução e com limitação de abertura Deslocamento de disco sem redução e sem limitação de abertura
		Em hipomobilidade	Adesões/aderência Anquilose (fibrótica ou óssea)
		Em hipermobilidade	Deslocamentos (subluxação ou luxação)
	Doenças articulares	Doença articular degenerativa (osteoartrose ou osteoartrite)	
		Artrite sistêmica	
		Inflamação do côndilo/reabsorção condilar idiopática	
		Osteocondrite dissecante	
		Osteonecrose	
		Neoplasia	
		Condromatose sinovial	
	Fraturas		
	Alterações congênitas/desenvolvimento	Aplasia	
		Hipoplasia	
		Hiperplasia	
II. Distúrbios dos músculos mastigatórios	Dor muscular	Mialgia	Local Miofascial Miofascial com referência
		Tendinite	
		Miosite	
		Espasmo	
	Contratura		
	Hipertrofia		
	Neoplasia		
	Distúrbios de movimento	Discinesia orofacial	
		Distonia oromandibular	
	Dor muscular mastigatória (atribuída a doença sistêmica ou de caráter central)	Fibromialgia/dor difusa	
III. Cefaleia	Cefaleia atribuída à DTM		
IV. Estruturas associadas	Hiperplasia coronoide		

dições, o tratamento pode ser ineficaz se prescrito em dose inadequada ou administrada inapropriadamente.

Em algumas circunstâncias, o problema está no não cumprimento do esquema terapêutico. Sua interrupção precoce pode ser justificada por efeitos adversos, medo da medicação ou falhas ao seguir as instruções. Outros problemas que interferem na farmacoterapia incluem uso excessivo de analgésicos ou cafeína, medicamentos antagônicos não descritos pelo paciente, fatores dietéticos e estilo de vida pouco saudável, como sono deficiente. O paciente deve ter conhecimento do diagnóstico e do prognóstico para evitar falsas expectativas em relação à recuperação. Algumas vezes, a falta de perspectiva na recuperação conduz à ansiedade e à depressão, facilitando a dor.[11]

SELEÇÃO

Fármacos utilizados no controle da dor

Para o controle de DTM e dor orofacial, são utilizados analgésicos opioides e não opioides, AINEs, corticosteroides, relaxantes musculares, antidepressivos (tricíclicos, inibidores seletivos da recaptação de serotonina e inibidores seletivos da recaptação de serotonina e norepinefrina), estabilizadores de membrana neural e toxina botulínica.

O critério de escolha do fármaco depende do correto diagnóstico, baseado na anamnese e no exame clínico – lembrando que cada paciente é único; portanto, as terapias devem ser individualizadas na busca de resultados positivos.

Analgésicos opioides e não opioides

A partir do conhecimento atual sobre o mecanismo das dores orofaciais, os analgésicos raramente são indicados. Todavia, analgésicos não opioides e AINEs são ainda os mais prescritos para o controle da dor de diferentes intensidades. Uma limitação é o risco de abuso com seu emprego, devido à facilidade de aquisição dos AINEs e de alguns opioides. Estima-se que 36 milhões de norte-americanos usem analgésicos de venda livre diariamente. Dado este volume de uso, não é uma surpresa que uma série de interações medicamentosas envolvendo medicações analgésicas tenham sido relatadas.[24]

No Brasil, a dipirona e o paracetamol são os mais populares. Uma revisão Cochrane,[25] atualizada em 2013, analisou 15 estudos que testaram 500 mg de dipirona oral (n = 143), 2,5 g de dipirona intravenosa (n = 101) e 2,5 g de dipirona intramuscular, em comparação a ibuprofeno, paracetamol, ácido acetilsalicílico, flurbiprofeno, cetoprofeno, cetorolaco, petidina, tramadol, suprofeno e placebo, usados como controles. Mais de 70% dos pacientes em uso oral de 500 mg de dipirona obtiveram 50% do alívio de dor em 4 a 6 horas, comparativamente aos 30% obtidos com placebo em cinco estudos (n = 288; número necessário para tratar [NNT] de 2,4 [1,9 a 3,2]). Menos pacientes em uso de dipirona necessitaram de medicação de resgate em comparação a placebo (quatro estudos; n = 248); não houve diferença entre 2,5 g de dipirona e 100 mg de tramadol por via intravenosa (dois estudos; 70% *versus* 65%, respectivamente; n = 200). Não houve diferença estatística com relação a alívio de 50% de dor usando 500 mg de dipirona e 100 mg de tramadol, ambos por via intravenosa (70% *versus* 65%, respectivamente, dois estudos, n = 200). Não ocorreram efeitos adversos importantes, nem houve necessidade de complementação da medicação por 4 a 6 horas.

A utilização de analgésicos opioides é muito reservada para as dores orofaciais. Seu uso é episódico e está mais associado a períodos de piora, quando outros analgésicos não foram eficazes no alívio da dor, tanto em condições agudas quanto crônicas. Parcimônia e cautela são necessárias na utilização desses medicamentos, pois seu uso contínuo e, às vezes, descontrolado pode contribuir para cronificação da patologia. Além disso, deve ser considerados os potenciais riscos de desenvolvimento de tolerância e dependência física. Codeína e tramadol são os mais usados.

Fármacos utilizados no controle da inflamação

As DTM podem ser consecutivas a processos inflamatórios advindos de pequenas lesões, como traumatismos, ou sobrecargas nos músculos mastigatórios e ATM, excedendo sua capacidade adaptativa e promovendo, assim, a liberação de potentes mediadores inflamatórios, como prostaglandinas, bradicinina, substância P e histamina. Isso sensibiliza as terminações nervosas aferentes primárias, com consequente sensibilização periférica e, posteriormente, central.[20]

AINEs e esteroides são agentes sintomáticos, utilizados quando a disfunção da ATM tem origem inflamatória. Os esteroides são mais eficazes do que os não esteroides e, se usados por tempo curto (48 a 72 horas), não apresentam efeitos adversos de monta. São agentes sintomáticos e não alteram a história natural do processo inflamatório. Em sua escolha, são considerados maior experiência de uso, menor custo e maior comodidade de esquema de administração, o que propicia maior adesão ao tratamento.[26]

Anti-inflamatórios não esteroides e anti-inflamatórios seletivos de ciclo-oxigenase-2

Quando há lesão tecidual, rompe-se a membrana celular fosfolipídica e, como consequência, dispersam-se fosfolipídios no líquido tecidual. Nesse momento, a enzima fosfolipase A2 age sobre os fosfolipídios e libera ácido araquidônico, que sofre a ação de três enzimas: lipo-oxigenase (LOX), enzima que fabrica leucotrienos; ciclo-oxigenase-1 (COX-1), enzima constitutiva que participa de processos homeostáticos; e ciclo-oxigenase-2 (COX-2), enzima indutiva que é instantaneamente formada em decorrência de processos inflamatórios.

Todos os AINEs tradicionais e os inibidores seletivos da COX-2 (coxibes) são anti-inflamatórios, analgésicos e antipiréticos. Os primeiros, não seletivos, bloqueiam COX-1 e COX-2; já os coxibes inibem seletivamente COX-2.[20]

Em processo inflamatório agudo, os AINEs são indicados para prevenir e conter sensibilização e transmissão do impulso até nociceptores periféricos, assim atenuando as informações que chegam ao sistema nervoso central (SNC).

Na Figura 33.3 estão indicados os elementos orgânicos envolvidos no processo inflamatório.

Na maioria das vezes, a terapia é feita por curto período, para evitar os efeitos adversos em sistemas gastrintestinal, cardiovascular, hepático, renal, cerebral e pulmonar.

Esses fármacos reduzem dor e inflamação, além de terem eficácia antipirética e protegerem contra eventos isquêmicos cardíacos (ácido acetilsalicílico em pequena dose). Por outro lado, seus principais efeitos adversos podem restringir o uso; entre os mais comuns estão os gastrintestinais (sangramento, ulcerações ou perfuração gastrintestinal), os hepáticos, os cardiovasculares (pequeno aumento no risco de eventos trombóticos cardiovasculares graves), os respiratórios (exacerbação da asma) e os renais (retenção de líquidos e edema).

Os AINEs também podem mascarar sinais e sintomas da infecção, devido a suas propriedades anti-inflamatórias. Por isso, é necessário avaliar a relação risco-benefício, bem como fazer uso de doses e duração de tratamento que reduzam os riscos.[27]

Ainda assim, as propriedades anti-inflamatórias e analgésicas desses fármacos aliviam a pressão e a dor já instaladas e potencialmente incapacitantes das DTMs.

A seguir, são apresentados alguns AINEs amplamente usados no tratamento de DTM.

Diclofenaco

O diclofenaco, em sais sódico e potássico, age, sobretudo, como analgésico e anti-inflamatório, com pouca ação antipirética. As formas farmacêuticas são comprimidos, gotas, suspensão oral, supositório, solução injetável e pomada. É recomendado somente para tratamento de curta duração. Deve-se evitar o uso concomitante com outros AINEs

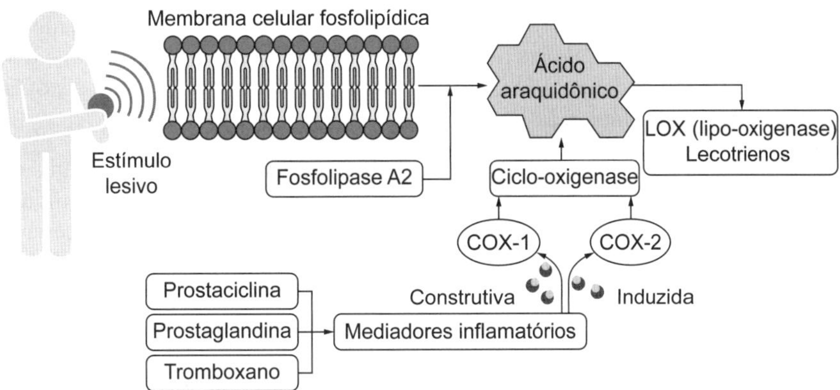

Figura 33.3 Cascata do processo inflamatório. COX: ciclo-oxigenase.

sistêmicos, incluindo inibidores seletivos da COX-2, devido ao potencial aumento de reações adversas.[28]

Em pacientes com artralgia na ATM, o diclofenaco (50 mg, 3 vezes/dia) reduziu rapidamente a sensibilidade articular à palpação e a dor nos movimentos mandibulares.[29]

Ibuprofeno

O ibuprofeno é amplamente utilizado para dor orofacial aguda e crônica. A administração de doses superiores a 400 mg não resulta em maior alívio de pico, mas níveis séricos elevados podem prolongar a duração do efeito. Esse fármaco apresenta ótima biodisponibilidade.

A comparação de ibuprofeno com glicosamina mostrou que ambos os fármacos melhoraram significantemente a dor pós-operatória ($p < 0{,}0001$ em ambos os grupos), assim como a abertura mandibular. Entretanto, os efeitos adversos foram expressivamente menores no grupo de glicosamina ($p < 0{,}0001$).[30]

Ainda assim, o ibuprofeno e outros AINEs, sozinhos ou em combinação com paracetamol, são os mais indicados para aliviar dor aguda, oferecendo equilíbrio mais favorável entre benefícios e danos, otimizando a eficácia e minimizando os eventos adversos agudos. A combinação de 400 mg de ibuprofeno e 1 g de paracetamol foi superior a qualquer medicação contendo opioides.[31]

Naproxeno

O naproxeno, derivado do ácido propiônico, tem ação mais longa do que a do ibuprofeno. Tem alto índice terapêutico e efeito antipirético por diminuição da síntese de prostaglandina E2 no cérebro, e sua farmacocinética provavelmente não se prejudica na interação com outros fármacos. Alivia dor e inflamação nas estruturas osteoarticulares.

Coxibes

Se o paciente não responder ou tiver contraindicação ao uso de AINEs, será possível tentar a classe dos coxibes. Os representantes são celecoxibe, etoricoxibe, valdecoxibe, parecoxibe e lumiracoxibe.

Uma revisão sistemática de 31 estudos (n = 116.429) examinou o uso de celecoxibe, etoricoxibe, rofecoxibe e lumiracoxibe comparativamente a placebo.[32] O rofecoxibe associou-se com maior risco de infarto do miocárdio, seguido por lumiracoxibe, enquanto o etoricoxibe associou-se a maior risco de morte cardiovascular. Esses riscos precisam ser avaliados antes da prescrição de coxibes.

Etoricoxibe

É um inibidor seletivo de COX-2, com eficácia e segurança similares às dos demais coxibes. Seu uso crônico pode ocasionar formação de coágulos venosos e problemas cardiovasculares importantes, porque reduz a produção de prostaciclina e, assim, altera o equilíbrio entre esta e o tromboxano A2. O etoricoxibe foi amplamente analisado por estudos comparativos, que mostraram uma eficácia semelhante aos AINEs não seletivos para COX-2, com menos efeitos adversos gastrintestinais.[20,26]

Anti-inflamatórios esteroides (glicocorticoides)

Os glicocorticoides são análogos do hormônio endógeno cortisol, com quem dividem efeitos idênticos, mas são administrados com frequência em doses muito superiores às fisiológicas. São fármacos eficazes, amplamente usados em função de seus efeitos anti-inflamatórios no tratamento de muitas doenças reumáticas e inflamatórias, entre as quais se incluem as DTMs de moderada e forte intensidade. Podem ser administrados por via oral ou intra-articular, sendo, por isso, muito utilizados no tratamento de processos degenerativos da ATM, como osteoartrite (doença inflamatória articular progressiva, caracterizada por destruição óssea e cartilagínea, intimamente relacionada com dor crônica debilitante), capsulite, sinovite ou traumatismo direto na ATM, que se caracteriza por edema e dor intensa. Além do uso de glicocorticoides, também é possível tentar tratamento conservador, mediante aconselhamento, exercícios, massagens, terapia manual e placas oclusais miorrelaxantes.[33]

Os glicocorticoides orais não devem ser usados por mais de 2 semanas contínuas, e sua suspensão deve ser gradual.[34] Há evidências do benefício terapêutico desses fármacos em pacientes com DTM, principalmente sobre a função articular. Podem ser administrados por infiltração direta no compartimento superior da ATM, mas a injeção em espaço inferior, ou superior e inferior simultaneamente, parece ser mais eficaz no aumento da abertura da boca e na diminuição da dor associada, acompanhada ou não de artrocentese ou artroscopia.[35]

Mountziaris et al.[36] sugeriram a diluição do corticosteroide em anestésico local antes da aplicação na ATM, a fim de diminuir o risco de atrofia em tecidos moles, assim como outras complicações secundárias.[36]

Em metanálise proposta por Hängman-Henrikson et al.,[3] evidenciou-se a efetividade da infiltração intra-articular com corticosteroide no controle das DTM articulares.

Dexametasona

A dexametasona é um glicocorticoide sintético, que apresenta maior ligação à albumina do que à globulina de ligação dos corticosteroides, o que aumenta sua meia-vida e, consequentemente, sua duração. Ela acarreta mínima retenção de sódio e tem alta atividade anti-inflamatória. É utilizada para tratamento de disfunções articulares, que apresentam quadro inflamatório, com edema local e limitação de função importante, principalmente em abertura de boca e lateralidade mandibular. São utilizadas baixas doses de corticosteroide, e nunca como monoterapia, pelo menor tempo possível, a fim de minimizar os efeitos adversos.[16]

Relaxantes musculares

A disfunção da ATM inclui dor crônica, espasticidade e espasmo, que podem irradiar-se para ouvido, mandíbula ou pescoço. A espasticidade muscular caracteriza-se por rigidez (hipertonia), reflexo exagerado dos tendões (hiper-reflexia) e paralisia. Já espasmos musculares são mais comumente causados por alterações sistêmicas, mas podem decorrer de fatores locais, envolvendo grupos musculares específicos. São mais comuns que a espasticidade e podem associar-se a dores de cabeça, pescoço e dorso ou a outras condições provocadas por dor crônica de origem muscular.[11]

No controle da DTM, os relaxantes musculares diminuem a hiperatividade muscular associada à contração dos músculos mastigatórios e cervicais. A ação desses relaxantes classifica-se em periférica (baclofeno, toxina botulínica A) e central (ciclobenzaprina, metocarbamol). Os relaxantes musculares de ação central são prescritos para pacientes com sintomas de DTM muscular.[16]

Embora apresentem efeito depressor do SNC, os mecanismos que determinam o relaxamento de músculos esqueléticos são desconhecidos. Sabe-se que reduzem a atividade reflexa polissináptica no tronco encefálico e/ou medula espinal e a excitabilidade neuronal alfa.[11]

Baclofeno

O baclofeno é um relaxante muscular de ação central, derivado do ácido gama-aminobutírico (GABA), que inibe os reflexos monossinápticos e polissinápticos espinais. Atua pré-sinapticamente, ativando o receptor gabaminérgico-B (GABA-B) nas lâminas I e IV do corno posterior da medula espinal. A ativação desse receptor conduz à hiperpolarização das terminações centrais dos aferentes primários, por meio de aumento da condutância de íons potássio (K^+) e inibição da entrada de íons cálcio (Ca^+), havendo diminuição da liberação de neurotransmissores excitatórios (glutamato e aspartato) em terminações nervosas pré-sinápticas. É utilizado no tratamento da doença de Parkinson, neuralgias do trigêmeo e pós-herpética, espasticidade em decorrência de doenças do SNC (esclerose múltipla) e distonias focais (torcicolo espasmódico, blefarospasmo, distonia oromandibular).[14,20,37]

Tizanidina

A tizanidina é um derivado imidazolínico de ação central e curta duração, que bloqueia os impulsos nervosos (sensações dolorosas) que são enviados ao cérebro e provoca relaxamento. Na medula espinal, reduz a liberação de neurotransmissores excitatórios (glutamato e aspartato) pelas terminações nervosas pré-sinápticas e leva à depleção pós-sináptica do reflexo à dor. Está indicada para tratamento de espasmos musculares (lombalgia, cervicalgia) e dor decorrente da espasticidade temporomandibular. Como efeitos adversos, apresenta náuseas, vômitos, constipação intestinal, cansaço, sonolência e insônia, xerostomia e hipotensão arterial.[38]

Ciclobenzaprina

A ciclobenzaprina é um relaxante muscular de ação central, que alivia espasmos de músculos esqueléticos e dor musculoesquelética aguda associada.[37,38] É indicada para condições decorrentes de espasmos musculares.

Revisões sistemáticas mostraram que a ciclobenzaprina é eficaz na DTM muscular.[3] Em dose de 10 mg, à noite, diminui a dor mandibular em comparação a placebo e a 0,5 mg de clonazepam.[16,39]

A ciclobenzaprina apresenta contraindicação relativa em pacientes com história de retenção urinária, glaucoma de ângulo fechado e pressão intraocular aumentada; seu uso é totalmente desaconselhado em pacientes com infarto agudo do miocárdio, arritmias cardíacas, bloqueios atrioventriculares, hipertireoidismo e usuários de inibidores da monoaminoxidase (IMAO).[14,20,37,39]

As reações adversas estão correlacionadas a efeitos anticolinérgicos (xerostomia, taquicardia etc.).

Antidepressivos

Os antidepressivos são usados há mais de três décadas para o controle da dor em pacientes com DTM, assim como nas dores orofaciais.[40,41]

Existem diferentes classes de antidepressivos, de acordo com seu mecanismo de ação e sua estrutura químico-molecular. Podem ser usados:

- Antidepressivos tricíclicos (ADTs): amitriptilina, nortriptilina, imipramina, doxepina, dotiepina
- Inibidores seletivos da recaptação de serotonina (ISRS): fluoxetina, paroxetina, sertralina, citalopram, fluvoxamina, mianserina
- Inibidores seletivos da recaptação de serotonina e norepinefrina (ISRSN): duloxetina, milnaciprana, mirtazapina
- Inibidores da recaptação de serotonina, norepinefrina e dopamina: venlafaxina, desvenlafaxina
- IMAO: moclobemida, fenelzina, tranilcipromina.[20]

Antidepressivos tricíclicos

Os ADTs apresentam ação analgésica e são eficazes no tratamento de diferentes síndromes dolorosas crônicas, de natureza nociceptiva e/ou neuropática.

O primeiro neuromodulador é a serotonina, liberada nos ramos descendentes do corno dorsal da medula espinal e imediatamente recapturada pela célula que a liberou. Esse processo é regulado pelo sistema modulatório descendente de dor, o qual se torna ineficaz em condições de dor crônica. Pacientes com dor crônica desenvolvem um sistema inibitório de dor ineficiente.[11,42] Os ADTs tornam a serotonina mais disponível pela inibição de sua recaptura depois de ser liberada na sinapse. A permanência da serotonina na sinapse, por mais tempo, torna a inibição da dor mais eficiente.[11]

Esses medicamentos, associados a outras modalidades terapêuticas, são usados para tratar sintomas de DTM, principalmente nos casos de dor miofascial crônica.

A amitriptilina mostra propriedades analgésicas em doses baixas e eficácia no controle da DTM. Em pacientes com história de dor articular crônica, seu uso por 2 semanas, na dose de 25 mg/dia, foi significativamente mais efetivo que placebo sobre redução de dor e desconforto, avaliada por escala analógica visual.[40]

Mais de 40 estudos controlados mostraram que ADTs são superiores a placebo, em doses de 25 mg, em um período de 3 semanas. ADTs não seletivos são considerados mais eficazes que os seletivos para controle da dor crônica.[14]

Os ADTs são utilizados no controle de dor crônica em geral. Apresentam efeitos adversos anticolinérgicos (xerostomia, palpitações, borramento visual, constipação intestinal, retenção urinária, hipotensão ortostática, íleo paralítico, perda de consciência, disfunção sexual), cardiovasculares (arritmias, hipotensão ortostática) e sobre o SNC (sedação, tontura, tremor, insônia, delírio). É importante atentar a interações medicamentosas com simpaticomiméticos, anestésicos inalatórios, anticolinérgicos, anti-hipertensivos e opioides.[14] Em anestesia dentária local, a administração de catecolaminas exógenas, como paroxetina, pode causar eventos cardiovasculares; portanto, sua quantidade deve ser limitada a 0,04 mg por consulta em pacientes fazendo uso de ADTs.[41]

Inibidores seletivos da recaptação de serotonina e inibidores seletivos da recaptação de serotonina e norepinefrina

O primeiro ISRS usado nos EUA foi a fluoxetina, em 1988. Desde então, os ISRS têm sido frequentemente prescritos em decorrência dos efeitos adversos menos desfavoráveis. Existe considerável interesse no uso desses fármacos para controle de dor crônica.

Os ISRS bloqueiam o transporte neuronal de serotonina, o que causa aumento sináptico desse neurotransmissor e, assim, estimula uma grande quantidade de receptores serotoninérgicos (5-HT) pós-sinápticos, conduzindo à analgesia. Existe, também, um mecanismo de retroalimentação negativo que suprime os neurônios serotoninérgicos e, por conseguinte, diminui a liberação neuronal de serotonina.[42] Entre os ISRS, o citalopram é o mais seletivo para a inibição da recaptura de serotonina, enquanto a paroxetina é o mais potente.[43]

Estudo realizado por Forssell et al.[44] sugere que a venlafaxina e a duloxetina possam ter papel importante em dor neuropática facial.[43,44]

Tanto ISRS como ISRSN evidenciam eficácia nas dores neuropáticas,[43] mas compartilham efeitos adversos, que variam de moderados (náuseas, vômitos, boca seca) a graves (hepatotoxicidade, arritmias cardíacas). Ainda causam hiponatremia (atribuída à síndrome da secreção inapropriada do hormônio antidiurético[43] e síndrome serotoninérgica – decorrente do aumento da atividade de serotonina no SNC e expressa por hiperatividade neuromuscular, hiperatividade autonômica e manifestações como clônus, hiper-reflexia, hipertermia e agitação.

São possíveis as interações medicamentosas com tramadol, triptanos, IMAO, ISRS/ISRSN, ADT e alguns opioides, incluindo petidina, metadona e propoxifeno.[43,45,46]

Anticonvulsivantes (estabilizadores de membrana neural)

Os anticonvulsivantes são usados no controle de dor neuropática e desempenham papel importante no controle das condições crônicas da DTM.[11,16]

A dor neuropática caracteriza-se por excesso de atividade neuronal, e esses medicamentos inibem a excitação neuronal em diferentes locais: canais de cálcio e sódio dependentes de voltagem, receptores excitatórios (glutamato, *N*-metil-D-aspartato [NMDA]) e receptores inibitórios (GABA).[11,16]

A gabapentina e a pregabalina têm sido usadas no controle de DTM e outras síndromes de dor crônica, embora seu exato mecanismo analgésico não seja claro.[16] Pacientes com DTM crônica, em que os mecanismos de sensibilização central e as alterações neuroplásticas estão presentes, podem beneficiar-se delas.[39]

Esses medicamentos sintéticos são estruturalmente semelhantes ao GABA, neurotransmissor inibitório no SNC, porém nenhum deles exerce ação nos receptores gabaminérgicos.[41,47] A gabapentina e a pregabalina interagem com a subunidade $\alpha 2\gamma$ dos canais de cálcio dependentes de voltagem,[16,48] reduzindo a liberação do neurotransmissor e atenuando a excitabilidade pós-sináptica, o que pode explicar seu efeito clínico na diminuição da nocicepção.[41,48]

Haviv et al.[48] avaliaram a eficácia terapêutica de amitriptilina, nortriptilina e gabapentina (para casos refratários ou pela ocorrência de efeitos adversos aos primeiros) em 42 portadores de DTM muscular crônica (dor miofascial persistente). Os 19 pacientes (36,8%) que utilizaram a gabapentina (1.000 mg/dia) apresentaram redução no escore de dor em mais de 50% entre a sexta e a oitava semanas. Esse resultado mostrou que a gabapentina, em doses baixas, é uma alternativa farmacológica válida para pacientes com dor miofascial não responsivos ao uso de ADT.[20,49]

Um ensaio randomizado controlado avaliou o uso de gabapentina na redução de dor miogênica espontânea, que ocorreu pela oitava semana, enquanto a diminuição da dor muscular no ponto sensível foi observada na décima segunda semana. Apesar desse resultado, a gabapentina dificilmente é a primeira escolha nessa circunstância.[34]

Alguns estudos clínicos randomizados mostram a eficácia de pregabalina para o tratamento de dores neuropáticas e fibromialgia, porém ainda não há evidência sobre seu benefício no tratamento das DTM.[16]

Esse grupo de medicamentos é usado como analgesia adjuvante em DTM, particularmente em pacientes com histórico cirúrgico de ATM malsucedido e naqueles com dor refratária de longa data. Geralmente, anticonvulsivantes gabapentinoides são bem tolerados e têm efeitos adversos moderados, transitórios e dose-dependentes. Os mais frequentes são tontura e sonolência, e os menos comuns são boca seca, edema periférico, visão borrada, ganho de peso e incapacidade de concentração.[16,34]

Toxina botulínica

A toxina botulínica tipo A (BoNT-A) é um produto da fermentação do *Clostridium botulinum*, bactéria anaeróbia gram-positiva. Inibe, principalmente, a liberação de acetilcolina das terminações nervosas na junção neuromuscular, o que causa relaxamento muscular reversível em dosagens terapêuticas (Figura 33.4). Dependendo da técnica do operador e da dose usada, observam-se sintomas semelhantes aos da gripe que podem durar alguns dias, dor ou rigidez muscular rara que pode durar de 1 a 2 semanas e fraqueza muscular, dependendo do local de injeção. Pode ocorrer mudança na expressão facial e dificuldades na mastigação e na deglutição, relacionadas à injeção do músculo masseter. Seu uso está crescendo como alternativa terapêutica para controlar dor miofascial, mas as evidências científicas ainda são controversas sobre sua eficácia, quando comparada a procedimentos convencionais. Considera-se seu efeito terapêutico clinicamente pouco relevante.[50]

Alguns trabalhos relatam diminuição de dor com uso de toxina botulínica, explicada pela redução nos níveis dos mediadores da dor, como a substância P e o glutamato. Isso quer dizer que, em casos de dor, a paralisia neuromuscular é um efeito secundário, já que a antinocicepção o precede. A relação entre hiperatividade muscular e dor não está estabelecida; portanto, aplicações clínicas de BoNT-A para controlar vários tipos de dor orofacial (DTM, cefaleia secundária e neuralgias) são promissoras, mas os poucos estudos clínicos bem desenhados apresentam resultados conflitantes quanto à eficácia de seu uso como tratamento de distúrbios neuromusculares.[51]

Mesmo não se mostrando superior a práticas convencionais como primeira abordagem, a toxina botulínica é eficaz na redução da dor. Possivelmente deve ser a última opção de tratamento, sendo reservada para casos refratários, em que os efeitos esperados não possam ser alcançados com tratamentos conservadores, uma vez que não há comprovação científica satisfatória e pelo risco de efeitos adversos.[52]

CONSIDERAÇÕES FINAIS

A terapia farmacológica das DTM precisa ser resolutiva e objetiva, especialmente no controle da dor, sendo um auxiliar importante no arrefecimento do desconforto resultante de condições agudas ou crônicas.

Há um amplo e diversificado elenco de fármacos que podem ser utilizados no tratamento e controle das DTM – o que não torna essa modalidade terapêutica mais fácil, pelo contrário.

Alguns aspectos precisam ser considerados, uma vez que o tratamento deve basear-se no mecanismo de ação da dor, e não apenas no fator etiológico. Por isso, a experiência clínica com treinamento adequado, aliados ao conhecimento científico devidamente embasado e ao profundo conhecimento do fármaco prescrito, são condições primárias para a assertividade na escolha do melhor agente medicamentoso. Sendo assim, constitui-se de fundamental importância a necessidade da realização de melhores ensaios clínicos para a definição dos riscos e benefícios da farmacoterapia em pacientes com DTM, uma vez que esta representa um aspecto crônico com comorbidades associadas.

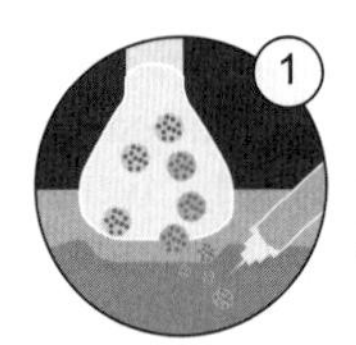

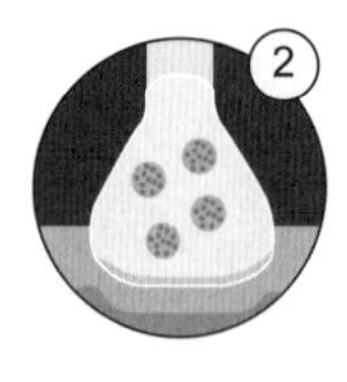

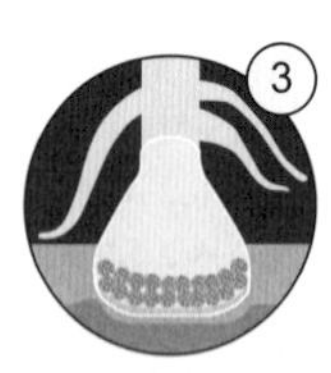

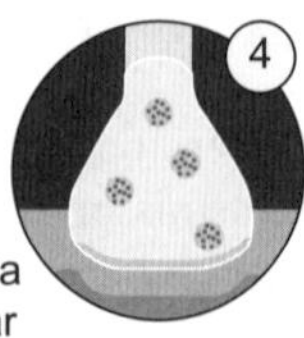

Figura 33.4 Mecanismo de ação da toxina botulínica.

REFERÊNCIAS BIBLIOGRÁFICAS

1. Carrara SV, Conti PCR, Barbosa JS. Termo do 1º consenso em Disfunção Temporomandibular e Dor Orofacial. Dental Press J Orthod. 2010;15(3):114-20.
2. Dworkin SF. Research diagnostic criteria for temporomandibular disorders: current status & future relevance. J Oral Rehabil. 2010;37(10):734-43.
3. Hängman-Henrikson B, Alstergren P, Davidson T, Högestätt ED, Östlund P et al. Pharmacological treatment of orofacial pain – health technology assessment including a systematic review with network meta-analysis. J Oral Rehabil. 2017;44(10):800-26.
4. Scrivani SJ, Keith DA, Kaban LB. Temporomandibular disorders. N Engl J Med. 2008;359(25):2693-705.
5. Lim PF, Smith S, Bhalang K, Slade GD, Maixner W. Development of temporomandibular disorders is associated with greater bodily pain experience. Clin J Pain. 2010;26(2):116-20.
6. Gauer RL, Semidey MJ. Diagnosis and treatment of temporomandibular disorders. Am Fam Physician. 2015;91(6):378-86.
7. Heir GM. Orofacial pain, the 12th specialty: The necessity. JADA. 2020;151(7):469-71.
8. Emodi-Perlman A, Eli I, Smardz J et al. Temporomandibular disorders and bruxism outbreak as a possible factor of orofacial pain worsening during the Covid-19 pandemic-concomitant research in two countries. J Clin Med. 2020; 9(10):3250.
9. Berger M, Oleszek-Listopad J, Marczak M, Szymanske J. Psychological aspects of temporomandibular disorders. Literature review. Curr Issues Pharm Med Sci. 2015;28(1):55-9.
10. Wieckiewicz M, Zietek M, Smardz J, Zenczak-Wieckiewicz D, Grychowska N. Mental status as a common factor for masticatory muscle pain: a systematic review. Front Psycol. 2017;8:646.
11. Heir GM. The efficacy of pharmacologic treatment of temporomandibular disorders. Oral Maxillofac Surg Clin North Am. 2018;30(3):279-85.
12. Lomas J, Gurgenci T, Jackson C, Campbell D. Temporomandibular dysfunction. Aust J Gen Pract. 2018;47(4):212-5.
13. Hoffmann RG, Kotchen JM, Kotchen TA, Cowley T, Dasgupta M, Cowley AW Jr. Temporomandibular disorders and associated clinical comorbidities. Clin J Pain. 2011;27(3):268-74.
14. Valle RT, Grossmann E, Fernandes RSM. Disfunções temporomandibulares: abordagem clínica. 1 ed. São Paulo: Editora Napoleão; 2015.
15. Wu M, Cai J, Yu Y, Hu S, Wang Y, Wu M. Therapeutic agents for the treatment of temporomandibular joint disorders: progress and perspective. Front Pharmacol. 2021;11:596666099.
16. Ouanounou A, Goldberg M, Haas DA. Pharmacotherapy in temporomandibular disorders: a review: J Can Dent Assoc. 2017;83:h7.
17. Okeson JP, de Leeuw R. Differential diagnosis of temporomandibular disorders and other orofacial pain disorders. Dent Clin North Am. 2011;55(1):105-20.
18. Schiffman E, Ohrbach R, Truelove E, Look J, Anderson G et al. Diagnostic Criteria for Temporomandibular Disorders (DC/TMD) for Clinical and Research Applications: recommendations of the International RDC/TMD Consortium Network and Orofacial Pain Special Interest Group. 2014; 28(1):6-27.
19. Garrigós-Pedrón M, Elizagaray-García I, Domínguez-Gordillo AA, Del-Castillo-Pardo-de-Vera JL, Gil-Martínez A et al. Temporomandibular disorders: improving outcomes using a multidisciplinary approach. J Multidiscip Health. 2019; 12:733-47.
20. Derwich M, Mitus-Kenig M, Pawlowska E. Interdisciplinary approach to the temporomandibular joint osteoarthritis-review of the literature. Medicina (Kaunas)2020; 56(5):225.
21. Zakrzewska JM. Differential diagnosis of facial pain and guidelines for management. Br J Anaesth. 2013; 111(1):95-104.
22. Israel HA, Ward JD, Horrel B, Scrivani SJ. Oral and maxillofacial surgery in patients with chronic orofacial pain. J Oral Maxillofac Surg. 2003; 61(6):662-7.
23. Grossmann E. Algias craniofaciais: diagnóstico e tratamento. 1 ed. São Paulo: Editora dos Editores, 2019.
24. List T, Axelsson S. Management of TMD: evidence from systematic reviews and meta-analyses. J Oral Rehabil 2010; 37 (6): 430-51.
25. Derry S, Faura C, Edwards J, McQuay, Moore RA. Single dose dipyrone for acute postoperative pain. Cochrane Database Syst Rev. 2015; CD003227.
26. Wannmacher L. Princípios gerais do correto tratamento da inflamação. In: Wannmacher L, Ferreira MBC, eds. Farmacologia clínica para dentistas. 3 ed. Rio de Janeiro: Guanabara Koogan, 2007: 251-3.
27. Bindu S, Mazumder S, Bandyopadhyay U. Non-steroidal anti-inflammatory drugs (NSAIDs) and organ damage: A current perspective. Biochem Pharmacol, 2020;180:114147.
28. Mujakperuo HR, Watson M, Morrison R, Macfarlane TV. Pharmacological interventions for pain in patients with temporomandibular disorders. Cochrane Database Syst Rev. 2010;10: CD004715.
29. Mejersjo C, Wenneberg B. Diclofenac sodium and occlusal splint therapy in TMJ osteoarthritis: a randomized controlled trial. J Oral Rehabil. 2008; 35(10):729-38.
30. Haghighat A, Behnia A, Kaviani N, Khorami B. Evaluation of glucosamine sulfate and ibuprofen effects in patients with temporomandibular joint osteoarthritis symptom. J Res Pharm Pract. 2013;2(1):34-39.
31. Moore PA, Ziegler KM, Lipman RD, Aminoshariae A, Carrasco A, Mariotti A. Benefits and harms associated with analgesic medications used in the management of acute dental pain. JADA. 2018;149(4):256-68.
32. Trelle S, Reichenbach S, Wandel S, Hildebrand P, Tschannen B, Villiger PM, Jüni P. Cardiovascular safety of non-steroidal anti-inflammatory drugs: network meta-analysis. BMJ. 2011 Jan 11; 342:c7086.
33. Wieckiewicz M, Boening K, Wiland P, Shiau Y-Y, Paradowska-Stolarz A et al. Reported concepts for the treatment modalities and pain management of temporomandibular disorders. J Headache Pain. 2015;16:106.
34. Hersh EV, Balasubramaniam R, Pinto A. Pharmacologic management of temporomandibular disorders. Oral Maxillofac Surg Clin North Am. 2008;20(2):197-210.
35. Liu F, Steinkeler A. Epidemiology, diagnosis, and treatment of temporomandibular disorders. Dent Clin North Am. 2013;57(3):465-79.
36. Mountziaris PM, Kramer PR, Mikosa AG. Emerging intra-articular drug delivery system for the temporomandibular joint. Methods. 2009;47(2):134-40.
37. Teixeira MJ, Siqueira JTT, Kosminsky M, Monteiro AA. Epidemiologia da dor. São Paulo: Artes Médicas; 2012; 46-59.
38. Khattab A, Malik T. Temporomandibular joint dysfunction. In: Malik T. editor. Practical chronic pain management. Springer; 2020; 77-84.
39. Rizzati-Barbosa CM, Nogueira MTP, de Andrade ED, Ambrosano GMB, de Barbosa JRA. Clinical evaluation of amitriptyline for the control of chronic pain caused by temporomandibular joint disorders. Cranio 2003; 21(3):221-5.
40. Milanlioglu A. Paroxetine-induced severe sleep bruxism successfully treated with buspirone. Clinics (Sao Paulo). 2012; 67(2):191-2.
41. Attala B, Cruccua C, Baron R et al. EFNS guidelines on the pharmacological treatment of neuropathic pain: 2010 revision. Eur J Neurology. 2010;17:1113-23.
42. Lee YC, Chen PP. A review of SSRIs and SNRIs in neuropathic pain. Expert Opin Pharmacother. 2010;11(17):2813-25.
43. Forssell H, Tasmuth T, Tenovuo O, Hampf G, Kalso E. Venlafaxine in the treatment of atypical facial pain: a randomized controlled trial. J Orafac Pain. 2004;18(2):131-7.
44. Sun-Edelstein C, Tepper SJ, Shapiro RE. Drug induced serotonin syndrome: a review. Expert Opin Drug Saf. 2008;7(5):587-96.

45. Wenzel RG, Tepper S, Korab WE, Freitag F. Serotonin syndrome risks when combining SSRI/SNRI drugs and triptans: is the FDA's alert warranted? Ann Pharmacother. 2008;42(11):1692-6.
46. Maizels M, McCarberg B. Antidepressants and antiepileptic drugs for chronic non-cancer pain. Am Fam Physician. 2005;71(3):483-90.
47. Sills GJ. The mechanisms of action of gabapentin and pregabalina. Curr Opin Pharmacol. 2006;6(1):108-13.
48. Haviv Y, Rettman A, Aframian D, Sharav Y, Benoliel R et al. Myofascial pain: an open study on the pharmacotherapeutic response to stepped treatment with tricyclic antidepressants and gabapentin. J Oral Facial Pain Headache. 2015;29(2):144-51.
49. Antonia MD, Netto RMO, Sanches ML, Guimarães AS. Jaw muscles myofascial pain and botulinum toxin. Rev Dor. 2013;14(1):52-7.
50. Ernberg M, Hedenberg-Magnusson B et al. Efficacy of botulinum toxin type A for treatment of persistent myofascial TMD pain: a randomized, controlled, double-blind multicenter study. Pain. 2011;152(9):1988-96.
51. Lora VR, Clemente-Napimoga JT, Abdalla HB et al. Botulinum toxin type A reduces inflammatory hypernociception induced by arthritis in the temporomadibular joint of rats. Toxicon. 2017;129:52-7.

REFERÊNCIAS RECOMENDADAS

Araújo AA, Amaral CC, Carvalho ELM., Azeredo LC, Villela CG. Temporomandibular dysfunctions: pharmacological update. Revista Fluminense de Odontologia. 2018;49:7-5.

Bavaresco L, Bernardi A, Batasttini AM. Glicocorticoides: uso clássico e emprego no tratamento do câncer. Infarma. 2005;17(7-9):58-9.

Conti PCR. Disfunções temporomandibulares e dores orofaciais: aplicação clínica das evidências científicas. 1 ed. Maringá, PR: Dental Press; 2021.

Dammling C, Abramowicz S, Kinard B. The use of pharmacologic agents in the management of temporomandibular joint disorder. Front Oral Maxillofac Med. 2021;4.

David DJP, Bourin M, Jego G, Przybylski C, Jollier P, Gardier AM. Effects of acute treatment with paroxetine, citalopram and venlafaxine in vivo on noradrenaline and serotonin outflow: a microdialysis study in Swiss mice. Br J Pharmacol. 2003;140(6):1128-36.

List T, Axelsson S, Leijon G. Pharmacologic interventions in the treatment of temporomandibular disorders: a controlled study. Acta Odontol Scand. 2006;64(3):187-92.

Mountziaris PA, Kramer PR, Mikosa AG. Emerging intra-articular drug delivery system for the temporomandibular joint. Methods. 2009;47(2):134-40.

Porfírio DM. Farmacologia do sistema endócrino: Dexametasona. Belém, Pará. Dissertação para Disciplina de Endocrinologia: Farmacologia do Sistema Endócrino. Universidade Federal do Pará, Instituto de Ciências Biológicas; 2017.

Posso IP, Grossmann E, Fonseca PRB, Perissinotti DMV, Oliveira-Júnior JO, Souza JB et al. Tratado de dor: publicação da Sociedade Brasileira para o Estudo da Dor. 1 ed. Rio de Janeiro: Editora Atheneu; 2017.

Siqueira JTT, Teixeira MJ. Dores orofaciais: diagnóstico e tratamento. 1 ed. São Paulo: Artes Médicas; 2012.

Yahiya YS. Sumatriptan/naproxen sodium: a review in migraine. Drugs. 2016;76(1):111-21.

34

Fármacos em Endodontia

Francisco Montagner

INTRODUÇÃO

A *endodontia* é a especialidade da Odontologia que se ocupa do estudo de etiologia, diagnóstico, prevenção e tratamento das lesões da polpa dentária e dos tecidos periapicais associados. Integrando ciências básicas e clínicas, ela abarca a morfologia, a fisiologia e a patologia de polpa dentária e tecidos apicais.[1]

No interior do dente, há uma cavidade irregular, com achatamentos, áreas de estreitamento ou mesmo ramificações, que abriga a *polpa dentária*, tecido conjuntivo altamente vascularizado e especializado, com funções de defesa, proteção, formação de dentina e nutrição.

A nutrição pulpar ocorre por meio de um feixe vascular, que adentra a cavidade pulpar no forame apical e demais forâminas. A transmissão dos impulsos nervosos envolve fibras mielinizadas, na periferia, e fibras não mielinizadas, no interior. De modo peculiar, a polpa encontra-se enclausurada em paredes de tecido duro que formam o dente, tanto na coroa (esmalte e dentina) quanto na raiz (cemento e dentina).

Em condições normais, os dentes apresentam-se assintomáticos, cumprindo suas funções na cavidade bucal, mas agressões originadas de efeitos indiretos ou diretos de microrganismos nos tecidos duros do dente podem gerar situações de inflamação pulpar, transitórias ou permanentes, conhecidas como *pulpites*. Quando a inflamação é transitória, recebe o nome de *pulpite reversível*, que gera dores passageiras provocadas por estímulos (frio, calor, ácidos, alimentos).[2]

Caso o agente agressor seja removido e se instale uma restauração, a polpa consegue restabelecer sua homeostasia.

A persistência do agente agressor e sua migração para regiões mais próximas à polpa geram processo inflamatório intenso, e, mesmo com a remoção dos estímulos, a polpa dental não consegue retornar à sua condição original. O paciente relata dor intensa, pulsátil, que não cessa e se intensifica com estímulos térmicos (sobretudo o frio). Está instalada uma *pulpite irreversível*.[2]

Tal situação é favorecida pela localização da polpa na cavidade pulpar, que impede o aumento excessivo de pressão tecidual, a drenagem de exsudatos e o aporte de novos elementos de defesa e nutrição. Nesse processo, os microrganismos encontram-se na porção mais superficial da polpa, conferindo a essas patologias um caráter predominantemente inflamatório.

A intensificação desse processo inflamatório conduz à *necrose*, em que a polpa perde suas funções, especialmente a de defesa, e torna-se um substrato amorfo que permite a instalação de microrganismos provenientes de coroa dental, de lesões de cárie ou de exposições pulpares associadas a traumatismos dentais.

À medida que o tempo passa, os microrganismos se instalam em todo o sistema de canais radiculares, estabelecendo comunidades complexas. Apenas a partir desse momento, há componentes infecciosos não passíveis de controle por meio de agentes de defesa orgânica. As infecções que ocorrem em dente com polpa necrosada são chamadas de *infecções intrarradiculares primárias*.[3]

Embora compartilhem um núcleo comum de espécies, as comunidades microbianas associadas a essas infecções são únicas em cada paciente.[4,5]

Essas infecções são compostas predominantemente por integrantes do domínio Bacteria (bactérias anaeróbias estritas e facultativas, gram-positivas e gram-negativas).[4-8]

Há predomínio de bactérias pertencentes aos filos Firmicutes, Fusobacteria, Bacteroidetes e Actinobacteria e aos gêneros *Fusobacterium*, *Parvimonas*, *Phocaeicola*, *Eubacterium*, *Pseudoramibacter*, *Eubacterium*, *Mogibacterium*, *Pseudoramibacter* e *Phocaeicola*. Embora presentes com menos frequência, o papel de fungos, vírus e arqueias em infecções endodônticas vem sendo continuamente explorado.[9,10]

As interações de espécies são elementos-chave para que um grupo restrito de microrganismos se estabeleça nas paredes dos canais radiculares (forma biofilmes) ou esteja suspenso no lúmen do sistema de canais radiculares (forma planctônica).[11]

O biofilme é formado pela adesão de bactérias planctônicas que se congregam, variando consideravelmente em função de fatores ecológicos, como, por exemplo, excesso de carboidratos alimentares. As bactérias passam a secretar substâncias que serão responsáveis pela manutenção da adesão e da camada que envolve o biofilme.

Os biofilmes podem causar desmineralização dental, cáries e, por vezes inflamação e necrose pulpar.[11]

Adicionalmente, contribuem para a seleção microbiana de fatores como condições nutricionais, potencial de óxido-redução, alterações de pH e temperatura, tempo decorrido após o estabelecimento da infecção e resistência do hospedeiro.[12,13]

O perfil das comunidades microbianas no interior do sistema de canais radiculares pode ser modulado pela presença ou ausência de sintomatologia dolorosa,[7] localização geográfica[14] e ainda tratamentos médicos, como radioterapia de cabeça e pescoço.[15]

A exposição prévia a agentes antimicrobianos sistêmicos parece modular as vias metabólicas bacterianas, mesmo no interior do sistema de canais radiculares, em bactérias não diretamente expostas aos medicamentos em concentrações terapêuticas, mas sim por meio de fluidos apicais.[16]

Em algumas situações, como as associadas a dentes com tratamento endodôntico sem sucesso, as comunidades microbianas parecem ser mais resistentes e induzem *infecções intrarradiculares persistentes* ou *secundárias*.[3,17,18]

No vértice anatômico da raiz ou nas proximidades, encontra-se o forame apical, a principal via de trânsito da infecção no interior do sistema de canais radiculares para tecidos de sustentação do dente e tecidos apicais. Existem ramificações que contribuem para essa comunicação, como canais laterais, acessórios e deltas apicais. As comunidades microbianas causam reação inflamatória na fina membrana de ligamento periodontal, especialmente na região apical, produzindo uma condição denominada *pericementite microbiana*.

Caso a infecção não seja combatida, há duas possibilidades de progressão. Na primeira delas, ocorre a instalação de processo inflamatório, com predomínio do componente crônico, conhecido como *periodontite apical crônica*, *granuloma* ou *cisto perirradicular*.[19,20]

Clinicamente, o paciente não relata dor espontânea; há alterações na coloração da coroa dental ou mesmo fístula e ausência de resposta aos testes clínicos para avaliação da condição pulpar, de dor à mastigação (ou percussão vertical com cabo de espelho) e de dor à palpação nos tecidos apicais.[20] Em situações raras, bactérias estão presentes no interior de tecidos de granulação na região apical, em casos conhecidos como *actinomicose apical*.[21]

Quando há instalação de processo inflamatório agudo e intenso, associado à presença de microrganismos virulentos nos tecidos apicais, forma-se coleção purulenta denominada *abscesso apical agudo*.[19,22]

Na coleta de dados de história clínica e evolução da patologia, o paciente relata mal-estar, prostração, febre, dor espontânea intensa e localizada, dor à mastigação e limitação de abertura bucal. Tais sinais e sintomas indicam comprometimento local amplo e sistêmico. Ao exame físico, o cirurgião-dentista constata linfadenopatia, aumento de volume (extra e/ou intrabucal), dor à palpação dos tecidos apicais, dor à percussão vertical com cabo de espelho, alteração na coloração da coroa dental e ausência de resposta aos testes de sensibilidade pulpar.[21,22]

Em abscessos apicais agudos, 70% das bactérias coletadas nos exsudatos pertencem aos filos Firmicutes (com destaque para os gêneros *Streptococcus*, *Dialister*, *Filifactor* e *Pseudoramibacter*) e Bacteroidetes (com predomínio de *Porphyromonas*, *Prevotella* e *Tannerella*).[21]

Também são encontrados componentes dos filos Fusobacteria (gêneros *Fusobacterium* e *Leptotrichia*), Actinobacteria (gêneros *Actinomyces* e *Propionibacterium*), Spirochaetes (gênero *Treponema*), Synergistetes (gênero *Pyramidobacter* e alguns filotipos ainda não cultivados) e Proteobacteria (gêneros *Campylobacter* e *Eikenella*).

Embora pouco frequentes, há casos em que os abscessos apicais agudos progridem para espaços fasciais profundos, regiões de cabeça e pescoço e mesmo mediastino. A *angina de Ludwig*, que afeta bilateralmente o assoalho da boca e o pescoço, é um tipo de celulite dos tecidos moles que envolve os espaços submentoniano, sublingual e submandibular associada a estreptococos, *Staphylococcus aureus* do grupo *viridans* e anaeróbios estritos *Bacteroides*, *Peptostreptococcus* e *Peptococcus*.[23,24]

A *trombose de seio cavernoso* é um distúrbio associado à formação de trombo nesse local. A inflamação resultante pode comprimir diretamente os nervos cranianos e estender-se a seios durais, causando meningite, empiema subdural e necrose hipofisária.[25]

Os principais microrganismos associados a essa condição são *Staphylococcus aureus*, outros gram-positivos e anaeróbios. Nesses casos, há iminente ameaça à vida do paciente, havendo necessidade de imediato controle da infecção.[26]

Portanto, patologias pulpares e periapicais são processos inflamatórios e/ou infecciosos, em diferentes momentos ou estágios de evolução. A partir de achados clínicos e informações obtidas por exames de imagem, define-se o diagnóstico e indica-se a terapêutica adequada.

Terapia local inclui procedimentos de controle de dor, inflamação e infecção, compreendendo desde abordagem do sistema de canais radiculares (remoção de polpa inflamada ou necrosada, preparo químico e mecânico, aplicação de medicamento intracanal) até a dos tecidos apicais (drenagem cirúrgica ou cirurgia apical).

A seguir, são abordados os principais medicamentos para uso local e sistêmico, aplicados em tratamentos endodônticos de pacientes adultos.

MEDICAMENTOS PARA USO LOCAL EM ENDODONTIA

Anestésicos locais

Para que um tratamento endodôntico seja realizado, é necessário adotar medidas de controle de dor na etapa operatória, por meio de bloqueios regionais com infiltração de anestésicos locais do grupo amina, tais como *lidocaína*, *mepivacaína* e *felipressina*, associados ou não a vasoconstritores.

Dificuldades anestésicas são encontradas em dentes com pulpite irreversível, especialmente molares inferiores. Saatchi et al. relataram taxas de 40% de sucesso com bloqueios anestésicos para intervenção em molares inferiores com pulpites irreversíveis ao se utilizar a técnica de Gow-Gates, de 44% com técnica de bloqueio do nervo alveolar inferior e 70% para a associação das técnicas.[27]

Ante o insucesso no bloqueio anestésico de molares inferiores com pulpites irreversíveis, devem ser empregadas técnicas anestésicas complementares, tais como anestesia intraligamentar e infiltração vestibular de anestésico local.[28]

Aggarwal et al. compararam a eficácia de injeções intraligamentares de articaína 4% e lidocaína 2%, como estratégias para o manejo de falha de bloqueio de nervo alveolar inferior. Nesse estudo, os dois anestésicos locais mostraram eficácia similar.[29]

A anestesia pulpar profunda depois de bloqueio de nervo alveolar inferior pode ser de difícil obtenção em casos de pulpite irreversível sintomática, e técnicas anestésicas e medicamentos suplementares devem ser considerados.[30]

Mesmo com a utilização de métodos complementares, a anestesia pulpar pode não ter sucesso, indicando-se, então, a anestesia intrapulpar, em que o anestésico é injetado com pressão intensa, diretamente no tecido pulpar inflamado e exposto durante a abertura coronária. Esse procedimento é extremamente doloroso e deve, portanto, ser utilizado apenas quando as demais técnicas falharem.[30]

Substâncias químicas auxiliares ao preparo dos canais radiculares

O preparo do canal radicular envolve sua limpeza e modelagem. A *limpeza* consiste na remoção de microrganismos (suspensos ou em biofilmes), tecido pulpar necrótico ou mesmo resíduos de tratamentos endodônticos prévios, enquanto a *modelagem* formata o canal radicular para receber materiais obturadores.

Tais procedimentos são realizados de maneira simultânea, e as substâncias auxiliares atuam com suas propriedades químicas e físicas para potencializar a ação dos instrumentos. Tradicionalmente, elas são empregadas por meio de agulhas finas de irrigação e aspiradas com cânulas mais calibrosas, acopladas à pressão negativa, o que promove fluxo e refluxo durante o tratamento endodôntico.

O uso de insertos ultrassônicos e de instrumentos que promovam maior agitação e turbilhonamento favorece o carreamento de tais substâncias às irregularidades do sistema de canais radiculares. As principais substâncias químicas auxiliares empregadas são *soluções de hipoclorito de sódio* (NaOCl), *soluções de digliconato de clorexidina* (CHX) e *clorexidina em gel ou solução.*

A ação antimicrobiana e a capacidade de dissolução pulpar do NaOCl são diretamente proporcionais à sua concentração, porém concentrações elevadas apresentam maior citotoxicidade e devem ser utilizadas com cautela na prática clínica.

A dissolução tecidual se dá por meio de saponificação, resultante do contato com hidróxido de sódio e produzido quando o NaOCl está em meio aquoso.[31]

Sua dissolução tecidual não seletiva faz com que atue sobre o tecido pulpar e as fibras colágenas da matriz dentinária. Graves acidentes durante o uso do NaOCl incluem injeção em tecidos periapicais e contato com os olhos.[32,33]

Sinais e sintomas associados à extrusão apical de NaOCl são dor súbita, sangramento abundante e edema quase imediato. Testes laboratoriais demonstram que a substância apresenta ação antimicrobiana frente a bactérias,[34] fungos[35] e esporos,[36] além de promover desestruturação de biofilmes.[37-39] A ação antimicrobiana do NaOCl se deve a seu pH próximo a 12, que promove alteração da membrana citoplasmática bacteriana e inativação de enzimas pela formação de compostos clorados (ácido hipocloroso e íon hipoclorito).

O *digliconato de clorexidina* é empregado em formas líquida e gel, em concentrações de até 2%. Inicialmente, foi utilizado como alternativa às soluções de NaOCl, por apresentar menor citotoxicidade. Sua ação antimicrobiana se deve à adsorção superficial na parece bacteriana, seguida de precipitação do conteúdo citoplasmático e de modificações na conformação da estrutura do DNA.[40,41]

Por apresentar carga positiva, a molécula da clorexidina se liga à dentina e é liberada gradualmente em concentrações terapêuticas por até 90 dias.[42,43]

Uma vez que não apresenta capacidade de dissolução tecidual, a substância não atua sobre o tecido pulpar.[44] Estudos *in vitro* indicaram que a clorexidina altera a viabilidade de células do biofilme microbiano, porém não é capaz de romper a sua estrutura e favorecer a remoção química.[40]

Diversos estudos clínicos avaliaram o potencial efeito antimicrobiano das substâncias auxiliares ao preparo químico mecânico, considerando a carga bacteriana e de endotoxinas como parâmetros de avaliação. Metanálise de Ruksakiet et al. não identificou diferença estatisticamente significante na redução da carga microbiana promovida por protocolos de preparo do sistema de canais radiculares com soluções de NaOCl (concentrações de 1 a 5,25%) e clorexidina (formas gel e líquida, concentrações de 0,2 a 2%).[45] Ainda assim, o uso de NaOCl resultou em cargas de endotoxinas residuais menores do que sob o uso de clorexidina.

De acordo com Neelakantan et al., tanto soluções de hipoclorito de sódio quanto clorexidina reduzem consideravelmente a carga endotóxica do sistema de canais radiculares em protocolos de preparo químico-mecânico do sistema de canais radiculares sem, contudo, eliminá-la. Porém, os resultados da metanálise indicam que o uso do hipoclorito de sódio resultou em cargas residuais de endotoxina menores do que sob uso de clorexidina.[46]

Metanálise de três ensaios clínicos randomizados não encontrou diferenças significativas entre soluções irrigadoras de hipoclorito de sódio e clorexidina em dor pós-operatória após 24 horas.[47]

Ensaio clínico randomizado e duplo-cego que comparou o efeito da irrigação com NaOCl 1,3 e 5,25% em dor pós-tratamento endodôntico de molares mandibulares com polpas não vitais mostrou maior efeito analgésico com a menor concentração.[48] Ao contrário, a dor pós-operatória excedeu a dor pré-operatória em 3 a 24 horas com solução de hipoclorito de sódio 5,25%, o que não ocorreu em tratamentos realizados com solução na concentração de 1,3%.

Cabe salientar que diversos fatores podem contribuir para o desenvolvimento de dor pós-operatória, porém é necessário compreender de que forma cada etapa ou conduta clínica modula tal desfecho.

As *soluções de hipoclorito de cálcio* têm sido avaliadas em testes laboratoriais, indicando que são mais estáveis em relação à de cloro livre e que, dependendo da concentração, parecem ser menos citotóxicas que NaOCl.[49-51] Embora demonstrem resultados promissores, ainda não foram realizados ensaios clínicos com soluções de hipoclorito de cálcio, o que limita sua indicação.

Medicamentos entre sessões

Ao fim de uma sessão clínica, quando não for possível finalizar o tratamento endodôntico por motivos relacionados ao paciente ou à patologia que acomete o sistema de canais radiculares ou os tecidos apicais, é necessário preencher a cavidade pulpar com um medicamento, que deve permanecer até a consulta subsequente.

Os principais efeitos exercidos por tais fármacos incluem complementação da ação antimicrobiana do preparo químico-mecânico, redução da inflamação dos tecidos apicais e, em perspectiva mais ampla, favorecimento do reparo apical.

Derivados fenólicos (tricresolformalina e formocresol) e gel de clorexidina foram indicados como alternativas de medicamentos entre sessões. Atualmente, pastas de hidróxido de cálcio são empregadas com mais frequência. Algumas bactérias endodônticas mostram-se resistentes ao $Ca(OH)_2$, e associações com clorexidina ou paramonoclorofenol têm sido efetivas.

Com o advento de técnicas de endodontia regenerativa, alguns protocolos propõem o uso de pastas contendo misturas de antibacterianos.

As associações de esteroides e antimicrobianos podem ser empregadas em casos de dentes com polpa vital que recebem tratamento de urgência para remoção de polpa coronária ou mesmo pulpectomia. O objetivo do emprego é reduzir a resposta inflamatória do tecido com o qual entra em contato.

No Brasil, para tal uso, encontra-se a associação de hidrocortisona (10 mg/mℓ), sulfato de neomicina (5 mg/mℓ) e sulfato de polimixina B (10.000 UI/mℓ), na forma de solução para uso otológico. Com esse medicamento, é possível preencher o canal que já recebeu preparo químico-mecânico para atuar na redução de edema apical e dor pós-operatória. O tempo de permanência dessa associação não deve exceder 24 a 48 horas.[52]

Formocresol e tricresol formalina (agentes fenólicos voláteis) atuam por contato direto ou a distância, sendo empregados apenas em casos de necrose pulpar.

São aplicados por meio de mechas de algodão esterilizadas, posicionadas na câmara pulpar, em quantidade mínima, seguidos por selamento coronário. A mecha de algodão não pode estar úmida, o que demonstra excesso do produto. O tempo de permanência é curto (de 24 a 48 horas). Esses derivados têm ação antimicrobiana sobre anaeróbios estritos (*Fusobacterium nucleatum, Porphyromonas gingivalis, Prevotella nigrescens*) e anaeróbios facultativos (*Enterococcus faecalis, Streptococcus mutans* e *Actinomyces viscosus*).[53,54]

Em estudo de casos e controles, formocresol aplicado em 20 crianças de 5 a 10 anos com exposição de polpa em dentes cariados não mostrou diferenças estatisticamente significativas em comparação aos controles com relação a aberrações cromossômicas. Porém, houve efeito mutagênico em uma criança, o que leva à necessidade de precaução quanto ao uso da substância para pulpotomias em crianças.[55]

Embora estudos indiquem que a pequena quantidade utilizada não provoca modificações nos níveis sanguíneos de formaldeído, observa-se tendência à restrição de uso de formocresol e tricresol formalina.[56]

Revisão sobre o uso intracanal de tricresol formalina (90% de formaldeído e 10% de tricresol) demonstrou sua ação antimicrobiana a distância pela liberação de vapores, além de auxiliar no processo de degradação da matéria orgânica proveniente do processo de necrose pulpar, transformando produtos tóxicos em substâncias não tóxicas. Entretanto, propriedades irritantes, tóxicas e mutagênicas limitam seu emprego.[57]

Os principais motivos seriam os riscos ocupacionais decorrentes da exposição ao formaldeído por períodos prolongados, embora não haja consenso na literatura.[58,59]

Estudos *in vitro* indicam ação antimicrobiana de amplo espectro (bactérias e fungos) de gel de clorexidina 2% usado como medicamento intracanal,[60] mantendo seu efeito por até 15 dias.[61] Indica-se seu uso em casos em que os canais radiculares já foram completamente preparados, podendo permanecer por curtos períodos (até 5 dias).[62]

A interação de hipoclorito de sódio e clorexidina produz manchamento marrom-acastanhado e um produto potencialmente citotóxico: paracloro-anilina.[63]

Portanto, a seleção da medicação intracanal dependerá da seleção da substância auxiliar ao preparo mecânico do sistema de canais radiculares. Devido à presença de veículo hidrossolúvel, não apresenta estabilidade para permanecer no interior do sistema de canais radiculares por tempo prolongado, observando-se sua absorção quando da consulta de retorno. Novos tipos de apresentação de clorexidina com essa finalidade têm sido estudados, relacionando-se à sua encapsulação em nanopartículas[64] ou às matrizes de hidrogel.[65]

Pastas de hidróxido de cálcio são medicamentos extremamente alcalinos preparados por meio da mistura de pó de hidróxido de cálcio a um veículo (aquoso, oleoso ou viscoso).[66]

Veículos adicionados a pó de hidróxido de cálcio possibilitam que ele se dissocie em íons cálcio e hidroxila, responsáveis por sua ação biológica.[67]

Não há proporção definida entre a quantidade de líquido e pó; porém, a consistência comumente empregada corresponde à de um creme dental. A manipulação pode ser feita imediatamente antes da instilação no canal radicular, ou o produto pode ser adquirido pronto.

Pastas de hidróxido de cálcio têm as seguintes propriedades: anti-inflamatória, antimicrobiana, de biocompatibilidade (baixa solubilidade), indução de deposição de tecido mineralizado e inibição de reabsorção radicular externa.[68,69]

Para que exerçam suas propriedades plenamente, é necessário que o canal radicular tenha recebido o preparo químico-mecânico de maneira completa. Não há consenso quanto ao tempo mínimo para que permaneçam no interior do sistema de canais radiculares, mas os protocolos as empregam por 7 a 14 dias. Embora sejam capazes de modificar o pH da dentina, pastas de hidróxido de cálcio sofrem efeito direto do potencial de tamponamento da dentina.[70,71]

O efeito antimicrobiano das pastas de hidróxido de cálcio se deve também à capacidade de preenchimento do canal radicular que, associada à sua baixa solubilidade, impede a recolonização do mesmo por microrganismos que sobreviveram ao preparo químico-mecânico. Estudos sugerem a adição de veículos que potencializem a ação antimicrobiana das pastas de hidróxido de cálcio sem, contudo, gerar citotoxicidade. Dentre eles, destacam-se clorexidina (líquida ou gel) e paramonoclorofenol canforado (PMCC).[72,73]

Ensaios clínicos sugerem que pastas de hidróxido de cálcio e clorexidina gel 2% são capazes de reduzir expressivamente a contagem microbiana em canais radiculares, porém com efeito menos expressivo sobre a carga de endotoxinas e de ácido lipoteicoico em dentes com necrose pulpar ou necessidade de retratamento endodôntico, mesmo quando aplicadas por 30 dias.[74,75]

Em 2004, Banchs e Trope sugeriram nova técnica para indução da formação radicular em dentes permanentes jovens, por meio da indução de coágulo sanguíneo no interior do sistema de canais radiculares. Essa técnica se contrapôs às já existentes de apicificação com trocas de hidróxido de cálcio ou construção de barreira apical com trióxido mineral agregado. Tal estudo lançou as bases para a *endodontia regenerativa*, que compreende o conjunto de procedimentos de base biológica desenvolvidos para promover a substituição fisiológica de estruturas do dente, tais como dentina, demais estruturas radiculares e células do complexo dentina-polpa.[1] Como células e tecidos viáveis serão introduzidos em sistema de canais radiculares que já experimentou infecção endodôntica, procedimentos de desinfecção do canal radicular foram estudados para que esse ambiente possa recebê-los.[76]

Hipoclorito de sódio nas concentrações de 1,5 a 3% e ácido etilenodiaminotetracético (EDTA) 17% são as soluções auxiliares recomendadas para preparo químico do canal radicular. Nesses casos, é necessário aplicar o medicamento entre sessões, pois deve permanecer no sistema de canais radiculares por 1 a 4 semanas.

De acordo com as recomendações da American Association of Endodontists (AAE)[77] e da European Society of Endodontology,[78] pastas de hidróxido de cálcio podem ser empregadas em situações regenerativas e de revitalização.

Em protocolo da AAE,[79] consta a utilização de pasta triantibiótica, composta por ciprofloxacino, metronidazol e minociclina em partes iguais, até se atingir a concentração de 1 a 5 mg/mℓ de veículo (água esterilizada, solução salina ou propilenoglicol). A combinação desses antibacterianos busca potencializar o combate à infecção presente no sistema de canais radiculares.

Como alterações na coloração dental foram observadas após o uso dessa pasta, sugeriu-se a remoção da minociclina ou sua substituição por clindamicina, amoxicilina ou metronidazol.

Além disso, estudo de Tan et al. sugeriu que ciprofloxacino favorece expressão de interleucinas anti-inflamatórias em macrófagos e de componentes de matriz extracelular associados a fibroblastos de origem periodontal. Os autores indicam que os antibacterianos testados podem induzir citotoxicidade, dependendo da concentração em que são utilizados.[80]

O uso desses antimicrobianos no sistema de canais radiculares por até 4 semanas pode causar sensibilização no paciente e favorecer o desenvolvimento de resistência bacteriana. Diógenes et al. recomendam a utilização de pastas de hidróxido de cálcio como primeira opção em casos de endodontia regenerativa.[81]

Medicamentos para uso sistêmico em endodontia

Medicamentos para uso sistêmico, administrados por vias oral (VO) e parenterais, constituem medidas complementares em abordagem de dor e infecção endodônticas, considerando-se seu emprego em pacientes adultos.

Medicamentos para manejo da dor: analgésicos

Dor endodôntica acompanha alterações pulpares e periapicais, estando associada a pulpites reversíveis, pulpites irreversíveis, pericementites apicais (de origem traumática ou infecciosa) e abscessos apicais agudos, em diferentes etapas de evolução.

Após sessão de tratamento endodôntico, o paciente pode relatar sensibilidade ou desconforto. Fatores como manipulação tecidual, aplicação de grampos para isolamento absoluto, preparo químico-mecânico, medicamentos entre sessões e mesmo materiais obturadores contribuem para surgimento de sintomatologia dolorosa. Também há situações de surgimento de dor oriunda de patologia pulpar ou periapical após início ou continuação de tratamento endodôntico, evento conhecido como *flare-up*.

Nessas situações, a dor pode estar associada à presença de infecção nos tecidos periapicais. De acordo com Aksoy et al.,[82] os principais fatores que propiciam o desenvolvimento de *flare-up* são: presença de lesão periapical, dor pré-operatória, dor à percussão e realização de retratamento endodôntico.

É necessário que o cirurgião-dentista reconheça a dor como elemento de alerta e utilize o relato do paciente para explorar aspectos fundamentais ao correto diagnóstico, tais como sua localização, intensidade, duração, frequência de ocorrência e fatores que a desencadeiam ou amenizam. Durante a etapa de diagnóstico, a dor é utilizada como parâmetro de análise nas manobras semiotécnicas de testes de sensibilidade pulpar ao frio, teste de percussão vertical e teste de palpação apical.

O controle da dor endodôntica depende de medidas não farmacológicas, representadas por procedimentos locais executados em atendimentos de urgência. Como medida complementar, são empregados *analgésicos não opioides*, como *paracetamol* ou *ibuprofeno*. Paracetamol é administrado VO, em doses de 500 a 750 mg, a cada 4 ou 6 horas, com dose máxima diária de 4 g para pacientes adultos. Ibuprofeno é administrado VO, em doses de 300 a 600 mg, a cada 6 horas, preferencialmente após as refeições. A duração do tratamento analgésico deve ser de até 5 dias.

Em tratamento de urgências de origem endodôntica, medicamentos analgésicos/anti-inflamatórios, administrados imediatamente antes do procedimento, favorecem o controle de dor pós-operatória.

Elkhaden et al.[83] indicaram administração pré-operatória de dose oral única de 40 mg de prednisolona, reduzindo em aproximadamente 30% a incidência de dor após 24 horas. Em pacientes com pulpite irreversível sintomática, a ingestão de analgésico após tratamento endodôntico em sessão única reduziu dor em aproximadamente 55%.

Ensaio clínico randomizado, duplo-cego e controlado por placebo mostrou que uso oral pré-operatório de 4 mg de dexametasona, 20 mg de piroxicam ou 20 mg de prednisolona reduziu incidência e intensidade de dor pós-operatória nas primeiras 24 horas após tratamento endodôntico em sessão única em pacientes com pulpite irreversível sintomática e periodontite apical sintomática. A ocorrência de dor pós-operatória nas primeiras 24 horas em pacientes pré-medicados com 4 mg de dexametasona ou 20 mg de piroxicam ou 20 mg de prednisolona foi 5,3 vezes, 3,4 vezes e 2,5 vezes menor em comparação com o placebo, respectivamente. Um paciente que utilizou piroxicam relatou gastrite, mas nenhum efeito adverso foi registrado com os outros medicamentos.[84]

Caso se decida pelo uso de analgésico/anti-inflamatório antes da realização do procedimento de urgência endodôntica, o cirurgião dentista deve ter concluído o diagnóstico, identificando o(s) dente(s) causador(es) da dor.

De acordo com Read et al.,[85] em pacientes portadores de pulpite irreversível – que utilizaram 800 mg de ibuprofeno, 1 hora antes do procedimento – houve mascaramento da resposta aos testes de sensibilidade ao frio e percussão vertical. Tal fato compromete a execução do diagnóstico clínico, o que implica possível execução de tratamento inadequado.

Medicamentos para controle da infecção: antibacterianos

A maioria das infecções endodônticas fica confinada ao interior do sistema de canais radiculares, sendo tratada por meio de procedimentos locais, complementada com drenagem ou extração dentária, sem necessidade de antibacterianos sistêmicos.[86]

Há critérios clínicos definidos para a indicação de antibacterianos de uso sistêmico em endodontia. Justificam-se como adjuvantes ao tratamento local, quando há evidência de envolvimento sistêmico e disseminação ampla, rápida e difusa da infecção. São eles:[87-90]

- Abscesso apical agudo em pacientes imunologicamente comprometidos
- Abscesso apical agudo com envolvimento sistêmico (aumento de volume flutuante localizado, temperatura corporal elevada (superior a 38°C), mal-estar, linfadenopatia, trismo
- Infecções com progressão rápida para quadros graves em menos de 24 horas, celulite ou infecção disseminada, osteomielite, casos em que o encaminhamento para cirurgiões bucomaxilofaciais é necessário
- Situações de reimplante de dentes permanentes avulsionados
- Lacerações em tecido mole que requerem desbridamento e suturas.

Há forte tendência à prescrição de antibacterianos em pacientes portadores de pulpite irreversível, o que caracteriza seu uso inadequado.[91,92]

Uma vez que apresentam características eminentemente inflamatórias, o uso de antibacterianos em casos de pulpite irreversível não está indicado.[93]

A presença de necrose pulpar em dentes sem sintomatologia dolorosa – associados ou não a granulomas apicais, cistos apicais ou mesmo abscessos apicais crônicos (trajeto fistuloso) – por si só não indica uso de agentes antibacterianos.[91]

Revisões sistemáticas que avaliaram desfechos relacionados à dor ou à evolução clínica do tratamento de abscessos apicais agudos localizados apontam que os estudos incluídos fornecem níveis de evidência baixos para a compreensão do efeito de antibacterianos sistêmicos associados ou não a intervenções locais.

De acordo com Cope et al.,[94] não houve diferenças estatisticamente significativas para dor relatada pelo paciente, edema, dor à percussão, incidência de *flare-up*, uso de analgésicos ou incidência de eventos adversos entre participantes que receberam antibióticos e aqueles em uso de placebo. Além disso, Tampi et al.[95] enfatizaram que uso de antibacterianos pode contribuir para surgimento de efeitos adversos como diarreia e mal-estar.

Em Diretriz de 2020,[96] a (International Association for Dental Traumatology (IADT) não indicou prescrição de antibacterianos sistêmicos em casos de fraturas dentais, concussão, subluxação e luxações. Como antes mencionado, uso de antibacterianos sistêmicos está indicado em casos de avulsão dental e reimplante. Embora se tenha limitado a utilização de antibacterianos em casos de traumatismo dental, a IADT sugere que o profissional assistente determine a necessidade de instituição de quaisquer terapêuticas, devido à diversidade de cenários relacionados à condição global do paciente.

Infecções endodônticas agudas são predominantemente constituídas por comunidades bacterianas pertencentes a diferentes filos e gêneros, sendo eles: filo Firmicutes (gêneros *Streptococcus*, *Dialister*, *Filifactor* e *Pseudoramibacter*), filo Bacteroidetes (gêneros *Porphyromonas*, *Prevotella* e *Tannerella*), filo Fusobacteria (gêneros *Fusobacterium* e *Leptotrichia*), filo Actinobacteria (gêneros *Actinomyces* e *Propionibacterium*), filo Spirochaetes (gênero *Treponema*), filo Synergistetes (gêneros *Pyramidobacter* e filotipos ainda não cultivados) e filo Proteobacteria (gêneros *Campylobacter* e *Eikenella*). As infecções endodônticas agudas expressam notável predominância de bactérias gram-positivas, gram-negativas, anaeróbias facultativas e bactérias anaeróbias estritas. Portanto, o grupo de antimicrobianos sistêmicos empregados é constituído, preferencialmente, dos de amplo espectro.

As bactérias podem-se tornar resistentes a um agente antimicrobiano quando o fármaco não consegue atingir seu alvo, ou é inativado ou o alvo está alterado. A primeira situação se aplica à infecção que está no interior do sistema de canais radiculares. Com a ausência de circulação sanguínea, o antimicrobiano não consegue atingir a cavidade pulpar em concentrações terapêuticas. Porém, estudo de Moraes et al.[97] indica, por meio de predição metabólica, que comunidades bacterianas presentes no interior do sistema de canais radiculares podem ter suas vias metabólicas modificadas quando os pacientes utilizam antimicrobianos previamente à consulta de urgência.

Sugere-se que concentrações subterapêuticas possam estar presentes em fluidos teciduais da região periapical e que adentrem o sistema de canais radiculares, causando modificações no ambiente. Parece lícito deduzir que tais modificações não promovem ou auxiliam o controle da infecção.[98]

Outra condição similar, em que o antimicrobiano não atinge concentrações inibitórias mínimas para as bactérias, ocorre na presença de exsudato purulento e exsudação inflamatória, condições observadas em tecidos periapicais em abscesso apical agudo. Dessa forma, a drenagem cirúrgica é essencial para que se consiga remover o exsudato, descomprimir os tecidos apicais e permitir a perfusão do agente antibacteriano em concentração adequada para combater a infecção.

Há situações em que, ao atingir a célula bacteriana, o medicamento tem sua estrutura modificada ou seu alvo está alterado. Dentre os mecanismos de resistência, destacam-se aqueles mediados por genes.

Genes de resistência a agentes antibacterianos foram detectados em diferentes ecossistemas da cavidade bucal, incluindo o sistema de canais radiculares.[99-101]

O preparo químico-mecânico do sistema de canais radiculares tende a reduzir as taxas de detecção de genes de resistência bacteriana,[99] ratificando a importância de tal procedimento no controle da infecção endodôntica. Genes de resistência a tetraciclina (*tetX, tetM, tetQ*), betalactâmicos (*cfxA/cfxA2, blaTEM*) e macrolídios (especialmente *ermC*) foram os mais frequentemente estudados e detectados em amostras de infecções endodônticas.[100,101]

Há que se considerar, porém, que a simples presença de um gene de resistência não indica que a bactéria seja resistente ao antibacteriano. Para que isso ocorra, é necessária a sua expressão.[101]

Montagner et al.[102] relataram que a taxa de detecção do gene *cfxA/cfxA2*, um dos genes que participa da degradação do anel lactâmico, se deu em 6,9% (2/29) dos isolados de *Prevotella disiens, Prevotella oralis, Porphyromonas gingivalis* e *Parvimonas micra*. Porém, a detecção simultânea do gene *cfxA/cfxA2* e produção de lactamase foi observada para uma cepa de *Prevotella buccalis*. O gene detectado na cepa *P. micra* não foi expresso. Três cepas foram positivas para a produção de lactamase, mas o gene *cfxA/cfxA2* não foi detectado pela reação em cadeia da polimerase, o que sugere envolvimento de outro mecanismo de resistência.

Em ensaio clínico, Kuriyama et al.[103] indicaram que a presença de isolados bacterianos com resistência laboratorial à penicilina não influenciou a resposta clínica ao tratamento (drenagem e terapia sistêmica com antibacterianos).

Outros mecanismos de resistência dependem do grupo de antibacterianos considerado e das espécies a serem avaliadas.

Para agentes betalactâmicos, indicados como primeira escolha no tratamento adjuvante das infecções endodônticas, além da expressão de enzimas (especialmente lactamases), devem-se incluir alterações em proteínas de ligação à penicilina de alto peso molecular e bombas de efluxo de fármacos, particularmente em algumas cepas gram-positivas.

Em 2016, Lang et al.[104] realizaram revisão sistemática, envolvendo estudos laboratoriais que testaram a resistência de isolados bacterianos de infecções endodônticas agudas. Nessas, as cepas bacterianas associadas à necrose pulpar foram altamente suscetíveis a amoxicilina + ácido clavulânico (3,5%; intercalo de confiança [IC] = 0,8-14,2%) e amoxicilina (7,7%; IC = 3,6-15,5%). As taxas de resistência mais altas foram observadas para tetraciclina (40,0%; IC = 6,2-87,0%). Valores intermediários foram associados a clindamicina (13,1%; IC = 5,6-27,5%), penicilina V (15,5%; IC = 10,2-22,8%), metronidazol (17,5%; IC = 10,5-27,9%) e eritromicina (26,0%; IC = 16,2-38,9%). Apesar das diferenças nos padrões de suscetibilidade laboratorial, não foi possível determinar se diferenças numéricas influenciaram as respostas clínicas ao tratamento.

Conforme salientado, o tratamento local por meio do preparo do sistema de canais radiculares e drenagem cirúrgica (quando indicada) promove redução da carga microbiana e rompimento das interações de seus componentes, o que favorece o reparo clínico, compensando as discrepâncias de taxas de suscetibilidade. Como a execução de antibiograma não é favorecida por características da infecção, custos e necessidade de estrutura laboratorial, devem-se considerar dados epidemiológicos de monitoramento de resistência para guiar a escolha dos agentes antimicrobianos.

Recentemente, tem-se questionado o período de utilização dos agentes antimicrobianos para tratamento das infecções endodônticas, com a introdução de protocolos mais curtos (2 a 3 dias) comparados àqueles de 7 ou 10 dias.

Períodos mais curtos têm sido justificados, considerando-se que a terapia antimicrobiana é adjuvante à terapêutica local da infecção, contribuindo como medida de suporte para limitar a progressão de manifestações sistêmicas da infecção após desbridamento cirúrgico adequado e estabelecimento de drenagem.

Kuriyama et al.[103] relatam que 99% dos pacientes com infecções odontogênicas agudas que receberam drenagem e antibacteriano sistêmico demonstraram alguma melhora após 72 horas e 56% deles demonstraram completa resolução da infecção (ausência de sinais e sintomas clínicos). Resultados similares foram relatados por Ellison,[105] indicando taxa de sucesso de 95,3% dos casos quando drenagem cirúrgica foi associada a cursos de antimicrobianos de 3 dias. Ao avaliarem as causas de insucesso da terapêutica, os registros dos prontuários indicavam que não se tinha obtido drenagem ou os pacientes não haviam aguardado para realização de drenagem ou exodontia.

Assim, quando períodos mais curtos de emprego de antimicrobianos são selecionados, é imprescindível que seja realizada drenagem cirúrgica da coleção purulenta do abscesso apical agudo e se adote esquema de acompanhamento rigoroso do paciente para avaliação diária da evolução da infecção. Após a adequada avaliação, o profissional deverá decidir se suspenderá ou manterá a terapia antibacteriana sistêmica.

Efeitos de diferentes tempos de utilização de antimicrobianos para tratamento de infecções endodônticas não se restringem apenas à cavidade bucal. Arcanjo[106] avaliou o efeito do uso de amoxicilina por 3 ou 7 dias no microbioma intestinal de ratos Wistar ao longo de 90 dias. No microbioma intestinal há importante alteração imediatamente após a conclusão do curso terapêutico em ambos os períodos. Após 30, 60 e 90 dias, não houve restabelecimento das comunidades microbianas à sua composição inicial. Embora careça de mais estudos clínicos, o efeito do tempo de utilização dos antimicrobianos precisa ser considerado. Assim, salienta-se que o acompanhamento clínico do paciente em tratamento deve ser constante e periódico, e a remissão de sinais/sintomas é indicativa de que as abordagens local e sistêmica estão demonstrando eficácia, o que é decisivo para manutenção ou interrupção da terapêutica sistêmica.

No Quadro 34.1 são descritos esquemas terapêuticos dos principais antibacterianos sistêmicos prescritos em endodontia. A European Society of Endodontology recomenda a utilização de dose inicial de amoxicilina e penicilina V equivalente ao dobro daquela de manutenção. Assim, na primeira administração, o paciente utilizaria 1.000 mg de amoxicilina, seguindo-se doses de 500 mg.

Antibacterianos betalactâmicos são os medicamentos de primeira escolha a serem empregados como adjuvantes no tratamento das infecções endodônticas, quando indicados. Dentre eles, podem ser citados amoxicilina, penicilina V e cefalexina. Algumas características favorecem a indicação da amoxicilina quando comparada à penicilina V, tais como espectro de ação, maior absorção gastrintestinal, menor frequência de eventos adversos gastrintestinais, menor interferência de alimentos em sua absorção, atingimento de níveis plasmáticos máximos 2 horas após a ingestão, menor percentual de ligação às proteínas plasmáticas (aumentando a disponibilidade), maior meia-vida.

Em gestantes, a amoxicilina não parece associar-se a malformações congênitas importantes, aborto espontâneo ou desfechos maternos ou fetais adversos. O antimicrobiano é excretado no leite materno, e há relatos da ocorrência de diarreia em bebês expostos ao medicamento quando em aleitamento natural.[107]

Entre os eventos adversos associados à amoxicilina, relatam-se episódios de alergia imediata ou tardia. Alergias imediatas intensas à amoxicilina caracterizam-se por comprometimento de vias respiratórias (broncospasmo, respiração ofegante), anafilaxia, angioedema, urticária intensa, arritmia e colapso cardiovascular. Nas alergias tardias intensas, o paciente demonstra reações cutâneas graves, lesões nas mucosas, dermatite esfoliativa e extensa lesão descamativa de pele, citopenia e nefrite intersticial aguda. Tais eventos ocorrem imediatamente após o uso ou dentro de algumas horas após a ingestão do antimicrobiano. Quando houver relato dessas situações, o profissional deve prescrever antibacteriano que não pertença ao grupo dos betalactâmicos (p. ex., clindamicina). Há alergias tardias à amoxicilina que não são intensas e ocorrem 5 a 7 dias após o início do uso do antibacteriano. Na anamnese, deve-se pesquisar relato de exantema isolado com erupção maculopapular em uso prévio do antimicrobiano.[108]

Quando essas situações ocorrem, considera-se usar medicamento de estrutura química e classe farmacológica distintas,[108] tais como clindamicina (primeira escolha), claritromicina ou azitromicina. Preferencialmente, deve-se empregar a clindamicina.

A *clindamicina* é uma lincosamida que atua no componente ribossômico da célula bacteriana, interferindo na síntese proteica celular. Sua ação antimicrobiana de amplo espectro abrange especialmente bactérias anaeróbias estritas presentes em infecções endodônticas agudas, como *Porphyromonas, Prevotella, Bacteroidetes fragilis, Veillonella, Fusobacterium* e cepas produtoras de betalactamase.[109]

Mueller et al. avaliaram a concentração de clindamicina intravenosa em amostras de saliva, músculo e tecido ósseo de pacientes submetidos à cirurgia bucal. Foram identificadas concentrações menores do fármaco em tecido ósseo, quando comparado a tecido muscular, mas que excederam a concentração inibitória mínima (MIC_{90}) para impedir o crescimento de 90% das cepas bacterianas. Tais resultados sugerem que clindamicina tenha adequada penetração tecidual, em níveis compatíveis com ação antibacteriana. A ação antimicrobiana intensa frente a anaeróbios estritos parece modificar o microbioma intestinal, favorecendo infecções por *Clostridium difficile*, o que pode causar colite pseudomembranosa.[110]

Em revisão sistemática, referiu-se à razão de chances para desenvolvimento de diarreia associada a diferentes antimicrobianos: por *C. difficile* com uso de clindamicina (9; IC 95% = 6,3-12,9) e com uso de amoxicilina (3,7; IC 95% = 2,6-5,5).[111]

Em ensaios clínicos conduzidos em gestantes, a administração sistêmica de clindamicina durante segundo e terceiro trimestres da gravidez não se associou a aumento da frequência de alterações congênitas. Não existem estudos adequados e bem controlados sobre o uso da clindamicina em mulheres grávidas durante o primeiro trimestre.

A clindamicina pode ser veiculada pelo leite materno (0,5 a 3,8 mg/mℓ) e causar efeitos adversos no microbioma gastrintestinal de bebês em aleitamento natural, pelo que seu uso não é recomendado durante a amamentação.

Pacientes com história de alergia à penicilina e reações gastrintestinais graves à clindamicina requerem antibacterianos alternativos, como os macrolídios.

A claritromicina é um macrolídio semissintético com amplo espectro de ação antimicrobiana, maior concentração tecidual, maior estabilidade na presença de ácidos, maior biodisponibilidade quando empregada VO e menos efeitos gastrintestinais. Seu espectro antimicrobiano envolve principalmente anaeróbios facultativos (*Staphylococcus aureus, Streptococcus pyogenes, Streptococcus pneumoniae,*

Quadro 34.1 Agente, dose e duração de antibacterianos sistêmicos prescritos em endodontia.

Medicamento	Dose inicial (única)	Dose de manutenção	Duração
Amoxicilina 500 mg	1.000 mg	500 mg a cada 8 h	3 a 7 dias
Penicilina V	1.000 mg	500 mg a cada 6 h	3 a 7 dias
Amoxicilina + ácido clavulânico	1.000 mg/250 mg	500 mg + 125 mg a cada 8 h	3 a 7 dias
Clindamicina	600 mg	300 mg a cada 6 h	3 a 7 dias
Claritromicina	500 mg	250 mg a cada 12 h	3 a 7 dias
Azitromicina	500 mg	250 mg a cada 24 h	3 a 7 dias
Metronidazol	1.000 mg	500 mg a cada 6 h	3 a 7 dias

Bordetella pertussis, Haemophylus influenzae). Em geral, os anaeróbios estritos gram-positivos tendem a ser mais suscetíveis à claritromicina do que os gram-negativos. Portanto, o fármaco não abrange grupos bacterianos frequentemente isolados em infecções endodônticas. É preciso considerar o potencial de interações medicamentosas, especialmente com estatinas (sinvastatina, lovastatina, atorvastatina, pravastatina, fluvastatina e rosuvastatina).[112]

A claritromicina é contraindicada em gestantes.[113]

A azitromicina é um derivado sintético de eritromicina com características interessantes para ser empregada como adjuvante no tratamento de infecções endodônticas agudas, como a alta concentração tecidual que permanece por mais tempo.[114]

Dessa maneira, a azitromicina é administrada 1 vez/dia, o que favorece a adesão do paciente ao tratamento proposto. Os dados disponíveis sobre o uso em gestantes não identificaram quaisquer riscos para defeitos congênitos importantes, aborto ou desfechos maternos ou fetais adversos. Deve-se advertir as mulheres lactantes para monitorar o bebê quanto à diarreia, ao vômito ou à erupção na pele.[115]

Para pacientes que relatam sinais e sintomas clínicos de alergias tardias não intensas à amoxicilina e não for possível prescrever clindamicina, as cefalosporinas funcionam como alternativas. Entre elas, opta-se por *cefalexina*, pois é administrada oralmente. Seu espectro de ação não contempla a maioria das bactérias presentes em infecções endodônticas, pois atua preferencialmente sobre cocos gram-positivos (incluindo estafilococos produtores de penicilinase) e gram-negativos (*Neisseria gonorrhoeae*) e bacilos gram-negativos (incluindo *E. coli*, *Proteus mirabilis*, *Klebsiella pneumoniae*, *Salmonellae*, *Shigella* e algumas cepas de *Haemophylus influenzae*). É prescrita em doses de 500 mg, de 6 em 6 horas, durante 3 a 7 dias. Em gestantes, o uso de cefalexina não se associa a malformações congênitas, aborto espontâneo e desfechos maternos ou fetais adversos.

Existem casos em que não há resposta inicial às terapêuticas local e sistêmica executadas. O cirurgião-dentista deve estar atento a sinais e sintomas clínicos que indiquem persistência da infecção, como:

- Persistência da dor e aumento de volume
- Surgimento ou não remissão de trismo, dispneia e disfagia: indica disseminação da infecção para espaços fasciais (submandibular, sublingual, massetérico, parafaríngeo e retrofaríngeo)
- Persistência de febre, mal-estar, prostração.

Nessas condições, deve-se reavaliar a conduta local adotada, realizar novamente os procedimentos de sanificação e preparo do sistema de canais radiculares e programar nova intervenção cirúrgica de drenagem.

Quando se constatam os sinais e sintomas anteriormente descritos, é de fundamental importância encaminhar o paciente a um cirurgião bucomaxilofacial para atendimento hospitalar, pois a possibilidade de risco de morte se eleva.

Ao se considerar nova seleção do agente antibacteriano, escolhem-se medicamentos com estruturas químicas e mecanismos de ação diversos, capazes de superar a resistência bacteriana aos betalactâmicos.

O ácido clavulânico, com anel betalactâmico em sua estrutura química, liga-se covalentemente ao resíduo de serina no local ativo da betalactamase e ataca outro aminoácido no local de ligação, causando inativação permanente da enzima.[116]

Com pouca ou nenhuma eficácia como antibacteriano, o ácido clavulânico é somente comercializado em associação com a amoxicilina, para administração oral.[117]

Ele é usado como alternativa para infecções endodônticas agudas resistentes à amoxicilina, com a seguinte prescrição: 1 cápsula de amoxicilina 500 mg + ácido clavulânico 125 mg, a cada 8 horas, por 3 a 7 dias.

Nos EUA, a associação de amoxicilina e ácido clavulânico é prescrita como primeira escolha por 4,58% dos endodontistas,[118] enquanto no Brasil essa prescrição chega a 30%.[119]

Entretanto, essa associação não deve ser empregada como primeira escolha no tratamento de infecções endodônticas agudas, porque produz maior percentual de efeitos adversos quando comparada à amoxicilina isolada, como maiores taxas de infecção gastrintestinal por *Clostridium difficile*, maior percentual de ocorrência de alterações hematológicas e risco aumentado de desenvolvimento de síndrome de Stevens-Johnson, púrpura e hepatite.[120]

Quanto ao uso em gestantes, não há estudos adequados que apontem riscos ou efeitos adversos. Entretanto, embora o risco seja baixo, o uso desse medicamento está contraindicado no terceiro trimestre de gravidez, devido à possiblidade de ocorrer infecção bacteriana grave no recém-nascido, conhecida como enterocolite necrosante.[121] O medicamento é excretado no leite materno.[122]

Metronidazol é principalmente ativo contra bactérias anaeróbias estritas gram-negativas, pertencentes aos gêneros *Bacteroides*, *Fusobacterium* e *Prevotella*, e às gram-positivas *Peptostreptococcus*. Devido à presença de bactérias anaeróbias facultativas em infecções endodônticas agudas, o metronidazol costuma ser associado à amoxicilina. Esse fármaco atravessa a barreira placentária e seus efeitos na organogênese fetal não são conhecidos, pois não existem estudos adequados e bem controlados em mulheres grávidas; portanto, seu uso está contraindicado em gestantes. Atinge concentrações elevadas no leite materno, não sendo indicado o uso em lactantes.

Devido a seu amplo espectro frente a bactérias anaeróbias estritas e a favorável distribuição em tecido ósseo, a clindamicina também é empregada ante suspeita de resistência bacteriana a betalactâmicos, especialmente em pacientes que demonstram reação alérgica a medicamentos desse grupo farmacológico.

A IADT[96] sugere a prescrição oral de amoxicilina para pacientes que sofreram avulsão dental, seguida de reimplante, com dosagem ajustada para idade e peso.

Antibacterianos também são prescritos em lacerações de tecidos moles ou outros tipos de traumatismo facial. Ambas as diretrizes incluem o encaminhamento do paciente para avaliação médica, recomendando aplicação de vacina contra o tétano quando houver dúvida quanto à cobertura vacinal.

Estudos que abordam a aplicação de antibacteriano na superfície radicular do dente não são conclusivos quanto à contribuição dessa medida para minimizar futuros eventos reabsortivos na raiz e consequente perda dental.

REFERÊNCIAS BIBLIOGRÁFICAS

1. American Association of Endodontists. Glossary of Endodontic Terms [Internet]. 10. ed. Chicago: American Association of Endodontics; 2020. Disponível em: https://www.aae.org/specialty/clinical-resources/glossary-endodontic-terms.
2. Levin LG, Law AS, Holland GR, Abbott PV, Roda RS. Identify and define all diagnostic terms for pulpal health and disease states. J Endod. 2009;35(12):1645-57.
3. Siqueira JF. Endodontic infections: concepts, paradigms, and perspectives. Oral Surg Oral Med Oral Pathol Oral Radiol Endod. 2002;94(3):281-93.
4. Montagner F, Gomes BP, Kumar PS. Molecular fingerprinting reveals the presence of unique communities associated with paired samples of root canals and acute apical abscesses. J Endod. 2010;36(9):1475-79.
5. Hsiao WW, Li KL, Liu Z, Jones C, Fraser-Liggett CM, Fouad AF. Microbial transformation from normal oral microbiota to acute endodontic infections. BMC Genomics. 2012;13:345.
6. Gomes BP, Pinheiro ET, Gadê-Neto CR, Sousa ELR, Ferraz CCR, Zaia AA et al. Microbiological examination of infected dental root canals. Oral Microbiol Immunol. 2004;19(2):71-6.
7. Jacinto RC, Gomes BP, Ferraz CC, Zaia AA, Filho FJ. Microbiological analysis of infected root canals from symptomatic and asymptomatic teeth with periapical periodontitis and the antimicrobial susceptibility of some isolated anaerobic bacteria. Oral Microbiol Immunol. 2003;18(5):285-92.
8. Siqueira JF, Rôças IN. Diversity of endodontic microbiota revisited. J Dent Res. 2009;88(11):969-81.
9. Vianna ME, Conrads G, Gomes BP, Horz HP. Identification and quantification of Archaea involved in primary endodontic infections. J Clin Microbiol. 2006;44(4):1274-82.
10. Persoon IF, Buijs MJ, Özok AR, Crielaard W, Krom BP, Zaura E et al. The mycobiome of root canal infections is correlated to the bacteriome. Clin Oral Investig. 2017;21(5):1871-81.
11. Gomes BP, Lilley JD, Drucker DB. Associations of endodontic symptoms and signs with particular combinations of specific bacteria. Int Endod J. 1996;29(2):69-75.
12. Park O-J, Jeong M-H, Lee E-H, Cho M-R, Hwang J, Cho S et al. A Pilot Study of Chronological Microbiota Changes in a Rat Apical Periodontitis Model Microorganisms. 2020;8(8):1174.
13. Fabricius L, Dahlén G, Ohman AE, Möller AJ. Predominant indigenous oral bacteria isolated from infected root canals after varied times of closure. Scand J Dent Res. 1982;90(2):134-44.
14. Siqueira JF, Jung IY, Rôças IN, Lee CY. Differences in prevalence of selected bacterial species in primary endodontic infections from two distinct geographic locations. Oral Surg Oral Med Oral Pathol Oral Radiol Endod. 2005;99(5):641-7.
15. Hommez GMG, Verhelst R, Vaneechoutte M, Claeys G, De Moor RJG. Terminal restriction fragment length polymorphism analysis of the microflora in necrotic teeth of patients irradiated in the head and neck region. J Endod. 2008;34(9):1048-51.
16. Moraes LC, Lang PM, Arcanjo RA et al. Microbial ecology and predicted metabolic pathways in various oral environments from patients with acute endodontic infections. Int Endod J. 2020;53(12):1603-17.
17. Qian W, Ma T, Ye M, Li Z, Liu Y, Hao P. Microbiota in the apical root canal system of tooth with apical periodontitis. BMC Genomics. 2019;20(Suppl 2):189.
18. Siqueira JF, Antunes HS, Rôças IN, Rachid CT, Alves FR. Microbiome in the apical root canal system of teeth with post-treatment apical periodontitis. PLoS One. 2016;11(9):e0162887.
19. Morse DR. Endodontic flare-ups: prevention and treatment. Hawaii Dent J. 1987;18(11):10-13,24,26.
20. Nair PNR. Pathogenesis of apical periodontitis and the causes of endodontic failures. Crit Rev Oral Biol Med. 2004;15(6):348-81.
21. Gutmann JL, Baumgartner JC, Gluskin AH, Hartwell GR, Walton RE. Identify and define all diagnostic terms for periapical/periradicular health and disease states. J Endod. 2009;35(12):1658-74.
22. Siqueira JF, Rôças IN. Microbiology and treatment of acute apical abscesses. Clin Microbiol Rev. 2013;26(2):255-73.
23. Shemesh A, Yitzhak A, Ben Itzhak J, Azizi H, Solomonov M. Ludwig angina after first aid treatment: possible etiologies and prevention-case report. J Endod. 2019;45(1):79-82.
24. Lemonick D. Ludwig's angina: diagnosis and treatment. Hospital Physician. 2002;38(7):31-7.
25. Colbert S, Cameron M, Williams J. Septic thrombosis of the cavernous sinus and dental infection. Br J Oral Maxillofac Surg. 2011;49(6):e25-6.
26. Southwick FS, Richardson EP Jr, Swartz MN. Septic thrombosis of the dural venous sinuses. Medicine (Baltimore). 1986;65(2):82-106.
27. Saatchi M, Shafiee M, Khademi A, Memarzadeh B. Anesthetic efficacy of Gow-Gates nerve block, inferior alveolar nerve block, and their combination in mandibular molars with symptomatic irreversible pulpitis: a prospective, randomized clinical trial. J Endod, 2018;44(3):384-8.
28. Nusstein JM, Reader A, Drum M. Local anesthesia strategies for the patient with a "hot" tooth. Dent Clin North Am. 2010;54(2):237-47.
29. Aggarwal V, Singla M, Miglani S, Kohli S. Efficacy of articaine versus lidocaine administered as supplementary intraligamentary injection after a failed inferior alveolar nerve block: a randomized double-blind study. J Endod. 2019;45(1):1-5.
30. Drum M, Reader A, Nusstein J, Fowler S. Successful pulpal anesthesia for symptomatic irreversible pulpitis. J Am Dent Assoc. 2017;148(4):267-71.
31. Spanó JC, Barbin EL, Santos TC, Guimarães LF, Pécora JD. Solvent action of sodium hypochlorite on bovine pulp and physico-chemical properties of resulting liquid. Braz Dent J. 2001;12(3):154-7.
32. Guivarc'h M, Ordioni U, Ahmed HMA, Cohen S, Catherine J-H, Bukiet F. Sodium hypochlorite accident: a systematic review. J Endod. 2017;43(1):16-24.
33. Zarra T, Lambrianidis T. Occupational ocular accidents amongst Greek endodontists: a national questionnaire survey. Int Endod J. 2013;46(8):710-9.
34. Gomes BPFA, Martinho FC, Vianna ME. Comparison of 2.5% sodium hypochlorite and 2% chlorhexidine gel on oral bacterial lipopolysaccharide reduction from primarily infected root canals. J Endod. 2009;35(10):1350-3.
35. Gómez C, Salcedo-Moncada D, Ayala G et al. Antimicrobial efficacy of calcium and sodium hypochlorite at different concentrations on a biofilm of Enterococcus faecalis and Candida albicans: an in vitro comparative study. J Contemp Dent Pract. 2020;21(2):178-82.
36. Gomes BP, Vianna ME, Matsumoto CU et al. Disinfection of gutta-percha cones with chlorhexidine and sodium hypochlorite. Oral Surg Oral Med Oral Pathol Oral Radiol Endod. 2005;100(4):512-7.
37. Petridis X, Busanello FH, So MVR, Dijkstra RJB, Sharma PK, van der Sluis LWM. Factors affecting the chemical efficacy of 2% sodium hypochlorite against oral steady-state dual-species biofilms: Exposure time and volume application. Int Endod J. 2019;52(8):1182-95.
38. Busanello FH, Petridis X, So MVR, Dijkstra RJB, Sharma PK, van der Sluis LWM. Chemical biofilm removal capacity of endodontic irrigants as a function of biofilm structure: optical coherence tomography, confocal microscopy and viscoelasticity determination as integrated assessment tools. Int Endod J. 2019;52(4):461-74.
39. Estrela C, Estrela CRA, Barbin EL, Spanó JCE, Marchesan MA, Pécora JD. Mechanism of action of sodium hypochlorite. Braz Dent J. 2002;13(2):113-7.

40. Lim KS, Kam PCA. Chlorhexidine – pharmacology and clinical applications. Anaesth Intensive Care. 2008; 36:502-12.
41. Souza M, Cecchin D, Farina AP, Leite CE, Cruz FF, Pereira C da C et al. Evaluation of chlorhexidine substantivity on human dentin: a chemical analysis. J Endod. 2012;38(9):1249-52.
42. Böttcher DE, Sehnem NT, Montagner F, Fatturi Parolo CC, Grecca FS. Evaluation of the effect of Enterococcus faecalis biofilm on the 2% chlorhexidine substantivity: an in vitro study. J Endod. 2015;41(8):1364-70.
43. Okino LA, Siqueira EL, Santos M, Bombana AC, Figueiredo JAP. Dissolution of pulp tissue by aqueous solution of chlorhexidine digluconate and chlorhexidine digluconate gel. Int Endod J. 2004;37(1):38-41.
44. Hohscheidt GL, Böttcher DE, Fatturi Parolo CC, Montagner F, Grecca FS. Response of E. faecalis biofilms to different associations of auxiliary substances during root canal preparation: a confocal laser microscopy analysis. Microsc Res Tech. 2013;76(6):658-62.
45. Ruksakiet K, Hanák L, Farkas N, Hegyi P, Sadaeng W, Czumbel LM et al. Antimicrobial efficacy of chlorhexidine and sodium hypochlorite in root canal disinfection: a systematic review and meta-analysis of randomized controlled trials. J Endod. 2020;46(8):1032-41.e7.
46. Neelakantan P, Herrera DR, Pecorari VGA, Gomes BPFA. Endotoxin levels after chemomechanical preparation of root canals with sodium hypochlorite or chlorhexidine: a systematic review of clinical trials and meta-analysis. Int Endod J. 2019;52(1):19-27.
47. Martins CM, da Silva Machado NE, Giopatto BV, de Souza Batista VE, Marsicano JA, Mori GG. Post-operative pain after using sodium hypochlorite and chlorhexidine as irrigation solutions in endodontics: Systematic review and meta-analysis of randomised clinical trials. Indian J Dent Res. 2020;31(5):774-81.
48. Mostafa MEHAA, El-Shrief YAI, Anous WIO, Hassan MW, Salamah FTA, El Boghdadi RM et al. Postoperative pain following endodontic irrigation using 1,3% versus 5,25% sodium hypochlorite in mandibular molars with necrotic pulps: a randomized double-blind clinical trial. Int Endod J. 2020;53(2):154-66.
49. Leonardo NG e S, Carlotto IB, Luisi SB, Kopper PMP, Grecca FS, Montagner F. Calcium hypochlorite solutions: evaluation of surface tension and effect of different storage conditions and time periods over pH and available chlorine content. J Endod. 2016;42(4):641-5.
50. Blattes GB, Mestieri LB, Böttcher DE, Fossati AC, Montagner F, Grecca FS. Cell migration, viability and tissue reaction of calcium hypochlorite based-solutions irrigants: an in vitro and *in* vivo study. Arch Oral Biol. 2017;73:34-9.
51. Paula KBD, Carlotto IB, Marconi DF, Ferreira MBC, Grecca FS, Montagner F. Calcium hypochlorite solutions – an in vitro evaluation of antimicrobial action and pulp dissolution. Eur Endod J. 2019;4(1):15-20.
52. Holland R, Nery MJ, de Souza V, de Mello W, Bernabé PFE, Otoboni Filho JA. The effect of corticosteroid-antibiotic dressing in the behaviour of the periapical tissue of dog's teeth after overinstrumentation. Rev Odontol UNESP. 10. ed. 1981. p. 21-5.
53. Cwikla JR. The vaporization and capillarity effect of endodontic medicaments. Oral Surg Oral Med Oral Pathol. 1972;34(1):117-21.
54. Ellerbruch ES, Murphy RA. Antimicrobial activity of root canal medicament vapors. J Endod. 1977;3(5):189-93.
55. Kahl J, Easton J, Johnson G, Zuk J, Wilson S, Galinkin J. Formocresol blood levels in children receiving dental treatment under general anesthesia. Pediatr Dent. 2008;30(5):393-9.
56. Zarzar PA, Rosenblatt A, Takahashi CS, Takeuchi PL, Costa Júnior LA. Formocresol mutagenicity following primary tooth pulp therapy: an in vivo study. J Dent. 2003;31(7):479-85.
57. Hauptmann M, Lubin JH, Stewart PA, Hayes RB, Blair A. Mortality from lymphohematopoietic malignancies among workers in formaldehyde industries. J Natl Cancer Inst. 2003;95(21):1615-23.
58. Checkoway H, Dell LD, Boffetta P et al. Formaldehyde exposure and mortality risks from acute myeloid leukemia and other lymphohematopoietic malignancies in the US national cancer institute cohort study of workers in formaldehyde industries. J Occup Environ Med. 2015;57(7):785-94.
59. Marsh GM, Morfeld P, Zimmerman SD, Liu Y, Balmert LC. An updated re-analysis of the mortality risk from nasopharyngeal cancer in the National Cancer Institute formaldehyde worker cohort study. J Occup Med Toxicol. 2016;11:8.
60. Gomes BP, Vianna ME, Sena NT, Zaia AA, Ferraz CC, de Souza Filho FJ. In vitro evaluation of the antimicrobial activity of calcium hydroxide combined with chlorhexidine gel used as intracanal medicament. Oral Surg Oral Med Oral Pathol Oral Radiol Endod. 2006;102(4):544-50.
61. Gomes BPFA, Souza SFC, Ferraz CCR, Teixeira FB, Zaia AA, Valdrighi L et al. Effectiveness of 2% chlorhexidine gel and calcium hydroxide against Enterococcus faecalis in bovine root dentine in vitro. Int Endod J. 2003;36(4):267-75.
62. Gomes BP, Vianna ME, Zaia AA, Almeida JF, Souza-Filho FJ, Ferraz CC. Chlorhexidine in endodontics. Braz Dent J. 2013;24(2):89-102.
63. Cintra LTA, Watanabe S, Samuel RO, da Silva Facundo AC, de Azevedo Queiroz IO, Dezan-Júnior E et al. The use of NaOCl in combination with CHX produces cytotoxic product. Clin Oral Investig. 2014;18(3):935-40.
64. Haseeb R, Lau M, Sheah M, Montagner F, Quiram G, Palmer K et al. Synthesis and characterization of new chlorhexidine-containing nanoparticles for root canal disinfection. Materials (Basel). 2016;9(6):452.
65. Yan Y, Zhou P, Lu H, Guan Y, Ma M, Wang J et al. Potential apply of hydrogel-carried chlorhexidine and metronidazole in root canal disinfection. Dent Mater J. 2021;40(4):986-93.
66. Estrela C, Pécora JD, Souza-Neto MD, Estrela CR, Bammann LL. Effect of vehicle on antimicrobial properties of calcium hydroxide pastes. Braz Dent J. 1999;10(2):63-72.
67. Estrela C, Sydney GB, Bammann LL, Felippe Júnior O. Mechanism of action of calcium and hydroxyl ions of calcium hydroxide on tissue and bacteria. Braz Dent J. 1995;6(2):85-90.
68. Athanassiadis B, Abbott PV, Walsh LJ. The use of calcium hydroxide, antibiotics and biocides as antimicrobial medicaments in endodontics. Aust Dent J. 2007;52(1 Suppl):S64-82.
69. Fava LR, Saunders WP. Calcium hydroxide pastes: classification and clinical indications. Int Endod J. 1999;32(4):257-82.
70. Nerwich A, Figdor D, Messer HH. pH changes in root dentin over a 4-week period following root canal dressing with calcium hydroxide. J Endod 1993;19(6):302-6.
71. Tronstad L, Andreasen JO, Hasselgren G, Kristerson L, Riis I. pH changes in dental tissues after root canal filling with calcium hydroxide. J Endod. 1981;7(1):17-21.
72. Gomes BPFA, Sato E, Ferraz CCR, Teixeira FB, Zaia AA, Souza-Filho FJ. Evaluation of time required for recontamination of coronally sealed canals medicated with calcium hydroxide and chlorhexidine. Int Endod J. 2003;36(9):604-9.
73. Siqueira JF, Rôças IN, Lopes HP, Magalhães FAC, de Uzeda M. Elimination of Candida albicans infection of the radicular dentin by intracanal medications. J Endod. 2003;29(8):501-4.
74. Barbosa-Ribeiro M, De-Jesus-Soares A, Zaia AA, Ferraz CCR, Almeida JFA, Gomes BPFA. Quantification of lipoteichoic acid contents and cultivable bacteria at the different phases of the endodontic retreatment. J Endod. 2016;42(4):552-6.
75. Gabrielli ES, Lima AR, Francisco PA, Herrera DR, de-Jesus-Soares A, Ferraz CCR et al. Comparative analysis of bacterial content, levels of lipopolysaccharides and lipoteichoic acid in symptomatic and asymptomatic endodontic infections at different stages of endodontic treatment. Clin Oral Investig. 2021.
76. Banchs F, Trope M. Revascularization of immature permanent teeth with apical periodontitis: new treatment protocol? J Endod. 2004;30(4):196-200.

77. American Association of Endodontists. AAE Clinical Considerations for a Regenerative Procedure [Internet]. American Association of Endodontics; 2021 [citado 12 de dezembro de 2021]. Disponível em: https://www.aae.org/specialty/clinical-resources/regenerative-endodontics.
78. European Society of Endodontology. Quality guidelines for endodontic treatment: consensus report of the European Society of Endodontology. Int Endod J. 2006;39(12):921-30.
79. AAE Position Statement: AAE Guidance on the use of systemic antibiotics in endodontics. J Endod. 2017;43(9):1409-13.
80. Tan EE, Quah SY, Bergenholtz G, Rosa V, Hoon Yu VS, Tan KS. Antibiotics used in regenerative endodontics modify immune response of macrophages to bacterial infection. J Endod. 2019;45(11):1349-56.
81. Diogenes A, Henry MA, Teixeira FB, Hargreaves KM. An update on clinical regenerative endodontics. Endodontic Topics. 2013;28(1):2-23.
82. Aksoy U, Pehlivan S, Buhara O. The top risk factors for endodontic flare-up: a Monte Carlo simulation. Clin Oral Investig. 2021;25(6):3681-90.
83. Elkhadem A, Ezzat K, Ramadan M, Abdel Ghaffar S, Khamis D, Hassan A et al. The effect of preoperative oral administration of prednisolone on postoperative pain in patients with symptomatic irreversible pulpitis: a single-centre randomized controlled trial. Int Endod J. 2018;51(Suppl 3):e189-96.
84. Suresh N, Nagendrababu V, Koteeswaran V, Haritha JS, Swetha SD, Varghese A et al. Effect of preoperative oral administration of steroids in comparison to an anti-inflammatory drug on postoperative pain following single-visit root canal treatment – a double-blind, randomized clinical trial. Int Endod J. 2021;54(2):198-209.
85. Read JK, McClanahan SB, Khan AA, Lunos S, Bowles WR. Effect of ibuprofen on masking endodontic diagnosis. J Endod. 2014;40(8):1058-62.
86. European Society of Endodontology. Quality guidelines for endodontic treatment: consensus report of the European Society of Endodontology. Int Endod J. 2006;39(12):921-30.
87. Segura-Egea JJ, Gould K, Şen BH, Jonasson P, Cotti E, Mazzoni A et al. Antibiotics in endodontics: a review. Int Endod J. 2017;50(12):1169-84.
88. Segura-Egea JJ, Gould K, Şen BH, Jonasson P, Cotti E, Mazzoni A et al. European Society of Endodontology position statement: the use of antibiotics in endodontics. Int Endod J. 2018;51(1):20-5.
89. Fouad AF, Abbott PV, Tsilingaridis G, Cohenca N, Lauridsen E, Bourguignon C et al. International Association of Dental Traumatology guidelines for the management of traumatic dental injuries: 2. Avulsion of permanent teeth. Dent Traumatol. 2020;36(4):331-42.
90. Levin L, Day PF, Hicks L, O'Connell A, Fouad AF, Bourguignon C et al. International Association of Dental Traumatology guidelines for the management of traumatic dental injuries: general introduction. Dent Traumatol. 2020;36(4):309-13.
91. Agnihotry A, Gill KS, Stevenson Iii RG, Fedorowicz Z, Kumar V, Sprakel J et al. Irreversible pulpitis – a source of antibiotic over-prescription? Braz Dent J. 2019;30(4):374-9.
92. Gemmell A, Stone S, Edwards D. Investigating acute management of irreversible pulpitis: a survey of general dental practitioners in North East England. Br Dent J. 2020;228(7):521-6.
93. Agnihotry A, Fedorowicz Z, van Zuuren EJ, Farman AG, Al-Langawi JH. Antibiotic use for irreversible pulpitis. Cochrane Database Syst Rev. 2016;2:CD004969.
94. Cope AL, Francis N, Wood F, Chestnutt IG. Systemic antibiotics for symptomatic apical periodontitis and acute apical abscess in adults. Cochrane Database Syst Rev. 2018;9(9):CD010136.
95. Tampi MP, Pilcher L, Urquhart O, Kennedy E, O'Brien KK, Lockhart PB et al. Antibiotics for the urgent management of symptomatic irreversible pulpitis, symptomatic apical periodontitis, and localized acute apical abscess: Systematic review and meta-analysis-a report of the American Dental Association. J Am Dent Assoc. 2019;150(12):e179-216.
96. Diangelis AJ, Andreasen JO, Ebeleseder KA et al. International Association of Dental Traumatology guidelines for the management of traumatic dental injuries: 1. Fractures and luxations of permanent teeth. Dent Traumatol. 2012;28(1):2-12.
97. Moraes LC, Fatturi-Parolo CC, Ferreira MBC, Só MVR, Montagner F. Saliva, supragingival biofilm and root canals can harbor gene associated with resistance to lactamic agents. Braz Oral Res. 2015;29(1):52.
98. König C, Simmen HP, Blaser J. Bacterial concentrations in pus and infected peritoneal fluid – implications for bactericidal activity of antibiotics. J Antimicrob Chemother. 1998;42(2):227-32.
99. Jungermann GB, Burns K, Nandakumar R, Tolba M, Venezia RA, Fouad AF. Antibiotic resistance in primary and persistent endodontic infections. J Endod. 2011;37(10):1337-44.
100. Moraes LC, Só MVR, Dal Pizzol T da S, Ferreira MBC, Montagner F. Distribution of genes related to antimicrobial resistance in different oral environments: a systematic review. J Endod. 2015;41(4):434-41.
101. Rôças IN, Siqueira JF. Antibiotic resistance genes in anaerobic bacteria isolated from primary dental root canal infections. Anaerobe. 2012;18(6):576-80.
102. Montagner F, Jacinto RC, Correa Signoretti FG, Scheffer de Mattos V, Grecca FS, Gomes BP. Beta-lactamic resistance profiles in Porphyromonas, Prevotella, and Parvimonas species isolated from acute endodontic infections. J Endod. 2014;40(3):339-44.
103. Kuriyama T, Absi EG, Williams DW, Lewis MAO. An outcome audit of the treatment of acute dentoalveolar infection: impact of penicillin resistance. Br Dent J. 2005;198(12):759-63.
104. Lang PM, Jacinto RC, Dal Pizzol TS, Ferreira MBC, Montagner F. Resistance profiles to antimicrobial agents in bacteria isolated from acute endodontic infections: systematic review and meta-analysis. Int J Antimicrob Agents. 2016;48(5):467-74.
105. Ellison SJ. An outcome audit of three-day antimicrobial prescribing for the acute dentoalveolar abscess. Br Dent J. 2011;211(12):591-4.
106. Arcanjo RA. Efeito do tempo de utilização de antimicrobianos prescritos para o tratamento de infecções comunitárias no comportamento e no microbioma intestinal – estudo em modelo animal. Tese [Doutorado]. Universidade Federal do Rio Grande do Sul; 2021.
107. Amoxil (amoxicillin) dosing, indications, interactions, adverse effects, and more [Internet]. Disponível em: https://reference.medscape.com/drug/amoxil-amoxicillin-342473#6
108. Blumenthal KG, Peter JG, Trubiano JA, Phillips EJ. Antibiotic allergy. Lancet. 2019;393(10167):183-98.
109. Brook I, Lewis MAO, Sándor GKB, Jeffcoat M, Samaranayake LP, Vera Rojas J. Clindamycin in dentistry: more than just effective prophylaxis for endocarditis? Oral Surg Oral Med Oral Pathol Oral Radiol Endod. 2005;100(5):550-8.
110. Mueller SC, Henkel KO, Neumann J, Hehl EM, Gundlach KK, Drewelow B. Perioperative antibiotic prophylaxis in maxillofacial surgery: penetration of clindamycin into various tissues. J Craniomaxillofac Surg. 1999;27(3):172-6.
111. Bignardi GE. Risk factors for Clostridium difficile infection. J Hosp Infect. 1998;40(1):1-15.
112. Hougaard Christensen MM, Bruun Haastrup M, Øhlenschlaeger T, Esbech P, Arnspang Pedersen S, Bach Dunvald A-C et al. Interaction potential between clarithromycin and individual statins-A systematic review. Basic Clin Pharmacol Toxicol. 2020;126(4):307-17.
113. Clarithromycin dosing, indications, interactions, adverse effects, and more [Internet]. Disponível em: https://reference.medscape.com/drug/clarithromycin-342524#6.
114. Addy LD, Martin MV. Azithromycin and dentistry – a useful agent? Br Dent J. 2004;197(3):141-3.

115. Zithromax (azithromycin) dosing, indications, interactions, adverse effects, and more [Internet]. Disponível em: https://reference.medscape.com/drug/zithromax-zmax-azithromycin-342523#6.
116. Huttner A, Bielicki J, Clements MN, Frimodt-Møller N, Muller AE, Paccaud J-P et al. Oral amoxicillin and amoxicillin–clavulanic acid: properties, indications and usage. Clin Microbiol Infect. 2020;26(7):871-9.
117. Finlay J, Miller L, Poupard JA. A review of the antimicrobial activity of clavulanate. J Antimicrob Chemother. 2003;52(1):18-23.
118. Germack M, Sedgley CM, Sabbah W, Whitten B. Antibiotic use in 2016 by members of the American Association of Endodontists: report of a national survey. J Endod. 2017;43(10):1615-22.
119. Bolfoni MR, Pappen FG, Pereira-Cenci T, Jacinto RC. Antibiotic prescription for endodontic infections: a survey of Brazilian Endodontists. Int Endod J. 2018;51(2):148-56.
120. Salvo F, Polimeni G, Moretti U, Conforti A, Leone R, Leoni O et al. Adverse drug reactions related to amoxicillin alone and in association with clavulanic acid: data from spontaneous reporting in Italy. J Antimicrob Chemother. 2007;60(1):121-6.
121. Ather A, Zhong S, Rosenbaum AJ, Quinonez RB, Khan AA. Pharmacotherapy during pregnancy: an endodontic Perspective. J Endod. 2020;46(9):1185-94.
122. Augmentin, Augmentin XR (amoxacillin/clavulanate) dosing, indications, interactions, adverse effects, and more [Internet]. Disponível em: https://reference.medscape.com/drug/augmentin-amoxicillin-clavulanate-342474.

35

Fármacos em Estomatologia

Manoela Domingues Martins, Vivian Petersen Wagner e Márcio Ajudarte Lopes

INTRODUÇÃO

A *estomatologia* é a especialidade da Odontologia que objetiva a prevenção, o diagnóstico e o tratamento de doenças próprias do complexo maxilomandibular, sejam manifestações orais de doenças sistêmicas, sejam complicações de tratamentos médicos.

O exame clínico (anamnese + exame físico), se corretamente conduzido, constitui a base para o diagnóstico. A partir da análise dos dados coletados, da avaliação de eventuais exames complementares (laboratoriais ou de imagem) ou de biopsias, estabelece-se o diagnóstico final, com o respectivo tratamento.

Entre as possibilidades terapêuticas para algumas lesões, utilizam-se fármacos, na dependência do diagnóstico estabelecido.

Neste capítulo, serão abordadas algumas lesões orais vistas na prática clínica estomatológica, as quais necessitam uso de terapias medicamentosas.

APRESENTAÇÕES CLÍNICAS E ALTERNATIVAS TERAPÊUTICAS

Parotidite bacteriana

A parotidite bacteriana pode ser aguda ou crônica recorrente, dependendo de suas manifestações clínicas. A infecção da glândula parótida pode decorrer de diferentes agravos: sialotíase (obstrução do ducto de Stensen); estados de imunossupressão e doenças crônicas: síndrome de Sjögren, artrite reumatoide, lúpus eritematoso sistêmico, sarcoidose e diabetes; uso de medicamentos indutores de xerostomia; histórico de radioterapia de cabeça e pescoço; exposição a iodetos, metais pesados, fenilbutazona e tiouracílio, redutores do fluxo salivar padrão.[1-5] Mais raramente é consequente a traumatismo e terapia de radiação de cabeça e pescoço.

O fluxo diminuído no sistema ductal da glândula permite a entrada de microrganismos presentes na cavidade oral, causando infecção retrógrada do parênquima glandular.

Cerca de 80% dos casos de parotidite aguda são causados por *Staphylococcus aureus*, mas há possibilidade de comprometimento por bactérias anaeróbias gram-negativas, mais frequentemente observadas em pacientes hospitalizados.[1-4]

A parotidite bacteriana aguda é mais comum em idosos, pelo uso de medicamentos indutores de xerostomia e, por vezes, pela deficitária higienização bucal. Em recém-nascidos é um fenômeno raro que, sem tratamento, pode ser letal.

Clinicamente, a parotidite aguda supurativa apresenta sinais e sintomas clássicos de inflamação, com aumento de temperatura, coloração avermelhada, edema/endurecimento da região e dor na glândula parótida. A presença de febre também é relatada por alguns pacientes. As manifestações ocorrem bilateralmente em 10 a 25% dos casos, em função do comprometimento sistêmico que afeta o fluxo salivar. No exame intraoral, é possível observar eritema ao redor da abertura do ducto de Stensen na mucosa jugal. A manobra de ordenha da glândula parótida (estimulação do fluxo salivar, utilizando as pontas dos dedos) leva à drenagem de secreção purulenta, observada na saída do ducto.[1]

Em alguns casos, a infecção pode progredir para condição crônica, caracterizada por períodos intermitentes de remissões e exacerbações recorrentes. A exacerbação se caracteriza por sintomas como febre e prostração, associados à drenagem de secreção purulenta através do ducto glandular. Em casos crônicos, a evolução prolongada pode levar a encapsulamento da secreção no parênquima glandular, contribuindo para a disseminação de microrganismos anaeróbios.[1,3]

Alguns exames complementares, como radiografias, ultrassonografia ou tomografia computadorizada, podem auxiliar no diagnóstico de obstrução do ducto, mediante detecção de sialólitos. O diagnóstico diferencial deve incluir outros processos infecciosos na região (p. ex., parotidite viral, também conhecida como caxumba).[1,3]

Estabelecendo-se o diagnóstico correto, o manejo inclui uso de antibacterianos, ingestão de líquidos para manter hidratação apropriada, apoio nutricional, orientação de higiene bucal adequada, compressas quentes e massagem da área afetada para estimular a drenagem da supuração. Além disso, a ingestão de líquidos cítricos (suco de limão), que atuam como sialagogos, ajuda a restabelecer o fluxo salivar apropriado. O canal do ducto atua como via de drenagem eficaz; por isso, estimular o fluxo salivar é importante para essa drenagem.[1,6]

Normalmente, a terapia antibacteriana consiste no uso de antibióticos betalactâmicos (penicilinas), pois *S. aureus* é o agente etiológico mais comum. Pacientes alérgicos à penicilina devem usar outros antimicrobianos (p. ex., clindamicina). Se houver resistência às penicilinas, a associação a ácido clavulânico permite inativar grande variedade de betalactamases, ampliando o espectro antimicrobiano.

Se houver evolução para quadro crônico recorrente, indica-se antibiótico com espectro de ação contra anaeróbios (metronidazol).[1-3,7-10]

O Quadro 35.1 apresenta esquemas antibacterianos utilizados para cada tipo de parotidite, levando em consideração a alergia à penicilina.

Sugerem-se 10 dias para uso inicial desses medicamentos, com acompanhamento do paciente, à espera de melhora do quadro a partir do quinto dia. Na ausência de resposta, incisão cirúrgica e drenagem podem ser necessárias. Além disso, realizam-se culturas para identificação do agente etiológico e determinação de sua sensibilidade a diferentes antibacterianos, selecionando terapia específica ao patógeno causador da infecção.

Osteonecroses

Os antirreabsortivos (bisfosfonatos, antiangiogênicos e inibidores de Rank-L2) caracterizam-se por inibir a ação osteoclástica, reduzindo a remodelação óssea. Em geral, são indicados para tratamento de osteoporose, doença de Paget e prevenção de metástase de mielomas múltiplos e outros tumores.[11]

Entretanto, esses medicamentos têm como efeito adverso a *osteonecrose dos maxilares associada a medicamentos* (OMAM), em que se observa uma região de osso exposto na maxila ou mandíbula. O cirurgião-dentista deve fazer o correto diagnóstico dessa situação e estabelecer a conduta nos diferentes estágios de desenvolvimento, além de prevenir suas consequências com terapias conservadoras.

Na maioria dos casos de osteonecrose, há fatores desencadeantes associados, salientando-se exodontia, seguida de traumatismos e de próteses mal adaptadas. Entretanto, casos de início espontâneo também podem ocorrer. Lesões em mandíbula são mais frequentes que em maxila.[12-15]

Clinicamente, a característica mais comum é a exposição óssea, em geral acompanhada por dor, eritema ou ulceração, drenagem de secreção na boca, osteomielite e, em casos avançados, fratura patológica. Prevenção é a melhor abordagem para ambas as condições.[13,14]

Havendo indicação para receber fármacos antirreabsortivos ou radioterapia em região de cabeça e pescoço, todos os pacientes com câncer devem ser submetidos a avaliação prévia única, para eliminar possíveis focos de infecção.

O tratamento de ambas as condições é bastante similar, embora apresentem etiologias diferentes. Além da terapia antibacteriana, deve incluir identificação e modificação de fatores predisponentes à capacidade reduzida de reparo ósseo, como tabagismo e diabetes, aconselhando redução/cessação do hábito de fumar e controle dos níveis glicêmicos, respectivamente.[12-17]

É também preciso avaliar a necessidade de remoção cirúrgica do sequestro ou plastia óssea (p. ex., em áreas de exostoses ósseas, mais sujeitas a traumatismo) e de terapias não medicamentosas complementares, como fotobiomodulação diária com *laser* de baixa potência. Outras formas de controle incluem oxigenação hiperbárica, plasma rico em plaquetas e ultrassom. Frequentemente, é necessária a associação entre terapias para que ocorra o fechamento completo da área do osso exposto. Além disso, pode-se sugerir modificação do medicamento indutor ou avaliar ajuste da dose.[17]

Em relação à terapia antibacteriana propriamente dita, faz-se associação de agentes tópicos (clorexidina 0,12%) e sistêmicos (clindamicina 300 mg, a cada 6 horas), especialmente na presença de sinais de infecção (drenagem de secreção purulenta, edema, eritema, dor). Havendo hipersensibilidade à clindamicina, pode-se utilizar associação de amoxicilina (500 mg de a cada 8 horas) e metronidazol (400 mg, a cada 12 horas, ou 250 mg, a cada 8 horas).

A manipulação cirúrgica deve ser realizada após 1 semana do início da antibioticoterapia, que é mantida por mais 1 semana. Deve-se avaliar clinicamente a necessidade de manutenção dos antibióticos por mais tempo.[17]

Osteomielite associada a displasia cemento-óssea

A displasia cemento-óssea (DCO) consiste em uma lesão fibro-óssea dos maxilares que acomete, com maior frequência, mulheres entre 40 e 50 anos. Em relação aos locais de acometimento, a DCO pode ser classificada em periapical (em áreas apicais de dentes anteriores e inferiores), focal (ligada a dentes posteriores específicos) e florida (com envolvimento multifocal/multiquadrante).[18]

Em DCO, uma área do osso sadio é substituída por tecido fibroso, associado a calcificações semelhantes a cemento. Em todas as formas de DCO, a lesão em fase inicial é completamente radiolúcida; na fase intermediária, a lesão se apresenta mista; no fim, pode tornar-se completamente radiopaca, circundada por halo radiolúcido. Em uma grande porção de casos, as lesões são achados radiográficos acidentais.[18,19]

Clinicamente, o acesso de bactérias à região de osso afetado causa osteomielite, provocando dor, supuração, aumento de volume e fístulas. Os principais desencadeantes de infecção são doença periodontal, necrose pulpar, extração dentária e traumatismo secundário causado por próteses em áreas edêntulas.[19]

Em geral, a infecção determina sequestro ósseo local, que deve ser tratado com cirurgia em associação à terapia antimicrobiana para que ocorra completo reparo da região. O tratamento medicamentoso associa solução aquosa de di-

Quadro 35.1 Terapia medicamentosa de parotidites agudas e crônicas.

Tipo de parotidite	Medicamento	Esquema de administração
Aguda e supurativa	Amoxicilina	500 mg, a cada 8 h
	Eritromicina ou clindamicina*	500 mg, a cada 8 h 300 mg, a cada 6 h
Crônica recorrente	Metronidazol**	250 mg, a cada 8 h

*Em pacientes alérgicos a penicilinas. **Em parotidites causadas por anaeróbios.

gliconato de clorexidina 0,12% (uso tópico) e clindamicina 300 mg (uso sistêmico).[18-20]

Candidíase

Fungos do gênero *Candida* fazem parte do microbioma oral saudável, sem causar nenhum tipo de doença. Entretanto, ante fatores predisponentes, podem proliferar e invadir a mucosa oral, dando origem à candidíase, uma infecção oportunista superficial bastante frequente na clínica odontológica. *Candida albicans* é o fungo determinante de candidíase na cavidade oral.[21,22]

Há fatores locais ou sistêmicos que predispõem à infecção micótica. Entre os locais, destacam-se o uso de prótese dentária removível com base acrílica, a redução de fluxo salivar, a alteração da composição da saliva, o uso de corticosteroides inalados, o tabagismo e a higiene bucal deficiente. Entre os fatores sistêmicos, são relatados extremos de idades (neonatos e idosos), uso de antibióticos de amplo espectro ou de corticosteroides sistêmicos, desnutrição, diabetes melito, imunossupressão por quimioterapia, infecção pelo vírus da imunodeficiência humana (HIV) e radioterapia em cabeça e pescoço.[21-25]

Outra característica importante a ser ressaltada é a capacidade de *Candida* spp. formar biofilmes sobre mucosa oral (superfícies bióticas) ou dispositivos protéticos (superfícies abióticas). Esses biofilmes são mais complexos, formados por aglomerados de leveduras, hifas e pseudo-hifas embebidas em rica matriz extracelular, onde também podem agregar-se bactérias, formando biofilmes multiespécies. Estes deixam os microrganismos mais protegidos de estresse mecânico, ação do sistema imune e antifúngicos.[26-28]

Clinicamente, a candidíase oral apresenta-se sob cinco maneiras diferentes: pseudomembranosa, eritematosa aguda, eritematosa crônica, hiperplásica e queilite angular. O aspecto clínico é geralmente suficiente para o estabelecimento do diagnóstico; porém coleta de amostras para análises de citologia e cultura confirma a identificação das espécies. Em alguns casos, faz-se necessária investigação sistêmica mais completa e exames complementares, como hemograma completo, glicemia em jejum, contagem de plaquetas, velocidade de sedimentação globular (VSG), ferro sérico, ácido fólico, vitamina B_{12} e anti-HIV.[21-24,27,29]

No Quadro 35.2 estão resumidos os fatores predisponentes, as características clínicas e a conduta terapêutica dessas formas de candidíase oral.

O tratamento da candidíase oral envolve identificação e neutralização dos fatores predisponentes, se possível associado a uso de antifúngicos tópicos ou sistêmicos. A escolha se baseia em diagnóstico, etiologia, apresentação clínica, localização e grau de disseminação, suscetibilidade a antifúngicos, estado imunológico do hospedeiro, falta de resposta à terapia anterior e características farmacológicas dos antifúngicos disponíveis (administração, metabolismo, eliminação, toxicidade e interações com outros medicamentos).

De modo geral, utilizam-se agentes poliênicos (anfotericina B), do grupo das equinocandinas (caspofungina) e imidazólicos (clotrimazol, miconazol, cetoconazol etc.) e triazólicos (fluconazol, isavuconazol, itraconazol, posaconazol e voriconazol).[21,29-33]

O protocolo ideal para manejo de candidíase deve englobar:

- Instrução de higiene oral diária por meio de escovação e uso do fio dental
- Verificação da adaptação e reforço na higienização de próteses e aparelhos ortodônticos removíveis, com escovação e imersão noturna em soluções de gliconato de clorexidina 2% ou hipoclorito de sódio 0,1% (aparelhos sem metal)
- Investigação e correção de fatores predisponentes ou facilitadores, tais como doenças de base (HIV, diabetes, anemia, hipossalivação etc.)
- Uso de medicamentos (antibióticos, corticosteroides, imunossupressores etc.) de primeira escolha.

Normalmente, as diferentes formas clínicas respondem muito bem ao tratamento, apresentando resolução em poucas semanas. Porém, alguns pontos negativos da terapia tópica devem ser levados em consideração, como curto tempo de contato com a mucosa bucal, necessidade de várias doses diárias e assídua colaboração por parte dos pacientes para a efetividade do tratamento.

Os antifúngicos mais utilizados são *nistatina* (poliênico) e *miconazol* (azólico), devido a: alta eficácia, baixo custo e menor incidência de efeitos adversos.

Miconazol inibe a síntese de ergosterol, componente essencial da membrana fúngica, impedindo sua proliferação, enquanto nistatina se liga ao ergosterol, alterando sua permeabilidade e resultando em morte celular. Para evitar recorrência, o tratamento deve estender-se ao menos por 48 horas após a remissão de sinais e sintomas.[21,29-33]

Usa-se suspensão oral de nistatina (100.000 UI), 1 a 5 mℓ, 4 vezes/dia, por 7 a 14 dias. O medicamento deve permanecer em contato com as lesões por 3 a 5 minutos para potencializar seu efeito. O tratamento é geralmente suspenso após 2 dias da resolução clínica.

Em candidíase pseudomembranosa, aplica-se a nistatina após a remoção da pseudomembrana com gaze. Da mesma maneira, para bons resultados nas lesões localizadas em palato e rebordo alveolar, deve-se orientar a remoção das próteses antes da realização do bochecho.

Em crianças que não conseguem realizar bochecho, deve-se aplicar a solução com auxílio de uma gaze. Associado ao tratamento medicamentoso, chupetas infantis e bicos de mamadeira devem ser fervidos; para lactantes, pode ser aplicada nas aréolas da mãe a mesma solução de nistatina durante o tratamento da criança.

A composição de nistatina contém açúcar; portanto, a suspensão deve ser evitada em pacientes diabéticos. Em caso de candidíase gastrintestinal, a solução de nistatina pode ser deglutida pelo paciente.

O *miconazol*, como gel oral (20 mg/mℓ), deve ser usado de 2,5 a 5 mℓ (1 colher de chá), 4 vezes/dia, por 7 a 14 dias. Em caso de candidíase eritematosa crônica (estomatite protética), o miconazol deve ser aplicado no palato, na base da prótese. Ali, deve agir pelo máximo de tempo possível, evitando a ingestão de sólidos e líquidos nos 30 minutos seguintes à aplicação. Deve-se remover com gaze a pseudomembrana, quando presente. O uso do gel requer atenção especial em crianças pequenas, pois, devido à sua viscosidade, pode obstruir a garganta. Em menores de 6 meses é

Quadro 35.2 Fatores predisponentes, características clínicas e tratamento de candidíases orais.

Tipos	Fatores predisponentes	Características clínicas	Tratamento
Candidíase pseudomembranosa Conhecida como "sapinho"	Extremos de idade (neonatos e idosos) Imunossupressão por quimioterapia ou corticoterapia HIV, leucemias e doenças terminais Uso de inaladores de aerossóis esteroides Antibióticos de amplo espectro e psicotrópicos	Múltiplas placas brancas de contorno arredondado ou irregular, removíveis Geralmente assintomática, exceto por ardência e alteração de paladar Sítios mais afetados: palato, língua e mucosa jugal Aspecto clínico e destacamento da lesão ante raspagem	Eliminar fatores predisponentes Usar antifúngicos tópicos Usar antifúngicos sistêmicos em pacientes não responsivos à terapia ou imunossuprimidos Investigar mais detalhadamente esses pacientes
Candidíase eritematosa aguda	Uso de antibióticos de amplo espectro Uso de corticosteroides inalatórios Infecção pelo HIV Diabetes melito não controlado Hipossalivação Anemia ferropriva Hipovitaminose B_{12}	Áreas avermelhadas em dorso da língua ou palato, geralmente sintomáticas No dorso da língua: atrofia das papilas da mucosa lingual, com aspecto de língua despapilada	Eliminar fatores predisponentes Se possível, suspender antibióticos e corticosteroides Controle glicêmico mais detalhado Reposição vitamínica ante avitaminose Em pacientes imunocompetentes, aplicar antifúngicos tópicos Em casos não responsivos ou em pacientes imunossuprimidos, utilizar antifúngicos sistêmicos
Candidíase eritematosa crônica (estomatite protética)	Próteses removíveis com base acrílica Má higiene oral e de próteses Uso contínuo de próteses Próteses mal adaptadas, geradoras de traumatismo Idosos	Áreas de eritema difuso, pontilhado ou granuloso na mucosa de revestimento do palato duro e rebordo alveolar na área em contato com próteses removíveis, principalmente de base acrílica Aspectos diversificados: puntiforme, difuso ou com pequenas pápulas de aspecto granular Geralmente é assintomática, mas pode causar desconforto e ardência	Remoção das próteses no período noturno, reembasamento ou troca da prótese em caso de traumatismo Imersão do aparelho protético em solução de hiploclorito de sódio diluído em água (quando não contiver metal) ou clorexidina 0,12% (quando contiver metal) Aplicação de antifúngico tópico em gel na face interna (base) da prótese ou diretamente na mucosa, 3 vezes/dia Duração do tratamento: até desaparecimento das lesões
Queilite angular	Idoso com prótese total Perda de dimensão vertical de oclusão	Lesões eritematosas (fissuras, ulcerações e crostas na comissura labial, uni ou bilaterais), assintomáticas ou geradoras de dor e prurido	Restabelecer a dimensão vertical Higienizar as comissuras Antifúngico tópico
Candidíase hiperplásica	Tabagismo Deficiência de ferro Imunidade celular debilitada	Forma clínica menos comum de candidíase oral Apresentação: placas espessas, brancas ou translúcidas, bem delimitadas, aderidas e não facilmente removíveis Principal localização: mucosa jugal, comissura labial e borda lateral da língua	Tratamento com antifúngico Em insucesso de tratamento: mandatória biopsia incisional para a avaliação de displasia epitelial e risco de transformação maligna

contraindicado, devido à absorção sistêmica. O gel é usado em lesões mais isoladas ou não responsivas à nistatina. Há interação com outros medicamentos, e seus efeitos adversos são náuseas, vômitos e diarreia.

O uso de medicamentos sistêmicos é considerado tratamento de segunda escolha, sendo preconizado para casos não responsivos a tratamento tópico ou em pacientes imunocomprometidos. Os mais recomendados para tratamento de candidíase bucal são:

- Cetoconazol: 200 a 400 mg/dia, junto a uma das refeições diárias para absorção máxima, durante 7 a 14 dias. Suas contraindicações são pacientes com patologia hepática aguda ou crônica e com hipersensibilidade conhecida ao antifúngico
- Fluconazol: considerado um dos principais agentes sistêmicos para manejo de candidíase, por apresentar baixa toxicidade e boa disponibilidade. Nos casos de candidíase orofaríngea, a dose usual é de 50 a 100 mg, em administração única diária, durante 7 a 14 dias. Quando necessário em pacientes com função imune seriamente comprometida, o tratamento pode ser continuado por períodos mais longos. Nos casos de candidíase eritematosa crônica (estomatite protética), a dose usual é de 50 mg, em dose única diária, durante 14 dias, administrada concomitantemente a medidas antissépticas locais para próteses. Para prevenção de infecções fúngicas em pacientes em tratamento oncológico, a quantidade deve ser de 50 mg, em doses únicas diárias, enquanto o paciente estiver correndo riscos consequentes à administração de quimioterapia ou radioterapia. Em casos graves, utilizam-se 100 a 200 mg, em dose diária única, durante 7 a 14 dias. O fluconazol pode ser usado profilaticamente em bebês e crianças imunocomprometidas, com 6 meses ou mais, em dose de 6 mg/kg no primeiro dia, seguida de 3 mg/kg, diariamente, por 14 dias. O fármaco tem boa atividade

antifúngica contra a maioria das espécies de *Candida*, demonstrando resultados superiores quando comparado a outros antifúngicos no tratamento da candidíase bucal.

Herpes simples

Herpes simples é infecção comum que afeta aproximadamente 90% da população mundial. O herpes simples tipo 1 (HSV-1) associa-se a infecções orofaciais, e a contaminação ocorre por saliva e lesões periorais ativas.[34-36]

O HSV-1 penetra no epitélio após a ruptura deste, ocasionada por lesões mecânicas, físicas ou químicas. O vírus se liga ao nervo sensitivo local, tornando-se latente e podendo ser reativado. Dessa forma, a história natural da infecção pelo HSV inclui infecção primária, período de latência e infecção recorrente. Cada etapa apresenta caraterísticas próprias, e as abordagens terapêuticas podem ser diferentes.[34-36]

A infecção primária caracteriza-se pelo contato do HSV-1 em indivíduo sem anticorpos prévios contra o vírus. Nesse primeiro momento, não há manifestações clinicamente visíveis, devido à neutralização imunológica do vírus no interior do epitélio. Por isso, a manifestação sintomática é mais rara, acometendo apenas 5 a 10% dos indivíduos infectados, geralmente crianças, que desenvolvem lesões clínicas detectáveis.[35,36]

A manifestação primária é chamada de gengivoestomatite herpética primária (GEHP) e se manifesta como vesículas que se rompem rapidamente, deixando ulcerações rasas e sintomáticas, circundadas por halo eritematoso; em seguida, coalescem e produzem lesões maiores e irregulares. Áreas eritematosas difusas podem ser observadas. As lesões predominam em língua, lábio, gengiva, palato duro e mole. A gengiva se apresenta edemaciada e avermelhada, e mau hálito, língua saburrosa e salivação em excesso são descritos concomitantemente. Alguns pacientes apresentam anorexia. Geralmente, esse quadro se associa a sinais prodrômicos, como febre, calafrios, náuseas, irritabilidade, mialgia, dor de cabeça e linfadenopatia cervical anterior. Algumas vezes, essas manifestações são leves, e o paciente não as relata ao dentista.[35-38]

Para controle de dor e febre em crianças abaixo de 12 anos, utiliza-se ibuprofeno em suspensão (1 a 2 gotas/kg de peso, a intervalos de 6 a 8 horas, com dose máxima de 40 gotas por dose) ou paracetamol (10 a 15 mg/kg/dose, a intervalos de 4 a 6 horas entre cada administração, não excedendo 50 a 75 mg/kg em um período de 24 horas; se a administração for feita pela quantidade de gotas da apresentação farmacêutica usual, a dosagem será de 1 gota/kg até a dosagem máxima de 35 gotas por dose).

A higiene oral adequada evita infecções secundárias. Podem-se utilizar anestésicos tópicos, como prilocaína, lidocaína, benzocaína e tetracaína, previamente à alimentação, com cuidado para não haver traumatismo local.[35-37]

Enquanto houver lesões em pacientes com herpes oral, pode-se utilizar o aciclovir na dose oral de 2.000 a 4.000 mg/dia. Em quadros clínicos mais graves, faz-se administração intravenosa (IV) de 8 mg/kg a cada 8 horas. As lesões geralmente cicatrizam em 7 dias, podendo levar de 10 a 14 dias em casos mais intensos.

Em crianças com menos de 6 anos, aciclovir em suspensão exibe fraca eficácia para reduzir o número de lesões orais, de novas lesões e a dificuldade de ingestão de alimentos e líquidos.

Após infectar as mucosas e estabelecer a infecção primária (assintomática ou sintomática), os vírus se fusionam aos axônios terminais de nervos sensitivos presentes no tecido conjuntivo subjacente ao epitélio e seguem retrogradamente pelas fibras nervosas, permanecendo em latência no gânglio neural. A evasão do sistema imune permite que o HSV-1 permaneça indefinidamente no hospedeiro, e o gânglio sensorial serve como seu reservatório até o período da reativação.

A recorrência/reativação da infecção pelo HSV-1 é conhecida como *herpes labial*. Fatores como estímulos locais traumáticos, exposição solar, imunossupressão, estresse emocional e físico, alterações hormonais e sideropenia (deficiência de ferro) têm sido descritos como possíveis desencadeadores da doença.[35-37]

Clinicamente, o herpes labial pode abranger qualquer parte da boca ou dos lábios, porém sua localização preferencial é a região de transição entre pele e lábio. Os sinais e sintomas prodrômicos são prurido, ardência, dor e eritema na região. Inicialmente, as lesões surgem como múltiplas vesículas que se rompem no intervalo de 24 a 48 horas, formando úlceras que ressecam e tornam-se crostas, mas que involuem espontaneamente.[35-37]

De forma mais rara, a recidiva pode afetar a mucosa intraoral, sendo denominada *estomatite herpética recorrente* (EHR) ou herpes intraoral recorrente. Clinicamente, notam-se vesículas que coalescem, rompem-se, formam úlceras e, depois, são recobertas por pseudomembrana circundada por halo eritematoso. Em pacientes imunocompetentes, as lesões ocorrem quase exclusivamente em mucosa queratinizada de palato duro e gengiva inserida.

O tratamento do herpes labial serve para reduzir a sintomatologia e o curso da lesão, mas não elimina a doença. Normalmente, utiliza-se um antiviral, por vias tópica ou sistêmica, dependendo da gravidade do quadro clínico.[35-37]

O aciclovir tópico, 3 a 5 vezes/dia, é utilizado na fase inicial, para diminuir a formação de vesículas e abreviar o curso da lesão. Após a formação da crosta, o medicamento pode ser suspenso. O uso tópico de aciclovir, apesar de bem tolerado, não é recomendado para tratar a maioria das lesões herpéticas, porque tem poucos benefícios clínicos.[35-37,39]

Em infecção grave, sua administração sistêmica se faz necessária, e a dose depende do quadro clínico e da idade/peso do paciente. Metanálise de cinco estudos mostrou diminuição da duração do surto e da dor associada com aciclovir oral na dose de 200 mg, 5 vezes/dia, por 5 dias. Administrado precocemente, na presença de sinais prodrômicos ou até 48 horas após o aparecimento das lesões, o fármaco produz melhores resultados. Já a utilização de terapia sistêmica, com início após 72 horas, tem resultados questionáveis. A administração sistêmica produz transtornos gastrintestinais leves, resolvidos espontaneamente.[35,36,39]

Já o aciclovir IV é indicado para manifestações virais graves em imunossuprimidos. Sua prescrição deve ser discutida com a equipe médica para avaliar possíveis efeitos adversos mais importantes.

O uso de fotobiomodulação com *laser* e de terapia fotodinâmica antimicrobiana (aPDT) tem sido proposto como tratamento alternativo eficaz do herpes labial recorrente, sem efeito adverso registrado, proporcionando cicatrização mais rápida das lesões, melhora do edema e diminuição da dor.[40,41]

O valaciclovir e o fanciclovir sistêmicos podem ser utilizados. O valaciclovir é prescrito em 2 doses de 2 g, a cada 12 horas, no primeiro dia, ou 500 mg, 2 vezes/dia, por 3 a 5 dias. O fanciclovir é utilizado em dose única de 1.500 mg no momento do aparecimento do primeiro sinal/sintoma de herpes labial recorrente.

Afta (úlcera aftosa recorrente)

Aftas são lesões comuns da mucosa oral que se apresentam como ulcerações arredondadas, recobertas por membrana fibrinopurulenta amarelada e circundadas por halo avermelhado. Em geral, têm diâmetro inferior a 1 cm. Menos frequentemente, podem ter maiores dimensões, sendo chamadas de aftas maiores. Outro tipo incomum são as aftas herpetiformes, caracterizadas por ulcerações pequenas de 1 a 2 mm de diâmetro. Aftas maiores e herpetiformes tendem a demorar mais, às vezes semanas, para que ocorra total regressão.

Aftas são doloridas e duram menos de 1 semana, mas há história de recorrência. Ocorrem na mucosa oral não queratinizada, como face interna dos lábios, mucosa jugal, palato mole, assoalho de boca, borda e ventre de língua. Afetam aproximadamente 20 a 30% da população geral e são discretamente mais comuns em mulheres. As primeiras manifestações ocorrem, sobretudo, na segunda e terceira décadas de vida, tornando-se menos frequentes a partir da sétima década.

É importante estabelecer o correto diagnóstico clínico, principalmente com base nessas características, diferenciando-as de outras lesões ulceradas da mucosa oral, que podem ocorrer em doenças sistêmicas como neutropenia cíclica, doença de Behçet e síndrome da imunodeficiência adquirida (AIDS).[42,43]

A afta tem etiologia não bem definida, envolvendo ativação do sistema imune. Há vários fatores predisponentes, que incluem traumatismo local, estresse fisiológico e emocional, sensibilidade para alguns alimentos, cremes dentais e frutas cítricas. Também pode associar-se a deficiências séricas de ferro, ácido fólico, vitaminas B_1, B_2, B_6 e B_{12}, vitamina D, vitamina C e zinco, entre outras.

Cerca de 30% dos pacientes com afta relatam que outros membros da família também têm histórico da doença. Nesse cenário, as manifestações são geralmente mais precoces e mais intensas.[44,45]

Seu tratamento objetiva aliviar a sintomatologia e estimular a resolução, mas não há uma terapia padronizada. Consequentemente, muitas opções estão disponíveis, todas com efeito paliativo, não havendo tratamento definitivo ou preventivo.

São usados *agentes tópicos*, como anestésicos locais (benzocaína), agentes oclusivos (pastas bioaderentes, sucralfato), antissépticos (clorexidina e peróxido de hidrogênio), corticosteroides (clobetasol, dexametasona, triancinolona), inibidores de metaloproteases (minociclina) e imunomoduladores (ciclosporina, dapsona, metotrexato). Entre os mais indicados, figuram anestésicos, agentes oclusivos e corticosteroides para aliviar dor e estimular regressão. Casos mais persistentes ou aftas maiores são geralmente tratados com corticosteroides sistêmicos.

Os corticosteroides tópicos mais utilizados são:

- Triancinolona acetonida orabase: 1 mg/g, aplicada em fina camada apenas sobre a lesão, após refeições e higiene bucal e antes de dormir. Não comer nem beber nos 30 minutos seguintes
- Betametasona ou dexametasona: como elixir, com 0,1 mg/mℓ, 2 a 4 vezes/dia, por até 7 dias. Bochechar 5 mℓ da solução durante 2 a 5 minutos, após as refeições e antes de dormir. Não comer nem beber nos 30 minutos seguintes
- Propionato de clobetasol: 0,05% em formulação comercial ou manipulado (gel de hidroxietilcelulose qsp. 20 g), para aplicar camada fina sobre as lesões, com auxílio de cotonete, 3 vezes/dia. Não comer, beber, nem lavar a boca nos 30 minutos seguintes. Acompanhar clinicamente para definir suspensão do uso.

Outras opções de tratamento consistem em produtos fitoterápicos, mel, própolis, camomila e fotobiomodulação com *laser* de baixa potência.

É importante ressaltar que, nas eventuais deficiências séricas de elementos relatados anteriormente, é recomendada avaliação médica, visando à suplementação dos componentes deficientes.[46,47]

Ulceração traumática

Ulcerações traumáticas caracterizam-se clinicamente como lesões amareladas devido à presença de membrana fibrinopurulenta, em consequência da exposição do tecido subjacente. Podem ocorrer por traumatismo mecânico, químico, elétrico ou térmico e ser agudas ou crônicas.

Para estabelecimento do diagnóstico, é fundamental anamnese detalhada e cuidadosa, verificando condições de aparecimento, sinais de evolução e remissão e envolvimento de eventos desencadeantes.

Geralmente, as úlceras traumáticas se associam a bordas irregulares dos dentes, restaurações fraturadas, aparelhos ortodônticos e próteses, entre outros desencadeantes. Se um fator traumático for identificado e eliminado, as ulcerações tendem a regredir espontaneamente em 2 semanas. Entretanto, lesões que persistem por maior tempo e não têm fator traumático identificado devem ser biopsiadas para exclusão de neoplasias malignas. As ulcerações também podem ser causadas por produtos como formocresol e peróxido de hidrogênio, além de drogas ilícitas (p. ex., cocaína e anfetaminas) e substâncias ou alimentos quentes. Causa também ulcerações o contato direto com substâncias a temperaturas muito baixas, como gelo seco e nitrogênio líquido.[48,49]

Em bebês, é igualmente observada ulceração, conhecida com doença de Riga-Fede, localizada em mucosa adjacente a dentes neonatais.[50,51]

O tratamento das ulcerações traumáticas objetiva eliminar o fator etiológico da lesão. Controle de dor e estímulo para cicatrização podem ser indicados em lesões sintomáticas. As sugestões de tratamento são semelhantes às descritas nas aftas.[52,53]

Líquen plano

O líquen plano é uma doença mucocutânea inflamatória autoimune que pode afetar mucosa bucal, genitália, pele e unhas. Tem prevalência em cerca de 1% da população mundial e ocorre mais frequentemente em pessoas entre 30 e 65 anos, sobretudo mulheres. Ainda não tem etiologia bem definida, mas estresse tem sido envolvido.

Vários mecanismos imunológicos têm sido envolvidos no aparecimento e na perpetuação do líquen plano oral, entre os quais figuram os antígenos leucocitários humanos (HLA), que seriam moduladores da suscetibilidade orgânica ao líquen plano oral.[54] Pode manifestar-se clinicamente de várias formas, tais como:

- Reticular: linhas ou estrias brancas, conhecidas como estrias de Wickham, entrelaçadas, como uma rede
- Papular: pápulas brancas
- Em placa ou tipo placa: placas brancas que simulam leucoplasia
- Atrófica: áreas avermelhadas que afetam principalmente a gengiva, sendo causa comum de gengivite descamativa
- Erosiva ou ulcerativa: erosões ou ulcerações irregulares, dolorosas e recobertas por membrana fibrinopurulenta
- Bolhosa: formações de bolhas ou vesículas.

É importante ressaltar que o envolvimento bilateral é uma característica clínica crucial para considerar esse diagnóstico. O tipo clínico mais comum é o reticular, que afeta principalmente as mucosas jugais e as bordas laterais da língua. No entanto, um paciente pode apresentar simultaneamente vários tipos clínicos ou mesmo ter modificações clínicas durante o seguimento.[55]

O diagnóstico dessa condição baseia-se na correlação de características clínicas e microscópicas. Inúmeras outras lesões se assemelham a ela clinicamente, sendo reconhecidas como *lesões liquenoides*. Podem ser causadas por materiais odontológicos restauradores (sobretudo amálgama) e medicamentos (mais comumente usados para controle de hipertensão arterial, diabetes, reumatismo, entre outros). Doenças como lúpus eritematoso, doença do enxerto contra o hospedeiro, leucoplasia verrucosa proliferativa e hepatite C também podem apresentar lesões similares a líquen plano. Portanto, história clínica detalhada, exame físico minucioso e biopsia incisional na área mais representativa das lesões são fundamentais para o estabelecimento do diagnóstico.

Histologicamente, a doença se caracteriza por infiltrado inflamatório linfocitário subepitelial em banda, promovendo degeneração de células epiteliais da camada basal. Também podem ser observados paraqueratoses, projeções epiteliais em forma de "dentes de serra" e corpos coloides ou corpos de Civatte.[56,57]

Seu tratamento depende principalmente de apresentação clínica, gravidade das lesões e consequente sintomatologia. Os tipos reticular, papular e em placa são normalmente assintomáticos; porém, nos tipos atróficos, erosivos/ulcerativos e bolhosos, há queixas de desconforto, ardência, queimação ou dor de intensidade variável.

O tratamento é indicado para casos sintomáticos. Em pacientes com manifestações mais brandas, indica-se corticoterapia tópica. Inicialmente, para melhor controle das lesões, podem ser usados corticosteroides de alta potência, como clobetasol 0,05%, aplicados 3 vezes/dia (após café da manhã e almoço e antes de dormir), por 2 semanas. Havendo melhora, pode-se reduzir para 2 vezes/dia e, após outras 2 semanas, reduzir para 1 vez/dia (antes de dormir), mantendo por mais 2 semanas. Pode-se também optar por corticosteroide de baixa potência (triancinolona, betametasona ou dexametasona), após as 2 primeiras semanas. Lesões gengivais são mais resistentes a tratamento. O uso de moldeiras para aplicação do medicamento pode contribuir para maior eficácia.

Em manifestações moderadas ou intensas, com envolvimento de vários locais anatômicos e sintomatologia importante, pode haver necessidade de corticosteroides sistêmicos. Terapia de pulso (doses mais altas, por curto período) evita reações adversas associadas a corticoterapia sistêmica prolongada. Normalmente é prescrita prednisona, em dose de 0,5 a 1 mg/kg, 1 vez/dia, pela manhã, por no máximo 7 dias. Quando for utilizado corticosteroide tópico ou sistêmico, deve-se prescrever antifúngico para evitar desenvolvimento de candidíase. Alternativas como ciclosporina, talidomida e dapsona também têm sido consideradas nos casos mais resistentes. Além disso, os pacientes devem ser orientados quanto a fatores desencadeantes, manifestações clínicas, diagnóstico, tratamento e riscos de transformação maligna, sendo acompanhados com regularidade.[58]

Mucosite oral rádio ou quimioinduzida

A mucosite oral rádio ou quimioinduzida é uma condição que ocorre em consequência de tratamento oncológico, envolvendo radioterapia na região da cabeça e pescoço, quimioterapia e transplante de células-tronco hematopoéticas (TCTH). Sua incidência e intensidade variam principalmente de acordo com a dose e o campo de radiação, o tipo e a dosagem dos agentes quimioterápicos e o número de ciclos da quimioterapia. Pacientes que recebem altas doses de quimioterapia, TCTH ou radioterapia para tratamento de câncer de cabeça e pescoço têm risco acima de 70% de desenvolver mucosite oral. Pacientes com má condição nutricional e precária situação oral são mais suscetíveis a essa doença. Destaca-se a variabilidade das apresentações clínicas entre pacientes com condições semelhantes.[59,60]

Um estudo descreveu o processo de desenvolvimento da mucosite em cinco etapas: iniciação, sinalização, amplificação, ulceração e reparação. Inicialmente, há formação de espécies reativas de oxigênio que, mais tarde, causam morte celular direta e amplificam o processo inflamatório. Outras vias também são amplificadas –, como o fator de necrose tumoral alfa (TNF-α), promovendo ulcerações e inflamação na mucosa e, posteriormente, proliferação epitelial e reparação.[61,62]

As características clínicas da mucosite são eritema, edema, ulcerações e dor da mucosa oral, consequentemente restringindo a ingestão de alimentos. A doença está associada ao tempo de tratamento, iniciando após o início das aplicações de radioterapia e cerca de 10 dias depois do ciclo de quimioterapia. Os locais mais suscetíveis e com maior probabilidade de desenvolvimento de ulcerações são mucosas não queratinizadas da boca, como bordas laterais e ventre de língua, palato mole e mucosas jugais.

Diferentes escalas têm sido usadas para classificar a intensidade dessa patologia. A da Organização Mundial da Saúde (OMS) é uma das mais usadas, combinando aspectos subjetivos e objetivos para classificar a doença em cinco níveis:

- Grau 0: ausência da doença
- Grau 1: eritema e dor
- Grau 2: ulcerações, mas mantida a capacidade de ingestão de alimentos sólidos
- Grau 3: ulcerações, necessitando dieta líquida
- Grau 4: ulcerações, sendo impossível a alimentação oral.[60,61,63]

O manejo de mucosite oral pode ser dividido em preventivo e curativo. Medidas preventivas evitam ou minimizam o aparecimento das lesões. O tratamento curativo envolve controle de dor e estímulo para reparação. Várias opções e protocolos têm sido descritos para prevenção e tratamento. A higiene oral, com escovação, uso de fio dental e bochechos, tem-se mostrado útil para prevenir ou diminuir a duração e a intensidade da doença, além de reduzir os microrganismos, prevenindo, consequentemente, infecções secundárias.

Fotobiomodulação com *laser* de baixa potência é outra medida preventiva, além de ser usada de forma curativa para acelerar o processo de reparação e diminuir a dor. O controle de dor também pode ser obtido com uso de agentes tópicos, principalmente à base de lidocaína e benzocaína, ou até mesmo com analgésicos sistêmicos, em casos de dor mais intensa.[64-66]

Devido à impossibilidade de alimentação oral, é possível nutrir o paciente em caso grave por sonda nasogástrica ou até parenteralmente. Pode ser necessário interromper temporariamente as aplicações de radioterapia, reduzir a dose ou postergar o ciclo de quimioterápicos, o que pode comprometer o sucesso do tratamento oncológico.

Todos os pacientes, ao iniciar o tratamento radioterápico ou quimioterápico em região de cabeça e pescoço, devem ser informados sobre sinais e sintomas de mucosite oral, dificuldades para ingerir alimentos e possíveis opções de prevenção e tratamento. Portanto, protocolos de prevenção devem ser instituídos concomitantemente ao tratamento.[61,63,67]

REFERÊNCIAS BIBLIOGRÁFICAS

1. Wilson KF, Meier JD, Ward PD. Salivary gland disorders. Am Fam Physician. 2014;89(11):882-8.
2. McQuone SJ. Acute viral and bacterial infections of the salivary glands. Otolaryngol Clin North Am. 1999;32(5):793-811.
3. Baurmash HD. Chronic recurrent parotitis: a closer look at its origin, diagnosis, and management. J Oral Maxillofac Surg. 2004;62(8):1010-8.
4. Markovich A, Ronen O. Factors predicting length of stay in patients hospitalized for acute parotitis. J Investig Med. 2021;69(2):388-92.
5. Hernandez S, Busso C, Walvekar RR. Parotitis and sialendoscopy of the parotid gland. Otolaryngol Clin North Am. 2016;49(2):381-93.
6. Harbison JM, Liess BD, Templer JW, Zitsch RP 3rd, Wieberg JA. Chronic parotitis: a challenging disease entity. Ear Nose Throat J. 2011;90(3):E13-E16.
7. Kim YY, Lee DH, Yoon TM, Lee JK, Lim SC. Parotid abscess at a single institute in Korea. Medicine (Baltimore). 2018;97(30):e11700.
8. Tan VE, Goh BS. Parotid abscess: a five-year review--clinical presentation, diagnosis and management. J Laryngol Otol. 2007;121(9):872-9.
9. Brook I. Diagnosis and management of parotitis. Arch Otolaryngol Head Neck Surg. 1992;118(5):469-71.
10. Fattahi TT, Lyu PE, Van Sickels JE. Management of acute suppurative parotitis. J Oral Maxillofac Surg. 2002;60(4):446-8.
11. Ribeiro BALM, de Oliveira DB, Silva MG et al. Antirreabsortivos ósseos em pacientes odontológicos: noções de conduta para o cirurgião-dentista: uma revisão integrativa. Brazil J Health Rev Curitiba 2021; 4(2): 8744-62.
12. Frankart AJ, Frankart MJ, Cervenka B et al. Osteoradionecrosis: Exposing the Evidence Not the Bone. Int J Radiat Oncol Biol Phys. 2021;109(5):1206-18.
13. Ruggiero SL, Dodson TB, Fantasia J, Goodday R, Aghaloo T, Mehrotra B et al. American Association of Oral and Maxillofacial Surgeons position paper on medication-related osteonecrosis of the jaw--2014 update J Oral Maxillofac Surg. 2014; 72(10): 1938-56.
14. Goker F, Grecchi E, Grecchi F, Francetti L, Del Fabbro M. Treatment of medication-related osteonecrosis of the jaw (MRONJ). A systematic review. Eur Rev Med Pharmacol Sci. 202;25(6):2662-73.
15. Lobekk OK, Dijkstra W, Pedersen TØ. Surgical vs conservative treatment of medication-related osteonecrosis of the jaw: A complex systematic review and meta-analysis. Oral Surg Oral Med Oral Pathol Oral Radiol. 2021;132(6):671-9.
16. Cabras M, Gambino A, Broccoletti R, Sciascia S, Arduino PG. Lack of evidence in reducing risk of MRONJ after teeth extractions with systemic antibiotics. J Oral Sci. 2021;63(3):217-26.
17. Yarom N, Shapiro CL, Peterson DE, Van Poznak CH, Bohlke K, Ruggiero SL et al. Medication-related osteonecrosis of the jaw: MASCC/ISOO/ASCO clinical practice guideline. J Clin Oncol. 2019;37(25):2270-90.
18. Kato CNAO, de Arruda JAA, Mendes PA, Neiva IM, Abreu LG, Moreno A et al. Infected cemento-osseous dysplasia: analysis of 66 cases and literature review. Head Neck Pathol. 2020;14(1):173-82.
19. Olgac V, Sinanoglu A, Selvi F, Soluk-Tekkesin M. A clinicopathologic analysis of 135 cases of cemento-osseous dysplasia: To operate or not to operate? J Stomatol Oral Maxillofac Surg. 2021;122(3):278-82.
20. Aiuto R, Gucciardino F, Rapetti R, Siervo S, Bianch AE. Management of symptomatic florid cemento-osseous dysplasia: literature review and a case report. J Clin Exp Dent. 2018;10(3):e291-e295.
21. Millsop JW, Fazel N. Oral candidiasis. Clin Dermatol. 2016;34(4):487-94.
22. Lewis MAO, Williams DW. Diagnosis and management of oral candidosis. Br Dent J. 2017;223(9):675-81.
23. Hellstein JW, Marek CL. Candidiasis: red and white manifestations in the oral cavity. Head Neck Pathol. 2019;13(1):25-32.
24. Patil S, Rao RS, Majumdar B, Anil S. Clinical appearance of oral Candida infection and therapeutic strategies. Front Microbiol. 2015;6:1391.
25. Campisi G, Panzarella V, Matranga D, Calvino F, Lo Muzio L, Porter S. Risk factors of oral candidosis: a twofold approach of study by fuzzy logic and traditional statistic. Arch Oral Biol. 2008;53(4):388-97.
26. Ponde NO, Lortal L, Ramage G, Naglik JR, Richardson JP. Candida albicans biofilms and polymicrobial interactions. Crit Rev Microbiol. 2021;47(1):91-111.
27. Williams DW, Kuriyama T, Silva S, Malic S, Lewis MA. Candida biofilms and oral candidosis: treatment and prevention. Periodontol 2000. 2011;55(1):250-65.
28. Jainkittivong A, Aneksuk V, Langlais RP. Oral mucosal lesions in denture wearers. Gerodontology. 2010;27(1):26-32.
29. Telles DR, Karki N, Marshall MW. Oral Fungal Infections: Diagnosis and Management. Dent Clin North Am. 2017;61(2):319-49.
30. Lombardi A, Ouanounou A. Fungal infections in dentistry: Clinical presentations, diagnosis, and treatment alternatives. Oral Surg Oral Med Oral Pathol Oral Radiol. 2020;130(5):533-46.

31. Jović Z, Janković SM, Ružić Zečević D, Milovanovic D, Stefanovic S, Folic M et al. Clinical pharmacokinetics of second-generation triazoles for the treatment of invasive aspergillosis and candidiasis. Eur J Drug Metab Pharmacokinet. 2019;44(2):139-57.
32. Eidt G, Waltermann EDM, Hilgert JB, Arthur RA. Candida and dental caries in children, adolescents and adults: a systematic review and meta-analysis. Arch Oral Biol. 2020;119:104876.
33. Quindós G, Gil-Alonso S, Marcos-Arias C, Sevillano E, Mateo E, Jauregizar N et al. Therapeutic tools for oral candidiasis: current and new antifungal drugs. Med Oral Patol Oral Cir Bucal. 2019;24(2):e172-e180.
34. Widener RW, Whitley RJ. Herpes simplex virus. Handb Clin Neurol. 2014;123:251-63.
35. Crimi S, Fiorillo L, Bianchi A, D'Amico C, Amoroso G, Gorassini F et al. Herpes virus, oral clinical signs and qol: systematic review of recent data. Viruses. 2019;11(5):463.
36. Petti S, Lodi G. The controversial natural history of oral herpes simplex virus type 1 infection. Oral Dis. 2019;25(8):1850-65.
37. Chayavichitsilp P, Buckwalter JV, Krakowski AC, Friedlander SF. Herpes simplex. Pediatr Rev. 2009;30(4):119-30.
38. Goldman RD. Acyclovir for herpetic gingivostomatitis in children. Can Fam Physician. 2016;62(5):403-4.
39. Cunningham A, Griffiths P, Leone P, Mindel A, Patel R, Stanberry L, Whitley R. Current management and recommendations for access to antiviral therapy of herpes labialis. J Clin Virol. 2012;53(1):6-11.
40. de Paula Eduardo C, Aranha AC, Simões A, Bello-Silva MS, Ramalho KM, Esteves-Oliveira M et al. Laser treatment of recurrent herpes labialis: a literature review. Lasers Med Sci. 2014;29(4):1517-29.
41. Lotufo MA, Tempestini Horliana ACR, Santana T, de Queiroz AC, Gomes AO, Motta LJ et al. Efficacy of photodynamic therapy on the treatment of herpes labialis: A systematic review. Photodiagnosis Photodyn Ther. 2020;29:101536.
42. Arroyo GP, Lofters A, Clarkson E. Pharmacological Management of Common Soft Tissue Lesions of the Oral Cavity. Oral Maxillofac Surg Clin North Am. 2022;34(1):99-114.
43. Queiroz SIML, Silva MVAD, Medeiros AMC, Oliveira PT, Gurgel BCV, Silveira ÉJDD. Recurrent aphthous ulceration: an epidemiological study of etiological factors, treatment and differential diagnosis. An Bras Dermatol. 2018;93(3):341-46.
44. Öztekin A, Öztekin C. Vitamin D levels in patients with recurrent aphthous stomatitis. BMC Oral Health. 2018;18(1):186.
45. Chiang CP, Yu-Fong Chang J, Wang YP, Wu YH, Wu YC, Sun A. Recurrent aphthous stomatitis – Etiology, serum autoantibodies, anemia, hematinic deficiencies, and management. J Formos Med Assoc. 2019;118(9):1279-89.
46. Akintoye SO, Greenberg MS. Recurrent aphthous stomatitis. Dent Clin North Am. 2014;58(2):281-97.
47. Saikaly SK, Saikaly TS, Saikaly LE. Recurrent aphthous ulceration: a review of potential causes and novel treatments. J Dermatolog Treat. 2018;29(6):542-52.
48. Gilvetti C, Porter SR, Fedele S. Traumatic chemical oral ulceration: a case report and review of the literature. Br Dent J. 2010;208(7):297-300.
49. Jainkittivong A, Aneksuk V, Langlais RP. Oral mucosal lesions in denture wearers. Gerodontology. 2010;27(1):26-32.
50. Nahlieli O, Eliav E, Shapira Y, Baruchin AM. Central palatal burns associated with the eating of microwaved pizzas. Burns. 1999;25(5):465-6.
51. Harrison R, Hicklin D Jr. Electronic cigarette explosions involving the oral cavity. J Am Dent Assoc. 2016;147(11):891-6.
52. Cowan D, Ho B, Sykes KJ, Wei JL. Pediatric oral burns: a ten-year review of patient characteristics, etiologies and treatment outcomes. Int J Pediatr Otorhinolaryngol. 2013;77(8):1325-8.
53. Kang S, Kufta K, Sollecito TP, Panchal N. A treatment algorithm for the management of intraoral burns: A narrative review. Burns. 2018;44(5):1065-76.
54. Ferreira Lopes F, Nogueira Cutrim CF. Imunopatologia do líquen plano oral – parte I. Antígeno leucocitário humano (HLA) e as células apresentadoras de antígeno (APC). Revista da Faculdade de Odontologia – Passo Fundo. 2001;6(1):7-10.
55. Müller S. Oral manifestations of dermatologic disease: a focus on lichenoid lesions. Head Neck Pathol. 2011;5(1):36-40.
56. Cheng YS, Gould A, Kurago Z, Fantasia J, Muller S. Diagnosis of oral lichen planus: a position paper of the American Academy of Oral and Maxillofacial Pathology. Oral Surg Oral Med Oral Pathol Oral Radiol. 2016;122(3):332-54.
57. Fortuna G, Aria M, Schiavo JH. Drug-induced oral lichenoid reactions: a real clinical entity? A systematic review. Eur J Clin Pharmacol. 2017;73(12):1523-37.
58. Gupta S, Ghosh S, Gupta S. Interventions for the management of oral lichen planus: a review of the conventional and novel therapies. Oral Dis. 2017;23(8):1029-42.
59. Vagliano L, Feraut C, Gobetto G, Trunfio A, Errico A, Campani V et al. Incidence and severity of oral mucositis in patients undergoing haematopoietic SCT--results of a multicentre study. Bone Marrow Transplant. 2011;46(5):727-32.
60. Maria OM, Eliopoulos N, Muanza T. Radiation-induced oral mucositis. Front Oncol. 2017;7:89.
61. Sonis ST, Elting LS, Keefe D et al. Perspectives on cancer therapy-induced mucosal injury: pathogenesis, measurement, epidemiology, and consequences for patients. Cancer. 2004;100(9 Suppl):1995-2025.
62. Sonis ST. Pathobiology of oral mucositis: novel insights and opportunities. J Support Oncol. 2007;5(9 Suppl 4):3-11.
63. Lalla RV, Peterson DE. Oral mucositis. Dent Clin North Am. 2005;49(1):167-84.
64. Elad S, Cheng KKF, Lalla RV et al. MASCC/ISOO clinical practice guidelines for the management of mucositis secondary to cancer therapy Cancer. 2020;126(19):4423-31.
65. Sant Ana G, Normando AGC, De Toledo I, Dos Reis PED, Guerra ENS. Topical treatment of oral mucositis in cancer patients: a systematic review of randomized clinical trials. Asian Pac J Cancer Prev. 2020;21(7):1851-66.
66. Tam SY, Tam VCW, Ramkumar S, Khaw ML, Law HKW, Lee SWY. Review on the cellular mechanisms of low-level laser therapy use in oncology. Front Oncol. 2020;10:1255.
67. Al-Taie A, Al-Shohani AD, Albasry Z, Altaee A. Current topical trends and novel therapeutic approaches and delivery systems for oral mucositis management.J Pharm Bioallied Sci. 2020;12(2):94-101.

36

Fármacos em Implantodontia

Tiago Fiorini, Fernando Valentim Bitencourt e Fabrício Batistin Zanatta

INTRODUÇÃO

A lógica na escolha medicamentosa relacionada à implantodontia apresenta algumas peculiaridades inerentes à área. A reabilitação com implantes osteointegrados envolve desde cirurgias rápidas e com limitada manipulação tecidual até intervenções mais extensas, demoradas e invasivas.

Tais procedimentos incluem grandes enxertos (tanto de tecido ósseo quanto de tecido mole), uso de biomateriais diversos e manipulação de estruturas anatômicas bastante sensíveis, como o seio maxilar e o nervo alveolar inferior. A morbidade é ainda maior em procedimentos reconstrutivos que utilizam um local doador intraoral, o que gera duas feridas cirúrgicas. Essas cirurgias de grande porte promovem agressão aguda e extensa ao organismo, resultando em resposta imune proporcionalmente intensa.

Dito isso, a farmacologia aplicada à implantodontia segue diversos preceitos inerentes a qualquer procedimento odontológico, que são fundamentais.

Parte-se da premissa de que o paciente seja bem examinado, avaliando as condições locais e sistêmicas que possam influenciar o resultado da cirurgia. Tais fatores incluem medicamentos que induzam sangramento (antiagregantes plaquetários ou anticoagulantes) ou que afetem o metabolismo ósseo (bisfosfonatos) e doenças ou hábitos comportamentais que comprometam a cicatrização (diabetes descontrolado ou tabagismo).

Embora tais condições não sejam impeditivas da reabilitação, elas acrescentam risco ao procedimento e devem ser abordadas previamente ou, ao menos, levadas em consideração no planejamento. Esse é o primeiro (e um dos mais importantes) fatores que o clínico deve considerar na prescrição medicamentosa em implantodontia. Cabe a pergunta: trata-se de paciente saudável ou ele apresenta comorbidades?

Outra premissa básica é que o paciente esteja saudável previamente à instalação dos implantes. Isso inclui, quando necessário, tratamento periodontal completo, remoção de restos radiculares, controle de processos infecciosos agudos, avaliação e possível tratamento de infecção em seio maxilar, entre outros procedimentos.

Algumas vezes, o planejamento inclui a colocação de implantes concomitantemente à remoção do processo infeccioso (exodontia) – por exemplo, em situações em que o implante é colocado sobre um local que apresenta lesão periapical. Mesmo que infecções prévias não sejam contraindicações absolutas para a reabilitação, devem ser evitadas ou minimizadas sempre que possível. Aqui entra o segundo fator a ser considerado no momento de prescrever a medida reparadora: há local cirúrgico íntegro (saudável) ou local comprometido (infectado)?

Por fim, mas não menos importante, o paciente deve estar bem anestesiado, e a técnica cirúrgica deve ser bem executada (sutura adequada, retalhos sem tensão excessiva, danos a estruturas nervosas ou vasculares importantes minimizados etc.).

É também de fundamental importância que o profissional seja o mais claro e direto possível quando explicar previamente os procedimentos para o paciente, estabelecendo uma relação de confiança que deixa o paciente mais tranquilo durante a cirurgia e colaborativo ante as recomendações pós-operatórias, que são imprescindíveis para o sucesso do tratamento. No pós-operatório, incluem-se medicamentos para manejo de dor e controle inflamatório e infeccioso.

Embora toda essa abordagem seja necessária, é frequentemente negligenciada pelos profissionais, seja por inexperiência, seja por autoconfiança excessiva.

Todos esses fatores são cruciais na escolha do procedimento a executar. Como regra geral, maior procedimento e pior condição geral do paciente acarretam maior risco de complicações pós-operatórias.

Pelo exposto, percebe-se que a prescrição não depende exclusivamente do tipo de procedimento realizado, mas também do tipo de paciente que recebe a cirurgia e do planejamento e execução desta.

Com todos esses intervenientes, as escolhas do clínico não se guiam por "protocolos" que possam ser usados universalmente. A melhor conduta é o embasamento farmacológico-clínico, respaldado na melhor evidência contemporânea disponível, para ser usado como ferramentas nos mais diversos cenários.

ANALGÉSICOS E ANTI-INFLAMATÓRIOS EM IMPLANTODONTIA

Apesar de todas as precauções citadas e dos cuidados com a ferida cirúrgica após o procedimento, os pacientes podem apresentar diferentes intensidades de dor e desconforto após cirurgias de instalação de implantes dentários.[1]

A percepção de dor é oriunda da liberação de diversos mediadores endógenos, determinando uma resposta inflamatória comum e esperada após cirurgias orais.[2] No entanto, a magnitude da dor pode ser influenciada por fatores relacionados à intervenção (tipo, duração e extensão do procedimento) e por características do paciente (condição sistêmica, níveis de estresse e ansiedade, hábitos comportamentais como tabagismo).[3]

Em cirurgias com descolamento tecidual mínimo (implantes unitários, por exemplo), a reação inflamatória é discreta e a dor geralmente é de intensidade leve e de curta duração. Por outro lado, quando são realizadas cirurgias cuja lesão tecidual é significativa ou de maior extensão, a resposta inflamatória é proporcionalmente mais intensa, podendo ocasionar dor moderada/intensa e impactando as atividades diárias do paciente.[4]

Nesse sentido, diferentes modalidades farmacológicas têm sido propostas para prevenção e controle da dor em implantodontia, destacando-se a analgesia preventiva e a preemptiva. Enquanto a primeira refere-se à prescrição medicamentosa imediatamente após o procedimento cirúrgico, a analgesia preemptiva é instituída antes do estímulo nocivo, objetivando prevenir ou diminuir a hiperalgesia inflamatória e o subsequente estímulo que amplifica a dor no sistema nervoso central (SNC).[5]

São limitadas as evidências atuais, provenientes de estudos clínicos sobre uso de analgésicos prévios às cirurgias de implantes orais para controle de dor. Uma revisão sistemática demonstrou pequeno efeito favorável (diferença média ponderada [DMP]: –0,45; intervalo de confiança [IC] 95%: –0,83; –0,08) ao uso preemptivo de analgésicos comparado a placebo. A magnitude do efeito foi maior em 6 a 8 horas (DMP: -2,10; IC 95%: -4,24; 0,04) após o procedimento, em comparação a 1 a 2 horas após o procedimento (DMP: -0,74; IC 95%: -1,29; -0,19). No entanto, a metanálise se baseou em apenas três estudos, com baixa certeza da evidência (1 a 2 horas após o procedimento) e muito baixa certeza de evidência (6 a 8 horas após o procedimento). Somando-se a isso, a enorme variabilidade nos procedimentos cirúrgicos e nos métodos dos estudos primários dificulta uma conclusão mais precisa sobre a utilidade da analgesia preemptiva.[6]

Diferentes tipos de medicamentos têm sido testados nos procedimentos de instalação de implantes dentários, tais como analgésicos opioides e não opioides, anti-inflamatórios não esteroides (AINEs) e corticosteroides.[7] Seus mecanismos deprimem o sistema nociceptivo, tanto no SNC quanto nos terminais nervosos periféricos, resultando na redução da percepção dolorosa. Entretanto, ainda não há consenso sobre qual o melhor protocolo quanto à escolha de tipo, posologia e tempo de exposição ao medicamento.[7-11]

Em implantodontia, os AINEs apresentam posição proeminente no arsenal da prescrição pós-operatória. Dado o papel que as prostaglandinas desempenham nas vias inflamatórias, essa classe farmacológica exerce efeito analgésico ao inibir a ação de uma ou ambas as isoenzimas da ciclo-oxigenase (COX-1 e COX-2), resultando na diminuição da produção de prostaglandinas e tromboxano, dois mediadores da dor.[12]

Em outra metanálise, avaliou-se a eficácia analgésica de *ibuprofeno* e *diclofenaco*, comparados a placebo, em cirurgias de terceiros molares, realizadas com osteotomia. Diferentes pró-doses de ibuprofeno, a cada 6 a 8 horas, ofereceram eficaz alívio da dor, assim quantificado: dose de 200 mg - número necessário para tratar (NNT) de 3,3 (IC 95%: 2,5 a 3,0); dose de 400 mg - NNT de 2,7 (IC 95%: 2,5 a 3,0); dose de 600 mg - NNT de 2,4 (IC 95%: 1,9 a 3,3); dose de 800 mg - [NNT]: 1,6 (IC95%). Para diclofenaco, os resultados foram: dose de 50 mg - NNT de 2,3 (IC 95%: 2,0 a 2,7) e dose de 100 mg - NNT de 1,8 (IC 95%: 1,5 a 2,1). Comparações diretas de diclofenaco 50 mg com ibuprofeno 400 mg não apresentaram diferenças estatisticamente significativas (risco relativo [RR]: 1,0; IC 95%: 0,9 a 1,2). No entanto, a relação dose-eficácia que se relaciona com a prescrição de ibuprofeno também incorre no aumento do risco de efeitos adversos. Em geral, a analgesia eficaz foi alcançada com 400 a 600 mg de ibuprofeno administrado a cada 4 a 6 horas, mas não excedendo 2.400 mg em 24 horas. A mesma metanálise mostrou que a eficácia analgésica do diclofenaco é semelhante à do ibuprofeno, e o alívio eficaz da dor se dá com 50 a 100 mg, usado a intervalos de 4 a 6 horas.[13,14]

Embora a inibição das prostaglandinas por AINE possa ter efeitos clínicos importantes, como redução de dor e edema, estudos em animais e em humanos indicaram efeitos potencialmente prejudiciais no metabolismo ósseo, como alteração de angiogênese e diferenciação por meio do bloqueio da COX-2.[15-17]

Um estudo realizado com 35.177 militares avaliou o risco relativo de fraturas por estresse, com e sem recebimento prévio de AINE, e mostrou que, em casos de fratura, o recebimento prévio de AINE foi associado a um período significativamente mais prolongado de reparo ósseo (*odds ratio* [OR]: 1,41; IC 95%: 1,12 a 1,77; $p = 0,004$).[18]

Na implantodontia, alguns estudos relataram efeito negativo dos AINEs na osteointegração, especialmente nos primeiros 28 dias, mas estudos clínicos em humanos não evidenciaram impacto clínico relevante dos fármacos a longo prazo.[19-25] Portanto, do ponto de vista prático, a evidência atual não limita o uso breve de AINE em pós-operatório de implantodontia na maioria dos pacientes.

Entre os *analgésicos não opioides*, o *paracetamol* exerce efeito anti-inflamatório de menor magnitude e não é considerado membro da família dos AINEs. Esse fármaco apresenta boas propriedades em alívio de dor leve a moderada, com menos efeitos adversos. Tem impacto reduzido na produção de prostaglandinas e, portanto, apresenta menor risco ao processo de osteointegração. A dose terapêutica de paracetamol foi estabelecida em aproximadamente 1.000 mg, a ser tomada a cada 4 horas, com dose máxima não excedendo 4.000 mg em 24 horas.[2]

Quando há previsão de dor intensa, estudos indicam que o uso combinado de AINE e paracetamol demonstra efeito sinérgico no tratamento da dor pós-operatória. Não há evidências de que essa combinação analgésica tenha efeito antagônico à osteointegração, porém é importante que os pacientes sejam alertados sobre o risco de insuficiência hepática em casos de sobredosagem.[26]

Já os *analgésicos opioides* exercem ação no SNC e são indicados para tratamento de dores agudas/moderadas a intensas em implantodontia, pois agem centralmente na nocicepção. Além dos efeitos adversos, como depressão respiratória e hipotensão, podem provocar dependência e tolerância.[27]

Como resultado do uso indiscriminado de potentes analgésicos e à luz da epidemia do consumo de opioides no mundo (principalmente nos EUA), a American Dental Association (ADA), em 2020, anunciou uma política que limita a dosagem e a duração no uso de opioides, estabelecendo que os AINEs são mais eficazes que analgésicos opioides na redução de dor e preconizando seu uso como terapia de primeira linha no manejo da dor aguda.[28] Portanto, com base na recomendação da ADA e dos resultados de uma revisão sistemática publicada por Khouly et al. em 2021,[29] o uso de opioides não se justifica no tratamento de dor após cirurgias de implantes dentários como primeira escolha, e outros analgésicos não opioides devem ser considerados quando clinicamente apropriados. Em situações de dor aguda e intensa, os opioides podem ser prescritos por tempo limitado. Todo o quadro clínico deve ser revisado, visto que tal intensidade de dor não é esperada em procedimentos reabilitadores bem planejados e executados, mesmo os mais extensos.

Em relação aos *corticosteroides*, os efeitos analgésicos exercidos pelo seu uso resultam da inibição das prostaglandinas, de modo semelhante ao dos AINEs. Corticosteroides como cortisol, prednisolona e dexametasona podem ser usados com eficácia no tratamento da dor pós-operatória, por coibirem o processo inflamatório.[30] A dexametasona é tão eficaz quanto ibuprofeno para prevenir ou controlar a dor e o desconforto após a colocação de implantes.[10]

Por outro lado, estudos *in vitro* têm demonstrado que corticosteroides podem afetar as células precursoras dos osteoblastos, e seu uso tem reduzido a adesão dos osteoblastos à superfície do implante, comprometendo potencialmente a osteointegração.[31-33]

Devido a seu rápido e potente efeito anti-inflamatório, os corticosteroides (como dexametasona) podem ser considerados uma alternativa farmacológica quando intenso processo inflamatório for esperado – por exemplo, em cirurgias de levantamento de seio maxilar e enxertos em bloco para reconstrução de maxila atrófica.

Em suma, o profissional é colocado em uma posição desafiadora para manejar a dor e a inflamação pós-operatória. O objetivo da prescrição medicamentosa é otimizar o conforto do paciente por meio de estratégias farmacológicas. Não é excessivo repetir que fatores sistêmicos e comportamentais, assim como o planejamento e a execução da reabilitação, têm influência direta sobre o resultado. Também vale lembrar que cuidados não farmacológicos em pós-operatório imediato, incluindo repouso, aplicação de gelo intermitentemente e proteção da ferida cirúrgica, têm relação direta com a velocidade e a qualidade da cicatrização (e, consequentemente, sobre a intensidade de dor experienciada pelo paciente).

Baseado na "escada analgésica" proposta pela Organização Mundial da Saúde (OMS) e em estudos anteriores,[34] o Quadro 36.1 sumariza três contextos em implantodontia e seus relativos tratamentos farmacológicos da condição dolorosa.

Muitos dos procedimentos realizados são bastante invasivos, resultando em dor intensa no pós-operatório. É difícil identificar os pacientes que possam ser suscetíveis ao manejo inadequado da dor ou à dor aguda não controlada.

Portanto, é importante que os profissionais sejam capazes de avaliar criteriosamente o contexto geral, a fim de minimizar os riscos e maximizar os benefícios da terapia medicamentosa, usando estratégias individualizadas de prevenção e controle da dor, assim como readequações, se necessárias.

ANTIMICROBIANOS EM IMPLANTODONTIA

Indicação de antimicrobianos em cirurgias de implantes dentários

Historicamente, a prescrição de antibióticos sistêmicos foi utilizada na rotina para prevenir complicações em cirurgias para colocação de implantes dentários (p. ex., infecções e perda de implantes). Nesse período, problemas relacionados à resistência antimicrobiana e proliferação de bactérias superresistentes não eram tão prevalentes e preocupantes como hoje.[34-36] Entretanto, dados recentes revelam que 72 a 89% dos profissionais utilizam rotineiramente profilaxia antibiótica em cirurgias que envolvem implantes dentários, mostrando continuação frequente dessa prática na especialidade.[37]

Em implantodontia, o uso de antimicrobianos tem sua principal indicação na "profilaxia antimicrobiana", isto é, para prevenção de infecções pós-operatórias e/ou perda de implantes. O termo "profilaxia" se refere ao uso de antimicrobianos *prévio* ao procedimento, em dose única, como medida *preventiva* de complicações ou sinais e sintomas de infecção.

Quadro 36.1 Terapia medicamentosa para o controle de dor em implantodontia.

Procedimento	Dor esperada	Analgesia	Fármacos
Com descolamento tecidual reduzido e instalação de número limitado de implantes	Dor leve e de curta duração, geralmente autolimitada e controlada com analgésicos	Preventiva e pós-operatória	Analgésicos ou AINE
Com descolamento tecidual moderado e/ou instalação de maior número de implantes	Dor leve a moderada, não resolvida por AINE Dor que interfere em função oral e atividades diárias	Peroperatória, preventiva e pós-operatória	Corticosteroides* Analgésicos + AINE
Com descolamento tecidual extenso (incluindo local doador intraoral e uso de biomateriais) e instalação de maior número de implantes	Dor moderada a intensa, mais prolongada, associada a reação inflamatória extensa Dor que interfere em função oral e atividades diárias	Peioperatória, preventiva e pós-operatória	Corticosteroides* Analgésicos + AINE ou opioides**

AINE: anti-inflamatório não esteroide. *Quando reações inflamatórias de maior magnitude forem esperadas em função de ampla manipulação tecidual e áreas ricamente vascularizadas. **Utilizados por tempo limitado. Revisão de todo o quadro clínico e cuidados operatórios são mandatórios.

Antimicrobianos também podem ser usados terapeuticamente, prescritos por período determinado, em doses fracionadas, *após* o procedimento cirúrgico. Sendo a cavidade oral densamente habitada por bactérias, a indicação de antibióticos se sustenta biologicamente por algumas premissas:

- Minimizar a duração e a gravidade da bacteriemia gerada nos procedimentos cirúrgicos, diminuindo seus potenciais efeitos negativos no local cirúrgico e nos distantes
- Debelar microrganismos introduzidos no tecido ósseo e/ou substitutos ósseos (se forem usados) durante e após os procedimentos cirúrgicos
- Combater microrganismos presentes em locais cirúrgicos previamente infectados.

Com base nessas premissas, antibióticos ajudam a manter níveis bacterianos baixos no local cirúrgico, reduzindo a probabilidade de infecção pós-operatória e complicações no implante instalado.

Por outro lado, graças ao avançado e complexo sistema imunológico do corpo humano, mecanismos individuais de inflamação debelam esses microrganismos e agem na reparação tecidual, protegendo o paciente de possíveis infecções pós-operatórias, mesmo sem a ajuda de antibióticos.

Este capítulo analisa essa temática à luz das evidências atuais, com base em ensaios clínicos randomizados (ECRs) e metanálises que verificaram a eficácia dos antibióticos na prevenção de infecções pós-operatórias e na perda precoce de implantes por falhas na osteointegração.

Efeito dos antibióticos na prevenção de infecções pós-operatórias em cirurgias de implantes dentários

A eficácia da profilaxia antibiótica na prevenção de infecções pós-operatórias foi avaliada por oito ECRs.[38-45]

O Quadro 36.2 sumariza os resultados da incidência relatada de infecções pós-operatórias, que, de modo geral, se mostra baixa. Em nenhum dos ECRs as análises comparativas entre o uso ou não de antibiótico e placebo mostraram diferenças significativas tanto em profilaxia quanto em tratamento (0 a 11,5% de infecções com uso de antibiótico *versus* 0 a 11,3% sem uso de antibiótico). No mesmo quadro, pode-se também avaliar o efeito protetor da profilaxia

Quadro 36.2 Efeito de antibióticos sistêmicos em redução de infecções pós-operatórias e perda precoce de implantes[39-49]

Regime antibiótico	Controle	Número de pacientes	Número de implantes	Desfecho (%)	Efeito protetor*	Risco de viés
Desfecho: infecção pós-operatória						
Pré (2 g amx) + Pós (500 mg amx, a cada 6 h, por 2 dias)	Sem antibiótico		128	1 (2,5%)	7,5% (P > 0,05)	Alto
Sem antibiótico		40	119	4 (10%)		
Pré (2 g amx)	Placebo	158	341	1 (2,5%)	1,9% (P > 0,05)	Baixo
Placebo		158	355	4 (10%)		
Pré (2 g amx)	Placebo	52	52	7 (4,4%)	0,2% (P > 0,05)	Alto
Placebo		53	53	4 (2,5%)		
Pré (2 g amx)	Placebo	252	489	6 (11,5%)	0,5% (P > 0,05)	Baixo
Placebo			483	6 (11,3%)		
Pré (2 g amx)	Antibiótico e placebo	25	35	9 (3,4%)	0% (P > 0,05)	Alto
Pré (2 g amx) + Pós (1 g amx, a cada 12 h, por 7 dias)		25	48	10(3,9%)		
Sem antibiótico		25	29	0 (0%)		
Pré (2 g amx)	Antibiótico e placebo	81	81	1 (1,2%)	1,2% (P > 0,05)	Alto
Pré (2 g amx) + Pós (500 mg amx, a cada 8 h, por 3 dias)		86	86	1 (1,2%)		
Apenas pós (2 g amx imediatamente após cirurgia)		82	82	0 (0%)		
Placebo		80	80	0 (0%)		
Pré (3 g amx)	Placebo	27	27	0 (0%)	7,1% (P > 0,05)	Alto
Placebo		28	28	2 (7,1%)		
Pós (500 mg amx, a cada 8 h, por 7 dias)	40	10	NR	0 (0%)	0% (P > 0,05)	Algumas preocupações
Placebo		10	NR	0 (0%)		

(continua)

Quadro 36.2 Efeito de antibióticos sistêmicos em redução de infecções pós-operatórias e perda precoce de implantes[39-49] (*Continuação*)

Regime antibiótico	Controle	Número de pacientes	Número de implantes	Desfecho (%)	Efeito protetor*	Risco de viés
Desfecho: perda de implantes						
Pré (2 g amx)	Não uso de antibiótico	NR	1.448	21 (1,4%)	2,6%	Alto
Sem antibiótico			1.193	48 (4%)		
Pré (2 g amx)	Placebo	158	341	2 (0,6%)	1,9%	Alto
Placebo		158	355	9 (2,5%)		
Pré (1 g amx) + Pós (500 mg amx a cada 6 h, por 2 dias)	Não uso de antibiótico	40	128	0(0%)	4,2%	Alto
Sem antibiótico		40	119	5(4,2%)		
Pré (2 g amx)	Placebo	52	52	2 (3,8%)	0%	Alto
Placebo		53	53	2 (3,8%)		
Pré (2 g amx)	Placebo	252	489	7 (1,4%)	1,3%	Baixo
Placebo		254	483	13 (2,7%)		
Pré (2 g amx)	Antibiótico e placebo	25	35	0 (0%)	6,9%	Baixo
Pré (2 g amx) + pós (1 g amx a cada 12 h)		25	36	0 (0%)		
Pós (1 g amx a cada 12 h)		25	48	0 (0%)		
Sem antibiótico		25	29	2 (6,9%)		
Pré (3 g amx)	Placebo	27	35	0 (0%)	10,3%	Baixo
Placebo		28	47	5 (10,3%)		
Pré (2 g amx)		81	81	0 (0%)		
Pré (2 g amx) + Pós (500 mg amx a cada 8 h, por 3 dias)	Antibiótico e placebo	86	88	0 (0%)	0%	Baixo
Apenas Pós (2 g amx)		82	82	0 (0%)		
Placebo		80	80	0 (0%)		
Pré (1 g amx)	Antibiótico	40	47	0 (0%)	0%	Baixo
Pré (1 g amx) + Pós (500 mg amx a cada 8 h, por 3 dias)		40	42	0 (0%)		
Pré (2 g amx)	Antibiótico	166	244	1 (0,4%)	0,4%	Alto
Pré (2 g amx) + Pós (1 g amx, a cada 12 h, por 2 dias)		177	285	2 (0,7%)		
Pré (500 mg amx) no início da cirurgia + pós (500 mg amx a cada 8 h, por 7 dias)	Placebo	25	24	0(0%)	9%	Alto
Placebo		25	22	2 (9%)		

Amx: amoxicilina; NR: não relatado; Pré: pré-operatório; Pós: pós-operatório. "Desfecho" refere-se a infecção pós-operatória (a unidade de análise é o paciente) e perda de implantes (a unidade de análise é o implante). *O efeito protetor foi calculado pela diferença de efeito entre o grupo que recebeu antibiótico e apresentou o pior resultado (maior taxa de desfecho) e o grupo que recebeu placebo.

antibiótica (diferença na taxa de infecções entre pacientes usuários e não usuários de antibiótico). De modo geral, percebe-se um pequeno efeito protetor, variando de 0 a 7,5%.[46-48]

Em metanálise de Khouly et al.,[29] antibióticos testados não mostraram efeito protetor significativo contra a infecção (risco relativo [RR]: 0,94; IC 95%: 0,54 a 1,62; heterogeneidade (I^2: 0% em oito ECRs), apenas em pré-operatório (RR: 1,05; IC 95%: 0,59 a1,84; I^2: 0% em seis ECRs), em pré e pós-operatório (RR: 0,60; IC 95%: 0,07 a 5,16; I^2: 30% em quatro ECRs) ou apenas pós-operatório (dados não calculados por não haver eventos de infecção em nenhum dos grupos). Análises secundárias também não encontraram efeito protetor da profilaxia antibiótica para deiscências de sutura (RR: 0,69; IC 95%: 0,34 a 1,41; I^2: 8% em dois ECRs). Portanto, de acordo com a melhor evidência clínica disponível até o momento, o uso de antibióticos, tanto profilático quanto terapêutico, não parece trazer benefícios adicionais comparativamente ao efeito protetor do sistema imunológico do paciente quanto à prevenção de infecções após cirurgias de implantes dentários.

Efeito dos antibióticos na prevenção da perda precoce de implantes (falhas na osteointegração)

Complicações relacionadas a implantes podem ser classificadas em imediatas e tardias, sendo as falhas na osteointegração (rotação do implante) uma das possíveis complicações imediatas (ocorrem no primeiro estágio cirúrgico).[49]

Nos 11 ECRs já referidos, avaliou-se a eficácia dos antibióticos em profilaxia e prevenção de perdas precoces de implantes. Houve baixa incidência de falhas imediatas (0 a 3,8% com antibiótico *versus* 0 a 10,3% sem antibiótico), com efeito protetor da profilaxia antibiótica que variou de 0 a 10,3%. Porém, em nenhum deles, as análises estatísticas individuais encontraram efeito protetor significativo de antibióticos.

Algumas metanálises também avaliaram esse desfecho. A primeira delas encontrou efeito protetor significativo dos antibióticos na prevenção de falhas precoces de implantes.[50]

Outras metanálises mais recentes, adicionando mais estudos, confirmaram esses achados.[51-54]

A metanálise de Braun et al.[51] comparou as taxas de perdas precoces de implantes em pacientes com e sem profilaxia antibiótica. A incidência média de falhas foi de 0,95% nos primeiros e aproximadamente 3,5 vezes maior nos segundos (3,31%). A profilaxia antibiótica conferiu efeito protetor significativo comparativamente ao não emprego.[51]

A metanálise de Kim et al.[53] e de Jain et al.[54] também encontraram efeito protetor significativo na prevenção de falhas de implantes quando antibióticos foram usados profilaticamente em comparação a uso de placebo ou sem uso de antibióticos.

Por fim, na metanálise de Romandini et al.,[52] diferentes regimes profiláticos de antibióticos, comparados com placebo ou não uso de antibiótico, os resultados apontaram efeitos significativamente melhores para os regimes ativos de antibióticos.

Quanto aos melhores protocolos, dados agregados mostraram efeitos semelhantes entre diferentes opções de posologia, sendo o regime de 3 g de amoxicilina, 1 hora antes do procedimento, considerado o mais eficaz.

Portanto, apesar de os ECRs isolados não encontrarem benefícios significativos da profilaxia antibiótica nas perdas precoces dos implantes dentários, as metanálises demonstraram, de modo consistente, um efeito significativo, apontando que a mesma reduz em aproximadamente 70% (variando entre 35 e 84%) o risco de perdas precoces.

Possivelmente, essa diferença de resultados se deva ao baixo poder estatístico nos estudos primários (desfecho com baixa incidência). Para um estudo ter poder adequado (p. ex., 80%) para afirmar que o antibiótico sistêmico (como amoxicilina) seja capaz de reduzir a incidência de perda precoce de implantes, considerando taxa de perdas em quem usa (3%) *versus* quem não usa (8%) antibióticos, o tamanho da amostra deveria ser de 654 pacientes (327 por grupo).

Caso um estudo utilize menor grupo (p. ex., 100 pacientes por grupo) e não encontre efeito positivo significativo do uso de antibiótico na redução da incidência de perdas de implantes, haveria grande chance de erro beta (β) em função do número amostral reduzido. Nesse caso, os resultados das metanálises são mais confiáveis, reportando resultado possivelmente mais próximo da verdade, isto é, com maior validade externa e menor erro amostral.

Efeito dos antibióticos na prevenção de infecções pós-operatórias em cirurgias que envolvam uso de enxertos ósseos, biomateriais ou substitutos ósseos

Cirurgias enxertivas com o uso de substitutos ósseos, associados ou não à inserção simultânea de implantes, têm sido rotineiramente utilizadas na prática da implantodontia clínica. Entre suas possíveis complicações pós-operatórias, destacam-se as infecções e as deiscências de sutura, com ou sem exposição de membrana.

Sobre o tema, uma revisão sistemática de 10 ECRs (n = 1.934) não detectou diferenças estatisticamente significativas em infecções pós-operatórias, deiscência de sutura e efeitos adversos após a colocação de implantes dentais em indivíduos sadios que receberam ou não antibióticos, resultados obtidos de avaliações realizadas precocemente (1 a 2 semanas após a operação: $p = 0,57$) ou tardiamente (3 a 4 meses após a operação: $p = 0,66$).[55]

Em outra revisão sistemática, encontraram-se três estudos comparando diferentes regimes de antibióticos. O primeiro comparou dose única profilática de dois diferentes antibióticos (2 g de amoxicilina *versus* 600 mg de clindamicina, administrados 1 hora antes do procedimento). O segundo comparou diferentes protocolos de clindamicina (600 mg, administrados 1 hora antes *versus* 600 mg seguidos de 300 mg a cada 6 horas/dia). O terceiro comparou dois regimes de cefalosporina (2 g, 1 hora antes *versus* 2 g, 1 hora antes + 1 g, 3 vezes/dia, por 3 dias). Nenhum desses três estudos encontrou diferenças significativas entre os grupos comparados. Os autores da revisão concluíram que há limitada evidência sobre a eficácia antimicrobiana durante a colocação de implante dental e sobre a eficácia antimicrobiana, bem como na profilaxia antibiótica das infecções no pós-operatório. Isso se refere à seleção do antibiótico profilático e à sua duração de uso.[56]

EFEITO DOS ANTIBIÓTICOS NA INCIDÊNCIA DE EFEITOS ADVERSOS

A indução de resistência bacteriana é dependente da exposição aos antibióticos (especialmente de seu mau uso), sendo de difícil mensuração em estudos clínicos. Já efeitos adversos são mais facilmente mensuráveis (p. ex., desconforto gástrico, náuseas, eritemas, reações de hipersensibilidade, entre outros). Quanto à profilaxia antibiótica em implantodontia, ECRs publicados até o momento não encontraram diferenças significativas em reações adversas de antibiótico comparativamente a placebo ou nenhum tratamento. Aqui, mais uma vez, o poder estatístico (erro β) pode estar enviesando parcialmente esses resultados. Além disso, como esse tipo de desfecho em geral é secundário, pode estar sendo subestimado e sub-relatado).

Discussão e recomendações

Em resumo, há escassez de evidências que avaliem a eficácia dos antibióticos na prevenção de complicações cirúrgicas infecciosas após cirurgias de enxertos ósseos ou com substitutos ósseos. Apesar disso, o uso de profilaxia antibiótica está indicado, já que, após o procedimento (especialmente nos primeiros dias), ainda não há vascularização permeada no material enxertado no local receptor para debelar possíveis infecções, mediante resposta imunológica inata e adaptativa.

Logo, na ausência de evidência nível A, a decisão de usar o antibiótico baseado em mecanismo de ação/plausibilidade biológica é aceitável e justificada, enquanto não houver novas evidências clínicas de qualidade.

Quanto às cirurgias com implantes dentários, a profilaxia antibiótica parece não ser importante na prevenção de infecção pós-operatória, porém se mostra eficaz na prevenção da perda dos implantes, oferecendo efeito protetor médio – aproximadamente 65% maior se comparado ao não uso.

Por outro lado, esse efeito não é tão preciso, a julgar pelo intervalo de confiança, cuja ampla variação é de 33 a 84% de efeito protetor. Este resultado, entretanto, não deve ser interpretado como o real benefício a ser esperado todas as vezes que a profilaxia antibiótica for utilizada. Nesse caso, o cálculo que oferece a probabilidade de um tratamento alcançar certo efeito é chamado de *número necessário para tratar* (NNT).

O NNT expressa o número de pacientes que devem ser tratados para que se possa alcançar o benefício proposto ou evitar o dano apontado. No caso de *perda de implantes*, estima-se que a cada 43 implantes que são realizados ou a cada 24 pacientes que recebem *profilaxia antibiótica*, haja prevenção de *uma* ocorrência de perda de implante ou a prevenção de que *um* paciente tenha falha de implante.[52]

Outra maneira de analisar essa informação é que, em média, 23 pacientes (o número real pode ser de 15 a 48 pacientes) recebem a profilaxia antibiótica desnecessariamente para que um paciente tenha real benefício clínico, ou ainda que 42 implantes (pode variar de 28 a 48 implantes) são colocados sob regime de profilaxia antibiótica para que um obtenha o real benefício de não ser perdido.

Em outras palavras, alguns poucos pacientes são beneficiados com essa proteção (a maioria usa antibiótico sem necessidade). O perfil do paciente ou as características locais do procedimento devem ser levados em consideração na decisão de tratamento profilático. Possivelmente, essa individualização resulte em NNT mais baixo (quanto mais próximo de 1, mais preciso é o efeito e, portanto, melhor o tratamento).

Nesse sentido, vale relembrar os fatores abordados na introdução deste capítulo. A diferenciação entre pacientes e locais com divergentes perfis de risco, assim como a extensão e o dano tecidual do procedimento, devem ser considerados quando evidências sólidas sobre o tema não estiverem disponíveis.

A seguir, algumas reflexões sobre essa individualização podem ajudar o clínico na tomada de decisão:

- O paciente apresenta algum fator que possa interferir na cicatrização, tal como tabagismo, diabetes, alcoolismo, quimioterapia ou radioterapia, idade avançada, histórico de perdas ou outros fatores de risco?[57] Em caso afirmativo, ele possivelmente está dentro do espectro de pacientes que apresentam maiores benefícios do uso de antibiótico.

Qual a amplitude da cirurgia que será feita? Quantos implantes serão colocados? Será um procedimento rápido, com menor amplitude de abertura cirúrgica ou um procedimento "maior" e mais invasivo? Procedimentos mais rápidos e em pacientes hígidos (sem fatores que possam influenciar na cicatrização) podem ser realizados sem uso de antibiótico.

Por outro lado, em situações clínicas mais invasivas e/ou em pacientes com algum comprometimento da capacidade cicatricial, a profilaxia antibiótica pode realmente induzir efeito protetor. Nesses casos, a melhor decisão é pelo uso da profilaxia antibiótica.

- O clínico deve se perguntar se ele, caso fosse o paciente, optaria por usar ou não a profilaxia antibiótica para ter esse "benefício" (um a cada 24 pacientes que recebem a profilaxia antibiótica é beneficiado pelo efeito protetor). Ele também deve questionar seu paciente a respeito da opinião deste. Na prática baseada em evidência, a opinião do paciente deve ajudar na tomada de decisão.

Na decisão de usar antibiótico, qual protocolo escolher? Primeiramente, deve-se escolher aquele com comprovada evidência de eficácia.

Quanto aos princípios gerais de uso de antibiótico, algumas considerações devem ser feitas:

- O(os) possível(eis) microrganismo(s)-alvo
- A menor concentração (ou dose) efetiva; o menor tempo de uso, o menor risco de indução de resistência bacteriana e de outros efeitos adversos[58]
- O momento de uso do antibiótico para se obter a máxima eficácia profilática.

Esta é atingida quando o antibiótico impregna o tecido-alvo antes que os microrganismos colonizem o local. Cada antibiótico tem seu tempo de latência para atingir o pico de efeito.

Nesse sentido, considerando o conjunto de evidências revisadas, o regime de apenas dose única de amoxicilina, por via oral, 1 hora antes do procedimento, deve ser o protocolo de escolha.

Não há necessidade de uso contínuo do antibiótico no período pós-operatório, já que esse esquema terapêutico não demonstra benefícios adicionais sobre o regime pré-operatório.

Quanto à dosagem, há evidências de que 3 g pouco superam 2 g de amoxicilina para a indução. Contudo, essa evidência provém de apenas um ECR. A dosagem de 2 g está mais bem consolidada por vários ECRs quanto ao balanço de benefícios/efeitos adversos, sendo uma boa opção de escolha. Em casos de alergia à amoxicilina, a clindamicina passa a ser uma alternativa (dose única de 600 mg, 1 hora antes do procedimento).

Embora a necessidade de prescrição medicamentosa deva ser avaliada caso a caso, a maioria dos cirurgiões-dentistas ou especialistas de Finlândia, Índia, Suécia, EUA e Reino Unido (de 72 a 85,5%) prescreve antibióticos de rotina durante colocação de implantes dentários no pré-operatório e/ ou pós-operatório, em acordo com protocolos estabelecidos a partir de "explicações biológicas", em vez de baseados no resultado de estudos clínicos de qualidade.[58-63]

Assim, urge que a implantodontia abandone velhos paradigmas diante do que foi apresentado, e pela falta de consenso na comunidade científica sobre a utilização da profilaxia antibiótica na especialidade.

Não existem evidências científicas suficientes que demonstrem que o uso de antibiótico no pré e pós-operatório possa contribuir para minimizar o risco de infecção e elevar o sucesso do procedimento cirúrgico.[50]

Mesmo com base nas melhores evidências científicas disponíveis, as quais, diga-se de passagem, mudam a todo momento, o profissional necessita estudo constante e, se necessário, revisão de conceitos e ajuste de práticas. Substituir a falta de conhecimento pelo excesso de medicamentos certamente contribui para a indução de resistência bacteriana no ser humano, com impacto nas futuras gerações.

CONSIDERAÇÕES FINAIS

Há três pilares da prática clínica baseada em evidências que podem auxiliá-lo: uso da melhor informação disponível, experiência e recursos clínicos do profissional e opiniões e preferências do paciente.

REFERÊNCIAS BIBLIOGRÁFICAS

1. Wang M, Li Y, Li J, Fan L, Yu H. The risk of moderate-to-severe post-operative pain following the placement of dental implants. J Oral Rehabil. 2019;46(9):836-44.
2. Bryce G, Bonfim DI, Bassi GS. Pre- and post-operative management of dental implant placement. Part 1: management of post-operative pain. Br Dent J. 2014;217(3):123-7.
3. González-Santana H, Peñarrocha-Diago M, Guarinos-Carbó J, Balaguer-Martínez J. Pain and inflammation in 41 patients following the placement of 131 dental implants. Med Oral Patol Oral Cir Bucal. 2005;10(3):258-63.
4. Kamankatgan S, Pimkhaokham A, Krisdapong S. Patient-based outcomes following surgical implant placements. Clin Oral Implants Res. 2017;28(1):17-23.
5. Urban T, Wenzel A. Discomfort experienced after immediate implant placement associated with three different regenerative technique. Clin Oral Implants Res. 2010;21(11):1271-77.
6. Mattos-Pereira GH, Martins CC, Esteves-Lima RP et al. Preemptive analgesia in dental implant surgery: A systematic review and meta-analysis of randomized controlled trials. Med Oral Patol Oral Cir Bucal. 2021;26(5):e632-e641.
7. Melini M, Forni A, Cavallin F, Parotto M, Zanette G. Analgesics for dental implants: a systematic review. Front Pharmacol. 2021;11:634963.
8. Sánchez-Pérez A, Muñoz-Peñalver J, Moya-Villaescusa MJ, Sánchez-Matás C. Effects of the preoperative administration of dexketoprofen trometamol on pain and swelling after implant surgery: a randomized, double-blind controlled trial. J Oral Implantol. 2018;44(2):122-9.
9. Gazal G, Al-Samadani KH. Comparison of paracetamol, ibuprofen, and diclofenac potassium for pain relief following dental extractions and deep cavity preparations. Saudi Med J. 2017;38(3):284-91.
10. Bahammam MA, Kayal RA, Alasmari DS et al. Comparison between dexamethasone and ibuprofen for postoperative pain prevention and control after surgical implant placement: A double-masked, parallel-group, placebo-controlled randomized clinical trial. J Periodontol. 2017;88(1):69-77.
11. Meta IF, Bermolen M, Macchi R, Aguilar J. Randomized controlled trial comparing the effects of 2 analgesic drug protocols in patients who received 5 dental implants. Implant Dent. 2017;26(3):412-6.
12. Hersh EV, Moore PA, Grosser T et al. Nonsteroidal anti-inflammatory drugs and opioids in postsurgical dental pain. J Dent Res. 2020;99(7):777-86.
13. Collins SL, Moore RA, McQuay HJ, Wiffen PJ. Oral ibuprofen and diclofenac in post-operative pain: a quantitative systematic review. Eur J Pain. 1998;2(4):285-91.
14. Irvine J, Afrose A, Islam N. Formulation and delivery strategies of ibuprofen: challenges and opportunities Drug Dev Ind Pharm. 2018;44(2):173-83.
15. Herbenick MA, Sprott D, Stills H, Lawless M. Effects of a cyclooxygenase 2 inhibitor on fracture healing in a rat model. Am J Orthop (Belle Mead NJ). 2008;37(7):E133-E137.
16. Murnaghan M, Li G, Marsh DR. Nonsteroidal anti-inflammatory drug-induced fracture nonunion: an inhibition of angiogenesis? J Bone Joint Surg Am. 2006;88 Suppl 3:140-7.
17. Gerstenfeld LC, Thiede M, Seibert K et al. Differential inhibition of fracture healing by non-selective and cyclooxygenase-2 selective non-steroidal anti-inflammatory drugs. J Orthop Res. 2003;21(4):670-5.
18. Fedgo AA, Stahlman S. Increased risk for stress fractures and delayed healing with NSAID receipt, U.S. Armed Forces, 2014-2018. MSMR. 2020;27(2):18-25.
19. Luo JD, Miller C, Jirjis T, Nasir M, Sharma D. The effect of non-steroidal anti-inflammatory drugs on the osteogenic activity in osseointegration: a systematic review. Int J Implant Dent. 2018;4(1):30.
20. Winnett B, Tenenbaum HC, Ganss B, Jokstad A. Perioperative use of non-steroidal anti-inflammatory drugs might impair dental implant osseointegration. Clin Oral Implants Res. 2016;27(2):e1-e7.
21. Alissa R, Sakka S, Oliver R et al. Influence of ibuprofen on bone healing around dental implants: a randomised double-blind placebo-controlled clinical study. Eur J Oral Implantol. 2009;2(3):185-99.
22. Guida L, Annunziata M, Passaro I et al. Acetylsalicylic acid inhibits proliferation of human bone marrow stromal cells and matrix mineralization. Int J Immunopathol Pharmacol. 2008;21(4):921-8.
23. Ribeiro FV, César-Neto JB, Nociti FH Jr et al. Selective cyclooxygenase-2 inhibitor may impair bone healing around titanium implants in rats. J Periodontol. 2006;77(10):1731-5.
24. Pablos AB, Ramalho SA, König B Jr, Furuse C, de Araújo VC, Cury PR. Effect of meloxicam and diclofenac sodium on peri-implant bone healing in rats. J Periodontol. 2008;79(2):300-6.
25. Trancik T, Mills W, Vinson N. The effect of indomethacin, aspirin, and ibuprofen on bone ingrowth into a porous-coated implant. Clin Orthop Relat Res. 1989;(249):113-21.
26. Mehlisch DR. The efficacy of combination analgesic therapy in relieving dental pain. J Am Dent Assoc. 2002;133(7):861-71. DOI: 10.14219/jada.archive.2002.0300
27. Benyamin R, Trescot AM, Datta S et al. Opioid complications and side effects. Pain Physician. 2008;11(2 Suppl):S105-S112.
28. American Dental Association (ADA). Oral Analgesics for Acute Dental Pain. Disponível em: https://www.ada.org/resources/research/science-and-research-institute/oral-health-topics/oral-analgesics-for-acute-dental-pain.
29. Khouly I, Braun RS, Ordway M et al. Post-operative pain management in dental implant surgery: a systematic review and meta-analysis of randomized clinical trials. Clin Oral Investig. 2021;25(5):2511-36.
30. Olstad OA, Skjelbred P. Comparison of the analgesic effect of a corticosteroid and paracetamol in patients with pain after oral surgery. Br J Clin Pharmacol. 1986;22(4):437-42.

31. Walsh S, Jordan GR, Jefferiss C, Stewart K, Beresford JN. High concentrations of dexamethasone suppress the proliferation but not the differentiation or further maturation of human osteoblast precursors in vitro: relevance to glucocorticoid-induced osteoporosis. Rheumatology (Oxford). 2001;40(1):74-83.
32. Cho P, Schneider GB, Kellogg B, Zaharias R, Keller JC. Effect of glucocorticoid-induced osteoporotic-like conditions on osteoblast cell attachment to implant surface microtopographies. Implant Dent. 2006;15(4):377-85.
33. Scutt A, Bertram P, Bräutigam M. The role of glucocorticoids and prostaglandin E2 in the recruitment of bone marrow mesenchymal cells to the osteoblastic lineage: positive and negative effects. Calcif Tissue Int. 1996;59(3):154-62.
34. World Health Organization (WHO.) Global strategy for containment of antimicrobial resistance – 2015. Geneva, Switzerland: (WHO) Disponível em: http://www.who.int/drugresistance/who_global_strategy_english.pdf.
35. Alves HR, Umbelino JLN, Andrade FBM. Terapêutica medicamentosa na implantodontia: Proposta de protocolo clínico. Odontol Clín Cient Recife. 2021;20(2):65-71.
36. Richter DC, Brenner T, Brinkmann A et al. Infections due to multidrug-resistant pathogens: Pathogens, resistance mechanisms and established treatment options. Anaesthetist (Der Anaesthetist). 2020;69(4):286.
37. Rodríguez Sánchez F, Arteagoitia I, Teughels W, Rodríguez Andrés C, Quirynen M. Antibiotic dosage prescribed in oral implant surgery: A meta-analysis of cross-sectional surveys. PLoS One. 2020;15(8):e0236981.
38. Abu-Ta'a M, Quirynen M, Teughels W, van Steenberghe D. Asepsis during periodontal surgery involving oral implants and the usefulness of peri-operative antibiotics: a prospective, randomized, controlled clinical trial. J Clin Periodontol. 2008;35(1):58-63.
39. Esposito M, Cannizzaro G, Bozzoli P et al. Efficacy of prophylactic antibiotics for dental implants: a multicentre placebo-controlled randomised clinical trial. Eur J Oral Implantol. 2008;1(1):23-31.
40. Esposito M, Cannizzaro G, Bozzoli P et al. Effectiveness of prophylactic antibiotics at placement of dental implants: a pragmatic multicentre placebo-controlled randomised clinical trial. Eur J Oral Implantol. 2010;3(2):135-43.
41. Anitua E, Aguirre JJ, Gorosabel A et al. A multicentre placebo-controlled randomised clinical trial of antibiotic prophylaxis for placement of single dental implants. Eur J Oral Implantol. 2009;2(4):283-92.
42. Caiazzo A, Casavecchia P, Barone A, Brugnami F. A pilot study to determine the effectiveness of different amoxicillin regimens in implant surgery. J Oral Implantol. 2011;37(6):691-6.
43. Tan WC, Ong M, Han J et al. Effect of systemic antibiotics on clinical and patient-reported outcomes of implant therapy – a multicenter randomized controlled clinical trial. Clin Oral Implants Res. 2014;25(2):185-93.
44. Nolan R, Kemmoona M, Polyzois I, Claffey N. The influence of prophylactic antibiotic administration on post-operative morbidity in dental implant surgery. A prospective double blind randomized controlled clinical trial. Clin Oral Implants Res. 2014;25(2):252-9.
45. Moslemi N, Shahnaz A, Bahador A, Torabi S, Jabbari S, Oskouei ZA. Effect of postoperative amoxicillin on early bacterial colonization of peri-implant sulcus: a randomized controlled clinical trial. J Dent (Tehran). 2016;13(5):309-17.
46. Dent CD, Olson JW, Farish SE et al. The influence of preoperative antibiotics on success of endosseous implants up to and including stage II surgery: a study of 2,641 implants. J Oral Maxillofac Surg. 1997;55(12 Suppl 5):19-24.
47. El-Kholey KE. Efficacy of two antibiotic regimens in the reduction of early dental implant failure: a pilot study. Int J Oral Maxillofac Surg. 2014;43(4):487-90.
48. Arduino PG, Tirone F, Schiorlin E, Esposito M. Single preoperative dose of prophylactic amoxicillin versus a 2-day postoperative course in dental implant surgery: A two-centre randomised controlled trial. Eur J Oral Implantol. 2015;8(2):143-9.
49. Givol N, Taicher S, Halamish-Shani T, Chaushu G. Risk management aspects of implant dentistry. Int J Oral Maxillofac Implants. 2002;17(2):258-62.
50. Esposito M, Grusovin MG, Worthington HV. Interventions for replacing missing teeth: antibiotics at dental implant placement to prevent complications. Cochrane Database Syst Rev. 2013;2013(7):CD004152.
51. Braun RS, Chambrone L, Khouly I. Prophylactic antibiotic regimens in dental implant failure: A systematic review and meta-analysis. J Am Dent Assoc. 2019;150(6):e61-e91.
52. Romandini M, De Tullio I, Congedi F et al. Antibiotic prophylaxis at dental implant placement: Which is the best protocol? A systematic review and network meta-analysis. J Clin Periodontol. 2019;46(3):382-95.
53. Kim AS, Abdelhay N, Levin L, Walters JD, Gibson MP. Antibiotic prophylaxis for implant placement: a systematic review of effects on reduction of implant failure. Br Dent J. 2020;228(12):943-51.
54. Jain A, Rai A, Singh A, Taneja S. Efficacy of preoperative antibiotics in prevention of dental implant failure: a Meta-analysis of randomized controlled trials. Oral Maxillofac Surg. 2020;24(4):469-75.
55. Klinge A, Khalil D, Klinge B et al. Prophylactic antibiotics for staged bone augmentation in implant dentistry. Acta Odontol Scand. 2020;78(1):64-73.
56. Moy PK, Aghaloo T. Risk factors in bone augmentation procedures. Periodontol 2000. 2019;81(1):76-90.
57. Khalil D, Hultin M, Rashid MU, Lund B. Oral microflora and selection of resistance after a single dose of amoxicillin. Clin Microbiol Infect. 2016;22(11):949.e1-949.e4.
58. Pyysalo M, Helminen M, Antalainen AK, Sándor GK, Wolff J. Antibiotic prophylaxis patterns of Finnish dentists performing dental implant surgery. Acta Odontol Scand. 2014;72(8):806-10.
59. Datta R, Grewal Y, Batth JS, Singh A. Current trend of antimicrobial prescription for oral implant surgery among dentists in India. J Maxillofac Oral Surg. 2014;13(4):503-7.
60. Khalil D, Hultin M, Andersson Fred L, Parkbring Olsson N, Lund B. Antibiotic prescription patterns among Swedish dentists working with dental implant surgery: adherence to recommendations. Clin Oral Implants Res. 2015;26(9):1064-9.
61. Deeb GR, Soung GY, Best AM, Laskin DM. Antibiotic prescribing habits of oral and maxillofacial surgeons in conjunction with routine dental implant placement. J Oral Maxillofac Surg. 2015;73(10):1926-31.
62. Froum SJ, Weinberg MA. An Evaluation of antibiotic use in periodontal and implant practices. Int J Periodontics Restorative Dent. 2015;35(4):481-7.
63. Ireland RS, Palmer NO, Lindenmeyer A, Mills N. An investigation of antibiotic prophylaxis in implant practice in the UK. Br Dent J. 2012;213(8):E14.

37

Aspectos Prescritivos Odontológicos para Pacientes com Necessidades Especiais

Fernanda Cardoso Franco

INTRODUÇÃO

Em sua prática clínica, o cirurgião-dentista e o especialista em Odontologia para pacientes com necessidades especiais frequentemente realizam tratamento e controle de problemas de saúde bucal em pacientes com algum transtorno: físico, emocional ou mental.

Um *paciente com necessidade especial* é "todo usuário que apresenta uma ou mais limitações, temporárias ou permanentes, de ordem mental, física, sensorial, emocional, de crescimento ou médica, que o impeça de ser submetido a atendimento odontológico convencional".[1]

Pessoas que requerem atendimento odontológico com manejo diferenciado podem apresentar: deficiência intelectual, deficiência física (paralisia cerebral, osteogênese imperfeita, acidente vascular encefálico [AVE], distrofia muscular), anomalias congênitas (displasia ectodérmica, síndromes, fissuras labiopalatais), transtornos comportamentais (autismo, fobia, ansiedade), transtornos psiquiátricos (esquizofrenia, transtorno obsessivo-compulsivo [TOC]), distúrbios sensoriais e de comunicação, doenças sistêmicas crônicas (câncer, transplante de órgãos ou medula óssea), doenças infectocontagiosas. Todas podem ser isoladas ou associadas.

Para o correto manejo e a assistência odontológica segura desses pacientes, é importante conhecer a relação íntima dos sistemas orgânicos e suas interações físicas e medicamentosas com as manifestações e os tratamentos na cavidade bucal.

Além do conhecimento odontológico propriamente dito, os profissionais devem investigar, em cada caso, quais peculiaridades são necessárias durante os procedimentos odontológicos e a prescrição de fármacos.

Faz-se necessária anamnese minuciosa e detalhada, respondida pelo próprio paciente ou por familiares, cuidadores ou demais profissionais que o tratem. A partir dos dados da entrevista, identificando as condições de vida do paciente, fármacos que utiliza, exames laboratoriais, avaliação médica (se necessário) e completo exame clínico, elabora-se o plano de tratamento.

Neste capítulo, são descritas as peculiaridades de atendimento odontológico em pacientes com algumas das patologias prevalentes, focando em prescrição medicamentosa e eventuais interações farmacológicas.

SITUAÇÕES ESPECIAIS PREVALENTES

Deficiência intelectual

A deficiência intelectual (transtorno do desenvolvimento intelectual) caracteriza-se por déficits em capacidades mentais, como raciocínio, solução de problemas, planejamento, pensamento abstrato, juízo crítico e aprendizagem. Há prejuízo no funcionamento adaptativo, de modo que o indivíduo não consegue atingir padrões de independência pessoal e responsabilidade social em um ou mais aspectos da vida diária, incluindo comunicação, participação social e funcionamento profissional.[2]

Algumas pessoas com essa deficiência têm dificuldade em aceitar o atendimento odontológico. Portanto, são utilizadas várias técnicas para gerenciar o comportamento e estabelecer vínculos. Dependendo de cada paciente, a abordagem comportamental pode utilizar as seguintes técnicas:

- Não farmacológicas: verbal, não verbal, lúdica, restrição física, restrição mecânica, entre outras; usadas como abordagem prioritária
- Farmacológicas: sedação consciente, sedação profunda e anestesia geral.

A necessidade de anestesia geral tem por critério de encaminhamento a condição sistêmica e comportamental do usuário. A manutenção da saúde bucal necessita envolvimento de responsável, família ou cuidador.

Entre as situações de pessoas com deficiência intelectual, cabe ressaltar os aspectos prescritivos odontológicos para pacientes com síndrome de Down.

A *síndrome de Down* é a alteração cromossômica (trissomia do 21) mais frequente em humanos. Está associada a deficiência intelectual e distúrbios sistêmicos que incluem patologias cardíacas e hematológicas, endocrinopatias e várias manifestações bucais, como macroglossia, maloclusões dentárias, erupção dentária retardada e doença periodontal.

Está amplamente documentado o comprometimento do sistema imunológico nos portadores da síndrome de Down. Vários fatores influenciam importantes alterações nos papéis regulatórios das respostas imunes, entre eles: menores contagens de células T e B, redução na quimiotaxia de neutrófilos, níveis mais altos de citocinas inflamatórias, diminuição da imunoglobulina A na saliva e respostas subótimas de anticorpos às imunizações.[3]

Uma revisão sistemática confirmou que a maior suscetibilidade a infecções em pessoas com síndrome de Down promove aumento em prevalência e gravidade de doenças periodontais. A má higiene bucal, por si só, não explica a destruição periodontal grave e generalizada observada nesses pacientes.

No tratamento, ocorrem melhores resultados quando há introdução precoce de cuidado periodontal, com a participação da família ou cuidadores. As consultas devem ser frequentes, e a associação com adjuvantes químicos (independentemente do tratamento periodontal adotado) parece melhorar os resultados de tratamento periodontal preventivo.[4]

Se existir risco maior de infecções nos procedimentos ou se os pacientes apresentarem alterações cardíacas sob indicação de uso de quimioprofilaxia antimicrobiana, esta deve ser realizada uma hora antes da execução de procedimentos cruentos.

Hipertensão arterial

A hipertensão arterial sistêmica (HAS) é uma condição clínica multifatorial caracterizada por níveis elevados e sustentados de pressão arterial (PA), com cifra sistólica maior ou igual a 140 mmHg e diastólica maior ou igual a 90 mmHg. A medição pressórica precisa ser feita com técnica correta, em pelo menos duas ocasiões diferentes.[5]

O cirurgião-dentista deve conhecer a avaliação médica, sobretudo o estadiamento da HAS, suas manifestações e os tratamentos atualizados. Também interessa saber as repercussões da HAS em órgãos-alvo (coração, encéfalo, rins e vasos sanguíneos) e os riscos decorrentes. Esses fatores, quando descontrolados, requerem atenção especial no tratamento odontológico, em especial no monitoramento dos níveis pressóricos.[6]

A atenção especial no atendimento odontológico restringe-se aos pacientes com hipertensão arterial não controlada.

Dor aguda e infecção dental podem exigir procedimento odontológico em hipertensos não controlados. Havendo necessidade de realização de procedimento cruento, o médico-assistente deve ser consultado, para definir o risco peroperatório e seu controle, com vista à segurança do paciente.[7]

Os estudos mostraram que não há necessidade de suspender os procedimentos odontológicos em pacientes assintomáticos com PA abaixo de 180/110 mmHg. Entretanto, deve-se sempre avaliar o perfil de risco, a presença de sintomatologia cardiovascular, a extensão do procedimento odontológico e a necessidade de protocolo de redução de ansiedade, além de considerar o risco e o benefício da intervenção.

Entre as alterações bucais relacionadas ao uso de medicamentos anti-hipertensivos, podem ser citadas reações liquenoides, xerostomia, angioedema de face, lábios e língua, hiperplasia gengival e lesões cutâneas.[8]

É preferível usar anestésicos com vasoconstritores não adrenérgicos, como felipressina.

Diabetes melito

O diabetes melito é um distúrbio metabólico caracterizado por hiperglicemia persistente, resultado de deficiência em produção de insulina endógena.[9]

Há duas formas do diabetes: tipo 1 e tipo 2. A primeira tem menor incidência, mas compromete crianças e adolescentes, e o tratamento com insulina é mandatório. Na segunda, mais frequente e comprometendo majoritariamente adultos, o tratamento é diversificado.

Segundo diretrizes da Organização Mundial da Saúde (OMS), os níveis de glicemia em jejum a partir de 126 mg/dℓ são aceitos como critério diagnóstico – o termo pré-diabetes corresponde a níveis de glicemia em jejum que variam de 110 até 125 mg/dℓ. A glicemia pode ser menor em pessoas sob tratamento com hipoglicemiantes, porém os pacientes já definem o diagnóstico na anamnese, citando os medicamentos em uso contínuo.

Pacientes diabéticos bem controlados (assintomáticos e com glicemia em jejum menor que 200 mg/dℓ) podem receber tratamentos odontológicos com segurança e eficiência, pois o risco decorrente desses procedimentos é pequeno. O tratamento odontológico pode ser padrão, evitando apenas o estresse cirúrgico que pode descompensá-los temporariamente.[10]

No diabetes descompensado, pode haver complicações, como dor e infecções, o que requer adiamento das sessões clínicas. É importante lembrar maior propensão a infecções e retardo no processo de cicatrização nesses pacientes.

Assim, o impacto do diabetes melito no manejo odontológico do paciente é altamente dependente do tipo, da gravidade e do grau de controle da doença.[11]

Em pacientes diabéticos, recomendam-se consultas no período da manhã, bem como uso racional de vasoconstritores adrenérgicos. No atendimento, devem ser considerados tranquilizantes ou sedação complementar, profilaxia antibiótica e adequação das doses de insulina para dar suporte ao tratamento odontológico. Em cirurgias maiores, além desses cuidados, deve-se considerar a internação.

Em pacientes com diabetes melito descompensado (glicemia em jejum > 230 mg/dℓ, com sintomas frequentes e múltiplas complicações), é necessário instituir profilaxia antibiótica prévia a procedimento cruento, pois há aumento de 80% no risco de desenvolver infecção.[12]

A conduta antimicrobiana profilática não difere daquela preconizada para outros pacientes. Pessoas diabéticas com doença não controlada devem ser atendidas somente em situações de urgência odontológica.[13]

Em pacientes com risco moderado (glicemia em jejum entre 200 e 230 mg/dℓ e com sintomas ocasionais), podem-se realizar procedimentos de higiene bucal, restaurações, profilaxia supragengival, raspagem, polimento subgengival e endodontia. Recomenda-se avaliação médica prévia, ajuste nas doses de insulina e redução de estresse.[14]

Em casos de glicemia em jejum superior a 250 mg/dℓ, recomenda-se postergar o tratamento odontológico e encaminhar o paciente para controle médico.

O Quadro 37.1 resume o risco de intercorrências nos procedimentos odontológicos, bem como e condutas recomendadas a pessoas com diabetes melito não controlado.[15]

Quadro 37.1 Categorização de risco em pacientes diabéticos e cuidados inerentes no atendimento odontológico.

Baixo risco	Glicemia em jejum: entre 138 e 200 mg/dℓ Taxa de hemoglobina A1c de 7% Dieta adequada, evitar estresse, sessões curtas Antibiótico profilático em procedimentos cruentos
Risco moderado	Glicemia em jejum: entre 200 e 250 mg/dℓ Nível de hemoglobina A1c entre 7 e 9% Dieta adequada, evitar estresse, insulinoterapia prévia e antibiótico profilático para procedimentos cruentos
Risco alto	Glicemia em jejum: acima de 250 mg/dℓ Nível de hemoglobina A1c acima de 9% Encaminhamento ao médico, tratamento odontológico postergado

Pacientes tratados com insulina e bem controlados apresentam glicemia de jejum entre 70 mg/dℓ e 99 mg/dℓ e inferior a 140 mg/dℓ, 2 h após sobrecarga de glicose, porém têm suscetibilidade aumentada à hipoglicemia (menos de 70 mg/dℓ) durante procedimentos odontológicos. Por isso, antes da consulta, devem usar os medicamentos prescritos e alimentar-se para minimizar seu desenvolvimento. No momento do procedimento, se viável, deve-se verificar a glicemia com glicosímetros, bem como os sinais vitais do paciente.

Em conjunto, as manifestações orais do diabetes melito podem ocorrer em 80% dos diabéticos. Em uma revisão, as manifestações prevalentes foram xerostomia, cárie dentária, lesão periapical, gengivite, doença periodontal, síndrome da ardência bucal, alterações no paladar, língua geográfica, líquen plano oral e estomatite aftosa recorrente.[16]

O grau de controle glicêmico do paciente diabético pode influenciar o resultado do tratamento da doença periodontal. Os antibióticos mais indicados são penicilinas ou cefalosporinas. Em pacientes alérgicos, eritromicina está indicada. Já as quinolonas se associam a hipoglicemia e hiperglicemia.[17]

Nas intercorrências devidas à hipoglicemia, pode haver emergências durante o atendimento, correspondendo a 2,91% das urgências em consultórios dentários,[18] como cetoacidose diabética. Os principais sintomas são desmaio, fraqueza, palidez, suor frio, palpitações, sonolência, dor de cabeça, perda de concentração, distúrbios da memória, confusão mental, incoordenação motora e disfunção sensorial, podendo chegar a convulsões e estado de coma.

Em paciente com hipoglicemia mas consciente, a conduta consiste em finalizar o atendimento, posicionar o paciente confortavelmente na cadeira e oferecer um copo com água ou uma xícara de chá bem adocicado, provendo absorção rápida de cerca de 10 a 20 g de carboidrato, o que pode ser repetido em 15 minutos, se necessário.

Com paciente hipoglicêmico inconsciente, deve-se imediatamente chamar o serviço de urgência, para adoção de outras medidas cabíveis.[19]

O diabetes favorece a infecção, que, por sua vez, torna mais difícil o controle da doença. A descontaminação local do processo infeccioso, assim como em pacientes não diabéticos, é a principal conduta do tratamento das infecções bucais.

Cardiopatias

O termo cardiopatia é a designação genérica que abrange todas as patologias que acometem o coração. Dependendo de tipo e gravidade dessas doenças, bem como de seus tratamentos (medicamentos, próteses, cirurgias), o cirurgião-dentista deve ter cuidados especiais no tratamento odontológico. A verificação de fármacos em uso é importante, especialmente de anticoagulantes, cuja suspensão deve ser avaliada com o médico-assistente. Caso não seja possível suspender o fármaco, o procedimento odontológico que não requer urgência deve ser adiado.

Na avaliação da situação bucal, é importante detectar a presença de focos infecciosos, que devem ser eliminados ou prevenidos.

Em cardiopatas graves, é preciso avaliar o risco-benefício do atendimento odontológico e a necessidade de uso de tranquilizante, sedação complementar, profilaxia antibiótica ou eventual suspensão do procedimento.

Em casos de dor aguda ou infecção que exijam procedimentos cruentos, a avaliação médica e a análise de exames laboratoriais se fazem necessários. Em procedimentos cruentos (manipulação de tecido gengival ou de região periapical e perfuração de mucosa oral), realizados em pacientes com alto risco de infecções (p. ex., portadores de valvas cardíacas, endocardite infecciosa, transplante cardíaco), deve-se considerar a profilaxia antibiótica com 30 a 60 minutos de antecedência. Em procedimentos odontológicos não invasivos, não há evidência da necessidade da profilaxia.[20]

Assim, a profilaxia não é recomendada ante procedimentos corriqueiros, como injeções anestésicas de rotina em tecidos não infectados, execução de radiografias intrabucais, colocação e ajuste de dispositivos ortodônticos removíveis, colocação de suportes ortodônticos, queda de dentes temporários e sangramento por traumatismo de lábios ou mucosa oral.

Havendo indicação, a quimioprofilaxia antimicrobiana obedece aos critérios apresentados no Quadro 37.2, considerando pacientes alérgicos e não alérgicos às penicilinas.

Procedimentos odontológicos ficam contraindicados frente a sinais ou sintomas que evidenciem descompensação de cardiopatia, tais como dispneia, taquipneia, ortopneia, dor torácica, palpitações, taquicardia, bradicardia, síncope ou pré-síncope.

Quadro 37.2 Prescrição de fármacos na profilaxia anti-infecciosa de pacientes odontológicos sem e com alergia às penicilinas.

Pacientes não alérgicos	Pacientes alérgicos
Oral (1 h antes)	
Amoxicilina Adulto: 2 g Criança: 50 mg/kg	*Clindamicina* Adulto: 600 mg Criança: 20 mg/kg *Azitromicina* Adulto: 500 mg Criança: 15 mg/kg
Injetável (30 min antes)	
Ampicilina IM ou IV Adulto: 2 g Criança: 50 mg/kg	*Clindamicina* IV Adulto: 600 mg Criança: 20 mg/kg

IM: via intramuscular; IV: via intravenosa.

No atendimento clínico-odontológico de pacientes com afecções cardíacas, utilizam-se técnicas para redução de estresse e aferição de PA, pulso e ritmo cardíaco. É preciso confirmar se o paciente tomou adequadamente os medicamentos de rotina ou profiláticos, bem como se suspendeu o uso de anticoagulantes (caso exista a necessidade indicada pelo médico ante procedimentos odontológicos). Nos casos de cardiopatias não controladas, deve-se evitar o uso de depressores do sistema nervoso central (narcóticos, barbitúricos).

Se o procedimento odontológico requerer bloqueio de dor com anestésicos locais por mais tempo ou redução de sangramento local, é indicado o uso de cloridrato de prilocaína + felipressina, para a anestesia infiltrativa e bloqueio nervoso regional, quando não há necessidade de isquemia profunda na área injetada. Faz-se uso de felipressina 0,03 UI (0,04 mg, máximo três tubetes), por ser destituída de efeito antidiurético e vasoconstrição coronariana, determinando apenas vasoconstrição local. Também é possível usar baixas concentrações de vasoconstritor adrenérgico (1:100.000 ou 1:200.000). São necessários cuidados especiais com anestesia de epinefrina ou retratores gengivais com vasoconstritor.[21]

Coagulopatias

Pacientes em uso de anticoagulantes (geralmente derivados cumarínicos) ou com alteração da coagulação que necessitem procedimento cirúrgico cruento devem passar previamente por avaliação da amplitude do traumatismo cirúrgico e do resultado da aferição da relação normalizada internacional (RNI). Esta é a relação do valor do tempo de protrombina (TP) do paciente e a média dos valores do TP de plasmas frescos normais. Em indivíduos saudáveis, o valor de referência da RNI varia de 0,8 a 1. Com valores de RNI entre 1 e 3, mesmo na vigência de anticoagulantes sistêmicos, os procedimentos podem ser realizados.

Em levantamento de 47 cirurgias odontológicas, sem alteração da medicação sistêmica, apenas um caso apresentou hemorragia pós-operatória, controlada por manobras de hemostasia local. Assim, sugere-se a manutenção da terapia anticoagulante com a utilização de hemostáticos locais, se necessário, para a maioria das cirurgias ambulatoriais. Esse índice costuma ser utilizado para pacientes sob uso de *anticoagulantes orais*. A avaliação de vários procedimentos cirúrgicos odontológicos indica que, para exodontias simples ou quando for esperado mínimo sangramento, RNI menor que 4 é aceitável; para casos de sangramento moderado, como cirurgias de terceiros molares ou exodontias múltiplas, a RNI deve ser reduzida.[22]

Dados atuais não indicam a necessidade de suspensão do uso de antiplaquetários (ácido acetilsalicílico ou clopidogrel).

Em procedimentos maiores, com expectativa de importante risco de sangramento, é possível usar fármacos tópicos para auxílio na coagulação, como antifibrinolíticos:

- Ácido épsilon-aminocaproico: solução intravenosa usada topicamente na cavidade bucal, como bochecho (10 ml por 5 minutos prévios ao procedimento cruento) ou em gaze embebida, aplicada sob pressão na área sangrante; o comprimido pode ser macerado e misturado com soro fisiológico ou solução anestésica e colocado em gaze ou mesmo diretamente sobre a ferida cirúrgica
- Ácido tranexâmico: usado para controle e profilaxia de hemorragias dentais, com doses diárias de 2 a 3 comprimidos, 2 a 3 vezes/dia. Também existe a forma injetável. Pode ser aplicado topicamente, em forma idêntica à indicada com ácido épsilon-aminocaproico
- Ácido tricloroacético 10%: embebido em pequenas bolinhas de algodão e aplicado em pequenas áreas gengivais sangrantes
- Selante de fibrina: agente hemostático derivado do plasma sanguíneo, que também promove melhora da cicatrização local, selamento tecidual e suporte para sutura.[21]

Em pacientes com plaquetas inferiores a 50.000 ou coagulopatias congênitas, procedimentos odontológicos eletivos com maior risco de sangramento devem ser postergados, sempre que possível.

O cirurgião-dentista deve solicitar e verificar os exames hematológicos, assim como realizar contato com o hematologista. Este vai considerar a necessidade do uso de hemoderivado ou recombinante contendo fator de coagulação deficiente, prescrição do antifibrinolítico, vitamina K, transfusão de concentrado de plaquetas ou administração de outras formas de controle de sangramento sistêmico, além das manobras locais.

Um risco adicional é a superinfecção bacteriana de um hematoma resultante de cirurgia bucal. Se existir um procedimento sujeito à infecção, a necessidade de profilaxia antibiótica deve ser avaliada.

Para a analgesia, paracetamol e codeína podem ser usados. A prescrição de anti-inflamatórios não esteroides (AINEs) é contraindicada pela diminuição da atividade plaquetária e consequente aumento do risco de sangramento.

Não existe restrição ao tipo de anestésico, mas sim à técnica. Em pacientes com hemofilia leve a moderada, é preferível usar anestesia intramucosa local e evitar injeções intramusculares, como a anestesia troncular.[23]

Os aspectos prescritivos odontológicos para pacientes com necessidades especiais requerem atenção do cirurgião-dentista para evitar intercorrências e promover a saúde de maneira adequada e eficaz.

REFERÊNCIAS BIBLIOGRÁFICAS

1. Brasil. Ministério da Saúde. Secretaria de Atenção à Saúde. Departamento de Atenção Básica. Departamento de Ações Programáticas Estratégicas. Cadernos de Atenção Básica. Brasília (DF): Ministério da Saúde; 2013.
2. American Psychiatry Association. Manual diagnóstico e estatístico de transtornos mentais – DSM V. 5. ed. Porto Alegre: Artmed; 2014.
3. Fernández M, de Coo A, Quintela I et al. Genetic susceptibility to periodontal disease in Down syndrome: a case-control study. Int J Mol Sci. 2021;22(12):6274.
4. Ferreira R, Michel RC, Greghi SL, Resende ML, Sant'Ana AC, Damante CA et al. Prevention and periodontal treatment in Down syndrome patients: a systematic review. PloS one. 2016;11(6):e0158339.

5. Barroso WKS, Rodrigues CIS, Bortolotto LA et al. Diretrizes Brasileiras de Hipertensão Arterial – 2020. Arq Bras Cardiol. 2021;116(3):516-658.
6. Bisognano JD. Perioperative management of hypertension. Waltham (MA): UpToDate, 2017. Disponível em: http://www.uptodate.com/contents/perioperative-management-of-hypertension.
7. Lien SF, Bisognano JD. Perioperative hypertension: defining at-risk patients and their management. Curr Hypertens Rep. 2012;14(5):432-41.
8. Caminha R, D'Aquino G, Tinoco JE et al. Current challenges in the clinical management of patients with Systemic arterial hypertension – SAH. Rev Soc Cardiol Estado de São Paulo. 2021;31(3):371-5.
9. International Diabetes Federation. IDF Diabetes Atlas [Internet]. 8. ed. Bruxelas: International Diabetes Federation; 2017. Disponível em: https://diabetesatlas.org/idfawp/resource-files/2021/07/IDF_Atlas_10th_Edition_2021.pdf.
10. Prado BN, Vaccarezza GF. Alterações bucais em pacientes diabéticos. Rev Odontol Univ Cid São Paulo. 2013;25(2):147-53.
11. Souza RR, Castro RD, Monteiro CH, Silva SC, Nunes AB. O paciente odontológico portador de diabetes mellitus: uma revisão da literatura. Pesq Bras Odontoped Clin Integr. 2003;3(2):71-7.
12. Figueiredo de Oliveira AE, Haddad AE (Org.) Odontologia para pacientes com comprometimento sistêmico. São Luís: EDUFMA; 2018.
13. Andrade, ED. Terapêutica medicamentosa em odontologia. 3. ed. Porto Alegre: Artes Médicas; 2014.
14. Varellis MLZ. O paciente com necessidades especiais na odontologia: manual prático. 3 ed. Rio de Janeiro: Guanabara Koogan; 2017.
15. Brandão DFLMO, Silva APG, Penteado LAM. Relação bidirecional entre a doença periodontal e o diabetes mellitus. Odontol Clín-Cient. 2011;10(2):117-20.
16. Thomes CR, Santos JL, Costa LVDA et al. Manifestações orais em pacientes portadores do diabetes mellitus: uma revisão narrativa. Revista Eletrônica Acervo Saúde. 2021;13(5). Disponível em: https://acervomais.com.br/index.php/saude/article/view/7213
17. El Ghandour S, Azar ST. Dysglycemia associated with quinolones. Prim Care Diabetes 2015; 9 (3):168-71.
18. Monnazzi MS, Prata DM, Vieira EH, Gabrielli MAC, Carlos E. Emergências e urgências médicas. Como proceder? RGO – Revista Gaúcha de Odontologia. 2009:49(1):7-11.
19. Gregori C, Costa AA, Campos AC. O paciente com diabetes melito. Revista da Pós-Graduação da Faculdade de Odontologia da USP. 1999;6:166-74.
20. Wilson W, Taubert KA, Gewitz M, Lockhart PB, Baddour LM, Levison M et al. Prevention of infective endocarditis: guidelines from the American Heart Association: a guideline from the American Heart Association Rheumatic Fever, Endocarditis, and Kawasaki Disease Committee, Council on Cardiovascular Disease in the Young, and the Council on Clinical Cardiology, Council on Cardiovascular Surgery and Anesthesia, and the Quality of Care and Outcomes Research Interdisciplinary Working Group. Circulation. 2007;116(15):1736-54.
21. Brasil. Ministério da Saúde. Secretaria de Atenção à Saúde. Departamento de Atenção Básica. A saúde bucal no Sistema Único de Saúde [recurso eletrônico]. Brasília (DF): Ministério da Saúde, 2018.
22. Dantas AK, Deboni MCZ, Piratininga JL. Cirurgias odontológicas em usuários de anticoagulantes orais. Rev Bras Hematol Hemoter. 2009;31(5):337-40.
23. Laino L, Cicciù M, Fiorillo L, Crimi S, Bianchi A, Amoroso G et al. Surgical risk on patients with coagulopathies: guidelines on hemophiliac patients for oro-maxillofacial surgery. Int J Environ Res Public Health. 2019;16(8):1386.

38

Fármacos em Odontopediatria

Saul Martins Paiva, Raquel Gonçalves Vieira-Andrade e Letícia Fernanda Moreira Santos

INTRODUÇÃO

Na prática clínica, o odontopediatra frequentemente se depara com casos que requerem a prescrição de fármacos como recurso terapêutico complementar aos procedimentos odontológicos cabíveis, a exemplo da necessidade de *controle de dor, inflamação, infecção* e *traumatismo* em dentes e outras estruturas bucais e faciais.

Para tanto, são respectivamente empregados *analgésicos não opioides* (eventualmente opioides), *anti-inflamatórios não esteroides* (AINEs) (por vezes esteroides) e *anti-infecciosos* (antibacterianos aeróbios, anaeróbios, antivirais e antifúngicos que cubram o espectro microbiano das infecções usuais).

No atendimento odontológico, geralmente dor é o principal motivo de atendimentos de urgência. Ela pode ter origem traumática, inflamatória e infecciosa, demandando analgesia, seja terapêutica, seja profilática. Entre as causas se incluem cárie dentária e problemas articulares, assim como traumatismos, inflamações e algumas infecções (principalmente pulpites e abscessos).[1]

Na primeira infância, as consequências clínicas da *cárie* não tratada – como envolvimento pulpar e presença de abscessos – estão fortemente associadas à experiência de dor de dente, por meio da qual é possível explicar o impacto negativo da cárie dentária na saúde bucal e, por consequência, na qualidade de vida de crianças.[2-4]

Outra causação de doença na infância é o *processo inflamatório* consequente a traumatismo, avulsão dentária, bruxismo e outras patologias. A *infecção* é uma importante causa de problemas odontológicos na infância, com frequência resultante de alimentação inadequada e má higienização dentária. Assim, há demanda de tratamento e profilaxia medicamentosos e não medicamentosos para essas afecções. Antimicrobianos são prescritos para infecções odontogênicas sistêmicas agudas – bacterianas, fúngicas e virais.[4-6]

Para implementação de estratégias de promoção da saúde bucal,[2,3] também se torna fundamental o acesso à prescrição dos medicamentos necessários. Até o momento, as análises científicas disponíveis suportam nível de evidência e grau de recomendação de moderado a forte para a maioria dos fármacos, sobretudo em relação à sua segurança.[7]

A prescrição racional de fármacos ao paciente infantil exige conhecimentos acerca de suas indicações, contraindicações, posologia e possíveis reações adversas. É igualmente importante certificar-se de que o medicamento prescrito apresente eficácia clínica comprovada e relação risco/benefício aceitável.[8]

Além disso, é imprescindível que o profissional tenha em mente que *uma criança não é um "adulto em miniatura"*.[9] A resposta das crianças aos medicamentos difere daquela observada em adultos, devido às particularidades inerentes ao crescimento e desenvolvimento infantis, no que diz respeito a aspectos estruturais, metabólicos e fisiológicos; por exemplo, a imaturidade dos sistemas hepático e renal pode conduzir a risco aumentado de toxicidade, mais acentuado quanto mais nova for a criança.[8]

Outro dado importante é a condição de saúde geral do paciente, avaliada por meio de anamnese criteriosa, uma vez que alergias e condições sistêmicas, como doenças crônicas e imunossupressão, podem contraindicar a prescrição de determinadas classes de fármacos. Além disso, os medicamentos em uso crônico podem eventualmente interagir com aqueles usados no atendimento odontológico.[10]

No presente capítulo, são apresentados e discutidos analgésicos, anti-inflamatórios e antibióticos frequentemente empregados em odontopediatria, bem como outros fármacos com aplicação clínica específica para tratamento e controle das lesões mais comuns na cavidade bucal de crianças. Inicialmente, são elencadas considerações relevantes sobre cálculo da posologia e especificidades da prescrição pediátrica.

Cálculo da posologia em odontopediatria

Os parâmetros utilizados para determinar a dose pediátrica são geralmente estabelecidos a partir da dose prevista para o adulto, como peso corporal, superfície corpórea e idade.[8,9] Entretanto, embora existam bases fisiológicas que suportem o emprego desses parâmetros, todos eles apresentam desvantagens.[8]

A estimativa da superfície corpórea é difícil de ser obtida, contrariamente à idade, que, por sua vez, desconsidera o fato de que crianças da mesma faixa etária podem apresentar diferenças de tamanho e peso corporal. Este último parâmetro pode ser obtido por meio de balanças digitais calibradas. Para deixar óbvia a eventual diferença entre idade e peso, ajuda ter uma balança no consultório odontológico infantil.

Na prática clínica, três fórmulas podem ser utilizadas para estabelecer a dose dos fármacos a serem administrados em crianças. Entre elas, a *fórmula de Clark* é a mais utilizada e baseia-se no conhecido peso corporal da criança (inferior a 30 kg).[8,9] Faz a correlação com a dose administrada a um adulto de 70 kg. Em criança com mais de 30 kg, utiliza-se a dose preconizada para adultos (Quadro 38.1). Outras duas possibilidades de cálculo da dose incluem a idade da criança e a conhecida dose em adultos como parâmetros: a fórmula de Law é utilizada no cálculo da dose para crianças com menos de 1 ano, e a de Young, em crianças entre 1 e 12 anos de idade.

Nos últimos anos, diversos aplicativos foram desenvolvidos para auxiliar profissionais da saúde na prescrição de fármacos para diferentes finalidades. No entanto, poucos deles apresentam enfoque na área odontológica e, especialmente, em odontopediatria. Entre os aplicativos, destacam-se Odontopediatria Calculadora® e Prescrições Odontopediátricas®.

Prescrição odontopediátrica

Em odontopediatria, é frequente a prescrição de fármacos por via oral (VO), pois é segura e conveniente para a criança. Indicam-se, preferencialmente, medicamentos com forma farmacêutica líquida (gotas ou suspensão oral), para facilitar a ingestão e garantir que a dose correta seja ingerida.[9]

O esquema posológico deve ser adequado à rotina da criança e de seus pais/cuidadores. Vale destacar que medicamentos pediátricos se tornam mais palatáveis quando são adicionados aromatizantes artificiais e açúcares à sua composição, o que favorece a aceitação do paciente, porém também promove a suscetibilidade à cárie dentária. Por essa razão, pais/cuidadores devem ser advertidos quanto à necessidade da higiene bucal após a ingestão de medicamentos.[10]

Quadro 38.1 Regras práticas para cálculo da dose pediátrica.

Fórmula de Clark (peso corporal < 30 kg)
DP = Peso da criança (kg) x DA/70 kg
Fórmula de Law (crianças < 1 ano)
DP = DA x idade da criança (meses)/150 kg
Fórmula de Young (crianças entre 1 e 12 anos)
DP = Idade da criança (anos) x DA/Idade da criança em anos + 12

DP: dose pediátrica; DA: dose do adulto.

O odontopediatra deve atentar para o nível de compreensão dos pais/cuidadores acerca da prescrição pediátrica. Uma comunicação efetiva pode prevenir o uso indevido de medicamentos, como subdosagem ou sobredosagem.[11] Na administração de medicamentos, os erros mais comuns referem-se a doses e intervalos inadequados e à dissolução de fármacos em alimentos, o que pode interferir na absorção, na biodisponibilidade e nas concentrações séricas.

Portanto, recomenda-se que o profissional escreva a prescrição de maneira detalhada, priorize o uso de fármacos com o menor número de doses diárias e reforce verbalmente as orientações.[6,11,12] É preferível prescrever preparados comerciais que contenham seus próprios medidores, para evitar a medição feita em utensílios domésticos, o que pode aumentar a probabilidade de administração de volume indevido do medicamento.[12]

A receita deve conter o nome e a idade do paciente, o nome e a apresentação do fármaco, a via de administração, a quantidade de doses diárias, os intervalos e os horários, o tempo de uso, a data e a identificação do profissional. Para fins legais, a receita comum deve ser elaborada em duas vias; a segunda deve conter o visto dos pais/cuidadores e ficar arquivada no prontuário.[13] Para a receita de controle especial, devem ser elaboradas três vias, uma vez que a terceira fica retida pelo farmacêutico. Um modelo de prescrição pediátrica é apresentado na Figura 38.1.

O manejo comportamental da criança durante o tratamento odontológico é de suma importância, pois melhora a qualidade do atendimento, reduzindo a duração da consulta e o estresse psicológico experimentado pelo paciente, equipe odontológica e pais/cuidadores.[14] Nesse contexto, o controle da dor pode estabelecer uma relação de confiança entre paciente e profissional, favorecendo atitude positiva da criança.[15,16] Quando dor é experimentada em um tratamento, há

RECEITUÁRIO

Consultório Odontológico
Nome do cirurgião-dentista
Número de registro no Conselho Regional de Odontologia
Endereço do consultório odontológico

Nome do paciente: ______________________ (Peso: 20 kg)
Endereço do paciente: ______________________

USO INTERNO

Amoxicilina (250 mg/5 mℓ) ______________ Suspensão oral (1 frasco)

Tomar 7 (sete) mℓ de amoxicilina a cada 8 (oito) horas, 3 (três) vezes ao dia, por 3 (três) dias e retornar no terceiro dia para consulta clínica.
Agitar o frasco antes de usar o medicamento.
Horários: 6h - 14h - 22h

Cidade e data
(Assinatura e carimbo do profissional)

Figura 38.1 Modelo de prescrição de medicamentos para criança de 20 kg, após constatação de abscesso agudo associado a sintomatologia sistêmica.

aumento do nível de ansiedade na consulta subsequente; portanto, devem-se preconizar abordagens em que pouca ou nenhuma dor seja sentida pelo paciente, até mesmo por meio de emprego adequado de anestésicos locais.[16,17]

Durante a anamnese, as crianças podem não relatar dor de maneira confiável, seja porque ainda não desenvolveram habilidades cognitivas ou de comunicação para expressar seus sintomas, seja porque desejam evitar o tratamento odontológico.[17-20] Ainda assim, o diagnóstico da dor não deve ser negligenciado e, por consistir em experiência subjetiva, sua gravidade deve ser mensurada individualmente.[17,18] É importante coletar o relato dos pais/cuidadores e da criança, abordando dificuldades para comer ou beber, mudanças no padrão de sono e uso de analgésicos.[10]

Inúmeros estudos desenvolveram ferramentas que permitem avaliar a intensidade da dor em crianças. A escolha de uma delas depende de idade, estágio de desenvolvimento e habilidade da criança para diferenciar intensidades de dor.[17-20] Essa habilidade é geralmente desenvolvida por volta dos 5 anos, faixa etária em que podem ser empregadas escalas de expressão facial.[19]

Já a escala desenvolvida por Wong e Baker é recomendada para uso em crianças a partir de 3 anos. Nela, o profissional descreve à criança a face que representa uma pessoa feliz porque não sente dor e outra que exprime tristeza por sentir dor. Em seguida, a criança é solicitada a selecionar a face que melhor descreva seu nível de dor atual. A pontuação é determinada com base em valores numéricos atribuídos às faces, que variam de 0 (nenhuma dor) a 5 (muita dor).[21]

Para escolares, a escala visual analógica (VAS) é o método mais comumente empregado. A VAS é uma linha que apresenta 10 cm de comprimento, com marcações "0" e "10" em lados opostos, sendo "0" indicativo de ausência de dor e "10" indicativo de dor muito forte. Ao paciente é solicitado selecionar um ponto na escala para indicar a intensidade de sua dor. Na literatura, existem muitas versões da VAS, e as diferenças entre elas incluem unidades de medida, como centímetros ou milímetros, comprimento (10 ou 15 cm) e orientação da linha (vertical ou horizontal).[20]

É possível mensurar também o impacto da dor de dente na qualidade de vida da criança por meio de questionários validados, como o *Child Dental Discomfort Questionnaire* (DDQ), instrumento observacional usado para avaliar dor de dente/desconforto em crianças menores de 5 anos. Um estudo objetivou validar uma versão brasileira, denominada *Child Dental Pain Questionnaire* (*child*-DPQ-B), que se mostrou confiável e com boas propriedades psicométricas para avaliar esse grupo crianças brasileiras apresentando dor de dente por cárie; é a versão brasileira do *Child Dental Pain Questionnaire* (*child*-DPQ).[22] O *child*-DPQ foi validado para aplicação, em formato de entrevista, para escolares de 8 a 9 anos. O instrumento apresenta três subescalas (prevalência, gravidade e impacto da dor de dente na qualidade de vida), com duas perguntas cada. A pontuação total pode variar de 0 a 15, sendo pontuações mais baixas indicativas de melhor condição de saúde bucal. Se a criança responder "não" ao primeiro item, todos os outros são considerados "não aplicáveis" (pontuação = 0). Se a criança responder "sim" ao primeiro item, os itens subsequentes são então respondidos, com pontuação mínima de 1 em cada item (Quadro 38.2).

CONTROLE DE DOR E INFLAMAÇÃO EM ODONTOPEDIATRIA

Analgésicos e anti-inflamatórios não esteroides

Em odontopediatria, quando a avaliação clínica do paciente indica a presença de *dor* ou há expectativa de sua ocorrência após procedimentos odontológicos, como exodontias, são frequentemente empregados analgésicos não opioides, como paracetamol, pois apresentam eficácia e segurança em crianças. Esse uso deve ser tão breve quanto possível.[9,17,22,23]

Quando, além da dor, houver *inflamação* (edema, calor local e hiperemia), recomenda-se uso de AINEs, especialmente ibuprofeno.[23] Os efeitos adversos associados ao uso desses fármacos são úlceras gástricas e distúrbios renais, razão pela qual o período do tratamento com AINE deve ser o mais breve possível, em torno de 48 horas.[17,23]

Quanto à *analgesia preemptiva*, isto é, a administração preventiva de analgésicos antes de procedimentos odontológicos, uma revisão sistemática concluiu que as evidências disponíveis não são suficientes para determinar o benefício em termos de redução da dor pós-operatória em crianças. Destaca-se a baixa qualidade metodológica dos estudos disponíveis na literatura, sobretudo quanto à representatividade das amostras e ao uso de instrumentos adequados para a mensuração da dor.[24] Um ensaio clínico randomizado (ECR) e controlado relatou que a administração preventiva de paracetamol e ibuprofeno em crianças não reduziu significativamente a dor trans e pós-operatória após extração de molares decíduos.[25]

Quadro 38.2 Versão brasileira do *Child Dental Pain Questionnaire* (*child*-DPQ).[22]

Subescalas	Itens	Repostas
Prevalência	1. Você já sentiu dor de dente?	0 = não 1 = sim
	2. Quando foi a última vez que você sentiu dor de dente?	0 = não se aplica 1 = há mais de 1 mês 2 = no último mês 3 = hoje
Gravidade	3. Você chora no pior momento da dor de dente?	0 = não se aplica 1 = não 2 = sim
	4. Qual a intensidade da pior dor sentida (escala de faces)	0 = não se aplica 1 = dor muito leve 2 = dor leve 3 = dor moderada 4 = dor grave 5 = dor muito grave
	5. Você ficou acordado à noite devido à dor de dente?	0 = não se aplica 1 = não 2 = sim
Impacto	6. Você foi incapaz de realizar tarefas normais por causa da dor de dente?	0 = não se aplica 1 = não 2 = sim

Entre os analgésicos não opioides, o paracetamol é considerado o representante de eleição para controle de dores leves a moderadas em pacientes odontopediátricos. Essa substância é apresentada nas formas de solução oral (200 mg/mℓ) e suspensão oral (32 mg/mℓ e 100 mg/mℓ). Em crianças, a dose terapêutica é de 10 a 15 mg/kg, administrada a intervalos de 4 ou 6 horas. A regra prática para crianças com menos de 12 anos é de 1 gota/kg de peso corporal, até a dosagem máxima de 35 gotas por dose. Deve-se atentar à superdosagem e a possíveis danos hepáticos associados; portanto, não se deve exceder cinco administrações diárias de paracetamol (Quadro 38.3).

O AINE de primeira escolha é *ibuprofeno*, pois exibe menores atividades antiplaquetária e reação gastrintestinal.[23] Apresenta-se como suspensão oral, com concentração de 30, 50 ou 100 mg/mℓ. Considerando o medicamento na concentração de 100 mg/mℓ, a regra prática é de 1 gota/kg de peso corporal, administrada a intervalos de 6 a 8 horas, ou seja, de 3 a 4 vezes/dia. A dose máxima para crianças com mais de 30 kg é de 20 gotas (200 mg) por dose, não excedendo a dose máxima diária de 80 gotas (800 mg) (Quadro 38.3).

Outros AINEs, com eficácia semelhante à de ibuprofeno no controle de dor e inflamação, são *nimesulida* e *diclofenaco*, com limitação de uso em menores de 12 anos e 14 anos, respectivamente.[2,26]

CONTROLE DE INFECÇÃO EM ODONTOPEDIATRIA

Antibióticos

Em geral, os antibióticos são fármacos utilizados na Odontologia para controle e tratamento de infecções instaladas ou para regimes profiláticos em casos específicos. Atuam como agentes bactericidas (que causam a morte de bactérias) ou bacteriostáticos (inibem crescimento e multiplicação bacterianos) e podem ser de curto espectro (quando atuam em bactérias gram-positivas ou gram-negativas) ou de amplo espectro (quando agem em ambos os tipos bacterianos). Uma vez que as infecções de origem odontogênica são caracteristicamente infecções mistas, opta-se pela administração de antibióticos de amplo espectro.

Quando empregados para tratamento de infecções instaladas, os antibióticos devem ser considerados como coadjuvantes da intervenção clínica realizada pelo odontopediatra, pois raramente são utilizados como terapia isolada.[6] Esses fármacos são indicados quando há sinais e sintomas de disseminação de processos infecciosos, como febre, indisposição, aumento dos gânglios linfáticos, celulite e inapetência.

A profilaxia antibiótica é recomendada para pacientes com alto risco de desenvolver endocardite bacteriana, devido ao diagnóstico de doença cardíaca congênita cianótica (tetralogia de Fallot, defeitos do septo atrioventricular), cardiopatias acianóticas (comunicação interventricular ou interatrial, persistência do canal arterial e coarctação da aorta), presença de valvas cardíacas artificiais, endocardite infecciosa prévia, transplantados cardíacos que desenvolveram valvopatia cardíaca, doenças cardíacas congênitas não reparadas ou com reparo incompleto, defeito cardíaco congênito completamente reparado (durante os primeiros 6 meses após o reparo) e defeitos cardíacos reparados mas com defeito residual. Podem ser citadas ainda doenças que resultam no comprometimento do sistema imunológico, a exemplo de diabetes melito não controlado. A profilaxia antibiótica é realizada em regime único, de 30 a 60 minutos antes do procedimento odontológico, e a necessidade de doses de manutenção deve ser avaliada pelo clínico (Quadro 38.4).[27-29]

Ao longo dos anos, o uso indiscriminado de antibióticos na prática odontológica associou-se à seleção de microrganismos resistentes, dificultando o sucesso clínico do tratamento de processos infecciosos.[28,30,31] Em crianças, essa situação é particularmente complexa, uma vez o sistema imunológico delas está em desenvolvimento. Portanto, é im-

Quadro 38.3 Principais analgésicos não opioides e anti-inflamatórios não esteroides utilizados em odontopediatria.

Fármaco	Apresentação farmacêutica	Esquema de administração
Analgésico não opioide		
Paracetamol	Gotas	Crianças < 12 anos: 1 gota/kg até a dosagem máxima de 35 gotas, a cada 4/6 h Máximo de 5 administrações/24 h Crianças > 12 anos: 35 a 55 gotas/dose, a cada 4/6 h
	Solução oral (200 mg/mℓ)	Crianças < 12 anos: 1 gota/kg até o máximo de 35 gota/dose Crianças > 12 anos: 35 a 55 gotas/dose
	Suspensão oral (32 mg/mℓ)	11 a 15 kg: 5 mℓ 16 a 21 kg: 7,5 mℓ 22 a 26 kg: 10 mℓ 27 a 31 kg: 12,5 mℓ 32 a 43 kg: 15 mℓ
	Intervalos de 4 a 6 horas, no período de 24 horas, para todos os esquemas de administração.	
Anti-inflamatório não esteroide		
Ibuprofeno	Gotas (100 mg/mℓ)	A partir de 6 meses de vida: 1 gota/kg de peso até 20 gotas (máx. 20 g/dose), a cada 6 a 8 h
	Suspensão oral (30 mg/mℓ)	Crianças > 30 kg: 20 gotas (200 mg) por dose; dose máxima diária de 80 gotas (800 mg)
	Com seringa dosadora	A partir de 6 meses de vida: dose conforme o peso da criança, não excedendo 7 mℓ por dose, a cada 6 a 8 h

Quadro 38.4 Fármacos utilizados para profilaxia antibiótica em crianças para prevenção da endocardite bacteriana após procedimentos odontológicos.

Condição	Fármaco	Regime único (30 a 60 min antes do procedimento)
Profilaxia padrão VO	Amoxicilina	50 mg/kg
Incapacidade de utilizar fármacos VO	Ampicilina	50 mg/kg, IM ou IV
	Cefazolina*	50 mg/kg, IM ou IV
Alergia à penicilina ou à ampicilina	Cefalexina*	50 mg/kg
	Azitromicina	15 mg/kg
	Claritromicina	15 mg/kg
Alergia à penicilina ou à ampicilina e incapacidade de utilizar fármacos VO	Cefazolina	50 mg/kg, IM ou IV

*Ou outra cefalosporina VO de primeira ou de segunda geração, com dose equivalente à do adulto ou dose pediátrica. Cefalosporinas não devem ser prescritas para crianças com história de reação alérgica imediata às penicilinas (como angioedema e anafilaxia), devido ao risco de alergia cruzada. IM: via intramuscular; IV: via intravenosa; VO: via oral. Clindamicina não é mais recomendada para profilaxia antibiótica para procedimentos odontológicos.

portante que o odontopediatra tenha bom senso e parcimônia na prescrição de antibióticos na sua rotina clínica.[6,22,32]

O uso de antibióticos também tem sido apontado equivocadamente como causador da cárie. “Meu filho tem cárie, porque tomou muito antibiótico e ficou com os dentes fracos.” Esse relato é muito utilizado por pais/cuidadores durante o atendimento odontológico para justificar a presença de lesões cariosas nos filhos. Dentro desse contexto, é fundamental que eles sejam informados de que, embora a maioria dos medicamentos infantis contenha açúcar em sua composição, seu uso por si só não é suficiente para provocar a cárie dentária.[6,33] A doença apresenta etiologia multifatorial e está fortemente relacionada ao alto consumo de sacarose, à má higiene bucal e à falta de acesso ao flúor, entre outros fatores.

A *amoxicilina*, penicilina de amplo espectro, é indicada para tratamento de infecções leves a moderadas em crianças, pois apresenta eficácia clínica comprovada e baixos índices de efeitos adversos. Em casos de alergia, deve-se avaliar a história médica pregressa do paciente e determinar se a alergia foi imediata ou não. A reação alérgica imediata consiste na ocorrência de sintomas como angioedema, anafilaxia e urticária, dentro de 1 hora após a administração do fármaco. Caso não seja confirmada, indica-se a prescrição da *cefalexina*, uma cefalosporina e antibiótico betalactâmico. Se houver relato de reação alérgica imediata, opta-se por macrolídios (eritromicina, azitromicina ou claritromicina).[30]

Em pacientes sem histórico de alergia a penicilinas, se o tratamento de primeira linha falhar, pode-se optar pelo uso da *amoxicilina associada ao clavulanato de potássio*. Esse fármaco aumenta o espectro antimicrobiano de amoxicilina por inibição de betalactamases, enzimas bacterianas que conferem resistência à penicilina.[34] Embora essa associação seja mais frequentemente indicada para condições médicas, como sinusite ou otite aguda, seu uso na Odontologia tem sido relatado na literatura.[35-37]

Outra opção terapêutica para pacientes com ou sem história de alergia a penicilinas é ampliar a terapia com um agente antimicrobiano adicional, como *metronidazol*, especialmente em situações nas quais há envolvimento de bactérias anaeróbias.[28,38] A Figura 38.2 sintetiza essas informações, tornando-se uma ferramenta útil para auxiliar o odontopediatra durante a tomada de decisão clínica sobre a antibioticoterapia.

Vale mencionar que os regimes mais breves de antibioticoterapia são tão eficazes quanto os mais longos no controle ambulatorial de infecções comuns.[6,39,40]

Assim, o odontopediatra determina a duração do tratamento em função de evidências clínicas que indiquem se o sistema imunológico da criança foi capaz de controlar a infecção. Em outras palavras, após a duração mínima de 3 dias da antibioticoterapia, recomenda-se a reavaliação do paciente para determinar se houve remissão de sinais e sintomas relacionados ao processo infeccioso.[6]

Caso a melhora clínica não seja confirmada, a duração do tratamento pode ser estendida por até 7 dias.[22] O esquema posológico para a administração dos principais antibióticos utilizados na prática clínica da odontopediatria se encontra descrito no Quadro 38.5.

Antibióticos não recomendados para uso infantil

Algumas classes de antibióticos apresentam indicação restrita para crianças, pois há possibilidade de efeitos adversos graves. Assim, os seguintes antibióticos são fortemente desaconselhados na prática clínica odontopediátrica:

- Tetraciclinas (tetraciclina, oxitetraciclina, doxiciclina e minociclina): devem ser substituídas por antibióticos mais seguros em crianças, mulheres grávidas e lactantes, pois aumentam o risco de hipoplasia dental, pigmentação endógena da coroa dentária e malformação óssea[41,42]
- Quinolonas (ciprofloxacino, levofloxacino, ofloxacino, norfloxacino, ácido nalidíxico): apresentam potencial para desenvolvimento de artropatias[43]
- Cloranfenicol: há relatos de reações adversas graves, como hipoxia, hepatotoxicidade, neurotoxicidade e cianose em recém-nascidos, caracterizando a síndrome do bebê cinzento.[44]

Fármacos com aplicação clínica específica em odontopediatria

Além de analgésicos, AINEs e antibióticos, outros fármacos como corticosteroides, antifúngicos e antivirais apresentam aplicação clínica específica para tratamento e controle de lesões bucais e de outras condições clínicas relacionadas à cavidade bucal de crianças (Quadro 38.6).[5,6]

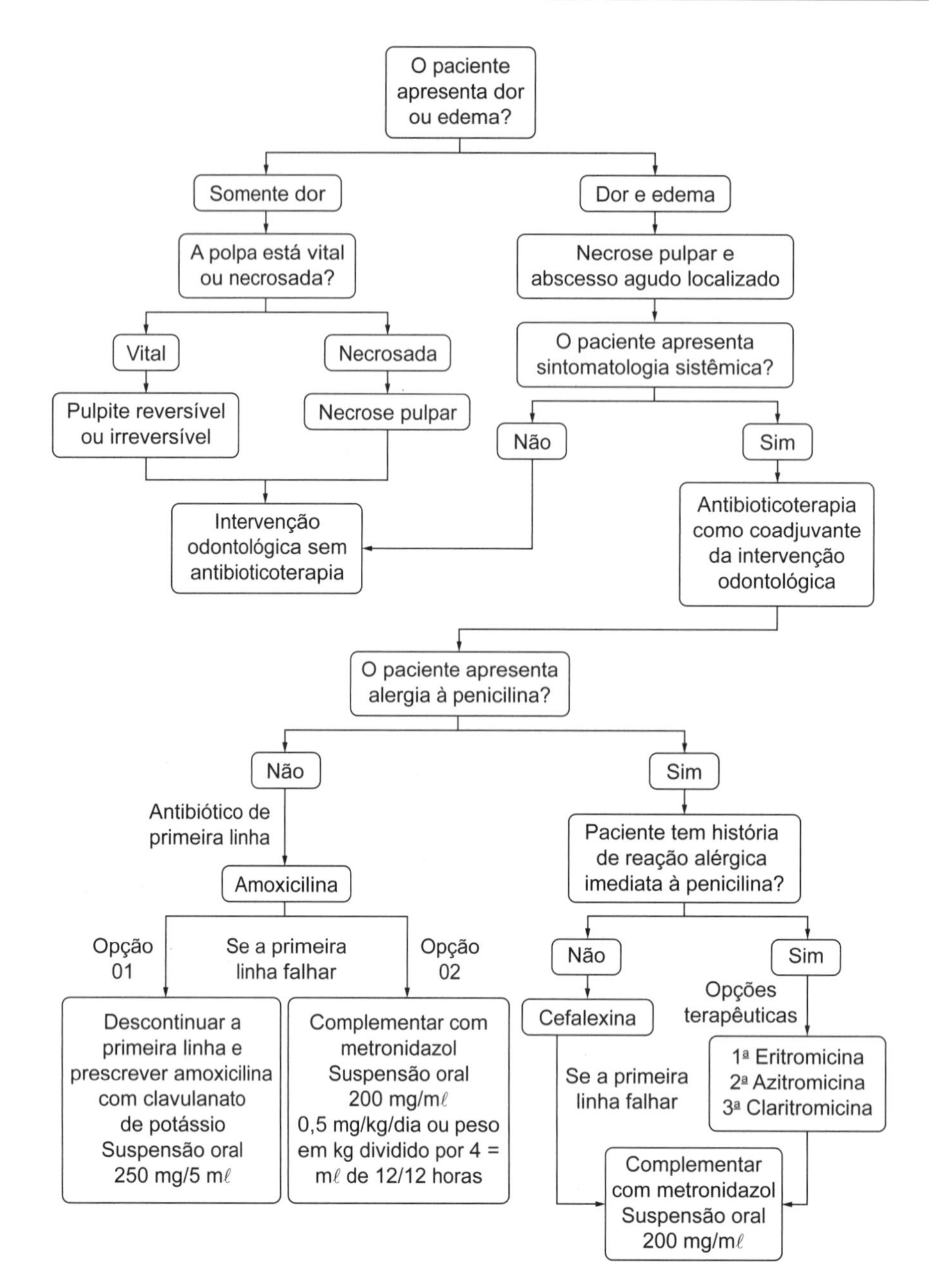

Figura 38.2 Fluxograma para antibioticoterapia.

Entre as condições, cita-se a presença de sinais e sintomas da erupção de dentes decíduos, uma queixa frequente de pais/cuidadores. Há evidências de sinais e sintomas locais durante a erupção de dentes decíduos, como irritação gengival, irritabilidade e aumento da salivação. Pode haver aumento discreto da temperatura corporal, não caracterizado como febre. Caso esta seja identificada, bem como presença de diarreia ou infecções, o profissional deve encaminhar o paciente ao pediatra para a investigação de condições clínicas sistêmicas.[45]

Analgésicos tópicos, como géis de benzocaína ou salicilato de colina, estão contraindicados para alívio de sinais e sintomas locais da erupção, pois se associam a risco de toxicidade e de interferência no reflexo de vômito e subsequente engasgo. O Camomilina C® é um medicamento com componentes naturais, sendo indicado para alívio de sintomas e desconfortos da erupção. É importante ressaltar que a cápsula de Camomilina C® deve ser aberta, e o conteúdo, aplicado diretamente sobre a gengiva, não devendo ser ingerido. Recomenda-se o conteúdo de uma cápsula a cada aplicação, 2 vezes/dia, respeitando a dose máxima diária de quatro cápsulas.

Alternativas não farmacológicas podem ser aplicadas para produzir alívio dos sintomas locais da erupção, como o emprego de mordedores gelados sob a supervisão de pais/cuidadores e massagem da região do dente. Os responsáveis devem ser instruídos a realizar massagem leve com as pontas dos dedos limpos ou com uma dedeira, por 1 a 2 minutos.[46]

É inadequada a prescrição de antibióticos para tratamento de doenças da infância, como gengivoestomatite herpética primária e síndrome mão-pé-boca, exceto em casos em que haja forte evidência de infecção bacteriana secundária, uma vez que são de origem viral, ou seja, seu tratamento

Quadro 38.5 Principais antibióticos e esquemas posológicos utilizados em odontopediatria.

Medicamento	Apresentação pediátrica	Dose pediátrica	Regra prática
Amoxicilina	Suspensão oral 125 mg/5 mℓ (menos de 3 anos) Suspensão oral 250 mg/5 mℓ (3 a 12 anos)	20 a 50 mg/kg/dia a cada 8 h	Para suspensão oral 250 mg/5 mℓ: 1 mℓ/kg/dia ou peso em kg dividido por 3 = mℓ a cada 8 h
Amoxicilina associada ao clavulanato de potássio	Suspensão oral Amoxicilina 250 mg/5 mℓ + Ácido clavulânico 62,5 mg/5 mℓ	25 a 50 mg/kg/dia a cada 8 h	Para suspensão oral 250 mg/5 mℓ: 1 mℓ/kg/dia ou peso em kg dividido por 3 = mℓ a cada 8 h
Cefalexina*	Suspensão oral 250 mg/5 mℓ	25 a 50 mg/kg/dia a cada 6 h	1 mℓ/kg/dia ou peso em kg dividido por 4 = mℓ a cada 6 h
Estolato de eritromicina	Suspensão oral 125 mg/5 mℓ Suspensão oral 250 mg/5 mℓ	40 a 50 mg/kg/dia a cada 6 h	Para suspensão oral 250 mg/5 mℓ 1 mℓ/kg/dia ou peso em kg dividido por 4 = mℓ a cada 6 h
Azitromicina	Suspensão oral 200 mg/5 mℓ	10 mg/kg/dia Dose única	Peso em kg dividido por 4 = mℓ a cada 24 h
Claritromicna	Suspensão oral 125 mg/5 mℓ (menos de 3 anos) Suspensão oral 250 mg/5 mℓ (3 a 12 anos)	7,5 mg/kg/dia a cada 12 h	Para suspensão oral 250 mg/5 mℓ: 1 mℓ/kg/dia ou peso em kg dividido por 3 = mℓ a cada 12 h

*Cefalosporinas não devem ser prescritas para crianças com história de reação alérgica imediata às penicilinas, devido ao risco de alergia cruzada.

Quadro 38.6 Principais medicamentos utilizados em pacientes pediátricos com condições bucais específicas.

Lesão de mucosa	Forma farmacêutica	Posologia e orientações
Corticosteroides		
Betametasona		
Língua geográfica	Elixir – 0,5 mg/5 mℓ	Bochechar 15 mℓ durante 2 min, 2 a 3 vezes/dia, por 15 dias
Triancinolona		
Estomatite herpética recorrente	Pomada – 1 mg/g	Aplicar de 2 a 3 vezes/dia, de preferência após as refeições, durante 7 dias
Antifúngicos		
Cetoconazol		
Candidíase oral (casos graves ou persistentes)	Comprimido – 200 mg	Crianças > 2 anos: 3 a 6 mg/kg/dia Até 20 kg: 50 mg/dose/dia 20 a 40 kg: 100 mg/dose/dia > 40 kg: 200 mg/dose/dia
Fluconazol		
Candidíase oral (casos graves ou persistentes)	Suspensão oral – 200 mg/5 mℓ	Neonato: 3 a 6 mg/kg, a cada 48 h Criança: 3 a 6 mg/kg/dia, durante 7 a 14 dias
Nistatina		
Candidíase oral (casos graves ou persistentes)	Suspensão oral – 100.000 UI/mℓ	Bochechar e engolir 1 mℓ da suspensão a cada 6 h durante 14 dias Antes do bochecho, realizar limpeza das placas com água bicarbonatada Nos lactentes e crianças menores, deve-se colocar a metade da dose em cada lado da boca
Miconazol		
Queilite angular	Gel – 20 mg/g	Aplicar 4 vezes/dia O gel não deve ser deglutido
Antibióticos		
Mupirocina		
Queilite angular	Pomada – 20 mg/g	Aplicar com cotonete, 3 a 4 vezes/dia, durante 5 a 7 dias
Penicilina V		
Escarlatina	Solução oral – 400.000 UI/5 mℓ	Tomar 80.000 UI/kg/dia, a cada 6 ou 8 h, por 10 dias

(Continua)

Quadro 38.6 Principais medicamentos utilizados em pacientes pediátricos com condições bucais específicas. (*Continuação*)

Lesão de mucosa	Forma farmacêutica	Posologia e orientações
Antivirais		
Aciclovir		
Infecção pelo HSV	Pomada – 50 mg/g	Aplicar 5 vezes/dia, por, no mínimo, 7 dias
Violeta de genciana a 2%		
Candidíase oral (casos suaves) Queilite angular* Estomatite aftosa recorrente	Solução tópica manipulada	Aplicar 3 vezes/dia
Fitoterápicos		
Extrato fluido de Chamomilla recutita		
Queilite angular Estomatite aftosa recorrente	Pomada – 100 mg/g	Aplicar e massagear no local 2 vezes/dia, até o desaparecimento dos sintomas
Extrato de camomila e alcaçuz em associação a outros compostos	Cápsula aplicada 2 vezes/dia. Deve ser aberta, administrando seu conteúdo na área afetada da gengiva. Massagens no local, com auxílio de dedos previamente limpos, facilitam a aplicação	A associação desses componentes faz com que haja alívio na fase da primeira dentição, eliminando inflamações e desconforto durante essa fase. A dose máxima diária dessa associação é de 4 cápsulas[47]
Sinais locais da erupção dentária	Cápsulas contendo *Matricaria chamomilla L.* 25 mg, *Glycyrrhiza glabra L.* 5 mg, ácido ascórbico (vitamina C) 25 mg e colecalciferol (vitamina D3) 150 UI	O conteúdo da cápsula é aplicado diretamente sobre a gengiva, 2 vezes/dia, respeitando a dose máxima diária de quatro cápsulas

*Suplementos vitamínicos podem ser indicados em casos específicos, mas necessitam de acompanhamento médico e nutricional; de acordo com o fabricante, o medicamento não é indicado para menores de 3 anos. (Adaptado de Freire-Maia et al.)[6]

deve ser baseado na prescrição de fármacos que aliviem os sintomas, como analgésicos e antitérmicos.[6]

No Quadro 38.6, são listados os medicamentos utilizados para tratamentos específicos em crianças.

SEDAÇÃO CONSCIENTE EM ODONTOPEDIATRIA

O controle de sinais de ansiedade, medo e fobia, frequentemente experimentados pelo paciente infantil, representa um desafio clínico ao odontopediatra.[48-50] Crianças ansiosas tendem a ter comportamentos mais negativos no consultório odontológico, no que ajuda a pré-medicação com ansiolíticos.[51] Além disso, a ansiedade odontológica tem sido associada à negligência da saúde bucal pelos pais/cuidadores, principalmente em crianças com mais de um irmão.[51] Durante a primeira infância, experiências médicas e odontológicas prévias, história de dor de dente e ansiedade materna também podem estar associadas à ansiedade odontológica infantil; logo, cabe ao clínico investigar a ocorrência desses fatores por meio da anamnese.[49,52,53] Quando necessário, instrumentos validados podem ser empregados para mensurar a ansiedade em crianças, como o *Venham Picture Test* (VPT) modificado.[54]

De modo geral, ansiedade, medo e fobia ao tratamento odontológico são controlados por meio de técnicas não farmacológicas de manejo do comportamento infantil, como falar-mostrar-fazer, modelagem, dessensibilização, reforço positivo, distração e controle verbal e não verbal.[14] Quando o paciente não apresenta melhora do quadro ansioso diante da utilização dessas técnicas, o profissional pode recorrer a recursos farmacológicos. Ressalta-se, portanto, que, com base na observação do comportamento infantil, o odontopediatra deve distinguir casos que demandem somente a utilização de recursos não farmacológicos, daqueles que necessitam da associação a técnicas farmacológicas, a exemplo da sedação consciente.[47-49]

Muitas vezes, o emprego da sedação consciente é uma demanda dos pais/cuidadores, devido ao receio de que o atendimento odontológico somente com técnicas não farmacológicas provoque traumas ou cause sofrimento à criança. "Doutor, você pode usar algum remédio para deixar meu filho mais calmo?" Este é um questionamento frequente na prática clínica infantil, para o qual o odontopediatra deve apresentar uma resposta baseada em recomendações, diretrizes e produtos de evidências científicas de alta qualidade metodológica.

Nesse contexto, a opção por uma técnica farmacológica depende da habilidade clínica e da capacitação profissional, incluindo conhecimentos acerca das indicações, contraindicações e efeitos adversos. Faz-se necessário, ainda, o preparo para conduzir adequadamente atendimentos de urgência e emergência médicas.[55-57] Isso porque os fármacos empregados no controle de comportamento infantil podem levar à depressão do sistema respiratório e, em casos mais graves, à parada cardiorrespiratória e ao óbito. Portanto, o monitoramento intermitente dos sinais vitais do paciente – antes, durante e após o procedimento clínico – é essencial. É realizado por meio da avaliação clínica visual (coloração da pele, pupilas, movimento do tórax e respostas ao contato verbal) e da aferição dos parâmetros fisiológicos (saturação de oxigênio, frequência cardíaca e pressão arterial).[55-57]

Vale mencionar que a história completa do paciente precisa ser investigada, e os pais/cuidadores devem estar cientes quanto ao uso de recursos farmacológicos para controle do comportamento de seu filho, sendo esclarecidos com linguagem acessível sobre riscos e benefícios associados à técnica.[55] Um termo de consentimento para sedação, assinado tanto pelos pais/cuidadores quanto pelo profissional, deve ser elaborado e arquivado no prontuário do paciente.

A sedação consciente em odontopediatria, desde que bem indicada, é um método efetivo para controle da ansiedade, pois produz depressão mínima do nível de consciência do paciente, não afetando sua capacidade de respirar e sua percepção ao estímulo verbal ou físico.[56] É indicada principalmente para pacientes com medo e/ou ansiosos, para quem as técnicas não farmacológicas não tiveram sucesso, ou ainda para pacientes ansiosos que são submetidos a procedimentos odontológicos invasivos e demorados, pacientes que não podem cooperar devido à falta de maturidade emocional, mental e/ou física e pacientes para quem o uso de sedação possa reduzir o risco médico, além de atendimentos de urgência, como traumatismos dentoalveolares.[55,56] Comumente, os agentes usados para sedação consciente incluem benzodiazepínicos e óxido nitroso.[48]

Sedação consciente com benzodiazepínicos

Embora os benzodiazepínicos possam conduzir à depressão do sistema nervoso central (SNC), esses fármacos são seguros para uso em pacientes infantis (com exceção de midazolam, que é contraindicado na bula para menores de 12 anos), porque a dose necessária para redução da ansiedade é muito inferior àquela capaz de produzir efeitos tóxicos. Em odontopediatria, os representantes indicados para sedação consciente são midazolam e diazepam. Eles apresentam via de administração oral e efeitos semelhantes, porém se diferenciam farmacocineticamente.

O *midazolam* (comprimido 7,5 mg) é o benzodiazepínico de primeira escolha, devido a tempos menores de início de ação (30 minutos), meia-vida plasmática (1,5 a 2,5 horas) e duração do efeito (1 a 2 horas). Para procedimentos de curta duração, é usada uma dose de 0,3 a 0,5 mg/kg de peso corporal, administrada de 30 a 45 minutos antes do procedimento.[22]

O *diazepam*, por sua vez, apresenta início de ação de 45 minutos e meia-vida plasmática de 20 a 50 horas, bem como duração muito mais prolongada (2 a 3 horas).[22] Esse fármaco deve ser administrado 60 minutos antes do procedimento. Uma vez que a segurança e a eficácia da criança com menos de 6 meses não foram estabelecidas, o diazepam deve ser utilizado nesse grupo etário com extrema cautela e somente quando alternativas terapêuticas não estiverem disponíveis.

No que diz respeito a outros sedativos, como hidrato de cloral, uma recente revisão sistemática concluiu que o perfil de segurança desse fármaco precisa ser estudado mais profundamente, sobretudo em relação a seus principais efeitos adversos, a exemplo da dessaturação de oxigênio.[58] Também não foi confirmada a superioridade da melatonina como pré-medicação, quando comparada ao midazolam.[50]

Por último, vale destacar que a prescrição dos benzodiazepínicos deve ser realizada em receituário de controle especial, sendo requerida notificação de receita (B1 azul) no momento da compra. No Quadro 38.7 estão as apresentações farmacêuticas, as vias de administração e as doses de midazolam e diazepam.

Quadro 38.7 Apresentações farmacêuticas, doses e vias de administração dos benzodiazepínicos mais utilizados em odontopediatria.

Benzodiazepínico	Forma farmacêutica	Dose terapêutica
Midazolam	Solução oral de 2 mg/mℓ Comprimidos de 7,5 mg e 15 mg	VO: 0,25 a 0,5 mg/kg (máximo de 20 mg) IM: 0,1 a 0,15 mg/kg (máximo de 10 mg) IV: consultar recomendações do fabricante
Diazepam	Comprimidos de 5 mg e 10 mg Solução injetável: 5 mg/mℓ	VO: 0,2 a 0,5 mg/kg IM: 0,1 a 0,2 mg/kg IV: 0,25 mg/kg

IM: via intramuscular; IV: via intravenosa; VO: via oral.

Sedação consciente com óxido nitroso

O *óxido nitroso* é um gás inerte, incolor e de cheiro levemente adocicado, frequentemente aplicado para produzir sedação consciente na prática clínica odontopediátrica. Devido à sua ação no SNC, ele produz efeitos analgésico e ansiolítico, permitindo que o paciente tolere procedimentos desagradáveis.[56] O efeito analgésico deve-se ao aumento do limiar de dor do paciente, porém sem produzir efeito anestésico, isto é, sua aplicação não elimina a necessidade da utilização de anestésicos locais.[59,60]

O gás é aplicado por via nasal, misturado ao oxigênio. O volume do óxido nitroso pode ser ajustado de acordo com a necessidade de cada paciente, atingindo a concentração máxima de 50%. Comparado a benzodiazepínicos, o óxido nitroso apresenta efeito praticamente imediato (2 a 3 minutos), devido à rápida absorção pelos alvéolos pulmonares, alcançando a corrente sanguínea.[56,59,60] Além disso, é considerado seguro para uso em crianças, já que seu efeito sedativo cessa à medida que sua administração é interrompida. Sua segurança também está relacionada à ocorrência rara de efeitos adversos, incluindo náuseas e vômito. O paciente responde normalmente a comandos verbais, e os sinais vitais são mantidos estáveis, não havendo perda significativa dos reflexos de proteção.[56,57,59-60]

Cabe ressaltar que o odontopediatra que utiliza o óxido nitroso deve possuir capacitação profissional para gerenciar as complicações potenciais associadas ao nível de sedação pretendido e ao próximo nível mais profundo. Treinamento e certificação em suporte básico de vida são necessários para toda a equipe odontológica, com revisões periódicas do protocolo de emergência.[55,56]

As principais indicações da sedação com óxido nitroso são para pacientes com medo intenso ou altos níveis de ansiedade, mas que apresentam capacidade de colaborar. Por outro lado, contraindica-se o gás em pacientes com doenças pulmonares obstrutivas, doenças psíquicas e mentais graves e deformidades maxilofaciais que impeçam a utilização do dispositivo nasal, além de crianças não cooperativas e/ou que apresentem medo do gás ou claustrofobia. São contraindicações momentâneas gripes, resfriados, otites e operações otológicas recentes.[55,56] O Capítulo 26 deste livro amplia o conhecimento sobre a prescrição medicamentosa da ansiedade.

CONSIDERAÇÕES FINAIS

Em odontopediatria, a prescrição racional de fármacos se fundamenta na comprovação da eficácia clínica e da garantia de que os benefícios superam os riscos associados à administração ao paciente infantil. Se as avaliações científicas disponíveis garantirem o nível de evidência e o grau de recomendação de moderado a forte para a maioria dos fármacos, cabe ao clínico conhecer suas indicações, contraindicações, posologia e possíveis reações adversas.

Previamente à prescrição medicamentosa, faz-se necessário considerar as particularidades inerentes ao atendimento infantil, considerando-se a condição de saúde geral e a história clínica pregressa e atual de cada paciente. Ressalta-se a importância de realizar a prescrição em receituários apropriados e arquivar uma via no prontuário do paciente.

Os analgésicos não opioides de primeira linha são a dipirona e o paracetamol. Em casos que exijam concomitantemente o controle da dor e da inflamação, recomenda-se o ibuprofeno. Na presença de infecções odontogênicas agudas associadas à sintomatologia sistêmica ou em situações que requeiram profilaxia antibiótica, a primeira escolha terapêutica para pacientes sem histórico de alergia às penicilinas é a amoxicilina. Se for confirmada a alergia e esta não for imediata, indica-se a cefalexina. Em casos de reação alérgica imediata às penicilinas, pode-se optar pela eritromicina, azitromicina ou claritromicina.

A sedação consciente em odontopediatria, associada a técnicas de manejo comportamental não farmacológicas, quando bem indicada, é um método seguro. A segurança de sua aplicação depende de evidências científicas que suportem a indicação de diferentes fármacos sedativos ao paciente infantil, bem como da capacitação do profissional para gerenciar as complicações potenciais do nível de sedação pretendido e do próximo nível mais profundo. Para tanto, o clínico e sua equipe devem ter conhecimento, preparo e formação para lidar com o suporte básico e/ou avançado da vida.

REFERÊNCIAS BIBLIOGRÁFICAS

1. Häggman-Henrikson B, Alstergren P, Davidson T et al. Pharmacological treatment of orofacial pain – health technology assessment including a systematic review with network meta-analysis. J Oral Rehabil. 2017;44(10):800-26.
2. Samuel SR, Kuduruthullah S, Khair AMB et al. Dental pain, parental SARS-CoV-2 fear and distress on quality of life of 2 to 6 year-old children during COVID-19.Int J Paediatr Dent. 2021;31(3):436-41.
3. Moura-Leite FR, Ramos-Jorge ML, Bonanato K et al. Prevalence, intensity and impact of dental pain in 5-year-old preschool children. Oral Health Prev Dent. 2008;6(4):295-301.
4. Gomes MC, Perazzo MF, Barbosa Neves ET et al. The impact of dental pain due to caries in the oral health-related quality of life of children. J Dent Child (Chic). 2021;88(2):80-5.
5. Hong CHL, Dean DR, Hull K et al. World Workshop on Oral Medicine VII: Relative frequency of oral mucosal lesions in children, a scoping review. Oral Dis. 2019; 25 Suppl 1:193-203.
6. Freire-Maia FB, Paschoal MAB, Vieira-Andrade RG, Sousa SF. Estomatologia em odontopediatria. In: Scarparo A. Odontopediatria: bases teóricas para uma prática clínica de excelência. 1. ed. Barueri: Manole; 2020. p. 394-413.
7. Goel D, Goel GK, Chaudhary S, Jain D. Antibiotic prescriptions in pediatric dentistry: A review. J Family Med Prim Care. 2020;9(2):473-80.
8. Associação Brasileira de Odontopediatria. Diretrizes para procedimentos clínicos em odontopediatria. 3. ed. São Paulo: Santos; 2020. 364 p.
9. Bartelink IH, Rademaker CM, Schobben AF, van den Anker JN. Guidelines on paediatric dosing on the basis of developmental physiology and pharmacokinetic considerations. Clin Pharmacokinet. 2006;45(11):1077-97.
10. Rocha RG, Horliana ACRT, Borsatti MA, Adde CA, Peixoto IF. Terapêutica Medicamentosa em Odontopediatria. In: Guedes-Pinto AC, Mello-Moura AC. Odontopediatria. 9. ed. Rio de Janeiro: Santos; 2016. p. 721-37.
11. Scottish Dental Clinical Effectiveness Programme. Drug prescribing for dentistry. Dundee: SDCEP; 2021. Available from: https://www.sdcep.org.uk/wp-content/uploads/2016/03/SDCEP-Drug-Prescribing-for-Dentistry-3rd-edition.pdf
12. Walsh KE, Bacic J, Phillips BD, Adams WG. Misuse of pediatric medications and parent-physician communication: an interactive voice response intervention. J Patient Saf. 2021;17(3):e207-e213.
13. Ali R, Shadeed A, Fitian H, Zyoud SH. The difficulties experienced during the preparation and administration of oral drugs by parents at home: a cross-sectional study from Palestine. BMC Pediatr. 2020;20(1):198.
14. Costa LRRS, Costa PSS. Analgésicos e antimicrobianos. In: Corrêa MSNP. Odontopediatria: na primeira infância. 3. ed. São Paulo: Santos; 2009. p. 337-49.
15. American Academy of Pediatric Dentistry. Behavior guidance for the pediatric dental patient. The Reference Manual of Pediatric Dentistry. Chicago, Ill.: American Academy of Pediatric Dentistry; 2020: 292-310.
16. Lia EN, Costa VPP. Child behavioral management. In: Leal SC, Takeshita EM. Pediatric restorative dentistry. Germany: Springer; 2019. p. 13-21.
17. Ramos-Jorge J, Marques LS, Homem MA et al. Degree of dental anxiety in children with and without toothache: prospective assessment. Int J Paediatr Dent. 2013;23(2):125-30.
18. American Academy of Pediatric Dentistry. Pain management in infants, children, adolescents, and individuals with special health care Needs. The Reference Manual of Pediatric Dentistry. Chicago, Ill.: American Academy of Pediatric Dentistry; 2020: 362-70.
19. Barrêtto ER, Paiva SM, Pordeus IA, Ferreira e Ferreira E. Validation of a child dental pain questionnaire instrument for the self-reporting of toothache in Children. Pediatr Dent. 2011;33(3):228-32.
20. Ozdemir S, Parlakyıldız Gokce A, Unver T. Simulation of three intraoral radiographic techniques in pediatric dental patients: subjective comfort assessment using the VAS and Wong-Baker FACES Pain Raiting Scale. BMC Oral Health. 2020;20(1):33.
21. Zieliński J, Morawska-Kochman M, Zatoński T. Pain assessment and management in children in the postoperative period: A review of the most commonly used postoperative pain assessment tools, new diagnostic methods and the latest guidelines for postoperative pain therapy in children. Adv Clin Exp Med. 2020;29(3):365-74.
22. Wong DL, Baker CM. Pain in children: comparison of assessment scales. Pediatr Nurs. 1988;14(1):9-17.
23. Andrade ED. Associação Brasileira de Odontopediatria. Terapêutica medicamentosa em odontologia. 3. ed. São Paulo: Artes Médicas; 2014. 238 p.
24. Barbagallo M, Sacerdote P. Ibuprofen in the treatment of children's inflammatory pain: a clinical and pharmacological overview. Minerva Pediatr. 2019;71(1):82-99.
25. Ashley PF, Parekh S, Moles DR, Anand P, MacDonald LC. Preoperative analgesics for additional pain relief in children and adolescents having dental treatment. Cochrane Database Syst Rev. 2016;2016(8):CD008392.

26. Santos PS, Massignan C, de Oliveira EV, Miranda Santana C, Bolan M, Cardoso M. Does the pre-emptive administration of paracetamol or ibuprofen reduce trans- and post-operative pain in primary molar extraction? A randomized placebo-controlled clinical trial. Int J Paediatr Dent. 2020;30(6):782-90.
27. Brasil. Ministério da Saúde. Agência nacional de vigilância sanitária. RDC no 137, de 29 de maio de 2003. Brasília: ANVISA; 2003 5 p. Disponível em: https://www.cff.org.br/userfiles/file/resolucao_sanitaria/137.pdf.
28. American Academy of Pediatric Dentistry. Antibiotic propylaxis for dental patients at risk for infection. The reference manual of pediatric dentistry. Chicago, Ill.: American Academy of Pediatric Dentistry; 2020: 447-52.
29. American Academy of Pediatric Dentistry. Use of antibiotic therapy for pediatric dental patients. The reference manual of pediatric dentistry. Chicago, Ill.: American Academy of Pediatric Dentistry; 2020: 443-6.
30. Oliveira ILM, Ferreira ACA, Mangueira DFB et al. Antibiotics of odontological use: information to correct practice. Odontol Clin Cient 2011; 10(3):217-20.
31. Wilson WR, Gewitz M, Lockhart PB et al. Prevention of viridans group streptococcal infective endocarditis: a scientific statement from the American Heart Association Circulation. 2021;143(20):e963-e978.
32. Bryce A, Hay AD, Lane IF et al. Global prevalence of antibiotic resistance in paediatric urinary tract infections caused by Escherichia coli and association with routine use of antibiotics in primary care: systematic review and meta-analysis. BMJ. 2016;352:i939.
33. Aidasani B, Solanki M, Khetarpal S, Ravi Pratap S. Antibiotics: their use and misuse in paediatric dentistry. A systematic review. Eur J Paediatr Dent. 2019;20(2):133-8.
34. Riggs E, Kilpatrick N, Slack-Smith L et al. Interventions with pregnant women, new mothers and other primary caregivers for preventing early childhood caries. Cochrane Database Syst Rev. 2019;2019(11):CD012155.
35. Barker CI, Germovsek E, Sharland M. What do I need to know about penicillin antibiotics? Arch Dis Child Educ Pract Ed. 2017;102(1):44-50.
36. Mostaghim M, McMullan BJ, Rowles G. Penicillin – getting prescribing right for children. Aust Prescr. 2020;43(3):81-4.
37. Wald ER, Applegate KE, Bordley C et al. Clinical practice guideline for the diagnosis and management of acute bacterial sinusitis in children aged 1 to 18 years. Pediatrics. 2013;132(1):e262-e280.
38. Suzuki HG, Dewez JE, Nijman RG, Yeung S. Clinical practice guidelines for acute otitis media in children: a systematic review and appraisal of European national guidelines. BMJ Open. 2020;10(5):e035343.
39. Brook I. Microbiology and management of endodontic infections in children. J Clin Pediatr Dent. 2003;28(1):13-7.
40. Dawson-Hahn EE, Mickan S, Onakpoya I, Roberts N, Kronman M, Butler CC, Thompson MJ. Short-course versus long-course oral antibiotic (treatment for infections treated in outpatient settings: a review of systematic reviews. Fam Pract. 2017 Sep 1;34(5):511-9.
41. Martins JR, Chagas OL Jr, Velasques BD et al. The use of antibiotics in odontogenic infections: what is the best choice? a systematic review. J Oral Maxillofac Surg. 2017;75(12):2606.e1-2606.e11.
42. Wormser GP, Wormser RP, Strle F et al. How safe is doxycycline for young children or for pregnant or breastfeeding women? Diagn Microbiol Infect Dis 2019; 93(3):238-42.
43. Patel K, Goldman JL. Safety concerns surrounding quinolone use in children. J Clin Pharmacol. 2016;56(9):1060-75.
44. Craft AW, Brocklebank JT, Hey EN, Jackson RH. The 'grey toddler'. Chloramphenicol toxicity. Arch Dis Child. 1974;49(3):235-7.
45. Memarpour M, Soltanimehr E, Eskandarian T. Signs and symptoms associated with primary tooth eruption: a clinical trial of nonpharmacological remedies. BMC Oral Health. 2015;15:88.
46. Ramos-Jorge J, Pordeus IA, Ramos-Jorge ML, Paiva SM. Prospective longitudinal study of signs and symptoms associated with primary tooth eruption. Pediatrics. 2011;128(3):471-6.
47. Massignan C, Cardoso M, Porporatti AL et al. Signs and symptoms of primary tooth eruption: A Meta-analysis. Pediatrics. 2016;137(3):e20153501.
48. Cianetti S, Lombardo G, Lupatelli E et al. Dental fear/anxiety among children and adolescents. A systematic review. Eur J Paediatr Dent. 2017;18(2):121-30.
49. Ashley PF, Chaudhary M, Lourenço-Matharu L. Sedation of children undergoing dental treatment. Cochrane Database Syst Rev. 2018;12(12):CD003877.
50. Alshoraim MA, El-Housseiny AA, Farsi NM et al. Effects of child characteristics and dental history on dental fear: cross-sectional study. BMC Oral Health. 2018;18(1):33.
51. Faghihian R, Eshghi A, Faghihian H, Kaviani N. Comparison of oral melatonin and midazolam as premedication in children undergoing general anesthesia for dental treatment. Anesth Pain Med. 2018;8(2):e64236.
52. Aydinoglu S, Arslan I. Are anxiety and the presence of siblings risk factors for dental neglect and oral health status in children? Arch Pediatr. 2021;28(2):123-128. DOI: 10.1016/j.arcped.2020.12.005.
53. Ramos-Jorge ML, Marques LS, Pavia SM, Serra-Negra JM, Pordeus IA. Predictive factors for child behaviour in the dental environment. Eur Arch Paediatr Dent. 2006;7(4):253-7.
54. Busato P, Garbín RR, Santos CN et al. Influence of maternal anxiety on child anxiety during dental care: cross-sectional study. Sao Paulo Med J. 2017;135(2):116-22.
55. Ramos-Jorge ML, Pordeus IA. Por que e como medir a ansiedade infantil no ambiente odontológico: apresentação do teste VPT modificado. JBP Rev Ibero-Am Odontopediatr Odontol Bebê. 2004; 7(37):282-90.
56. Coté CJ, Wilson S; American Academy of Pediatrics; American Academy of Pediatric Dentistry. Guidelines for monitoring and management of pediatric patients before, during, and after sedation for diagnostic and therapeutic procedures. Pediatrics. 2019;143(6):e20191000.
57. American Academy of Pediatric Dentistry. Use of nitrous oxide for pediatric dental patients. The reference manual of pediatric dentistry. Chicago, Ill.: American Academy of Pediatric Dentistry; 2020: 324-9.
58. Practice Guidelines for Moderate Procedural Sedation and Analgesia 2018: A Report by the American Society of Anesthesiologists Task Force on Moderate Procedural Sedation and Analgesia, the American Association of Oral and Maxillofacial Surgeons, American College of Radiology, American Dental Association, American Society of Dentist Anesthesiologists, and Society of Interventional Radiology. Anesthesiology. 2018;128(3):437-79.
59. Fong CY, Tay CG, Ong LC, Lai NM. Chloral hydrate as a sedating agent for neurodiagnostic procedures in children. Cochrane Database Syst Rev. 2017;11(11):CD011786.
60. Paterson SA, Tahmassebi JF. Paediatric dentistry in the new millennium: 3. Use of inhalation sedation in paediatric dentistry. Dent Update. 2003;30(7):350-8.

39

Fármacos em Periodontia

Francisco Wilker Mustafa Gomes Muniz, Cassiano Kuchenbecker Rösing e Claudio Mendes Pannuti

INTRODUÇÃO

A periodontia é a especialidade da Odontologia que engloba prevenção, diagnóstico e tratamento das doenças dos tecidos que suportam e circundam os dentes ou seus substitutos; a manutenção da saúde, da função e da estética dessas estruturas e tecidos; e a substituição de dentes perdidos e estruturas de suporte pelo enxerto ou implantação de materiais naturais ou sintéticos.[1] Assim, a especialidade tem como foco principal, por importância epidemiológica, abordagens vinculadas às doenças periodontais, além de aspectos estéticos e funcionais, que têm tomado parte considerável da atenção da área.

Evidências mais recentes definem doença periodontal como de origem inflamatória, relacionada a biofilmes disbióticos na cavidade bucal. Esse conceito retira a exclusiva ideia de que a doença periodontal seja de origem infecciosa, apontando a importância da simbiose entre o ser humano e os biofilmes bucais. Da mesma forma, considera a importância de outros fatores relacionados à resposta do hospedeiro na etiologia e na abordagem clínica.[2,3]

Sob o ponto de vista clínico, as abordagens preventivas e terapêuticas das doenças periodontais transcendem os cuidados com os biofilmes e devem incluir modificação de comportamentos, como tabagismo e cuidados com a obesidade. Em adição à modificação de fatores de risco para a doença, o controle dos biofilmes é fundamental.[4,5]

As limitações do controle do biofilme supragengival são reconhecidas pelo clínico, e, portanto, estratégias de compensação são possíveis. O uso de *antissépticos*, incorporados a dentifrícios ou colutórios, é uma estratégia viável.

Quando não houver possibilidade de realização de controle mecânico por parte do paciente, como na presença de suturas em pós-operatório ou em decorrência de quadros agudos, o padrão-ouro para prescrição será *clorexidina*.[6] Se o objetivo for compensar dificuldades com o controle mecânico, outros antissépticos podem ser utilizados, tais como *cloreto de cetilpiridínio, óleos essenciais* ou *fluoreto estanoso*.[7]

Na abordagem clínica em periodontia, a premissa básica consiste no controle do biofilme supragengival, envolvendo recursos mecânico-químicos. Porém, este capítulo analisa outros fármacos de uso frequente na especialidade: analgésicos, anti-inflamatórios e antibióticos.

O foco deste capítulo está no uso dos medicamentos nas periodontites, uma vez que as gengivites apresentam altos graus de resolutividade com controle exclusivo do biofilme supragengival. São descritos os fármacos de interesse para abordagens periodontais.

ANTI-INFLAMATÓRIOS ADJUVANTES NO TRATAMENTO DE PERIODONTITE

O tratamento apropriado da periodontite é realizado por meio de:

- Controle do biofilme supragengival, pelo binômio profissional-paciente
- Controle do biofilme subgengival, realizado por raspagem e alisamento radicular e por consultas periódicas de manutenção.[8]

Apesar de esse tratamento ser considerado o padrão-ouro,[8,9] há muito tempo buscam-se fármacos adjuvantes ao tratamento dessa forma de doença periodontal, com o intuito de prover melhorias adicionais aos parâmetros clínicos.

Entre esses objetivos, a maior retenção dentária também é considerada. Nesse contexto, destacam-se os antibióticos[10] e, por um período, os anti-inflamatórios são potenciais adjuvantes.

O conceito teórico subjacente à hipótese do uso desses fármacos envolve potencial modulação da resposta do hospedeiro, que foi demonstrada em estudos em cães, com redução de perda óssea alveolar nos animais que receberam anti-inflamatórios não esteroides (AINEs).[11,12] Nesse sentido, especulou-se que esses fármacos poderiam fornecer melhores resultados clínicos ao tratamento mecânico da periodontite.[13]

Em quatro ensaios clínicos randomizados (ECRs), com acompanhamento de pelo menos 6 meses, foi descrita a utilização de AINEs como adjuvantes ao controle mecânico do biofilme subgengival. Dois deles realizaram, respectivamente, a utilização sistêmica de *celecoxibe* (200 mg/dia, por 6 meses)[14] e de *diclofenaco potássico* (50 mg, 2 a 3 vezes/dia, por 2 meses),[15] seguidos por 2 meses sem o fármaco e mais 2 meses com o retorno da prescrição inicial. Os outros dois estudos utilizaram a aplicação local dos AINEs sob forma de dentifrício, contendo *flurbiprofeno* 1% (2 vezes/dia, durante 12 meses)[16] ou irrigação diária das bolsas periodontais com *ácido acetilsalicílico* (AAS) 0,3% (200 mℓ).[17] Demonstrou-se que a *administração sistêmica* de AINEs promove efeitos adicionais e impacto clínico pequeno, devendo também ser considerada a *grande heterogeneidade* dos estudos – aspectos limitadores de conclusões definitivas sobre o assunto. Por sua vez, o *uso local* de AINEs não gerou benefícios clínicos adicionais no tratamento da periodontite, demonstrando reduções de profundidade de sondagem similares àquelas identificadas nos grupos sem a utilização desses fármacos.[18]

Apesar de esses quatro estudos não terem relatado efeitos adversos sérios, é reconhecido que o uso prolongado de AINEs associa-se a alta gastrotoxicidade, alteração da função plaquetária, leucopenia e insuficiência hepática.[19,20]

Devido a esses resultados insatisfatórios, a diretriz clínica da European Federation of Periodontology para tratamento da periodontite não recomenda AINEs como adjuvantes ao tratamento da periodontite.[9] Além disso, a condução de futuros estudos, utilizando os regimes farmacológicos conhecidos dos AINEs, também não é recomendada.[9,18]

Apenas um ensaio clínico, realizado em 42 pacientes com diagnóstico de periodontite crônica e diabetes tipo 2, referiu uso oral de AAS (75 mg) *versus* ácidos graxos ômega-3 (O3AG) *versus* placebo. Esse AINE não demonstrou benefícios adicionais como adjuvante ao tratamento da periodontite, em comparação a tratamento mecânico adjuvado de placebo.[21]

Mais recentemente, dois ERCs combinaram o uso de ômega-3 e AAS (em doses diárias que variaram de 75 a 100 mg) em pacientes com periodontite e diabetes tipo 2. Nesses estudos, foi demonstrado que a administração desses fármacos, antes ou depois de raspagem e alisamento radicular, promove benefícios adicionais de redução de profundidade de sondagem após 2 meses ou 6 meses,[22,23] comparativamente a raspagem e alisamento radicular com placebo.

Contudo, resultados conflitantes são relatados nesses estudos em relação à redução do sangramento e à sondagem na comparação entre os grupos.

Um deles identificou reduções significativamente maiores do índice de placa no grupo que utilizou ômega-3 e AAS, comparativamente ao grupo controle,[22] o que pode apresentar forte impacto nos achados clínicos relatados antes. O outro estudo reportou 65% (13 dos 20 pacientes incluídos) de eventos adversos (desconforto abdominal, halitose relacionada à ingestão recente de peixe e náuseas) no grupo que recebeu ômega-3 e AAS.[23]

Em relação aos *corticosteroides*, resultados menos animadores são identificados na literatura. Apesar de bloquearem a produção de prostaglandinas e leucotrienos e serem utilizados para tratamento de diversas doenças inflamatórias crônicas (artrite, dermatite e asma, por exemplo), seu uso contínuo relaciona-se à ocorrência de muitos eventos adversos, como indução à síndrome de Cushing, cicatrização tecidual prejudicada e aumento do risco de infecções oportunistas por conta da imunossupressão.[24]

Um estudo, realizado em dois grupos de ratas Wistar que receberam indução experimental de periodontite, comparou o uso de dexametasona à administração de solução salina. Observou-se perda óssea alveolar significativamente maior no grupo que recebeu dexametasona, demonstrando importante impacto desse fármaco na etiopatogenia da doença periodontal. A extrapolação da evidência em animais para uso clínico em pacientes sob tratamento é impossível.[25]

Em humanos, apenas estudos observacionais são identificados na literatura, envolvendo pacientes em uso crônico de corticosteroides para tratamento de asma, doença pulmonar obstrutiva crônica e artrite reumatoide.[26] Portanto, não há evidências para uso adjuvante ao tratamento periodontal. Em linhas gerais, todos os estudos demonstraram que a utilização crônica de corticosteroides aumenta a prevalência ou a incidência de periodontite.

Um dos estudos longitudinais incluídos nessa revisão demonstrou que pacientes com asma em uso de corticosteroides apresentaram razão de risco 12% maior para incidência de periodontite, quando comparados aos que não o utilizaram.[27] Logo, sua utilização como auxiliares no tratamento de doenças periodontais não é recomendada.

ANTIBIÓTICOS SISTÊMICOS EM PERIODONTIA

Ao longo das últimas décadas, diferentes tipos de antibióticos têm sido amplamente utilizados na prática clínica em periodontia. Entretanto, seu uso indiscriminado deve ser evitado, tendo em vista o aumento da resistência bacteriana aos mesmos. Assim, precisam ser utilizados de modo consciente, sendo prescritos apenas quando realmente necessários.

De modo geral, os antibióticos sistêmicos utilizados em periodontia são administrados por via oral (VO). Antibióticos nunca devem ser usados como monoterapia, e sim como adjuntos do tratamento periodontal.[9,28]

A antibioticoterapia sistêmica adjunta à instrumentação subgengival tem como objetivo proporcionar benefícios clínicos adicionais ao tratamento periodontal. Comparada à instrumentação subgengival isolada, espera-se que a combinação de estratégias resulte em maior ganho clínico quanto à inserção e à maior redução de profundidade e de sangramento à sondagem e de locais com bolsas periodontais, o que levaria, potencialmente, a menores taxas de perdas dentárias.[29-31]

Há alguma evidência de que a antibioticoterapia durante a fase ativa do tratamento (durante a raspagem) resulte em melhores resultados clínicos do que após a fase de reparo, mas não é o suficiente para estabelecer o melhor momento para antibioticoterapia durante o tratamento periodontal.[32-34]

De acordo com o Guia de Prática Clínica para Tratamento de Periodontite Estágios I-III, antibioticoterapia sistêmica pode ser indicada durante o segundo passo do tratamento periodontal, juntamente a nova instrumentação subgengival.[9] Por outro lado, não há evidência que suporte o uso de antibióticos com cirurgia periodontal.[29]

A eficácia e a segurança de tetraciclina, doxiciclina, eritromicina, claritromicina, azitromicina, metronidazol, amoxicilina e clindamicina, entre outros, foram verificadas em dezenas de ECRs em periodontia.[29-31,35,36] No entanto, estudos mais recentes têm mostrado que apenas alguns tipos de antibióticos promovem benefícios clínicos relevantes, quando usados como adjuntos do tratamento periodontal não cirúrgico.[10]

O metronidazol, pesquisado na periodontia desde os anos 1970, apresenta atividade contra bactérias anaeróbias estritas.[10,37,38] Há evidência de que seu uso adjunto resulte em redução adicional na profundidade de sondagem após 12 meses, sobretudo em bolsas inicialmente profundas de pacientes com periodontite.[38] Ademais, seu uso promove redução significativa no número de bolsas periodontais após 6 e 12 meses, bem como redução na porcentagem de locais com sangramento à sondagem.[39] Seus mecanismos de ação e eventos adversos são mostrados no Quadro 39.1, enquanto as posologias mais utilizadas são mostrados no Quadro 39.2.

O efeito da amoxicilina como adjunto do tratamento periodontal foi investigado em alguns relatos de casos.[40] No entanto, há evidência limitada de que a amoxicilina sistêmica promova benefícios adicionais ao tratamento periodontal não cirúrgico.[36] Os mecanismos de ação e eventos adversos relacionados à amoxicilina são mostrados no Quadro 39.1.

A associação de metronidazol e amoxicilina como adjuntos da instrumentação subgengival tem sido associada a maiores benefícios na redução da profundidade de sondagem, ganho de inserção e redução na porcentagem de locais com sangramento à sondagem após 6 e 12 meses.[36] Essa associação é a terapia adjunta que resulta nos efeitos de maior magnitude, porém está relacionada a maiores frequência e intensidade de eventos adversos. As posologias mais utilizadas são mostradas no Quadro 39.2.

Há alguma evidência sobre efeitos benéficos adicionais de clindamicina sistêmica adjunta ao tratamento periodontal, principalmente em casos "refratários" de periodontite;[41,42] porém, o risco de colite pseudomembranosa, infecção potencialmente fatal, deve ser considerado ao indicar esse tipo de terapia adjunta. Apenas se o benefício superar o risco é que o fármaco deve ser recomendado.[43]

Antibióticos sistêmicos podem ser indicados como adjuntos à instrumentação subgengival durante o segundo passo do tratamento periodontal.[9] No entanto, seu uso rotineiro e indiscriminado não é recomendado, devido ao risco de eventos adversos e de resistência antimicrobiana.[9,44] Assim, a recomendação de uso deve ser restrita para categorias específicas de pacientes, por exemplo, adultos jovens com periodontite estágio III.[9] As indicações mais comuns para antibióticos sistêmicos são mostradas no Quadro 39.3.

Há também alguma evidência sobre a eficácia de antibióticos sistêmicos adjuntos ao tratamento periodontal em diabéticos,[45] principalmente a associação de amoxicilina e metronidazol.[46] Por outro lado, seu uso adjunto não promove benefícios adicionais em fumantes.[47]

Os antibióticos sistêmicos podem ser igualmente prescritos na presença de doenças periodontais necrosantes (gengivite, periodontite e estomatite necrosantes), sobretudo quando o paciente apresenta algum tipo de comprometimento sistêmico (febre, indisposição, linfadenopatia, entre outros sinais e sintomas).[48] Nesses casos, há alguma evidência que suporta o uso de metronidazol (250 mg, a cada 8 horas), devido à sua ação contra bactérias anaeróbias estritas.[49]

Quadro 39.1 Mecanismos de ação e eventos adversos dos antibióticos mais usados em periodontia.

Antibiótico	Mecanismo de ação	Eventos adversos mais frequentes
Metronidazol	Bactericida, com excelente atividade contra bactérias anaeróbias estritas. O produto da redução do metronidazol leva à liberação de radicais livres que atuam no DNA, inativando-o, impedindo a síntese do ácido nucleico e causando a morte da bactéria	Desconforto abdominal, diarreia, náuseas, vômitos, boca seca, sensação de gosto metálico. Pode ocorrer reação tipo "dissulfiram" após a ingestão de bebidas alcoólicas durante o tratamento, que se caracteriza por desconforto abdominal, rubor, vômitos e cefaleia
Amoxicilina	Bactericida. Inibe a síntese da camada basal da parede celular, levando à lise bacteriana	Reações de hipersensibilidade, que variam desde reação urticariforme até choque anafilático
Clindamicina	Bacteriostática. Inibe a síntese proteica nos ribossomos, ligando-se à subunidade 50S	Diarreia, exantema, colite pseudomembranosa causada por *Clostridium difficile*, condição potencialmente fatal
Azitromicina	Ação bactericida ou bacteriostática. Inibe a síntese proteica dependente de RNA, ligando-se a receptores localizados na porção 50S do ribossomo	Cólicas abdominais, náuseas, vômitos e diarreia

RNA: ácido ribonucleico.

Quadro 39.2 Esquemas de administração de antibióticos utilizados em diferentes formas de doença periodontal.

Condição	Dose	Intervalo	Duração
Doenças periodontais necrosantes	Metronidazol 250 mg	A cada 8 h	7 dias
Abscesso periodontal	Azitromicina 500 mg	A cada 24 h	3 dias
Pericoronarite	Metronidazol 400 mg Amoxicilina 500 mg	A cada 8 h	Até 5 dias
Periodontite "refratária"[41]	Clindamicina 150 mg	A cada 6 h	7 dias
Periodontite[10]	Metronidazol 400 mg Metronidazol 400 mg mais Amoxicilina 500 mg	A cada 8 h	14 dias

Quadro 39.3 Indicações de antimicrobianos sistêmicos em doenças periodontais.

- Doenças periodontais necrosantes (como terapia adjunta quando há comprometimento sistêmico)
- Abscesso periodontal (como terapia adjunta quando há comprometimento sistêmico)
- Pericoronarite (como terapia adjunta quando há comprometimento sistêmico)
- Periodontite (pode ser utilizada como terapia adjunta à instrumentação subgengival em situações específicas, como adultos jovens com periodontite estágio III)
- Periodontite "refratária" (pode ser utilizada como terapia adjunta)

É importante comentar que seu uso deve ser adjunto ao desbridamento mecânico e ao uso de antissépticos bucais.[48]

Há evidência limitada sobre a eficácia de antibioticoterapia sistêmica adjunta ao desbridamento mecânico no manejo de abscessos periodontais.[49] Há algum consenso de que, nessas situações, antibióticos possam ser usados, desde que haja comprometimento sistêmico.

Um ensaio clínico randomizado observou efeitos clínicos e microbiológicos similares a curto prazo, tanto com o uso adjunto de azitromicina quanto com amoxicilina + ácido clavulânico. No entanto, até o momento, nenhum ECR controlado por placebo foi publicado.[50] Assim, não se sabe se essa terapia adjunta resulta em benefícios adicionais ao desbridamento mecânico isolado.

A indicação de antibióticos sistêmicos como adjuntos no manejo da pericoronarite é similar à dos abscessos, visto que a maioria dos casos pode ser resolvida com desbridamento e irrigação subgengivais, porém a prescrição é possível apenas quando há comprometimento sistêmico (febre, otalgia, linfadenopatia cervical e trismo).[51] Nessas situações, metronidazol ou amoxicilina podem ser indicados, sem evidência de superioridade de um antibiótico sobre o outro.[52]

ANALGÉSICOS E ANTI-INFLAMATÓRIOS NO CONTROLE DA DOR PÓS-OPERATÓRIA DE CIRURGIAS PERIODONTAIS

Dentro da periodontia, diversas cirurgias podem ser realizadas para que se obtenha um bom resultado funcional e/ou estético. Dentro dessa gama de procedimentos, destacam-se as cirurgias de acesso para raspagem e alisamento radicular, as cirurgias de recobrimento radicular e os aumentos de coroa clínica. É reconhecido que diversas variáveis influenciam o relato de dor pós-operatória, como gênero, extensão e tipo de cirurgia.[23] Um estudo, que realizou 330 cirurgias em 253 pacientes, demonstrou que os níveis de dor leve foram relatados em 70,3% dos pacientes incluídos. Em contrapartida, dor moderada (25,5%) e intensa (4,2%) foram identificadas em reduzido grupo.[53] Esse mesmo estudo demonstrou que, em cirurgias plásticas periodontais, maior extensão da cirurgia e aumento da necessidade de anestesia estiveram relacionados com a ocorrência de dores pós-operatórias moderadas a intensas.[53]

Maiores níveis de ansiedade, experiências prévias de desconforto no consultório odontológico e, inclusive, exposição ao fumo também podem mediar maiores níveis de dor em indivíduos que são submetidos a procedimentos cirúrgicos.[54-56]

Contudo, os níveis de dor pós-operatória, esperados para a maioria dos procedimentos cirúrgicos periodontais, são baixos.[55] Acima de tudo isso, deve-se entender que a dor é uma experiência sensorial complexa, com características individuais e subjetivas. Assim, a individualização, no momento da prescrição de fármacos para controle da dor, é altamente recomendável.

Dessa maneira, analgésicos não opioides e AINEs são os grupos farmacológicos mais utilizados para o adequado manejo da dor após a realização de cirurgias periodontais, pois são indicados para o tratamento da dor leve a moderada.[56] O uso de AINEs para controle de dor ocorre em consequência da redução da inflamação, incluindo edema, que é resultado da inibição da via da ciclo-oxigenase do metabolismo do ácido araquidônico.[57] O Quadro 39.4 apresenta os fármacos utilizados em controle de dor e processo inflamatório após a realização de cirurgias periodontais, incluindo suas posologias.

Ainda sobre controle de dor após cirurgias periodontais, uma revisão sistemática com metanálise de 35 estudos[56] – que compararam dexametasona ou AINEs *versus* placebo – analisou sua eficácia em acesso cirúrgico para raspagem e alisamento radicular, gengivectomia, recobrimento radicular

Quadro 39.4 Relação de analgésicos não opioides e anti-inflamatórios não esteroides orais, utilizados no controle de dor e inflamação após cirurgias periodontais, e suas respectivas posologias.

Fármaco	Dose regular	Intervalo entre doses	Dose máxima diária	Mecanismo de ação analgésica
Analgésicos não opioides				
Paracetamol	500 mg a 1 g (comprimido de 500 ou 750 mg)	4 a 6 h	3 a 4 g	Eleva limiar de dor e febre por ação hipotalâmica
Dipirona	500 mg a 1 g	6 h	4 a 6 g	Inibe síntese de prostaglandina por bloqueio de COX-2
Anti-inflamatórios não esteroides				
Ácido acetilsalicílico	500 mg a 1 g	4 a 8 h	4 g	Inibe irreversivelmente COX-1 e COX-2
Diclofenaco potássico	50 a 150 mg	8 a 12 h	150 mg	Inibe as enzimas COX-1 e COX-2
Ibuprofeno	200 a 400 mg	4 a 6 h	3.200 mg	Inibe as enzimas COX-1 e COX-2
	600 mg	6 a 8 h		
Nimesulida	50 a 100 mg	12 h	400 mg	Inibe síntese de prostaglandinas, diminuindo atividade de COX-2
	200 mg	24 h		
Trometamol cetorolaco	10 a 20 mg	24 h	60 mg	Inibe enzimas COX-1 e COX-2
	10 mg	6 a 8 h		

COX: ciclo-oxigenase.

com uso de enxerto de conjuntivo subepitelial e de enxerto gengival livre, além de aumento de coroa clínica com osteotomia e outros procedimentos com fins reabilitadores, e não encontrou diferenças estatisticamente significativas entre dexametasona e AINE. Os autores não propuseram protocolo terapêutico fixo, devido à alta heterogeneidade dos estudos.[56]

Em linhas gerais, essa revisão sistemática demonstrou que, independentemente do tipo de cirurgia realizada e do grupo farmacológico utilizado, os indivíduos que não receberam tratamento para controle da dor ou que utilizaram terapia placebo apresentaram dor pós-operatória significativamente maior.

Dessa maneira, é indicado tratamento precoce de dor, tão logo o procedimento cirúrgico seja finalizado, pois o controle é dificultado quando não instalado precocemente ou quando há dor já estabelecida, havendo necessidade de maiores dosagens de analgésicos.[58]

Quando se compara a eficácia do paracetamol com AINEs, após a realização de acesso cirúrgico para raspagem, resultados contraditórios são apontados na literatura. Um estudo demonstrou que flurbiprofeno apresenta escores significativamente menores de dor em comparação ao paracetamol 3 horas após o procedimento.[59] Contudo, o paracetamol em associação à cafeína produz menores escores de dor em comparação ao ibuprofeno, 1 a 2 horas após o procedimento.[60]

Um ECR (n = 70) analisou a associação de paracetamol (325 mg), ibuprofeno (200 mg) e cafeína (40 mg) *versus* placebo para tratamento de dor após a realização de aumento de coroa clínica. Nos 30 minutos pós-operatórios, não houve diferença significativa na intensidade da dor entre os dois grupos, enquanto, durante as 24 horas seguintes, houve alívio de dor com a associação. Contudo, os autores recomendam mais estudos para verificar a real utilidade do medicamento.[61]

Em 30 pacientes, compararam-se inibidor seletivo de ciclo-oxigenase tipo 2 (COX-2) com anti-inflamatório esteroide, 60 minutos antes de realização de aumento de coroa clínica, para controle de dor e edema. Na avaliação do transoperatório e até 24 horas após a cirurgia, não houve diferença ($p > 0,05$) entre os dois grupos para a intensidade de dor e edema.[62]

Já em relação a procedimentos cirúrgicos de recobrimento radicular, nenhuma diferença significativa foi identificada quando nimesulida e ibuprofeno foram comparados.[63] O uso profilático ou pós-operatório de dexametasona ou de ibuprofeno também apresentou resultados similares para a resolução do quadro de dor após recobrimento radicular com enxerto de tecido conjuntivo subepitelial.[64]

Contudo, esses achados provêm de pequenos estudos; portanto, ainda não é possível recomendar um esquema terapêutico específico para manejo de dor após realização de procedimentos cirúrgicos.

A Figura 39.1 sumariza os achados da literatura sobre manejo de dor após a realização de acesso cirúrgico para raspagem e alisamento radicular.

CONSIDERAÇÕES FINAIS

A prescrição medicamentosa em periodontia deve seguir os princípios de uso racional de medicamentos enfatizados neste livro. Essa prática, baseada na melhor evidência disponível, acaba por limitar o uso indiscriminado e danoso de fármacos.

Na especialidade, a manutenção de níveis de controle do biofilme compatíveis com saúde é fundamental. Para tanto, o uso de antissépticos pode ser considerado como adjuvante. Na impossibilidade de controle mecânico, a clorexidina é a alternativa indicada.

Em termos de dor, os procedimentos não cirúrgicos geram dor moderada que pode ser abordada com analgésicos, conforme descrito no Capítulo 10. O uso de anti-inflamatórios como coadjuvante ao tratamento periodontal não é indicado, ficando seu uso restrito a procedimentos cirúrgicos.

Os antibióticos podem ser prescritos, sempre a partir de indicação baseada em evidência. No tratamento periodontal, o consenso atual aponta que antibióticos devem ser prescritos somente como abordagem adicional (segundo passo). No tratamento de processos agudos do periodonto, com envolvimento sistêmico, o uso de antibióticos deve ser considerado.

Redução da dor pós-operatória após acesso cirúrgico para RAR

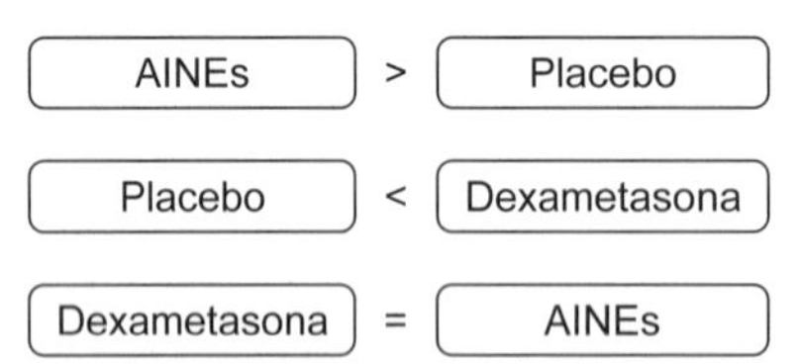

Figura 39.1 Sumarização dos principais resultados para a comparação entre diferentes grupos de fármacos no controle da dor após realização de acesso cirúrgico para raspagem e alisamento radicular (RAR). AINEs: anti-inflamatórios não esteroides.

REFERÊNCIAS BIBLIOGRÁFICAS

1. Cortelli JR, Lotufo RFM, Oppermann RV, Sallum AW. Glossário da Sociedade Brasileira de Periodontologia. São Paulo: SOBRAPE; 15(04), 2005.
2. Caton JG, Armitage G, Berglundh T et al. A new classification scheme for periodontal and peri-implant diseases and conditions – Introduction and key changes from the 1999 classification. J Clin Periodontol. 2018;45 Suppl 20:S1-S8.
3. Rösing CK, Cavagni J, Malheiros Z, Stewart B, Aránguis Freyhofer V. Periodontal disease and its impact on general health in Latin America. Section IV: Diagnosis. Braz Oral Res. 2020;34(suppl 1):e022.
4. Fischer RG, Lira Junior R et al. Periodontal disease and its impact on general health in Latin America. Section V: Treatment of periodontitis. Braz Oral Res. 2020;34(suppl 1):e026.
5. Preus HR, Al-Lami Q, Baelum V. Oral hygiene revisited. The clinical effect of a prolonged oral hygiene phase prior to periodontal therapy in periodontitis patients. A randomized clinical study. J Clin Periodontol. 2020;47(1):36-42.
6. Thangavelu A, Kaspar SS, Kathirvelu RP et al. Chlorhexidine: an elixir for periodontics. J Pharm Bioallied Sci. 2020;12(Suppl 1):S57-S59.
7. Rösing CK, Langa GPJ, Cavagni J. Controle do biofilme supragengival interproximal pelo paciente: o desafio da personalização. Clínica-International Journal of Brazilian Dentistry. 2020:16(4):398-401.
8. Cobb CM, Sottosanti JS. A re-evaluation of scaling and root plan-ing. J Periodontol. 2021;92(10):1370-8.
9. Sanz M, Herrera D, Kebschull M et al. Treatment of stage I-III periodontitis-The EFP S3 level clinical practice guideline. J Clin Periodontol. 2020;47 Suppl 22(Suppl 22):4-60.
10. Teughels W, Feres M, Oud V et al. Adjunctive effect of systemic antimicrobials in periodontitis therapy: A systematic review and meta-analysis. J Clin Periodontol. 2020;47 Suppl 22:257-81.
11. Nyman S, Schroeder HE, Lindhe J. Suppression of inflammation and bone resorption by indomethacin during experimental periodontitis in dogs. J Periodontol. 1979;50(9):450-61.
12. Williams RC, Jeffcoat MK, Wechter WJ et al. Non-steroidal anti-inflammatory drug treatment of periodontitis in beagles. J Periodontal Res. 1984;19(6):633-7.
13. Cavagni J, Muniz FWMG, Rösing CK. Efeito do uso de agentes moduladores de resposta inflamatória em gengivites e periodontites. RGO, Rev. gaúch. odontol. 2016;64(3):312-9.
14. Yen CA, Damoulis PD, Stark PC et al. The effect of a selective cyclooxygenase-2 inhibitor (celecoxib) on chronic periodontitis. J Periodontol. 2008;79(1):104-13.
15. Oduncuoglu BF, Kayar NA, Haliloglu S et al. Effects of a cyclic NSAID regimen on levels of gingival crevicular fluid prostaglandin E_2 and Interleukin-1b: A 6-month randomized controlled clinical trial. Niger J Clin Pract. 2018;21(5):658-66.
16. Heasman PA, Benn DK, Kelly PJ et al. The use of topical flurbiprofen as an adjunct to non-surgical management of periodontal disease. J Clin Periodontol. 1993;20(6):457-64.
17. Flemmig TF, Epp B, Funkenhauser Z et al. Adjunctive supragingival irrigation with acetylsalicylic acid in periodontal supportive therapy. J Clin Periodontol. 1995;22(6):427-33.
18. Donos N, Calciolari E, Brusselaers N et al. The adjunctive use of host modulators in non-surgical periodontal therapy. A systematic review of randomized, placebo-controlled clinical studies. J Clin Periodontol. 2020;47 Suppl 22:199-238.
19. Schjerning AM, McGettigan P, Gislason G. Cardiovascular effects and safety of (non-aspirin) NSAIDs. Nat Rev Cardiol. 2020;17(9):574-84.
20. Zhang J, Ding EL, Song Y. Adverse effects of cyclooxygenase 2 inhibitors on renal and arrhythmia events: meta-analysis of randomized trials. JAMA. 2006;296(13):1619-32.
21. Rampally P, Koduganti RR, Ganapathi SN et al. Comparison of effectiveness of low-dose aspirin versus omega-3 fatty acids as adjuvants to nonsurgical periodontal therapy in Type II diabetic patients with chronic periodontitis. J Indian Soc Periodontol. 2019;23(3):249-56.
22. Mei CC, Lee FY, Yeh HC. Assessment of pain perception following periodontal and implant surgeries. J Clin Periodontol. 2016;43(12):1151-9.
23. Canakçi CF, Canakçi V. Pain experienced by patients undergoing different periodontal therapies. J Am Dent Assoc. 2007;138(12):1563-73.
24. Preshaw PM. Host modulation therapy with anti-inflammatory agents. Periodontol 2000. 2018;76(1):131-49.
25. Cavagni J, Soletti AC, Gaio EJ, Rösing CK. The effect of dexamethasone in the pathogenesis of ligature-induced periodontal disease in Wistar rats Braz Oral Res. 2005;19(4):290-4.
26. Brasil-Oliveira R, Cruz ÁA, Sarmento VA et al. Corticosteroid use and periodontal disease: A Systematic Review. Eur J Dent. 2020;14(3):496-501.
27. Shen TC, Chang PY, Lin CL et al. Risk of Periodontal diseases in patients with chronic obstructive pulmonary disease: a nationwide population-based cohort study. Medicine (Baltimore). 2015;94(46):e2047.
28. Herrera D, Alonso B, León R, Roldán S, Sanz M. Antimicrobial therapy in periodontitis: the use of systemic antimicrobials against the subgingival biofilm. J Clin Periodontol. 2008;35(8 Suppl):45-66.
29. Haffajee AD, Socransky SS, Gunsolley JC. Systemic anti-infective periodontal therapy. A systematic review. Ann Periodontol. 2003;8(1):115-81.
30. Khattri S, Arora A, Kumbargere Nagraj S et al. Adjunctive systemic antimicrobials for the non-surgical treatment of chronic and aggressive periodontitis. Cochrane Database Syst Rev. 2017(2):CD012568.
31. Sgolastra F, Petrucci A, Ciarrocchi I, Masci C, Spadaro A. Adjunctive systemic antimicrobials in the treatment of chronic periodontitis: A systematic review and network meta-analysis. J Periodontal Res. 2021;56(2):236-48.
32. Fritoli A, Gonçalves C, Faveri M et al. The effect of systemic antibiotics administered during the active phase of non-surgical periodontal therapy or after the healing phase: a systematic review. J Appl Oral Sci. 2015;23(3):249-54.
33. Feres M, Retamal-Valdes B, Mestnik MJ et al. The ideal time of systemic metronidazole and amoxicillin administration in the treatment of severe periodontitis: study protocol for a randomized controlled trial. Trials. 2018;19(1):201.
34. Abdallaoui-Maan L, Bouziane A. Effects of timing of adjunctive systemic antibiotics on the clinical outcome of periodontal therapy: A systematic review. J Clin Exp Dent. 2020;12(3):e300-e309.
35. Slots J, Ting M. Systemic antibiotics in the treatment of periodontal disease. Periodontol 2000. 2002;28:106-76.
36. Soares GM, Mendes JA, Silva MP, et al. Metronidazole alone or with amoxicillin as adjuncts to non-surgical treatment of chronic periodontitis: a secondary analysis of microbiological results from a randomized clinical trial. J Clin Periodontol. 2014;41(4):366-76.
37. Davies RM, Stirland RM. The in-vitro sensitivity of oral spirochaetes to metronidazole. J Periodontal Res. 1970;5(3):183-6.
38. Listgarten MA, Lindhe J, Parodi R. The effect of systemic antimicrobial therapy on plaque and gingivitis in dogs. J Periodontal Res. 1979;14(1):65-75.
39. Loesche WJ, Schmidt E, Smith BA et al. Effects of metronidazole on periodontal treatment needs. J Periodontol. 1991;62(4):247-57.
40. van Oosten MA, Hug HU, Mikx FH, Renggli HH. The effect of amoxicillin on destructive periodontitis. A case report. J Periodontol. 1986;57(10):613-6.

41. Gordon J, Walker C, Hovliaras C, Socransky S. Efficacy of clindamycin hydrochloride in refractory periodontitis: 24-month results. J Periodontol. 1990;61(11):686-91.
42. Walker CB, Gordon JM, Magnusson I, Clark WB. A role for antibiotics in the treatment of refractory periodontitis. J Periodontol. 1993;64(8 Suppl):772-81.
43. Vardakas KZ, Trigkidis KK, Boukouvala E, Falagas ME. Clostridium difficile infection following systemic antibiotic administration in randomised controlled trials: a systematic review and meta-analysis. Int J Antimicrob Agents. 2016;48(1):1-10.
44. Walker CB, Pappas JD, Tyler KZ, Cohen S, Gordon JM. Antibiotic susceptibilities of periodontal bacteria. In vitro susceptibilities to eight antimicrobial agents. J Periodontol. 1985;56(11 Suppl):67-74.
45. Souto MLS, Rovai ES, Ganhito JA, Holzhausen M, Chambrone L, Pannuti CM. Efficacy of systemic antibiotics in nonsurgical periodontal therapy for diabetic subjects: a systematic review and meta-analysis. Int Dent J. 2018;68(4):207-20.
46. Tamashiro NS, Duarte PM, Miranda TS et al. Amoxicillin plus metronidazole therapy for patients with periodontitis and type 2 diabetes: a 2-year randomized controlled trial. J Dent Res. 2016;95(7):829-36.
47. Chambrone L, Vargas M, Arboleda S et al. Efficacy of local and systemic antimicrobials in the non-surgical treatment of smokers with chronic periodontitis: a systematic review. J Periodontol. 2016;87(11):1320-32.
48. Herrera D, Alonso B, de Arriba L et al. Acute periodontal lesions. Periodontol 2000. 2014;65(1):149-77.
49. Loesche WJ, Syed SA, Laughon BE, Stoll J. The bacteriology of acute necrotizing ulcerative gingivitis. J Periodontol. 1982;53(4):223-30.
50. Herrera D, Roldán S, O'Connor A, Sanz M. The periodontal abscess (II). Short-term clinical and microbiological efficacy of 2 systemic antibiotic regimes.J Clin Periodontol. 2000;27(6):395-404.
51. Schmidt J, Kunderova M, Pilbauerova N, Kapitan M. A review of evidence-based recommendations for pericoronitis management and a systematic review of antibiotic prescribing for pericoronitis among dentists: inappropriate pericoronitis treatment is a critical factor of antibiotic overuse in dentistry. Int J Environ Res Public Health. 2021;18(13):6796.
52. Palmer NO, Longman L, Randall C; Pankhurst C. Pericoronitis. In: Antimicrobial prescribing for general dental practitioners. 3 ed. London: Faculty of General Dental Practice and Faculty of Dental Surgery; 2020.
53. Mei CC, Lee FY, Yeh HC. Assessment of pain perception following periodontal and implant surgeries. J Clin Periodontol. 2016;43(12):1151-9.
54. Riley JL 3rd, Tomar SL, Gilbert GH. Smoking and smokeless tobacco: increased risk for oral pain. J Pain. 2004;5(4):218-25.
55. Chen Q, Chen E, Qian X. A narrative review on perioperative pain management strategies in enhanced recovery pathways-the past, present and future. J Clin Med. 2021;10(12):2568.
56. Caporossi LS, Dos Santos CS, Calcia TBB et al. Pharmacological management of pain after periodontal surgery: a systematic review with meta-analysis. Clin Oral Investig. 2020;24(8):2559-78.
57. Kim KH, Seo HJ, Abdi S, Huh B. All about pain pharmacology: what pain physicians should know? Korean J Pain. 2020;33(2):108-20.
58. Deardorff WW, Rubin HS, Scott DW. Comprehensive multidisciplinary treatment of chronic pain: a follow-up study of treated and non-treated groups. Pain. 1991;45(1):35-43.
59. Gallardo F, Rossi E. Analgesic efficacy of flurbiprofen as compared to acetaminophen and placebo after periodontal surgery. J Periodontol. 1990;61(4):224-7. DOI: 10.1902/jop.1990.61.4.224
60. Rashwan WA. The efficacy of acetaminophen-caffeine compared to Ibuprofen in the control of postoperative pain after periodontal surgery: a crossover pilot study. J Periodontol. 2009;80(6):945-52.
61. Kashefimehr A, Babaloo A, Ghanizadeh M et al. Effect of prophylactic administration of Novafen for periodontal surgery on postoperative pain relief. J Med Life. 2017;10(2):127-30.
62. Peres MF, Ribeiro FV, Ruiz KG, Nociti FH Jr, Sallum EA, Casati MZ. Steroidal and non-steroidal cyclooxygenase-2 inhibitor anti-inflammatory drugs as pre-emptive medication in patients undergoing periodontal surgery. Braz Dent J. 2012;23(6):621-8.
63. Popova C, Mlachkova A, Emilov D. Effectiveness of NSAIDS Aulin and ibuprofen on the postoperative pain at gingival graft procedures–a preliminary study. Journal of IMAB – Annual Proceeding (Scientific Papers) 2008, book 2.
64. Giorgetti APO, Matos R, Casarin RCV et al. Preemptive and Postoperative medication protocols for root coverage combined with connective tissue graft. Braz Dent J. 2018;29(1):23-9.

40

Fármacos em Odontologia Hospitalar

Karen Loureiro Weigert

INTRODUÇÃO

A Odontologia hospitalar pode ser definida como o conjunto de ações preventivas, diagnósticas, terapêuticas e paliativas em saúde bucal, executadas em ambiente hospitalar e inseridas no contexto da atuação da equipe multiprofissional. Seu principal foco é o atendimento de saúde bucal ao paciente em nível terciário.[1]

A maioria dos pacientes hospitalizados já apresenta condições ou doenças crônicas que desestabilizam os sistemas orgânicos e interferem na homeostase, a ponto de necessitar cuidado especializado e de alta complexidade.

Dentre eles, há os que já são portadores de manifestações orodentais. Em outros, no âmbito hospitalar, as patologias e as terapias associadas também causam repercussões odontológicas.

Tais agravos englobam lesões na boca e nas estruturas de suporte, os quais, geralmente, surgem em consequência da doença de base ou dos tratamentos quimioterápicos, radioterápicos ou medicamentosos instituídos.

Dentre essas manifestações, podem surgir alterações do paladar, xerostomia, cáries por irradiação, hiperplasia medicamentosa, líquen plano, osteonecrose por bisfosfonatos e osteomielite.

Foge ao escopo deste capítulo abordar detalhadamente todas essas alterações; porém, as mais frequentes serão aqui consideradas.

REPERCUSSÕES ODONTOLÓGICAS DE DOENÇAS OU PROCEDIMENTOS HOSPITALARES

Há *doenças* que exigem internação hospitalar de pacientes que já apresentam manifestações orodentais, tratadas por uma variedade de agentes terapêuticos. Além disso, como já mencionado, há patologias e terapias em âmbito hospitalar que também apresentam *repercussões odontológicas*.

Além destas, ocorrem neutropenia e trombocitopenia, potencializando *febre, úlceras, púrpuras* e *hemorragias*.

Tratando-se de pacientes oncológicos e hematológicos internados, as *mucosites* são o motivo de constante vigília no cuidado odontológico.

Muito se tem pesquisado sobre a associação de uma disbiose do microbioma bucal com a *mucosite*, pois, devido à sua grande diversidade e ao potencial de virulência, esta pode tornar-se patogênica por seu caráter anfibiótico, particularmente em pessoas imunossuprimidas.[2]

A mucosite resulta de dois principais mecanismos: citotoxicidade direta do medicamento sobre a mucosa e mielossupressão causada pelo tratamento oncológico (radioterapia em região de cabeça e pescoço, quimioterapia e outros agentes oncológicos) ou hematológico, facilitando o aparecimento de infecções. Ainda não está claro, entretanto, se a quimioterapia e os tratamentos associados afetam as comunidades microbianas orais, perturbando o equilíbrio homeostático entre microrganismos residentes e a mucosa adjacente, e se tais alterações se associam à mucosite.[3]

Compreender esses contextos é fundamental para definir as abordagens terapêuticas para mucosites.

Estudos verificaram que modificações em biofilmes orais de pacientes submetidos à irradiação associaram-se a *xerostomia*, requerendo a necessidade de adequadas condições de higiene oral e a terapia com metotrexato.[4]

Xerostomia é mais comum em idosos e em portadores de síndrome de Sjögren, doença de Alzheimer, diabetes melito, anemias, artrite reumatoide e hipertensão arterial. É facilitada por radioterapia e quimioterapia e uso de analgésicos, anti-histamínicos, anticonvulsivantes, antidepressivos, anti-hipertensivos e diuréticos.[5,6]

Para o tratamento sintomático, têm sido propostos lubrificantes (emulsão, lipossomas, microgéis), espessantes (celulose modificada, goma com polissacarídeos, polietilenoglicol), adesivos e substitutos da saliva.[7,8]

Sangramentos ou *hemorragias* podem decorrer de danos hepáticos e intestinais, ocasionando diminuição da vitamina K. Reciprocamente esses danos teciduais podem liberar tromboplastina tecidual em graus capazes de conduzir a uma *coagulação intravascular disseminada*, potencialmente causadores de danos expressivos. Portanto, protocolos para cuidados bucais devem atender a todos esses espectros da etiopatogenia dos agravos que motivam a internação de pacientes.[9,10]

Alterações do paladar constituem efeito adverso do uso de quimioterapia ou de radioterapia da região de cabeça e pescoço, ocorrendo por dano das células localizadas na língua. Mudanças no olfato também afetam o sabor dos alimentos. Essas alterações melhoram gradativamente após a cessação da radioterapia. Dentre os medicamentos causadores dessas alterações citam-se antibacterianos, fármacos que atuam no sistema nervoso central, medicamentos cardiovasculares, antineoplásicos, imunossupressores e hormônio da tireoide e antitireóideos.[11]

Hiperplasia gengival medicamentosa, caracterizada por aumento de volume da gengiva, pode ocorrer por uso crônico de antiepilépticos (fenitoína), bloqueadores de canais de cálcio (nifedipino), anti-imunitários (ciclosporina) e emprego prolongado de contraceptivos orais, levando à necessidade de gengivectomia. Medidas de controle incluem cuidadosa limpeza dental, uso regular de fio dental e uso de enxaguantes bucais, o que evitou a ocorrência dessa hiperplasia na maioria dos pacientes que mantiveram a terapia com bloqueadores dos canais de cálcio.[12]

Osteonecrose mandibular expõe osso mandibular, podendo ser dolorosa ou assintomática. Ocorre após extração dentária, lesão dental, radioterapia ou sem motivo aparente. O tratamento consiste em desbridamento do tecido necrosado, antibióticos e enxaguantes bucais. Deve haver suspensão temporária de bisfosfonatos, geralmente identificados como indutores da lesão.[13]

Osteomielite associa-se a traumatismo pós-exodontia em região posterior de mandíbula[14] ou fratura mandibular não tratada. A lesão tem caráter osteolítico e aspecto erosivo e infiltrativo. O processo inflamatório causa dor óssea, secreção crônica, interferência na cicatrização de feridas no tecido mole sobrejacente e lenta granulação tecidual sobre o osso exposto. A terapia compreende drenagem da coleção purulenta ou ressecção do osso necrosado, acrescida do uso de antibióticos de amplo espectro.

Trismo – abertura de boca de 35 mm ou menos – é visto em pacientes com tumores malignos de cabeça e pescoço submetidos à radioterapia, com variáveis incidência e evolução. A dificuldade de exame da cavidade oral determina a necessidade de seguimento odontológico durante o tratamento oncológico. Radioterapia de intensidade modulada parece diminuir a incidência e a gravidade do trismo. O tratamento do trismo pode ser conservador ou cirúrgico. Nessa manifestação, a prevenção mediante exercício, mais do que o tratamento, confere melhor resultado.[15]

Dentre os *tratamentos hospitalares*, a *radioterapia* em região de cabeça e pescoço, a *quimioterapia* com altas doses de fármacos ablativos e a *radioquimioterapia* representam o maior potencial de danos diretamente aos tecidos da cavidade bucal ou à produção das células hematopoéticas. Embora a citotoxicidade antineoplásica constitua o gatilho da lesão, as interações dos comensais microbianos orais com os tecidos da mucosa podem modificar a resposta inflamatória. Ainda não está claro, entretanto, se a quimioterapia e seus tratamentos associados afetam as comunidades microbianas orais, perturbando o equilíbrio homeostático entre os microrganismos residentes e a mucosa adjacente, e se tais alterações estão associadas à mucosite.

A *cárie de radiação* se dá pela ação direta dos raios ionizantes no esmalte dentário e na dentina, gerando rápida perda mineral nos dentes. Seu aparecimento depende da dose da radiação aplicada. A progressão é assintomática e leva, muitas vezes, a fratura completa da coroa dental. Nesse tipo de cárie, a restauração deve ser diferente. As resinas tradicionais não permanecem presas ao dente, devendo ser utilizado cimento restaurador com boa adesão e flúor. O paciente deve ser orientado quanto à manutenção da higiene oral, dieta pobre em açúcares e hidratação.[16]

Tanto a radioterapia como a quimioterapia inibem o crescimento de células altamente mitóticas como as da mucosa bucal e da medula óssea, cujo padrão de *turnover* varia entre 7 e 14 dias.[17]

Os *quimioterápicos* mais comumente usados nos tratamentos dos cânceres de múltiplos sítios são a *ciclofosfamida*, a *carboplatina* e a *5-fluoruracila*. Em cerca de 20% dos pacientes que os usam, ocorre mucosite. Já *cisplatina* é adjuvante à radioterapia, sendo comumente utilizada para os carcinomas em região de cabeça e pescoço. Em pacientes com contraindicação a este fármaco é usado *cetuximabe*.[18]

Porém, os protocolos se tornam mais agressivos em caso de doença recidivada ou metastática, cujos pacientes sensíveis à cisplatina seguirão o tratamento-padrão com platina (*carboplatina*) associada a *fluoruracila* e *cetuximabe*.[19]

A *quimioterapia adjuvante à radioterapia* está preconizada nos casos de infiltração perineural, embolização vascular ou metástases cervicais sem comprometimento extracapsular, ou quimiorradioterapia adjuvante nos casos em que haja margens positivas ou extravasamento extracapsular da doença nodal.

A terapia com *anticorpos monoclonais* também apresenta repercussões odontológicas. *Cetuximabe*, anticorpo monoclonal indicado para tratamento de pacientes com carcinoma de células escamosas de cabeça e pescoço, potencializa a ocorrência de *mucosite, radiodermatite* e *disfagia* que, associadas a *leucopenia* e *linfocitopenia*, debilitam progressivamente os pacientes, ocasionando muitas vezes a interrupção dos tratamentos. Também pode retardar a cicatrização de feridas.[20]

Bevacizumabe é anticorpo monoclonal humanizado recombinante que reduz a vascularização de tumores, inibindo, assim, o crescimento tumoral. Em pacientes que necessitam exodontia, esse fármaco determina xerostomia, gosto desagradável e risco de sangramento gengival.

De forma distinta das quimioterapias e dos anticorpos monoclonais, as *imunoterapias* agem auxiliando o sistema imune do paciente na identificação e no combate das células tumorais. Porém, esta modalidade de tratamento tem uso restrito em alguns casos de tumores malignos.[21]

Compreender esses contextos é fundamental para definir as abordagens terapêuticas para mucosites.

Em pacientes com câncer e em tratamento quimioterápico é essencial a consulta a um cirurgião-dentista para que haja prevenção, tratamento e acompanhamento das alterações bucais relacionadas, objetivando melhora na qualidade de vida.[22]

Mucosite também constitui efeito adverso de tratamento oncológico, por citotoxicidade direta do antineoplásico sobre a mucosa ou em decorrência de mielossupressão causada por neutropenia e trombocitopenia, o que provoca febre, úlceras, púrpuras e hemorragias.[23]

Portanto, protocolos para cuidados bucais devem atender a todos esses aspectos da etiopatogenia das mucosites.

Entre os medicamentos utilizados para tratar os problemas bucais relacionados à mucosite, nistatina, fluconazol e clorexidina foram os de maior uso, além de analgésicos e crioterapia para minimizar a dor e os efeitos relacionados a ela.[24]

Menor incidência desse efeito adverso ocorre com a cisplatina, utilizada como adjuvante da radioterapia em carcinomas de cabeça e pescoço. Um estudo demonstrou que sua administração semanal não foi inferior à administração 3 vezes na semana, sendo melhor tolerada, com menos toxicidade, internações e interrupções de tratamento.[25]

O Quadro 40.1 apresenta fármacos oncológicos potencialmente causadores de mucosite.

Várias imunoterapias e terapias-alvo têm sido pesquisadas para uso em tumores que acometem o sistema estomatognático, mas ainda não há protocolos consolidados que explicitem integralmente sua eficácia e os eventos adversos que suscitem em cavidade bucal e orofaringe.

Cerca de 82% dos anticorpos monoclonais, também chamados de fármacos com alvos moleculares ou terapias-alvo, são usados como agentes antineoplásicos ou imunossupressores. Seu mecanismo de ação baseia-se no ataque direto às células-alvo, sejam elas tumorais, sejam geradoras de doenças mediadas pelo sistema imune.

Ciclofosfamida e outros agentes alquilantes podem desencadear dor e ulcerações bucais.

Metotrexato pode desencadear mucosite (grau ≥ 3), pela falta de proteção da mucosa contra os danos que o medicamento acarreta na proliferação de suas células epiteliais.

A 5-*fluoruracila* (5-FU) associa-se a mucosite, dor, disfagia, odinofagia, desnutrição e infecções sistêmicas em cerca de 40% dos pacientes que usam o fármaco para tratar tumores malignos na região de cabeça e pescoço.

Quadro 40.1 Tratamentos oncológicos e risco de mucosite.

Medicamento(s) indutor(es)	Grau da mucosite (I-II/III/IV)	Conduta
Capecitabina, 5-fluoruracila, doxorrubicina, docetaxel e paclitaxel	50%	Indicador de modificação do protocolo de quimioterapia
Docetaxel + cisplatina + 5-fluoruracila	50%	Indicador de modificação do protocolo de quimioterapia
5-fluoruracila + oxaplatina + leucovorin	75%	Crioterapia
Cisplatina + tegafur/uracila + folinato de cálcio	96%	
Doxorrubicina + ciclofosfamida + 5-fluoruracila	90%	Crioterapia
Everolimo	> 70%	
Carmustina + etoposídeo + citarabina + melfalana	> 70% 83% (grau I)	
Melfalana	90% (grau I)	
Cetuximabe	50%	
Cetuximabe + radioterapia CP	90 a 97%	
Platinas e taxanos	Depende de dose e associação	
Metotrexato em altas doses	83% (graus I/II) 20% (grau IV)	
Imunoterapias	Risco variado para osteonecrose	Consulta pré-quimioterapia
Terapia-alvo molecular	Risco variado para osteonecrose	Consulta pré-quimioterapia
Ácido zolendrônico e pamidronato IV	7 a 10% osteonecrose	Consulta pré-quimioterapia

Fonte: Serviço de Oncologia e Serviço de Odontologia da Santa Casa de Misericórdia de Porto Alegre.

ABORDAGENS MEDICAMENTOSAS PARA SOLUÇÃO DESSES AGRAVOS

No Quadro 40.2 apontam-se várias alternativas, medicamentosas ou outras, para minorar os efeitos bucais de doenças ou tratamentos sistêmicos e locais anteriormente descritos.

Várias recomendações são indicadas pela Multinational Association of Supportive Care in Cancer (MASCC 2020), com respeito à mucosite oral.[29,30]

Uma das diretrizes aponta que o uso de *clorexidina* não é indicado para prevenção de mucosite oral em pacientes com câncer na região de cabeça e pescoço que estão recebendo radioterapia. Contudo, a diretriz enfatiza que o tratamento de infecção oral e a adequada *higiene bucal* permanecem sendo a melhor prática preventiva de mucosite oral em pacientes submetidos a tratamento oncológico. As principais medidas incluem limpeza mecânica (escovação de dentes, uso de fio dental), uso de enxaguantes bucais, hidratação e lubrificação da mucosa oral (aplicação de agentes hidratantes).

Já a *crioterapia* é indicada na prevenção de mucosite oral em pacientes submetidos a transplante autólogo de células hematopoéticas quando o protocolo de preparo incluir altas doses de melfalana.

Em pacientes submetidos a 5-fluoruracila em *bolus*, está indicada a crioterapia nos primeiros 30 minutos de infusão.

Sugere-se a prática de bochechos com *morfina tópica* 0,2% para o tratamento de dor associada à mucosite oral em pacientes com câncer na região de cabeça e pescoço recebendo radioterapia.[31]

Em pacientes com câncer de cabeça ou pescoço submetidos a radioterapia e quimioterapia, o uso de *glutamina* parenteral mostrou-se uma opção viável na prevenção de mucosite oral mais grave.[32]

Enxaguante com benzidamina foi recomendado na prevenção da mucosite oral para pacientes com câncer na região de cabeça e pescoço, recebendo radioterapia moderada (< 50 Gy).[33]

Entre *vitaminas, minerais e suplementos nutricionais*, somente *glutamina* oral foi sugerida na dose de 10 a 30 mg/dia para prevenção de mucosite em pacientes com câncer

Quadro 40.2 Complicações bucais e medidas de tratamento ou de contraposição.

	Efeitos adversos	Tratamento
Complicações orais não infecciosas	Mucosite oral*	Solução de bicarbonato de sódio Benzidamina tópica Digliconato de clorexidina 0,12% Crioterapia[27] Morfina tópica Sucralfato Citocinas e fatores de crescimento (palifermina)** Glutamina Cetilpiridínio Triclosana Controle de focos infecciosos bucais Agentes de revestimento mucoso
	Hemorragia	Tratamento local ou sistêmico, a depender da causa: invasão medular de células tumorais hematopoéticas; uso de anticoagulantes; lise celular devida à quimioterapia, imunoterapia ou terapia-alvo
	Disfagia[28]	Tratamento interdisciplinar com reabilitação e reeducação da deglutição, modificações nutricionais e dietéticas e tratamentos cirúrgicos
	Náuseas e vômito	Ondansetrona, dimenidrinato, metoclopramida
Complicações orais infecciosas	Infecção por herpes simples, varicela-zóster, citomegalovírus, vírus Epstein-Barr e *Candida* sp.	Tratamentos com protocolos-padrão, considerando grau de imunossupressão, dose profilática ou terapêutica, *status* celular e gravidade da infecção

*Para prevenção de mucosite oral, uma alternativa é a colocação de raspas ou pequenos cubos de gelo na boca 5 minutos antes e 30 minutos após o início da infusão do quimioterápico. ** Fator de crescimento de ceratinócito humano recombinado intravenoso.

na região de cabeça e pescoço tratados com radioterapia ou quimioterapia.[35]

Fitoterápicos também foram avaliados como alternativas no tratamento da mucosite oral. Entretanto, há poucos estudos existentes sobre esse uso.[36]

Em revisão sistemática de 22 artigos, verificou-se que o emprego de alguns *produtos naturais* (camomila, própolis, mel e *Aloe vera*) foi capaz de diminuir a incidência de mucosite, bem como a gravidade de manifestações clínicas. O mel, isolado ou em combinação com café, foi sugerido para prevenção de mucosite oral em pacientes com câncer na região de cabeça e pescoço, como forma de minorar os efeitos de radioterapia e quimioterapia.[34]

O Quadro 40.3 apresenta estudos que obtiveram resultados estatisticamente significativos com o uso de fitoterápicos.[37,38]

A *curcumina*, principal polifenol da cúrcuma, tendo ação antioxidante, demonstrou efeito anti-inflamatório sobre mucosite em estudo experimental.[37]

Em ensaio clínico randomizado, 63 pacientes com câncer oral e submetidos à cirurgia utilizaram 100 mℓ de *chá-verde* ou água da torneira para bochechar durante 60 segundos, por período de 6 meses. O grupo que fez a higiene continuadamente com o chá melhorou sua saúde bucal em comparação ao controle.[38]

A *camomila* é um dos fitoterápicos mais preconizados para uso tópico em mucosite oral, tanto em bochechos quanto em géis orais, especialmente em pacientes submetidos à radioterapia para tratamento de câncer. Em revisão de seis artigos, observou-se que o fitoterápico diminuiu a progressão da mucosite. Porém, deve-se avaliar cada formulação e o possível impacto dos adjuvantes na mesma.[39]

Malva (*Malva sylvestris*) apresenta propriedades anti-inflamatórias, calmantes, expectorantes, emolientes e antimicrobianas. É usada para tratamento processos inflamatórios da boca e garganta. É recomendada na Odontologia como antisséptico bucal.[40]

Quadro 40.3 Fitoterápicos prescritos no tratamento da mucosite oral (MO).

Fitoterápicos/plantas	Doenças	Observações
Cúrcuma	MO induzida	Prevenção e tratamento sem processo inflamatório associado[37]
Chá-verde e derivados	MO induzida	Tratamento para mucosite em pacientes com câncer oral[38]
Chá de camomila	MO induzida por QT	Redução da MO induzida por metotrexato[39]
Chá de malva	MO	Prevenção da mucosite oral em pacientes sob quimioterapia[40]
Aloe vera	MO	Redução da colonização da mucosa por fungos[41]

QT: quimioterapia.

Aloe vera, própolis e camomila são importantes alternativas para prevenção e tratamento de mucosite oral, por seus benefícios anti-inflamatórios, atuando em imunomodulação, eliminação de radicais livres, estímulo na formação de colágeno e inibição da colagenase, além de controle de *Candida* sp. associada à mucosite.[41]

Finalmente, uma revisão lista os fitoterápicos em uso na Odontologia: *Aloe vera*, calêndula, camomila, copaíba, malva, papaína, penicilina, própolis, romã e tansagem, relacionando o uso popular com as evidências científicas na Odontologia.[42]

Em pacientes em uso crônico de *anticoagulantes orais e antiagregantes antiplaquetários*, é necessário cuidado ante o tratamento odontológico que envolva risco de sangramento.[43-47]

Uma precaução é determinar se o atendimento será feito em consultório ou em âmbito hospitalar. É necessária a verificação prévia do nível de anticoagulação do paciente – razão normalizada internacional (RNI), índice normatizado internacional (INR) ou tempo de protrombina (TP). A previsão da amplitude do traumatismo cirúrgico também é fator importante a considerar antes do procedimento odontológico.

A decisão de reduzir ou remover anticoagulantes ou antiplaquetários em uso antes da realização de procedimento odontológico deve ser sempre tomada em conjunto com o especialista que os prescreveu, pois o risco de hemorragia muitas vezes é menor que o de um novo evento vascular motivado pela retirada desses medicamentos.

O risco de sangramento em pacientes sob uso de antiagregantes plaquetários varia entre baixo a alto ante procedimentos dentários classificados como de baixo risco. Mesmo nos de alto risco, o sangramento ocorreu em 75% dos casos.[45]

Foi avaliado o risco de hemorragia pós-operatória em pacientes que permaneceram em uso de seus medicamentos sistêmicos, e, entre 47 cirurgias, somente 1 paciente apresentou hemorragia, estancada com manobras locais de controle de sangramento. Observou-se que a prescrição de anticoagulantes não requer suspensão para procedimento cirúrgico ambulatorial, pois, mesmo que haja um evento hemorrágico; este é resolvido com hemostáticos locais.[46]

O britânico Committee for Standards in Haematology ratifica essas orientações, reforçando que há pequeno risco de sangramento para cirurgias odontológicas nos pacientes que mantêm RNI entre 2 e 4.

Porém, um estudo relatou que RNI entre 2 e 3 é a faixa ideal para a realização de procedimentos cirúrgicos de baixo risco.[47]

Não há necessidade de suspensão de ácido acetilsalicílico (AAS) em exodontias simples ou biopsias da boca, mesmo com a redução da agregação plaquetária avaliada pelo teste de reatividade plaquetária,[48] pois não se demonstrou diferença no sangramento pós-operatório entre pacientes que suspenderam o medicamento e os que o não suspenderam.

Antagonistas da vitamina K (varfarina), apesar da eficácia comprovada, apresentam limitações e devem ser avaliados com cautela, devido a interações medicamentosas e alimentares, ampla variabilidade de resposta à anticoagulação, início lento de efeitos terapêuticos, necessidade de monitoramento da resposta terapêutica.[49]

No Quadro 40.4 recomendam-se as medidas de controle de sangramento em pacientes usuários de anticoagulantes ou antiplaquetários, os quais serão submetidos a procedimentos cruentos odontológicos. A adoção de tais medidas deve ser avaliada em conjunto com os médicos que acompanham esses pacientes.

Quando se fizer necessário controle do sangramento ou hemorragia, pode-se lançar mão de procedimentos mecânicos como compressão no local, gelo, adesivos biológicos, hemostáticos absorvíveis e antifibrinolíticos (ácido ε-amino-caproico e ácido tranexâmico).[50]

Os hemostáticos locais mais utilizados para controle das hemorragias trans e pós-operatórias são os *concentrados de plaquetas* para reversão do efeito dos antiagregantes. Outras alternativas para estancar sangramento são esponja de gelatina reabsorvível, esponja de colágeno, celulose oxidada, bochecho com ácido tranexâmico ou compressão com gaze embebida em cloreto de alumínio e o selante de fibrina.

Quadro 40.4 Medidas de controle de sangramento ante procedimentos cruentos odontológicos a que serão submetidos pacientes usuários de anticoagulantes ou antiplaquetários.

Anticoagulantes orais	Suspender 24 a 48 h antes do procedimento Reiniciar 24 a 48 h após o procedimento
Heparina de baixo peso molecular	Suspender 12 h antes do procedimento Reiniciar 12 h após o procedimento
Heparina não fracionada	Suspender 4 h antes do procedimento Reiniciar 4 h após o procedimento
Antiagregantes plaquetários	Suspender 7 a 10 dias antes do procedimento Reiniciar no mesmo dia do procedimento
AAS e AINE	Se possível, suspender de 5 a 7 dias antes do procedimento Reiniciar no dia seguinte ao procedimento. Continuar uso caso apresente alto risco de tromboembolia

AAS: ácido acetilsalicílico; AINE: anti-inflamatório não esteroide.

Em cirurgias de urgência de pacientes com dupla terapia antiplaquetária, sugere-se a suspensão de uso de AAS e clopidogrel de 12 ou 24 horas antes do procedimento. Caso necessário, podem-se transfundir dois *pools* de concentrado de plaquetas, 1 a 2 horas antes do procedimento. Em 24 a 48 horas de pós-operatório, reiniciam-se, respectivamente, AAS e clopidogrel.[51]

Selantes de fibrina têm demonstrado ótimos resultados na prevenção de hemorragias, com menos efeitos adversos do que outros hemostáticos.[52]

Por fim, na prática odontológica, empregam-se múltiplos agentes que podem interagir com outros, já em uso pelo paciente. Por isso, o profissional deve estar atento às interações com os medicamentos que utiliza em sua prática. É imprescindível que sempre pergunte ao paciente seus medicamentos de uso corrente, para evitar potenciais interações.[53]

REFERÊNCIAS BIBLIOGRÁFICAS

1. São Paulo. Secretaria de Saúde. Manual de odontologia hospitalar. São Paulo: Grupo Técnico de Odontologia Hospitalar; 2012. 81 p.
2. Gaetti-Jardim E, Gaetti EC, Schweitzer CM et al. Supragingival and subgingival microbiota from patients with poor oral hygiene submitted to radiotherapy for head and neck cancer treatment. Arch Oral Biology. 2018;90:45-52. Disponível em: <http://hdl.handle.net/11449/179649.
3. Silva IA, Barbosa LK, Santos DBN et al. Impacto do tratamento antineoplásico na microbiota da cavidade oral e orofaríngea de pacientes acometidos pelo câncer de cabeça e pescoço: revisão sistemática. Rev Brasil Cancerol. 2022;68(1):e-161581.
4. Maiguma T, Hayashi Y, Ueshima S et al. Relationship between oral mucositis and high-dose methotrexate therapy in pediatric acute lymphoblastic leukemia. Int J Clin Pharmacol Ther. 2008;46(11):584-90.
5. Vidal ACC, de Lima GD, Grinfeld S. Pacientes idosos: relação entre xerostomia e uso de diuréticos, antidepressivos e anti-hipertensivos. Intern J Dentistry. 2004;3(1):330-5.

6. Altamini MA. Update knowledge of dry mouth. A guideline for dentists. Afr Health Sci. 2014;14(3):736-42.
7. Dost F, Farah CS. Stimulating the discussion on saliva substitutes: a clinical perspective. Australian Dental J. 2013;58(1):11-7.
8. Hu J, Andablo-Reyes E, Mighell A et al. Dry mouth diagnosis and saliva substitutes-A review from a textural perspective. J Texture Stud. 2021;52(2):141-56.
9. American Cancer Society. Disponível em: https://www.cancer.org/cancer/oral-cavity-and-oropharyngeal-cancer/treating/targeted-therapy.html . Acesso em: 23/03/2021.
10. Neville B. Patologia oral e maxilofacial. 4. ed. Elsevier; 2016.
11. Simon A. Alterações do gosto provocadaspor medicamentos. epublicação. Centro de Informação de Medicamentos. Disponível em: https://www.ordemfarmaceuticos.pt. Acesso em: 19/03/2019.
12. Bán Á, Pintér E, Kun J. Proper oral health can protect from developing gingival hyperplasia induced by calcium channel blockers. Orv Hetil. 2018;159(29):1183-7.
13. Cordeiro FLL, Gottardo VD. Bisfosfonatos na odontologia. Braz J Surg Clin Research. 2019;25(1):44-8.
14. Feitoza da Silva A, Leite RB, Pinheiro JC et al. Osteomielite crônica associada a trauma pós-exodentia: relato de caso. Rev Cir Traumatol Buco-Maxilo-Fac Camaragibe. 2019;19(2):37-40.
15. Rapidis AD, Dijkstra PU, Roodenburg JL et al. Trismus in patients with head and neck cancer: etiopathogenesis, diagnosis and management. Clin Otolaryngol. 2015;40(6):516-26.
16. Sroussi HY, Epstein JB, Bensadoun RJ et al. Common oral complications of head and neck cancer radiation therapy: mucositis, infections, saliva change, fibrosis, sensory dysfunctions, dental caries, periodontal disease, and osteoradionecrosis. Cancer Med. 2017;6(12):2918-31.
17. Carneiro-Neto JN, de Menezes JD, Moura LB, Massucato EM, de Andrade CR. Protocols for management of oral complications of chemotherapy and/or radiotherapy for oral cancer: Systematic review and meta-analysis current. Med Oral Patol Oral Cir Bucal. 2017;22(1):e15-e23.
18. Bonner AJ, Harari PM, Giralt J et al. Radiotherapy plus cetuximabe for squamous-cell carcinoma of the head and neck. NEJM. 2006;354:567-78.
19. dos Santos MA, Correa T, Krug BC et al. Diretrizes oncológicas 2. Brasil. Ministério da Saúde. Secretaria de Atenção à Saúde. Protocolos clínicos e diretrizes terapêuticas em Oncologia/ Ministério da Saúde, Secretaria de Atenção à Saúde. Brasília: Ministério da Saúde; 2014.
20. Brasil. Ministério da Saúde. Departamento de Gestão e Incorporação de Tecnologias em Saúde. Cetuximabe para tratamento do carcinoma de células escamosas de cabeça e pescoço localmente avançado. Brasília; CONITEC; 2013.
21. Einstein MH, Kadish AS, Burk RD et al. Heat shock fusion protein-based immunotherapy for treatment of cervical intraepithelial neoplasia. Gynecol Oncol. 2007;106(3):453-63.
22. Silva FC, Fursel K, Oliveira Neto JL. Alterações bucais em pacientes submetidos a tratamento quimioterápico. Research, Society and Development. 2021;10(6):e59510616562.
23. Vieira ACF, Lopes FF. Mucosite oral: efeito adverso da terapia antineoplásica. R Ci Méd Biol. 2006;5(3):268-74.
24. Silva KO, Coutinho KF, Messias GC et al. Conduta de pacientes oncológicos com mucosites orais quanto ao tratamento farmacológico e não farmacológico. Revista Ciências Médicas e Biológicas. 2016;15(3):375-81.
25. Sharma A et al. An open-label non-inferiority phase IV RCT of weekly versus three weekly cisplatin and radiotherapy in locally advanced head and neck cancer (Meeting Abstract). J Clin Oncol. 2022;40(16)suppl:6004.
26. Volpato LER, Silva TC, Oliveira TM et al. Mucosite bucal rádio e quimioinduzida. Rev Bras Otorrinolaringol. 2007;73(4):562-68.
27. dos Reis PE, Ciol MA, de Melo NS et al. Chamomile infusion cryotherapy to prevent oral mucositis induced by chemotherapy. A pilot study. Support Care Cancer. 2016;24:4393-8.
28. Malagelada JR, Bazzoli F, Boeckxstaens G, De Looze D. World Gastroenterology Organization Global Guidelines: Dysfagia – Global Guidelines and Cascades. Update September 2014. J Clin Gastroenterol. 2015;49(5):370-8.
29. Ariyawardana A, Cheng KKF, Kandwal A et al. Mucositis Study Group of the Multinational Association of Supportive Care in Cancer/International Society for Oral Oncology (MASCC/ ISOO). Systematic review of anti-inflammatory agents for the management of oral mucositis in cancer patients and clinical practice guidelines. Support Care Cancer. 2019;27(10):3985-95.
30. Elad S. The MASCC/ISOO mucositis guidelines 2019: Support Care Cancer. 2020;28:2445-7.
31. Flores MP, Castro PCR, Santos J. Analgésicos opioides. Rev Bras Anestesiol. 2012;62(2):244-52.
32. Miranda MP de, Souza DS de. Glutamina na prevenção e tratamento da mucosite em pacientes adultos oncológicos: uma revisão sistemática da literatura. Rev Bras Cancerol. 2022;61(3):277-85.
33. Oliveira Costa R, dos Santos Araújo PF. Benzidamina regride mucosite oral em pacientes com câncer de cabeça e pescoço: uma revisão sistemática. Rev Saúde – UNG-SER. 2019;13(1):28.
34. Guedes J, Bezerra DG, Sousa SM et al. Uso de agentes naturais no manejo da mucosite oral. Odontol Clín-Cient. 2021;20(3):47-53.
35. Lopez-Vaquero D, Gutierrez-Bayard L, Rodriguez-Ruiz JA et al. Double-blind randomized study of oral glutamine on the management of radio/chemotherapy-induced mucositis and dermatitis in head and neck cancer. Mol Clin Oncol. 2017;6(6):931-6.
36. Gomes NML, de Souza ERL, Cruz JHA, de Oliveira Filho AA. Fitoterapia como opção de tratamento para a mucosite oral. Archives Health Investigation. 2020;10(1):11-7.
37. Barbalho ALA. Avaliação da atividade antioxidante e anti-inflamatória de curcumina em modelo experimental de mucosite oral. Disponível em: https://repositorio.ufrn.br/bitstream/123456789/39069/1.
38. Yen-Chi Liao, Lu-Fang Hsu, Ling-Yu Hsieh,Yueh-Yun Luo. Effectiveness of green tea mouthwash for improving oral health status in oral cancer patients: A single-blind randomized controlled trial. Int J Nurs Stud. 2021;121:103985.
39. Santos HTC, Coimbra MC, Meri Junior AE, GOMES AJPS. Effectiveness of topically applied chamomile in the treatment of oral mucositis: a literature review. Research, Society and Development. 2021;10(14):e433101422081.
40. Geremias BB. Indicações para o uso externo e efeitos terapêuticos da Malva sylvestris: Uma revisão integrativa. Universidade Federal de Santa Catarina. Centro de Ciências da Saúde. Odontologia. 2020. Disponível em: https://repositorio.ufsc.br/handle/123456789/213293.
41. Ahmadi A. Potential prevention: Aloe vera mouthwash may reduce radiation-induced oral mucositis in head and neck cancer patients. Chin J Integr Med. 2012;18:635-40.
42. Bohneberger G, Machado MA, Debiasi MM et al. Fitoterápicos na odontologia, quando podemos utilizá-los? Rev Brasil Plantas Medicinais. Botucatu. 2013;15(4):513-9.
43. Firriolo FJ, Hupp WS. Beyond warfarin: the new generation of oral anticoagulants and their implications for the management of dental patients. Oral Surg Oral Med Oral Pathol Oral Radiol. 2012;113(4):431-41.
44. Oprea AD, Popescu WM. Perioperative management of antiplatelet therapy. Br J Anaesth. 2013;111(Suppl 1):3-17.
45. Dantas AK, Deboni MCZ, Piratininga JL. Cirurgias odontológicas em usuários de anticoagulantes orais. Rev Bras Hematol Hemoter. 2009;31(5).
46. Andrade MVS, Andrade LAP, Bispo AF, Freitas LA, Andrade MQS, Feitosa-Filho GS. Avaliação da intensidade de sangramento de procedimentos odontológicos em pacientes anticoa-

gulados com varfarina ou dabigatrana. Arq Bras Cardiol. 2018;111(03):394-9.

47. Hall R, Mazer CD. Antiplatelet drugs: a review of their pharmacology and management in the perioperative period. Anesth Analg. 2011;112(2):292-318.
48. Medeiros FB, de Andrade AC, Angelis GA et al. Bleeding evaluation during single tooth extraction in patients with coronary artery disease and acetylsalicylic acid therapy suspension: a prospective, double-blinded, and randomized study. J Oral Maxillofac Surg. 2011;69(12):2949-55.
49. Holbrook AM, Pereira JA, Labiris R et al. Systematic overview of warfarin and its drug and food interactions. Arch Intern Med. 2005;165(10):1095-106.
50. Brasil Ministério da Saúde. Manual de Atendimento Odontológico a Pacientes com Coagulopatias Hereditárias. Coordenação da Política Nacional de Sangue e Hemoderivados. Departamento de Atenção Especializada. Brasília; 2005. Disponível em: https://www.saude.pr.gov.br/sites/default/arquivos_restritos/files/documento/2020-04/manual_de_atendimento_odontolologico_a_pacientes_coacogulopatias_hereditarias.
51. Thiele T, Sümnig A, Hron G et al. Platelet transfusion for reversal of dual antiplatelet therapy in patients requiring urgent surgery: a pilot study. J Thromb Haemost. 2012;10(5):968-71.
52. Spotnitz WD. Commercial fibrin sealants in surgical care. Am J Surg. 2001;182(2 Suppl):8S-14S.
53. Bertollo AL, Demartini C, Piato AL. Interações medicamentosas na clínica odontológica. Rev Bras Odontol. 2013;70(2):120-4.

Apêndice

Casos Clínico-farmacológicos

Fundamentos para a Correta Prescrição de Medicamentos

Cassiano Kuchenbecker Rösing e Carlos Frederico Wannmacher

Os casos clínicos apresentados neste capítulo são compilados de diferentes situações clínicas da atenção odontológica. São construídos a partir de mais de uma situação e, portanto, não apresentam características de situação clínica ou de paciente específicos. O objetivo é provocar a reflexão sobre a temática em estudo no leitor, possibilitando uma autoavaliação após a leitura dos capítulos desta obra ou discussões em atividades de sala de aula, tanto em nível de graduação quanto de pós-graduação. As questões são focadas no adequado uso de medicamentos enquanto as respostas fazem parte do conteúdo do livro, podendo ser encontradas em mais de um capítulo. Foram selecionados os capítulos que os autores consideraram mais apropriados para essa atividade.

Os autores agradecem a contribuição das doutoras Edela Puricelli e Deise Ponzoni, pela elaboração dos casos clínico-farmacológicos (CCF) de números 5 e 13.

CCF 1 | ANESTÉSICOS LOCAIS E ANALGÉSICOS NÃO OPIOIDES (CAPÍTULOS 12 E 13)

C. S., 23 anos, sexo feminino, com 42 kg, procura atendimento odontológico com quadro de dor aguda, espontânea, difusa no hemiarco inferior esquerdo, exacerbada com ingestão de líquidos gelados e iniciada há aproximadamente 3 dias. Ao exame odontológico, identifica-se lesão cariosa no terceiro molar. Uma radiografia periapical possibilita o diagnóstico de pulpopatia irreversível. O cirurgião-dentista decide realizar pulpectomia. Para tanto, ele anestesia o nervo alveolar inferior com dois tubetes de *prilocaína 4% com vasoconstritor*. Na proximidade da polpa, a paciente relata dor à instrumentação; então, é aplicado mais meio tubete intraligamentar. Contudo, na remoção do teto da câmara pulpar, a paciente volta a sentir dor, e é realizada anestesia intrapulpar com a associação anestésica. O procedimento segue sem sobressaltos até o selamento provisório do dente para posterior endodontia. Após as orientações cabíveis, o dentista prescreve paracetamol 750 mg, a cada 4 horas, caso ocorra dor.

Questões

1. Justifique a escolha de prilocaína. Assinale a dose máxima cabível desse anestésico local a ser administrada à paciente.
2. Como calcular a dose adequada à paciente?
3. Quais as vantagens da associação de vasoconstritor ao anestésico local?
4. Esperam-se efeitos adversos da prescrição nessa paciente? Justifique.
5. Quais as vantagens da prescrição de paracetamol em caso de dor posterior ao procedimento? Por que não se prescreveu anti-inflamatório não esteroide após o procedimento?

CCF 2 | ANALGÉSICO NÃO OPIOIDE E ANTIBIÓTICO (CAPÍTULOS 13 E 21)

J. N., 27 anos, sexo masculino, apresenta quadro de celulite facial no lado direito inferior, com extensão para a linha média na região submandibular. Relata dor intensa e apresenta trismo parcial e febre. Traz radiografia panorâmica que identifica terceiro molar semi-incluso. Ao exame clínico, verifica-se pericoronarite como origem da celulite. É realizada drenagem extraoral com colocação de dreno, o que parcialmente elimina a dor do paciente.

O cirurgião-dentista prescreve a associação de amoxicilina 875 mg com ácido clavulânico 125 mg, a cada 12 horas, durante 7 dias, e paracetamol 750 mg, a cada 4 horas, se houver dor ou febre. Em 48 horas, o paciente retorna para remoção do dreno. Está assintomático, afebril, com pouco edema e abertura total da boca. É mantida a antibioticoterapia e agendada a remoção do referido dente para a semana seguinte.

Questões

1. Se houve alívio dos sintomas com a drenagem, por que foi prescrito antibiótico?
2. Por que foi escolhida amoxicilina? Qual a vantagem de sua associação com ácido clavulânico?
3. Se houve significativa melhora em 2 dias, era necessário manter o antibiótico?
4. Estando o paciente praticamente sem dor após o procedimento, por que foi prescrito paracetamol?

CCF 3 | ANALGÉSICOS NÃO OPIOIDE E OPIOIDE + ANTIBIÓTICO + ANTI-INFLAMATÓRIO ESTEROIDE (CAPÍTULOS 13, 14, 18 E 21)

A. T. S., 48 anos, sexo masculino, procura a emergência do hospital com quadro de celulite facial grave, comprometendo bilateralmente a região submandibular e o pescoço. Queixa-se de dor intensa e dificuldade para deglutir. Na anamnese, refere ter alergia a penicilinas. Ao exame, constatam-se febre e trismo total. Oxigena bem e tem sinais vitais estáveis. Em leito de observação, tem veia puncionada e mantida com solução de glicose a 5%, por onde se administram: clindamicina 600 mg, a cada 6 horas; dipirona monoidratada 2 mℓ (500 mg/mℓ), a cada 6 horas; cloridrato de tramadol 2 mℓ de solução a 50 mg/mℓ, a cada 6 horas; e dexametasona 10 mg/2 mℓ, em dose única intravenosa, além de alimentação líquida e controle sistemático de sinais vitais. São solicitados exames laboratoriais e de imagem. Agenda-se reavaliação em 24 horas.

Questões

1. Justifique a escolha de clindamicina e seu esquema de administração.
2. Há razão para administrar analgésicos não opioide e opioide?
3. Está correta a prescrição de corticosteroide em quadro infeccioso?
4. Por que o cirurgião-dentista associou corticosteroide e antibiótico neste caso?
5. Qual a finalidade da dipirona, uma vez que a analgesia já está contemplada com tramadol? Qual a segurança de ambos os fármacos?

CCF 4 | MANEJO DA HIPERSENSIBILIDADE DENTINÁRIA (CAPÍTULO 15)

L. P. C., 39 anos, sexo feminino, comparece à consulta odontológica com queixa de dor dentária passageira ao ingerir alimentos gelados. Na anamnese, não são identificados problemas sistêmicos. Não é fumante e relata escovar os dentes 2 vezes/dia com escova macia e ingerir refrigerantes sem açúcar pelo menos 6 vezes/dia. Ao exame físico, observa-se recessão gengival, variando entre 1 e 2 mm. São observadas lesões cervicais não cariosas incipientes. Não há cavidades de cárie ou indícios de patologia pulpar/periapical, o que leva ao diagnóstico de hipersensibilidade dentinária generalizada.

Questões

1. Qual a relação entre a ingestão rotineira de refrigerantes e a hipersensibilidade dentinária? Qual a orientação cabível?
2. Com base em evidências, que tratamento profissional, realizado no consultório, está indicado?
3. Qual o benefício esperado com controle do biofilme e uso de dentifrício anti-hipersensibilidade dentinária? Descreva o mecanismo de ação do dentifrício prescrito.
4. Como se avalia o efeito placebo nos estudos de agentes anti-hipersensibilidade (dor crônica)?

CCF 5 | ANALGÉSICOS NÃO OPIOIDES E ANTI-INFLAMATÓRIOS NÃO ESTEROIDES NO MANEJO PREEMPTIVO DA INFLAMAÇÃO (CAPÍTULOS 14, 17 E 19)

F. C. C., 28 anos, sexo feminino, procura atendimento em serviço hospitalar de cirurgia bucomaxilofacial, apresentando importante aumento do volume facial à direita, difuso e endurecido – comprometendo espaços submandibulares, sublinguais e submentoniano – associado a febre, mal-estar geral, importante limitação de abertura bucal, com dificuldade para respirar e deglutir. Refere extração dentária do terceiro molar inferior direito cariado há 2 dias. Após a cirurgia, foi prescrito uso oral de ibuprofeno 600 mg, a cada 6 horas, para controle sintomático de edema e dor. Não tem histórico de doenças prévias ou alergias.

Questões

1. Por que o uso do anti-inflamatório não evitou o atual quadro clínico dessa paciente?
2. Quais seriam o momento e a terapia adequados para evitar o atual comprometimento?
3. Entre os grupos apontados, quais os representantes a serem escolhidos e qual seu esquema de administração?

CCF 6 | ANTI-INFLAMATÓRIO NÃO ESTEROIDE + RELAXANTE MUSCULAR (CAPÍTULOS 17 E 33)

I. M. T., 32 anos, sexo feminino, procura atendimento por queixa de dor intensa na articulação temporomandibular (ATM), com dificuldade de mastigar e de abrir completamente a boca. Ao exame clínico, diagnostica-se disfunção da ATM, que provoca a dor orofacial. O profissional indica a confecção de placa miorrelaxante, aplicação de calor local e prescreve diclofenaco de sódio 50 mg, a cada 8 horas, por 5 dias, e um comprimido de 10 mg de cloridrato de ciclobenzaprina à noite, pelo mesmo período.

Questões

1. Está correto o uso de anti-inflamatório não esteroide em DTM?
2. Poderia ser utilizado um anti-inflamatório esteroide? Justifique.
3. Qual é o mecanismo de ação dos relaxantes musculares no tratamento da DTM?
4. Que outros grupos farmacológicos poderiam ser utilizados para tratamento de DTM?

CCF 7 | ANTIFÚNGICOS EM ODONTOLOGIA (CAPÍTULO 22)

G. M. M., 63 anos, sexo feminino, portadora de prótese parcial removível superior, prepara-se para tratamento quimio e radioterápico de câncer na área do pescoço. O objetivo da consulta odontológica é evitar o desenvolvimento de candidíase oral, efeito adverso prevalente.

Questões

1. Comente a indicação de agentes antifúngicos locais e sistêmicos como forma de prevenção de candidíase.
2. Apresente a prescrição que considera ter melhor suporte científico para o caso.
3. Levando em consideração ser a paciente portadora de prótese parcial removível, recomende as medidas de higienização da prótese para evitar o aparecimento de lesões de candidíase.

CCF 8 | ANTIVIRAIS E ANTISSÉPTICOS EM ODONTOLOGIA (CAPÍTULOS 23 E 24)

J. J. R., 18 anos, sexo masculino, apresenta-se à consulta odontológica com dor na gengiva. Relata que começou a sentir prurido no lábio, similar a herpes labial. Não refere hipertermia, nem antecedentes sistêmicos dignos de nota. Ao exame físico, constata-se a presença de vesículas em região frontal de língua e gengiva adjacente aos molares superiores. O cirurgião-dentista diagnostica gengivoestomatite herpética aguda, com indícios prodrômicos de herpes labial recorrente.

Questões

1. Justifique ou refute a indicação de prescrição de aciclovir tópico e/ou sistêmico.
2. O que se espera da ação de aciclovir tópico nas lesões intrabucais?
3. Apresente a expectativa de evolução clínica do caso, em termos de tempo de ciclo viral, com e sem a prescrição sistêmica de aciclovir.
4. O profissional indicou bochechos com solução de clorexidina 0,12% por 1 semana, 2 vezes/dia. Avalie essa prescrição, tendo em vista a etiopatogenia e o curso clínico da gengivoestomatite herpética.

CCF 9 | ANTISSÉPTICOS E DESINFETANTES (CAPÍTULO 24)

M. G. T., 28 anos, sexo feminino, com recessão gengival localizada no dente canino superior esquerdo, apresenta queixa estética. Não refere problemas sistêmicos que possam interferir no tratamento odontológico. Para correção da recessão gengival, a proposta é cirurgia de enxerto de tecido conjuntivo subepitelial retirado do palato.

Questões

1. Que medida de biossegurança poderia ser prescrita imediatamente antes do procedimento para diminuir a contaminação do aerossol gerado durante o mesmo? Apresente o fármaco a ser utilizado e sua dosagem.
2. No pós-operatório, para evitar infecção, comente sobre a prescrição local de clorexidina ou de óleos essenciais. Após escolher o fármaco, justifique a seleção e informe a dosagem e o tempo de utilização do mesmo.
3. No pós-operatório, escolha um fármaco de uso local para evitar a infecção, apresentando potenciais efeitos adversos e a forma de resolução dos mesmos.

CCF 10 | PROFILAXIA ANTIMICROBIANA EM ODONTOLOGIA (CAPÍTULO 25)

V. C. F. 49 anos, sexo masculino, com histórico de endocardite bacteriana e prótese valvar cardíaca, necessita realizar exodontia do terceiro molar. O cirurgião-dentista prescreve amoxicilina 2 g, por via oral (VO), administrada 1 hora antes do procedimento. Realizada a exodontia, o paciente recebe as orientações pós-operatórias, e a prescrição de analgésico em caso de dor.

Questões

1. Por que foi indicada profilaxia antimicrobiana?
2. Justifique o esquema de administração da amoxicilina prescrita.
3. Quais antibióticos constituiriam alternativas em caso de hipersensibilidade às penicilinas? Como seriam prescritos?

CCF 11 | ANTIPARASITÁRIO + ANTIBIÓTICO + ANALGÉSICO NÃO OPIOIDE (CAPÍTULOS 13, 21 E 31)

A. C., 19 anos, sexo feminino, 43 kg, tem diagnóstico de paralisia cerebral. Vem à consulta, trazida pela mãe, por queixa de edema na região dos incisivos inferiores. A mãe relata que a paciente apresenta febre alta e não aceita alimentação. Ao exame clínico, identifica-se aumento de volume na região gengival, com supuração e presença de miíase. É realizada a remoção mecânica das larvas. Em seguida, é feita prescrição de: ivermectina 6 mg, em dose única; suspensão de amoxicilina 250 mg/5 mℓ, na dose de 10 mℓ a cada 8 horas, por 7 dias; e 20 gotas de ibuprofeno 100 mg/mℓ, a cada 6 horas, se necessário para dor e/ou febre.

Questões

1. Por que se prescreveu antiparasitário após a remoção da miíase?
2. Por que se prescreveu antibiótico se a estomatomiíase é causada por parasita?
3. Está correta a prescrição da solução antibiótica? Justifique.
4. Em um processo infeccioso, está correto o uso do anti-inflamatório ibuprofeno?

CCF 12 | ANSIEDADE EM PACIENTE ODONTOLÓGICO (CAPÍTULOS 11 E 26)

J. M. A., 42 anos, sexo masculino, apresenta-se à consulta odontológica e relata ter medo de dentista, o que justifica nunca ter feito tratamento odontológico. Na anamnese, não são identificados problemas sistêmicos que possam interferir no atendimento. Ao exame físico, o paciente demonstra-se extremamente ansioso, apresentando sudorese, hiperpneia e alteração de ritmo cardíaco. São detectadas quatro lesões de cárie cavitadas não profundas.

Questões

1. Tendo em vista o episódio de alteração do ritmo cardíaco na consulta diagnóstica, estaria indicado prescrever algum

fármaco para controle de ansiedade previamente à primeira abordagem? Qual ansiolítico poderia ser prescrito?
2. O paciente perguntou ao profissional sobre a possibilidade de uso de sedação com óxido nitroso (referido por ele como "gás do riso"). Apresente dados relativos à segurança dessa indicação, analisando criticamente sua utilização como primeira abordagem. Apresente, caso existam, alternativas medicamentosas.
3. Avalie risco e benefício da utilização de anestesia geral para a realização dos procedimentos indicados a esse paciente.

CCF 13 | PRESCRIÇÃO MEDICAMENTOSA EM URGÊNCIAS ODONTOLÓGICAS (CAPÍTULO 31)

V. B., 73 anos, sexo feminino, procura atendimento de urgência odontológica com quadro de hemorragia oral. A paciente relata não ter problemas de coagulação sanguínea nem utilizar medicamento anticoagulante, mas submeteu-se a uma biopsia oral há 1 semana. O sangramento iniciou-se há menos de 12 horas. O exame mostrou grande lesão de aspecto tumoral, estendendo-se da região dos pré-molares até o ângulo da mandíbula. Havia sangramento constante, fora da área biopsiada na lesão. A localização e a fragilidade do tecido envolvido não permitiam sutura no local. Foi, então, realizada compressão com gaze embebida em pasta de ácido tranexâmico, controlando o sangramento após 5 minutos. A paciente ficou em observação por 3 horas. Não tendo ocorrido novos episódios, recebeu alta, orientando-se medidas de controle.

Questões

1. Qual o mecanismo de ação do ácido tranexâmico? 2. Este fármaco pode ser utilizado sistemicamente? Como deveria ser prescrito seu uso?
2. Quais são as contraindicações do ácido tranexâmico?

CCF 14 | MEDICAMENTOS EM CIRURGIA E TRAUMATOLOGIA BUCOMAXILOFACIAL (CAPÍTULO 32)

A. M. N., 70 anos, sexo masculino, com histórico de tratamento cirúrgico para câncer de próstata e em uso de ácido zoledrônico intravenoso, busca atendimento odontológico por dor associada à extração de restos radiculares em região anterior de mandíbula, realizada há 1 mês. O exame intrabucal revela eritema, edema e fístulas na região do rebordo. Exame tomográfico atual sugere a presença de áreas de osteólise e formação de possível sequestro ósseo.

Questões

1. Comente o diagnóstico associado à condição e as repercussões do uso do medicamento para tratamento do câncer nos ossos maxilares.
2. Que opção terapêutica poderia ter sido escolhida pelo cirurgião-dentista, em vez de indicar a extração de restos radiculares?

CCF 15 | FÁRMACOS EM ENDODONTIA (CAPÍTULO 34)

J. K. L., 48 anos, sexo masculino, diabético controlado, apresenta pulpite infiltrativa na área do dente 36. Na consulta de urgência, é realizada a remoção da polpa coronária como medida local.

Questões

1. Durante a abertura coronária, apresente os fármacos de ação local que podem ser utilizados.
2. Frente ao quadro de diabetes melito, avalie a oportunidade de prescrição de antibiótico.
3. Caso considere necessário, prescreva medicamentos a serem utilizados pelo paciente após a consulta.

CCF 16 | FÁRMACOS EM ESTOMATOLOGIA (CAPÍTULO 35)

C. G., 30 anos, sexo masculino, comparece à consulta com dor em área do fundo do sulco vestibular adjacente aos dentes anteriores inferiores. Ao exame, diagnostica-se afta. É a primeira vez que o paciente relata aparecimento de tal lesão.

Questões

1. Qual a eficácia de analgésicos sistêmicos sobre aftas?
2. Avalie a expectativa de resultados locais e efeitos adversos com uso de anti-inflamatório em orabase e de antissépticos com óleos essenciais.
3. Sob o ponto de vista da etiopatogenia da afta, sendo a primeira vez que o paciente apresenta a lesão, avalie a indicação de cauterização local.

CCF 17 | FÁRMACOS EM IMPLANTODONTIA (CAPÍTULO 36)

M. L. O., sexo feminino, 67 anos, com diabetes melito diagnosticado há 7 anos, obesa, tem último exame de hemoglobina glicada a 8%, o que configura diabetes não controlado. Não é fumante nem relata outros problemas sistêmicos. É edêntula total e deseja realizar protocolo de implantes na arcada inferior, com colocação de seis implantes.

Questões

1. Comente a necessidade de uso e a dosagem de antibiótico.
2. Se a paciente não apresentasse diabetes melito, o protocolo de utilização de antibiótico seria diferente? Justifique a resposta.
3. Para controle da dor pós-operatória, qual o medicamento a ser prescrito? Apresente doses e comparações com outros analgésicos.

CCF 18 | FÁRMACOS EM ODONTOPEDIATRIA (CAPÍTULO 38)

G. B., 7 anos, sexo feminino, com 28 kg, comparece à consulta odontológica com edema facial, relato de intensa dor intrabucal e hipertermia, iniciados há aproximadamente

14 horas. Não apresenta problemas sistêmicos que possam justificar o quadro ou interferir no seu tratamento. O exame físico revela abscesso periapical, que gerou fleimão (celulite) na área do primeiro molar inferior. Na consulta de urgência, a tentativa de drenagem local não obteve sucesso.

Questões

1. Com base em evidências, justifique a prescrição de antibióticos e anti-inflamatórios para o caso.
2. Indique doses, vias de administração e tempo de utilização de todos os medicamentos a serem prescritos nesse caso.
3. Avalie indicação e prescrição para uso de alguma solução antisséptica intrabucal nesse momento de urgência.

CCF 19 | FÁRMACOS EM PERIODONTIA (CAPÍTULO 39)

M. G. S., 50 anos, sexo masculino, vai à consulta odontológica com queixas de retração de gengiva e sangramento ao realizar higiene bucal. Não relata hipersensibilidade dentinária. Sistemicamente, refere cirurgia de remoção do apêndice sem intercorrências. Não há outras alterações dignas de nota.

Ao exame físico, observa-se presença de grandes quantidades de biofilme supragengival, acompanhadas de sangramento da margem gengival e bolsas de 6 a 8 mm presentes em todos os dentes. À sondagem do fundo das bolsas, há presença de sangramento e, em seis locais, supuração. Observam-se lesões de furca nos primeiros molares (grau I). Não há perdas dentárias. O conjunto de informações clínicas leva ao diagnóstico de periodontite estágio III, grau B. O plano para tratamento inicial do paciente inclui controle do biofilme supragengival, raspagem e alisamento radicular subgengival.

Questões

1. Baseando-se no uso racional de medicamentos, comente o uso de antibioticoterapia coadjuvante ao tratamento periodontal proposto.
2. Em uma segunda fase, caso haja necessidade de procedimentos cirúrgicos de acesso, justifique a prescrição de analgésicos e anti-inflamatórios no pós-operatório, incluindo seleção e prescrição.

CCF 20 | FÁRMACOS USADOS EM NEURALGIA DO TRIGÊMEO (CAPÍTULO 31)

E. G., 62 anos, sexo masculino, procura atendimento queixando-se de dor intensa na face esquerda, há 2 semanas. Relata que a dor é intermitente: períodos sem dor alternam-se com dor insuportável, não responsiva a analgésicos ou anti-inflamatórios. Ao exame clínico, observa-se que o paciente é edêntulo total e portador de próteses totais bem adaptadas. Exames de imagem mostram estruturas hígidas e fisiologicamente compatíveis com a idade. O cirurgião-dentista estabelece o diagnóstico de neuralgia do trigêmeo. Prescreve carbamazepina com elevação gradual de dose e retirada de forma gradual no seguinte esquema terapêutico:

- Primeiro mês: 100 mg, VO, de 8 em 8 horas
- Segundo mês: 200 mg, VO, de 8 em 8 horas
- Terceiro mês: 100 mg, VO, de 8 em 8 horas.

Questões

1. Por que foi indicado um anticonvulsivante como tratamento?
2. Por que é recomendado o uso de doses iniciais menores com elevação gradual da mesma?
3. Por que a retirada do fármaco precisa ser gradual?
4. Há outros grupos farmacológicos a serem utilizados no tratamento da neuralgia do trigêmeo?

Índice Alfabético

A

B

C

D

E

F

J

L

M

N

O

P

Q

R

S

T

U

V

X

Z

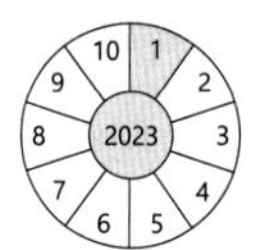
2023
1
2
3
4
5
6
7
8
9
10